U0350127

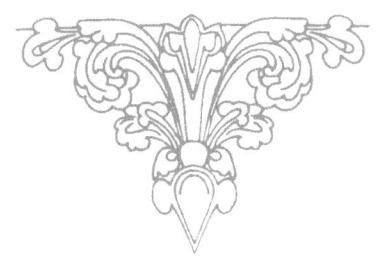

新编中药成分学

许军 孟繁浩 杨明 主编

清华大学出版社
北京

内 容 简 介

本书收集了大量苯丙素和鞣质类、苷类、黄酮类、挥发油和萜类、醌类、糖类、生物碱类中药成分资料，介绍了每种成分的名称、结构式、来源、理化性质、药理作用和主要用途。首次应用计算机软件模拟计算每种中药成分的类药五原则数据及其吸收、分布、代谢、排泄、毒性数据，展示了各种中药成分与靶点蛋白作用的具体位点链接二维图。本书可供高等医药院校、科研院所、药厂的药物研发人员参考。

图书在版编目(CIP)数据

新编中药成分学/许军,孟繁浩,杨明主编. —北京:清华大学出版社,2018
ISBN 978-7-302-50907-3

Ⅰ. ①新… Ⅱ. ①许… ②孟… ③杨… Ⅲ. ①中药化学成分－研究 Ⅳ. ①R284

中国版本图书馆 CIP 数据核字(2018)第 179475 号

责任编辑：罗　健
封面设计：傅瑞学
责任校对：王淑云
责任印制：丛怀宇

出版发行：清华大学出版社
网　　　址：http://www.tup.com.cn,http://www.wqbook.com
地　　　址：北京清华大学学研大厦 A 座　　　　　邮　　编：100084
社 总 机：010-62770175　　　　　　　　　　　　邮　　购：010-62786544
投稿与读者服务：010-62776969,c-service@tup.tsinghua.edu.cn
质量反馈：010-62772015,zhiliang@tup.tsinghua.edu.cn
印 装 者：三河市铭诚印务有限公司
经　　销：全国新华书店
开　　本：185mm×260mm　　印　张：49　　插　页：2　　字　　数：1197 千字
版　　次：2018 年 11 月第 1 版　　　　　　　　　　印　　次：2018 年 11 月第 1 次印刷
定　　价：298.00 元

产品编号：077173-01

主 编 简 介

许　军　教授,博士研究生导师,现任江西中医药大学药物设计合成中心主任,江西省新药评审委员,江西省人民政府评标专家,江西省药物化学精品共享课程负责人,全国高等中医药院校药学类"十三五"规划教材编写委员会委员,江西中医药大学药物化学、药物化学选论精品课程负责人,江西中医药大学药物化学重点学科带头人。

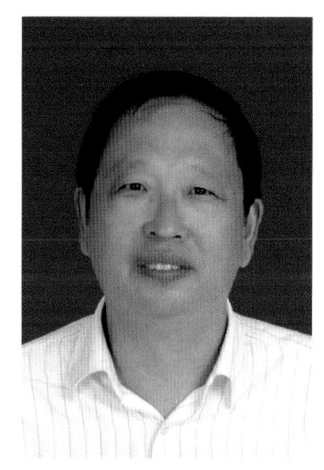

长期从事传统中药成分结构改造研究,近 5 年来主持完成各级各类课题 10 余项。设计合成的创新药物氯苯氧酸苯丙烯酸酯化合物已经获得 3 项国家专利,主持完成社会服务课题 5 项,取得了较好的社会效益和经济效益。主编出版研究生、本科生"十二五""十三五"规划教材 7 本,发表核心期刊和 SCI 论文 30 多篇。

近 5 年来获得国家、省等各级各类奖项 10 项,是教育部高等教育药学专业实验教学指导委员会教学改革成果奖获得者,江西省高等学校科技成果奖获得者,全省优秀博士、硕士学位论文指导教师,江西省教育厅教学成果奖获得者。

孟繁浩　药学博士,现任中国医科大学药学院教授、博士研究生导师,入选辽宁省特聘教授、辽宁省百千万人才工程百人层次人才和沈阳市领军人才,兼任辽宁省药学会药物化学专业委员会副主任委员、辽宁省生物技术协会理事、辽宁省突发公共卫生事件专家咨询委员会专家等职务。主要从事药物设计、药物开发及药物构效、毒效关系等研究工作,主持国家自然科学基金面上项目 3 项,主持多项辽宁省科学技术计划项目,已发表学术论文近百篇,获国家新药证书 10

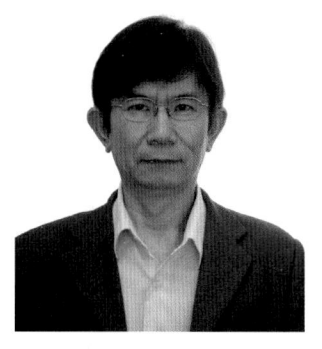

余项,国家知识产权局专利授权 4 项,国家版权局计算机软件著作权登记证书 3 项,辽宁省科技进步二等奖 3 项,辽宁省医药科技进步一等奖 1 项。主编和副主编全国高等医药院校规划教材《药物化学》《药物设计学》10 余部。

杨　明　江西中医药大学副校长、首席教授、博士生导师，享受国务院政府津贴专家，国家药典委员会委员。担任创新药物与高效节能降耗制药设备国家重点实验室常务副主任、教育部重点实验室主任、中国中药协会中药精油专业委员会理事长、中国医药工程协会中药设备工程技术专业委员会理事长、世界中医药学会联合会中药新型给药系统专业委员会主任委员、中华中医药学会中药制药工程分会副主任委员与中药制剂分会副主任委员。

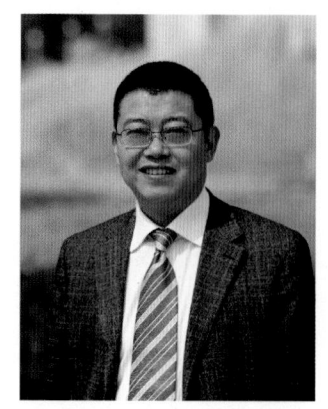

　　担任《中草药》《中国中药杂志》《世界科学技术——中医药现代化》《中国医药工业》等杂志编委。

　　长期从事传统中药制药体系研究，在中药炮制、制剂、健康产品开发、制药装备等领域尤有特长，应用"辨证施治、随方炮制、以方制药"的原则，提出基于"证-方-剂对应"的中药药剂学理论，研制了系列创新药物和健康产品，创建了国家级中药炮制技术传承基地和中药制药装备研发基地。承担国家"973"计划、"863"计划、支撑计划、重大新药创制专项、行业专项等重大科研项目 30 余项，开发创新药物、健康产品、饮片新产品 30 多种，获省部级科技成果奖 10 余项，发表核心期刊论文 400 多篇。

《新编中药成分学》编委会名单

前　　言

　　中医药作为中华文明的杰出代表、我国独特的卫生资源、潜力巨大的经济资源、具有原创优势的科技资源、优秀的文化资源和重要的生态资源,在经济社会发展中发挥着日益重要的作用。中医药事业发展的重要途径之一是中药创新。通过中药成分的结构改造、修饰合成创新,可以获得具有更好的活性以及较小的毒副作用的创新药物。

　　中药成分的研究蓬勃发展,日新月异,但是存在的问题也不少,如中药成分的活性情况不明,其结构的哪些部位有利于结构修饰,怎么提高中药成分的活性,其结构是怎么和人体靶点蛋白结合而发挥作用的,怎么通过尽可能少的实验来获得中药成分结构改造的结果,怎么有效降低中药成分改造创新的失败率等,这些都是摆在广大药物研发人员面前的难题。为了更好地发挥中医药特色优势,利用现代科学技术,加快中医药自主创新发展的步伐,推动中医药现代化,我们编写了本书。

　　本书收集了大量苯丙素和鞣质类、苷类、黄酮类、挥发油和萜类、醌类、糖类、生物碱类中药成分资料,介绍了每种成分的名称、结构式、来源、理化性质、药理或临床作用和主要用途。首次应用计算机软件模拟计算每种中药成分的类药五原则数据及其吸收、分布、代谢、排泄、毒性数据,并根据各种中药成分的药理作用,将其与相关靶点蛋白进行分子对接,对于作用机理尚不明确的成分,根据报道过的该成分的药理作用,尝试使其与相关靶点蛋白对接,并展示其与蛋白质作用的具体位点的链接二维图。

　　本书可供从事中药成分化合物的药理活性位点及其结构改造与修饰的研发人员参考,可帮助研发人员在研究前对大量的中药成分化合物进行虚拟筛选,节约研发成本,加快研发速度,为研发人员获得自主创新药物提供研究基础,为广大药物研发人员提供便利。

　　由于编者水平所限,疏漏和不妥之处在所难免,敬请广大读者和同行专家批评指正。

作　者
2018 年 3 月

凡 例

一、类药五原则（rule of five）　①相对分子质量小于 500；②脂水分配系数小于 5；③可旋转键数不超过 10；④氢键受体数小于 10；⑤氢键给体数小于 5。

二、在药代动力学名词 ADMET 中：A（absorption）是指药物在体内吸收的过程；D（distribution）是指药物吸收后通过细胞膜向各组织、器官或者体液转运的过程；M（metabolism）是指药物在体内受酶系统或者肠道菌群作用而发生结构转化的过程；E（excretion）是指药物以原型或者代谢产物的形式排出体外的过程；T（toxicity）是指药物对机体的毒性。ADMET 研究是指对药物的吸收、分布、代谢、排泄和毒性进行全面研究。

三、25℃溶解度水平（aqueous solubility level）

0	非常低（extremely low）
1	很低但能溶（very low，but possible）
2	低（low）
3	溶解性好（good）
4	最佳溶解度（optimal）
5	极易溶（too soluble）

四、血脑屏障通透性水平（blood brain barrier penetration level）

0	血脑屏障通透性非常高（very high）
1	血脑屏障通透性高（high）
2	血脑屏障通透性中等（medium）
3	血脑屏障通透性低（low）
4	无通透性（undefined）
5	分子具有未知的 AlogP98 值

五、人类肠道吸收水平（human intestinal absorption level）

0	吸收性很好（good）
1	吸收性比较好（moderate）
2	吸收性比较差（poor）
3	吸收性非常差（very poor）

六、马氏距离（Mahalanobis distance）是指数据的协方差距离，是一种有效地计算两个未知样本集的相似度的方法。与欧氏距离不同的是，它考虑各种特性之间的联系。马氏距离的值越大，其预测的可信度越低。

七、药物吸收范围图

药物吸收范围图可用于预测化合物口服吸收后的肠道吸收状况以及药物经口服后通过

血脑屏障的难易程度。

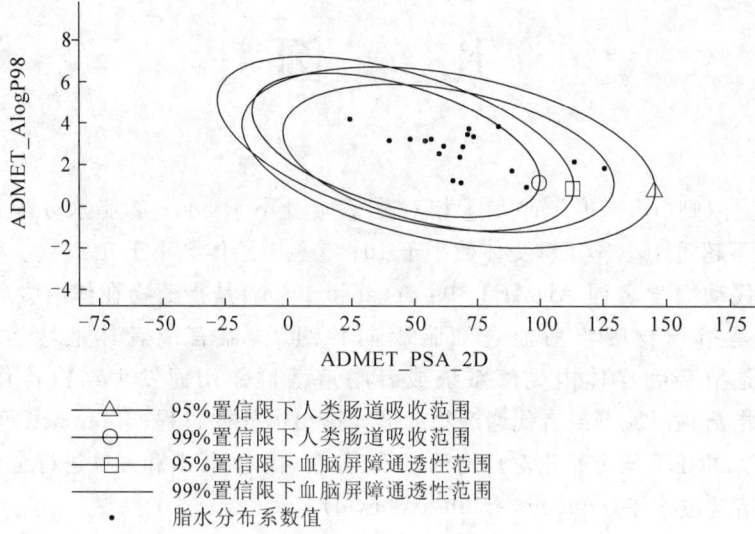

- —△— 95%置信限下人类肠道吸收范围
- —○— 99%置信限下人类肠道吸收范围
- —□— 95%置信限下血脑屏障通透性范围
- —— 99%置信限下血脑屏障通透性范围
- · 脂水分布系数值

八、致突变性概率数值(mutagenicity)

0~0.3	低致突变性
0.3~0.7	不明确
0.7~1	高致突变性

九、好氧生物降解能力概率数值(aerobic biodegradability)

0~0.3	生物降解能力低
0.3~0.7	不明确
0.7~1	生物降解能力高

十、潜在发育毒性概率数值(developmental toxicity potential)

0~0.3	潜在发育毒性低
0.3~0.7	不明确
0.7~1	潜在发育毒性高

十一、皮肤刺激性概率数值(skin irritancy)

0~0.3	不易引起皮肤刺激
0.3~0.7	不确定
0.7~1	容易引起皮肤刺激

十二、致癌性概率数值(carcinogenicity)

0~0.3	低致癌性
0.3~0.7	不明确的
0.7~1	高致癌性

十三、半数致死量(lethal dose 50％,LD$_{50}$)能够引起一半试验动物死亡的药物剂量。

十四、半数致死浓度(lethal concentration 50％,LC$_{50}$)能够引起一半受试动物死亡的毒物浓度。

十五、在药理模型数据中,单位为 g/(m³·h)、mg/(m³·h)、μg/(m³·h)、pg/(m³·h)。

十六、NTP 全称为美国毒理学计划(National Toxicology Program)。该计划于 1979 年 11 月由美国卫生、教育和福利部组织美国癌症研究院、美国环境卫生科学研究所、美国毒理学研究中心和美国职业安全与健康研究所制订。该计划的宗旨是为人们提供不受环境中化学物质损伤的科学研究资料。该计划对啮齿动物致癌性测试有统一的严格的要求。分别采用高、中、低剂量对雄性大鼠、雌性大鼠、雄性小鼠、雌性小鼠进行实验,对实验结果的质量控制比较严格,经过多层次的独立评审,实验结论比较可靠,可作为比较研究的基础。

十七、化合物与蛋白质作用的二维图,以图 1.64 菊苣酸与透明质酸酶作用的二维图为例。

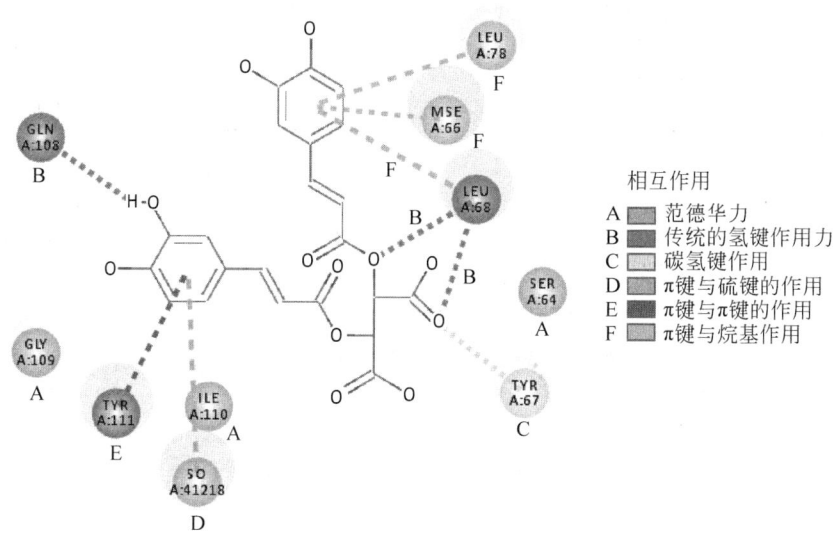

图 1.64　菊苣酸与透明质酸酶作用的二维图

图 1.64 显示化合物结构与受体蛋白和氨基酸存在非键作用,连线部分表示较为重要的作用力。通过该图可观察该化合物与蛋白质相互作用,可获得蛋白质与该化合物结合的位点数、结合位置、作用力类型。圆圈中大多数为蛋白质中的氨基酸,20 种人体必需氨基酸的缩写为：丙氨酸(Ala)、缬氨酸(Val)、亮氨酸(Leu)、异亮氨酸(Ile)、脯氨酸(Pro)、苯丙氨酸(Phe)、色氨酸(Trp)、蛋氨酸(Met)、甘氨酸(Gly)、丝氨酸(Ser)、苏氨酸(Thr)、半胱氨酸(Cys)、酪氨酸(Tyr)、天冬酰胺(Asn)、谷氨酰胺(Gln)、赖氨酸(Lys)、精氨酸(Arg)、组氨酸(His)、天冬氨酸(Asp)、谷氨酸(Glu)。

图 1.64 圆圈旁边标 A 表示该靶点蛋白与化合物之间存在范德华力作用,圆圈旁边标 B 表示该靶点蛋白与化合物之间存在传统的氢键作用力,圆圈旁边标 C 表示该靶点蛋白与化合物之间存在碳氢键作用, 圆圈旁边标 D 表示该靶点蛋白与化合物之间存在 π 键与硫键的作用,圆圈旁边标 E 表示该靶点蛋白与化合物之间存在 π 键与 π 键的作用,圆圈旁边标 F 表示该靶点蛋白与化合物之间存在 π 键与烷基的作用。

十八、文中英文缩写介绍

简　称	全　称	中　文
AS	ankylosing spondylitis	强直性脊椎炎
COX-2	cyclooxygenase-2	环加氧酶-2
NTP	National Toxicology Program	美国毒理学计划
TRPV1	transient receptor potential vanilloid 1	辣椒素受体
ACE	angiotensin converting enzyme	血管紧张素转换酶
SOD	superoxide dismutase	超氧化物歧化酶
GABAA	γ-aminobutyric acid type A	γ-氨基丁酸 A 型受体
PAF	platelet activating factor	血小板活化因子
VKORC1	vitamin K epoxide reductase complex(VKORC) subunit 1	维生素 K 还原酶复合体亚单位 1
COMT	catechol-O-methyltransferase	儿茶酚氧位甲基转移酶
NMDA	N-methyl-D-aspartic acid receptor	N-甲基-D-天冬氨酸受体
EGFR	epidermal growth factor receptor	表皮生长因子受体
MAO	monoamine oxidase	单胺氧化酶
MT	melatonin	褪黑素受体

目　　录

第1章　苯丙素和鞣质类

阿魏酸 Ferulic acid

【化学结构】

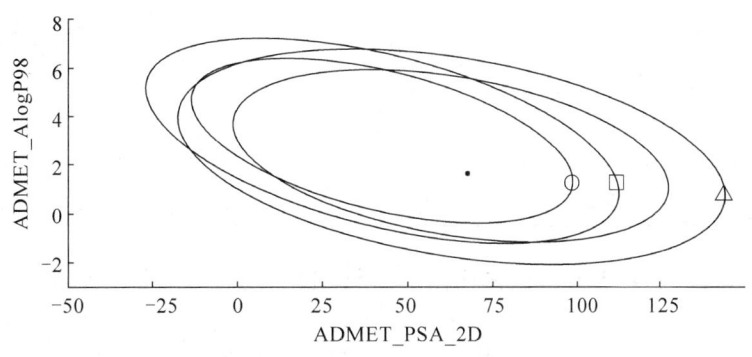

【主要来源】　来源于伞形科藁本属川芎（*Ligusticum chuanxiong* Hort.）根茎。

【理化性质】　本品顺式为黄色油状物，反式为正方形结晶或纤维结晶，熔点为174.00℃，溶于热水、乙醇和乙酸乙酯，微溶于乙醚，难溶于苯和石油醚。

【类药五原则数据】　相对分子质量194.2，脂水分配系数1.669，可旋转键数3，氢键受体数4，氢键给体数2。

【药物动力学数据】　阿魏酸的吸收、分布、代谢、排泄、毒性（absorption，distribution，metabolism，excretion，toxicity，ADMET）数据见图1.1、表1.1。

图1.1　阿魏酸 ADMET 范围图

表 1.1　阿魏酸的吸收、分布、代谢、排泄、毒性数据表

25℃下水溶解度水平	4
血脑屏障通透水平	3
人类肠道吸收性水平	0
肝毒性（马氏距离）	9.679
细胞色素 P450 2D6 抑制性（马氏距离）	11.80
血浆蛋白结合率（马氏距离）	11.94

【毒性】　阿魏酸毒理学概率数据见表1.2。

表 1.2　阿魏酸毒理学概率表

毒理学性质	发生概率
致突变性	0.989
好氧生物降解性能	1.000
潜在发育毒性	0.211
皮肤刺激性	0.528
NTP 致癌性（雄大鼠）	0.725
NTP 致癌性（雌大鼠）	1.000
NTP 致癌性（雄小鼠）	0.227
NTP 致癌性（雌小鼠）	0.940

【药理】　阿魏酸药理模型数据见表1.3。

表 1.3　阿魏酸药理模型数据表

模型 1	大鼠口服半数致死量
LD_{50}	651.1mg/kg
95％的置信限下最小 LD_{50}	136.9mg/kg
95％的置信限下最大 LD_{50}	3.100g/kg
模型 2	大鼠吸入半数致死浓度
LC_{50}	1.500g/(m³ · h)
低于 95％置信限下的限量	97.80mg/(m³ · h)
高于 95％置信限下的限量	10.00g/(m³ · h)

【阿魏酸与抗肿瘤靶点 Bax 蛋白作用的二维图】　阿魏酸与抗肿瘤靶点 Bax 蛋白作用的二维图见图1.2。

【药理或临床作用】　本品可用于抗菌、抗肿瘤、清除自由基、抗凝、抗强直性脊柱炎（AS），临床用于治疗脑血栓形成、偏头痛、急性肾功能衰竭，可预防缺血性脑血管病。

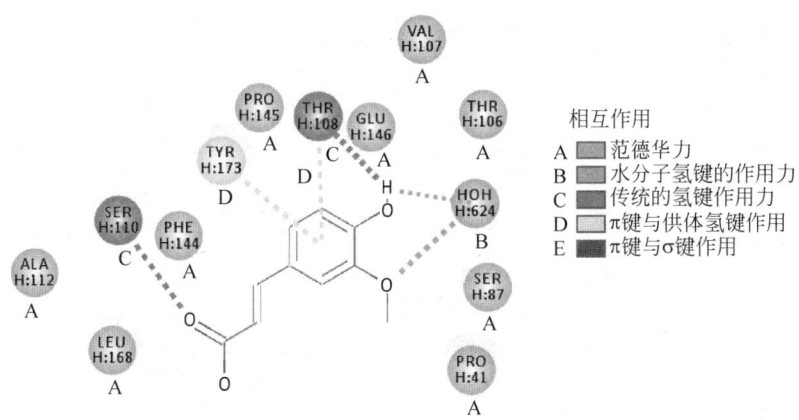

图 1.2 阿魏酸与抗肿瘤靶点 Bax 蛋白作用的二维图

爱得尔亭 Edultin

【化学结构】

【主要来源】 来源于伞形科当归属植物当归[*Angelica sinensis*(Oliv.)Diels]的果实。

【理化性质】 本品为无色针晶,熔点为 155.00~157.00℃(分解)。

【类药五原则数据】 相对分子质量 386.4,脂水分配系数 3.502,可旋转键数 6,氢键受体数 7,氢键给体数 0。

【药物动力学数据】 爱得尔亭的吸收、分布、代谢、排泄、毒性数据见表 1.4、图 1.3。

表 1.4 爱得尔亭的吸收、分布、代谢、排泄、毒性数据表

25℃下水溶解度水平	2
血脑屏障通透水平	2
人类肠道吸收性水平	0
肝毒性(马氏距离)	13.69
细胞色素 P450 2D6 抑制性(马氏距离)	14.60
血浆蛋白结合率(马氏距离)	13.67

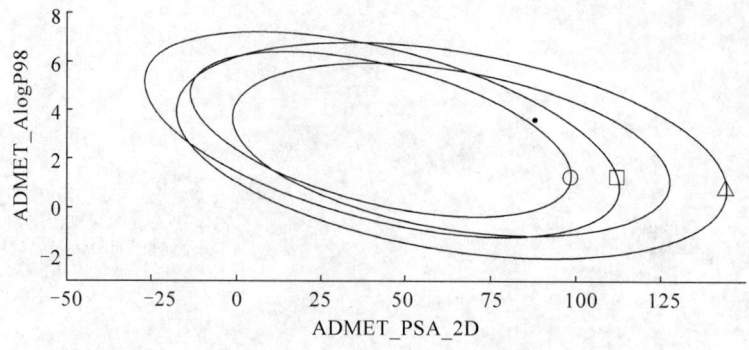

图 1.3　爱得尔亭 ADMET 范围图

【毒性】　爱得尔亭毒理学概率数据见表 1.5。

表 1.5　爱得尔亭毒理学概率表

毒理学性质	发生概率
致突变性	0
好氧生物降解性能	0
潜在发育毒性	0.001
皮肤刺激性	0.002
NTP 致癌性（雄大鼠）	0.905
NTP 致癌性（雌大鼠）	0.960
NTP 致癌性（雄小鼠）	1.000
NTP 致癌性（雌小鼠）	0

【药理】　爱得尔亭药理模型数据见表 1.6。

表 1.6　爱得尔亭药理模型数据表

模型 1	大鼠口服半数致死量
LD_{50}	10.00g/kg
95％的置信限下最小 LD_{50}	10.00g/kg
95％的置信限下最大 LD_{50}	10.00g/kg
模型 2	大鼠吸入半数致死浓度
LC_{50}	10.00g/(m³ · h)
低于 95％置信限下的限量	10.00g/(m³ · h)
高于 95％置信限下的限量	10.00g/(m³ · h)

【爱得尔亭与表皮生长因子受体（EGFR）作用的二维图】　爱得尔亭与抗肿瘤靶点表皮生长因子受体作用的二维图见图 1.4。

【药理或临床作用】　本品具有抗肿瘤、温肾助阳、祛风、燥湿、杀虫的作用。

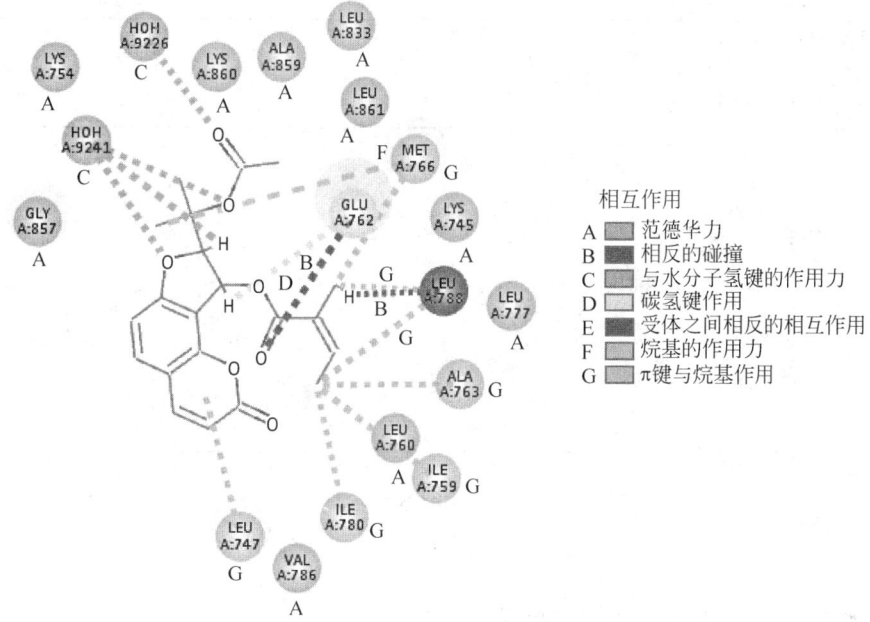

相互作用
A　■　范德华力
B　■　相反的碰撞
C　■　与水分子氢键的作用力
D　■　碳氢键作用
E　■　受体之间相反的相互作用
F　■　烷基的作用力
G　■　π键与烷基作用

图 1.4　爱得尔亭与表皮生长因子受体作用的二维图

安五脂素　Anwuligan

【化学结构】

【主要来源】　来源于木兰科南五味子属植物南五味子（*Kadsura longipedunculata*）的根或根皮。

【理化性质】　本品为白色结晶粉末,可溶于甲醇、乙醇等有机溶剂。

【类药五原则数据】　相对分子质量 328.4,脂水分配系数 5.186,可旋转键数 6,氢键受体数 4,氢键给体数 1。

【药物动力学数据】　安五脂素的吸收、分布、代谢、排泄、毒性数据见表 1.7、图 1.5。

表 1.7　安五脂素的吸收、分布、代谢、排泄、毒性数据表

25℃下水溶解度水平	2
血脑屏障通透水平	1
人类肠道吸收性水平	0

续表

肝毒性(马氏距离)	9.274
细胞色素 P450 2D6 抑制性(马氏距离)	14.22
血浆蛋白结合率(马氏距离)	8.892

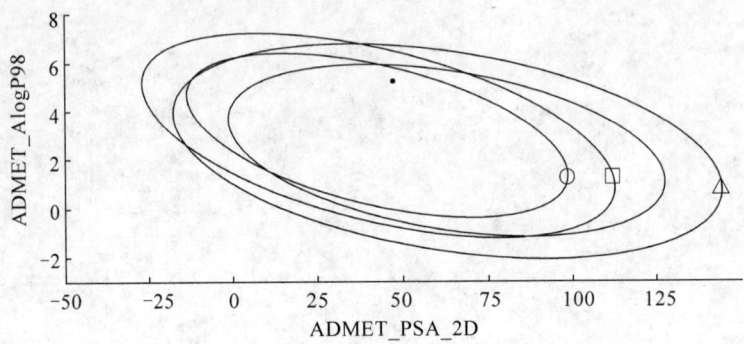

图 1.5　安五脂素 ADMET 范围图

【毒性】　安五脂素毒理学概率数据见表 1.8。

表 1.8　安五脂素毒理学概率表

毒理学性质	发生概率
致突变性	0
好氧生物降解性能	1.000
潜在发育毒性	0.605
皮肤刺激性	0
NTP 致癌性(雄大鼠)	0.664
NTP 致癌性(雌大鼠)	1.000
NTP 致癌性(雄小鼠)	0.199
NTP 致癌性(雌小鼠)	0.174

【药理】　安五脂素药理模型数据见表 1.9。

表 1.9　安五脂素药理模型数据表

模型 1	大鼠口服半数致死量
LD_{50}	3.500g/kg
95% 的置信限下最小 LD_{50}	517.8 mg/kg
95% 的置信限下最大 LD_{50}	10.00 g/kg
模型 2	大鼠吸入半数致死浓度
LC_{50}	$10.00g/(m^3 \cdot h)$
低于 95% 置信限下的限量	$10.00g/(m^3 \cdot h)$
高于 95% 置信限下的限量	$10.00g/(m^3 \cdot h)$

【安五脂素与抗血栓酶作用的二维图】　安五脂素与抗血栓酶作用的二维图见图 1.6。

【药理或临床作用】　本品具有抗肿瘤、凝血的作用。

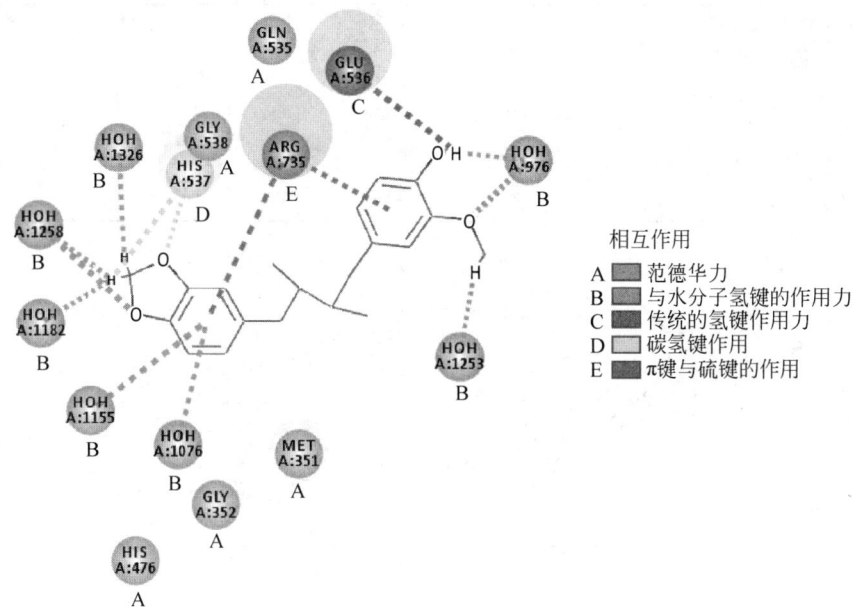

图 1.6　安五脂素与抗血栓酶作用的二维图

相互作用
A ▨ 范德华力
B ▨ 与水分子氢键的作用力
C ▨ 传统的氢键作用力
D ▢ 碳氢键作用
E ▨ π键与硫键的作用

白花前胡丙素　Praeruptorin C

【化学结构】

【主要来源】　来源于伞形科前胡属植物白花前胡（*Peucedanum praeruptorum* Dunn.）的根。

【理化性质】　本品为白色块状结晶,溶于甲醇、乙醇、乙酸乙酯,微溶于石油醚,不溶于水。熔点 155.00~156.00℃,沸点 516.50℃,密度 1.22g/cm³。

【类药五原则数据】　相对分子质量 414.4,脂水分配系数 3.502,可旋转键数 5,氢键受体数 7,氢键给体数 0。

【药物动力学数据】　白花前胡丙素吸收、分布、代谢、排泄、毒性数据见表 1.10、图 1.7。

【毒性】　白花前胡丙素毒理学概率数据见表 1.11。

【药理】　白花前胡丙素药理模型数据见表 1.12。

表 1.10　白花前胡丙素吸收、分布、代谢、排泄、毒性数据表

25℃下水溶解度水平	2
血脑屏障通透水平	2
人类肠道吸收性水平	0
肝毒性（马氏距离）	13.64
细胞色素 P450 2D6 抑制性（马氏距离）	14.31
血浆蛋白结合率（马氏距离）	13.73

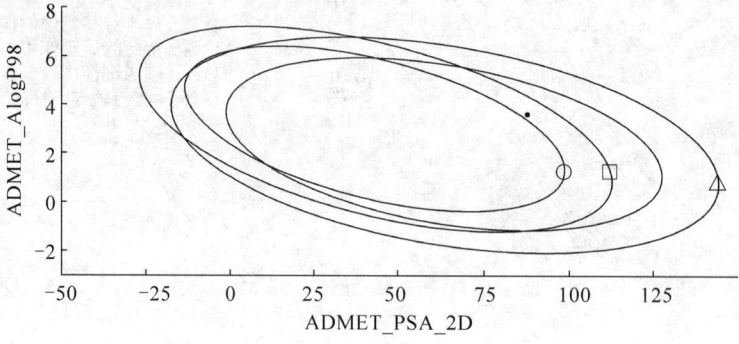

图 1.7　白花前胡丙素 ADMET 范围图

表 1.11　白花前胡丙素毒理学概率表

毒理学性质	发生概率
致突变性	0
好氧生物降解性能	0
潜在发育毒性	0
皮肤刺激性	0.014
NTP 致癌性（雄大鼠）	0.997
NTP 致癌性（雌大鼠）	1.000
NTP 致癌性（雄小鼠）	1.000
NTP 致癌性（雌小鼠）	0

表 1.12　白花前胡丙素药理模型数据表

模型 1	大鼠口服半数致死量
LD_{50}	10.00g/kg
95% 的置信限下最小 LD_{50}	10.00g/kg
95% 的置信限下最大 LD_{50}	10.00g/kg
模型 2	大鼠吸入半数致死浓度
LC_{50}	10.00g/(m^3 • h)
低于 95% 置信限下的限量	1.600g/(m^3 • h)
高于 95% 置信限下的限量	10.00g/(m^3 • h)

　　【白花前胡丙素与 β_2 受体作用的二维图】　白花前胡丙素与 β_2 受体作用的二维图见图 1.8。

　　【药理或临床作用】　本品可用于感冒、头痛、咳嗽、哮喘、胸闷的治疗。

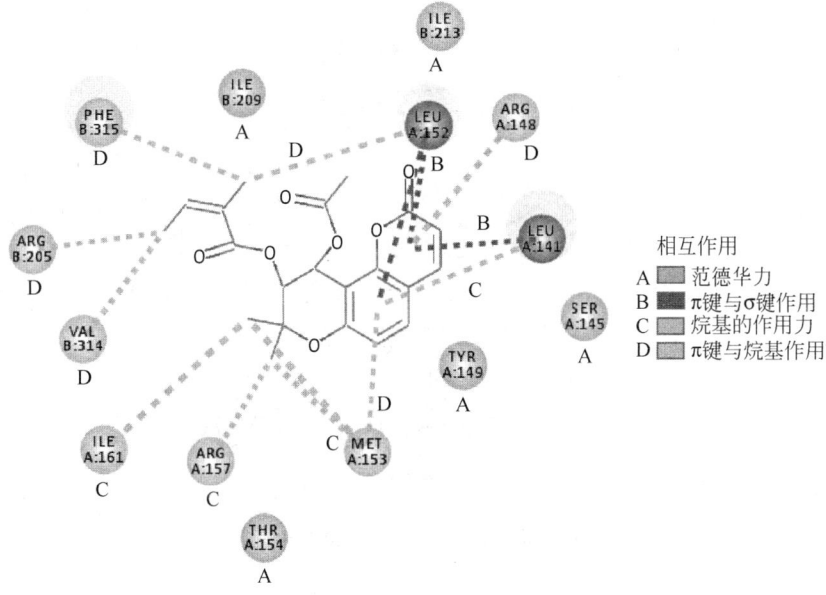

图 1.8　白花前胡丙素与 β_2 受体作用的二维图

相互作用
A 范德华力
B π键与σ键作用
C 烷基的作用力
D π键与烷基作用

苯甲酰基戈米辛 O　Benzoylgomisin O

【化学结构】

【主要来源】　来源于木兰科五味子属植物五味子（*Schisandra chinensis*）的果实。

【理化性质】　本品为无色或白色晶体粉末，沸点 645.10℃。

【类药五原则数据】　相对分子质量 520.6，脂水分配系数 6.076，可旋转键数 7，氢键受体数 8，氢键给体数 0。

【药物动力学数据】　苯甲酰基戈米辛 O 吸收、分布、代谢、排泄、毒性数据见表 1.13、图 1.9。

表 1.13　苯甲酰基戈米辛 O 吸收、分布、代谢、排泄、毒性数据表

25℃下水溶解度水平	1
血脑屏障通透水平	4
人类肠道吸收性水平	1
肝毒性（马氏距离）	12.02
细胞色素 P450 2D6 抑制性（马氏距离）	13.77
血浆蛋白结合率（马氏距离）	12.63

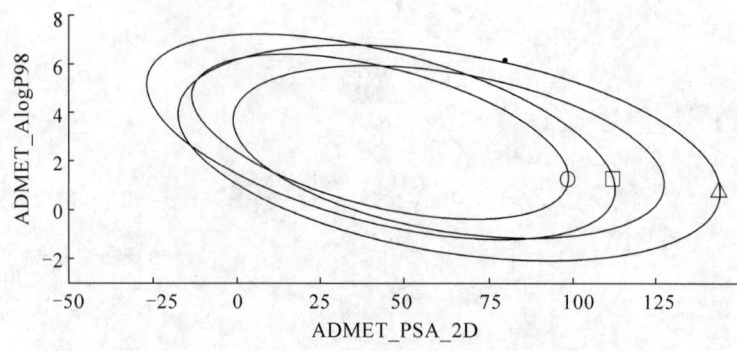

图 1.9　苯甲酰基戈米辛 O ADMET 范围图

【毒性】　苯甲酰基戈米辛 O 毒理学概率数据见表 1.14。

表 1.14　苯甲酰基戈米辛 O 毒理学概率表

毒理学性质	发生概率
致突变性	0
好氧生物降解性能	1.000
潜在发育毒性	0.996
皮肤刺激性	0
NTP 致癌性（雄大鼠）	1.000
NTP 致癌性（雌大鼠）	0
NTP 致癌性（雄小鼠）	1.000
NTP 致癌性（雌小鼠）	0

【药理】　苯甲酰基戈米辛 O 药理模型数据见表 1.15。

表 1.15　苯甲酰基戈米辛 O 药理模型数据表

模型 1	大鼠口服半数致死量
LD_{50}	970.6mg/kg
95％的置信限下最小 LD_{50}	127.3mg/kg
95％的置信限下最大 LD_{50}	7.400g/kg
模型 2	大鼠吸入半数致死浓度
LC_{50}	10.00g/(m^3 • h)
低于 95％置信限下的限量	7.200g/(m^3 • h)
高于 95％置信限下的限量	10.00g/(m^3 • h)

【苯甲酰基戈米辛 O 与抗病毒蛋白 NF-p30 作用的二维图】　苯甲酰基戈米辛 O 与抗病毒蛋白 NF-p30 作用的二维图见图 1.10。

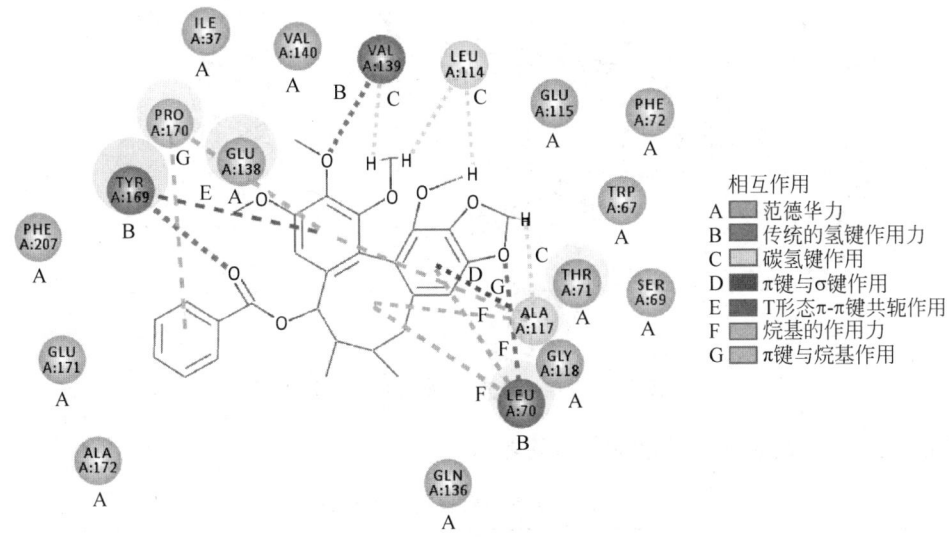

图 1.10 苯甲酰基戈米辛 O 与抗病毒蛋白 NF-p30 作用的二维图

【药理或临床作用】 研究表明本品可能有抗病毒作用。

荜澄茄素 Cubebin

【化学结构】

【主要来源】 来源于樟科木姜子属植物山鸡椒 [*Litsea cubeba* (Lour.) Pers.] 的果实（荜澄茄）、根及叶。

【理化性质】 本品沸点为 245.00~246.00℃。

【类药五原则数据】 相对分子质量 356.4，脂水分配系数 3.194，可旋转键数 4，氢键受体数 6，氢键给体数 1。

【药物动力学数据】 荜澄茄素吸收、分布、代谢、排泄、毒性数据见表 1.16、图 1.11。

表 1.16 荜澄茄素吸收、分布、代谢、排泄、毒性数据表

25℃下水溶解度水平	2
血脑屏障通透水平	2
人类肠道吸收性水平	0
肝毒性（马氏距离）	11.75
细胞色素 P450 2D6 抑制性（马氏距离）	14.48
血浆蛋白结合率（马氏距离）	18.26

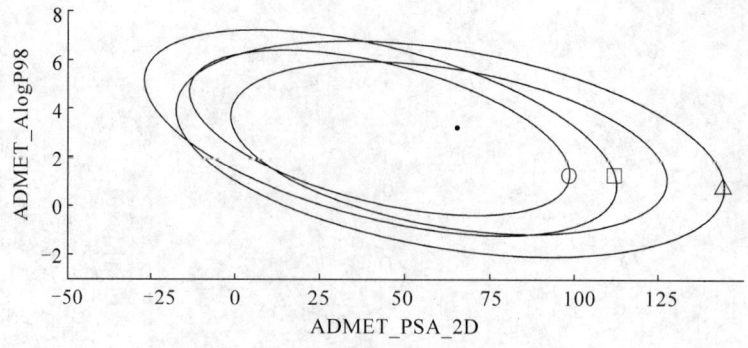

图 1.11　荜澄茄素 ADMET 范围图

【毒性】　荜澄茄素毒理学概率数据见表 1.17。

表 1.17　荜澄茄素毒理学概率表

毒理学性质	发生概率
致突变性	0
好氧生物降解性能	1.000
潜在发育毒性	1.000
皮肤刺激性	0
NTP 致癌性(雄大鼠)	0
NTP 致癌性(雌大鼠)	1.000
NTP 致癌性(雄小鼠)	0
NTP 致癌性(雌小鼠)	0.347

【药理】　荜澄茄素药理模型数据见表 1.18。

表 1.18　荜澄茄素药理模型数据表

模型 1	大鼠口服半数致死量
LD_{50}	805.3mg/kg
95% 的置信限下最小 LD_{50}	77.60mg/kg
95% 的置信限下最大 LD_{50}	8.400g/kg
模型 2	大鼠吸入半数致死浓度
LC_{50}	$8.800g/(m^3 \cdot h)$
低于 95% 置信限下的限量	$1.200g/(m^3 \cdot h)$
高于 95% 置信限下的限量	$10.00g/(m^3 \cdot h)$

【荜澄茄素与环加氧酶-2(COX-2)作用的二维图】　荜澄茄素与环加氧酶-2(COX-2)作用的二维图见图 1.12。

【药理或临床作用】　本品可用于脾胃虚弱、消化不良、胃痛的治疗,外用治痈疖肿痛、乳腺炎、虫蛇咬伤,可预防蚊虫叮咬。

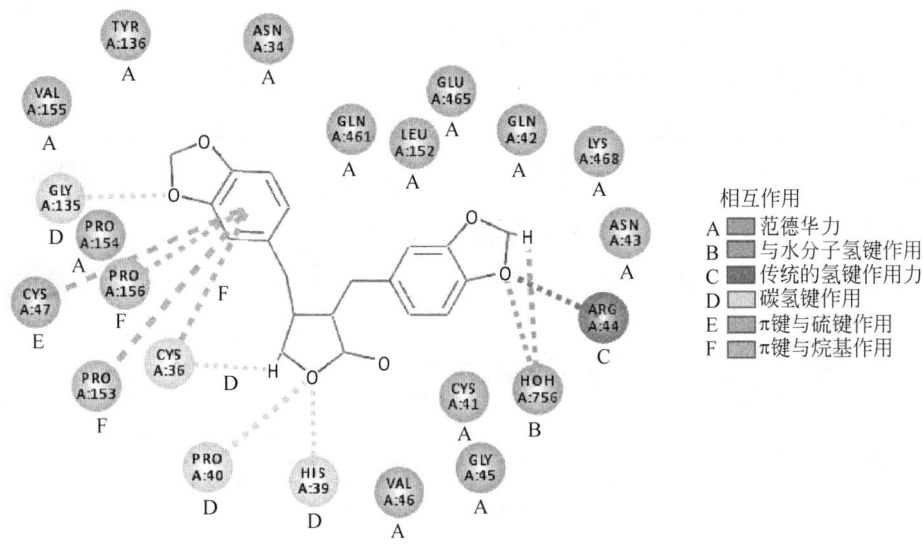

图 1.12　荜澄茄素与环加氧酶-2(COX-2)作用的二维图

表鬼臼毒素 Podophyllotoxin

【化学结构】

【**主要来源**】　来源于小檗科鬼臼属植物八角莲[*Dysosma versipellis*(Hance)M. Cheng ex Ying]的根茎。

【**理化性质**】　本品为白色结晶性粉末,无嗅,有吸湿性。熔点为 182.00～187.00℃。易溶于氯仿,溶于甲醇、乙醇,微溶于乙醚,在水中几乎不溶。

【**类药五原则数据**】　相对分子质量 414.4,脂水分配系数 2.111,可旋转键数 4,氢键受体数 8,氢键给体数 1。

【**药物动力学数据**】　表鬼臼毒素吸收、分布、代谢、排泄、毒性数据见表 1.19、图 1.13。

表 1.19　表鬼臼毒素吸收、分布、代谢、排泄、毒性数据表

25℃下水溶解度水平	2
血脑屏障通透水平	3
人类肠道吸收性水平	0

续表

肝毒性(马氏距离)	9.310
细胞色素 P450 2D6 抑制性(马氏距离)	14.56
血浆蛋白结合率(马氏距离)	10.62

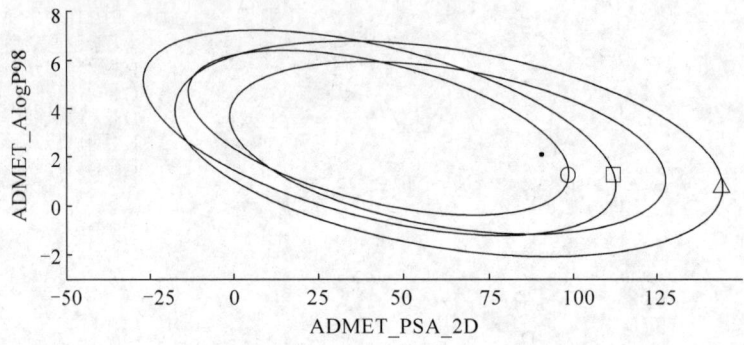

图 1.13　表鬼臼毒素 ADMET 范围图

【毒性】　表鬼臼毒素毒理学概率数据见表 1.20。

表 1.20　表鬼臼毒素毒理学概率表

毒理学性质	发生概率
致突变性	0
好氧生物降解性能	1.000
潜在发育毒性	1.000
皮肤刺激性	0
NTP 致癌性(雄大鼠)	0.571
NTP 致癌性(雌大鼠)	1.000
NTP 致癌性(雄小鼠)	0
NTP 致癌性(雌小鼠)	0.001

【药理】　表鬼臼毒素药理模型数据见表 1.21。

表 1.21　表鬼臼毒素药理模型数据表

模型 1	大鼠口服半数致死量
LD_{50}	5.500g/kg
95％的置信限下最小 LD_{50}	683.2mg/kg
95％的置信限下最大 LD_{50}	10.00g/kg
模型 2	大鼠吸入半数致死浓度
LC_{50}	3.300mg/(m³·h)
低于 95％置信限下的限量	58.30μg/(m³·h)
高于 95％置信限下的限量	188.0mg/(m³·h)

【表鬼臼毒素与环加氧酶-2(COX-2)作用的二维图】　表鬼臼毒素与环加氧酶-2(COX-2)作用的二维图见图 1.14。

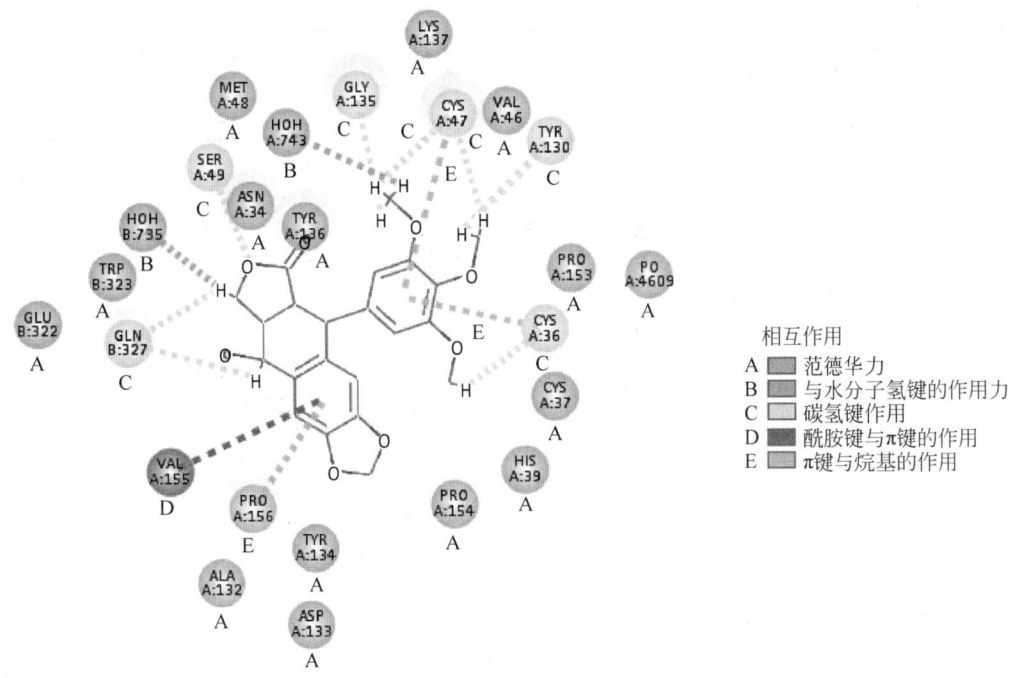

图 1.14 表鬼臼毒素与环加氧酶-2(COX-2)作用的二维图

相互作用
A 范德华力
B 与水分子氢键的作用力
C 碳氢键作用
D 酰胺键与π键的作用
E π键与烷基的作用

【药理或临床作用】 本品可清热解毒、化痰散结、祛痰消肿,用于痈肿疔疮、瘰疬、咽喉肿痛、跌打损伤、毒蛇咬伤的治疗。

滨蒿内酯 Scoparone

【化学结构】

【主要来源】 来源于菊科蒿属茵陈蒿(*Artemisia capillaris*)的干燥地上部分。

【理化性质】 本品为白色或黄色绒毛状结晶(乙醇),熔点 144.00~145.00℃,无臭,味苦。易溶于乙醇、丙酮、三氯甲烷,难溶于水,不溶于石油醚。

【类药五原则数据】 相对分子质量 206.2,脂水分配系数 1.866,可旋转键数 2,氢键受体数 4,氢键给体数 0。

【药物动力学数据】 滨蒿内酯吸收、分布、代谢、排泄、毒性数据见表 1.22、图 1.15。

表 1.22 滨蒿内酯吸收、分布、代谢、排泄、毒性数据表

25℃下水溶解度水平	3
血脑屏障通透水平	2
人类肠道吸收性水平	0

肝毒性(马氏距离)	8.761
细胞色素 P450 2D6 抑制性(马氏距离)	12.26
血浆蛋白结合率(马氏距离)	9.619

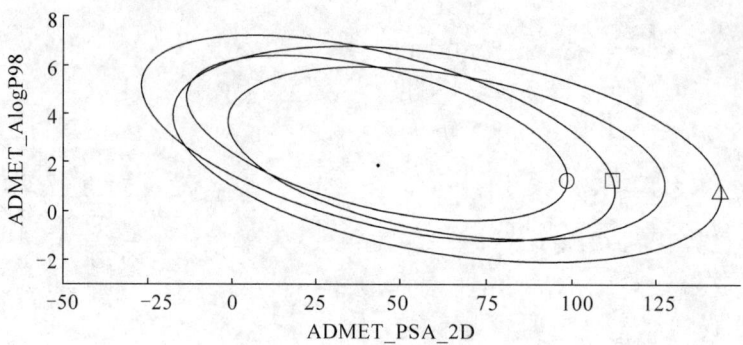

图 1.15　滨蒿内酯 ADMET 范围图

【毒性】　滨蒿内酯毒理学概率数据见表 1.23。

表 1.23　滨蒿内酯毒理学概率表

毒理学性质	发生概率
致突变性	0.207
好氧生物降解性能	0.999
潜在发育毒性	0.996
皮肤刺激性	0
NTP 致癌性(雄大鼠)	1.000
NTP 致癌性(雌大鼠)	0.993
NTP 致癌性(雄小鼠)	1.000
NTP 致癌性(雌小鼠)	0.006

【药理】　滨蒿内酯药理模型数据见表 1.24。

表 1.24　滨蒿内酯药理模型数据表

模型 1	大鼠口服半数致死量
LD_{50}	1.200g/kg
95%的置信限下最小 LD_{50}	200.5mg/kg
95%的置信限下最大 LD_{50}	6.800g/kg
模型 2	大鼠吸入半数致死浓度
LC_{50}	10.00g/(m³ · h)
低于 95%置信限下的限量	10.00g/(m³ · h)
高于 95%置信限下的限量	10.00g/(m³ · h)

【滨蒿内酯与环加氧酶-2(COX-2)作用的二维图】　滨蒿内酯与环加氧酶-2(COX-2)作用的二维图见图 1.16。

【药理或临床作用】　本品具有降压及利胆、抗炎、镇痛、降血脂、平喘、抗凝等作用。

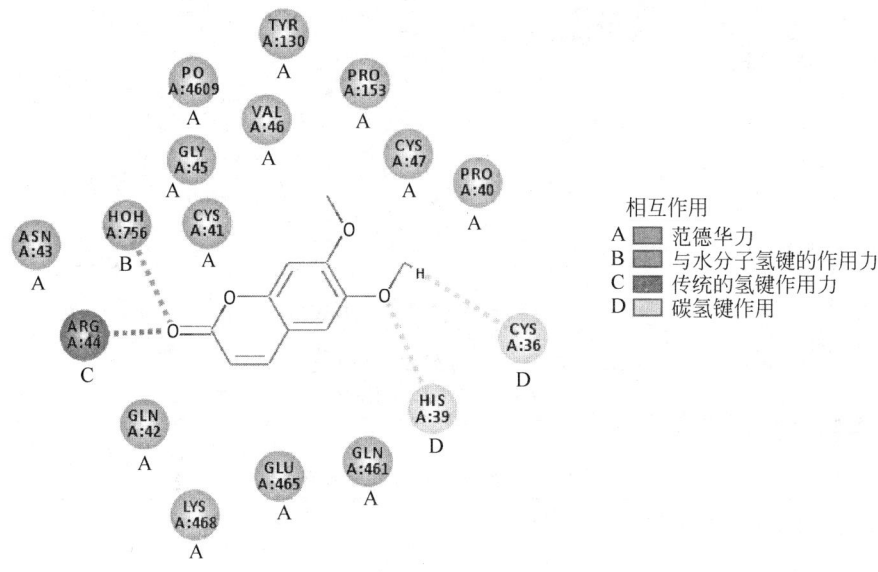

图 1.16 滨蒿内酯与环加氧酶-2(COX-2)作用的二维图

补骨脂素 Psoralen

【化学结构】

【主要来源】 来源于豆科补骨脂属植物补骨脂(*Psoralea corylifolia* Linn.)的果实。

【理化性质】 本品为无色针状结晶(乙醇),熔点 189.00~190.00℃,溶于乙醇、三氯甲烷,微溶于水、乙醚和石油醚。

【类药五原则数据】 相对分子质量 186.2,脂水分配系数 2.203,可旋转键 0,氢键受体数 2,氢键给体数 0。

【药物动力学数据】 补骨脂素吸收、分布、代谢、排泄、毒性数据见表 1.25、图 1.17。

表 1.25 补骨脂素吸收、分布、代谢、排泄、毒性数据表

25℃下水溶解度水平	3
血脑屏障通透水平	2
人类肠道吸收性水平	0
肝毒性(马氏距离)	12.64
细胞色素 P450 2D6 抑制性(马氏距离)	13.24
血浆蛋白结合率(马氏距离)	14.06

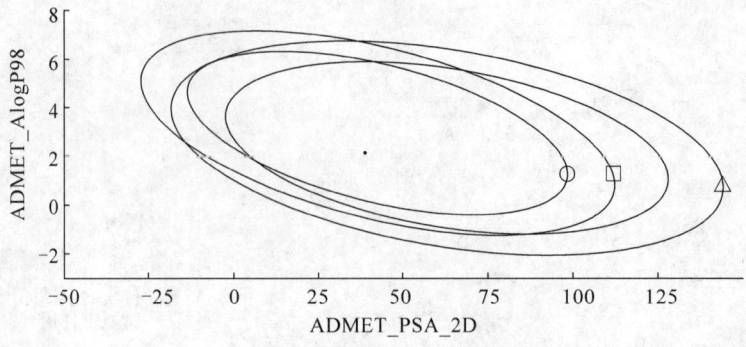

图 1.17　补骨脂素 ADMET 范围图

【毒性】　补骨脂素毒理学概率数据见表 1.26。

表 1.26　补骨脂素毒理学概率表

毒理学性质	发生概率
致突变性	1.000
好氧生物降解性能	0
潜在发育毒性	0
皮肤刺激性	0
NTP 致癌性(雄大鼠)	0.862
NTP 致癌性(雌大鼠)	1.000
NTP 致癌性(雄小鼠)	1.000
NTP 致癌性(雌小鼠)	0

【药理】　补骨脂素药理模型数据见表 1.27。

表 1.27　补骨脂素药理模型数据表

模型 1	大鼠口服半数致死量
LD_{50}	1.200g/kg
95％的置信限下最小 LD_{50}	215.9mg/kg
95％的置信限下最大 LD_{50}	6.900g/kg
模型 2	大鼠吸入半数致死浓度
LC_{50}	$10.00g/(m^3 \cdot h)$
低于 95％置信限下的限量	$10.00g/(m^3 \cdot h)$
高于 95％置信限下的限量	$10.00g/(m^3 \cdot h)$

【补骨脂素与细胞色素 C 还原酶 NADPH 作用的二维图】　补骨脂素与细胞色素 C 还原酶 NADPH 作用的二维图见图 1.18。

【药理或临床作用】　本品可用于白癜风的治疗。此外,尚可用于斑秃及牛皮癣的治疗,有增加皮肤黑色素的作用。

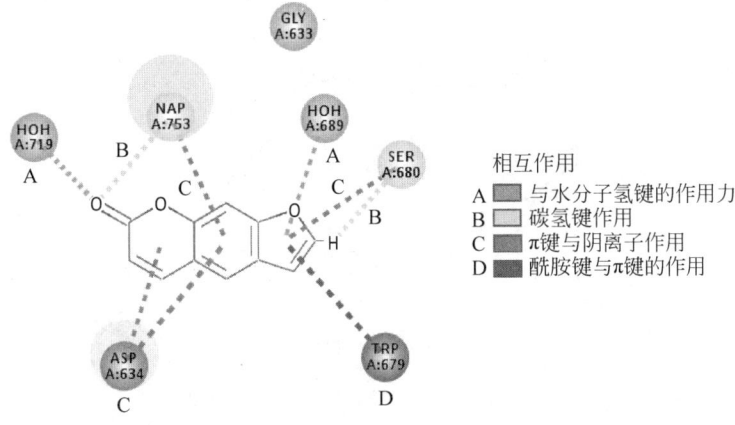

图 1.18　补骨脂素与细胞色素 C 还原酶 NADPH 作用的二维图

丹酚酸 A　Salvianolic acid A

【化学结构】

【主要来源】　来源于唇形科鼠尾草属植物丹参（*Salvia miltiorrhiza* Bunge.）的干燥根和根茎。

【理化性质】　本品为淡黄色结晶，熔点 315.00～323.00℃，沸点 858.7℃，溶于乙醇、乙醚。

【类药五原则数据】　相对分子质量 494.4，脂水分配系数 4.209，可旋转键数 9，氢键受体数 10，氢键给体数 7。

【药物动力学数据】　丹酚酸 A 吸收、分布、代谢、排泄、毒性数据见表 1.28、图 1.19。

表 1.28　丹酚酸 A 吸收、分布、代谢、排泄、毒性数据表

25℃下水溶解度水平	2
血脑屏障通透水平	4
人类肠道吸收性水平	3
肝毒性（马氏距离）	11.68
细胞色素 P450 2D6 抑制性（马氏距离）	11.43
血浆蛋白结合率（马氏距离）	14.63

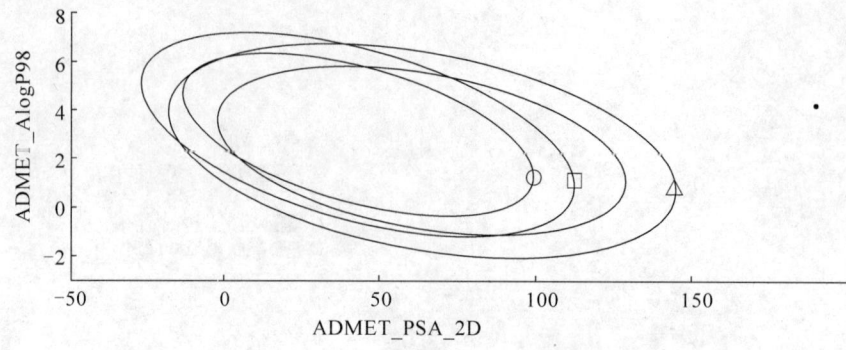

图 1.19　丹酚酸 A ADMET 范围图

【毒性】　丹酚酸 A 毒理学概率数据见表 1.29。

表 1.29　丹酚酸 A 毒理学概率表

毒理学性质	发生概率
致突变性	0
好氧生物降解性能	0
潜在发育毒性	1.000
皮肤刺激性	1.000
NTP 致癌性(雄大鼠)	0.486
NTP 致癌性(雌大鼠)	1.000
NTP 致癌性(雄小鼠)	0
NTP 致癌性(雌小鼠)	0.999

【药理】　丹酚酸 A 药理模型数据见表 1.30。

表 1.30　丹酚酸 A 药理模型数据表

模型 1	大鼠口服半数致死量
LD_{50}	229.3mg/kg
95％的置信限下最小 LD_{50}	34.10mg/kg
95％的置信限下最大 LD_{50}	1.500g/kg
模型 2	大鼠吸入半数致死浓度
LC_{50}	785.5mg/(m³ · h)
低于 95％置信限下的限量	3.900mg/(m³ · h)
高于 95％置信限下的限量	10.00g/(m³ · h)

【丹酚酸 A 与 B 淋巴细胞瘤-2(Bcl-2)蛋白作用的二维图】　丹酚酸 A 与 B 淋巴细胞瘤-2(Bcl-2)蛋白作用的二维图见图 1.20。

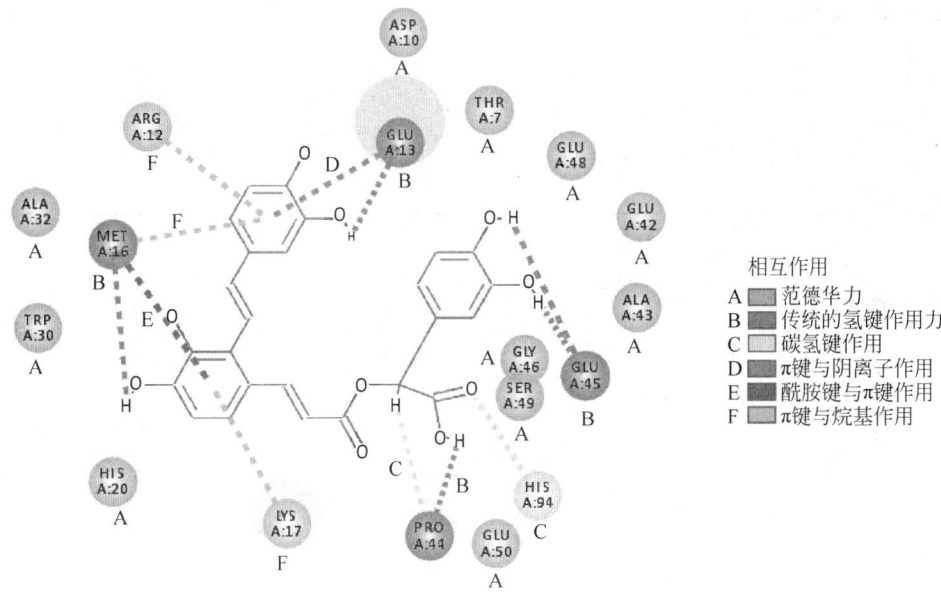

图 1.20　丹酚酸 A 与 B 淋巴细胞瘤-2 基因(Bcl-2)蛋白作用的二维图

【药理或临床作用】　本品可用于心绞痛及急性心肌梗死的治疗,用于脑血栓形成的后遗症亦有效。此外还可用于血栓闭塞性脉管炎、硬皮病、视网膜中央动脉栓塞、神经性耳聋、白塞综合征及结节性红斑等的治疗。

丹酚酸 C　Salvianolic acid C

【化学结构】

【主要来源】　来源于唇形科鼠尾草属植物丹参(*Salvia miltiorrhiza* Bunge)的干燥根和根茎。

【理化性质】　本品为淡黄色结晶粉末,沸点 844.20℃,可溶于甲醇、水,不溶于石油醚。

【类药五原则数据】　相对分子质量 492.4,脂水分配系数 4.578,可旋转键数 8,氢键受体数 9,氢键给体数 6。

【药物动力学数据】　丹酚酸 C 吸收、分布、代谢、排泄、毒性数据见表 1.31、图 1.21。

表 1.31 丹酚酸 C 吸收、分布、代谢、排泄、毒性数据表

25℃下水溶解度水平	2
血脑屏障通透水平	4
人类肠道吸收性水平	3
肝毒性(马氏距离)	13.38
细胞色素 P450 2D6 抑制性(马氏距离)	13.84
血浆蛋白结合率(马氏距离)	15.45

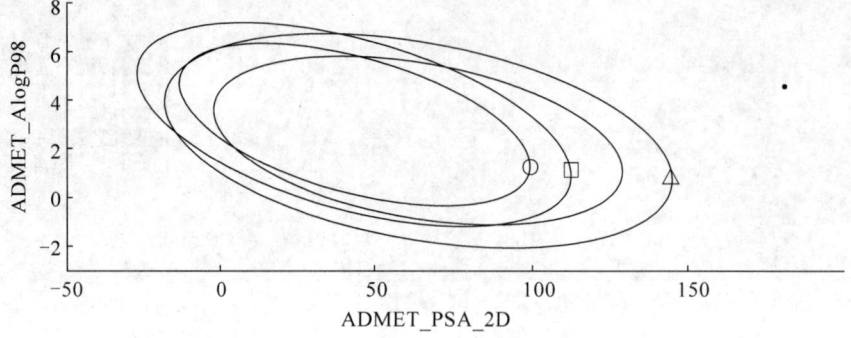

图 1.21 丹酚酸 C ADMET 范围图

【毒性】 丹酚酸 C 毒理学概率数据见表 1.32。

表 1.32 丹酚酸 C 毒理学概率表

毒理学性质	发生概率
致突变性	0
好氧生物降解性能	0
潜在发育毒性	0.231
皮肤刺激性	1.000
NTP 致癌性(雄大鼠)	0
NTP 致癌性(雌大鼠)	1.000
NTP 致癌性(雄小鼠)	1.000
NTP 致癌性(雌小鼠)	0.995

【药理】 丹酚酸 C 药理模型数据见表 1.33。

表 1.33 丹酚酸 C 药理模型数据表

模型 1	大鼠口服半数致死量
LD_{50}	674.8mg/kg
95％的置信限下最小 LD_{50}	79.50mg/kg
95％的置信限下最大 LD_{50}	5.700g/kg
模型 2	大鼠吸入半数致死浓度
LC_{50}	16.80mg/(m³ • h)
低于 95％置信限下的限量	115.8μg/(m³ • h)
高于 95％置信限下的限量	2.400g/(m³ • h)

【丹酚酸 C 与抗凝血靶点 VKORC1 作用的二维图】　丹酚酸 C 与抗凝血靶点 VKORC1 作用的二维图见图 1.22。

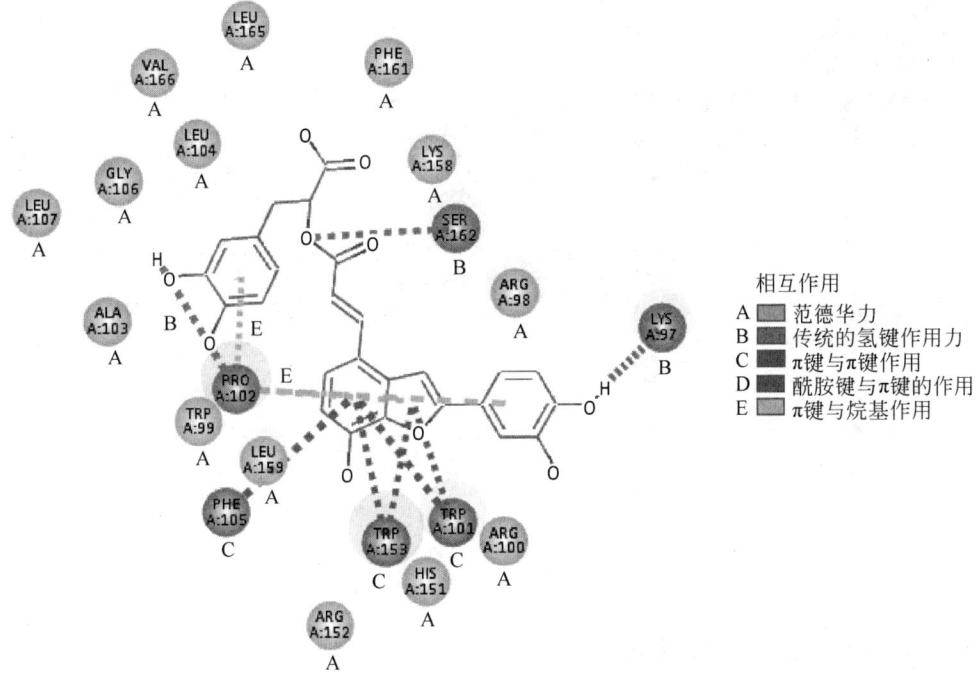

图 1.22　丹酚酸 C 与抗凝血靶点 VKORC1 作用的二维图

【药理或临床作用】　本品具有明显的抗血小板聚集作用,具有一定抗氧化、保护脑组织细胞、保护心脑血管系统和抗 HIV 的作用,可作为自由基清除剂。

丹参素　Danshensu

【化学结构】

【主要来源】　来源于唇形科鼠尾草属植物丹参(*Salvia miltiorrhiza* Bunge)的干燥根和根茎。

【理化性质】　本品为白色长针状结晶,熔点 84.00~86.00℃。

【类药五原则数据】　相对分子质量 198.2,脂水分配系数 0.679,可旋转键数 3,氢键受体数 5,氢键给体数 4。

【药物动力学数据】　丹参素吸收、分布、代谢、排泄、毒性数据见表 1.34、图 1.23。

表 1.34　丹参素吸收、分布、代谢、排泄、毒性数据表

25℃下水溶解度水平	4
血脑屏障通透水平	3
人类肠道吸收性水平	0
肝毒性（马氏距离）	8.063
细胞色素 P450 2D6 抑制性（马氏距离）	13.69
血浆蛋白结合率（马氏距离）	10.06

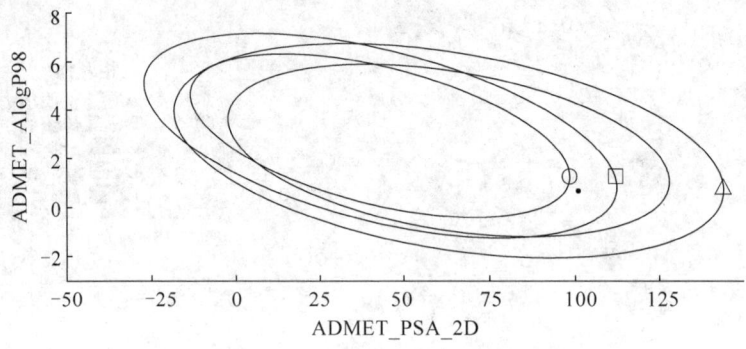

图 1.23　丹参素 ADMET 范围图

【毒性】　丹参素毒理学概率数据见表 1.35。

表 1.35　丹参素毒理学概率表

毒理学性质	发生概率
致突变性	0
好氧生物降解性能	1.000
潜在发育毒性	0.926
皮肤刺激性	1.000
NTP 致癌性（雄大鼠）	0.011
NTP 致癌性（雌大鼠）	0
NTP 致癌性（雄小鼠）	0
NTP 致癌性（雌小鼠）	0

【药理】　丹参素药理模型数据见表 1.36。

表 1.36　丹参素药理模型数据表

模型 1	大鼠口服半数致死量
LD_{50}	5.400g/kg
95% 的置信限下最小 LD_{50}	877.0mg/kg
95% 的置信限下最大 LD_{50}	10.00g/kg
模型 2	大鼠吸入半数致死浓度
LC_{50}	1.700g/(m³ · h)
低于 95% 置信限下的限量	140.2mg/(m³ · h)
高于 95% 置信限下的限量	10.00g/(m³ · h)

【丹参素与谷胱甘肽过氧化酶(GSH-PX)作用的二维图】　丹参素与谷胱甘肽过氧化酶作用的二维图见图 1.24。

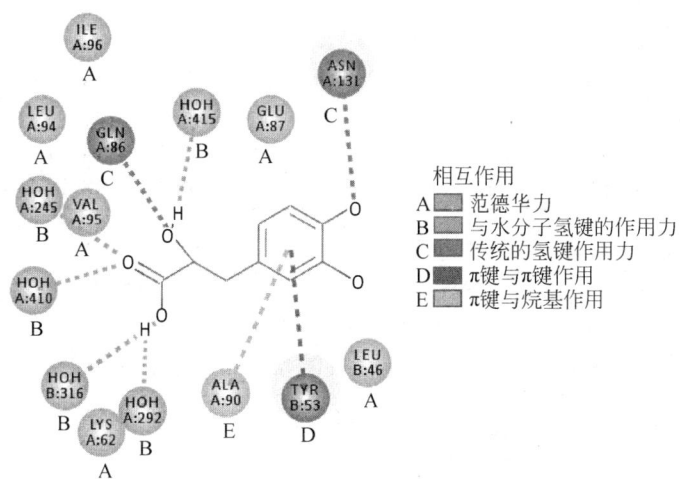

相互作用
A　范德华力
B　与水分子氢键的作用力
C　传统的氢键作用力
D　π键与π键作用
E　π键与烷基作用

图 1.24　丹参素与谷胱甘肽过氧化酶(GSH-PX)作用的二维图

【药理或临床作用】　本品可活血化瘀、理气止痛,用于胸憋闷、心绞痛的治疗。

丹参酸乙　Salvianolic acid B

【化学结构】

【主要来源】　来源于唇形科鼠尾草属植物丹参(*Salvia miltiorrhiza* Bunge.)的干燥根和根茎。

【理化性质】　本品为棕黄色干燥粉末,纯品为类白色粉末,味微苦、涩,具引湿性。可溶于水、乙醇、甲醇。

【类药五原则数据】　相对分子质量 718.6,脂水分配系数 4.718,可旋转键数 14,氢键受体数 16,氢键给体数 9。

【药物动力学数据】　丹参酸乙吸收、分布、代谢、排泄、毒性数据见表 1.37、图 1.25。

表 1.37　丹参酸乙吸收、分布、代谢、排泄、毒性数据表

25℃下水溶解度水平	0
血脑屏障通透水平	4
人类肠道吸收性水平	3
肝毒性(马氏距离)	12.96
细胞色素 P450 2D6 抑制性(马氏距离)	16.77
血浆蛋白结合率(马氏距离)	16.43

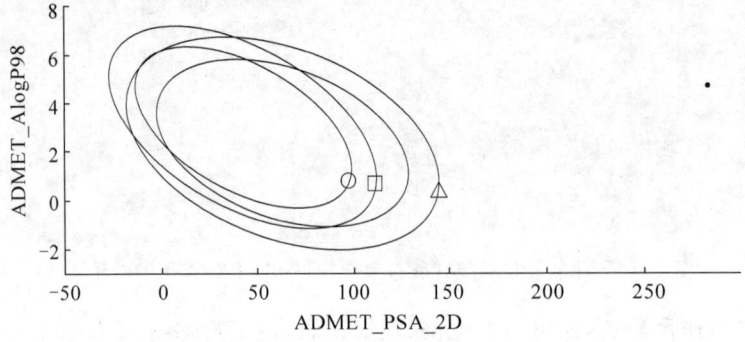

图 1.25　丹参酸乙 ADMET 范围图

【毒性】　丹参酸乙毒理学概率数据见表 1.38。

表 1.38　丹参酸乙毒理学概率表

毒理学性质	发生概率
致突变性	0
好氧生物降解性能	0
潜在发育毒性	1.000
皮肤刺激性	1.000
NTP 致癌性(雄大鼠)	1.000
NTP 致癌性(雌大鼠)	1.000
NTP 致癌性(雄小鼠)	0.999
NTP 致癌性(雌小鼠)	0

【药理】　丹参酸乙药理模型数据见表 1.39。

表 1.39　丹参酸乙药理模型数据表

模型 1	大鼠口服半数致死量
LD_{50}	14.90μg/kg
95%的置信限下最小 LD_{50}	894.2ng/kg
95%的置信限下最大 LD_{50}	248.7μg/kg
模型 2	大鼠吸入半数致死浓度
LC_{50}	0.200pg/(m³·h)
低于 95%置信限下的限量	0pg/(m³·h)
高于 95%置信限下的限量	43.40ng/(m³·h)

【丹参酸乙与 β₂ 受体作用的二维图】　丹参酸乙与 β₂ 受体作用的二维图见图 1.26。

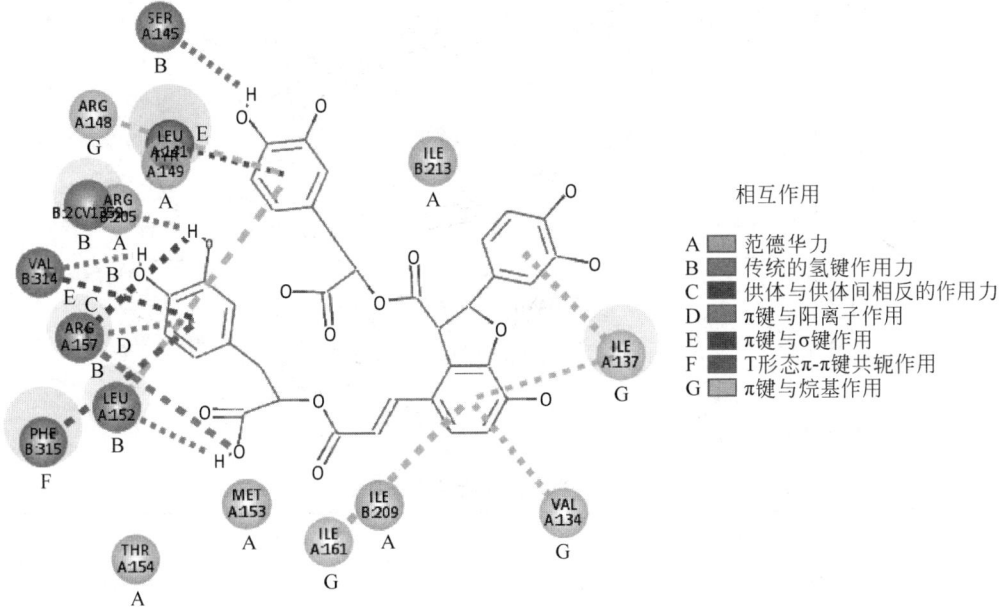

图 1.26　丹参酸乙与 β₂ 受体作用的二维图

【药理或临床作用】　本品可扩张冠状动脉，增加冠状动脉血流量。

当归内酯　Alpha-angelica lactone

【化学结构】

【主要来源】　来源于伞形科当归属当归[*Angelica sinensis*(Oliv.)Diels]。

【理化性质】　本品为淡黄色至绿色液体，熔点 13.00～17.00℃，沸点 297.00～299.00℃，可溶于水。

【类药五原则数据】　相对分子质量 98.10，脂水分配系数 0.404，可旋转键数 0，氢键受体数 2，氢键给体数 0。

【药物动力学数据】　当归内酯吸收、分布、代谢、排泄、毒性数据见表 1.40、图 1.27。

表 1.40　当归内酯吸收、分布、代谢、排泄、毒性数据表

25℃下水溶解度水平	4
血脑屏障通透水平	2
人类肠道吸收性水平	0
肝毒性（马氏距离）	7.205
细胞色素 P450 2D6 抑制性（马氏距离）	11.49
血浆蛋白结合率（马氏距离）	9.381

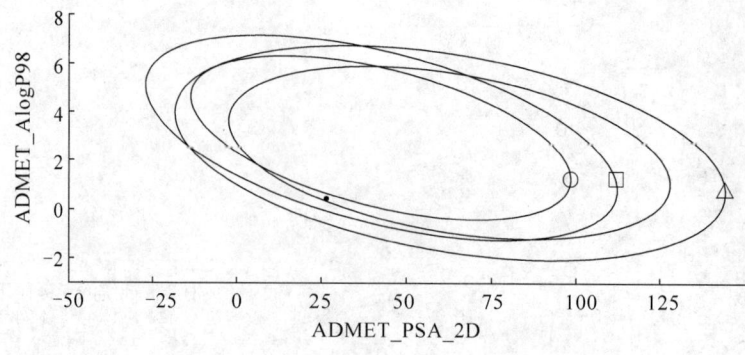

图 1.27 当归内酯 ADMET 范围图

【毒性】 当归内酯毒理学概率数据见表 1.41。

表 1.41 当归内酯毒理学概率表

毒理学性质	发生概率
致突变性	0.848
好氧生物降解性能	1.000
潜在发育毒性	0.200
皮肤刺激性	0.998
NTP 致癌性(雄大鼠)	0.018
NTP 致癌性(雌大鼠)	0
NTP 致癌性(雄小鼠)	0
NTP 致癌性(雌小鼠)	0.008

【药理】 当归内酯药理模型数据见表 1.42。

表 1.42 当归内酯药理模型数据表

模型 1	大鼠口服半数致死量
LD_{50}	2.900g/kg
95%的置信限下最小 LD_{50}	608.7mg/kg
95%的置信限下最大 LD_{50}	10.00g/kg
模型 2	大鼠吸入半数致死浓度
LC_{50}	10.00g/(m³ · h)
低于 95%置信限下的限量	4.100g/(m³ · h)
高于 95%置信限下的限量	10.00g/(m³ · h)

【当归内酯与白细胞介素-2(IL-2)作用的二维图】 当归内酯与白细胞介素-2(IL-2)作用的二维图见图 1.28。

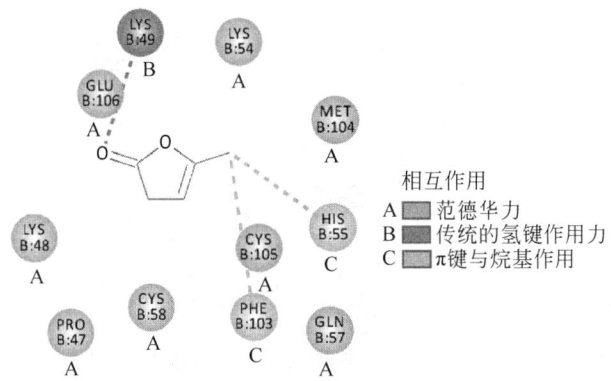

图 1.28　当归内酯与白细胞介素-2(IL-2)作用的二维图

【药理或临床作用】　本品可增强免疫力,且具有清除自由基及抗氧化活性。

丁香酚　Eugenol

【化学结构】

【主要来源】　来源于桃金娘科蒲桃属丁子香[*Syzygium aromaticum*(L.)Merr. & L. M. Perry]。

【理化性质】　本品为无色或苍黄色液体,有强烈的丁香香气,溶于乙醇、乙醚、氯仿和精油,不溶于水。沸点 253.00～254.00℃。

【类药五原则数据】　相对分子质量 164.20,脂水分配系数 2.579,可旋转键数 3,氢键受体数 2,氢键给体数 1。

【药物动力学数据】　丁香酚吸收、分布、代谢、排泄、毒性数据见表 1.43、图 1.29。

表 1.43　丁香酚吸收、分布、代谢、排泄、毒性数据表

25℃下水溶解度水平	3
血脑屏障通透水平	1
人类肠道吸收性水平	0
肝毒性(马氏距离)	8.850
细胞色素 P450 2D6 抑制性(马氏距离)	11.93
血浆蛋白结合率(马氏距离)	9.632

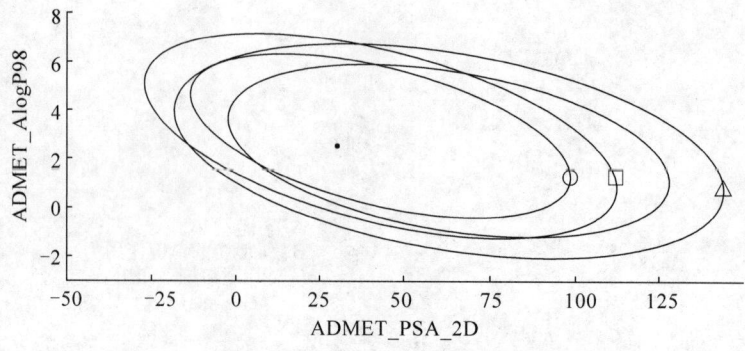

图 1.29 丁香酚 ADMET 范围图

【毒性】 丁香酚毒理学概率数据见表 1.44。

表 1.44 丁香酚毒理学概率表

毒理学性质	发生概率
致突变性	0.001
好氧生物降解性能	0.995
潜在发育毒性	0.854
皮肤刺激性	0.999
NTP 致癌性（雄大鼠）	0.004
NTP 致癌性（雌大鼠）	0
NTP 致癌性（雄小鼠）	0
NTP 致癌性（雌小鼠）	1.000

【药理】 丁香酚药理模型数据见表 1.45。

表 1.45 丁香酚药理模型数据表

模型 1	大鼠口服半数致死量
LD_{50}	1.800g/kg
95％的置信限下最小 LD_{50}	385.6mg/kg
95％的置信限下最大 LD_{50}	8.200g/kg
模型 2	大鼠吸入半数致死浓度
LC_{50}	511.5mg/(m^3 · h)
低于 95％置信限下的限量	30.80mg/(m^3 · h)
高于 95％置信限下的限量	8.500g/(m^3 · h)

【丁香酚与黄嘌呤氧化酶作用的二维图】 丁香酚与黄嘌呤氧化酶作用的二维图见图 1.30。

【药理或临床作用】 本品可用于配制康乃馨型香精及制作异丁香酚和香兰素等,也用作杀虫剂和防腐剂。

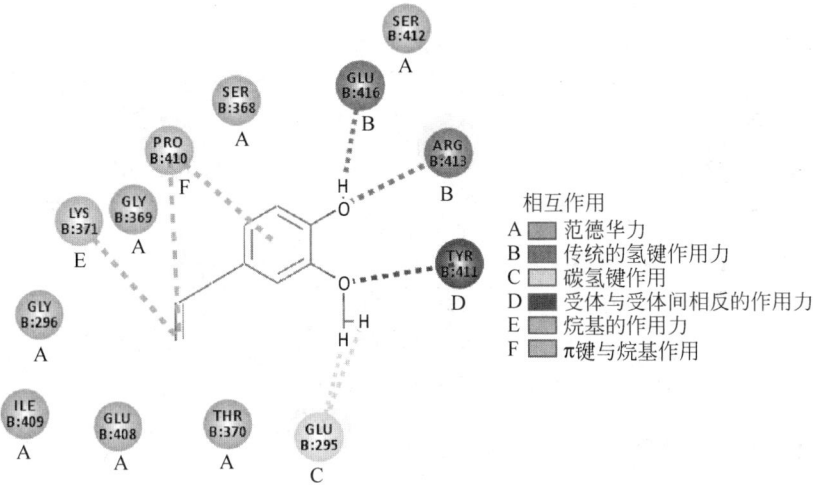

图 1.30　丁香酚与黄嘌呤氧化酶作用的二维图

相互作用
A　范德华力
B　传统的氢键作用力
C　碳氢键作用
D　受体与受体间相反的作用力
E　烷基的作用力
F　π键与烷基作用

丁香脂素　Syringaresinol

【化学结构】

【主要来源】　来源于五加科五加属植物刺五加［*Acanthopanax seuticosus*（Rupr. Maxim.）Harms］的根部。

【理化性质】　本品为粉末，熔点为 175℃。

【类药五原则数据】　相对分子质量 418.4,脂水分配系数 2.151,可旋转键数 6,氢键受体数 8,氢键给体数 2。

【药物动力学数据】　丁香脂素吸收、分布、代谢、排泄、毒性数据见表 1.46、图 1.31。

表 1.46　丁香脂素吸收、分布、代谢、排泄、毒性数据表

25℃下水溶解度水平	3
血脑屏障通透水平	3
人类肠道吸收性水平	0
肝毒性（马氏距离）	9.994
细胞色素 P450 2D6 抑制性（马氏距离）	13.22
血浆蛋白结合率（马氏距离）	10.45

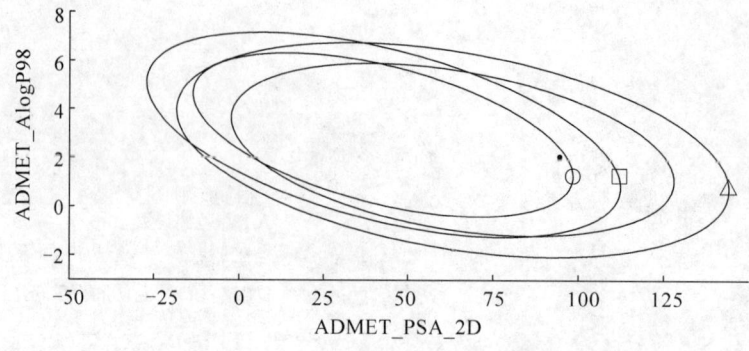

图 1.31　丁香脂素 ADMET 范围图

【毒性】　丁香脂素毒理学概率数据见表 1.47。

表 1.47　丁香脂素毒理学概率表

毒理学性质	发生概率
致突变性	0.215
好氧生物降解性能	1.000
潜在发育毒性	1.000
皮肤刺激性	0
NTP 致癌性(雄大鼠)	0.999
NTP 致癌性(雌大鼠)	1.000
NTP 致癌性(雄小鼠)	1.000
NTP 致癌性(雌小鼠)	0.920

【药理】　丁香脂素药理模型数据见表 1.48。

表 1.48　丁香脂素药理模型数据表

模型 1	大鼠口服半数致死量
LD_{50}	6.500g/kg
95%的置信限下最小 LD_{50}	933.5mg/kg
95%的置信限下最大 LD_{50}	10.00g/kg
模型 2	大鼠吸入半数致死浓度
LC_{50}	10.00g/(m³·h)
低于 95%置信限下的限量	10.00g/(m³·h)
高于 95%置信限下的限量	10.00g/(m³·h)

【丁香脂素与过氧化物酶体增殖剂激活受体蛋白作用的二维图】　丁香脂素与过氧化物酶体增殖剂激活受体蛋白作用的二维图见图 1.32。

【药理或临床作用】　本品可用于抗氧化、抗抑郁、抗胃溃疡、抗炎、促进神经元生长、刺激 T 细胞和 B 细胞的增殖,具有选择性细胞毒作用,并对多种酶有抑制作用。

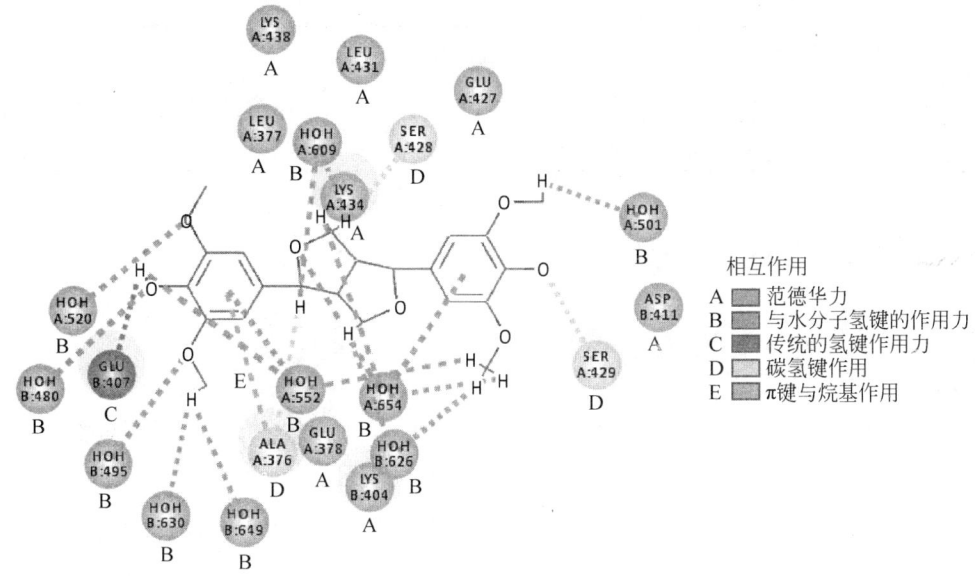

图 1.32 丁香脂素与过氧化物酶体增殖剂激活受体蛋白作用的二维图

东莨菪苷 Scopolin

【化学结构】

【主要来源】 来源于茄科山莨菪属山莨菪［*Anisodus tanguticus*（Maxim.）Pascher］的根。

【理化性质】 本品溶于甲醇、乙醇等有机溶剂。

【类药五原则数据】 相对分子质量 354.3，脂水分配系数 −0.289，可旋转键数 4，氢键受体数 9，氢键给体数 4。

【药物动力学数据】 东莨菪苷的吸收、分布、代谢、排泄、毒性的数据见表 1.49、图 1.33。

表 1.49 东莨菪苷吸收、分布、代谢、排泄、毒性数据表

25℃下水溶解度水平	4
血脑屏障通透水平	4

续表

人类肠道吸收性水平	1
肝毒性（马氏距离）	10.41
细胞色素 P450 2D6 抑制性（马氏距离）	12.63
血浆蛋白结合率（马氏距离）	12.88

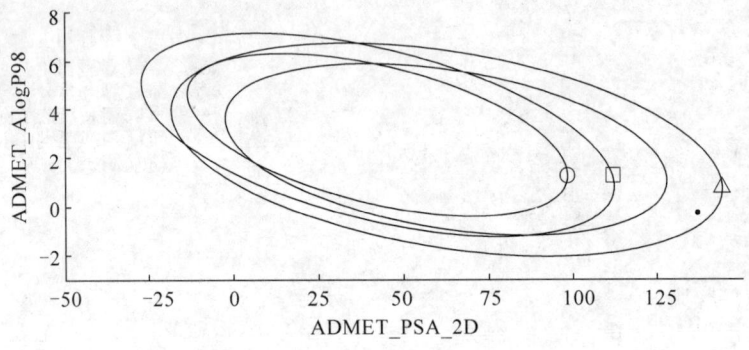

图 1.33　东莨菪苷 ADMET 范围图

【毒性】　东莨菪苷毒理学概率数据见表 1.50。

表 1.50　东莨菪苷毒理学概率表

毒理学性质	发生概率
致突变性	0.082
好氧生物降解性能	1.000
潜在发育毒性	1.000
皮肤刺激性	0.112
NTP 致癌性（雄大鼠）	0.931
NTP 致癌性（雌大鼠）	1.000
NTP 致癌性（雄小鼠）	1.000
NTP 致癌性（雌小鼠）	0.272

【药理】　东莨菪苷药理模型数据见表 1.51。

表 1.51　东莨菪苷药理模型数据表

模型 1	大鼠口服半数致死量
LD_{50}	6.6g/kg
95% 的置信限下最小 LD_{50}	846.6 mg/kg
95% 的置信限下最大 LD_{50}	10g/kg
模型 2	大鼠吸入半数致死浓度
LC_{50}	65.7ng/(m³ · H)
低于 95% 置信限下的限量	0.5pg/(m³ · H)
高于 95% 置信限下的限量	9.6mg/(m³ · H)

【东莨菪苷与环加氧酶-2（COX-2）作用的二维图】　东莨菪苷与环加氧酶-2（COX-2）作用的二维图见图 1.34。

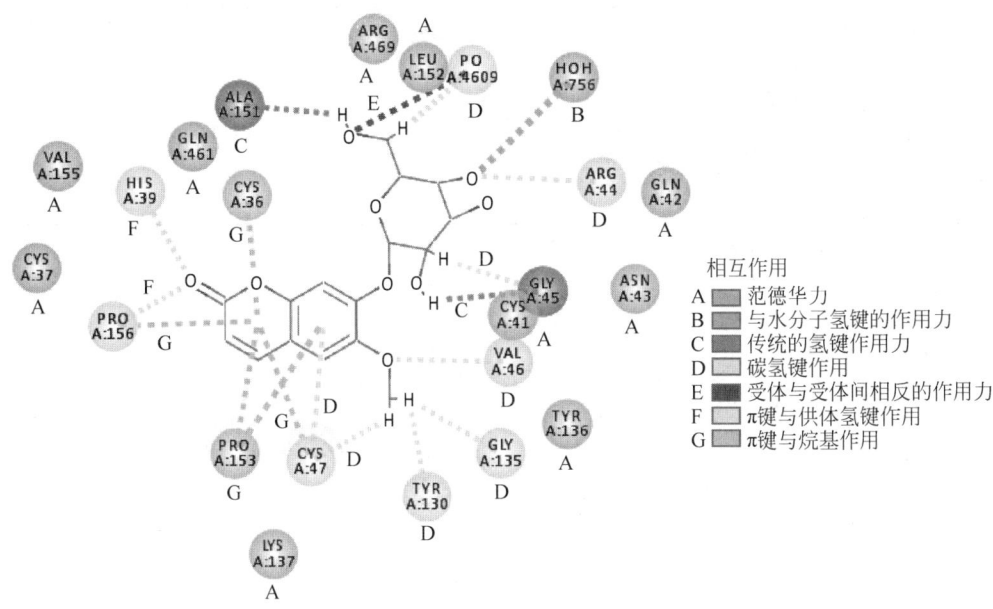

图 1.34　东莨菪苷与环加氧酶-2(COX-2)作用的二维图

【药理或临床作用】　本品可用于抗炎、镇痛、抑菌、抗肿瘤、解痉。

对羟基桂皮酸 Hydrocinnamic acid

【化学结构】

【主要来源】　来源于樟科樟属植物桂皮(*Cinnamomum cassia*)。

【理化性质】　本品为白色或者淡黄色,密度为 1.13g/cm³,熔点为 47.00～50℃,沸点为 280.00℃,闪点为 170.05℃。易溶于热水、醇、苯、三氯甲烷、醚、石油醚、二硫化碳,微溶于冷水,能随水蒸气蒸发。

【类药五原则数据】　相对分子质量 164.2,脂水分配系数 1.685,可旋转键数 2,氢键受体数 3,氢键给体数 2。

【药物动力学数据】　对羟基桂皮酸吸收、分布、代谢、排泄、毒性数据见表 1.52、图 1.35。

表 1.52　对羟基桂皮酸吸收、分布、代谢、排泄、毒性数据表

25℃下水溶解度水平	4
血脑屏障通透水平	3
人类肠道吸收性水平	0
肝毒性(马氏距离)	8.334
细胞色素 P450 2D6 抑制性(马氏距离)	9.200
血浆蛋白结合率(马氏距离)	11.17

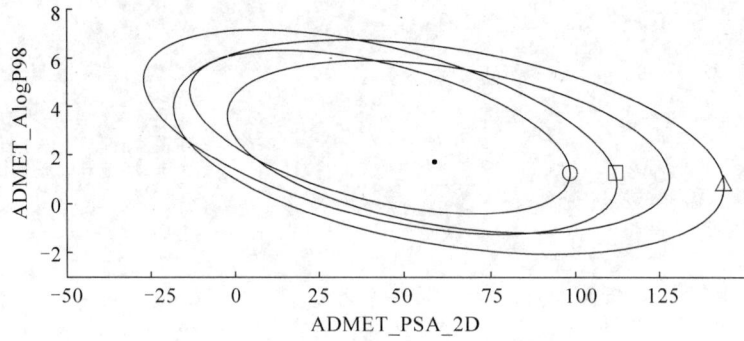

图 1.35　对羟基桂皮酸 ADMET 范围图

【毒性】　对羟基桂皮酸毒理学概率数据见表 1.53。

表 1.53　对羟基桂皮酸毒理学概率表

毒理学性质	发生概率
致突变性	0.965
好氧生物降解性能	1.000
潜在发育毒性	0.038
皮肤刺激性	0.984
NTP 致癌性(雄大鼠)	0.024
NTP 致癌性(雌大鼠)	0.682
NTP 致癌性(雄小鼠)	0.277
NTP 致癌性(雌小鼠)	0.051

【药理】　对羟基桂皮酸药理模型数据见表 1.54。

表 1.54　对羟基桂皮酸药理模型数据表

模型 1	大鼠口服半数致死量
LD_{50}	270.1mg/kg
95%的置信限下最小 LD_{50}	63.50mg/kg
95%的置信限下最大 LD_{50}	1.100g/kg
模型 2	大鼠吸入半数致死浓度
LC_{50}	10.00g/(m³ · h)
低于 95%置信限下的限量	918.6mg/(m³ · h)
高于 95%置信限下的限量	10.00g/(m³ · h)

【对羟基桂皮酸与酪氨酸酶、单酚酶作用的二维图】　对羟基桂皮酸与酪氨酸酶、单酚酶作用的二维图见图 1.36。

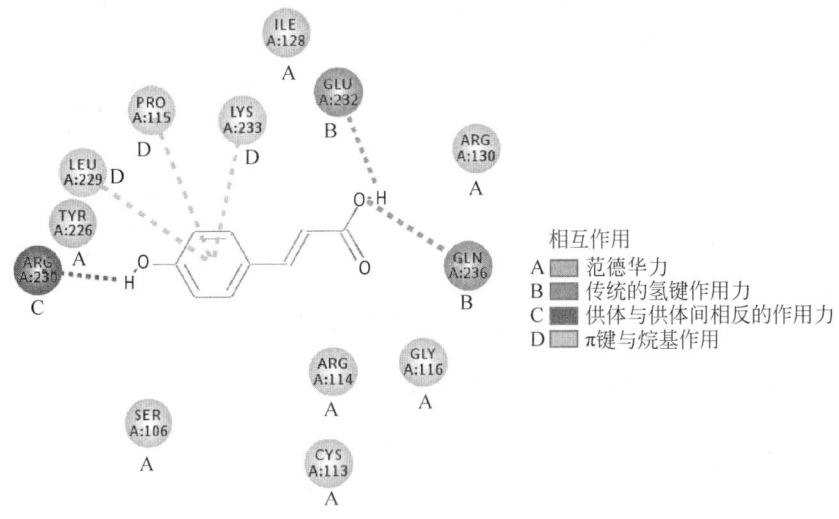

图 1.36　对羟基桂皮酸与酪氨酸酶、单酚酶作用的二维图

【药理或临床作用】　本品对酪氨酸酶、单酚酶具有抑制作用,可用作医药中间体,也用于有机合成。

佛手苷内酯　Bergapten

【化学结构】

【主要来源】　来源于芸香科柑橘属植物佛手(*Citrus medica* L. var. *sarcodactylis* Swingle)。

【理化性质】　本品为白色结晶粉末,熔点为 190.00~193.00℃,可溶于沸乙醇、乙酸、丙二醇、三氯甲烷和苯,微溶于沸水、乙醚,不溶于冷水。

【类药五原则数据】　相对分子质量 216.2,脂水分配系数 2.187,可旋转键数 1,氢键受体数 3,氢键给体数 0。

【药物动力学数据】　佛手苷内酯吸收、分布、代谢、排泄、毒性数据见表 1.55、图 1.37。

表 1.55　佛手苷内酯吸收、分布、代谢、排泄、毒性数据表

25℃下水溶解度水平	3
血脑屏障通透水平	2
人类肠道吸收性水平	0
肝毒性(马氏距离)	10.22
细胞色素 P450 2D6 抑制性(马氏距离)	14.83
血浆蛋白结合率(马氏距离)	11.24

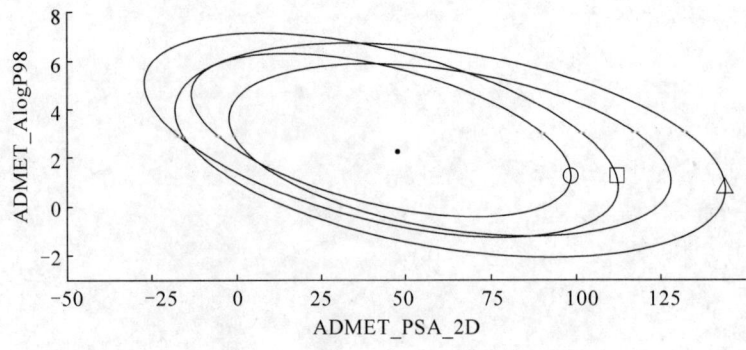

图 1.37　佛手苷内酯 ADMET 范围图

【毒性】　佛手苷内酯毒理学概率数据见表 1.56。

表 1.56　佛手苷内酯毒理学概率表

毒理学性质	发生概率
致突变性	1.000
好氧生物降解性能	0
潜在发育毒性	0
皮肤刺激性	0
NTP 致癌性(雄大鼠)	1.000
NTP 致癌性(雌大鼠)	0.267
NTP 致癌性(雄小鼠)	1.000
NTP 致癌性(雌小鼠)	0.421

【药理】　佛手苷内酯药理模型数据见表 1.57。

表 1.57　佛手苷内酯药理模型数据表

模型 1	大鼠口服半数致死量
LD_{50}	674.2mg/kg
95％的置信限下最小 LD_{50}	118.3mg/kg
95％的置信限下最大 LD_{50}	3.800g/kg
模型 2	大鼠吸入半数致死浓度
LC_{50}	$10.00g/(m^3 \cdot h)$
低于 95％置信限下的限量	$10.00g/(m^3 \cdot h)$
高于 95％置信限下的限量	$10.00g/(m^3 \cdot h)$

【佛手苷内酯与环加氧酶-2(COX-2)作用的二维图】　佛手苷内酯与环加氧酶-2(COX-2)作用的二维图见图 1.38。

【药理或临床作用】　本品可用于抗炎、镇痛。

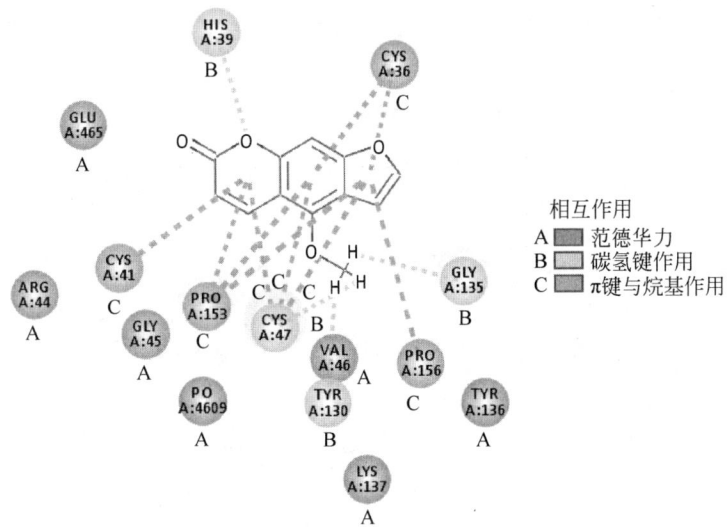

图 1.38　佛手苷内酯与环加氧酶-2(COX-2)作用的二维图

盖尔格拉文 Galgravin

【化学结构】

【主要来源】　来源于胡椒科胡椒属植物石南藤[*Piper wallichii*（Miq.）Hand. -Mazz.]的茎叶或全株。

【理化性质】　本品熔点 172.53℃,沸点 479.1。

【类药五原则数据】　相对分子质量 372.5,脂水分配系数 4.308,可旋转键数 6,氢键受体数 5,氢键给体数 0。

【药物动力学数据】　盖尔格拉文吸收、分布、代谢、排泄、毒性数据见表 1.58、图 1.39。

表 1.58　盖尔格拉文吸收、分布、代谢、排泄、毒性数据表

25℃下水溶解度水平	2
血脑屏障通透水平	1

续表

人类肠道吸收性水平	0
肝毒性(马氏距离)	9.818
细胞色素 P450 2D6 抑制性(马氏距离)	13.63
血浆蛋白结合率(马氏距离)	8.556

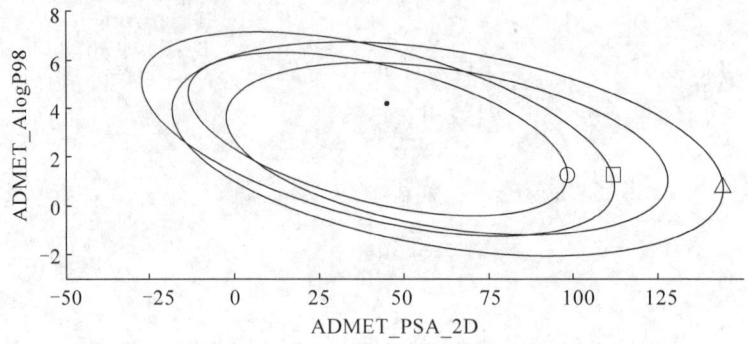

图 1.39　盖尔格拉文 ADMET 范围图

【毒性】　盖尔格拉文毒理学概率数据见表 1.59。

表 1.59　盖尔格拉文毒理学概率表

毒理学性质	发生概率
致突变性	0.002
好氧生物降解性能	1.000
潜在发育毒性	0.154
皮肤刺激性	0.024
NTP 致癌性(雄大鼠)	0.028
NTP 致癌性(雌大鼠)	0.502
NTP 致癌性(雄小鼠)	1.000
NTP 致癌性(雌小鼠)	0.005

【药理】　盖尔格拉文药理模型数据见表 1.60。

表 1.60　盖尔格拉文药理模型数据表

模型 1	大鼠口服半数致死量
LD_{50}	10.00g/kg
95％的置信限下最小 LD_{50}	10.00g/kg
95％的置信限下最大 LD_{50}	10.00g/kg
模型 2	大鼠吸入半数致死浓度
LC_{50}	10.00g/(m³ · h)
低于 95％置信限下的限量	10.00g/(m³ · h)
高于 95％置信限下的限量	10.00g/(m³ · h)

【盖尔格拉文与辣椒素受体(TRPV1)作用二维图】　盖尔格拉文与辣椒素受体(TRPV1)作用二维图见图 1.40。

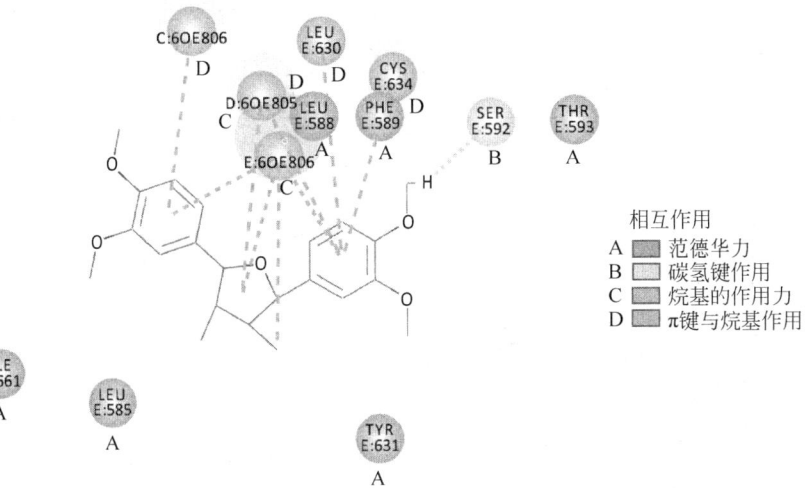

图 1.40　盖尔格拉文与辣椒素受体(TRPV1)作用二维图

【药理或临床作用】　本品主要用于止痛。

戈米辛 D　Gomisin D

【化学结构】

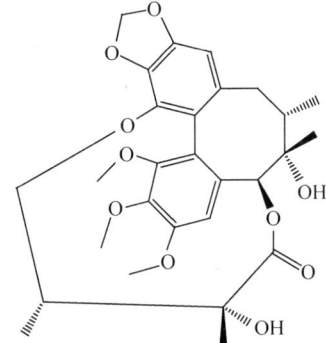

【主要来源】　来源于木兰科五味子属植物五味子(*Schisandra chinensis*)的干燥成熟种子。

【理化性质】　本品为白色粉末,熔点为 194.00℃,溶于甲醇,三氯甲烷。

【类药五原则数据】　相对分子质量 530.6,脂水分配系数 3.503,可旋转键数 3,氢键受体数 10,氢键给体数 2。

【药物动力学数据】　戈米辛 D 吸收、分布、代谢、排泄、毒性数据见表 1.61、图 1.41。

表 1.61　戈米辛 D 吸收、分布、代谢、排泄、毒性数据表

25℃下水溶解度水平	2
血脑屏障通透水平	4
人类肠道吸收性水平	1

续表

肝毒性(马氏距离)	10.52
细胞色素 P450 2D6 抑制性(马氏距离)	14.90
血浆蛋白结合率(马氏距离)	14.54

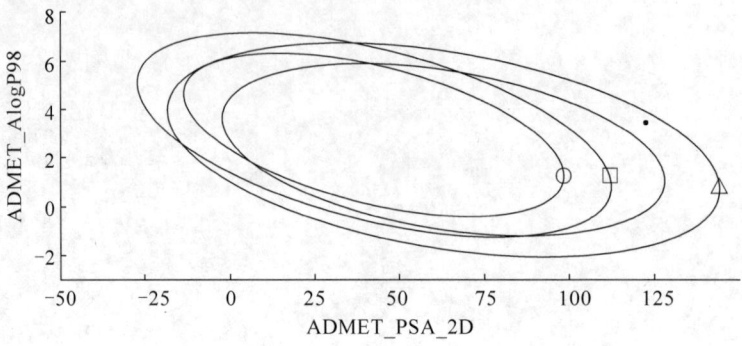

图 1.41　戈米辛 D ADMET 范围图

【毒性】　戈米辛 D 毒理学概率数据见表 1.62。

表 1.62　戈米辛 D 毒理学概率表

毒理学性质	发生概率
致突变性	0
好氧生物降解性能	1.000
潜在发育毒性	1.000
皮肤刺激性	0
NTP 致癌性(雄大鼠)	1.000
NTP 致癌性(雌大鼠)	0.001
NTP 致癌性(雄小鼠)	0
NTP 致癌性(雌小鼠)	0

【药理】　戈米辛 D 药理模型数据见表 1.63。

表 1.63　戈米辛 D 药理模型数据表

模型 1	大鼠口服半数致死量
LD_{50}	34.50mg/kg
95%的置信限下最小 LD_{50}	441.7μg/kg
95%的置信限下最大 LD_{50}	2.700g/kg
模型 2	大鼠吸入半数致死浓度
LC_{50}	320.4mg/(m^3 · h)
低于 95%置信限下的限量	322.8μg/(m^3 · h)
高于 95%置信限下的限量	10.00g/(m^3 · h)

【戈米辛 D 与环加氧酶-2(COX-2)作用的二维图】　戈米辛 D 与环加氧酶-2(COX-2)作用的二维图见图 1.42。

【药理或临床作用】　本品具有抗炎、保肝活性。

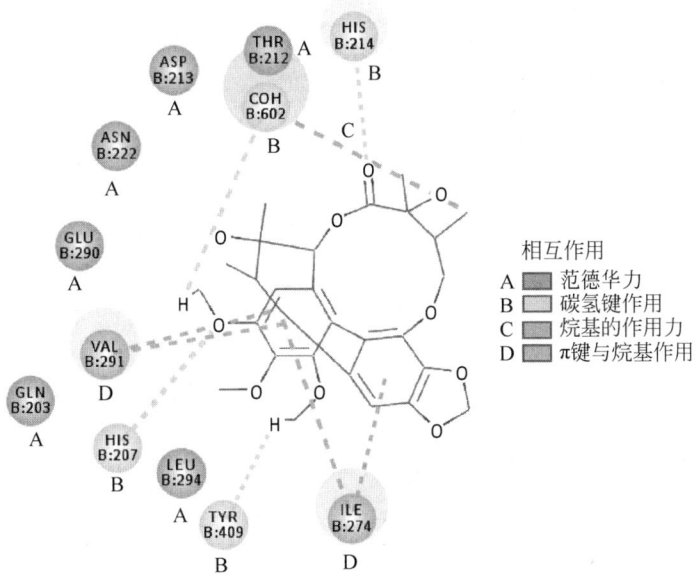

图 1.42　戈米辛 D 与环加氧酶-2(COX-2)作用的二维图

戈米辛 O　Gomisin O

【化学结构】

【主要来源】　来源于木兰科五味子属植物五味子(*Schisandra chinensis*)的果实。

【理化性质】　本品为白色粉末,熔点 220.37℃,沸点 516.64℃。

【类药五原则数据】　相对分子质量 416.5,脂水分配系数 4.033,可旋转键数 4,氢键受体数 7,氢键给体数 1。

【药物动力学数据】　戈米辛 O 吸收、分布、代谢、排泄、毒性数据见表 1.64、图 1.43。

表 1.64　戈米辛 O 吸收、分布、代谢、排泄、毒性数据表

25℃下水溶解度水平	2
血脑屏障通透水平	2
人类肠道吸收性水平	0
肝毒性(马氏距离)	9.419
细胞色素 P450 2D6 抑制性(马氏距离)	12.07
血浆蛋白结合率(马氏距离)	9.861

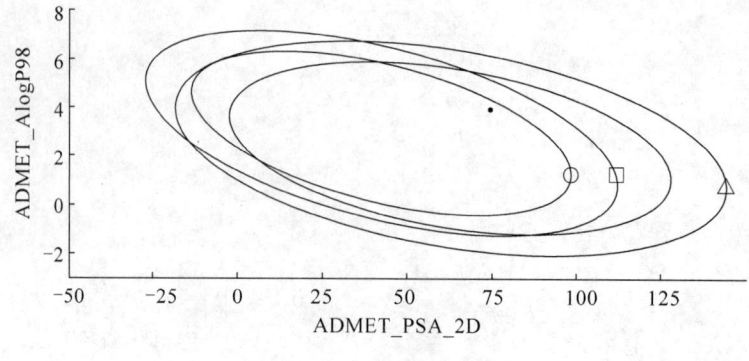

图 1.43　戈米辛 O ADMET 范围图

【毒性】　戈米辛 O 毒理学概率数据见表 1.65。

表 1.65　戈米辛 O 毒理学概率表

毒理学性质	发生概率
致突变性	0
好氧生物降解性能	1.000
潜在发育毒性	0.956
皮肤刺激性	0
NTP 致癌性(雄大鼠)	1.000
NTP 致癌性(雌大鼠)	0.007
NTP 致癌性(雄小鼠)	0.075
NTP 致癌性(雌小鼠)	0

【药理】　戈米辛 O 药理模型数据见表 1.66。

表 1.66　戈米辛 O 药理模型数据表

模型 1	大鼠口服半数致死量
LD_{50}	10.00g/kg
95％的置信限下最小 LD_{50}	4.200g/kg
95％的置信限下最大 LD_{50}	10.00g/kg
模型 2	大鼠吸入半数致死浓度
LC_{50}	6.000g/(m³·h)
低于 95％置信限下的限量	310.8mg/(m³·h)
高于 95％置信限下的限量	10.00g/(m³·h)

【戈米辛 O 与抗肿瘤靶点 Mcl-1 蛋白作用的二维图】　戈米辛 O 与抗肿瘤靶点 Mcl-1 蛋白作用的二维图见图 1.44。

【药理或临床作用】　本品具有抗肿瘤作用。

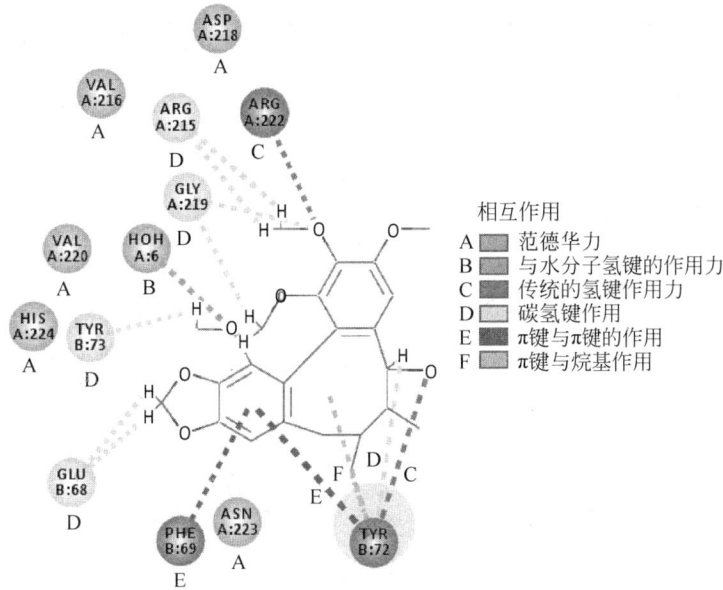

图 1.44　戈米辛 O 与抗肿瘤靶点 Mcl-1 蛋白作用的二维图

相互作用
A　范德华力
B　与水分子氢键的作用力
C　传统的氢键作用力
D　碳氢键作用
E　π键与π键的作用
F　π键与烷基作用

和厚朴酚　Honokiol

【化学结构】

【主要来源】　来源于木兰科木兰属植物厚朴（*Magnolia officinalis* Rehd. et Wils.）的干皮。

【理化性质】　本品为棕褐色至白色精细粉末，单体为无色鳞片状晶体，熔点为 87.5℃，易溶于苯、乙醚、三氯甲烷、乙醇等，难溶于水。

【类药五原则数据】　相对分子质量 266.3，脂水分配系数 4.880，可旋转键数 5，氢键受体数 2，氢键给体数 2。

【药物动力学数据】　和厚朴酚吸收、分布、代谢、排泄、毒性数据见表 1.67、图 1.45。

表 1.67　和厚朴酚吸收、分布、代谢、排泄、毒性数据表

25℃下水溶解度水平	2
血脑屏障通透水平	1
人类肠道吸收性水平	0
肝毒性（马氏距离）	8.404

续表

细胞色素 P450 2D6 抑制性(马氏距离)	10.33
血浆蛋白结合率(马氏距离)	8.570

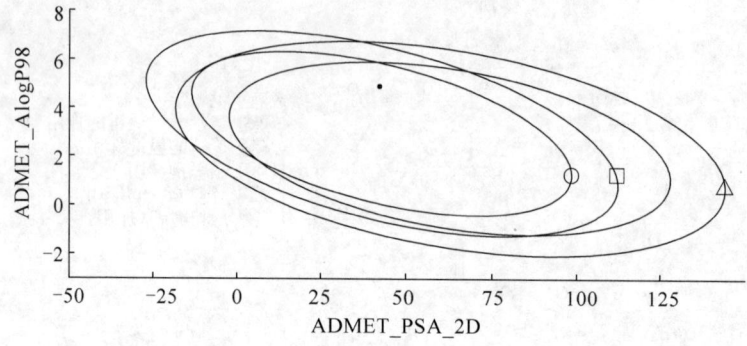

图 1.45　和厚朴酚 ADMET 范围图

【毒性】　和厚朴酚毒理学概率数据见表 1.68。

表 1.68　和厚朴酚毒理学概率表

毒理学性质	发生概率
致突变性	0.129
好氧生物降解性能	0
潜在发育毒性	1.000
皮肤刺激性	1.000
NTP 致癌性(雄大鼠)	0
NTP 致癌性(雌大鼠)	0
NTP 致癌性(雄小鼠)	0
NTP 致癌性(雌小鼠)	1.000

【药理】　和厚朴酚药理模型数据见表 1.69。

表 1.69　和厚朴酚药理模型数据表

模型 1	大鼠口服半数致死量
LD_{50}	5.400g/kg
95％的置信限下最小 LD_{50}	935.8mg/kg
95％的置信限下最大 LD_{50}	10.00g/kg
模型 2	大鼠吸入半数致死浓度
LC_{50}	$10.00g/(m^3 \cdot h)$
低于 95％置信限下的限量	$10.00g/(m^3 \cdot h)$
高于 95％置信限下的限量	$10.00g/(m^3 \cdot h)$

【和厚朴酚与环加氧酶-2(COX-2)作用的二维图】　和厚朴酚与环加氧酶-2(COX-2)作用的二维图见图 1.46。

【药理或临床作用】　本品具有明显的、持久的中枢性肌肉松弛作用及中枢神经抑制作用,还具有抗炎、抗菌、抗病原微生物、抗溃疡、抗氧化、抗衰老、抗肿瘤、降低胆固醇等作用。

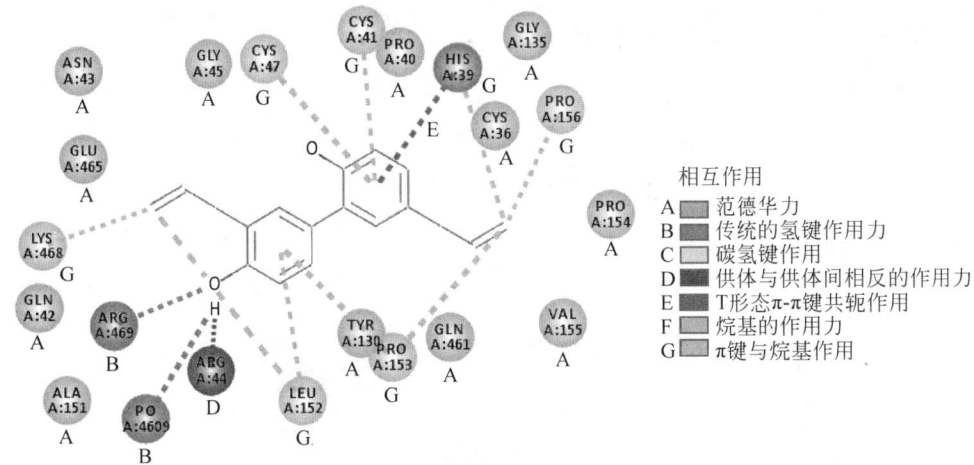

图 1.46　和厚朴酚与环加氧酶-2(COX-2)作用的二维图

鹤庆五味子癸素 Schisanwilsonin I

【化学结构】

【主要来源】　来源于木兰科五味子属鹤庆五味子(*Schisandra wilsoniana*)的果实。

【理化性质】　本品为白色粉末,密度值 $1.28\pm0.1 \mathrm{g/cm^3}$。

【类药五原则数据】　相对分子质量 514.6,脂水分配系数 4.944,可旋转键数 7,氢键受体数 9,氢键给体数 1。

【药物动力学数据】　鹤庆五味子癸素吸收、分布、代谢、排泄、毒性数据见表 1.70、图 1.47。

表 1.70　鹤庆五味子癸素吸收、分布、代谢、排泄、毒性数据表

25℃下水溶解度水平	1
血脑屏障通透水平	4
人类肠道吸收性水平	1
肝毒性(马氏距离)	13.09

续表

细胞色素 P450 2D6 抑制性(马氏距离)	14.01
血浆蛋白结合率(马氏距离)	13.31

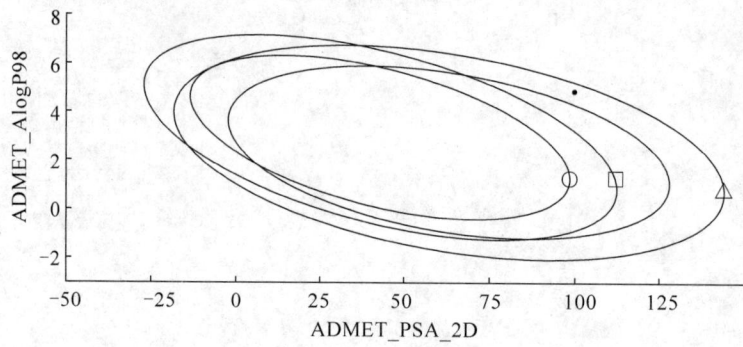

图 1.47　鹤庆五味子癸素 ADMET 范围图

【毒性】　鹤庆五味子癸素毒理学概率数据见表 1.71。

表 1.71　鹤庆五味子癸素毒理学概率表

毒理学性质	发生概率
致突变性	0.149
好氧生物降解性能	1.000
潜在发育毒性	1.000
皮肤刺激性	0.069
NTP 致癌性(雄大鼠)	1.000
NTP 致癌性(雌大鼠)	0.999
NTP 致癌性(雄小鼠)	1.000
NTP 致癌性(雌小鼠)	0

【药理】　鹤庆五味子癸素药理模型数据见表 1.72。

表 1.72　鹤庆五味子癸素药理模型数据表

模型 1	大鼠口服半数致死量
LD_{50}	4.000g/kg
95%的置信限下最小 LD_{50}	60.80mg/kg
95%的置信限下最大 LD_{50}	10.00g/kg
模型 2	大鼠吸入半数致死浓度
LC_{50}	10.00g/(m^3 · h)
低于 95%置信限下的限量	438.0mg/(m^3 · h)
高于 95%置信限下的限量	10.00g/(m^3 · h)

【鹤庆五味子癸素与酪氨酸酶的单酚酶作用的二维图】　鹤庆五味子癸素与酪氨酸酶的单酚酶作用的二维图见图 1.48。

【药理或临床作用】　本品可用于心血管疾病的防治。

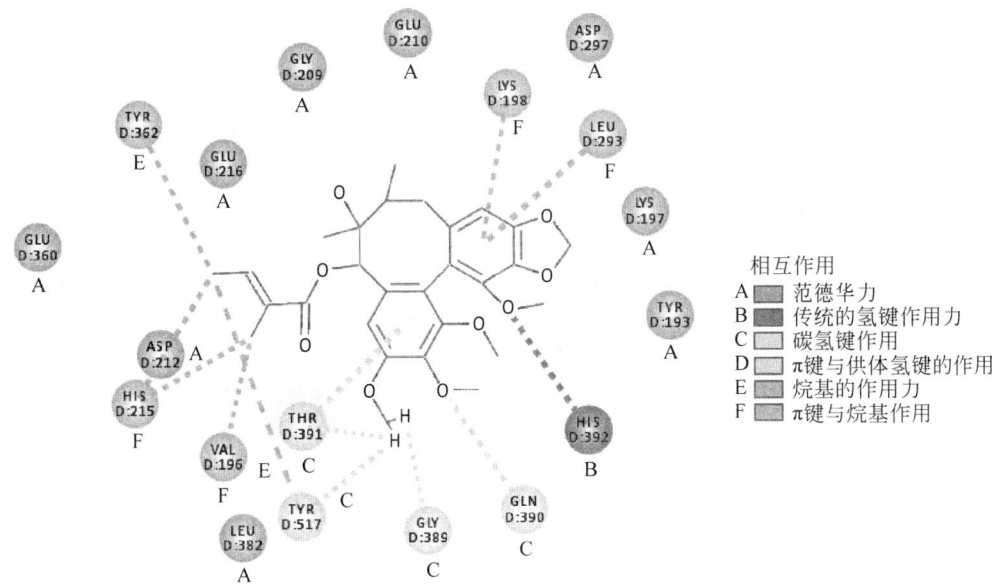

图 1.48　鹤庆五味子癸素与酪氨酸酶的单酚酶作用的二维图

鹤庆五味子辛素 Schisanwilsonin H

【化学结构】

【主要来源】　来源于木兰科五味子属鹤庆五味子(*Schisandra wilsoniana*)的果实。

【理化性质】　本品为白色粉末,沸点 675.6℃。

【类药五原则数据】　相对分子质量 536.6,脂水分配系数 5.063,可旋转键数 7,氢键受体数 9,氢键给体数 1。

【药物动力学数据】　鹤庆五味子辛素吸收、分布、代谢、排泄、毒性数据见表 1.73、图 1.49。

表 1.73　鹤庆五味子辛素吸收、分布、代谢、排泄、毒性数据表

25℃下水溶解度水平	1
血脑屏障通透水平	4
人类肠道吸收性水平	1
肝毒性(马氏距离)	13.10
细胞色素 P450 2D6 抑制性(马氏距离)	14.39
血浆蛋白结合率(马氏距离)	13.60

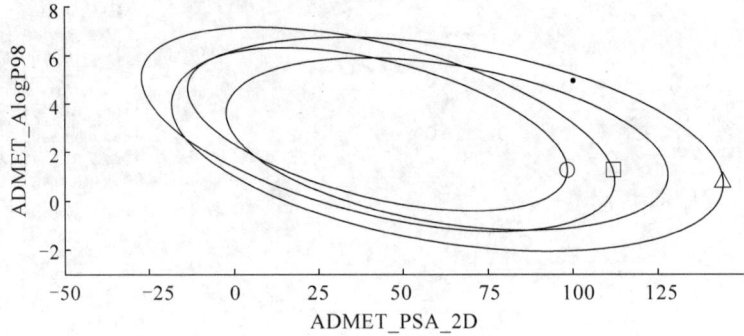

图 1.49　鹤庆五味子辛素 ADMET 范围图

【毒性】　鹤庆五味子辛素毒理学概率数据见表 1.74。

表 1.74　鹤庆五味子辛素毒理学概率表

毒理学性质	发生概率
致突变性	0
好氧生物降解性能	1.000
潜在发育毒性	1.000
皮肤刺激性	0
NTP 致癌性(雄大鼠)	1.000
NTP 致癌性(雌大鼠)	0
NTP 致癌性(雄小鼠)	0.997
NTP 致癌性(雌小鼠)	0

【药理】　鹤庆五味子辛素药理模型数据见表 1.75。

表 1.75　鹤庆五味子辛素药理模型数据表

模型 1	大鼠口服半数致死量
LD_{50}	2.500g/kg
95%的置信限下最小 LD_{50}	37.40mg/kg
95%的置信限下最大 LD_{50}	10.00g/kg
模型 2	大鼠吸入半数致死浓度
LC_{50}	10.00g/(m³·h)
低于 95%置信限下的限量	610.3mg/(m³·h)
高于 95%置信限下的限量	10.00g/(m³·h)

【鹤庆五味子辛素与血管紧张素转换酶(ACE)作用的二维图】　鹤庆五味子辛素与血管紧张素转换酶作用的二维图见图 1.50。

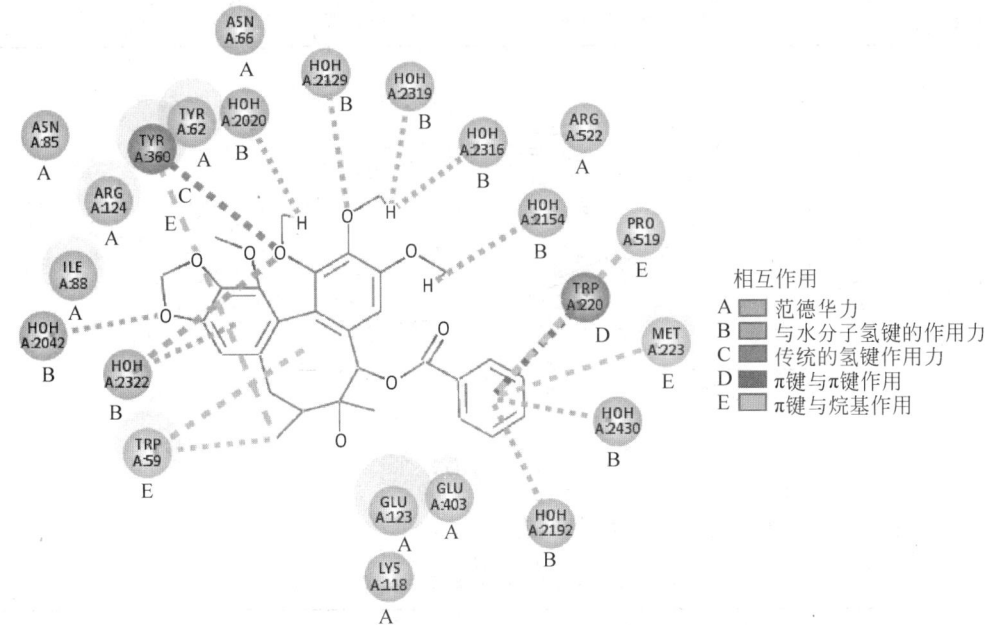

图 1.50　鹤庆五味子辛素与血管紧张素转换酶作用的二维图

【药理或临床作用】　本品有降压作用,可有效改善高血压症状,并有防治冠心病的功效。

花椒毒酚　Xanthotoxol

【化学结构】

【主要来源】　来源于伞形科蛇床属植物蛇床[*Cnidium monnieri*(L.)Cuss.]的果实。

【理化性质】　本品为金黄的或米色结晶,不溶解于水中,也不易溶解于乙醇、丙酮等有机溶剂中,熔点为 254~256℃。

【类药五原则数据】　相对分子质量 202.2,脂水分配系数 1.961,可旋转键数 0,氢键受体数 3,氢键给体数 1。

【药物动力学数据】　花椒毒酚吸收、分布、代谢、排泄、毒性数据见表 1.76、图 1.51。

表 1.76　花椒毒酚吸收、分布、代谢、排泄、毒性数据表

25℃下水溶解度水平	3
血脑屏障通透水平	2
人类肠道吸收性水平	0

续表

肝毒性（马氏距离）	11.22
细胞色素 P450 2D6 抑制性（马氏距离）	12.57
血浆蛋白结合率（马氏距离）	13.31

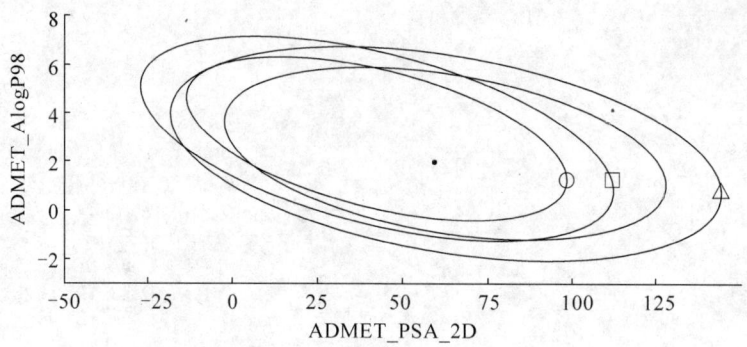

图 1.51　花椒毒酚 ADMET 范围图

【毒性】　花椒毒酚毒理学概率数据见表 1.77。

表 1.77　花椒毒酚毒理学概率表

毒理学性质	发生概率
致突变性	1.000
好氧生物降解性能	0.008
潜在发育毒性	0
皮肤刺激性	0
NTP 致癌性（雄大鼠）	0.979
NTP 致癌性（雌大鼠）	0
NTP 致癌性（雄小鼠）	1.000
NTP 致癌性（雌小鼠）	0

【药理】　花椒毒酚药理模型数据见表 1.78。

表 1.78　花椒毒酚药理模型数据表

模型 1	大鼠口服半数致死量
LD_{50}	643.8mg/kg
95％的置信限下最小 LD_{50}	114.9mg/kg
95％的置信限下最大 LD_{50}	3.600g/kg
模型 2	大鼠吸入半数致死浓度
LC_{50}	10.00g/(m³·h)
低于 95％置信限下的限量	10.00g/(m³·h)
高于 95％置信限下的限量	10.00g/(m³·h)

【花椒毒酚与环加氧酶-2（COX-2）作用的二维图】　花椒毒酚与环加氧酶-2（COX-2）作用的二维图见图 1.52。

【药理或临床作用】　本品具有抗炎、镇咳、平喘、祛痰等作用。

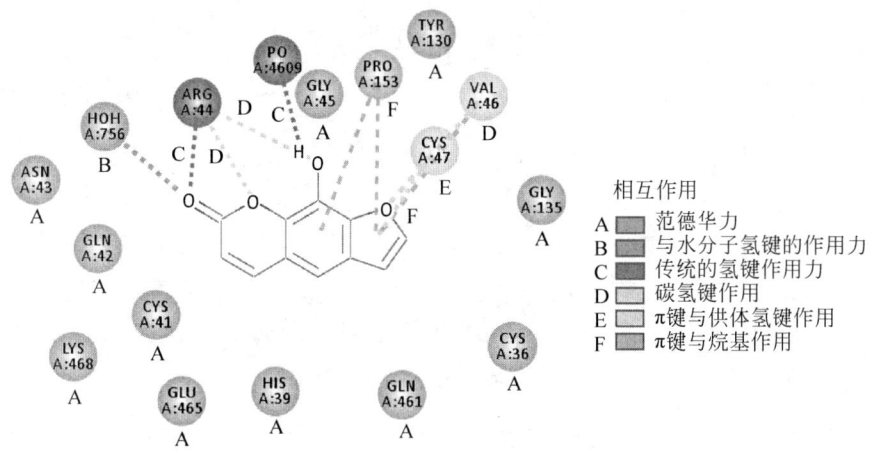

图 1.52　花椒毒酚与环加氧酶-2(COX-2)作用的二维图

芥子酸　Sinapic acid

【化学结构】

【主要来源】　来源于十字花科白芥属植物白芥(*Sinapis alba* L.)的种子。

【理化性质】　本品为黄褐色粉末,有刺激性,熔点 192℃,沸点 403.4℃,溶于热乙醇,微溶于水和乙醚。

【类药五原则数据】　相对分子质量 224.2,脂水分配系数 1.652,可旋转键数 4,氢键受体数 5,氢键给体数 2。

【药物动力学数据】　芥子酸吸收、分布、代谢、排泄、毒性数据见表 1.79、图 1.53。

表 1.79　芥子酸吸收、分布、代谢、排泄、毒性数据表

25℃下水溶解度水平	4
血脑屏障通透水平	3
人类肠道吸收性水平	0
肝毒性(马氏距离)	10.48
细胞色素 P450 2D6 抑制性(马氏距离)	13.04
血浆蛋白结合率(马氏距离)	10.98

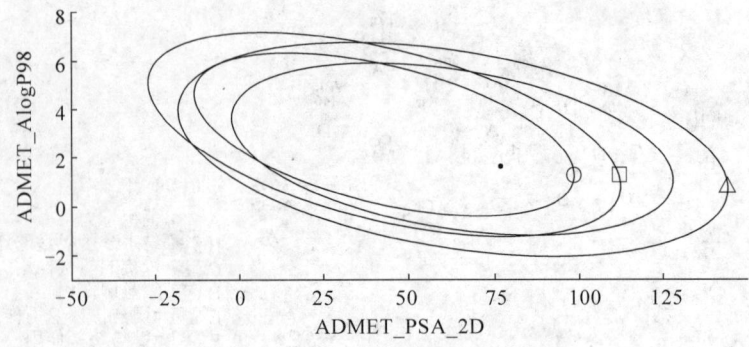

图 1.53　芥子酸 ADMET 范围图

【毒性】　芥子酸毒理学概率数据见表 1.80。

表 1.80　芥子酸毒理学概率表

毒理学性质	发生概率
致突变性	1.000
好氧生物降解性能	1.000
潜在发育毒性	0.960
皮肤刺激性	0.908
NTP 致癌性(雄大鼠)	0.918
NTP 致癌性(雌大鼠)	1.000
NTP 致癌性(雄小鼠)	0.994
NTP 致癌性(雌小鼠)	0.759

【药理】　芥子酸药理模型数据见表 1.81。

表 1.81　芥子酸药理模型数据表

模型 1	大鼠口服半数致死量
LD_{50}	2.300g/kg
95% 的置信限下最小 LD_{50}	529.0mg/kg
95% 的置信限下最大 LD_{50}	9.900g/kg
模型 2	大鼠吸入半数致死浓度
LC_{50}	1.400g/(m³·h)
低于 95% 置信限下的限量	96.20mg/(m³·h)
高于 95% 置信限下的限量	10.00g/(m³·h)

【芥子酸与 γ-氨基丁酸 A 型受体(GABAA)作用的二维图】　芥子酸与 γ-氨基丁酸 A 型受体作用的二维图见图 1.54。

【药理或临床作用】　本品具有抗真菌和抗肿毒作用。

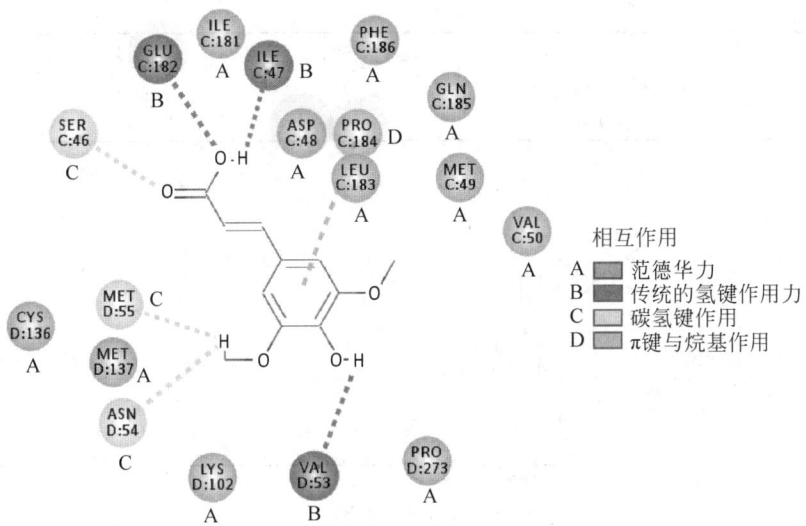

图 1.54　芥子酸与 γ-氨基丁酸 A 型受体作用的二维图

旌节花素 A　Praecoxin A

【化学结构】

【主要来源】　来源于桦木科桤木属桤木（*Alnus cremastogyne* Burk.）的叶。

【理化性质】　本品为浅棕色粉末。

【类药五原则数据】　相对分子质量 936.6，脂水分配系数 2.633，可旋转键数 4，氢键受体数 26，氢键给体数 16。

【药物动力学数据】　旌节花素 A 吸收、分布、代谢、排泄、毒性数据见表 1.82、图 1.55。

表 1.82　旌节花素 A 吸收、分布、代谢、排泄、毒性数据表

25℃下水溶解度水平	2
血脑屏障通透水平	4
人类肠道吸收性水平	3

续表

肝毒性(马氏距离)	14.32
细胞色素 P450 2D6 抑制性(马氏距离)	29.20
血浆蛋白结合率(马氏距离)	25.54

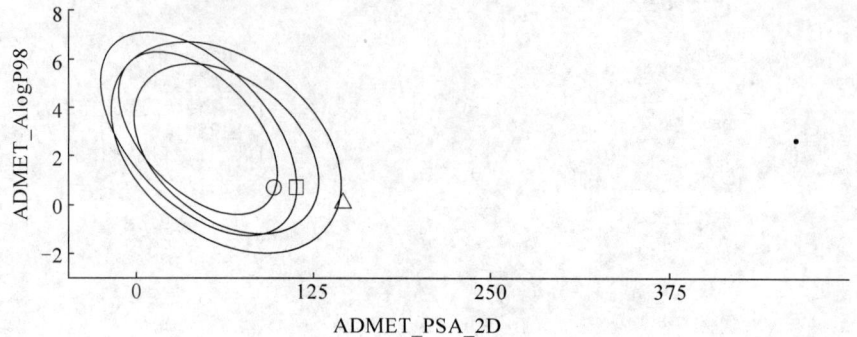

图 1.55　旌节花素 A ADMET 范围图

【毒性】　旌节花素 A 毒理学概率数据见表 1.83。

表 1.83　旌节花素 A 毒理学概率表

毒理学性质	发生概率
致突变性	0
好氧生物降解性能	0
潜在发育毒性	1.000
皮肤刺激性	0
NTP 致癌性(雄大鼠)	1.000
NTP 致癌性(雌大鼠)	1.000
NTP 致癌性(雄小鼠)	1.000
NTP 致癌性(雌小鼠)	0

【药理】　旌节花素 A 药理模型数据见表 1.84。

表 1.84　旌节花素 A 药理模型数据表

模型 1	大鼠口服半数致死量
LD50	2.9mg/kg
95%的置信限下最小 LD50	49.0μg/kg
95%的置信限下最大 LD50	174.8mg/kg
模型 2	大鼠吸入半数致死浓度
LC50	10.00g/(m³ · h)
低于 95%置信限下的限量	10.00g/(m³ · h)
高于 95%置信限下的限量	10.00g/(m³ · h)

【旌节花素 A 与抗肿瘤靶点 Bax 蛋白作用的二维图】　旌节花素 A 与抗肿瘤靶点 Bax 蛋白作用的二维图见图 1.56。

【药理或临床作用】　本品具有抗肿瘤作用。

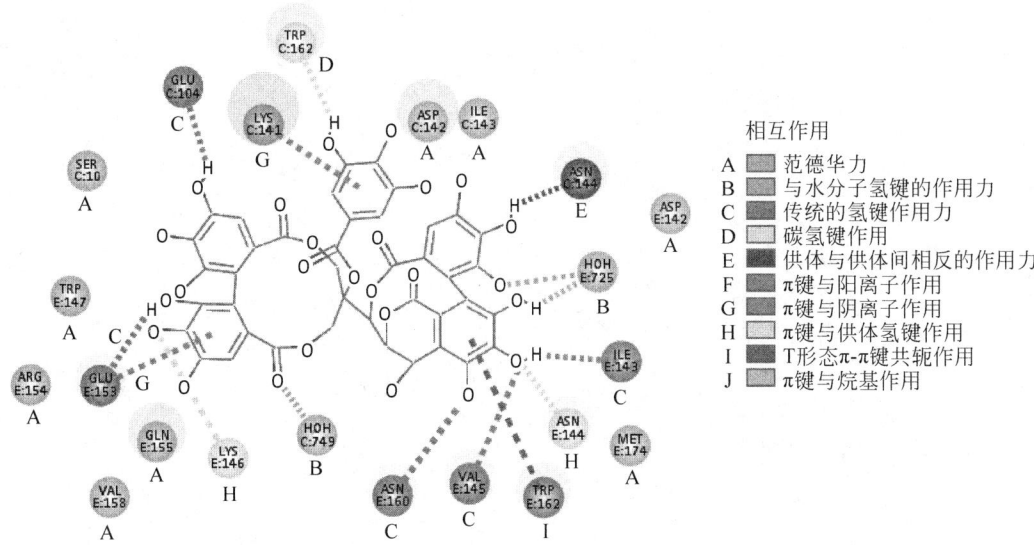

图 1.56　旌节花素 A 与抗肿瘤靶点 Bax 蛋白作用的二维图

九里香内酯　Coumurrayin

【化学结构】

【主要来源】　来源于芸香科九里香属千里香[*Murraya paniculata*(L.)Jack.]成熟的果实。

【理化性质】　本品为棱柱状晶体,熔点 157℃。

【类药五原则数据】　相对分子质量 274.31,脂水分配系数 3.723,可旋转键数 4,氢键受体数 4,氢键给体数 0。

【药物动力学数据】　九里香内酯吸收、分布、代谢、排泄、毒性数据见表 1.85、图 1.57。

表 1.85　九里香内酯吸收、分布、代谢、排泄、毒性数据表

25℃下水溶解度水平	2
血脑屏障通透水平	1
人类肠道吸收性水平	0
肝毒性(马氏距离)	11.60
细胞色素 P450 2D6 抑制性(马氏距离)	15.44
血浆蛋白结合率(马氏距离)	10.95

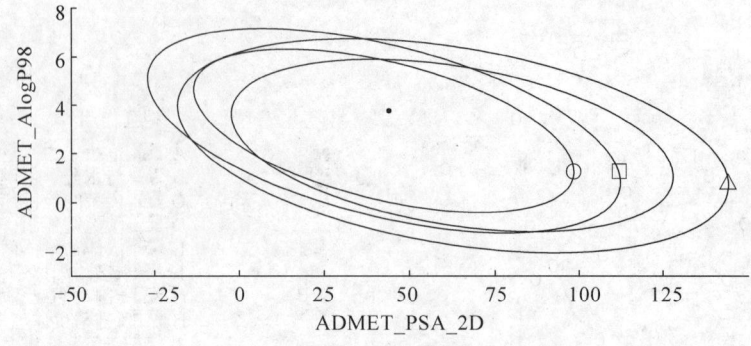

图 1.57　九里香内酯 ADMET 范围图

【毒性】　九里香内酯毒理学概率数据见表 1.86。

表 1.86　九里香内酯毒理学概率表

毒理学性质	发生概率
致突变性	0
好氧生物降解性能	1.000
潜在发育毒性	0.998
皮肤刺激性	1.000
NTP 致癌性(雄大鼠)	1.000
NTP 致癌性(雌大鼠)	0.988
NTP 致癌性(雄小鼠)	1.000
NTP 致癌性(雌小鼠)	1.000

【药理】　九里香内酯药理模型数据见表 1.87。

表 1.87　九里香内酯药理模型数据表

模型 1	大鼠口服半数致死量
LD_{50}	1.900g/kg
95% 的置信限下最小 LD_{50}	256.6mg/kg
95% 的置信限下最大 LD_{50}	10.00g/kg
模型 2	大鼠吸入半数致死浓度
LC_{50}	$10.00g/(m^3 \cdot h)$
低于 95% 置信限下的限量	$10.00g/(m^3 \cdot h)$
高于 95% 置信限下的限量	$10.00g/(m^3 \cdot h)$

【九里香内酯与环加氧酶-2(COX-2)作用的二维图】　九里香内酯与环加氧酶-2(COX-2)作用的二维图见图 1.58。

【药理或临床作用】　本品可用于抗菌、消炎、镇痛、杀虫、抗氧化。

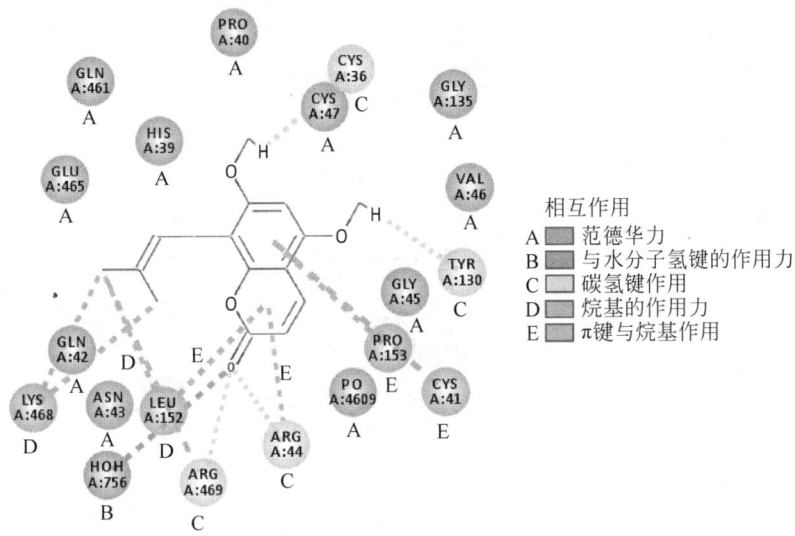

图 1.58　九里香内酯与环加氧酶-2(COX-2)作用的二维图

相互作用
A ■ 范德华力
B ■ 与水分子氢键的作用力
C □ 碳氢键作用
D ■ 烷基的作用力
E ■ π键与烷基作用

菊苣酸　Cichoric acid

【化学结构】

【主要来源】　来源于菊科菊苣属植物菊苣(*Cichorium intybus* L.)的叶片中。

【理化性质】　本品为白色粉末,密度 1.641g/cm³,熔点 206℃,沸点 785℃,闪点 272.9℃。

【类药五原则数据】　相对分子质量 474.4,脂水分配系数 2.390,可旋转键数 11,氢键受体数 12,氢键给体数 6。

【药物动力学数据】　菊苣酸吸收、分布、代谢、排泄、毒性数据见表 1.88、图 1.59。

表 1.88　菊苣酸吸收、分布、代谢、排泄、毒性数据表

25℃下水溶解度水平	2
血脑屏障通透水平	4
人类肠道吸收性水平	3
肝毒性(马氏距离)	10.52
细胞色素 P450 2D6 抑制性(马氏距离)	13.26
血浆蛋白结合率(马氏距离)	13.48

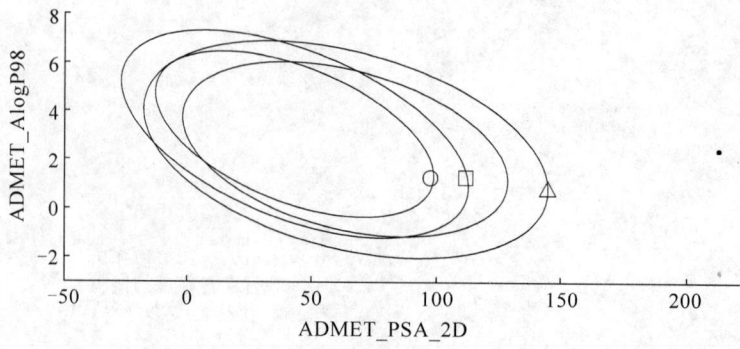

图 1.59　菊苣酸 ADMET 范围图

【毒性】　菊苣酸毒理学概率数据见表 1.89。

表 1.89　菊苣酸毒理学概率表

毒理学性质	发生概率
致突变性	0
好氧生物降解性能	0
潜在发育毒性	1.000
皮肤刺激性	1.000
NTP 致癌性(雄大鼠)	0.677
NTP 致癌性(雌大鼠)	1.000
NTP 致癌性(雄小鼠)	0
NTP 致癌性(雌小鼠)	0.881

【药理】　菊苣酸药理模型数据见表 1.90。

表 1.90　菊苣酸药理模型数据表

模型 1	大鼠口服半数致死量
LD_{50}	$22.10\mu g/kg$
95％的置信限下最小 LD_{50}	$1.200\mu g/kg$
95％的置信限下最大 LD_{50}	$397.7\mu g/kg$
模型 2	大鼠吸入半数致死浓度
LC_{50}	$2.400g/(m^3 \cdot h)$
低于 95％置信限下的限量	$9.900mg/(m^3 \cdot h)$
高于 95％置信限下的限量	$10.00g/(m^3 \cdot h)$

【菊苣酸与透明质酸酶作用的二维图】　菊苣酸与透明质酸酶作用的二维图见图 1.60。

【药理或临床作用】　本品具有增强免疫力、抗炎作用,临床可用于治疗痴呆。

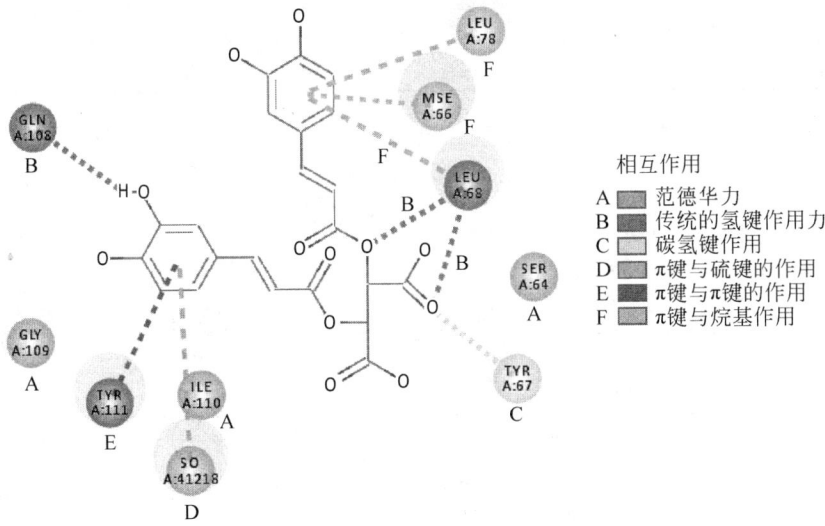

图 1.60　菊苣酸与透明质酸酶作用的二维图

咖啡酸　Caffeic acid

【化学结构】

【主要来源】　来源于菊科一枝黄花属植物一枝黄花（*Solidago decurrens* Lour.）的全草。

【理化性质】　本品为淡黄色至绿色-黄色粉末,从稀水溶液得一水合物。熔点 211～213℃,沸点 416.8℃,易溶于热水及冷乙醇,微溶于冷水。

【类药五原则数据】　相对分子质量 180.2,脂水分配系数 1.443,可旋转键数 2,氢键受体数 4,氢键给体数 3。

【药物动力学数据】　咖啡酸吸收、分布、代谢、排泄、毒性数据见表 1.91、图 1.61。

表 1.91　咖啡酸吸收、分布、代谢、排泄、毒性数据表

25℃下水溶解度水平	4
血脑屏障通透水平	3
人类肠道吸收性水平	0

续表

肝毒性(马氏距离)	8.297
细胞色素 P450 2D6 抑制性(马氏距离)	9.630
血浆蛋白结合率(马氏距离)	11.09

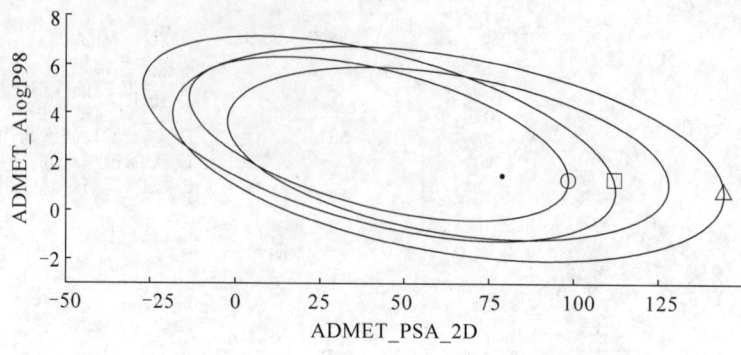

图 1.61　咖啡酸 ADMET 范围图

【毒性】　咖啡酸毒理学概率数据见表 1.92。

表 1.92　咖啡酸毒理学概率表

毒理学性质	发生概率
致突变性	0.964
好氧生物降解性能	1.000
潜在发育毒性	0.036
皮肤刺激性	0.997
NTP 致癌性(雄大鼠)	0.007
NTP 致癌性(雌大鼠)	0.993
NTP 致癌性(雄小鼠)	0.027
NTP 致癌性(雌小鼠)	0.010

【药理】　咖啡酸药理模型数据见表 1.93。

表 1.93　咖啡酸药理模型数据表

模型 1	大鼠口服半数致死量
LD_{50}	1.100g/kg
95%的置信限下最小 LD_{50}	239.4mg/kg
95%的置信限下最大 LD_{50}	5.200g/kg
模型 2	大鼠吸入半数致死浓度
LC_{50}	2.500g/(m³·h)
低于 95%置信限下的限量	157.3mg/(m³·h)
高于 95%置信限下的限量	10.00g/(m³·h)

【咖啡酸与内皮素-1 作用的二维图】　咖啡酸与内皮素-1 作用的二维图见图 1.62。

【药理或临床作用】　本品具有抗菌、抗病毒、兴奋中枢神经、解毒、凝血作用。

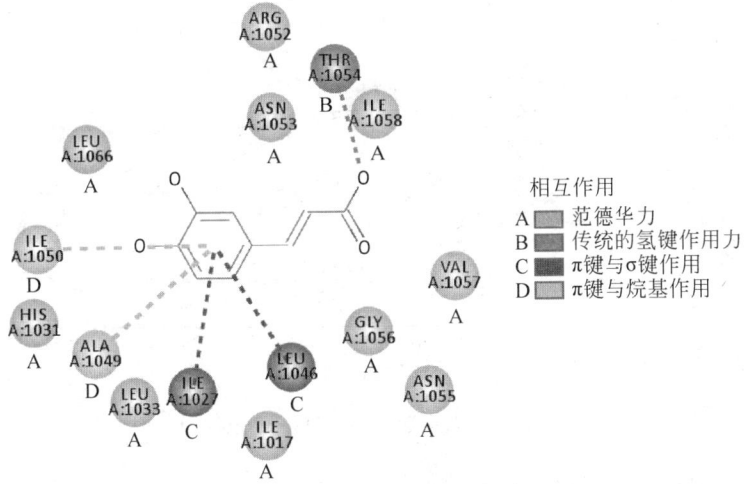

图 1.62　咖啡酸与内皮素-1作用的二维图

苦鬼臼毒素 Picropodophyllotoxin

【化学结构】

【主要来源】　来源于小檗科鬼臼属植物八角莲［*Dysosma versipellis*(Hance)M. Cheng ex Ying］的根茎。

【理化性质】　本品为白色结晶性粉末,无嗅,有吸湿性。熔点为 182.00～187.00℃。易溶于氯仿,溶于甲醇、乙醇,微溶于乙醚,在水中几乎不溶。

【类药五原则数据】　相对分子质量 414.4,脂水分配系数 2.111,可旋转键数 4,氢键受体数 8,氢键给体数 1。

【药物动力学数据】　苦鬼臼毒素吸收、分布、代谢、排泄、毒性数据见表 1.94、图 1.63。

表 1.94　苦鬼臼毒素吸收、分布、代谢、排泄、毒性数据表

25℃下水溶解度水平	2
血脑屏障通透水平	3
人类肠道吸收性水平	0
肝毒性(马氏距离)	9.310
细胞色素 P450 2D6 抑制性(马氏距离)	14.56
血浆蛋白结合率(马氏距离)	10.62

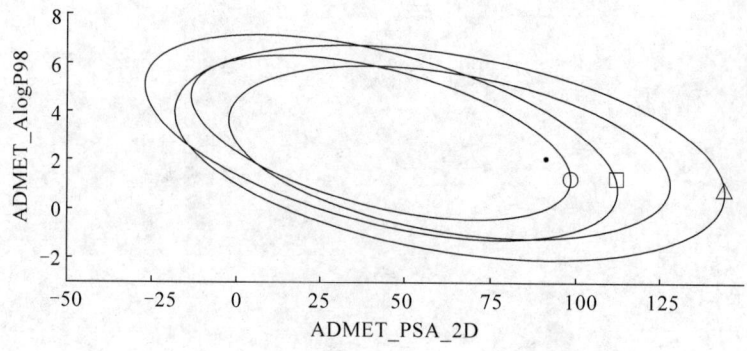

图 1.63　苦鬼臼毒素 ADMET 范围图

【毒性】　苦鬼臼毒素毒理学概率数据见表 1.95。

表 1.95　苦鬼臼毒素毒理学概率表

毒理学性质	发生概率
致突变性	0
好氧生物降解性能	1.000
潜在发育毒性	1.000
皮肤刺激性	0
NTP 致癌性(雄大鼠)	0.571
NTP 致癌性(雌大鼠)	1.000
NTP 致癌性(雄小鼠)	0
NTP 致癌性(雌小鼠)	0.001

【药理】　苦鬼臼毒素药理模型数据见表 1.96。

表 1.96　苦鬼臼毒素药理模型数据表

模型 1	大鼠口服半数致死量
LD_{50}	5.500g/kg
95%的置信限下最小 LD_{50}	683.2mg/kg
95%的置信限下最大 LD_{50}	10.00g/kg
模型 2	大鼠吸入半数致死浓度
LC_{50}	3.300mg/(m³ · h)
低于 95%置信限下的限量	58.30μg/(m³ · h)
高于 95%置信限下的限量	188.0mg/(m³ · h)

【苦鬼臼毒素与环加氧酶-2(COX-2)作用的二维图】　苦鬼臼毒素与环加氧酶-2(COX-2)作用的二维图见图 1.64。

【药理或临床作用】　本品可清热解毒,化痰散结,祛痰消肿,可用于痈肿疗疮、瘰疬、咽喉肿痛、跌打损伤、毒蛇咬伤的治疗。

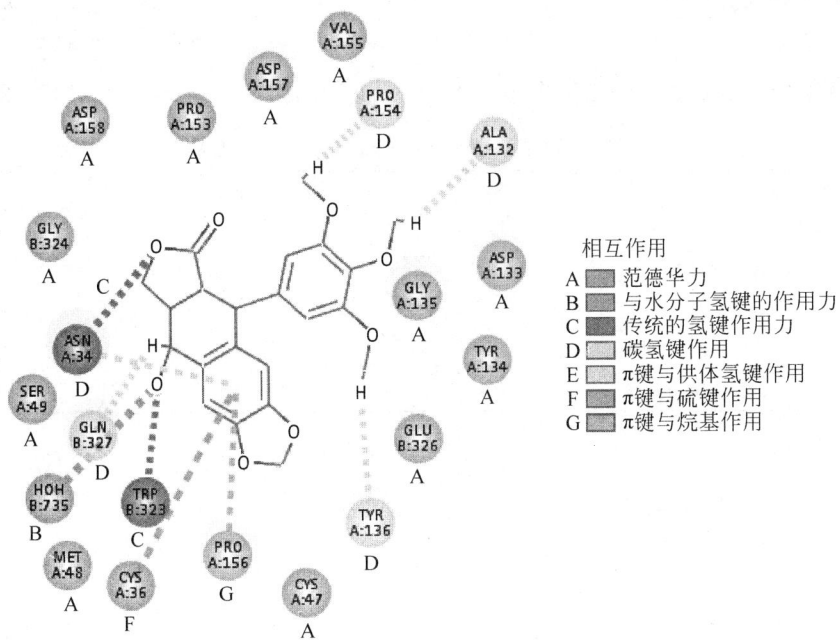

图 1.64 苦鬼臼毒素与环加氧酶-2(COX-2)作用的二维图

老鹳草素 Geraniin

【化学结构】

【主要来源】 来源于大戟科叶下珠属植物叶下珠(*Phyllanthus urinaria* L.)。

【理化性质】 本品为白色状干粉。

【类药五原则数据】　相对分子质量 952.6,脂水分配系数 2.673,可旋转键数 3,氢键受体数 26,氢键给体数 14。

【药物动力学数据】　老鹳草素吸收、分布、代谢、排泄、毒性数据见表 1.97、图 1.65。

表 1.97　老鹳草素吸收、分布、代谢、排泄、毒性数据表

25℃下水溶解度水平	0
血脑屏障通透水平	3
人类肠道吸收性水平	4
肝毒性(马氏距离)	15.49
细胞色素 P450 2D6 抑制性(马氏距离)	30.19
血浆蛋白结合率(马氏距离)	23.89

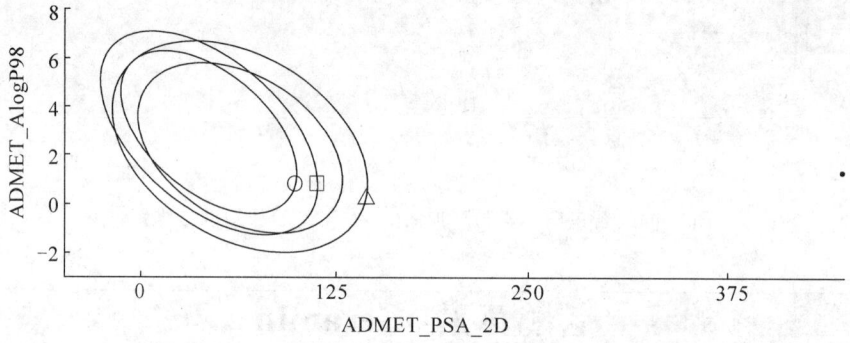

图 1.65　老鹳草素 ADMET 范围图

【毒性】　老鹳草素毒理学概率数据见表 1.98。

表 1.98　老鹳草素毒理学概率表

毒理学性质	发生概率
致突变性	0
好氧生物降解性能	0
潜在发育毒性	1.000
皮肤刺激性	1.000
NTP 致癌性(雄大鼠)	1.000
NTP 致癌性(雌大鼠)	1.000
NTP 致癌性(雄小鼠)	1.000
NTP 致癌性(雌小鼠)	0

【药理】　老鹳草素药理模型数据见表 1.99。

表 1.99　老鹳草素药理模型数据表

模型 1	大鼠口服半数致死量
LD_{50}	$10.90\mu g/kg$
95%的置信限下最小 LD_{50}	$93.60ng/kg$
95%的置信限下最大 LD_{50}	$1.300mg/kg$

续表

模型 2	大鼠吸入半数致死浓度
LC_{50}	$10.00g/(m^3 \cdot h)$
低于 95% 置信限下的限量	$1.100mg/(m^3 \cdot h)$
高于 95% 置信限下的限量	$10.00g/(m^3 \cdot h)$

【老鹳草素与超氧化物歧化酶(SOD)作用的二维图】　老鹳草素与超氧化物歧化酶(SOD)作用的二维图见图 1.66。

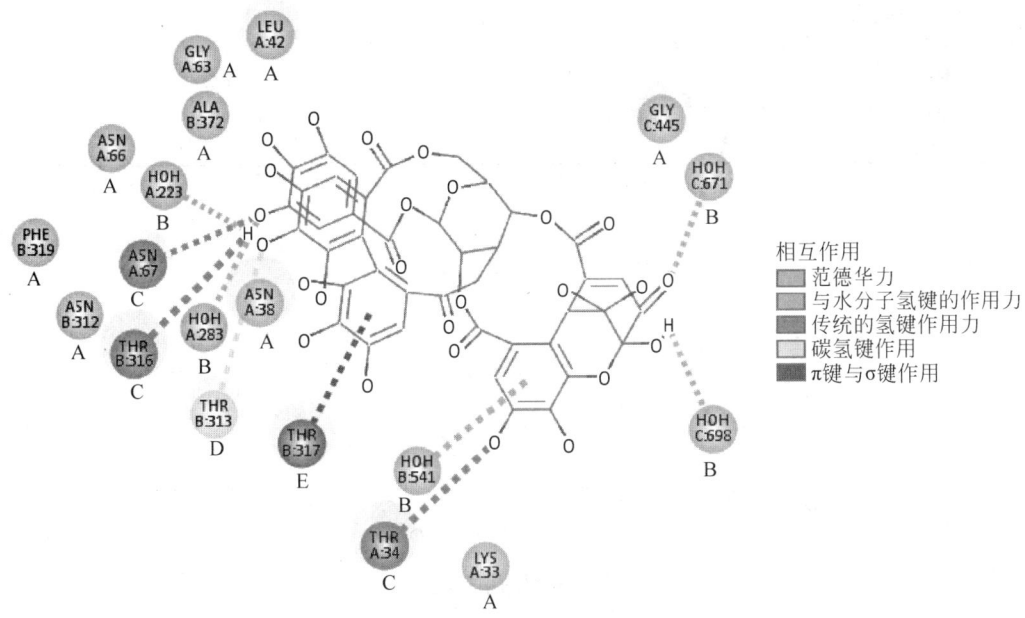

图 1.66　老鹳草素与超氧化物歧化酶(SOD)作用的二维图

【药理或临床作用】　本品具有抗氧化、止泻等作用。

联苯双酯　Bifendatatum

【化学结构】

【主要来源】　木兰科五味子属植物五味子(*Schisandra chinensis*)的干燥成熟果实中。

【理化性质】 本品为白色结晶粉末,熔点为 $180\sim183℃$,沸点 $606.9℃$,易溶于氯仿,略溶于丙酮,极微溶于甲醇或乙醇,几乎不溶于水。

【类药五原则数据】 相对分子质量 418.4,脂水分配系数 2.562,可旋转键数 7,氢键受体数 10,氢键给体数 0。

【药物动力学数据】 联苯双酯吸收、分布、代谢、排泄、毒性数据见表 1.100、图 1.67。

表 1.100 联苯双酯吸收、分布、代谢、排泄、毒性数据表

25℃下水溶解度水平	2
血脑屏障通透水平	4
人类肠道吸收性水平	0
肝毒性(马氏距离)	9.649
细胞色素 P450 2D6 抑制性(马氏距离)	15.40
血浆蛋白结合率(马氏距离)	10.70

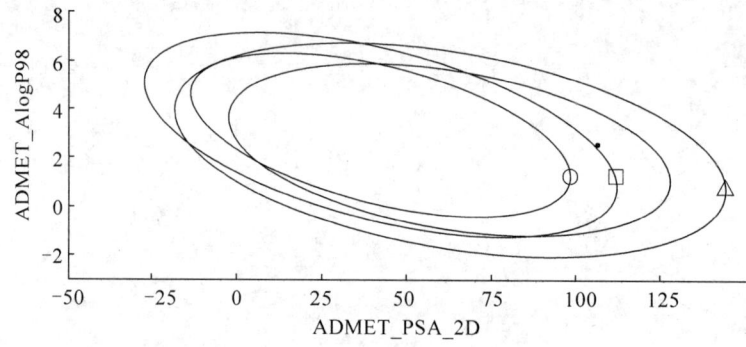

图 1.67 联苯双酯 ADMET 范围图

【毒性】 联苯双酯毒理学概率数据见表 1.101。

表 1.101 联苯双酯毒理学概率表

毒理学性质	发生概率
致突变性	0
好氧生物降解性能	1.000
潜在发育毒性	0.008
皮肤刺激性	0.275
NTP 致癌性(雄大鼠)	0.992
NTP 致癌性(雌大鼠)	0.003
NTP 致癌性(雄小鼠)	0.900
NTP 致癌性(雌小鼠)	0

【药理】 联苯双酯药理模型数据见表 1.102。

表 1.102 联苯双酯药理模型数据表

模型 1	大鼠口服半数致死量
LD_{50}	182.2mg/kg
95%的置信限下最小 LD_{50}	20.90mg/kg
95%的置信限下最大 LD_{50}	1.60g/kg

续表

模型 2	大鼠吸入半数致死浓度
LC_{50}	$10.00g/(m^3 \cdot h)$
低于 95% 置信限下的限量	$10.00g/(m^3 \cdot h)$
高于 95% 置信限下的限量	$10.00g/(m^3 \cdot h)$

【联苯双酯与细胞色素 CYPIBI 作用的二维图】　联苯双酯与细胞色素 CYPIBI 作用的二维图见图 1.68。

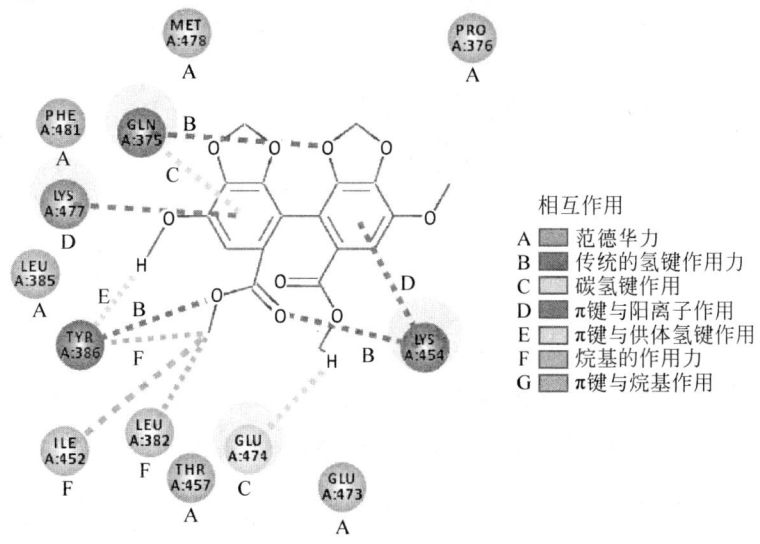

图 1.68　联苯双酯与细胞色素 CYPIBI 作用的二维图

【药理或临床作用】　本品为抗肝炎药,用于慢性迁延性肝炎、慢性活动性肝炎等病的治疗。

莨菪亭　Scopoletin

【化学结构】

【主要来源】　来源于茄科颠茄属颠茄(*Atropa balladonna* L.)的根。

【理化性质】　本品为针状或棱柱状结晶,熔点 204.00℃,沸点 413.50℃,易溶于氯仿,溶于热乙醇或热冰醋酸,微溶于水或冷乙醇,几乎不溶于苯。

【类药五原则数据】　相对分子质量 192.2,脂水分配系数 1.641,可旋转键数 1,氢键受体数 4,氢键给体数 1。

【药物动力学数据】　莨菪亭吸收、分布、代谢、排泄、毒性数据见表 1.103、图 1.69。

表 1.103　莨菪亭吸收、分布、代谢、排泄、毒性数据表

25℃下水溶解度水平	3
血脑屏障通透水平	3
人类肠道吸收性水平	0
肝毒性(马氏距离)	10.04
细胞色素 P450 2D6 抑制性(马氏距离)	11.72
血浆蛋白结合率(马氏距离)	11.04

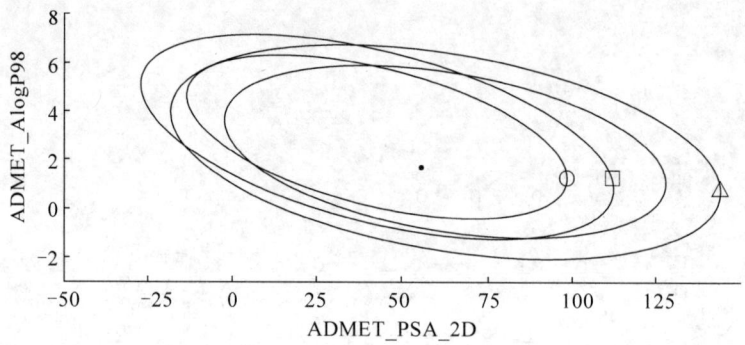

图 1.69　莨菪亭 ADMET 范围图

【毒性】　莨菪亭毒理学概率数据见表 1.104。

表 1.104　莨菪亭毒理学概率表

毒理学性质	发生概率
致突变性	0.521
好氧生物降解性能	0.001
潜在发育毒性	0.306
皮肤刺激性	0
NTP 致癌性(雄大鼠)	1.000
NTP 致癌性(雌大鼠)	0.302
NTP 致癌性(雄小鼠)	1.000
NTP 致癌性(雌小鼠)	0.020

【药理】　莨菪亭药理模型数据见表 1.105。

表 1.105　莨菪亭药理模型数据表

模型 1	大鼠口服半数致死量
LD_{50}	1.800g/kg
95%的置信限下最小 LD_{50}	326.4mg/kg
95%的置信限下最大 LD_{50}	10.00g/kg
模型 2	大鼠吸入半数致死浓度
LC_{50}	10.00g/(m³・h)
低于 95%置信限下的限量	10.00g/(m³・h)
高于 95%置信限下的限量	10.00g/(m³・h)

【莨菪亭与 Na$^+$-K$^+$-ATP 酶作用的二维图】　莨菪亭与 Na$^+$-K$^+$-ATP 酶作用的二维图见图 1.70。

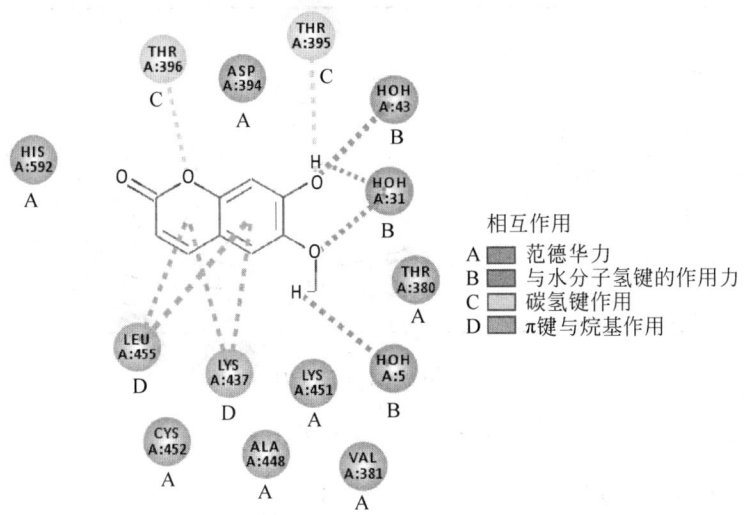

图 1.70　莨菪亭与 Na$^+$-K$^+$-ATP 酶作用的二维图

【药理或临床作用】　本品具有祛风、抗炎、止痛、祛痰的作用。

亮菌甲素　Armillarisin A

【化学结构】

【主要来源】　来源于白蘑科环菌属假蜜环菌菌［*Armillariella tabescens*（Scop. ex Fr.）Sing.］的菌丝体提取物。

【理化性质】　本品为黄色或橙黄色结晶粉末，无臭。可溶于稀碱溶液，在乙醇或甲醇中极微溶解，在水中几乎不溶。

【类药五原则数据】　相对分子质量 234.2，脂水分配系数 0.743，可旋转键数 2，氢键受体数 5，氢键给体数 2。

【药物动力学数据】　亮菌甲素吸收、分布、代谢、排泄、毒性数据见表 1.106、图 1.71。

表 1.106　亮菌甲素吸收、分布、代谢、排泄、毒性数据表

25℃下水溶解度水平	4
血脑屏障通透水平	3
人类肠道吸收性水平	0
肝毒性（马氏距离）	9.769

续表

细胞色素 P450 2D6 抑制性(马氏距离)	14.58
血浆蛋白结合率(马氏距离)	10.74

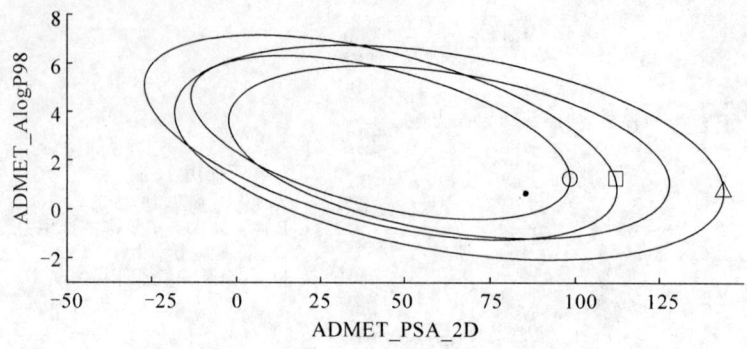

图 1.71　亮菌甲素 ADMET 范围图

【毒性】　亮菌甲素毒理学概率数据见表 1.107。

表 1.107　亮菌甲素毒理学概率表

毒理学性质	发生概率
致突变性	0.986
好氧生物降解性能	1.000
潜在发育毒性	0
皮肤刺激性	0
NTP 致癌性(雄大鼠)	0.986
NTP 致癌性(雌大鼠)	0
NTP 致癌性(雄小鼠)	1.000
NTP 致癌性(雌小鼠)	0.920

【药理】　亮菌甲素药理模型数据见表 1.108。

表 1.108　亮菌甲素药理模型数据表

模型 1	大鼠口服半数致死量
LD_{50}	3.100g/kg
95% 的置信限下最小 LD_{50}	535.4mg/kg
95% 的置信限下最大 LD_{50}	10.00g/kg
模型 2	大鼠吸入半数致死浓度
LC_{50}	$10.00g/(m^3 \cdot h)$
低于 95% 置信限下的限量	$3.400g/(m^3 \cdot h)$
高于 95% 置信限下的限量	$10.00g/(m^3 \cdot h)$

【亮菌甲素与 M_2 受体作用的二维图】　亮菌甲素与 M_2 受体作用的二维图见图 1.72。

【药理或临床作用】　本品可用于急性胆道感染、病毒性肝炎、慢性胃炎的治疗。

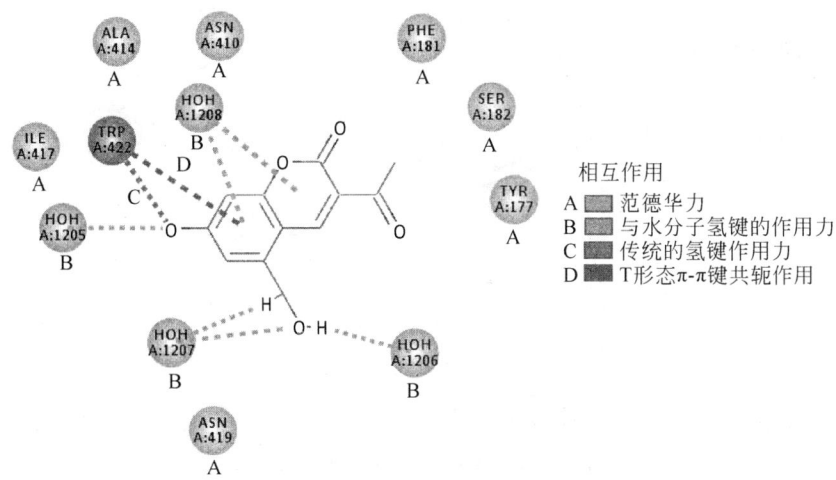

图 1.72 亮菌甲素与 M₂ 受体作用的二维图

猫眼草素 Kaemp

【化学结构】

【主要来源】 来源于大戟科大戟属植物乳浆大戟（*Euphorbia esula* L.）全草。

【理化性质】 本品为结晶，易溶于有机溶剂。

【类药五原则数据】 相对分子质量 342.3，脂水分配系数 2.303，可旋转键数 3，氢键受体数 7，氢键给体数 3。

【药物动力学数据】 猫眼草素吸收、分布、代谢、排泄、毒性数据见表 1.109、图 1.73。

表 1.109 猫眼草素吸收、分布、代谢、排泄、毒性数据表

25℃下水溶解度水平	3
血脑屏障通透水平	3
人类肠道吸收性水平	0
肝毒性（马氏距离）	11.27
细胞色素 P450 2D6 抑制性（马氏距离）	15.18
血浆蛋白结合率（马氏距离）	13.01

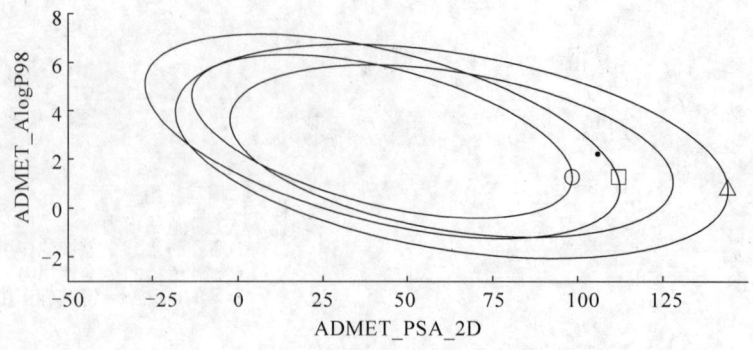

图 1.73 猫眼草素 ADMET 范围图

【毒性】 猫眼草素毒理学概率数据见表 1.110。

表 1.110 猫眼草素毒理学概率表

毒理学性质	发生概率
致突变性	1.000
好氧生物降解性能	1.000
潜在发育毒性	0
皮肤刺激性	0
NTP 致癌性（雄大鼠）	0.982
NTP 致癌性（雌大鼠）	0
NTP 致癌性（雄小鼠）	1.000
NTP 致癌性（雌小鼠）	0

【药理】 猫眼草素药理模型数据见表 1.111。

表 1.111 猫眼草素药理模型数据表

模型 1	大鼠口服半数致死量
LD_{50}	5.300g/kg
95%的置信限下最小 LD_{50}	779.2mg/kg
95%的置信限下最大 LD_{50}	10.00g/kg
模型 2	大鼠吸入半数致死浓度
LC_{50}	$10.00g/(m^3 \cdot h)$
低于 95%置信限下的限量	$10.00g/(m^3 \cdot h)$
高于 95%置信限下的限量	$10.00g/(m^3 \cdot h)$

【猫眼草素与镇咳阿片受体作用的二维图】 猫眼草素与镇咳阿片受体作用的二维图见图 1.74。

【药理或临床作用】 本品具有镇咳、祛痰、散结、逐水、拔毒、杀虫的作用，可用于慢性气管炎的治疗。

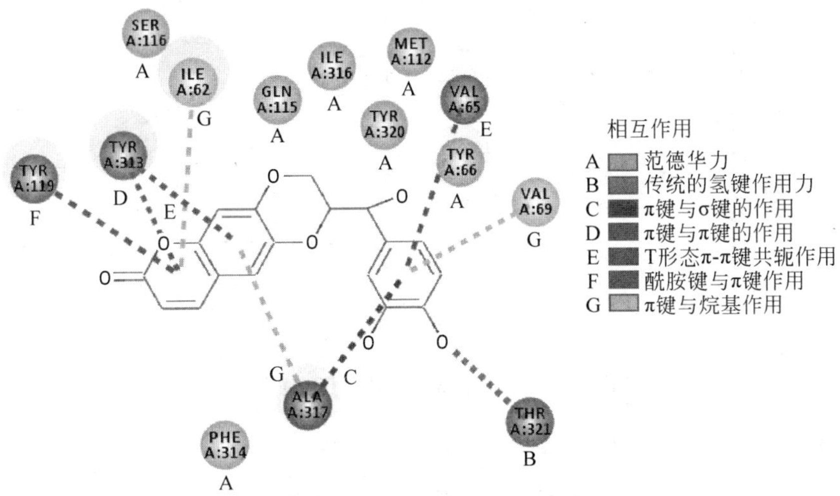

图 1.74　猫眼草素与镇咳阿片受体作用的二维图

相互作用
A　范德华力
B　传统的氢键作用力
C　π键与σ键的作用
D　π键与π键的作用
E　T形态π-π键共轭作用
F　酰胺键与π键作用
G　π键与烷基作用

美商陆酚 A　Americanol A

【化学结构】

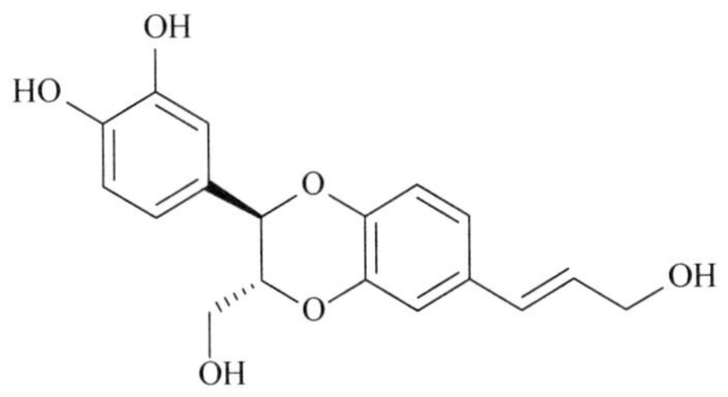

【主要来源】　来源于商陆科商陆属植物美国商陆(*Phytolacca americana* L.)种子。

【理化性质】　本品为无色棱晶,熔点 125.00～128.00℃(乙酸乙酯-丙酮),溶于有机溶剂。

【类药五原则数据】　相对分子质量 330.3,脂水分配系数 2.096,可旋转键数 4,氢键受体数 6,氢键给体数 4。

【药物动力学数据】　美商陆酚 A 吸收、分布、代谢、排泄、毒性数据见表 1.112、图 1.75。

表 1.112　美商陆酚 A 吸收、分布、代谢、排泄、毒性数据表

25℃下水溶解度水平	3
血脑屏障通透水平	3
人类肠道吸收性水平	0
肝毒性(马氏距离)	11.37
细胞色素 P450 2D6 抑制性(马氏距离)	12.55
血浆蛋白结合率(马氏距离)	13.55

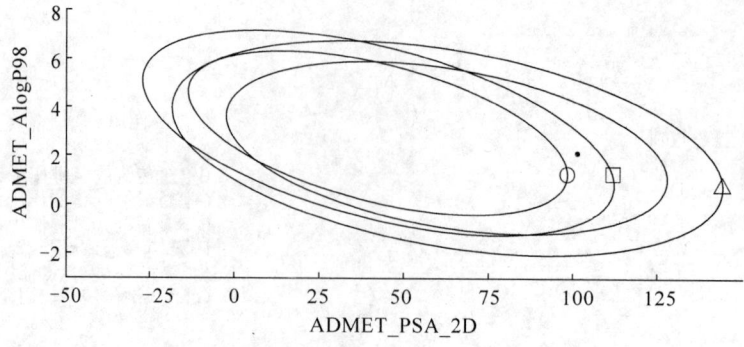

图 1.75   美商陆酚 A ADMET 范围图

【毒性】   美商陆酚 A 毒理学概率数据见表 1.113。

表 1.113   美商陆酚 A 毒理学概率表

毒理学性质	发生概率
致突变性	0
好氧生物降解性能	0
潜在发育毒性	1.000
皮肤刺激性	1.000
NTP 致癌性(雄大鼠)	0
NTP 致癌性(雌大鼠)	0.009
NTP 致癌性(雄小鼠)	0
NTP 致癌性(雌小鼠)	0

【药理】   美商陆酚 A 药理模型数据见表 1.114。

表 1.114   美商陆酚 A 药理模型数据表

模型 1	大鼠口服半数致死量
LD_{50}	939.0mg/kg
95％的置信限下最小 LD_{50}	145.7mg/kg
95％的置信限下最大 LD_{50}	6.100g/kg
模型 2	大鼠吸入半数致死浓度
LC_{50}	$10.00g/(m^3 \cdot h)$
低于 95％置信限下的限量	$10.00g/(m^3 \cdot h)$
高于 95％置信限下的限量	$10.00g/(m^3 \cdot h)$

【美商陆醇 A 与 Na^+-K^+-ATP 酶作用的二维图】   美商陆醇 A 与 Na^+-K^+-ATP 酶作用的二维图见图 1.76。

【药理或临床作用】   本品具有营养神经的活性,治疗水肿、小便不利等症状。

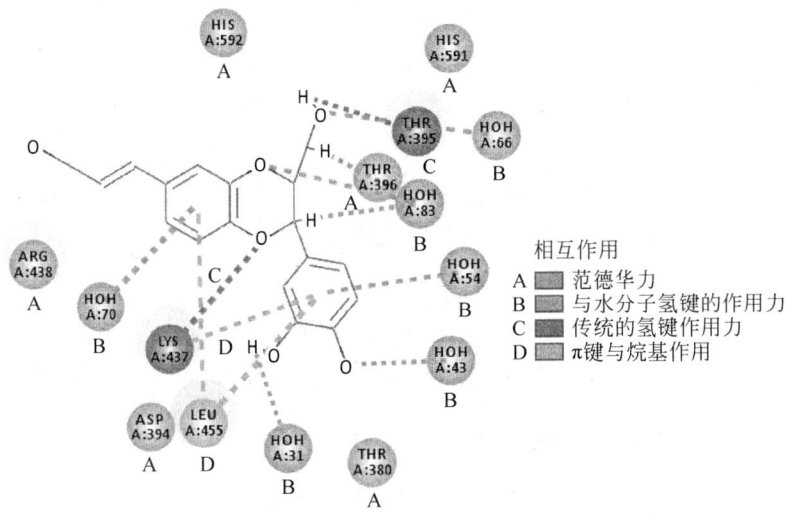

图 1.76　美商陆醇 A 与 Na$^+$-K$^+$-ATP 酶作用的二维图

迷迭香酸 Rosmarinic acid

【化学结构】

【主要来源】　来源于唇形科迷迭香属迷迭香(*Rosmarinus officinalis* Linn)。

【理化性质】　本品低含量迷迭香为浅黄色至棕色粉末,高含量为白色粉末,易吸潮,具有迷迭香特殊草本气味,可溶于水,熔点 171.00～175.00℃。

【类药五原则数据】　相对分子质量 360.3,脂水分配系数 3.190,可旋转键数 7,氢键受体数 6,氢键给体数 3。

【药物动力学数据】　迷迭香酸吸收、分布、代谢、排泄、毒性数据见表 1.115、图 1.77。

表 1.115　迷迭香酸吸收、分布、代谢、排泄、毒性数据表

25℃下水溶解度水平	3
血脑屏障通透水平	4
人类肠道吸收性水平	0
肝毒性(马氏距离)	11.73
细胞色素 P450 2D6 抑制性(马氏距离)	10.06
血浆蛋白结合率(马氏距离)	13.58

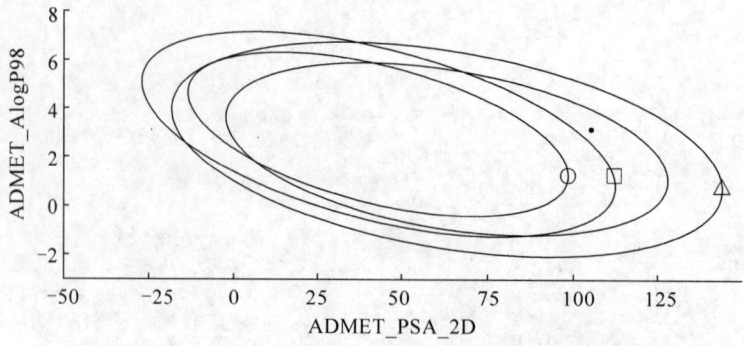

图 1.77　迷迭香酸 ADMET 范围图

【毒性】　迷迭香酸毒理学概率数据见表 1.116。

表 1.116　迷迭香酸毒理学概率表

毒理学性质	发生概率
致突变性	0
好氧生物降解性能	0
潜在发育毒性	0.998
皮肤刺激性	1.000
NTP 致癌性（雄大鼠）	0.079
NTP 致癌性（雌大鼠）	1.000
NTP 致癌性（雄小鼠）	0.001
NTP 致癌性（雌小鼠）	0.007

【药理】　迷迭香酸药理模型数据见表 1.117。

表 1.117　迷迭香酸药理模型数据表

模型 1	大鼠口服半数致死量
LD_{50}	243.9mg/kg
95% 的置信限下最小 LD_{50}	40.40mg/kg
95% 的置信限下最大 LD_{50}	1.500g/kg
模型 2	大鼠吸入半数致死浓度
LC_{50}	914.9μg/(m^3 · h)
低于 95% 置信限下的限量	26.10μg/(m^3 · h)
高于 95% 置信限下的限量	32.10mg/(m^3 · h)

【迷迭香酸与 5-脂氧酶作用的二维图】　迷迭香酸与 5-脂氧酶作用的二维图见图 1.78。

【药理或临床作用】　本品具有抗氧化、抗炎、抗抑郁、抑菌、抗病毒作用。

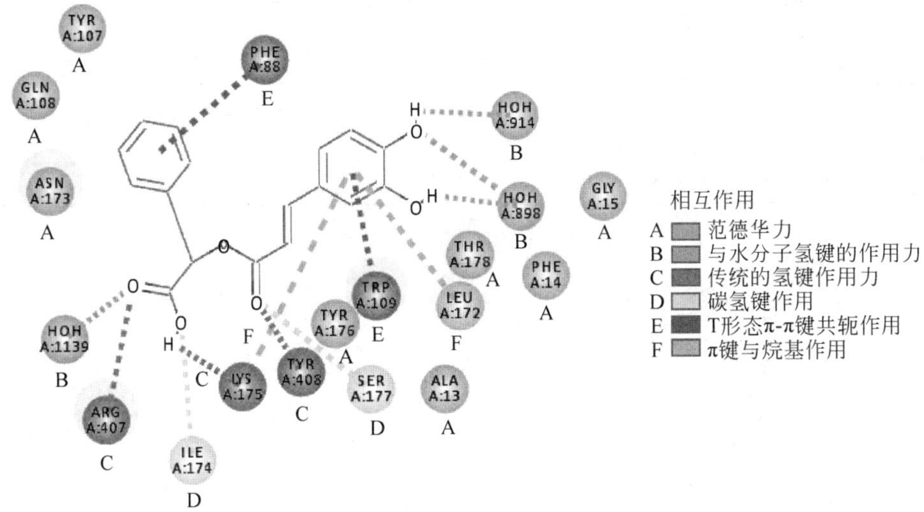

图 1.78　迷迭香酸与 5-脂氧酶作用的二维图

木麻黄鞣宁　Casuarinin

【化学结构】

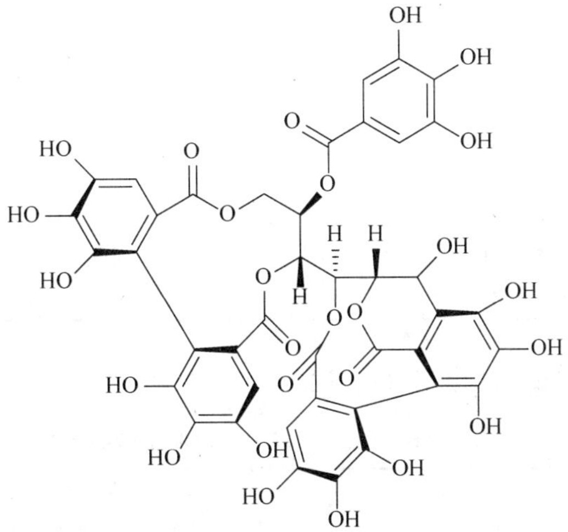

【主要来源】　来源于木麻黄科木麻黄属植物木麻黄(*Casuarina equisetifolia* Forst.)
的叶。

【理化性质】　本品为淡黄色无定形粉末。

【类药五原则数据】　相对分子质量 936.6,脂水分配系数 2.805,可旋转键数 4,氢键受
体数 26,氢键给体数 16。

【药物动力学数据】　木麻黄鞣宁吸收、分布、代谢、排泄、毒性数据见表 1.118、图 1.79。

表 1. 118　木麻黄鞣宁吸收、分布、代谢、排泄、毒性数据表

25℃下水溶解度水平	0
血脑屏障通透水平	6
人类肠道吸收性水平	3
肝毒性（马氏距离）	13.60
细胞色素 P450 2D6 抑制性（马氏距离）	29.24
血浆蛋白结合率（马氏距离）	25.59

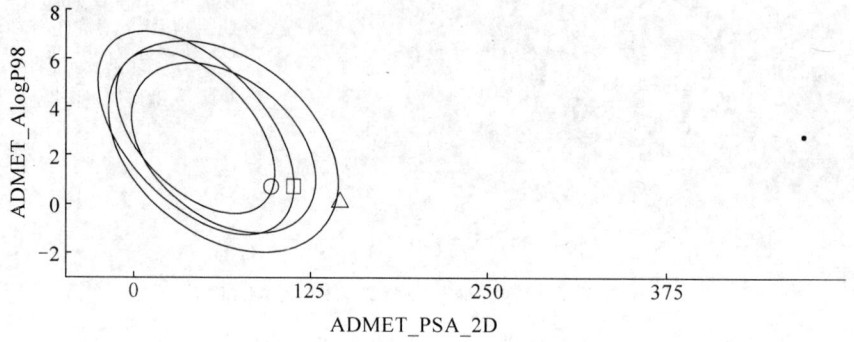

图 1.79　木麻黄鞣宁 ADMET 范围图

【毒性】　木麻黄鞣宁毒理学概率数据见表 1.119。

表 1.119　木麻黄鞣宁毒理学概率表

毒理学性质	发生概率
致突变性	0
好氧生物降解性能	0
潜在发育毒性	1.000
皮肤刺激性	1.000
NTP 致癌性（雄大鼠）	1.000
NTP 致癌性（雌大鼠）	1.000
NTP 致癌性（雄小鼠）	1.000
NTP 致癌性（雌小鼠）	0

【药理】　木麻黄鞣宁药理模型数据见表 1.120。

表 1.120　木麻黄鞣宁药理模型数据表

模型 1	大鼠口服半数致死量
LD_{50}	16.40mg/kg
95％的置信限下最小 LD_{50}	211.3μg/kg
95％的置信限下最大 LD_{50}	1.300g/kg
模型 2	大鼠吸入半数致死浓度
LC_{50}	10.00g/(m³ · h)
低于 95％置信限下的限量	2.600g/(m³ · h)
高于 95％置信限下的限量	10.00g/(m³ · h)

【木麻黄鞣宁与超氧化物歧化酶（SOD）作用的二维图】　木麻黄鞣宁与超氧化物歧化酶（SOD）作用的二维图见图 1.80。

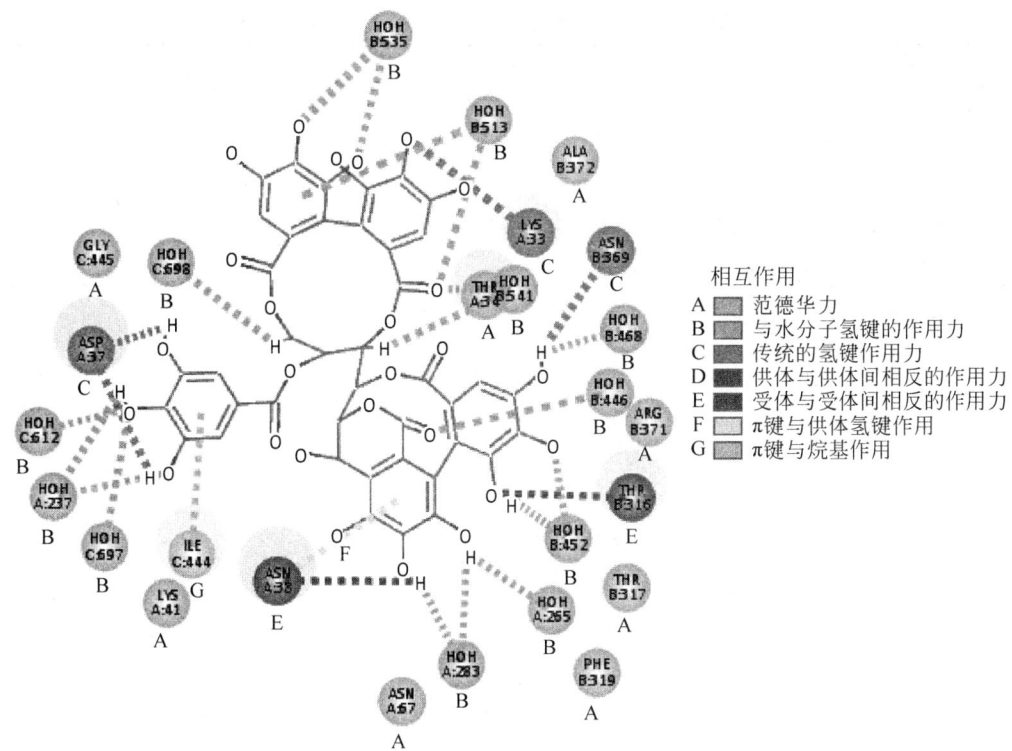

相互作用
A　范德华力
B　与水分子氢键的作用力
C　传统的氢键作用力
D　供体与供体间相反的作用力
E　受体与受体间相反的作用力
F　π键与供体氢键作用
G　π键与烷基作用

图 1.80　木麻黄鞣宁与超氧化物歧化酶（SOD）作用的二维图

【药理或临床作用】　本品有抗氧化作用，可抑制黄嘌呤氧化酶和拓扑异构酶Ⅱ。

逆没食子酸 Ellagic acid

【化学结构】

【主要来源】　来源于大戟科大戟属植物飞扬草（*Euphorbia hirta* L.）的花。

【理化性质】　本品为乳白色针状结晶（吡啶），熔点 340.00℃，微溶于水、乙醇，溶于碱、吡啶，几乎不溶于乙醚、苯、三氯甲烷及石油醚。

【类药五原则数据】　相对分子质量 302.2，脂水分配系数 1.584，可旋转键数 0，氢键受体数 8,氢键给体数 4。

【药物动力学数据】　逆没食子酸吸收、分布、代谢、排泄、毒性数据见表 1.121、图 1.81。

表 1.121　逆没食子酸吸收、分布、代谢、排泄、毒性数据表

25℃下水溶解度水平	3
血脑屏障通透水平	4
人类肠道吸收性水平	1
肝毒性(马氏距离)	9.504
细胞色素 P450 2D6 抑制性(马氏距离)	14.02
血浆蛋白结合率(马氏距离)	12.22

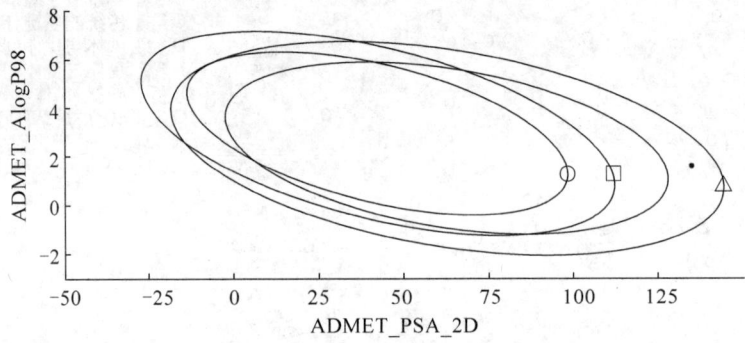

图 1.81　逆没食子酸 ADMET 范围图

【毒性】　逆没食子酸毒理学概率数据见表 1.122。

表 1.122　逆没食子酸毒理学概率表

毒理学性质	发生概率
致突变性	0
好氧生物降解性能	0
潜在发育毒性	1.000
皮肤刺激性	0
NTP 致癌性(雄大鼠)	1.000
NTP 致癌性(雌大鼠)	0
NTP 致癌性(雄小鼠)	1.000
NTP 致癌性(雌小鼠)	0

【药理】　逆没食子酸药理模型数据见表 1.123。

表 1.123　逆没食子酸药理模型数据表

模型 1	大鼠口服半数致死量
LD_{50}	2.000g/kg
95%的置信限下最小 LD_{50}	327.7mg/kg
95%的置信限下最大 LD_{50}	10.00g/kg

续表

模型 2	大鼠吸入半数致死浓度
LC$_{50}$	10.00g/(m^3·h)
低于 95% 置信限下的限量	10.00g/(m^3·h)
高于 95% 置信限下的限量	10.00g/(m^3·h)

【逆没食子酸与前列腺素 E2(PGE2)作用的二维图】　逆没食子酸与前列腺素 E2(PGE2)作用的二维图见图 1.82。

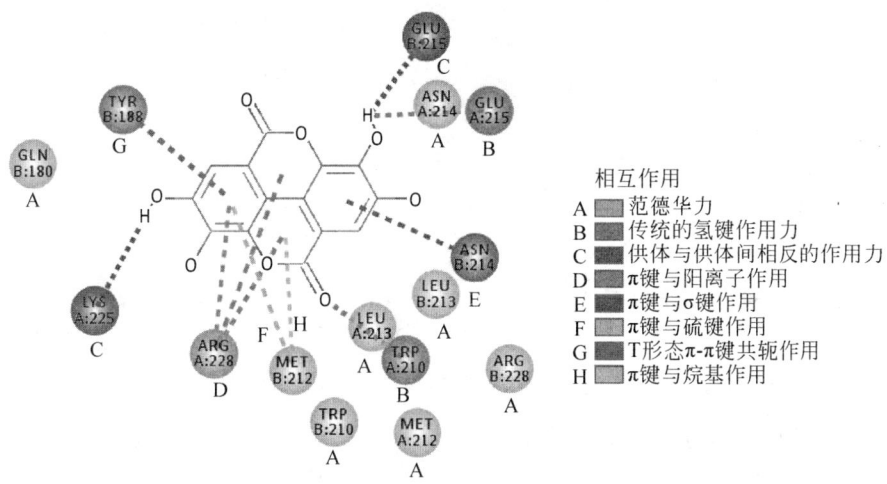

图 1.82　逆没食子酸与前列腺素 E2(PGE2)作用的二维图

【药理或临床作用】　本品可用作止血剂,动物实验表明它有兴奋子宫的作用,亦可用作色素。

柠檬油素　Limettin

【化学结构】

【主要来源】　来源于芸香科柑橘属植物柠檬[*Citrus limon*(L.)Burm. f.]的叶。

【理化性质】　本品为针状结晶(甲醇),熔点 147.00～148.00℃,易溶于乙醇、三氯甲烷和丙酮,几乎不溶于沸水、乙醚和石油醚。

【类药五原则数据】　相对分子质量 206.2,脂水分配系数 1.866,可旋转键数 2,氢键受体数 4,氢键给体数 0。

【药物动力学数据】　柠檬油素吸收、分布、代谢、排泄、毒性数据见表 1.124、图 1.83。

表 1.124 柠檬油素吸收、分布、代谢、排泄、毒性数据表

25℃下水溶解度水平	3
血脑屏障通透水平	2
人类肠道吸收性水平	0
肝毒性(马氏距离)	10.86
细胞色素 P450 2D6 抑制性(马氏距离)	13.58
血浆蛋白结合率(马氏距离)	9.620

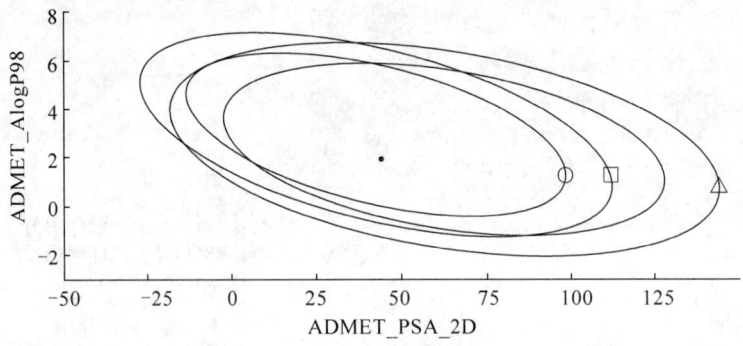

图 1.83 柠檬油素 ADMET 范围图

【毒性】 柠檬油素毒理学概率数据见表 1.125。

表 1.125 柠檬油素毒理学概率表

毒理学性质	发生概率
致突变性	0.207
好氧生物降解性能	0.777
潜在发育毒性	0.060
皮肤刺激性	0
NTP 致癌性(雄大鼠)	1.000
NTP 致癌性(雌大鼠)	0.983
NTP 致癌性(雄小鼠)	1.000
NTP 致癌性(雌小鼠)	0.163

【药理】 柠檬油素药理模型数据见表 1.126。

表 1.126 柠檬油素药理模型数据表

模型 1	大鼠口服半数致死量
LD_{50}	1.100g/kg
95%的置信限下最小 LD_{50}	195.1mg/kg
95%的置信限下最大 LD_{50}	6.500g/kg

模型 2	大鼠吸入半数致死浓度
LC_{50}	$10.00 \text{g/(m}^3 \cdot \text{h)}$
低于 95% 置信限下的限量	$10.00 \text{g/(m}^3 \cdot \text{h)}$
高于 95% 置信限下的限量	$10.00 \text{g/(m}^3 \cdot \text{h)}$

【柠檬油素与组胺受体 H1 作用的二维图】　柠檬油素与组胺受体 H1 作用的二维图见图 1.84。

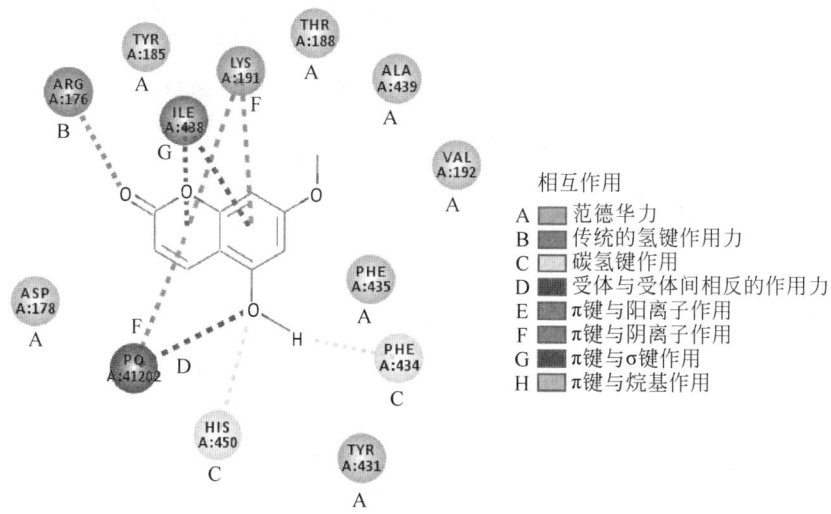

图 1.84　柠檬油素与组胺受体 H1 作用的二维图

【药理或临床作用】　本品具有抗组胺、抗癌和降压等作用。

牛蒡酚 A　Lappaol A

【化学结构】

【主要来源】　来源于菊科牛蒡属牛蒡子(*Arctium lappa* L.)果实。

【理化性质】　本品为白色粉末，易溶于有机溶剂。

【类药五原则数据】　相对分子质量 536.6，脂水分配系数 4.271，可旋转键数 9，氢键受体数 9，氢键给体数 3。

【药物动力学数据】   牛蒡酚 A 吸收、分布、代谢、排泄、毒性数据见表 1.127、图 1.85。

表 1.127   牛蒡酚 A 吸收、分布、代谢、排泄、毒性数据表

25℃下水溶解度水平	2
血脑屏障通透水平	4
人类肠道吸收性水平	2
肝毒性(马氏距离)	10.65
细胞色素 P450 2D6 抑制性(马氏距离)	16.67
血浆蛋白结合率(马氏距离)	10.98

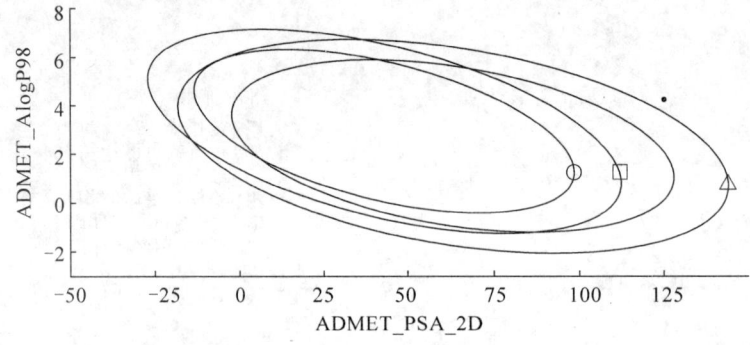

图 1.85   牛蒡酚 A ADMET 范围图

【毒性】   牛蒡酚 A 毒理学概率数据见表 1.128。

表 1.128   牛蒡酚 A 毒理学概率表

毒理学性质	发生概率
致突变性	0
好氧生物降解性能	0
潜在发育毒性	1.000
皮肤刺激性	0
NTP 致癌性(雄大鼠)	0
NTP 致癌性(雌大鼠)	1.000
NTP 致癌性(雄小鼠)	0
NTP 致癌性(雌小鼠)	0

【药理】   牛蒡酚 A 药理模型数据见表 1.129。

表 1.129   牛蒡酚 A 药理模型数据表

模型 1	大鼠口服半数致死量
LD_{50}	7.200g/kg
95% 的置信限下最小 LD_{50}	1.100g/kg
95% 的置信限下最大 LD_{50}	10.00g/kg

续表

模型 2	大鼠吸入半数致死浓度
LC_{50}	$10.00g/(m^3 \cdot h)$
低于 95% 置信限下的限量	$10.00g/(m^3 \cdot h)$
高于 95% 置信限下的限量	$10.00g/(m^3 \cdot h)$

【牛蒡酚 A 与血小板活化因子(PAF)作用的二维图】　牛蒡酚 A 与血小板活化因子(PAF)作用的二维图见图 1.86。

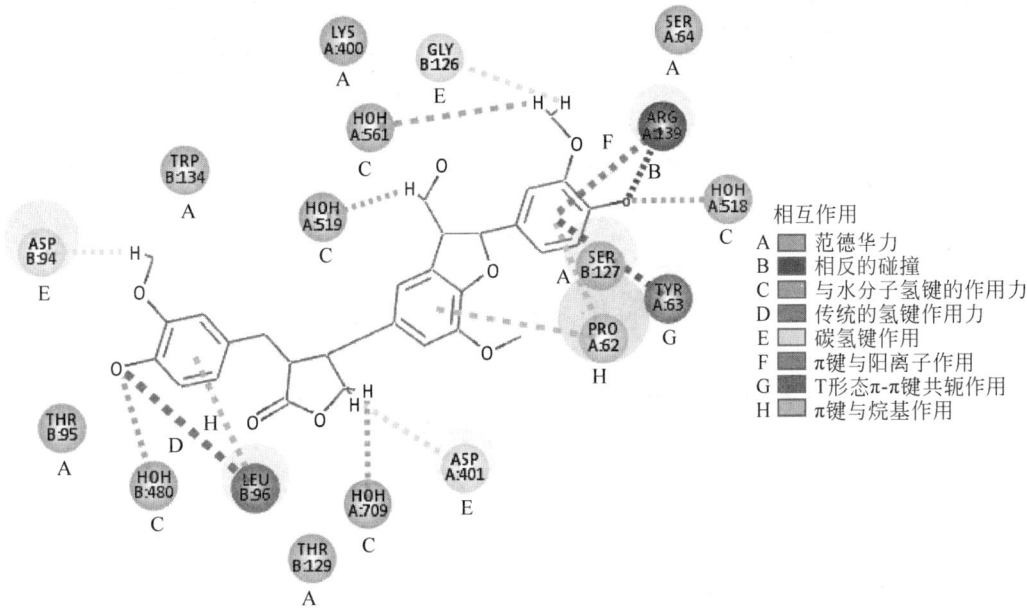

图 1.86　牛蒡酚 A 与血小板活化因子(PAF)作用的二维图

【药理或临床作用】　本品可用于抗血小板活化因子(PAF)活性。

甲基牛蒡子素　Dimethylmatairesinol

【化学结构】

【主要来源】　来源于菊科牛蒡属植物牛蒡子(*Arctium lappa* L.)的干燥成熟果实。

【理化性质】　本品为无色无定形粉末。易溶于水,难溶于氯仿,微溶于苯、醋酸乙酯和石油醚等。

【类药五原则数据】　相对分子质量 372.4,脂水分配系数 3.743,可旋转键 7 数,氢键受体数6,氢键给体数1。

【药物动力学数据】　甲基牛蒡子素吸收、分布、代谢、排泄、毒性数据见表1.130、图1.87。

表1.130　甲基牛蒡子素吸收、分布、代谢、排泄、毒性数据表

25℃下水溶解度水平	2
血脑屏障通透水平	2
人类肠道吸收性水平	0
肝毒性(马氏距离)	9.699
细胞色素P450 2D6抑制性(马氏距离)	16.469
血浆蛋白结合率(马氏距离)	10.339

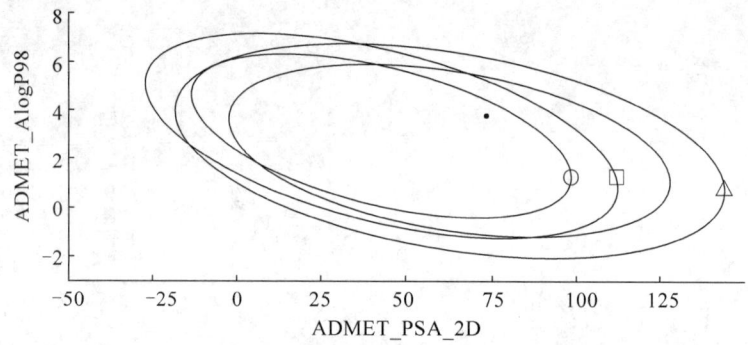

图1.87　甲基牛蒡子素ADMET范围图

【毒性】　甲基牛蒡子素毒理学概率数据见表1.131。

表1.131　甲基牛蒡子素毒理学概率表

毒理学性质	发生概率
致突变性	0.989
好氧生物降解性能	1.000
潜在发育毒性	1.000
皮肤刺激性	0
NTP致癌性(雄大鼠)	0.930
NTP致癌性(雌大鼠)	0.003
NTP致癌性(雄小鼠)	0
NTP致癌性(雌小鼠)	0.679

【药理】　甲基牛蒡子素药理模型数据见表1.132。

表1.132　甲基牛蒡子素药理模型数据表

模型1	大鼠口服半数致死量
LD_{50}	3.000g/kg
95%的置信限下最小LD_{50}	467.9mg/kg
95%的置信限下最大LD_{50}	10.00g/kg

续表

模型 2	大鼠吸入半数致死浓度
LC$_{50}$	10.00g/(m^3 · h)
低于 95％置信限下的限量	9.600g/(m^3 · h)
高于 95％置信限下的限量	10.00g/(m^3 · h)

【甲基牛蒡子素与环加氧酶-2（COX-2）作用的二维图】　甲基牛蒡子素与环加氧酶-2（COX-2）作用的二维图见图 1.88。

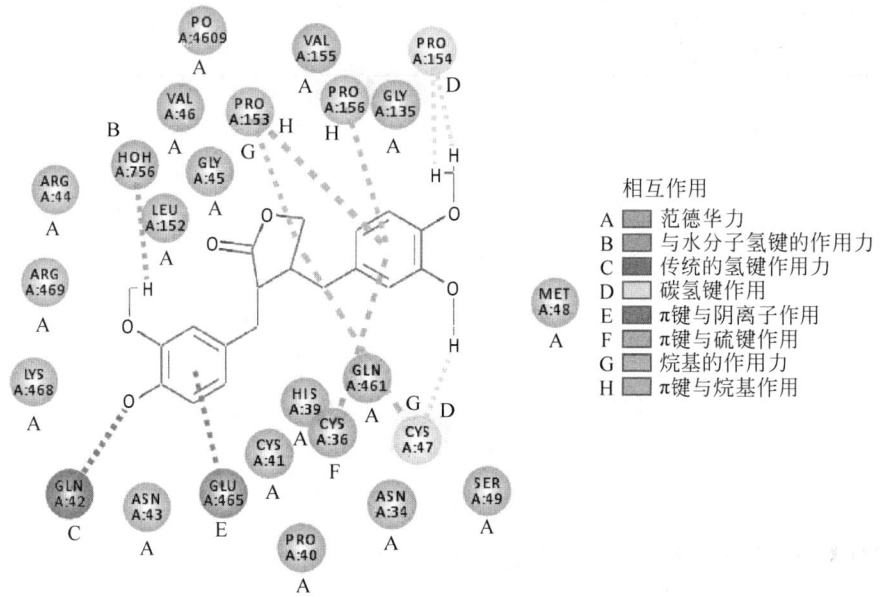

图 1.88　甲基牛蒡子素与环加氧酶-2（COX-2）作用的二维图

【药理或临床作用】　本品具有疏散风热、宣肺透疹、利咽散结、解毒消肿的功效,可用于风热咳嗽、咽喉肿痛、斑疹不透、风疹瘙痒、疮疡肿毒的治疗。

欧前胡内酯　Imperatorin

【化学结构】

【主要来源】　来源于伞形科蛇床属植物蛇床[*Cnidium monnieri*(L.)Cuss.]的干燥成熟果实。

【理化性质】　本品为白色粉末,熔点 98.00～100.00℃,易溶于极性小的有机溶剂,不溶于水。

【类药五原则数据】　相对分子质量 270.3,脂水分配系数 3.652,可旋转键数 3,氢键受体数 3,氢键给体数 0。

【药物动力学数据】　欧前胡内酯吸收、分布、代谢、排泄、毒性数据见表 1.133、图 1.89。

表 1.133　欧前胡内酯吸收、分布、代谢、排泄、毒性数据表

25℃下水溶解度水平	2
血脑屏障通透水平	1
人类肠道吸收性水平	0
肝毒性(马氏距离)	13.54
细胞色素 P450 2D6 抑制性(马氏距离)	16.24
血浆蛋白结合率(马氏距离)	13.19

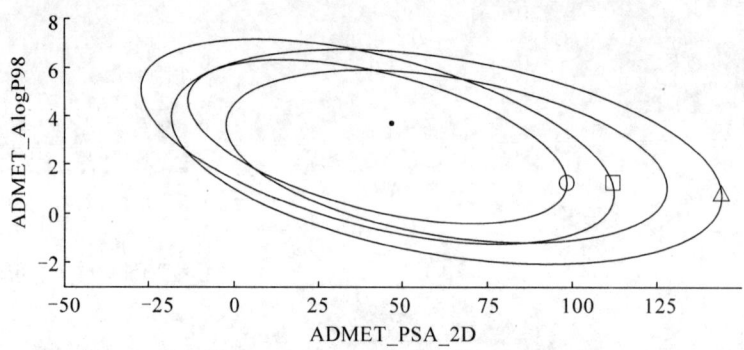

图 1.89　欧前胡内酯 ADMET 范围图

【毒性】　欧前胡内酯毒理学概率数据见表 1.134。

表 1.134　欧前胡内酯毒理学概率表

毒理学性质	发生概率
致突变性	0.005
好氧生物降解性能	0.997
潜在发育毒性	0
皮肤刺激性	0.007
NTP 致癌性(雄大鼠)	1.000
NTP 致癌性(雌大鼠)	1.000
NTP 致癌性(雄小鼠)	1.000
NTP 致癌性(雌小鼠)	0.992

【药理】　欧前胡内酯药理模型数据见表 1.135。

表 1.135　欧前胡内酯药理模型数据表

模型 1	大鼠口服半数致死量
LD_{50}	5.100g/kg
95％的置信限下最小 LD_{50}	716.9mg/kg
95％的置信限下最大 LD_{50}	10.00g/kg

模型 2	大鼠吸入半数致死浓度
LC$_{50}$	10.00g/(m³·h)
低于95%置信限下的限量	10.00g/(m³·h)
高于95%置信限下的限量	10.00g/(m³·h)

【欧前胡内酯与环加氧酶-2(COX-2)作用的二维图】　欧前胡内酯与环加氧酶-2(COX-2)作用的二维图见图 1.90。

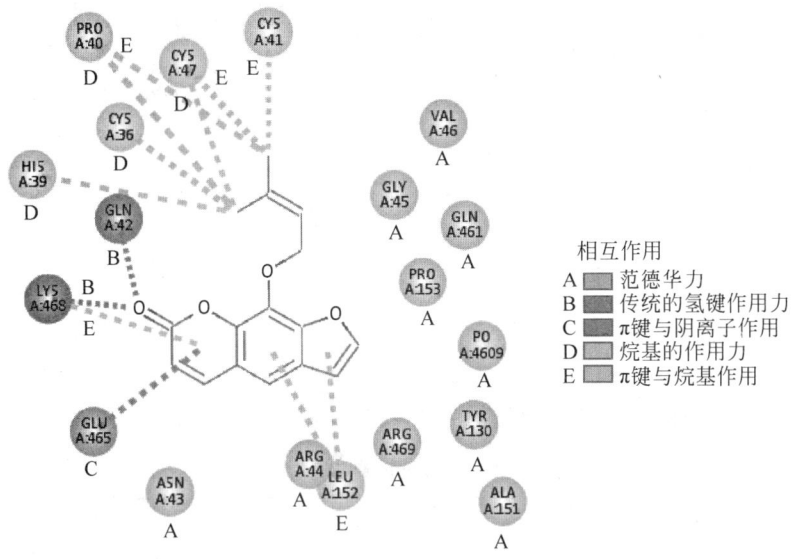

图 1.90　欧前胡内酯与环加氧酶-2(COX-2)作用的二维图

【药理或临床作用】　本品可用于白癜风的治疗,具有镇静、解痉、平喘、消炎、抗菌作用。

蟛蜞菊内酯　Wedelolactone

【化学结构】

【主要来源】　来源于菊科鳢肠属植物鳢肠[*Eclipta prostrasta*(L.)L.]的地上部分。

【理化性质】　本品为白色结晶,可溶于甲醇、乙醇、二甲基亚砜等有机溶剂,微溶于石油醚,不溶于水。

【类药五原则数据】　相对分子质量 314.2,脂水分配系数 2.803,可旋转键数 1,氢键受体数 6,氢键给体数 3。

【药物动力学数据】　蟛蜞菊内酯吸收、分布、代谢、排泄、毒性数据见表 1.136、图 1.91。

表 1.136 蟛蜞菊内酯吸收、分布、代谢、排泄、毒性数据表

25℃下水溶解度水平	2
血脑屏障通透水平	4
人类肠道吸收性水平	0
肝毒性(马氏距离)	13.97
细胞色素 P450 2D6 抑制性(马氏距离)	14.84
血浆蛋白结合率(马氏距离)	13.05

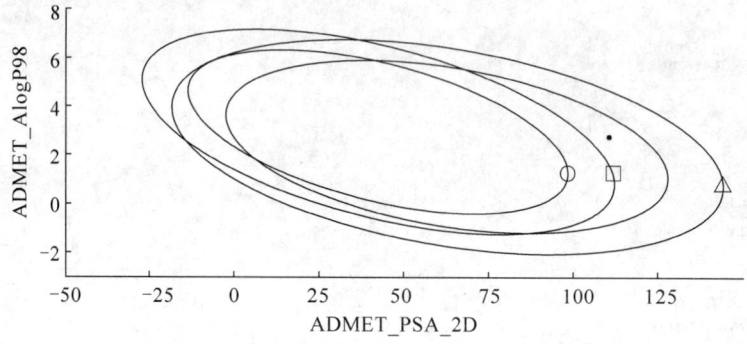

图 1.91 蟛蜞菊内酯 ADMET 范围图

【毒性】 蟛蜞菊内酯毒理学概率数据见表 1.137。

表 1.137 蟛蜞菊内酯毒理学概率表

毒理学性质	发生概率	
致突变性		1.000
好氧生物降解性能	0	0
潜在发育毒性		0.839
皮肤刺激性		0
NTP 致癌性(雄大鼠)		0
NTP 致癌性(雌大鼠)		0.007
NTP 致癌性(雄小鼠)		1.000
NTP 致癌性(雌小鼠)		0.591

【药理】 蟛蜞菊内酯药理模型数据见表 1.138。

表 1.138 蟛蜞菊内酯药理模型数据表

模型 1	大鼠口服半数致死量
LD_{50}	893.3mg/kg
95% 的置信限下最小 LD_{50}	153.1mg/kg
95% 的置信限下最大 LD_{50}	5.300g/kg
模型 2	大鼠吸入半数致死浓度
LC50	10.00g/($m^3 \cdot h$)
低于 95% 置信限下的限量	10.00g/($m^3 \cdot h$)
高于 95% 置信限下的限量	10.00g/($m^3 \cdot h$)

【蟛蜞菊内酯与环加氧酶-2(COX-2)作用的二维图】　蟛蜞菊内酯与环加氧酶-2(COX-2)作用的二维图见图 1.92。

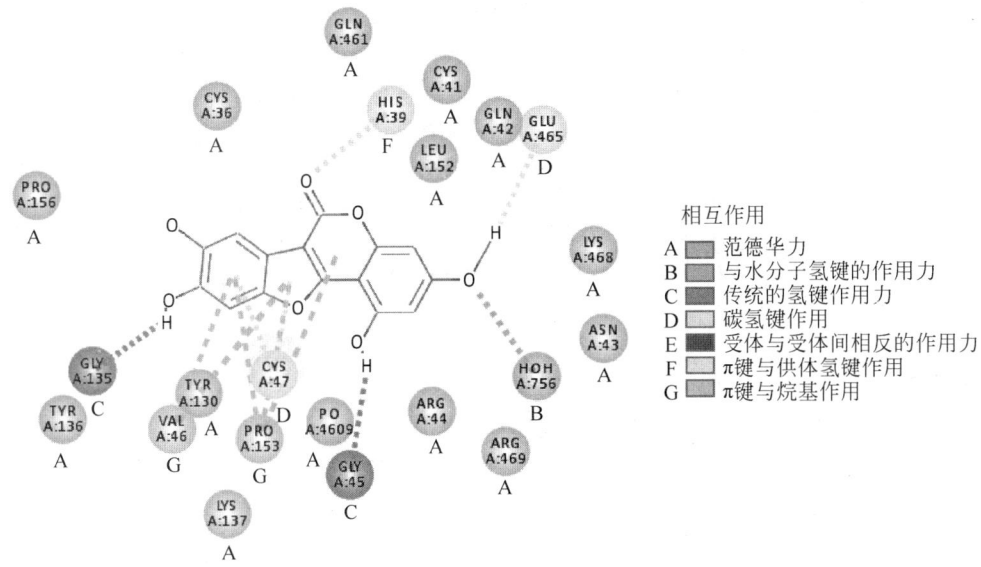

相互作用
A ▨ 范德华力
B ▨ 与水分子氢键的作用力
C ▨ 传统的氢键作用力
D ▨ 碳氢键作用
E ▨ 受体与受体间相反的作用力
F ▨ π键与供体氢键作用
G ▨ π键与烷基作用

图 1.92　蟛蜞菊内酯与环加氧酶-2(COX-2)作用的二维图

【药理或临床作用】　本品具有抗肝毒、败毒抗癌、清热退肿的功效。

秦皮乙素　Esculetin

【化学结构】

【主要来源】　来源于芸香科柑橘属植物柠檬[*Citrus limon*(L.)Burm.f.]的叶。

【理化性质】　本品为棱柱状结晶(冰醋酸)、叶状结晶真空升华,熔点 268.00~270.00℃,溶于稀碱显蓝色荧光,可溶于热乙醇及冰醋酸,几乎不溶于乙醚和水。

【类药五原则数据】　相对分子质量 178.1,脂水分配系数 1.415,可旋转键数 0,氢键受体数 4,氢键给体数 2。

【药物动力学数据】　秦皮乙素吸收、分布、代谢、排泄、毒性数据见表 1.139、图 1.93。

表 1.139　秦皮乙素吸收、分布、代谢、排泄、毒性数据表

25℃下水溶解度水平	4
血脑屏障通透水平	3
人类肠道吸收性水平	0
肝毒性(马氏距离)	9.600
细胞色素 P450 2D6 抑制性(马氏距离)	12.55
血浆蛋白结合率(马氏距离)	11.34

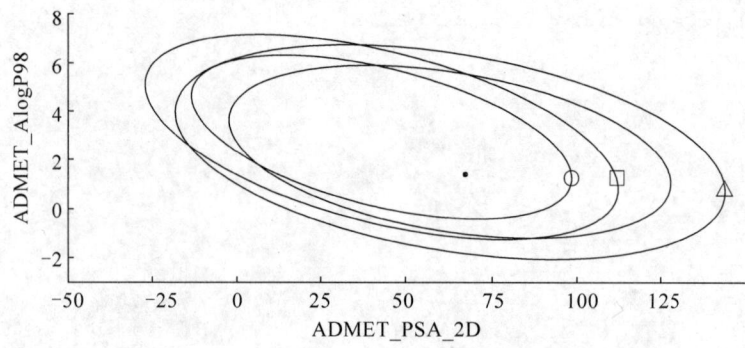

图 1.93　秦皮乙素 ADMET 范围图

【毒性】　秦皮乙素毒理学概率数据见表 1.140。

表 1.140　秦皮乙素毒理学概率表

毒理学性质	发生概率
致突变性	0.977
好氧生物降解性能	0.891
潜在发育毒性	0
皮肤刺激性	0
NTP 致癌性（雄大鼠）	0.992
NTP 致癌性（雌大鼠）	0.563
NTP 致癌性（雄小鼠）	1.000
NTP 致癌性（雌小鼠）	0

【药理】　秦皮乙素药理模型数据见表 1.141。

表 1.141　秦皮乙素药理模型数据表

模型 1	大鼠口服半数致死量
LD_{50}	1.700g/kg
95％的置信限下最小 LD_{50}	306.5mg/kg
95％的置信限下最大 LD_{50}	9.600g/kg
模型 2	大鼠吸入半数致死浓度
LC_{50}	10.00g/($m^3 \cdot h$)
低于 95％置信限下的限量	10.00g/($m^3 \cdot h$)
高于 95％置信限下的限量	10.00g/($m^3 \cdot h$)

【秦皮乙素与过氧化物酶体增殖剂激活受体作用的二维图】　秦皮乙素与过氧化物酶体增殖剂激活受体作用的二维图见图 1.94。

【药理或临床作用】　本品具有镇咳、祛痰、平喘、抗菌、升压、抗炎等作用。

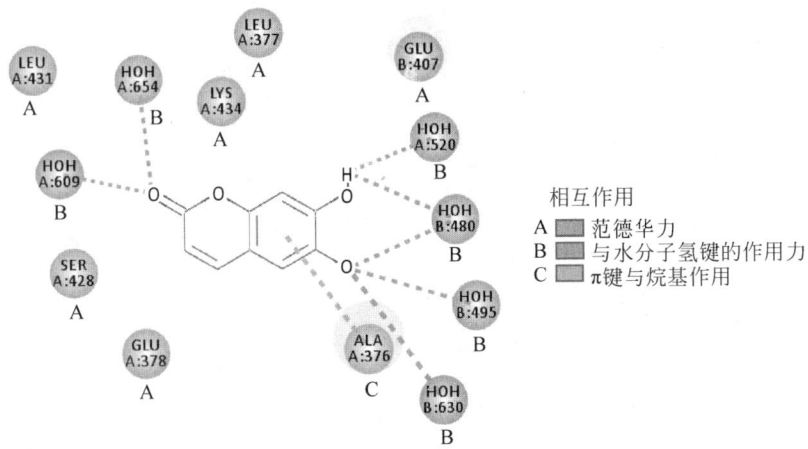

图 1.94　秦皮乙素与过氧化物酶体增殖剂激活受体作用的二维图

百花前胡香豆精Ⅰ　Peucedanocoumarin Ⅰ

【化学结构】

【主要来源】　来源于伞形科前胡属植物前胡（*Peucedanum praeruptorum* Dunn）。

【理化性质】　本品常温下为带少量晶体的黏稠液体。

【类药五原则数据】　相对分子质量 388.4，脂水分配系数 3.502，可旋转键数 5，氢键受体数 7，氢键给体数 0。

【药物动力学数据】　百花前胡香豆精Ⅰ吸收、分布、代谢、排泄、毒性数据见表 1.142、图 1.95。

表 1.142　百花前胡香豆精Ⅰ吸收、分布、代谢、排泄、毒性数据表

25℃下水溶解度水平	2
血脑屏障通透水平	2
人类肠道吸收性水平	0
肝毒性（马氏距离）	13.64
细胞色素 P450 2D6 抑制性（马氏距离）	14.31
血浆蛋白结合率（马氏距离）	13.73

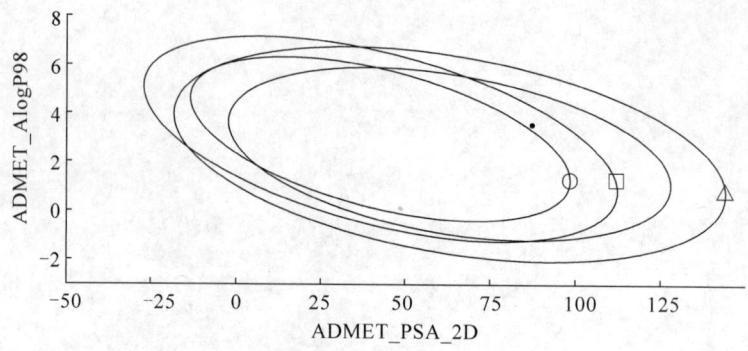

图 1.95 百花前胡香豆精 ADMET 范围图

【毒性】 百花前胡香豆精 I 毒理学概率数据见表 1.143。

表 1.143 百花前胡香豆精 I 毒理学概率表

毒理学性质	发生概率
致突变性	0
好氧生物降解性能	0
潜在发育毒性	0
皮肤刺激性	0.014
NTP 致癌性（雄大鼠）	0.997
NTP 致癌性（雌大鼠）	1.000
NTP 致癌性（雄小鼠）	1.000
NTP 致癌性（雌小鼠）	0

【药理】 百花前胡香豆精 I 药理模型数据见表 1.144。

表 1.144 百花前胡香豆精 I 药理模型数据表

模型 1	大鼠口服半数致死量
LD_{50}	10.00g/kg
95% 的置信限下最小 LD_{50}	10.00g/kg
95% 的置信限下最大 LD_{50}	10.00g/kg
模型 2	大鼠吸入半数致死浓度
LC_{50}	$10.00g/(m^3 \cdot h)$
低于 95% 置信限下的限量	$1.600g/(m^3 \cdot h)$
高于 95% 置信限下的限量	$10.00g/(m^3 \cdot h)$

【前胡香豆素 A 与环加氧酶-2（COX-2）作用的二维图】 前胡香豆素 A 与环加氧酶-2（COX-2）作用的二维图见图 1.96。

【药理或临床作用】 本品具有解热、镇痛、抗炎的作用。

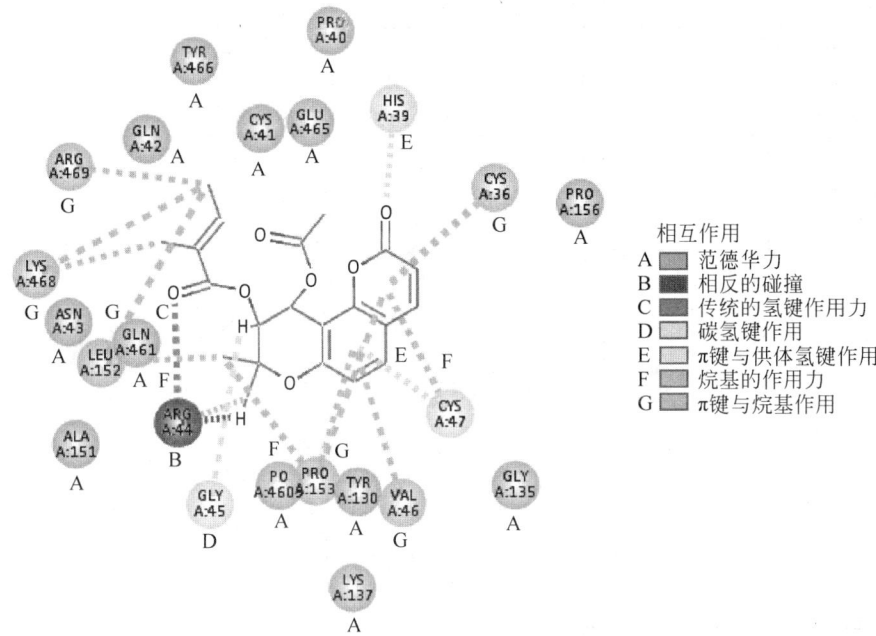

图 1.96　前胡香豆素 A 与环加氧酶-2(COX-2)作用的二维图

秦皮甲素 Esculin

【化学结构】

【主要来源】　来源于七叶树科七叶树属植物欧洲七叶树(*Aesculus hippocastanum* L.)的树皮。

【理化性质】　本品为白色针状结晶,熔点 204.00～206.00℃,溶于热酒精,甲醇,吡啶,乙酸乙酯和醋酸(水合物)。

【类药五原则数据】　相对分子质量 340.3,脂水分配系数 −0.514,可旋转键数 3,氢键受体数 9,氢键给体数 5。

【药物动力学数据】　秦皮甲素吸收、分布、代谢、排泄、毒性数据见表 1.145、图 1.97。

表 1.145　秦皮甲素吸收、分布、代谢、排泄、毒性数据表

25℃下水溶解度水平	4
血脑屏障通透水平	4
人类肠道吸收性水平	2

肝毒性(马氏距离)	11.58
细胞色素 P450 2D6 抑制性(马氏距离)	17.72
血浆蛋白结合率(马氏距离)	13.68

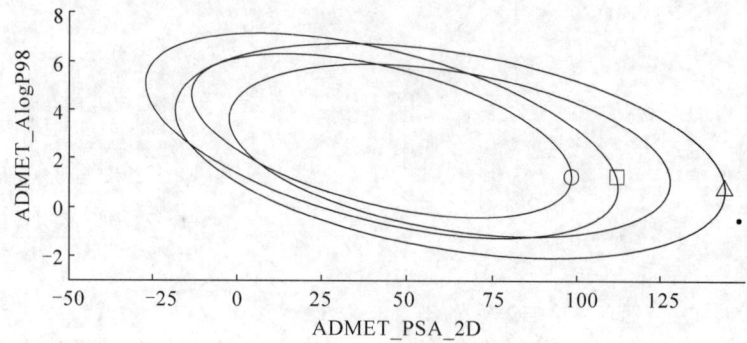

图 1.97　秦皮甲素 ADMET 范围图

【毒性】　秦皮甲素毒理学概率数据见表 1.146。

表 1.146　秦皮甲素毒理学概率表

毒理学性质	发生概率
致突变性	0.005
好氧生物降解性能	1.000
潜在发育毒性	0.991
皮肤刺激性	0.373
NTP 致癌性(雄大鼠)	0.042
NTP 致癌性(雌大鼠)	0.300
NTP 致癌性(雄小鼠)	1.000
NTP 致癌性(雌小鼠)	0.001

【药理】　秦皮甲素药理模型数据见表 1.147。

表 1.147　秦皮甲素药理模型数据表

模型 1	大鼠口服半数致死量
LD_{50}	8.400g/kg
95％的置信限下最小 LD_{50}	1.100g/kg
95％的置信限下最大 LD_{50}	10.00g/kg
模型 2	大鼠吸入半数致死浓度
LC_{50}	56.80ng/(m³ · h)
低于 95％置信限下的限量	0.300pg/(m³ · h)
高于 95％置信限下的限量	10.80mg/(m³ · h)

【秦皮甲素与环加氧酶-2(COX-2)作用的二维图】　秦皮甲素与环加氧酶-2(COX-2)作用的二维图见图 1.98。

【药理或临床作用】　本品具有抗炎、镇痛、利尿、抗菌、抗血凝的作用。

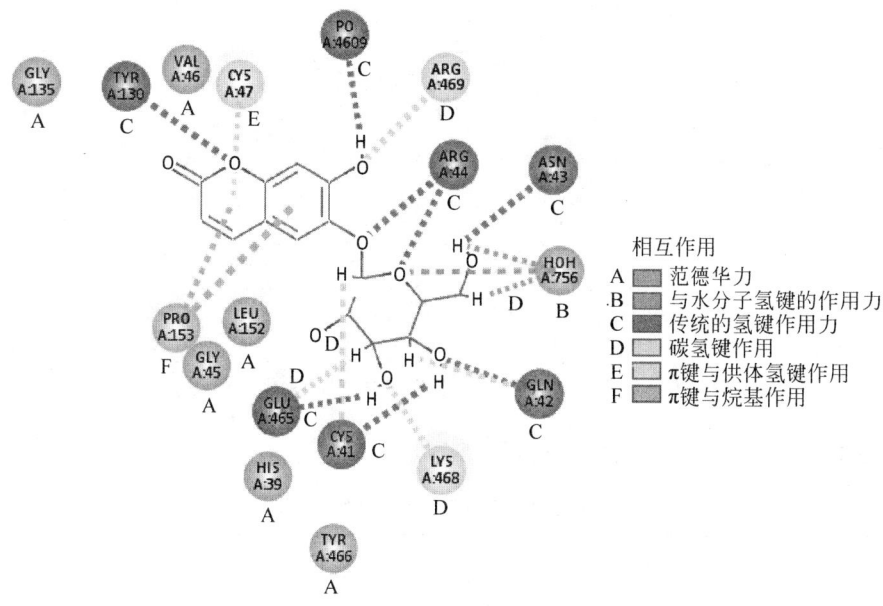

图 1.98 秦皮甲素与环加氧酶-2(COX-2)作用的二维图

秦皮乙素 Esculetin

【化学结构】

【主要来源】 来源于七叶树科七叶树属植物欧洲七叶树(*Aesculus hippocastanum* L.)的树皮。

【理化性质】 本品为白色或淡黄色针状结晶,无臭,味微苦,熔点 276.00℃,沸点 467.00℃,溶于乙醇和稀碱溶液,微溶于水、乙醇和乙酸乙酯,不溶于乙醚和三氯甲烷。

【类药五原则数据】 相对分子质量 178.1,脂水分配系数 1.415,可旋转键数 0,氢键受体数 4,氢键给体数 2。

【药物动力学数据】 秦皮乙素吸收、分布、代谢、排泄、毒性数据见表 1.148、图 1.99。

表 1.148 秦皮乙素吸收、分布、代谢、排泄、毒性数据表

25℃下水溶解度水平	4
血脑屏障通透水平	3
人类肠道吸收性水平	0
肝毒性(马氏距离)	9.600
细胞色素 P450 2D6 抑制性(马氏距离)	12.55
血浆蛋白结合率(马氏距离)	11.34

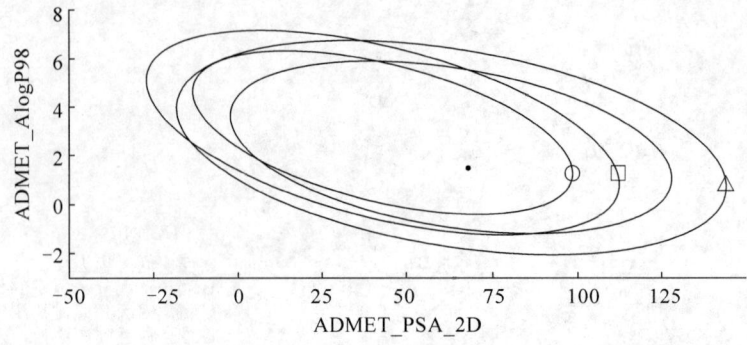

图 1.99　秦皮乙素 ADMET 范围图

【毒性】　秦皮乙素毒理学概率数据见表 1.149。

表 1.149　秦皮乙素毒理学概率表

毒理学性质	发生概率
致突变性	0.977
好氧生物降解性能	0.891
潜在发育毒性	0
皮肤刺激性	0
NTP 致癌性(雄大鼠)	0.992
NTP 致癌性(雌大鼠)	0.563
NTP 致癌性(雄小鼠)	1.000
NTP 致癌性(雌小鼠)	0

【药理】　秦皮乙素药理模型数据见表 1.150。

表 1.150　秦皮乙素药理模型数据表

模型 1	大鼠口服半数致死量
LD_{50}	1.700g/kg
95% 的置信限下最小 LD_{50}	306.5mg/kg
95% 的置信限下最大 LD_{50}	9.600g/kg
模型 2	大鼠吸入半数致死浓度
LC_{50}	10.00g/(m³ · h)
低于 95% 置信限下的限量	10.00g/(m³ · h)
高于 95% 置信限下的限量	10.00g/(m³ · h)

【秦皮乙素与阿片受体作用的二维图】　秦皮乙素与阿片受体作用的二维图见图 1.100。

【药理或临床作用】　对痢疾杆菌有抑制作用,可用于急性菌痢的治疗,并有平喘、祛痰作用,也可用于慢性气管炎的治疗。

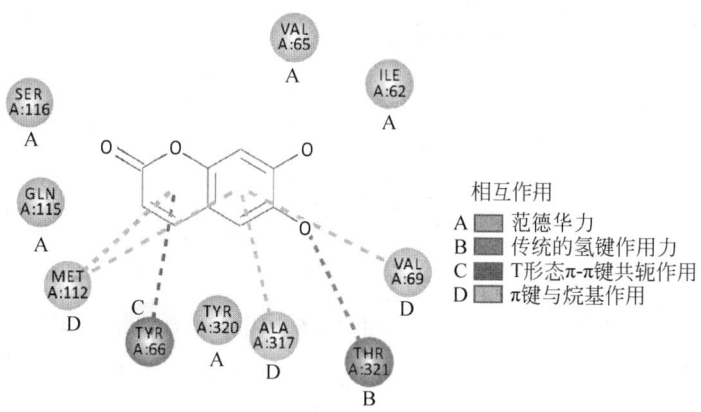

图 1.100　秦皮乙素与阿片受体作用的二维图

相互作用
A　范德华力
B　传统的氢键作用力
C　T形态π-π键共轭作用
D　π键与烷基作用

维司那定　Visnadin

【化学结构】

【主要来源】　来源于伞形科阿米芹属植物阿米芹[*Ammi visnaga*(L.)Lam.]的果实与种子。

【理化性质】　本品为针状结晶,熔点 84.00～86.00℃,沸点 477.70℃,可溶于己烷和乙醚。

【类药五原则数据】　相对分子质量 388.4,脂水分配系数 3.541,可旋转键数 6,氢键受体数 7,氢键给体数 0。

【药物动力学数据】　维司那定吸收、分布、代谢、排泄、毒性数据见表 1.151、图 1.101。

表 1.151　维司那定吸收、分布、代谢、排泄、毒性数据表

25℃下水溶解度水平	2
血脑屏障通透水平	2
人类肠道吸收性水平	0
肝毒性(马氏距离)	13.02
细胞色素 P450 2D6 抑制性(马氏距离)	14.13
血浆蛋白结合率(马氏距离)	13.59

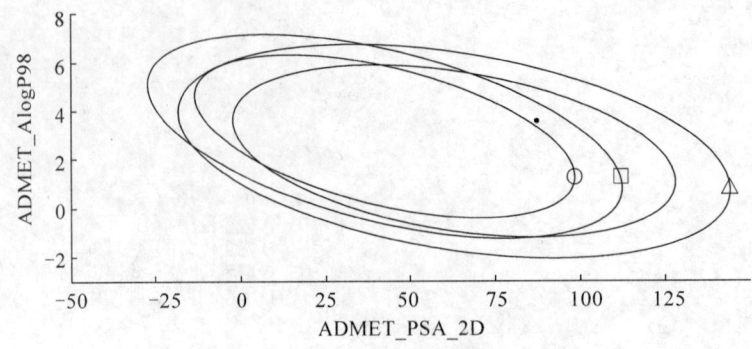

图 1.101　维司那定 ADMET 范围图

【毒性】　维司那定毒理学概率数据见表 1.152。

表 1.152　维司那定毒理学概率表

毒理学性质	发生概率
致突变性	0
好氧生物降解性能	0
潜在发育毒性	0
皮肤刺激性	0.006
NTP 致癌性（雄大鼠）	0.998
NTP 致癌性（雌大鼠）	0.004
NTP 致癌性（雄小鼠）	1.000
NTP 致癌性（雌小鼠）	0

【药理】　维司那定药理模型数据见表 1.153。

表 1.153　维司那定药理模型数据表

模型 1	大鼠口服半数致死量
LD_{50}	10.00g/kg
95％的置信限下最小 LD_{50}	3.400g/kg
95％的置信限下最大 LD_{50}	10.00g/kg
模型 2	大鼠吸入半数致死浓度
LC_{50}	10.00g/(m³·h)
低于 95％置信限下的限量	10.00g/(m³·h)
高于 95％置信限下的限量	10.00g/(m³·h)

【维司那定与 β_2 受体作用的二维图】　维司那定与 β_2 受体作用的二维图见图 1.102。

【药理或临床作用】　本品有扩张血管、解痉的作用，能扩张冠状动脉，改善心肌氧供应，用于心绞痛、冠状动脉功能不全、老年性心肌病等的治疗。

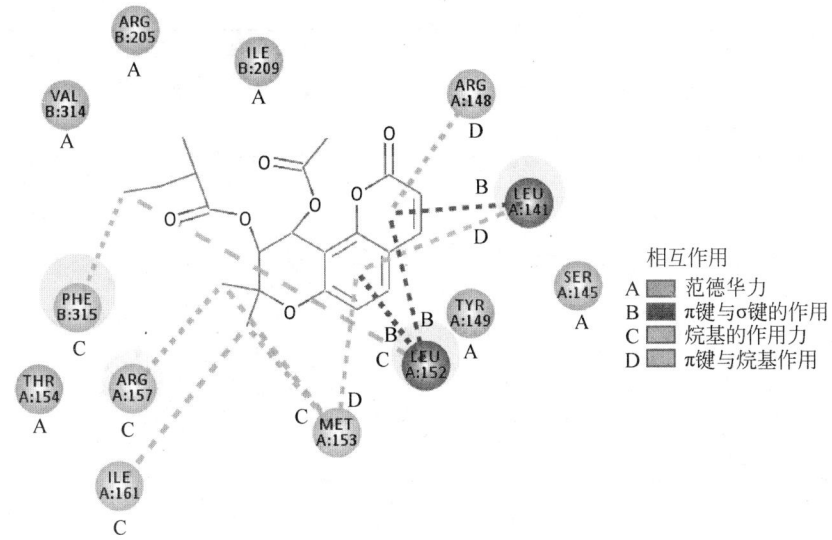

图 1.102　维司那定与 β_2 受体作用的二维图

相互作用
A　范德华力
B　π键与σ键的作用
C　烷基的作用力
D　π键与烷基作用

去甲二氢愈创木酸 Nordihydroguaiaretic acid

【化学结构】

【主要来源】　来源于壳斗科水青冈属水青冈（*Fagus longipetiolata* Seem.）的叶子。

【理化性质】　本品为呈白色至灰白色结晶性粉末状，熔点 183.00～185.00℃。难溶于水。

【类药五原则数据】　相对分子质量 302.4，脂水分配系数 4.708，可旋转键数 5，氢键受体数 4，氢键给体数 4。

【药物动力学数据】　去甲二氢愈创木酸吸收、分布、代谢、排泄、毒性数据见表 1.154、图 1.103。

表 1.154　去甲二氢愈创木酸吸收、分布、代谢、排泄、毒性数据表

25℃下水溶解度水平	3
血脑屏障通透水平	4
人类肠道吸收性水平	0

续表

肝毒性(马氏距离)	7.68
细胞色素 P450 2D6 抑制性(马氏距离)	12.63
血浆蛋白结合率(马氏距离)	8.83

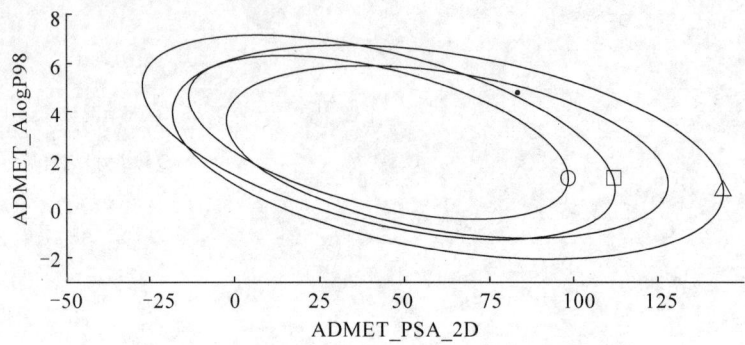

图 1.103　去甲二氢愈创木酸 ADMET 范围图

【毒性】　去甲二氢愈创木酸毒理学概率数据见表 1.155。

表 1.155　去甲二氢愈创木酸毒理学概率表

毒理学性质	发生概率
致突变性	0.062
好氧生物降解性能	0
潜在发育毒性	0.323
皮肤刺激性	0
NTP 致癌性(雄大鼠)	0.374
NTP 致癌性(雌大鼠)	0.197
NTP 致癌性(雄小鼠)	0
NTP 致癌性(雌小鼠)	0.011

【药理】　去甲二氢愈创木酸药理模型数据见表 1.156。

表 1.156　去甲二氢愈创木酸药理模型数据表

模型 1	大鼠口服半数致死量
LD50	10g/kg
95％的置信限下最小 LD50	3.0g/kg
95％的置信限下最大 LD50	10g/kg
模型 2	大鼠吸入半数致死浓度
LC50	10g/(m³ · h)
低于 95％置信限下的限量	10g/(m³ · h)
高于 95％置信限下的限量	10g/(m³ · h)

【去甲二氢愈创木酸与超氧化物歧化酶(SOD)作用的二维图】 去甲二氢愈创木酸与超氧化物歧化酶作用的二维图见图 1.104。

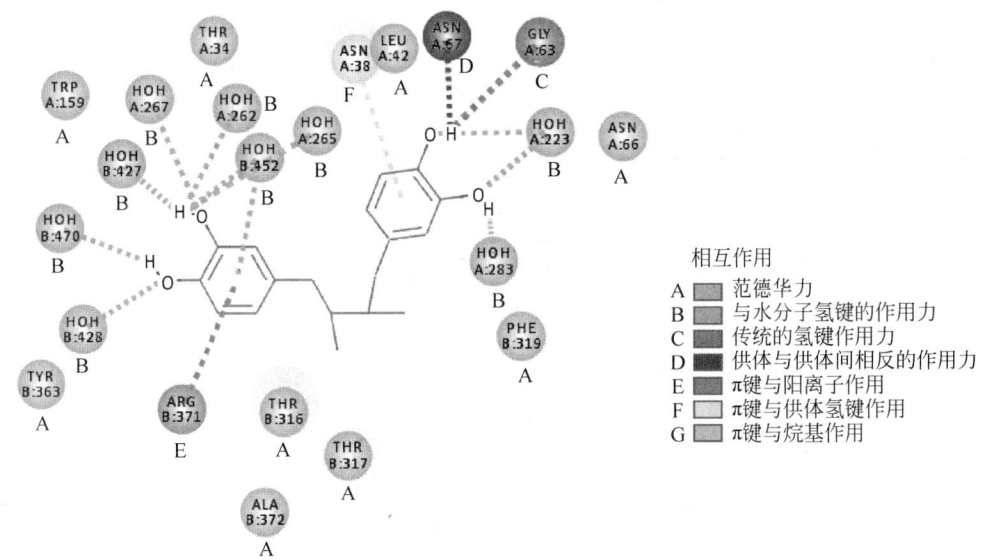

图 1.104 去甲二氢愈创木酸与超氧化物歧化酶作用的二维图

【药理或临床作用】 本品具有抗氧化、抗菌、抗病毒、抗肿瘤、抗风湿、降血糖等作用。

去氢鬼臼脂素 Dehydro-Podophyllotoxin

【化学结构】

【主要来源】 来源于小檗科鬼臼属植物八角莲[*Dysosma versipellis*(Hance)M. Cheng ex Ying]的根茎。

【理化性质】 本品为白色结晶性粉末,无嗅,有吸湿性。熔点为 182.00～187.00℃。易溶于氯仿,溶于甲醇、乙醇,微溶于乙醚,在水中几乎不溶。

【类药五原则数据】 相对分子质量 394.4,脂水分配系数 3.584,可旋转键数 4,氢键受体数 7,氢键给体数 0。

【药物动力学数据】 去氢鬼臼脂素吸收、分布、代谢、排泄、毒性数据见表 1.157、图 1.105。

表 1.157   去氢鬼臼脂素吸收、分布、代谢、排泄、毒性数据表

25℃下水溶解度水平	2
血脑屏障通透水平	2
人类肠道吸收性水平	0
肝毒性(马氏距离)	10.94
细胞色素 P450 2D6 抑制性(马氏距离)	16.12
血浆蛋白结合率(马氏距离)	12.09

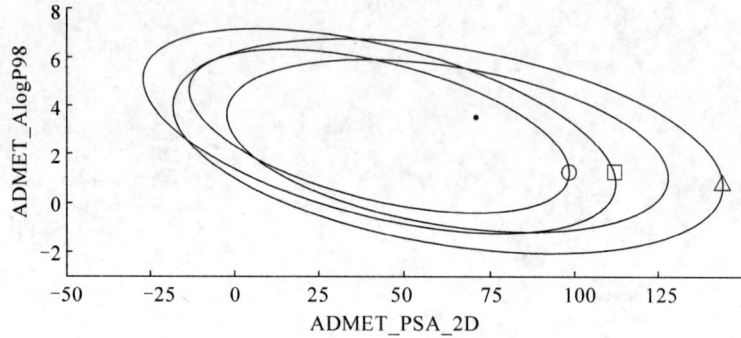

图 1.105   去氢鬼臼脂素 ADMET 范围图

【毒性】   去氢鬼臼脂素毒理学概率数据见表 1.158。

表 1.158   去氢鬼臼脂素毒理学概率表

毒理学性质	发生概率
致突变性	1.000
好氧生物降解性能	1.000
潜在发育毒性	1.000
皮肤刺激性	0
NTP 致癌性(雄大鼠)	1.000
NTP 致癌性(雌大鼠)	1.000
NTP 致癌性(雄小鼠)	1.000
NTP 致癌性(雌小鼠)	0

【药理】   去氢鬼臼脂素药理模型数据见表 1.159。

表 1.159   去氢鬼臼脂素药理模型数据表

模型 1	大鼠口服半数致死量
LD_{50}	4.600g/kg
95％的置信限下最小 LD_{50}	676.8mg/kg
95％的置信限下最大 LD_{50}	10.00g/kg
模型 2	大鼠吸入半数致死浓度
LC_{50}	4.400g/(m^3 · h)
低于 95％置信限下的限量	357.0mg/(m^3 · h)
高于 95％置信限下的限量	10.00g/(m^3 · h)

【去氢鬼臼脂素与环加氧酶-2（COX-2）作用的二维图】　去氢鬼臼脂素与环加氧酶-2（COX-2）作用的二维图见图 1.106。

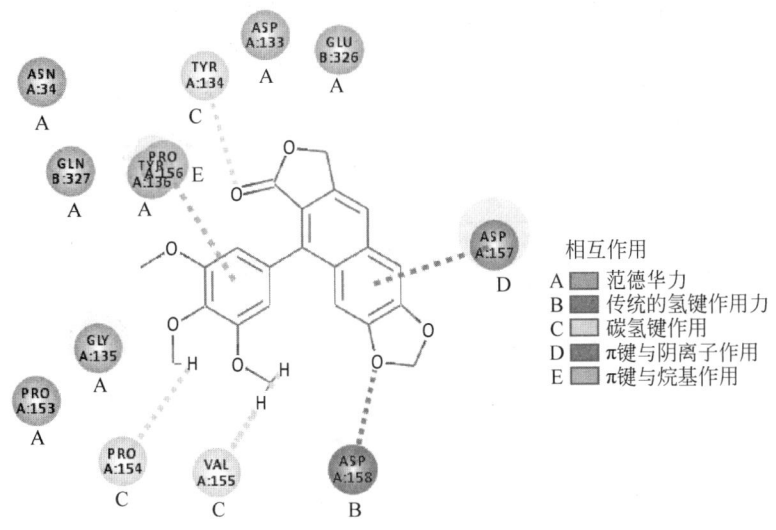

相互作用
A ▓ 范德华力
B ▓ 传统的氢键作用力
C ▢ 碳氢键作用
D ▓ π键与阴离子作用
E ▓ π键与烷基作用

图 1.106　去氢鬼臼脂素与环加氧酶-2（COX-2）作用的二维图

【药理或临床作用】　本品具有清热解毒、化痰散结、祛痰消肿的作用,可用于痈肿疔疮、瘰疬、咽喉肿痛、跌打损伤、毒蛇咬伤的治疗。

肉豆蔻木脂素　Myrislignan

【化学结构】

【主要来源】　来源于肉豆蔻科肉豆蔻属植物肉豆蔻（*Myristica fragrans* Houtt.）的假种皮。

【理化性质】　本品为无色块状晶体,可溶于甲醇、乙醇等有机溶剂。

【类药五原则数据】　相对分子质量 374.4,脂水分配系数 3.980,可旋转键数 9,氢键受体数 6,氢键给体数 2。

【药物动力学数据】　肉豆蔻木脂素吸收、分布、代谢、排泄、毒性数据见表 1.160、图 1.107。

表 1.160　肉豆蔻木脂素吸收、分布、代谢、排泄、毒性数据表

25℃下水溶解度水平	3
血脑屏障通透水平	2
人类肠道吸收性水平	0
肝毒性(马氏距离)	9.959
细胞色素 P450 2D6 抑制性(马氏距离)	12.56
血浆蛋白结合率(马氏距离)	10.66

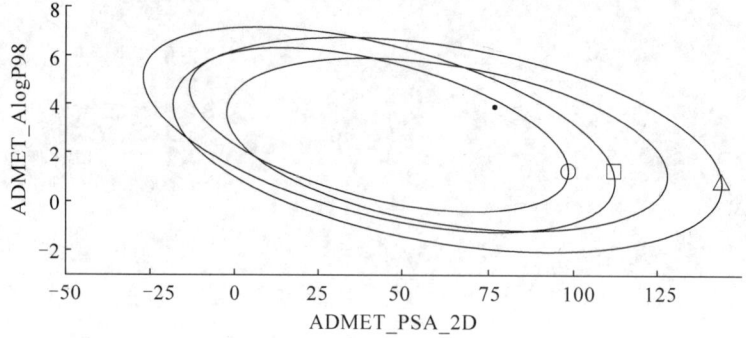

图 1.107　肉豆蔻木脂素 ADMET 范围图

【毒性】　肉豆蔻木脂素毒理学概率数据见表 1.161。

表 1.161　肉豆蔻木脂素毒理学概率表

毒理学性质	发生概率
致突变性	0.003
好氧生物降解性能	1.000
潜在发育毒性	1.000
皮肤刺激性	1.000
NTP 致癌性(雄大鼠)	0.585
NTP 致癌性(雌大鼠)	0
NTP 致癌性(雄小鼠)	0
NTP 致癌性(雌小鼠)	0.999

【药理】　肉豆蔻木脂素药理模型数据见表 1.162。

表 1.162　肉豆蔻木脂素药理模型数据表

模型 1	大鼠口服半数致死量
LD_{50}	10.00g/kg
95% 的置信限下最小 LD_{50}	2.000g/kg
95% 的置信限下最大 LD_{50}	10.00g/kg
模型 2	大鼠吸入半数致死浓度
LC_{50}	10.00g/(m³ · h)
低于 95% 置信限下的限量	1.200g/(m³ · h)
高于 95% 置信限下的限量	10.00g/(m³ · h)

【肉豆蔻木脂素与环加氧酶-2（COX-2）作用的二维图】 肉豆蔻木脂素与环加氧酶-2（COX-2）作用的二维图见图 1.108。

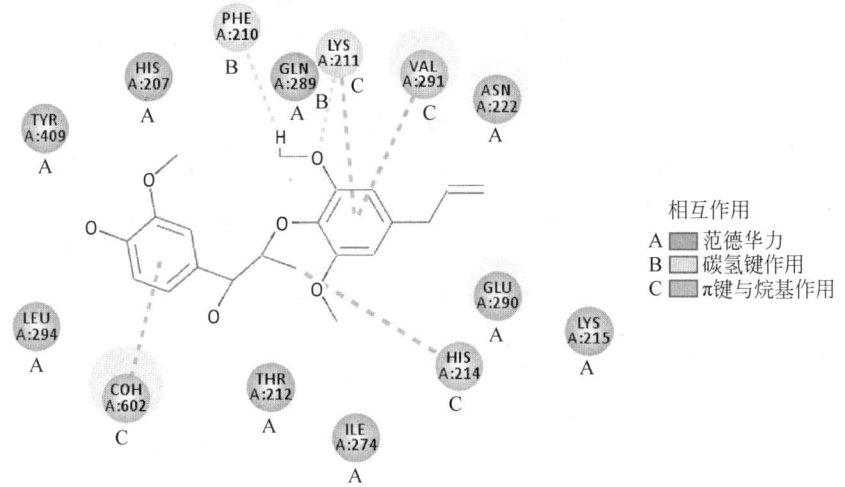

图 1.108 肉豆蔻木脂素与环加氧酶-2(COX-2)作用的二维图

【药理或临床作用】 本品具有抗炎作用。

肉桂醇 Cinnamic alcohol

【化学结构】

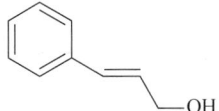

【主要来源】 来源于樟科樟属植物肉桂(*Cinnamomum cassia* Presl)的干皮和粗枝皮。

【理化性质】 本品为白色晶体,溶于乙醇、丙二醇和大多数非挥发性油,难溶于水和石油醚,不溶于甘油和非挥发性油,熔点 30.00～33.00℃,沸点 250.00℃,有甜味。

【类药五原则数据】 相对分子质量 134.2,脂水分配系数 1.693,可旋转键数 2,氢键受体数 1,氢键给体数 1。

【药物动力学数据】 肉桂醇吸收、分布、代谢、排泄、毒性数据见表 1.163、图 1.109。

表 1.163 肉桂醇吸收、分布、代谢、排泄、毒性数据表

25℃下水溶解度水平	4
血脑屏障通透水平	1
人类肠道吸收性水平	0
肝毒性(马氏距离)	9.925
细胞色素 P450 2D6 抑制性(马氏距离)	10.90
血浆蛋白结合率(马氏距离)	9.730

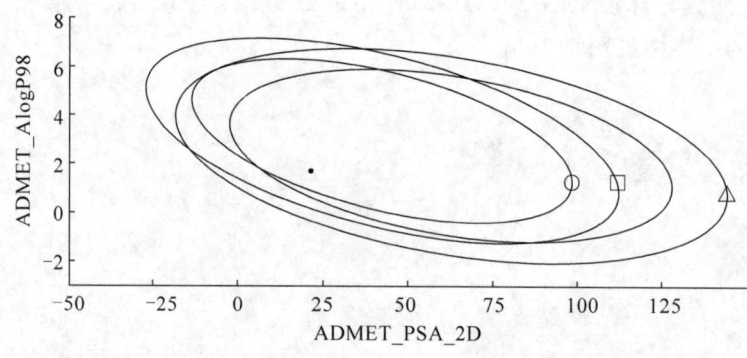

图 1.109 肉桂醇 ADMET 范围图

【毒性】 肉桂醇毒理学概率数据见表 1.164。

表 1.164 肉桂醇毒理学概率表

毒理学性质	发生概率
致突变性	0
好氧生物降解性能	1.000
潜在发育毒性	0.987
皮肤刺激性	0.005
NTP 致癌性（雄大鼠）	0
NTP 致癌性（雌大鼠）	0
NTP 致癌性（雄小鼠）	0.629
NTP 致癌性（雌小鼠）	0

【药理】 肉桂醇药理模型数据见表 1.165。

表 1.165 肉桂醇药理模型数据表

模型 1	大鼠口服半数致死量
LD_{50}	2.500g/kg
95％的置信限下最小 LD_{50}	759.0mg/kg
95％的置信限下最大 LD_{50}	8.000g/kg
模型 2	大鼠吸入半数致死浓度
LC_{50}	2.000g/(m³ · h)
低于 95％置信限下的限量	199.9mg/(m³ · h)
高于 95％置信限下的限量	10.00g/(m³ · h)

【肉桂醇与 α-葡萄糖苷酶作用的二维图】 肉桂醇与 α-葡萄糖苷酶作用的二维图见图 1.110。

【药理或临床作用】 本品可用于花香型香精、化妆品香精和皂用香精的配制，也用作定香剂。

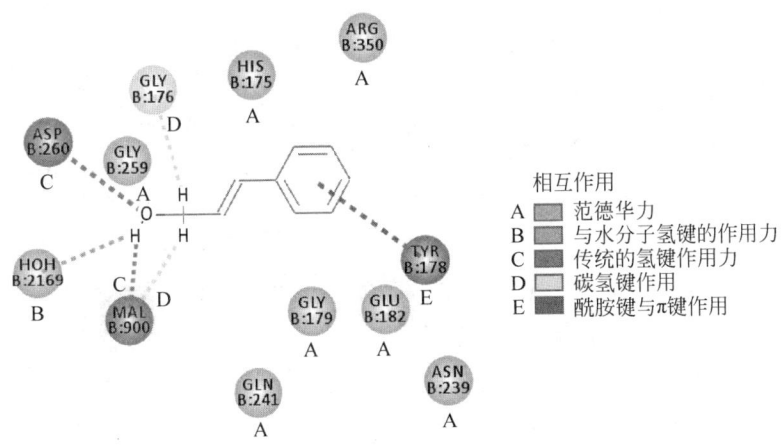

图 1.110　肉桂醇与 α-葡萄糖苷酶作用的二维图

7-羟基香豆素　7-Hydroxycoumarin

【化学结构】

【主要来源】　来源于伞形科胡萝卜属植物胡萝卜（*Daucus carota L. var. sativa* Hoffm.）的根。

【理化性质】　本品为针状结晶（水），熔点 225.00～228.00℃，能升华。易溶于乙醇、三氯甲烷、醋酸，溶于稀碱，略微溶于乙醚。

【类药五原则数据】　相对分子质量 162.1，脂水分配系数 1.657，可旋转键数 0，氢键受体数 3，氢键给体数 1。

【药物动力学数据】　7-羟基香豆素吸收、分布、代谢、排泄、毒性数据见表 1.166、图 1.111。

表 1.166　7-羟基香豆素吸收、分布、代谢、排泄、毒性数据表

25℃下水溶解度水平	3
血脑屏障通透水平	2
人类肠道吸收性水平	0
肝毒性（马氏距离）	8.303
细胞色素 P450 2D6 抑制性（马氏距离）	9.315
血浆蛋白结合率（马氏距离）	11.53

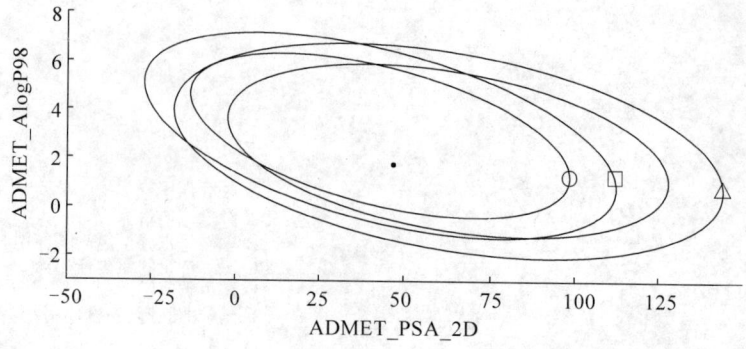

图 1.111　7-羟基香豆素 ADMET 范围图

【毒性】　7-羟基香豆素毒理学概率数据见表 1.167。

表 1.167　7-羟基香豆素毒理学概率表

毒理学性质	发生概率
致突变性	0.998
好氧生物降解性能	0.999
潜在发育毒性	0
皮肤刺激性	0
NTP 致癌性(雄大鼠)	0.984
NTP 致癌性(雌大鼠)	0.076
NTP 致癌性(雄小鼠)	1.000
NTP 致癌性(雌小鼠)	0

【药理】　7-羟基香豆素药理模型数据见表 1.168。

表 1.168　7-羟基香豆素药理模型数据表

模型 1	大鼠口服半数致死量
LD_{50}	1.900g/kg
95% 的置信限下最小 LD_{50}	339.6mg/kg
95% 的置信限下最大 LD_{50}	10.00g/kg
模型 2	大鼠吸入半数致死浓度
LC_{50}	10.00g/(m³ · h)
低于 95% 置信限下的限量	10.00g/(m³ · h)
高于 95% 置信限下的限量	10.00g/(m³ · h)

【7-羟基香豆素与 AMPK 蛋白激酶靶点作用的二维图】　7-羟基香豆素与 AMPK 蛋白激酶靶点作用的二维图见图 1.112。

【药理或临床作用】　本品可用于抗菌、降压、抗癌。

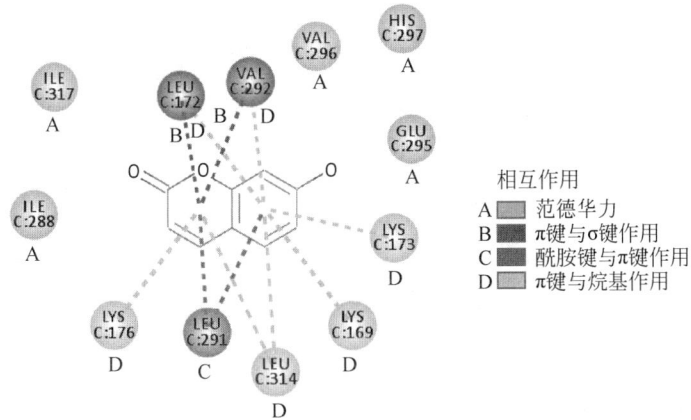

图 1.112　7-羟基香豆素与 AMPK 蛋白激酶靶点作用的二维图

山奈酚　Kaempferol

【化学结构】

【主要来源】　来源于姜科山奈属植物山奈(*Kaempferol galanga* L.)的根茎。

【理化性质】　本品为黄色结晶状粉末,熔点为 276.00～278.00℃,微溶于水,溶于热乙醇、乙醚和碱。

【类药五原则数据】　相对分子质量 286.2,脂水分配系数 1.872,可旋转键数 1,氢键受体数 6,氢键给体数 4。

【药物动力学数据】　山奈酚吸收、分布、代谢、排泄、毒性数据见表 1.169、图 1.113。

表 1.169　山奈酚吸收、分布、代谢、排泄、毒性数据表

25℃下水溶解度水平	3
血脑屏障通透水平	3
人类肠道吸收性水平	0
肝毒性(马氏距离)	7.510
细胞色素 P450 2D6 抑制性(马氏距离)	8.447
血浆蛋白结合率(马氏距离)	10.51

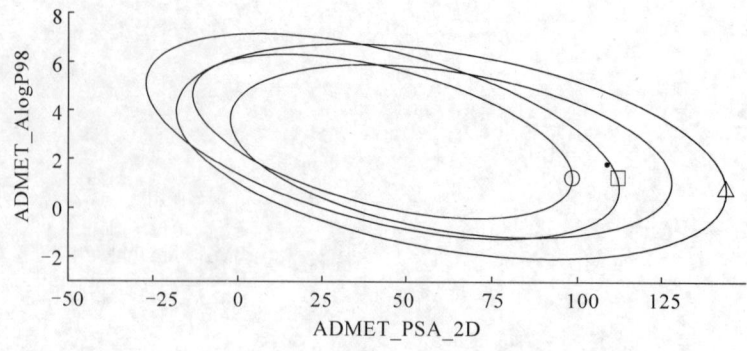

图 1.113　山柰酚 ADMET 范围图

【毒性】　山柰酚毒理学概率数据见表 1.170。

表 1.170　山柰酚毒理学概率表

毒理学性质	发生概率
致突变性	1.000
好氧生物降解性能	0.004
潜在发育毒性	0.999
皮肤刺激性	0
NTP 致癌性（雄大鼠）	0.998
NTP 致癌性（雌大鼠）	0
NTP 致癌性（雄小鼠）	1.000
NTP 致癌性（雌小鼠）	0

【药理】　山柰酚药理模型数据见表 1.171。

表 1.171　山柰酚药理模型数据表

模型 1	大鼠口服半数致死量
LD_{50}	138.9mg/kg
95% 的置信限下最小 LD_{50}	23.40mg/kg
95% 的置信限下最大 LD_{50}	824.1mg/kg
模型 2	大鼠吸入半数致死浓度
LC_{50}	10.00g/($m^3 \cdot$ h)
低于 95% 置信限下的限量	738.8mg/($m^3 \cdot$ h)
高于 95% 置信限下的限量	10.00g/($m^3 \cdot$ h)

【山柰酚与环加氧酶-2(COX-2)作用的二维图】　山柰酚与环加氧酶-2(COX-2)作用的二维图见图 1.114。

【药理或临床作用】　本品具有防癌、抗癌、抗炎、抗氧化、抗菌、抗病毒的作用，对动脉粥样硬化及糖尿病有防治作用。

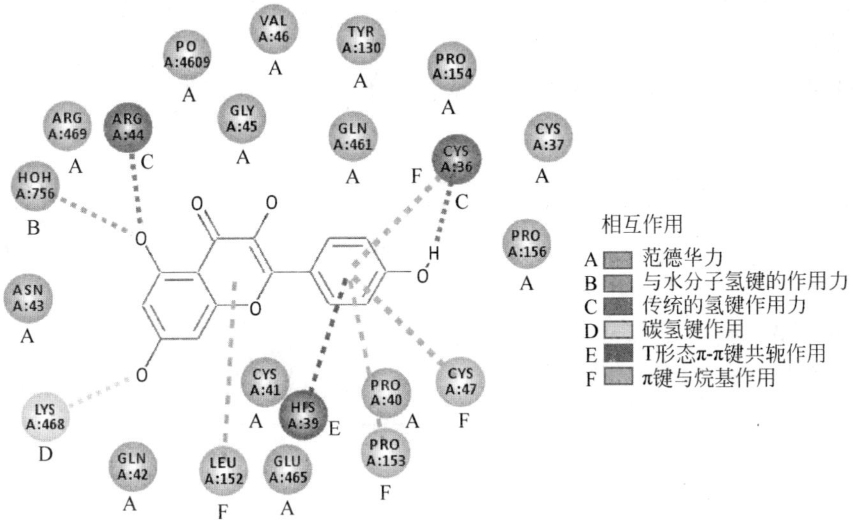

图 1.114　山奈酚与环加氧酶-2(COX-2)作用的二维图

山茱萸素 C　Cornusiin C

【化学结构】

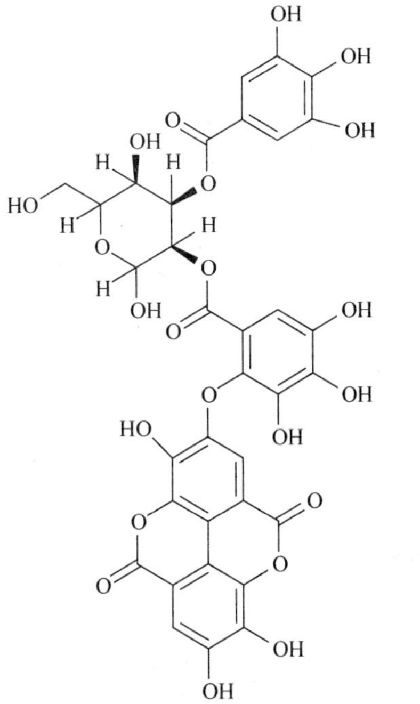

【主要来源】　来源于山茱萸科山茱萸属植物山茱萸(*Cornus officinalis* Sieb. et Zucc.)果实。

【理化性质】　本品为类白色无定形粉末。

【类药五原则数据】　相对分子质量784.5,脂水分配系数1.678,可旋转键数9,氢键受体数22,氢键给体数12。

【药物动力学数据】　山茱萸素C吸收、分布、代谢、排泄、毒性数据见表1.172、图1.115。

表1.172　山茱萸素C吸收、分布、代谢、排泄、毒性数据表

25℃下水溶解度水平	0
血脑屏障通透水平	4
人类肠道吸收性水平	3
肝毒性(马氏距离)	10.54
细胞色素P450 2D6抑制性(马氏距离)	26.18
血浆蛋白结合率(马氏距离)	15.94

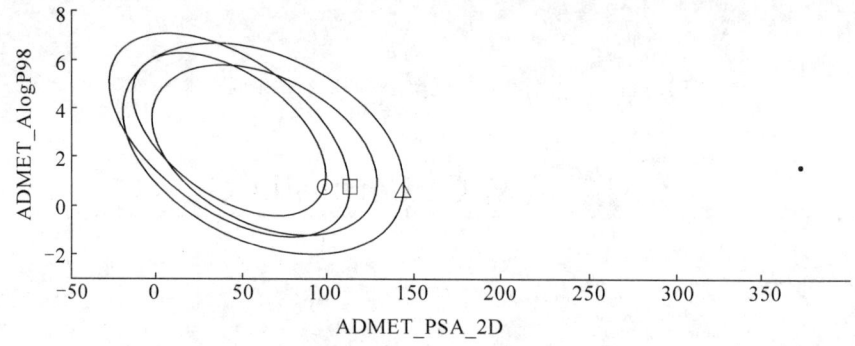

图1.115　山茱萸素C ADMET范围图

【毒性】　山茱萸素C毒理学概率数据见表1.173。

表1.173　山茱萸素C毒理学概率表

毒理学性质	发生概率
致突变性	0
好氧生物降解性能	1.000
潜在发育毒性	1.000
皮肤刺激性	1.000
NTP致癌性(雄大鼠)	1.000
NTP致癌性(雌大鼠)	0.953
NTP致癌性(雄小鼠)	1.000
NTP致癌性(雌小鼠)	1.000

【药理】　山茱萸素C药理模型数据见表1.174。

表1.174　山茱萸素C药理模型数据表

模型1	大鼠口服半数致死量
LD_{50}	10.00g/kg
95%的置信限下最小LD_{50}	10.00g/kg
95%的置信限下最大LD_{50}	10.00g/kg

续表

模型 2	大鼠吸入半数致死浓度
LC$_{50}$	623.4μg/(m³ · h)
低于 95% 置信限下的限量	1.300pg/(m³ · h)
高于 95% 置信限下的限量	10.00g/(m³ · h)

【山茶茰素 C 与 Bax 蛋白作用的二维图】 山茶茰素 C 与 Bax 蛋白作用的二维图见图 1.116。

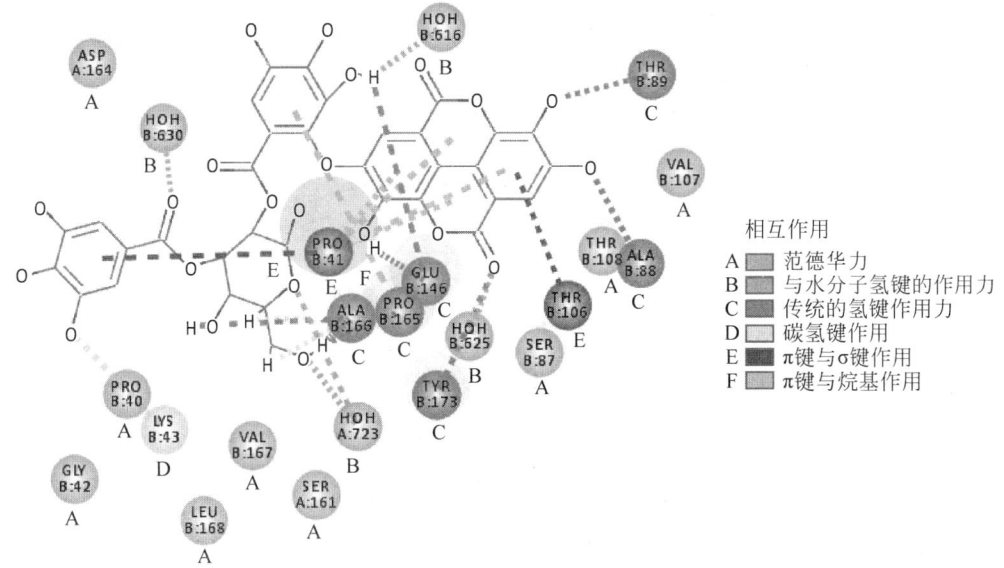

图 1.116 山茶茰素 C 与 Bax 蛋白作用的二维图

【药理或临床作用】 本品具有抑制黄嘌呤氧化酶和抗肿瘤的作用。

双瑞香内酯 Daphnoretin

【化学结构】

【主要来源】 来源于瑞香科瑞香属植物瑞香(*Daphne odora* Thunb.)。
【理化性质】 本品外观为黄色,熔点为 245.00~246.00℃。
【类药五原则数据】 相对分子质量 352.3,脂水分配系数 2.975,可旋转键数 3,氢键受

体数 7,氢键给体数 1。

【药物动力学数据】 双瑞香内酯吸收、分布、代谢、排泄、毒性数据见表 1.175、图 1.117。

表 1.175 双瑞香内酯吸收、分布、代谢、排泄、毒性数据表

25℃下水溶解度水平	2
血脑屏障通透水平	3
人类肠道吸收性水平	0
肝毒性(马氏距离)	9.680
细胞色素 P450 2D6 抑制性(马氏距离)	11.32
血浆蛋白结合率(马氏距离)	11.88

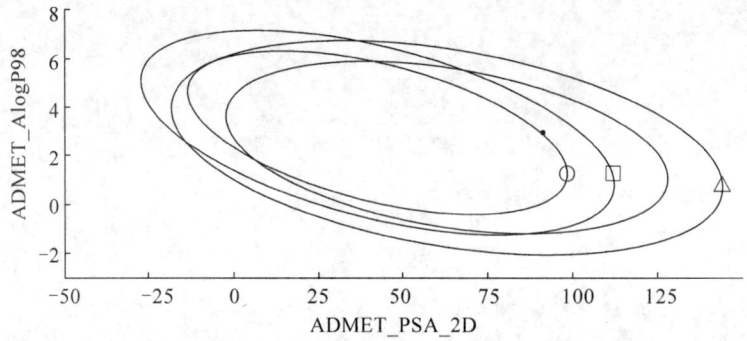

图 1.117 双瑞香内酯 ADMET 范围图

【毒性】 双瑞香内酯毒理学概率数据见表 1.176。

表 1.176 双瑞香内酯毒理学概率表

毒理学性质	发生概率
致突变性	0.989
好氧生物降解性能	0.996
潜在发育毒性	0.222
皮肤刺激性	0
NTP 致癌性(雄大鼠)	1.000
NTP 致癌性(雌大鼠)	1.000
NTP 致癌性(雄小鼠)	1.000
NTP 致癌性(雌小鼠)	0.030

【药理】 双瑞香内酯药理模型数据见表 1.177。

表 1.177 双瑞香内酯药理模型数据表

模型 1	大鼠口服半数致死量
LD_{50}	1.400g/kg
95%的置信限下最小 LD_{50}	232.3mg/kg
95%的置信限下最大 LD_{50}	7.900g/kg

续表

模型 2	大鼠吸入半数致死浓度
LC_{50}	$10.00 \text{g}/(\text{m}^3 \cdot \text{h})$
低于 95% 置信限下的限量	$10.00 \text{g}/(\text{m}^3 \cdot \text{h})$
高于 95% 置信限下的限量	$10.00 \text{g}/(\text{m}^3 \cdot \text{h})$

【双瑞香内酯与环加氧酶-2(COX-2)作用的二维图】　双瑞香内酯与环加氧酶-2(COX-2)作用的二维图见图 1.118。

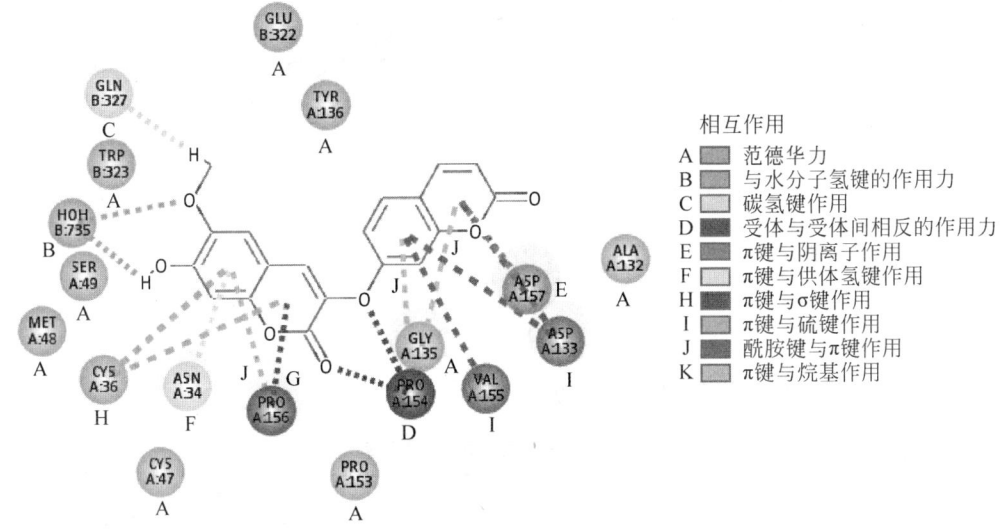

图 1.118　双瑞香内酯与环加氧酶-2(COX-2)作用的二维图

【药理或临床作用】　本品具有抗肿瘤、抗炎、抗真菌、抗病毒、抗焦虑等作用。

双香豆素　Dicoumarol

【化学结构】

【主要来源】　来源于豆科车轴草属植物红车轴草(*Trifolium pratense* L.)。

【理化性质】　本品为白色或乳白色结晶性粉末,味苦略具香味,溶于强碱溶液,微溶于氯仿,几不溶于水、乙醇、乙醚,熔点 288.00～289.00℃。

【类药五原则数据】　相对分子质量 336.3,脂水分配系数 2.789,可旋转键数 2,氢键受体数 6,氢键给体数 2。

【药物动力学数据】　双香豆素吸收、分布、代谢、排泄、毒性数据见表 1.178、图 1.119。

表 1.178 双香豆素吸收、分布、代谢、排泄、毒性数据表

25℃下水溶解度水平	3
血脑屏障通透水平	3
人类肠道吸收性水平	0
肝毒性(马氏距离)	10.58
细胞色素 P450 2D6 抑制性(马氏距离)	9.966
血浆蛋白结合率(马氏距离)	9.611

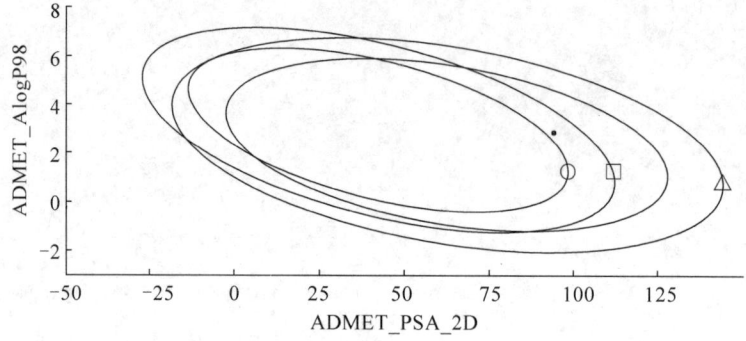

图 1.119 双香豆素 ADMET 范围图

【毒性】 双香豆素毒理学概率数据见表 1.179。

表 1.179 双香豆素毒理学概率表

毒理学性质	发生概率
致突变性	0.998
好氧生物降解性能	0.153
潜在发育毒性	0
皮肤刺激性	0
NTP 致癌性(雄大鼠)	1.000
NTP 致癌性(雌大鼠)	0
NTP 致癌性(雄小鼠)	1.000
NTP 致癌性(雌小鼠)	0

【药理】 双香豆素药理模型数据见表 1.180。

表 1.180 双香豆素药理模型数据表

模型 1	大鼠口服半数致死量
LD_{50}	269.6mg/kg
95%的置信限下最小 LD_{50}	46.10mg/kg
95%的置信限下最大 LD_{50}	1.600g/kg
模型 2	大鼠吸入半数致死浓度
LC_{50}	10.00g/(m³ · h)
低于 95%置信限下的限量	10.00g/(m³ · h)
高于 95%置信限下的限量	10.00g/(m³ · h)

【双香豆素与抗凝血靶点 VKORC1 作用的二维图】　双香豆素与抗凝血靶点 VKORC1
作用的二维图见图 1.120。

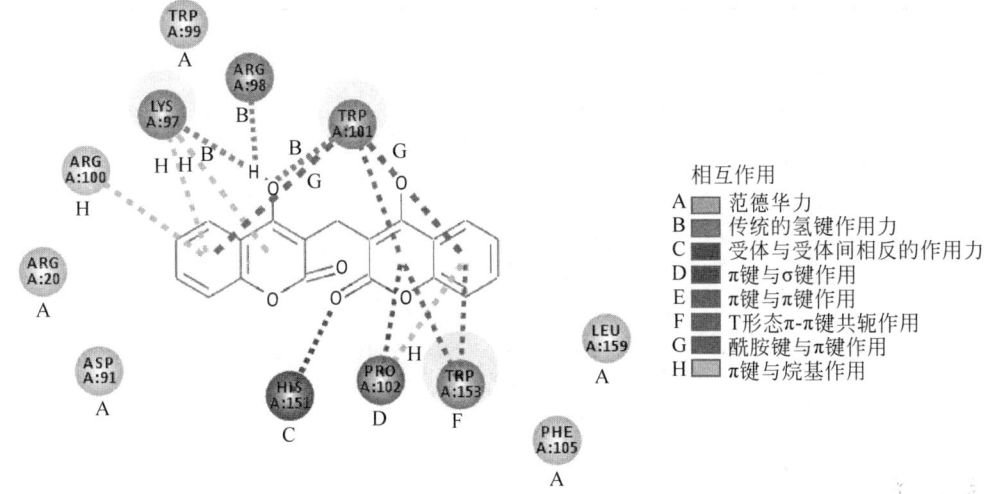

相互作用
A 范德华力
B 传统的氢键作用力
C 受体与受体间相反的作用力
D π键与σ键作用
E π键与π键作用
F T形态π-π键共轭作用
G 酰胺键与π键作用
H π键与烷基作用

图 1.120　双香豆素与抗凝血靶点 VKORC1 作用的二维图

【药理或临床作用】　本品具有抗凝血作用,可用于血栓及栓塞性静脉炎的防治,也可用
于血栓栓塞疾病的治疗。

水飞蓟宾 Silibinin

【化学结构】

【主要来源】　来源于菊科水飞蓟属水飞蓟[*Silybum marianum*(L.)Gaertn.)的种子。

【理化性质】　本品为类白色结晶性粉末,无臭、味微苦涩,有引湿性。易溶于甲醇、乙酸
乙酯,极微溶于水。

【类药五原则数据】　相对分子质量 482.4,脂水分配系数 1.022,可旋转键数 4,氢键受
体数 10,氢键给体数 5。

【药物动力学数据】　水飞蓟宾的吸收、分布、代谢、排泄、毒性的数据见表 1.181、图 1.121。

表 1.181　水飞蓟宾的吸收、分布、代谢、排泄、毒性的数据表

25℃下水溶解度水平	3
血脑屏障通透水平	4
人类肠道吸收性水平	3
肝毒性(马氏距离)	12.49

续表

细胞色素 P450 2D6 抑制性(马氏距离)	16.63
血浆蛋白结合率(马氏距离)	15.11

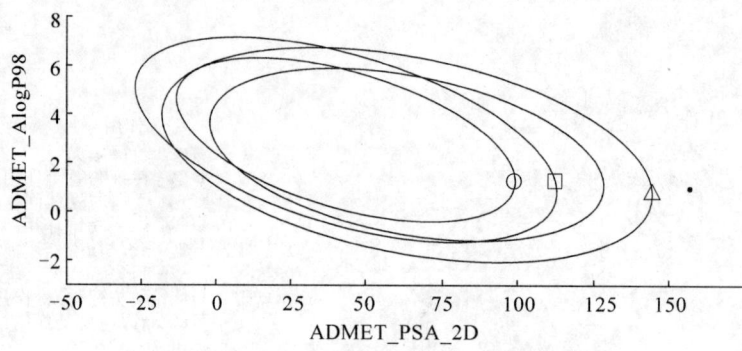

图 1.121　水飞蓟宾 ADMET 范围图

【毒性】　水飞蓟宾毒理学概率数据见表 1.182。

表 1.182　水飞蓟宾毒理学概率表

毒理学性质	发生概率
致突变性	0.001
好氧生物降解性能	0
潜在发育毒性	1.000
皮肤刺激性	0.998
NTP 致癌性(雄大鼠)	0.001
NTP 致癌性(雌大鼠)	1.000
NTP 致癌性(雄小鼠)	0.979
NTP 致癌性(雌小鼠)	1.000

【药理】　水飞蓟宾毒理模型数据见表 1.183。

表 1.183　水飞蓟宾毒理模型数据表

模型 1	大鼠口服半数致死量
LD_{50}	12.10mg/kg
95%的置信限下最小 LD_{50}	1.300mg/kg
95%的置信限下最大 LD_{50}	108.7mg/kg
模型 2	大鼠吸入半数致死浓度
LC_{50}	$3.500g/(m^3 \cdot h)$
低于 95%置信限下的限量	$6.000mg/(m^3 \cdot h)$
高于 95%置信限下的限量	$10.00g/(m^3 \cdot h)$

【水飞蓟宾与靶点 TIMP-1mRNA 作用的二维图】　水飞蓟宾与靶点 TIMP-1mRNA 作用的二维图见图 1.122。

【药理或临床作用】　本品具有保护正常肝脏细胞、促进受损害细胞膜复原的功效。

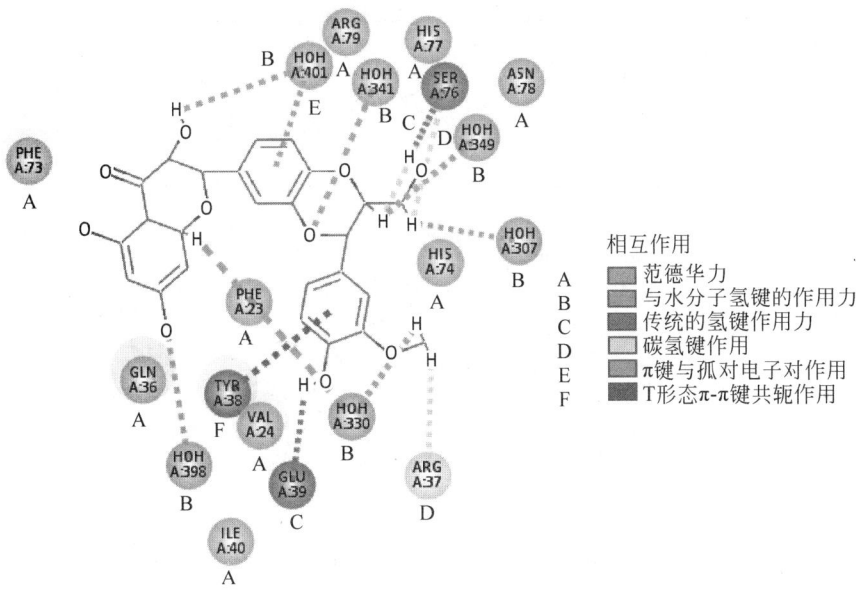

图 1.122　水飞蓟宾与靶点 TIMP-1mRNA 作用的二维图

相互作用
■ 范德华力
■ 与水分子氢键的作用力
■ 传统的氢键作用力
■ 碳氢键作用
■ π键与孤对电子对作用
■ T形态π-π键共轭作用

A
B
C
D
E
F

松脂醇二葡萄糖苷　Pinoresinol Diglucoside

【化学结构】

【主要来源】　本品来源于杜仲科杜仲属杜仲(*Eucommia ulmoides* Oliver)的叶和皮。

【理化性质】　本品为白色结晶粉末具有,熔点 221.00～223.00℃,可溶于甲醇、乙醇、二甲基亚砜。

【类药五原则数据】　相对分子质量 682.7,脂水分配系数－1.676,可旋转键数 10,氢键受体数 16,氢键给体数 8。

【药物动力学数据】　松脂醇二葡萄糖苷的吸收、分布、代谢、排泄、毒性的数据见表 1.184、图 1.123。

表 1.184　松脂醇二葡萄糖苷的吸收、分布、代谢、排泄、毒性的数据表

25℃下水溶解度水平	3
血脑屏障通透水平	4
人类肠道吸收性水平	3

续表

肝毒性(马氏距离)	9.847
细胞色素 P450 2D6 抑制性(马氏距离)	19.18
血浆蛋白结合率(马氏距离)	11.09

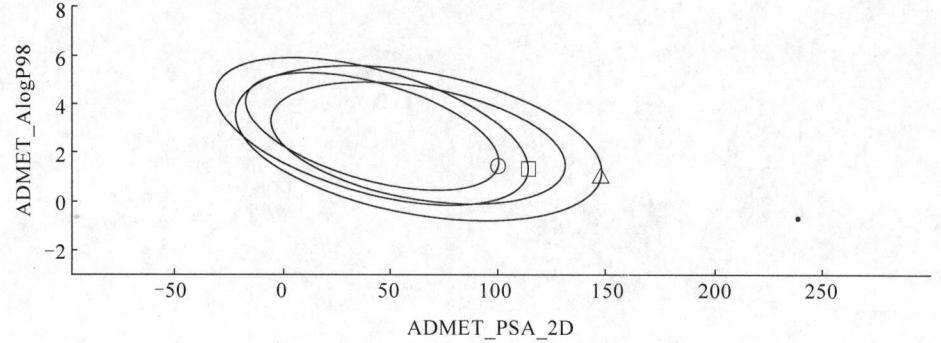

图 1.123　松脂醇二葡萄糖苷 ADMET 范围图

【毒性】　松脂醇二葡萄糖苷毒理学概率数据见表 1.185。

表 1.185　松脂醇二葡萄糖苷毒理学概率表

毒理学性质	发生概率
致突变性	0.617
好氧生物降解性能	1.000
潜在发育毒性	1.000
皮肤刺激性	0
NTP 致癌性(雄大鼠)	0
NTP 致癌性(雌大鼠)	1.000
NTP 致癌性(雄小鼠)	0
NTP 致癌性(雌小鼠)	0.988

【药理】　松脂醇二葡萄糖苷药理模型数据见表 1.186。

表 1.186　松脂醇二葡萄糖苷药理模型数据表

模型 1	大鼠口服半数致死量
LD_{50}	226.8mg/kg
95％的置信限下最小 LD_{50}	8.900mg/kg
95％的置信限下最大 LD_{50}	5.800g/kg
模型 2	大鼠吸入半数致死浓度
LC_{50}	0pg/(m³ · h)
低于 95％置信限下的限量	0pg/(m³ · h)
高于 95％置信限下的限量	185.4ng/(m³ · h)

【松脂醇二葡萄糖苷与抗氧化酶作用的二维图】　松脂醇二葡萄糖苷与抗氧化酶作用的二维图见图 1.124。

【药理或临床作用】　本品具有抗氧化、抗肿瘤、增强免疫力、抗疲劳、抗衰老的作用。

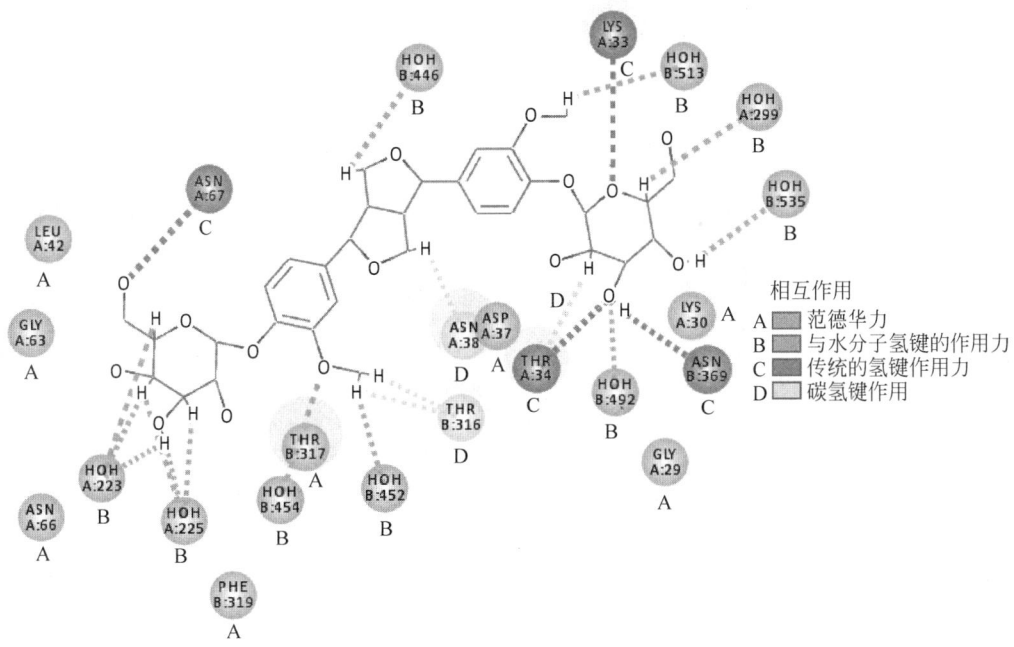

图 1.124　松脂醇二葡萄糖苷与抗氧化酶作用的二维图

台湾脂素 A　Taiwanin A

【化学结构】

【主要来源】　来源于木兰科南五味子属南五味子(*Kadsura longipedunculata*)。

【理化性质】　本品为白色晶体,熔点 69.00℃,沸点 297.00℃～299.00℃。可溶于沸水,易溶于苯、乙醚、氯仿和乙醇,不溶于水。

【类药五原则数据】　相对分子质量 350.3,脂水分配系数 3.349,可旋转键数 2,氢键受体数 6,氢键给体数 0。

【药物动力学数据】　台湾脂素 A 的吸收、分布、代谢、排泄、毒性的数据见表 1.187、图 1.125。

表 1.187　台湾脂素 A 的吸收、分布、代谢、排泄、毒性的数据表

25℃下水溶解度水平	2
血脑屏障通透水平	2
人类肠道吸收性水平	0
肝毒性(马氏距离)	12.57
细胞色素 P450 2D6 抑制性(马氏距离)	10.06
血浆蛋白结合率(马氏距离)	12.30

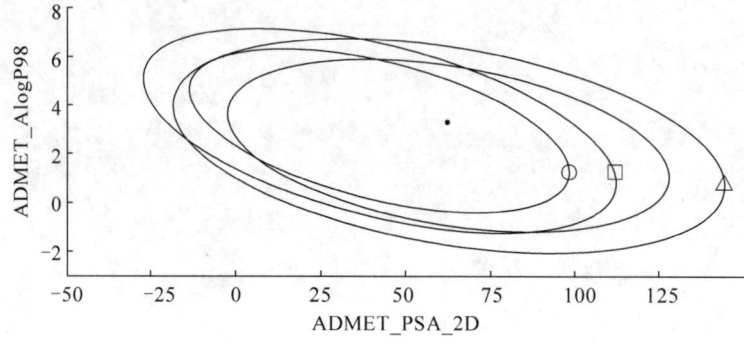

图 1.125　台湾脂素 A ADMET 范围图

【毒性】　台湾脂素 A 毒理学概率数据见表 1.188。

表 1.188　台湾脂素 A 毒理学概率表

毒理学性质	发生概率
致突变性	0
好氧生物降解性能	1.000
潜在发育毒性	1.000
皮肤刺激性	1.000
NTP 致癌性(雄大鼠)	0.003
NTP 致癌性(雌大鼠)	0.997
NTP 致癌性(雄小鼠)	0
NTP 致癌性(雌小鼠)	1.000

【药理】　台湾脂素 A 药理模型数据见表 1.189。

表 1.189　台湾脂素 A 药理模型数据表

模型 1	大鼠口服半数致死量
LD_{50}	9.400mg/kg
95%的置信限下最小 LD_{50}	1.100mg/kg
95%的置信限下最大 LD_{50}	77.80mg/kg
模型 2	大鼠吸入半数致死浓度
LC_{50}	799.3mg/(m³ · h)
低于 95%置信限下的限量	103.2mg/(m³ · h)
高于 95%置信限下的限量	6.200g/(m³ · h)

【台湾脂素 A 与 M_3 受体作用的二维图】　台湾脂素 A 与 M_3 受体作用的二维图见图 1.126。

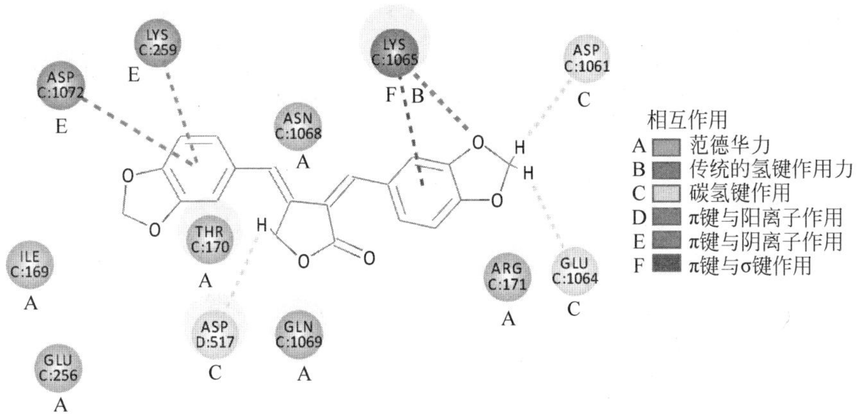

图 1.126　台湾脂素 A 与 M$_3$ 受体作用的二维图

【药理或临床作用】　本品可抑制凝血因子在肝脏的合成,具有抗肿瘤以及平滑肌解痉的作用。

台湾脂素 C　Taiwanin C

【化学结构】

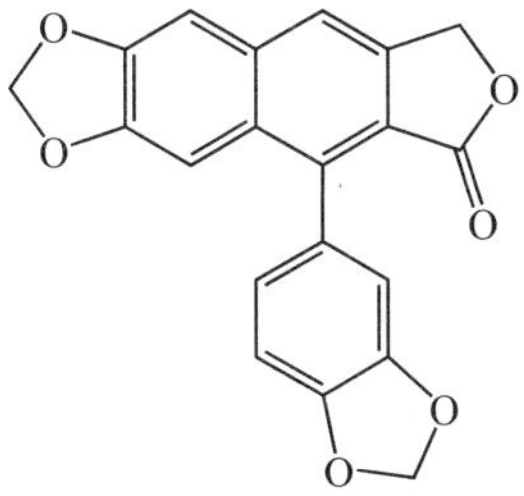

【主要来源】　来源于蒺藜科白刺属植物白刺(*Nitraria tangutorum* Bobr.)的果实。

【理化性质】　本品为白色结晶,沸点 297.00～299.00℃。可溶于甲醇、乙醇等有机溶剂,不溶于水。

【类药五原则数据】　相对分子质量 348.3,脂水分配系数 3.401,可旋转键数 1,氢键受体数 6,氢键给体数 0。

【药物动力学数据】　台湾脂素 C 的吸收、分布、代谢、排泄、毒性的数据见表 1.190、图 1.127。

表 1.190　台湾脂素 C 的吸收、分布、代谢、排泄、毒性的数据表

25℃下水溶解度水平	2
血脑屏障通透水平	2
人类肠道吸收性水平	0
肝毒性(马氏距离)	13.78
细胞色素 P450 2D6 抑制性(马氏距离)	18.08
血浆蛋白结合率(马氏距离)	13.61

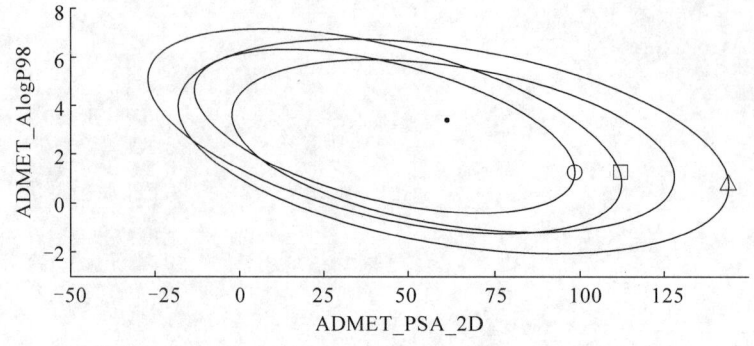

图 1.127 　台湾脂素 C ADMET 范围图

【毒性】 　台湾脂素 C 毒理学概率数据见表 1.191。

表 1.191 　台湾脂素 C 毒理学概率表

毒理学性质	发生概率
致突变性	1.000
好氧生物降解性能	1.000
潜在发育毒性	0.706
皮肤刺激性	0
NTP 致癌性(雄大鼠)	1.000
NTP 致癌性(雌大鼠)	1.000
NTP 致癌性(雄小鼠)	0.927
NTP 致癌性(雌小鼠)	0.266

【药理】 　台湾脂素 C 药理模型数据见表 1.192。

表 1.192 　台湾脂素 C 药理模型数据表

模型 1	大鼠口服半数致死量
LD_{50}	41.80mg/kg
95% 的置信限下最小 LD_{50}	3.700mg/kg
95% 的置信限下最大 LD_{50}	476.1mg/kg
模型 2	大鼠吸入半数致死浓度
LC_{50}	396.0mg/(m^3 · h)
低于 95% 置信限下的限量	43.20mg/(m^3 · h)
高于 95% 置信限下的限量	3.600g/(m^3 · h)

【台湾脂素 C 与环加氧酶-2(COX-2)作用的二维图】 　台湾脂素 C 与环加氧酶-2(COX-2)作用的二维图见图 1.128。

【药理或临床作用】 　本品具有清热利尿、明目、消积的作用,可用于肝胆湿热所致的胁痛、腹胀、纳差、恶心、便溏的治疗。

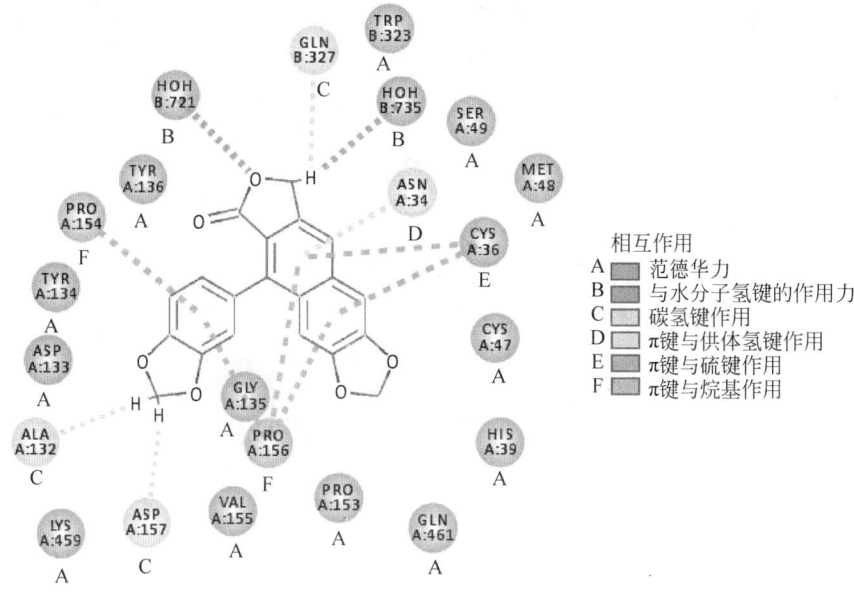

图 1.128 台湾脂素 C 与环加氧酶-2(COX-2)作用的二维图

相互作用
A ■ 范德华力
B ■ 与水分子氢键的作用力
C □ 碳氢键作用
D □ π键与供体氢键作用
E ■ π键与硫键作用
F ■ π键与烷基作用

台湾脂素 E Taiwanin E

【化学结构】

【主要来源】 来源于蒺藜科白刺属植物白刺(*Nitraria tangutorum* Bobr.)的果实。

【理化性质】 本品为白色结晶,沸点 297.00～299.00℃。可溶于甲醇、乙醇等有机溶剂,不溶于水。

【类药五原则数据】 相对分子质量 364.3,脂水分配系数 3.159,可旋转键数 1,氢键受体数 7,氢键给体数 1。

【药物动力学数据】 台湾脂素 E 的吸收、分布、代谢、排泄、毒性的数据见表 1.193、图 1.129。

表 1.193 台湾脂素 E 的吸收、分布、代谢、排泄、毒性的数据表

25℃下水溶解度水平	2
血脑屏障通透水平	2
人类肠道吸收性水平	0

续表

肝毒性(马氏距离)	13.02
细胞色素 P450 2D6 抑制性(马氏距离)	17.64
血浆蛋白结合率(马氏距离)	14.29

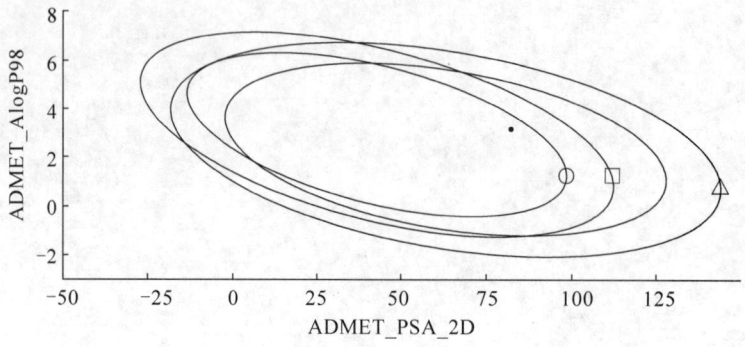

图 1.129　台湾脂素 E ADMET 范围图

【毒性】　台湾脂素 E 毒理学概率数据见表 1.194。

表 1.194　台湾脂素 E 毒理学概率表

毒理学性质	发生概率
致突变性	1.000
好氧生物降解性能	1.000
潜在发育毒性	0.705
皮肤刺激性	0
NTP 致癌性(雄大鼠)	1.000
NTP 致癌性(雌大鼠)	0
NTP 致癌性(雄小鼠)	0.536
NTP 致癌性(雌小鼠)	0.001

【药理】　台湾脂素 E 药理模型数据见表 1.195。

表 1.195　台湾脂素 E 药理模型数据表

模型 1	大鼠口服半数致死量
LD_{50}	29.80mg/kg
95％的置信限下最小 LD_{50}	3.100mg/kg
95％的置信限下最大 LD_{50}	282.1mg/kg
模型 2	大鼠吸入半数致死浓度
LC_{50}	10.00g/(m³ · h)
低于 95％置信限下的限量	7.300g/(m³ · h)
高于 95％置信限下的限量	10.00g/(m³ · h)

【台湾脂素 E 与环加氧酶-2(COX-2)作用的二维图】　台湾脂素 E 与环加氧酶-2(COX-2)作用的二维图见图 1.130。

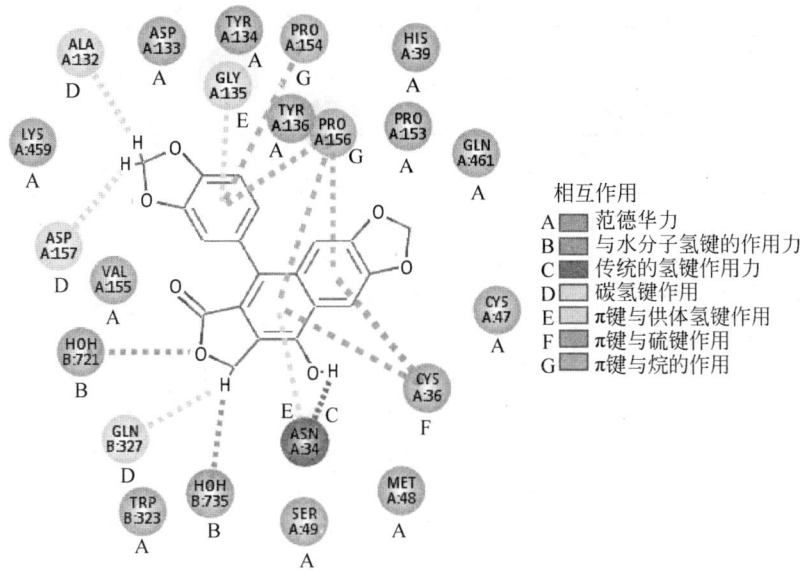

图 1.130　台湾脂素 E 与环加氧酶-2(COX-2)作用的二维图

【药理或临床作用】　本品具有清热利尿、明目、消积的作用,可用于肝胆湿热所致的胁痛、腹胀、纳差、恶心、便溏的治疗。

无色飞燕草苷元 Leucodelphinidin

【化学结构】

【主要来源】　来源于麻黄科植物草麻黄(*Ephedra sinica* Stapf)的地上部分。

【理化性质】　本品为粉末状,熔点 570.90℃。

【类药五原则数据】　相对分子质量 322.3,脂水分配系数 0.947,可旋转键数 1,氢键受体数 8,氢键给体数 7。

【药物动力学数据】　无色飞燕草苷元的吸收、分布、代谢、排泄、毒性的数据见表 1.196、图 1.131。

表 1.196　无色飞燕草苷元的吸收、分布、代谢、排泄、毒性的数据表

25℃下水溶解度水平	3
血脑屏障通透水平	4
人类肠道吸收性水平	3

续表

肝毒性(马氏距离)	10.59
细胞色素 P450 2D6 抑制性(马氏距离)	16.98
血浆蛋白结合率(马氏距离)	12.46

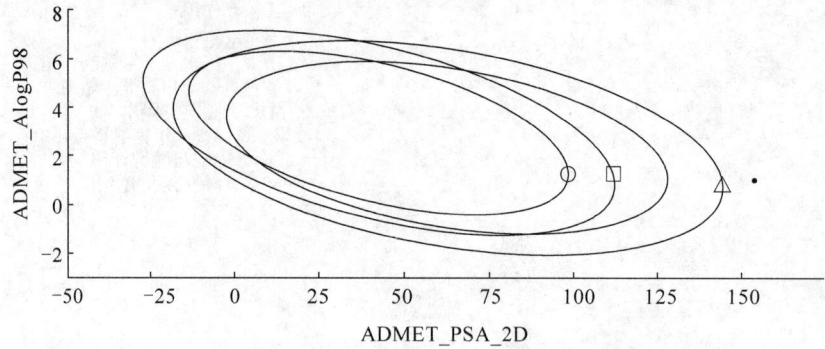

图 1.131　无色飞燕草苷元 ADMET 范围图

【毒性】　无色飞燕草苷元毒理学概率数据见表 1.197。

表 1.197　无色飞燕草苷元毒理学概率表

毒理学性质	发生概率
致突变性	0
好氧生物降解性能	0
潜在发育毒性	1.000
皮肤刺激性	0
NTP 致癌性(雄大鼠)	0.001
NTP 致癌性(雌大鼠)	1.000
NTP 致癌性(雄小鼠)	0
NTP 致癌性(雌小鼠)	0

【药理】　无色飞燕草苷元药理模型数据见表 1.198。

表 1.198　无色飞燕草苷元药理模型数据表

模型 1	大鼠口服半数致死量
LD_{50}	2.300g/kg
95%的置信限下最小 LD_{50}	258.3mg/kg
95%的置信限下最大 LD_{50}	10.00g/kg
模型 2	大鼠吸入半数致死浓度
LC_{50}	5.700g/(m³ · h)
低于 95%置信限下的限量	7.300mg/(m³ · h)
高于 95%置信限下的限量	10.00g/(m³ · h)

【无色飞燕草苷元与胰岛素受体作用的二维图】　无色飞燕草苷元与胰岛素受体作用的二维图见图 1.132。

【药理或临床作用】　本品可用于降血糖。

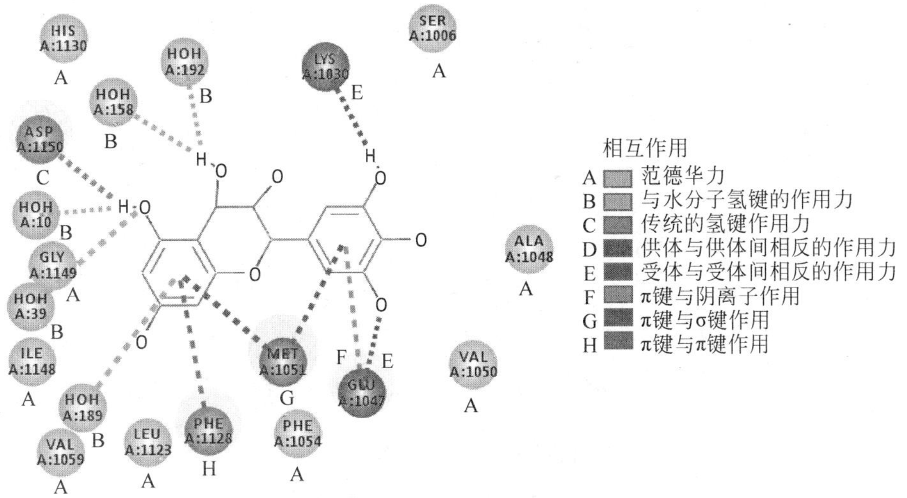

图 1.132　无色飞燕草苷元与胰岛素受体作用的二维图

无色矢车菊苷元 Leucocyanidin

【化学结构】

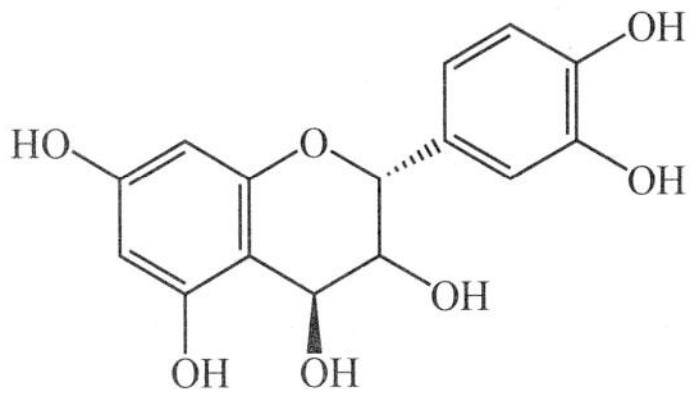

【主要来源】　来源于蓼科酸模属酸模（*Rumex acetosa* L.）的根。

【理化性质】　本品纯品沸点 641.50℃，一水合物为结晶（醋酸乙酯-石油醚），熔点 355.00℃以上。可溶于水、乙醇和丙酮，几乎不溶于乙醚、三氯甲烷和石油醚。二水合物结晶（热水），熔点 300℃以上。左旋体为无色无定形粉末，熔点 210℃。

【类药五原则数据】　相对分子质量 306.3，脂水分配系数 1.189，可旋转键数 1，氢键受体数 7，氢键给体数 6。

【药物动力学数据】　无色矢车菊苷元的吸收、分布、代谢、排泄、毒性的数据见表 1.199、图 1.133。

表 1.199　无色矢车菊苷元的吸收、分布、代谢、排泄、毒性的数据表

25℃下水溶解度水平	3
血脑屏障通透水平	4
人类肠道吸收性水平	1
肝毒性（马氏距离）	9.066
细胞色素 P450 2D6 抑制性（马氏距离）	14.53
血浆蛋白结合率（马氏距离）	10.70

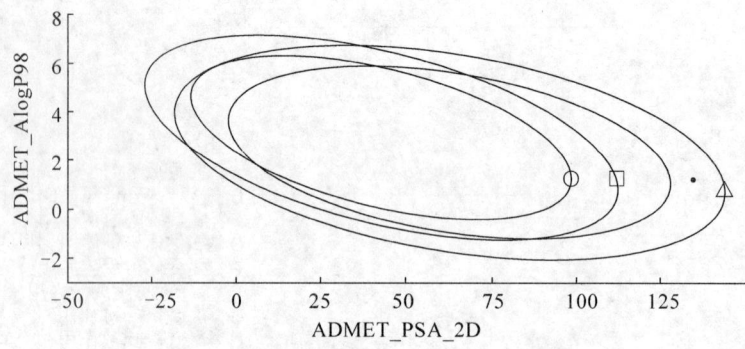

图 1.133　无色矢车菊苷元 ADMET 范围图

【毒性】　无色矢车菊苷元毒理学概率数据见表 1.200。

表 1.200　无色矢车菊苷元毒理学概率表

毒理学性质	发生概率
致突变性	0.001
好氧生物降解性能	0
潜在发育毒性	1.000
皮肤刺激性	0
NTP 致癌性（雄大鼠）	0
NTP 致癌性（雌大鼠）	0.881
NTP 致癌性（雄小鼠）	0
NTP 致癌性（雌小鼠）	0

【药理】　无色矢车菊苷元药理模型数据见表 1.201。

表 1.201　无色矢车菊苷元药理模型数据表

模型 1	大鼠口服半数致死量
LD_{50}	3.800g/kg
95％的置信限下最小 LD_{50}	448.4mg/kg
95％的置信限下最大 LD_{50}	10.00g/kg
模型 2	大鼠吸入半数致死浓度
LC_{50}	634.1mg/(m^3 · h)
低于 95％置信限下的限量	1.600mg/(m^3 · h)
高于 95％置信限下的限量	10.00g/(m^3 · h)

【无色矢车菊苷元与抗凝血蛋白 VKORC1 作用的二维图】　无色矢车菊苷元与抗凝血蛋白 VKORC1 作用的二维图见图 1.134。

【药理或临床作用】　本品能抑制肾上腺素甲基化反应,具有保护血管、抗凝血作用。

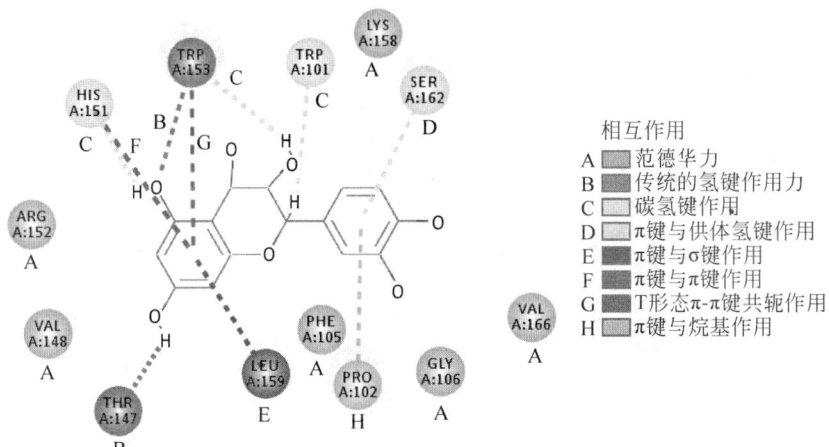

图 1.134　无色矢车菊苷元与抗凝血蛋白 VKORC1 作用的二维图

相互作用
A ▢ 范德华力
B ▢ 传统的氢键作用力
C ▢ 碳氢键作用
D ▢ π键与供体氢键作用
E ▢ π键与σ键作用
F ▢ π键与π键作用
G ▢ T形态π-π键共轭作用
H ▢ π键与烷基作用

五味子丙素　Schisandrin C

【化学结构】

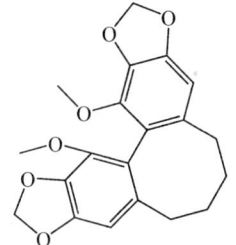

【主要来源】　来源于木兰科五味子属五味子(*Schisandra chinensis*)的干燥成熟果实提取物。

【理化性质】　本品为棕黄色精细粉末,可溶于有机溶剂。

【类药五原则数据】　相对分子质量 384.4,脂水分配系数 4.868,可旋转键数 2,氢键受体数 6,氢键给体数 0。

【药物动力学数据】　五味子丙素的吸收、分布、代谢、排泄、毒性的数据见表 1.202、图 1.135。

表 1.202　五味子丙素的吸收、分布、代谢、排泄、毒性的数据表

25℃下水溶解度水平	1
血脑屏障通透水平	1
人类肠道吸收性水平	0
肝毒性(马氏距离)	9.135
细胞色素 P450 2D6 抑制性(马氏距离)	10.94
血浆蛋白结合率(马氏距离)	9.632

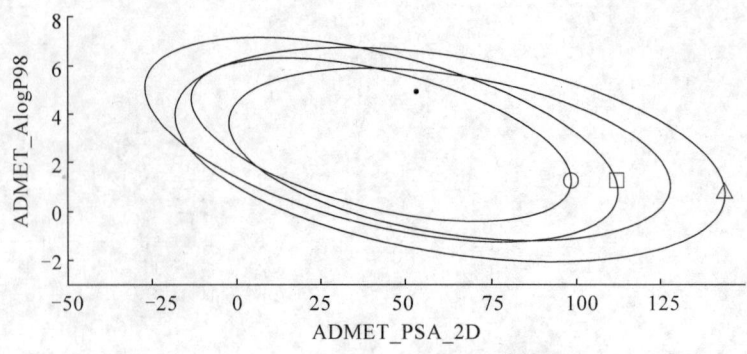

图 1.135 五味子丙素 ADMET 范围图

【毒性】 五味子丙素毒理学概率数据见表 1.203。

表 1.203 五味子丙素毒理学概率表

毒理学性质	发生概率
致突变性	0
好氧生物降解性能	1.000
潜在发育毒性	0
皮肤刺激性	0
NTP 致癌性(雄大鼠)	1.000
NTP 致癌性(雌大鼠)	0.999
NTP 致癌性(雄小鼠)	1.000
NTP 致癌性(雌小鼠)	0.994

【药理】 五味子丙素药理模型数据见表 1.204。

表 1.204 五味子丙素药理模型数据表

模型 1	大鼠口服半数致死量
LD_{50}	19.20mg/kg
95%的置信限下最小 LD_{50}	1.300mg/kg
95%的置信限下最大 LD_{50}	277.1mg/kg
模型 2	大鼠吸入半数致死浓度
LC_{50}	10.00g/(m³·h)
低于 95%置信限下的限量	1.400g/(m³·h)
高于 95%置信限下的限量	10.00g/(m³·h)

【五味子丙素与超氧化物歧化酶(SOD)作用的二维图】 五味子丙素与超氧化物歧化酶(SOD)作用的二维图见图 1.136。

【药理或临床作用】 本品具有敛肺滋肾、生津敛汗、涩精止血、宁心安神、益气生津、补肾养心、收敛固涩的功效。

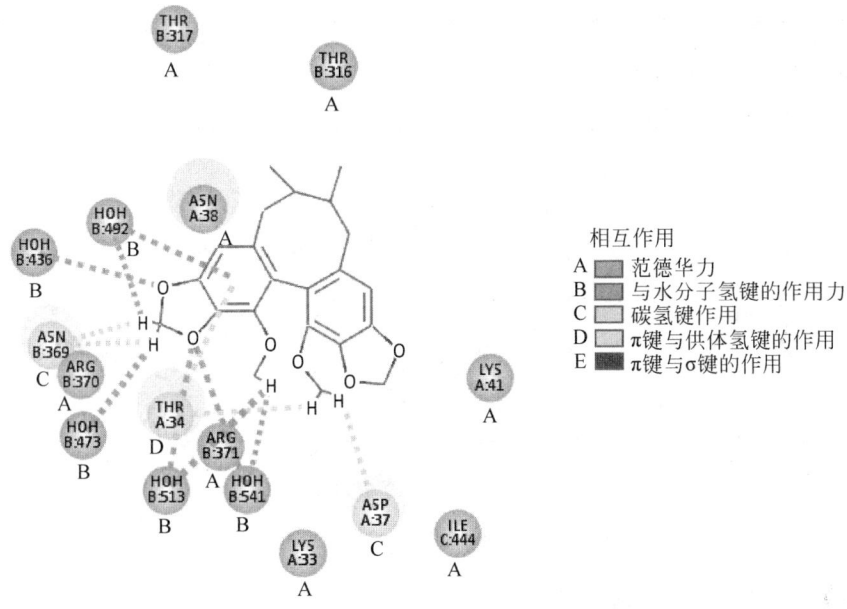

图 1.136　五味子丙素与超氧化物歧化酶(SOD)作用的二维图

相互作用
A　范德华力
B　与水分子氢键的作用力
C　碳氢键作用
D　π键与供体氢键的作用
E　π键与σ键的作用

五味子醇甲　Schizandrin

【化学结构】

【主要来源】　来源于木兰科五味子属五味子(*Schisandra chinensis*)的干燥成熟果实提取物。

【理化性质】　本品为结晶(乙醚-石油醚),熔点 133℃。

【类药五原则数据】　相对分子质量 432.5,脂水分配系数 4.050,可旋转键数 6,氢键受体数 7,氢键给体数 1。

【药物动力学数据】　五味子醇甲的吸收、分布、代谢、排泄、毒性的数据见表 1.205、图 1.137。

表 1.205　五味子醇甲的吸收、分布、代谢、排泄、毒性的数据表

25℃下水溶解度水平	2
血脑屏障通透水平	2
人类肠道吸收性水平	0

续表

肝毒性(马氏距离)	10.56
细胞色素 P450 2D6 抑制性(马氏距离)	12.42
血浆蛋白结合率(马氏距离)	9.850

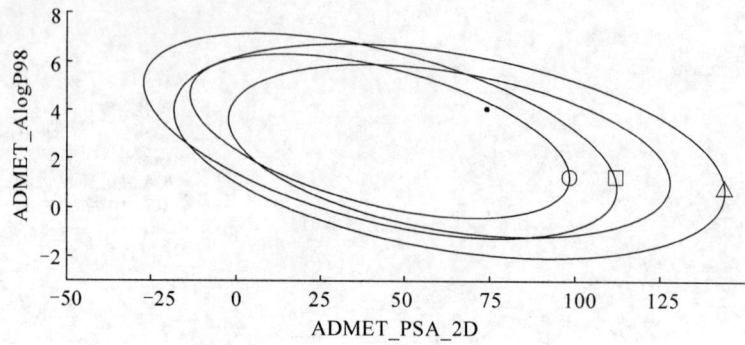

图 1.137　五味子醇甲 ADMET 范围图

【毒性】　五味子醇甲毒理学概率数据见表 1.206。

表 1.206　五味子醇甲毒理学概率表

毒理学性质	发生概率
致突变性	0
好氧生物降解性能	1.000
潜在发育毒性	1.000
皮肤刺激性	1.000
NTP 致癌性(雄大鼠)	1.000
NTP 致癌性(雌大鼠)	0
NTP 致癌性(雄小鼠)	0
NTP 致癌性(雌小鼠)	0

【药理】　五味子醇甲药理模型数据见表 1.207。

表 1.207　五味子醇甲药理模型数据表

模型 1	大鼠口服半数致死量
LD_{50}	741.7mg/kg
95％的置信限下最小 LD_{50}	46.40mg/kg
95％的置信限下最大 LD_{50}	10.00g/kg
模型 2	大鼠吸入半数致死浓度
LC_{50}	1.900g/(m³ · h)
低于 95％置信限下的限量	67.00mg/(m³ · h)
高于 95％置信限下的限量	10.00g/(m³ · h)

【五味子醇甲与谷氨酸转运体作用的二维图】　五味子醇甲与谷氨酸转运体作用的二维图见图 1.138。

【药理或临床作用】　本品具有兴奋神经中枢、解热、镇痛的作用,口服对大鼠应激性溃疡有预防作用。

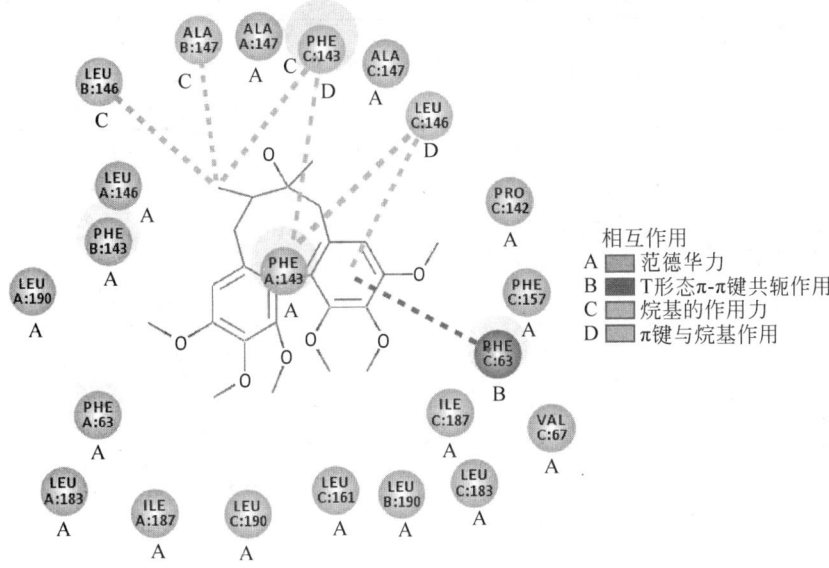

图 1.138　五味子醇甲与谷氨酸转运体作用的二维图

五味子甲素　Deoxyschizandrin

【化学结构】

【主要来源】　来源于木兰科五味子属五味子(*Schisandra chinensis*)的干燥成熟果实提取物。

【理化性质】　本品为棕黄色精细粉末,可溶于有机溶剂。

【类药五原则数据】　相对分子质量 416.5,脂水分配系数 5.266,可旋转键数 6,氢键受体数 6,氢键给体数 0。

【药物动力学数据】　五味子甲素的吸收、分布、代谢、排泄、毒性的数据见表 1.208、图 1.139。

表 1.208　五味子甲素的吸收、分布、代谢、排泄、毒性的数据表

25℃下水溶解度水平	1
血脑屏障通透水平	1
人类肠道吸收性水平	0

续表

肝毒性(马氏距离)	9.003
细胞色素 P450 2D6 抑制性(马氏距离)	11.42
血浆蛋白结合率(马氏距离)	9.502

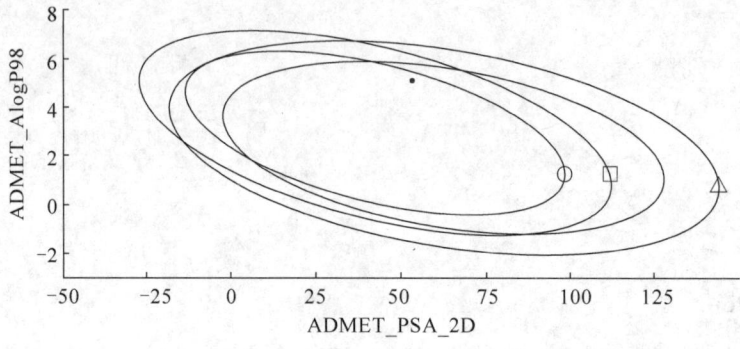

图 1.139　五味子甲素 ADMET 范围图

【毒性】　五味子甲素毒理学概率数据见表 1.209。

表 1.209　五味子甲素毒理学概率表

毒理学性质	发生概率
致突变性	0
好氧生物降解性能	1.000
潜在发育毒性	1.000
皮肤刺激性	0.954
NTP 致癌性(雄大鼠)	1.000
NTP 致癌性(雌大鼠)	0
NTP 致癌性(雄小鼠)	0.106
NTP 致癌性(雌小鼠)	0

【药理】　五味子甲素药理模型数据见表 1.210。

表 1.210　五味子甲素药理模型数据表

模型 1	大鼠口服半数致死量
LD_{50}	10.00g/kg
95％的置信限下最小 LD_{50}	1.600g/kg
95％的置信限下最大 LD_{50}	10.00g/kg
模型 2	大鼠吸入半数致死浓度
LC_{50}	10.00g/(m³ · h)
低于 95％置信限下的限量	5.200g/(m³ · h)
高于 95％置信限下的限量	10.00g/(m³ · h)

【五味子甲素与抗肿瘤靶点 B 淋巴细胞瘤-2(Bcl-2)蛋白作用的二维图】　五味子甲素与抗肿瘤靶点 B 淋巴细胞瘤-2(Bcl-2)蛋白作用的二维图见图 1.140。

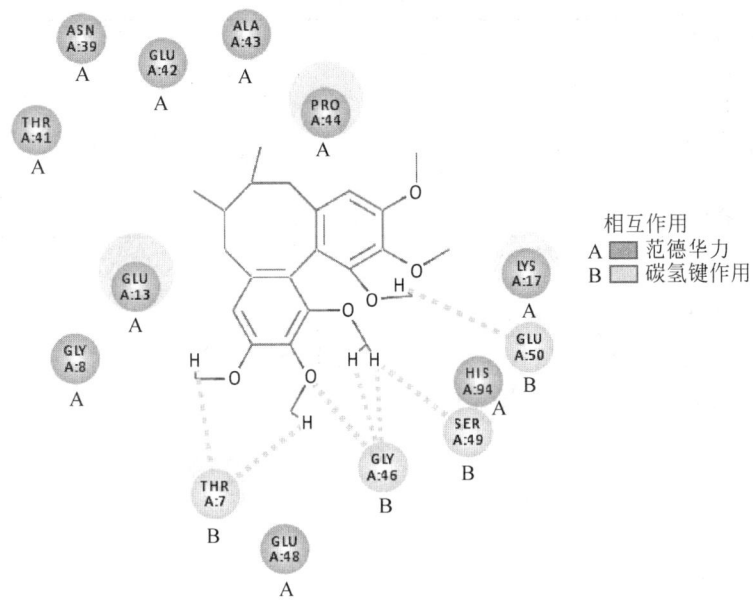

图 1.140　五味子甲素与抗肿瘤靶点 B 淋巴细胞瘤-2(Bcl-2)蛋白作用的二维图

【药理或临床作用】　本品具有收敛固涩、益气生津、补肾宁心的功效,用于久咳虚喘、梦遗滑精、遗尿尿频、久泻不止、自汗、盗汗、短气脉虚、内热消渴、心悸失眠、肾亏口渴、自汗、慢性腹泻、神经衰弱等症的治疗。

五味子乙素　Schizandrin B

【化学结构】

【主要来源】　来源于木兰科五味子属五味子(*Schisandra chinensis*)的干燥成熟果实提取物。

【理化性质】　本品为棕黄色精细粉末,可溶于有机溶剂。

【类药五原则数据】　相对分子质量 400.5,脂水分配系数 5.067,可旋转键数 4,氢键受体数 6,氢键给体数 0。

【药物动力学数据】　五味子乙素的吸收、分布、代谢、排泄、毒性的数据见表 1.211、图 1.141。

表 1.211　五味子乙素的吸收、分布、代谢、排泄、毒性的数据表

25℃下水溶解度水平	1
血脑屏障通透水平	1
人类肠道吸收性水平	0
肝毒性(马氏距离)	9.030
细胞色素 P450 2D6 抑制性(马氏距离)	11.06
血浆蛋白结合率(马氏距离)	9.506

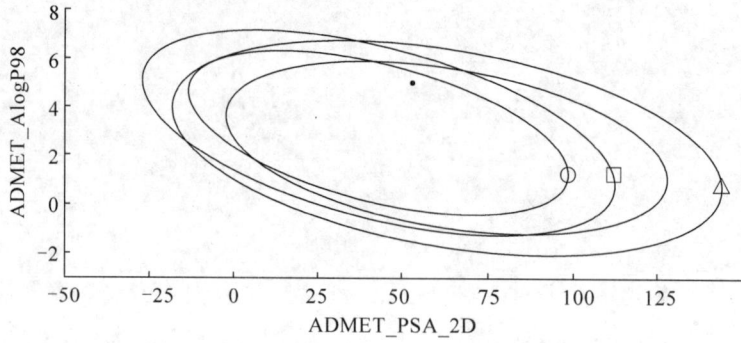

图 1.141　五味子乙素 ADMET 范围图

【毒性】　五味子乙素毒理学概率数据见表 1.212。

表 1.212　五味子乙素毒理学概率表

毒理学性质	发生概率
致突变性	0
好氧生物降解性能	1.000
潜在发育毒性	0.916
皮肤刺激性	0
NTP 致癌性(雄大鼠)	1.000
NTP 致癌性(雌大鼠)	0.056
NTP 致癌性(雄小鼠)	0.995
NTP 致癌性(雌小鼠)	0

【药理】　五味子乙素药理模型数据见表 1.213。

表 1.213　五味子乙素药理模型数据表

模型 1	大鼠口服半数致死量
LD_{50}	1.500g/kg
95% 的置信限下最小 LD_{50}	158.8mg/kg
95% 的置信限下最大 LD_{50}	10.00g/kg
模型 2	大鼠吸入半数致死浓度
LC_{50}	10.00g/(m³ · h)
低于 95% 置信限下的限量	4.000g/(m³ · h)
高于 95% 置信限下的限量	10.00g/(m³ · h)

【五味子乙素与γ分泌酶作用的二维图】 五味子乙素与γ分泌酶作用的二维图见图 1.142。

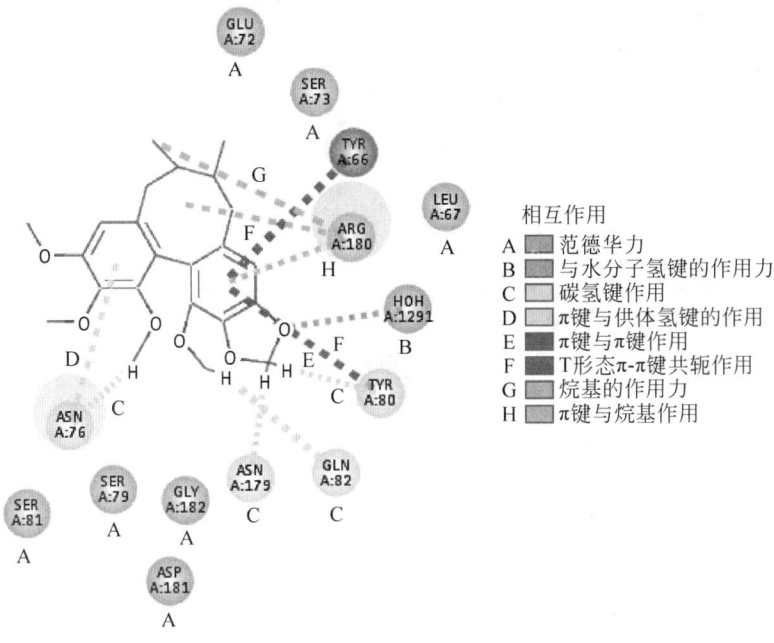

图 1.142 五味子乙素与γ分泌酶作用的二维图

【药理或临床作用】 本品具有敛肺滋肾、生津敛汗、涩精止血、宁心安神、益气生津、补肾养心、收敛固涩的功效。

五味子酯甲 Schisantherin A

【化学结构】

【主要来源】 来源于木兰科五味子属华中五味子（*Schisandra sphenanthera*）的干燥成熟果实的提取物。

【理化性质】 本品为无色或白色结晶，能溶于苯、氯仿、乙醚和甲醇等，微溶于石油醚，难溶于水。

【类药五原则数据】 相对分子质量 536.6，脂水分配系数 5.067，可旋转键数 4，氢键受体数 6,氢键给体数 0。

【药物动力学数据】 五味子酯甲的吸收、分布、代谢、排泄、毒性的数据见表 1.214、图 1.143。

表 1.214 五味子酯甲的吸收、分布、代谢、排泄、毒性的数据表

25℃下水溶解度水平	1
血脑屏障通透水平	1
人类肠道吸收性水平	0
肝毒性(马氏距离)	9.030
细胞色素 P450 2D6 抑制性(马氏距离)	11.06
血浆蛋白结合率(马氏距离)	9.506

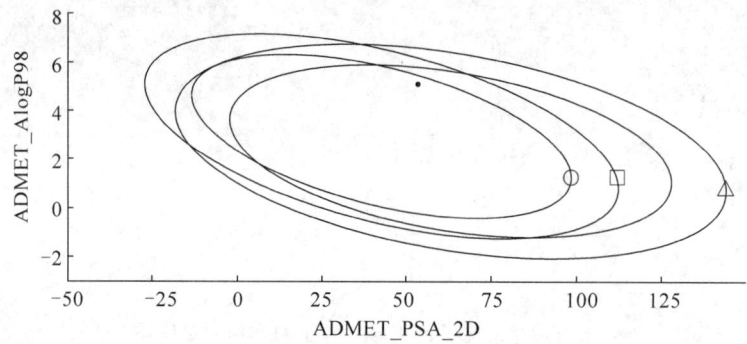

图 1.143 五味子酯甲 ADMET 范围图

【毒性】 五味子酯甲毒理学概率数据见表 1.215。

表 1.215 五味子酯甲毒理学概率表

毒理学性质	发生概率
致突变性	0
好氧生物降解性能	1.000
潜在发育毒性	0.916
皮肤刺激性	0
NTP 致癌性(雄大鼠)	1.000
NTP 致癌性(雌大鼠)	0.056
NTP 致癌性(雄小鼠)	0.995
NTP 致癌性(雌小鼠)	0

【药理】 五味子酯甲药理模型数据见表 1.216。

表 1.216 五味子酯甲药理模型数据表

模型 1	大鼠口服半数致死量
LD_{50}	1.500g/kg
95%的置信限下最小 LD_{50}	155.8g/kg
95%的置信限下最大 LD_{50}	10.00g/kg

续表

模型 2	大鼠吸入半数致死浓度
LC$_{50}$	10.00g/(m^3 · h)
低于 95% 置信限下的限量	4.000g/(m^3 · h)
高于 95% 置信限下的限量	10.00g/(m^3 · h)

【五味子酯甲与超氧化物歧化酶(SOD)作用的二维图】　五味子酯甲与超氧化物歧化酶(SOD)作用的二维图见图 1.144。

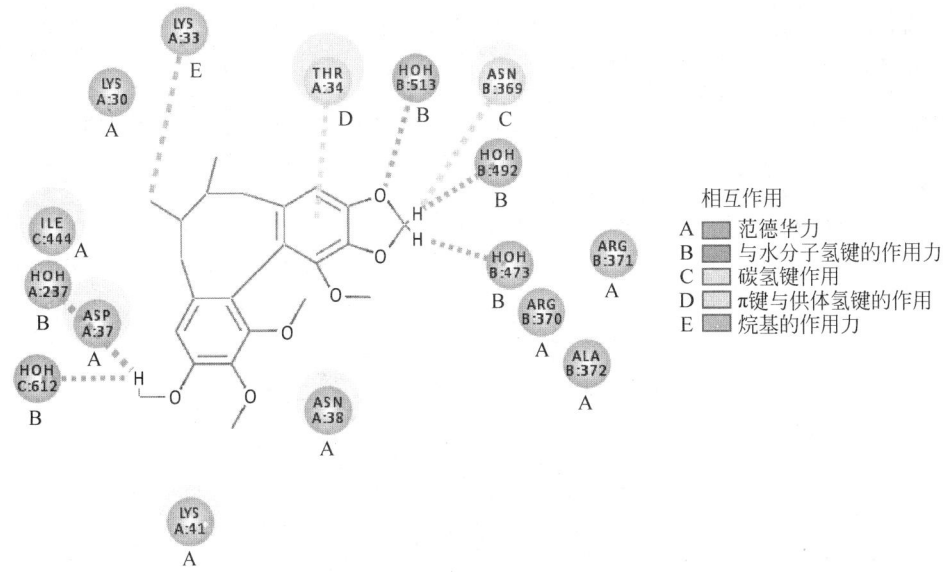

图 1.144　五味子酯甲与超氧化物歧化酶(SOD)作用的二维图

【药理或临床作用】　本品可用于久咳虚喘、梦遗滑精、遗尿尿频、久泻不止、自汗、盗汗、津伤口渴、短气脉虚、内热消渴、心悸失眠等症状的治疗。

五味子酯乙　Schisantherin B

【化学结构】

【主要来源】　来源于木兰科五味子属华中五味子(*Schisandra sphenanthera*)的干燥成熟果实的提取物。

【理化性质】　本品为无色或白色结晶,能溶于苯、氯仿、乙醚和甲醇等,微溶于石油醚,难溶于水。

【类药五原则数据】　相对分子质量 514.6,脂水分配系数 4.944,可旋转键数 7,氢键受体数 9,氢键给体数 1。

【药物动力学数据】　五味子酯乙的吸收、分布、代谢、排泄、毒性数据见表 1.217、图 1.145。

表 1.217　五味子酯乙的吸收、分布、代谢、排泄、毒性的数据表

25℃下水溶解度水平	1
血脑屏障通透水平	4
人类肠道吸收性水平	1
肝毒性(马氏距离)	13.09
细胞色素 P450 2D6 抑制性(马氏距离)	14.01
血浆蛋白结合率(马氏距离)	13.31

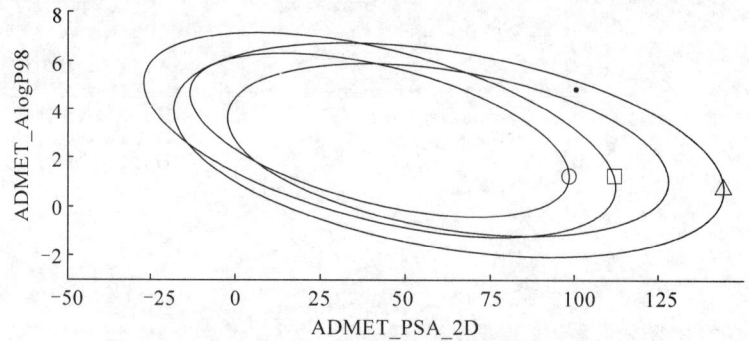

图 1.145　五味子酯乙 ADMET 范围图

【毒性】　五味子酯乙毒理学概率数据见表 1.218。

表 1.218　五味子酯乙毒理学概率表

毒理学性质	发生概率
致突变性	0.419
好氧生物降解性能	1.000
潜在发育毒性	1.000
皮肤刺激性	0.069
NTP 致癌性(雄大鼠)	1.000
NTP 致癌性(雌大鼠)	0.999
NTP 致癌性(雄小鼠)	1.000
NTP 致癌性(雌小鼠)	0

【药理】　五味子酯乙药理模型数据见表 1.219。

表 1.219　五味子酯乙药理模型数据表

模型 1	大鼠口服半数致死量
LD_{50}	4.000g/kg
95% 的置信限下最小 LD_{50}	60.80mg/kg
95% 的置信限下最大 LD_{50}	10.00g/kg

续表

模型 2	大鼠吸入半数致死浓度
LC_{50}	10.00g/(m³·h)
低于 95% 置信限下的限量	438.0mg/(m³·h)
高于 95% 置信限下的限量	10.00g/(m³·h)

【五味子酯乙与超氧化物歧化酶(SOD)作用的二维图】　五味子酯乙与超氧化物歧化酶(SOD)作用的二维图见图 1.146。

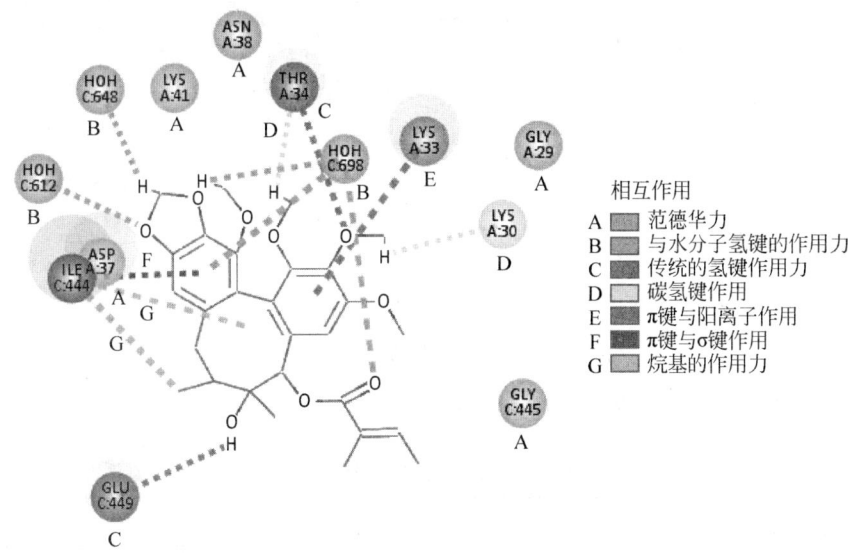

相互作用
A □ 范德华力
B □ 与水分子氢键的作用力
C □ 传统的氢键作用力
D □ 碳氢键作用
E □ π键与阳离子作用
F □ π键与σ键作用
G □ 烷基的作用力

图 1.146　五味子酯乙与超氧化物歧化酶(SOD)作用的二维图

【药理或临床作用】　本品可用于久咳虚喘、梦遗滑精、遗尿尿频、久泻不止、自汗、盗汗、津伤口渴、短气脉虚、内热消渴、心悸失眠等症状的治疗。

西瑞香素　Daphnoretin

【化学结构】

【主要来源】　来源于瑞香科荛花属了哥王[*Wikstroemia indica* (Linn.)C. A. Mey]的根、茎。

【理化性质】　本品为微黄色绵毛状细针晶,或粗短黄色针晶(丙酮-吡啶),熔点 250.00～252.00℃,沸点 639.6℃。

【类药五原则数据】　相对分子质量 352.3,脂水分配系数 2.975,可旋转键数 3,氢键受体数 7,氢键给体数 1。

【药物动力学数据】　西瑞香素的吸收、分布、代谢、排泄、毒性数据见表 1.220、图 1.147。

表 1.220　西瑞香素的吸收、分布、代谢、排泄、毒性数据表

25℃下水溶解度水平	2
血脑屏障通透水平	3
人类肠道吸收性水平	0
肝毒性（马氏距离）	9.680
细胞色素 P450 2D6 抑制性（马氏距离）	11.32
血浆蛋白结合率（马氏距离）	11.89

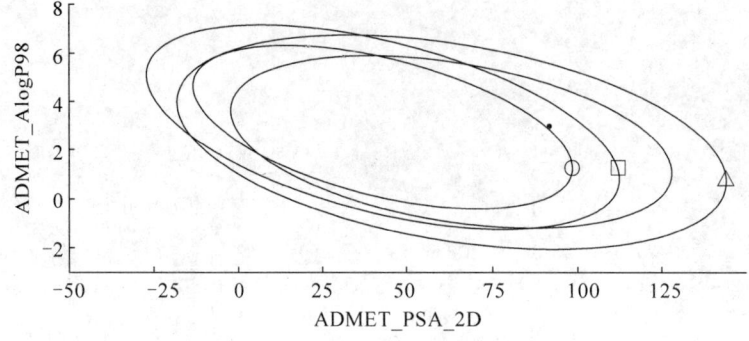

图 1.147　西瑞香素 ADMET 范围图

【毒性】　西瑞香素毒理学概率数据见表 1.221。

表 1.221　西瑞香素毒理学概率表

毒理学性质	发生概率
致突变性	0.989
好氧生物降解性能	0.996
潜在发育毒性	0.222
皮肤刺激性	0
NTP 致癌性（雄大鼠）	1.000
NTP 致癌性（雌大鼠）	1.000
NTP 致癌性（雄小鼠）	1.000
NTP 致癌性（雌小鼠）	0.030

【药理】　西瑞香素药理模型数据见表 1.222。

表 1.222　西瑞香素药理模型数据表

模型 1	大鼠口服半数致死量
LD_{50}	1.400g/kg
95％的置信限下最小 LD_{50}	322.3mg/kg
95％的置信限下最大 LD_{50}	7.900g/kg
模型 2	大鼠吸入半数致死浓度
LC_{50}	10.00g/(m³·h)
低于 95％置信限下的限量	10.00g/(m³·h)
高于 95％置信限下的限量	10.00g/(m³·h)

【西瑞香素与基质金属蛋白酶 2（MMP-2）作用的二维图】 西瑞香素与基质金属蛋白酶 2（MMP-2）作用的二维图见图 1.148。

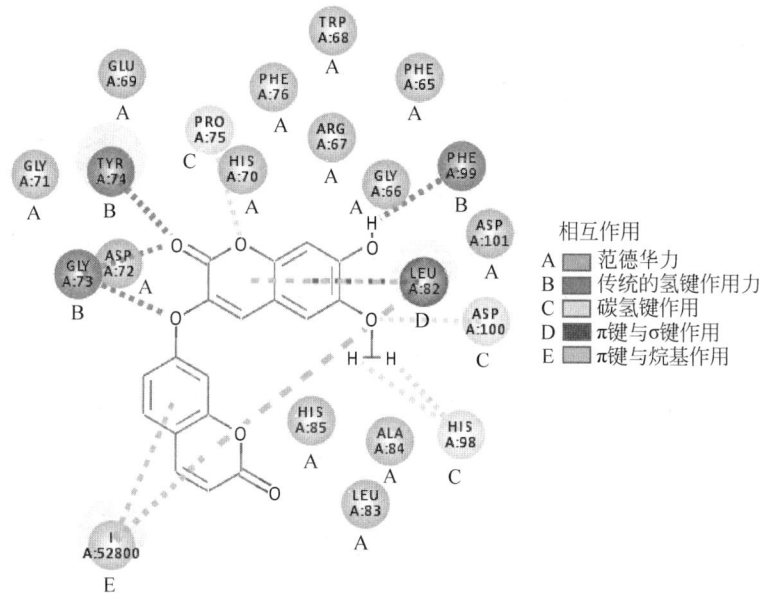

图 1.148 西瑞香素与基质金属蛋白酶 2（MMP-2）作用的二维图

【药理或临床作用】 本品具有抗肿瘤、抗炎、抗真菌、抗病毒、抗焦虑的功效，也可改善供血状况。

细辛脂素 (–)-Asarinin

【化学结构】

【主要来源】 来源于马兜铃科细辛属细辛（*Asarum sieboldii* Miq.）的全草。

【理化性质】 本品为粉末状，易溶于有机溶剂。

【类药五原则数据】 相对分子质量 354.4，脂水分配系数 2.237，可旋转键数 2，氢键受体数 6，氢键给体数 0。

【药物动力学数据】 细辛脂素的吸收、分布、代谢、排泄、毒性数据见表 1.223、图 1.149。

表 1.223　细辛脂素的吸收、分布、代谢、排泄、毒性数据表

25℃下水溶解度水平	2
血脑屏障通透水平	2
人类肠道吸收性水平	0
肝毒性(马氏距离)	11.00
细胞色素 P450 2D6 抑制性(马氏距离)	13.74
血浆蛋白结合率(马氏距离)	10.05

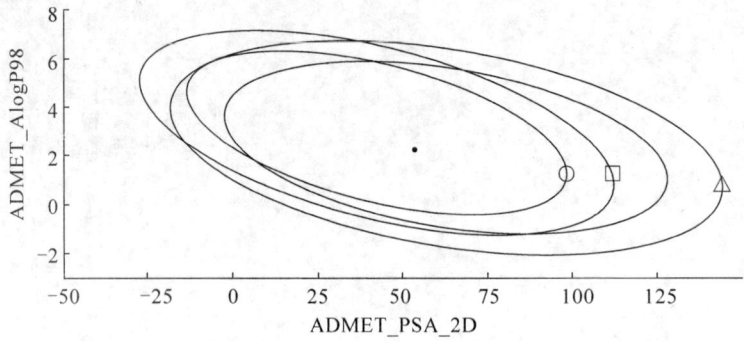

图 1.149　细辛脂素 ADMET 范围图

【毒性】　细辛脂素毒理学概率数据见表 1.224。

表 1.224　细辛脂素毒理学概率表

毒理学性质	发生概率
致突变性	0
好氧生物降解性能	1.000
潜在发育毒性	0.888
皮肤刺激性	0
NTP 致癌性(雄大鼠)	0
NTP 致癌性(雌大鼠)	1.000
NTP 致癌性(雄小鼠)	1.000
NTP 致癌性(雌小鼠)	0.868

【药理】　细辛脂素药理模型数据见表 1.225。

表 1.225　细辛脂素药理模型数据表

模型 1	大鼠口服半数致死量
LD_{50}	15.60mg/kg
95%的置信限下最小 LD_{50}	1.600mg/kg
95%的置信限下最大 LD_{50}	153.6mg/kg
模型 2	大鼠吸入半数致死浓度
LC_{50}	10.00g/(m³ · h)
低于 95%置信限下的限量	10.00g/(m³ · h)
高于 95%置信限下的限量	10.00g/(m³ · h)

【细辛脂素与血管细胞黏附分子-1（VCAM-1）作用的二维图】　细辛脂素与血管细胞黏附分子-1 作用的二维图见图 1.150。

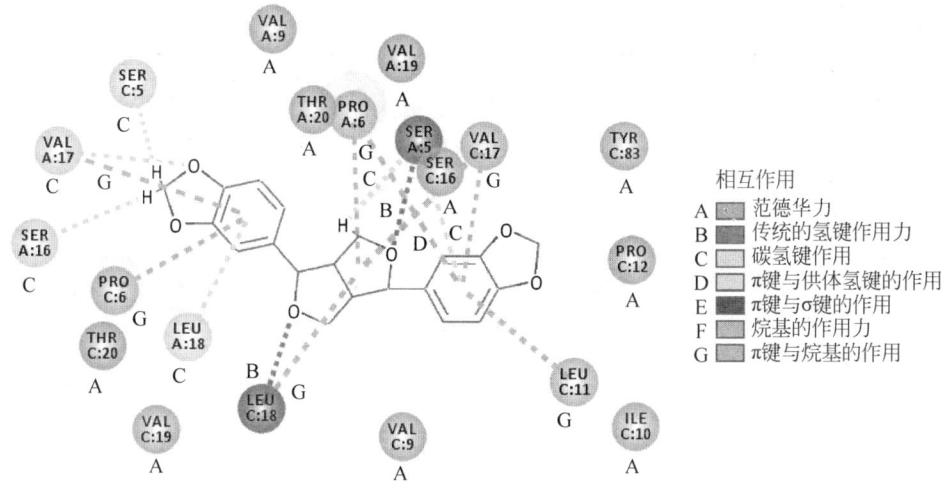

相互作用
A ▢ 范德华力
B ▢ 传统的氢键作用力
C ▢ 碳氢键作用
D ▢ π键与供体氢键的作用
E ▢ π键与σ键的作用
F ▢ 烷基的作用力
G ▢ π键与烷基的作用

图 1.150　细辛脂素与血管细胞黏附分子-1 作用的二维图

【药理或临床作用】　本品对除虫菊素有增敏作用，左旋体（一）具有抗结节作用。

仙鹤草内酯　Agrimonolide

【化学结构】

【主要来源】　来源于蔷薇科龙芽草属龙芽草（*Agrimonia pilosa* Ldb.）的根。

【理化性质】　本品为无色柱状结晶，熔点 173.00～175.00℃，易溶于乙醇、乙醚和热苯，难溶于石油醚。

【类药五原则数据】　相对分子质量 314.3，脂水分配系数 3.649，可旋转键数 4，氢键受体数 5，氢键给体数 2。

【药物动力学数据】　仙鹤草内酯的吸收、分布、代谢、排泄、毒性数据见表 1.226、图 1.151。

表 1.226　仙鹤草内酯的吸收、分布、代谢、排泄、毒性数据表

25℃下水溶解度水平	2
血脑屏障通透水平	2
人类肠道吸收性水平	0

续表

肝毒性(马氏距离)	12.18
细胞色素 P450 2D6 抑制性(马氏距离)	14.78
血浆蛋白结合率(马氏距离)	12.18

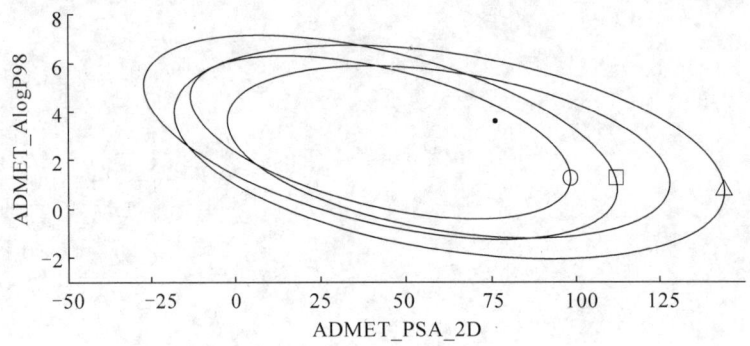

图 1.151　仙鹤草内酯 ADMET 范围图

【毒性】　仙鹤草内酯毒理学概率数据见表 1.227。

表 1.227　仙鹤草内酯毒理学概率表

毒理学性质	发生概率
致突变性	0
好氧生物降解性能	0.004
潜在发育毒性	1.000
皮肤刺激性	0.940
NTP 致癌性(雄大鼠)	1.000
NTP 致癌性(雌大鼠)	0.771
NTP 致癌性(雄小鼠)	0
NTP 致癌性(雌小鼠)	0.838

【药理】　仙鹤草内酯药理模型数据见表 1.228。

表 1.228　仙鹤草内酯药理模型数据表

模型 1	大鼠口服半数致死量
LD_{50}	10.00g/kg
95%的置信限下最小 LD_{50}	2.300g/kg
95%的置信限下最大 LD_{50}	10.00g/kg
模型 2	大鼠吸入半数致死浓度
LC_{50}	10.00g/(m³·h)
低于 95%置信限下的限量	10.00g/(m³·h)
高于 95%置信限下的限量	10.00g/(m³·h)

【仙鹤草内酯与 M_3 受体作用的二维图】　仙鹤草内酯与 M_3 受体作用的二维图见图 1.152。

【药理或临床作用】　本品能解除平滑肌痉挛,能降低离体兔肠的收缩幅度及张力,并使肠运动停止于松弛状态,也能抑制在体小鼠肠的蠕动。

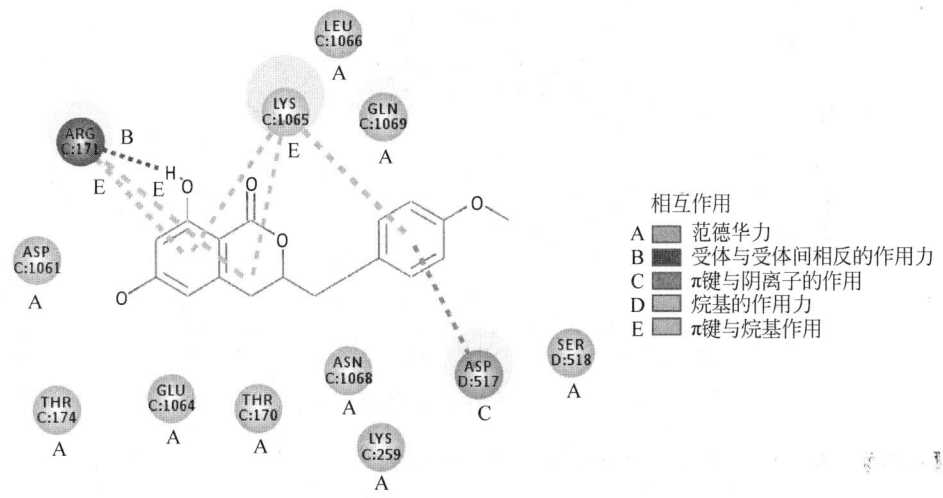

图 1.152　仙鹤草内酯与 M₃ 受体作用的二维图

相互作用
A　范德华力
B　受体与受体间相反的作用力
C　π键与阴离子的作用
D　烷基的作用力
E　π键与烷基作用

香柑内酯 Bergapten

【化学结构】

【主要来源】　来源于桑科榕属无花果(*Ficus carica* Linn.)的根、根皮和叶。

【理化性质】　本品为白色带丝光的针状结晶,熔点 188.00～190.00℃,易溶于三氯甲烷,微溶于苯、醋酸乙酯和乙醇,不溶于水,有升华性。

【类药五原则数据】　相对分子质量 216.2,脂水分配系数 2.187,可旋转键数 1,氢键受体数 3,氢键给体数 0。

【药物动力学数据】　香柑内酯的吸收、分布、代谢、排泄、毒性数据见表 1.229、图 1.153。

表 1.229　香柑内酯的吸收、分布、代谢、排泄、毒性数据表

25℃下水溶解度水平	3
血脑屏障通透水平	2
人类肠道吸收性水平	0
肝毒性(马氏距离)	10.22
细胞色素 P450 2D6 抑制性(马氏距离)	14.83
血浆蛋白结合率(马氏距离)	11.24

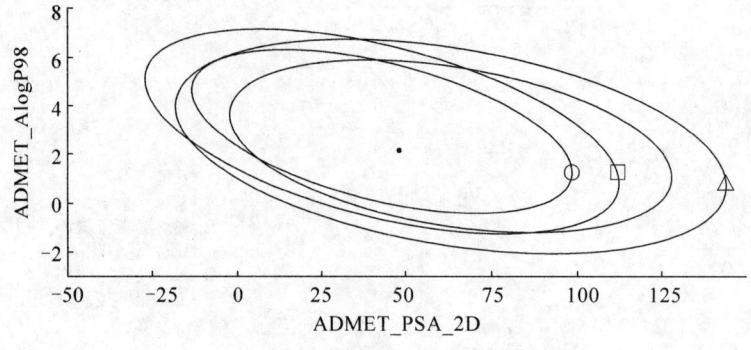

图 1.153　香柑内酯 ADMET 范围图

【毒性】　香柑内酯毒理学概率数据见表 1.230。

表 1.230　香柑内酯毒理学概率表

毒理学性质	发生概率
致突变性	1.000
好氧生物降解性能	0
潜在发育毒性	0
皮肤刺激性	0
NTP 致癌性(雄大鼠)	1.000
NTP 致癌性(雌大鼠)	0.267
NTP 致癌性(雄小鼠)	1.000
NTP 致癌性(雌小鼠)	0.421

【药理】　香柑内酯药理模型数据见表 1.231。

表 1.231　香柑内酯药理模型数据表

模型 1	大鼠口服半数致死量
LD_{50}	674.2mg/kg
95%的置信限下最小 LD_{50}	118.3mg/kg
95%的置信限下最大 LD_{50}	3.800g/kg
模型 2	大鼠吸入半数致死浓度
LC_{50}	$10.00g/(m^3 \cdot h)$
低于 95%置信限下的限量	$10.00g/(m^3 \cdot h)$
高于 95%置信限下的限量	$10.00g/(m^3 \cdot h)$

【香柑内酯与血管紧张素Ⅱ受体作用的二维图】　香柑内酯与血管紧张素Ⅱ受体作用的二维图见图 1.154。

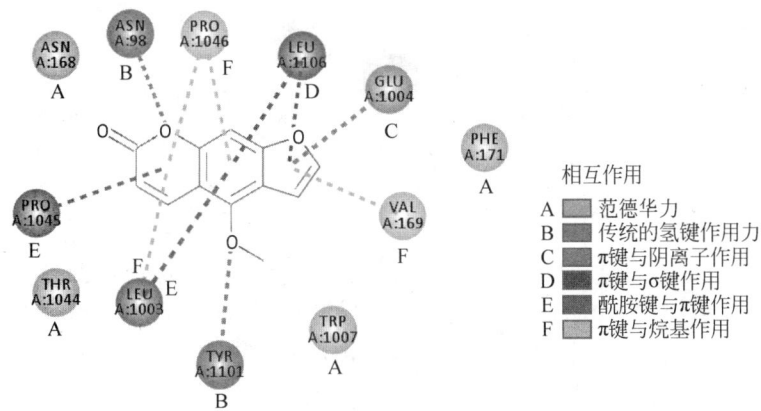

图 1.154 香柑内酯与血管紧张素Ⅱ受体作用的二维图

【药理或临床作用】 本品具有一定的对抗肝素的抗凝血作用和止血作用,对兔有一过性降血压作用,还有抗微生物活性的作用。

邪蒿内酯 Seselin

【化学结构】

【主要来源】 来源于芸香科枳属枳[*Poncirus trifoliata*(L.)Raf.]的根。

【理化性质】 本品为结晶(甲醇-乙醚),熔点 119.00～120.00℃。

【类药五原则数据】 相对分子质量 228.2,脂水分配系数 2.687,可旋转键数 0,氢键受体数 3,氢键给体数 0。

【药物动力学数据】 邪蒿内酯的吸收、分布、代谢、排泄、毒性数据见表 1.232、图 1.155。

表 1.232 邪蒿内酯的吸收、分布、代谢、排泄、毒性数据表

25℃下水溶解度水平	2
血脑屏障通透水平	1
人类肠道吸收性水平	0
肝毒性(马氏距离)	10.39
细胞色素 P450 2D6 抑制性(马氏距离)	11.86
血浆蛋白结合率(马氏距离)	12.40

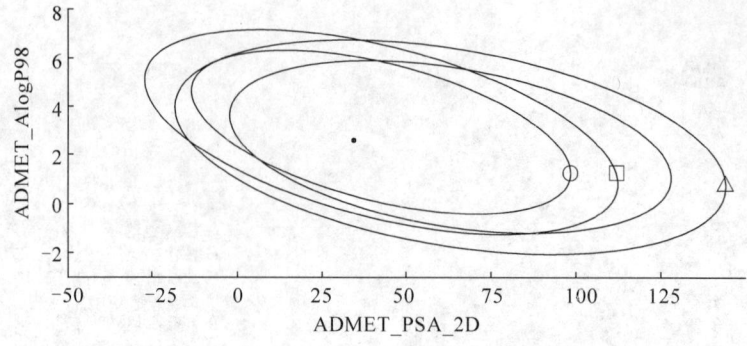

图 1.155　邪蒿内酯 ADMET 范围图

【毒性】　邪蒿内酯毒理学概率数据见表 1.233。

表 1.233　邪蒿内酯毒理学概率表

毒理学性质	发生概率
致突变性	0
好氧生物降解性能	0
潜在发育毒性	0
皮肤刺激性	1.000
NTP 致癌性（雄大鼠）	0.966
NTP 致癌性（雌大鼠）	0.853
NTP 致癌性（雄小鼠）	1.000
NTP 致癌性（雌小鼠）	0

【药理】　邪蒿内酯药理模型数据见表 1.234。

表 1.234　邪蒿内酯药理模型数据表

模型 1	大鼠口服半数致死量
LD_{50}	2.100g/kg
95% 的置信限下最小 LD_{50}	247.3mg/kg
95% 的置信限下最大 LD_{50}	10.00g/kg
模型 2	大鼠吸入半数致死浓度
LC_{50}	10.00g/(m³·h)
低于 95% 置信限下的限量	6.900g/(m³·h)
高于 95% 置信限下的限量	10.00g/(m³·h)

【邪蒿内酯与抗真菌 β1,3 葡聚糖合成酶作用的二维图】　邪蒿内酯与抗真菌 β1,3 葡聚糖合成酶作用的二维图见图 1.156。

【药理或临床作用】　本品具有抗真菌作用。

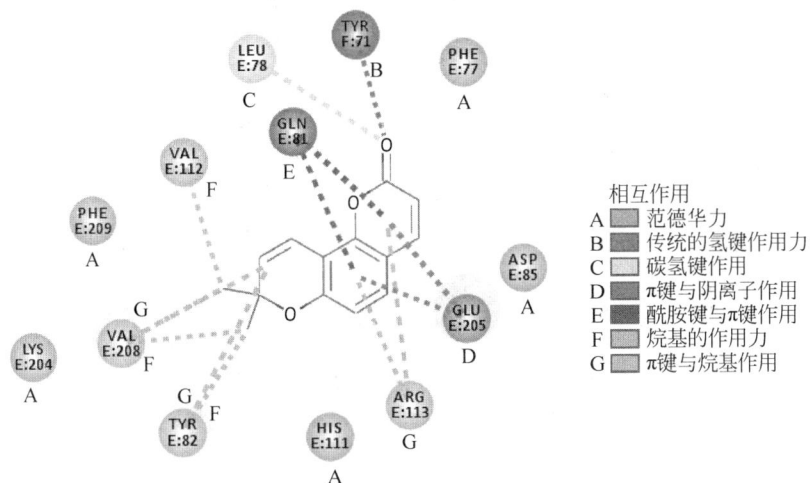

图 1.156　邪蒿内酯与抗真菌 β1,3 葡聚糖合成酶作用的二维图

辛夷脂素 Fargesin

【化学结构】

【主要来源】　来源于木兰科木兰属望春玉兰(*Magnolia biondii* Pampan.)的干燥花蕾。

【理化性质】　本品沸点 506.50℃,密度 1.27g/cm³。

【类药五原则数据】　相对分子质量 370.4,脂水分配系数 2.436,可旋转键数 4,氢键受体数 6,氢键给体数 0。

【药物动力学数据】　辛夷脂素的吸收、分布、代谢、排泄、毒性数据见表 1.235、图 1.157。

表 1.235　辛夷脂素的吸收、分布、代谢、排泄、毒性数据表

25℃下水溶解度水平	2
血脑屏障通透水平	2
人类肠道吸收性水平	0
肝毒性(马氏距离)	9.596
细胞色素 P450 2D6 抑制性(马氏距离)	14.65
血浆蛋白结合率(马氏距离)	9.038

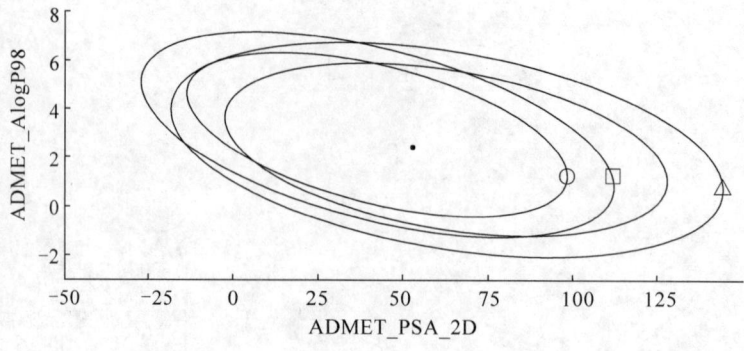

图 1.157　辛夷脂素 ADMET 范围图

【毒性】　辛夷脂素毒理学概率数据见表 1.236。

表 1.236　辛夷脂素毒理学概率表

毒理学性质	发生概率
致突变性	0
好氧生物降解性能	1.000
潜在发育毒性	0.986
皮肤刺激性	0
NTP 致癌性（雄大鼠）	0.013
NTP 致癌性（雌大鼠）	1.000
NTP 致癌性（雄小鼠）	1.000
NTP 致癌性（雌小鼠）	0.074

【药理】　辛夷脂素药理模型数据见表 1.237。

表 1.237　辛夷脂素药理模型数据表

模型 1	大鼠口服半数致死量
LD_{50}	1.100g/kg
95％的置信限下最小 LD_{50}	163.9mg/kg
95％的置信限下最大 LD_{50}	7.000g/kg
模型 2	大鼠吸入半数致死浓度
LC_{50}	10.00g/(m³·h)
低于 95％置信限下的限量	10.00g/(m³·h)
高于 95％置信限下的限量	10.00g/(m³·h)

【辛夷脂素与血小板活化因子（PAF）作用的二维图】　辛夷脂素与血小板活化因子作用的二维图见图 1.158。

【药理或临床作用】　本品有明显的抑制血小板活化因子诱导的血小板聚集的作用。在血小板活化因子受体结合试验中，呈拮抗作用。

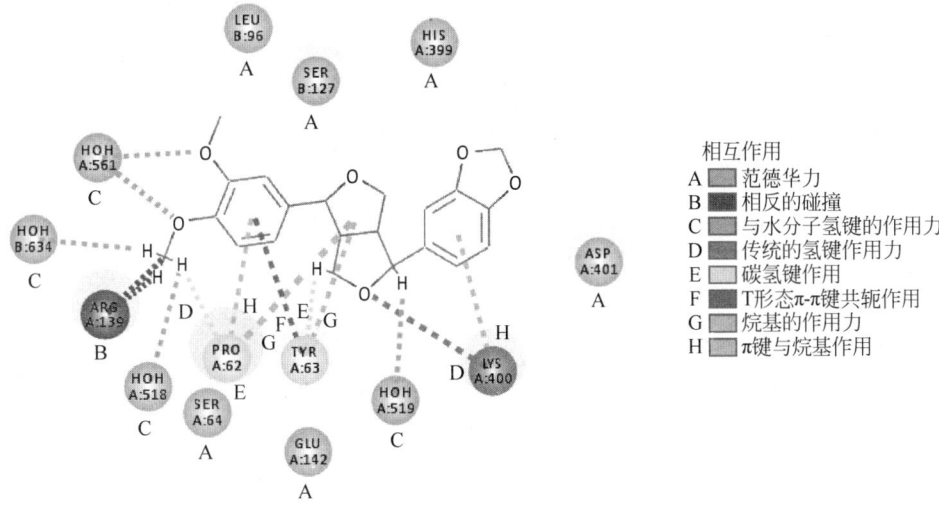

相互作用
A ▦ 范德华力
B ▦ 相反的碰撞
C ▦ 与水分子氢键的作用力
D ▦ 传统的氢键作用力
E ▦ 碳氢键作用
F ▦ T形态π-π键共轭作用
G ▦ 烷基的作用力
H ▦ π键与烷基作用

图 1.158　辛夷脂素与血小板活化因子作用的二维图

新生霉素　Novobiocin

【化学结构】

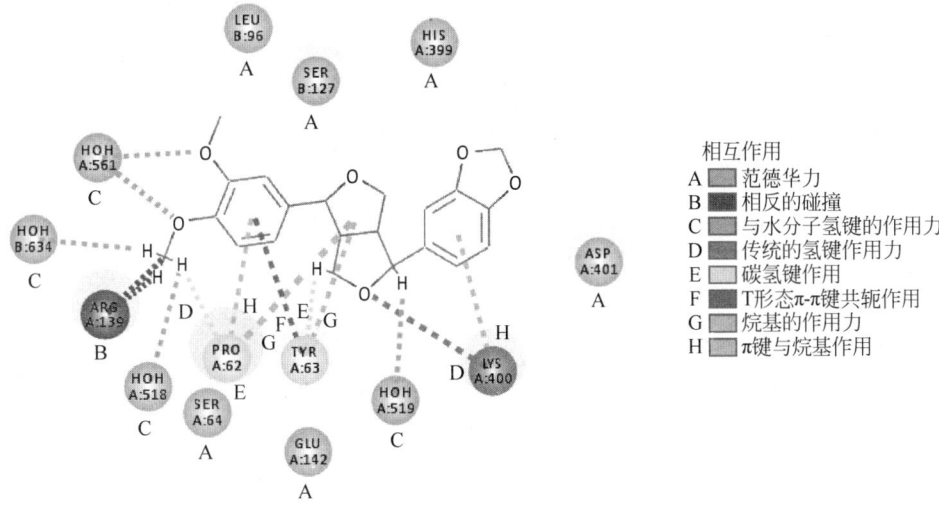

【主要来源】　来源于牛型放线菌（*Actinomyces bovis*）、雪白链霉菌（*Streptomyces niveus*）等。

【理化性质】　本品为浅黄色结晶，熔点 152.00～156.00℃（分解），溶于乙醇、丙酮、乙酸乙酯等。

【类药五原则数据】　相对分子质量 612.6，脂水分配系数 3.340，可旋转键数 9，氢键受体数 11，氢键给体数 5。

【药物动力学数据】　新生霉素的吸收、分布、代谢、排泄、毒性数据见表 1.238、图 1.159。

表 1.238　新生霉素的吸收、分布、代谢、排泄、毒性数据表

25℃下水溶解度水平	2
血脑屏障通透水平	4
人类肠道吸收性水平	3
肝毒性（马氏距离）	13.66
细胞色素 P450 2D6 抑制性（马氏距离）	17.03
血浆蛋白结合率（马氏距离）	22.18

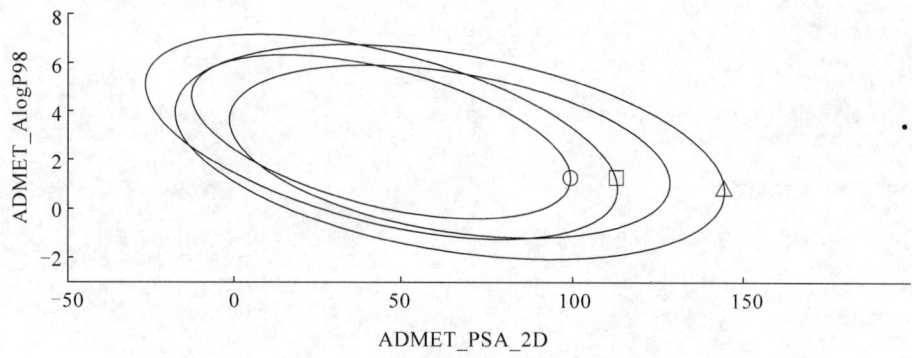

图 1.159　新生霉素 ADMET 范围图

【毒性】　新生霉素毒理学概率数据见表 1.239。

表 1.239　新生霉素毒理学概率表

毒理学性质	发生概率
致突变性	0
好氧生物降解性能	1.000
潜在发育毒性	1.000
皮肤刺激性	1.000
NTP 致癌性（雄大鼠）	1.000
NTP 致癌性（雌大鼠）	0.001
NTP 致癌性（雄小鼠）	1.000
NTP 致癌性（雌小鼠）	1.000

【药理】　新生霉素药理模型数据见表 1.240。

表 1.240　新生霉素药理模型数据表

模型 1	大鼠口服半数致死量
LD_{50}	4.000g/kg
95％的置信限下最小 LD_{50}	436.7mg/kg
95％的置信限下最大 LD_{50}	10.00g/kg
模型 2	大鼠吸入半数致死浓度
LC_{50}	112.8μg/(m³ · h)
低于 95％置信限下的限量	40.30ng/(m³ · h)
高于 95％置信限下的限量	315.6mg/(m³ · h)

【新生霉素与 DNA 回旋酶作用的二维图】　新生霉素与 DNA 回旋酶作用的二维图见图 1.160。

【药理或临床作用】　本品可用于耐药性金黄色葡萄球菌引起的感染，如肺炎、败血症等，对严重感染疗效较差。

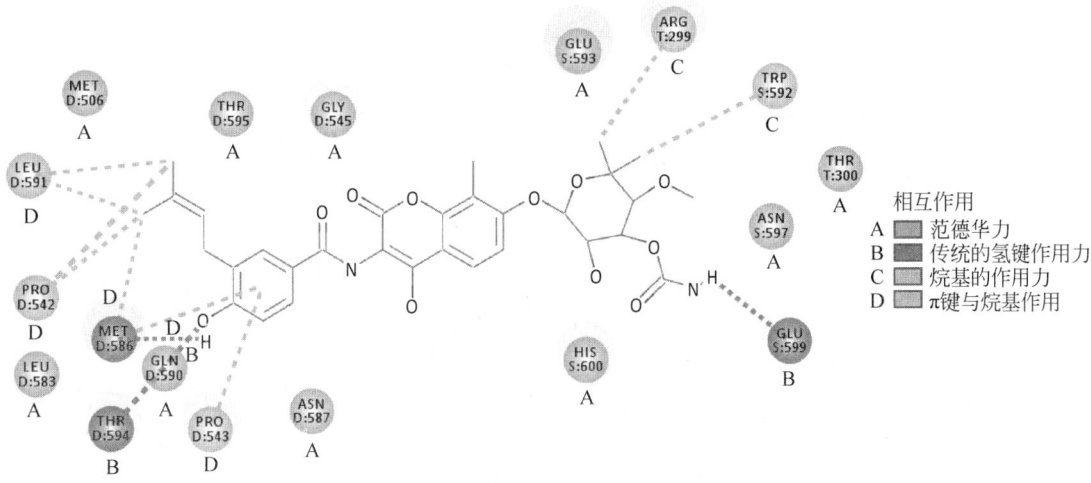

图 1.160　新生霉素与 DNA 回旋酶作用的二维图

血竭宁　Dracorhodin

【化学结构】

【主要来源】　来源于棕榈科黄藤属黄藤［*Daemonorops margaritae*（Hance）Becc.］渗出的树脂。

【理化性质】　本品为鲜红色粉末，易溶于有机溶剂。

【类药五原则数据】　相对分子质量 404.5，脂水分配系数 5.573，可旋转键数 6，氢键受体数 5，氢键给体数 1。

【药物动力学数据】　血竭宁的吸收、分布、代谢、排泄、毒性的数据见表 1.241、图 1.161。

表 1.241　血竭宁的吸收、分布、代谢、排泄、毒性的数据表

25℃下水溶解度水平	1
血脑屏障通透水平	1
人类肠道吸收性水平	0
肝毒性（马氏距离）	10.72
细胞色素 P450 2D6 抑制性（马氏距离）	9.134
血浆蛋白结合率（马氏距离）	9.865

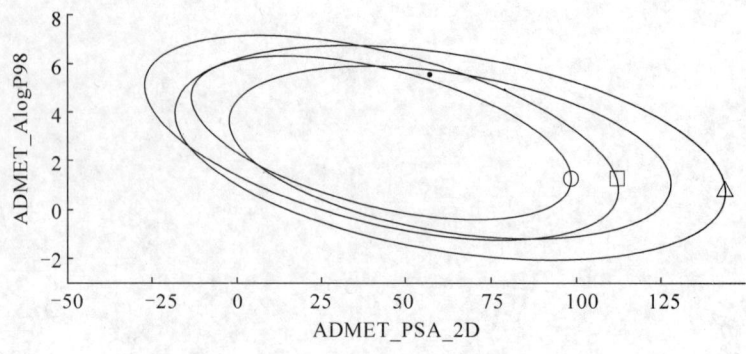

图 1.161　血竭宁 ADMET 范围图

【毒性】　血竭宁毒理学概率数据见表 1.242。

表 1.242　血竭宁毒理学概率表

毒理学性质	发生概率
致突变性	0
好氧生物降解性能	0
潜在发育毒性	1.000
皮肤刺激性	0.013
NTP 致癌性(雄大鼠)	0
NTP 致癌性(雌大鼠)	0.673
NTP 致癌性(雄小鼠)	1.000
NTP 致癌性(雌小鼠)	1.000

【药理】　血竭宁药理模型数据见表 1.243。

表 1.243　血竭宁药理模型数据表

模型 1	大鼠口服半数致死量
LD_{50}	3.600g/kg
95%的置信限下最小 LD_{50}	509.1mg/kg
95%的置信限下最大 LD_{50}	10.00g/kg
模型 2	大鼠吸入半数致死浓度
LC_{50}	$10.00g/(m^3 \cdot h)$
低于 95%置信限下的限量	$10.00g/(m^3 \cdot h)$
高于 95%置信限下的限量	$10.00g/(m^3 \cdot h)$

【血竭宁与抗凝血酶 VKROC1 作用的二维图】　血竭宁与抗凝血酶 VKROC1 作用的二维图见图 1.162。

【药理或临床作用】　本品具有祛瘀定痛、止血生肌的作用。

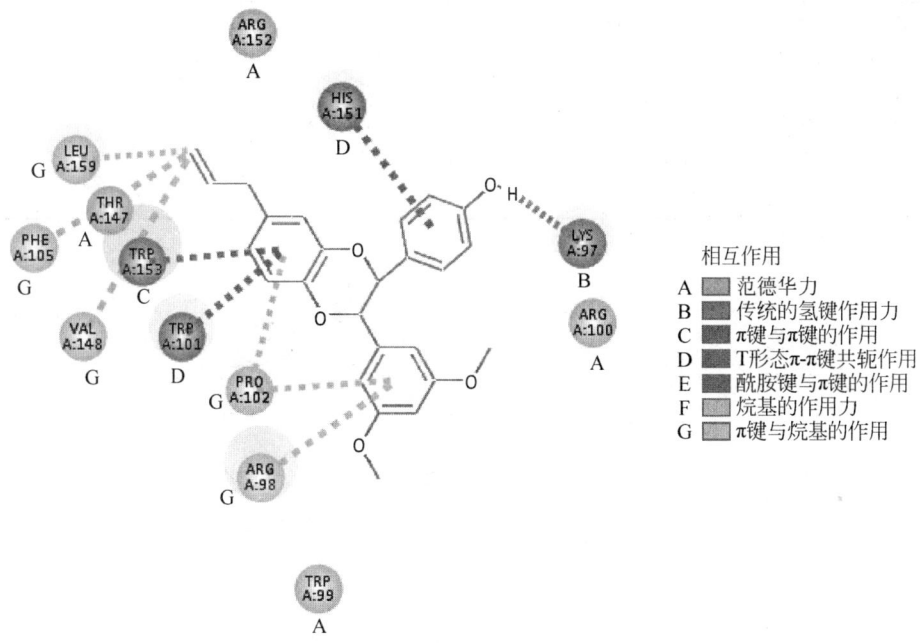

图 1.162　血竭宁与抗凝血酶 VKROC1 作用的二维图

相互作用
A 　范德华力
B 　传统的氢键作用力
C 　π键与π键的作用
D 　T形态π-π键共轭作用
E 　酰胺键与π键的作用
F 　烷基的作用力
G 　π键与烷基的作用

岩白菜素　Bergenin

【化学结构】

【主要来源】　来源于虎耳草科岩白菜属岩白菜[*Bergenia purpurascens*（Hook. f. et Thoms.）Engl.］全草。

【理化性质】　本品为白色疏松的针状结晶或结晶性粉末，无臭，味苦，熔点 237.00～240.00℃，易溶于水，溶于醇。

【类药五原则数据】　相对分子质量 328.3，脂水分配系数－0.849，可旋转键数 2，氢键受体数 9，氢键给体数 5。

【药物动力学数据】　岩白菜素的吸收、分布、代谢、排泄、毒性数据见表 1.244、图 1.163。

表 1.244   岩白菜素的吸收、分布、代谢、排泄、毒性数据表

25℃下水溶解度水平	4
血脑屏障通透水平	4
人类肠道吸收性水平	2
肝毒性(马氏距离)	11.45
细胞色素 P450 2D6 抑制性(马氏距离)	18.35
血浆蛋白结合率(马氏距离)	14.05

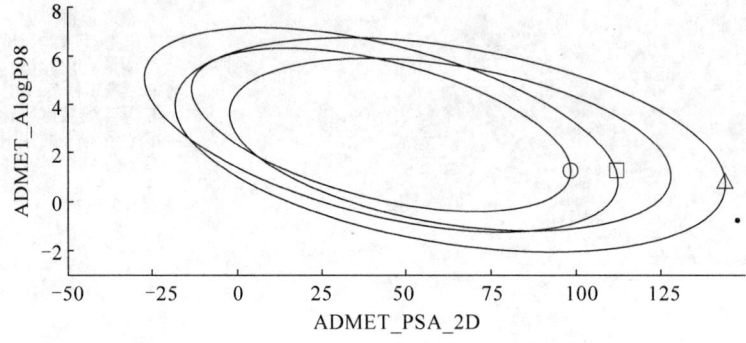

图 1.163   岩白菜素 ADMET 范围图

【毒性】   岩白菜素毒理学概率数据见表 1.245。

表 1.245   岩白菜素毒理学概率表

毒理学性质	发生概率
致突变性	0
好氧生物降解性能	1.000
潜在发育毒性	1.000
皮肤刺激性	0.011
NTP 致癌性(雄大鼠)	0.170
NTP 致癌性(雌大鼠)	1.000
NTP 致癌性(雄小鼠)	0
NTP 致癌性(雌小鼠)	0.981

【药理】   岩白菜素药理模型数据见表 1.246。

表 1.246   岩白菜素药理模型数据表

模型 1	大鼠口服半数致死量
LD_{50}	10.00g/kg
95%的置信限下最小 LD_{50}	10.00g/kg
95%的置信限下最大 LD_{50}	10.00g/kg
模型 2	大鼠吸入半数致死浓度
LC_{50}	$105.0\mu g/(m^3 \cdot h)$
低于 95%置信限下的限量	$2.000\mu g/(m^3 \cdot h)$
高于 95%置信限下的限量	$5.400mg/(m^3 \cdot h)$

【岩白菜素与 γ-氨基丁酸 A 型受体（GABAA）作用的二维图】　岩白菜素与 γ-氨基丁酸 A 型受体（GABAA）作用的二维图见图 1.164。

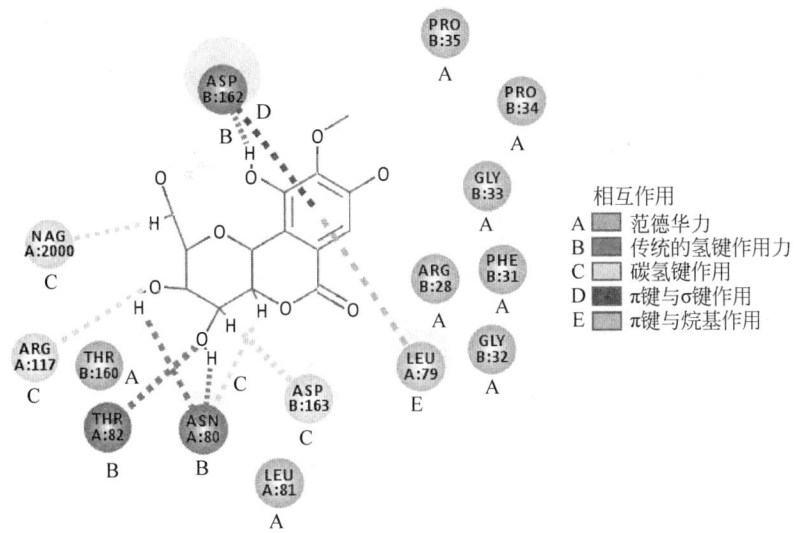

图 1.164　岩白菜素与 γ-氨基丁酸 A 型受体作用的二维图

【药理或临床作用】　本品可用于慢性气管炎和慢性胃炎的治疗，对胃溃疡和十二指肠溃疡等亦有效。

洋蓟素　Cynarin

【化学结构】

【主要来源】　来源于菊科菜蓟属菜蓟（*Cynara scolymus* L.）的全草。

【理化性质】　本品为结晶体，熔点 225.00～227.00℃，沸点 819.90℃，较易溶于沸水中，溶于冰醋酸、醇类，微溶于冷水，味甜。

【类药五原则数据】　相对分子质量 516.5，脂水分配系数 1.687，可旋转键数 9，氢键受体数 12，氢键给体数 7。

【药物动力学数据】　洋蓟素的吸收、分布、代谢、排泄、毒性的数据见表 1.247、图 1.165。

表 1.247   洋蓟素的吸收、分布、代谢、排泄、毒性数据表

25℃下水溶解度水平	2
血脑屏障通透水平	4
人类肠道吸收性水平	3
肝毒性(马氏距离)	12.11
细胞色素 P450 2D6 抑制性(马氏距离)	13.15
血浆蛋白结合率(马氏距离)	17.74

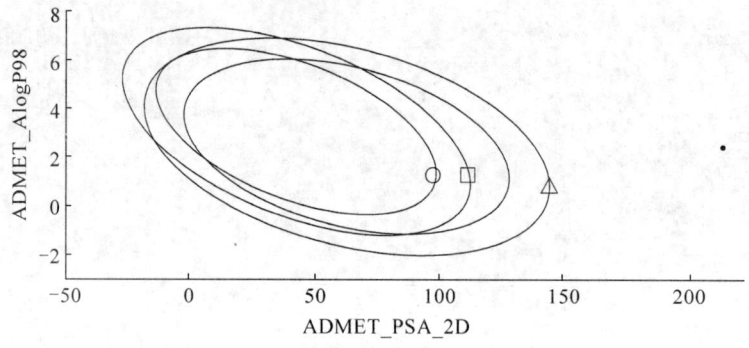

图 1.165   洋蓟素 ADMET 范围图

【毒性】   洋蓟素毒理学概率数据见表 1.248。

表 1.248   洋蓟素毒理学概率表

毒理学性质	发生概率
致突变性	0
好氧生物降解性能	0.593
潜在发育毒性	1.000
皮肤刺激性	1.000
NTP 致癌性(雄大鼠)	0.009
NTP 致癌性(雌大鼠)	1.000
NTP 致癌性(雄小鼠)	0
NTP 致癌性(雌小鼠)	0.910

【药理】   洋蓟素药理模型数据见表 1.249。

表 1.249   洋蓟素药理模型数据表

模型 1	大鼠口服半数致死量
LD_{50}	1.100g/kg
95％的置信限下最小 LD_{50}	114.6mg/kg
95％的置信限下最大 LD_{50}	10.00g/kg
模型 2	大鼠吸入半数致死浓度
LC_{50}	$1.300\mu g/(m^3 \cdot h)$
低于 95％置信限下的限量	$985.0pg/(m^3 \cdot h)$
高于 95％置信限下的限量	$1.600mg/(m^3 \cdot h)$

【洋蓟素与降血脂酶作用的二维图】　洋蓟素与降血脂酶作用的二维图见图 1.166。

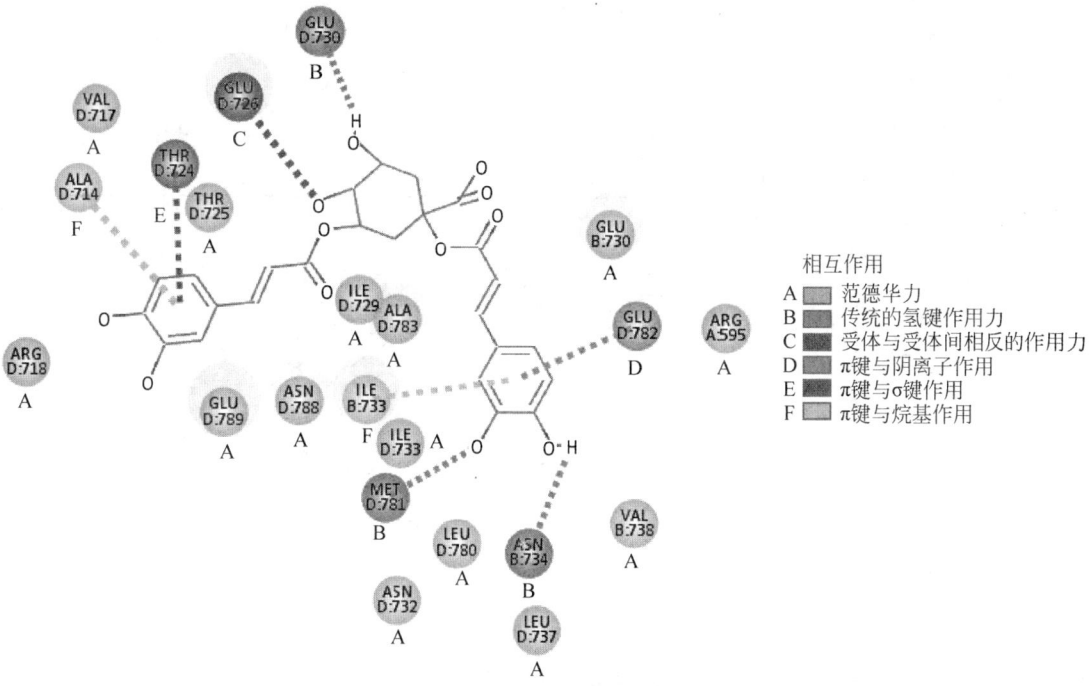

图 1.166　洋蓟素与降血脂酶作用的二维图

【药理或临床作用】　本品可治疗肝功能不足引起的各种疾病,还可作为利胆药,具有利胆、保肝、降胆固醇作用。

叶下珠脂素　Phyllanthin

【化学结构】

【主要来源】　来源于大戟科叶下珠属叶下珠(*Phyllanthus urinaria* L.),以全草入药。

【理化性质】　本品为白色结晶性粉末,熔点为 96.00℃,旋光度 12.42。

【类药五原则数据】　相对分子质量 418.5,脂水分配系数 4.111,可旋转键数 13,氢键受体数 6,氢键给体数 0。

【药物动力学数据】　叶下珠脂素的吸收、分布、代谢、排泄、毒性数据见表 1.250、图 1.167。

表 1.250 叶下珠脂素的吸收、分布、代谢、排泄、毒性数据表

25℃下水溶解度水平	2
血脑屏障通透水平	1
人类肠道吸收性水平	0
肝毒性(马氏距离)	10.34
细胞色素 P450 2D6 抑制性(马氏距离)	15.73
血浆蛋白结合率(马氏距离)	9.412

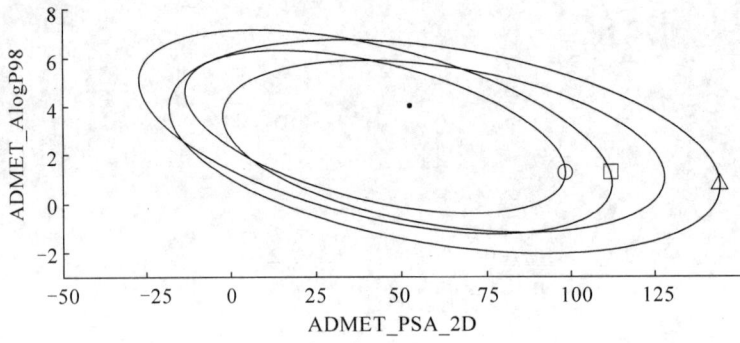

图 1.167 叶下珠脂素 ADMET 范围图

【毒性】 叶下珠脂素毒理学概率数据见表 1.251。

表 1.251 叶下珠脂素毒理学概率表

毒理学性质	发生概率
致突变性	0.914
好氧生物降解性能	1.000
潜在发育毒性	1.000
皮肤刺激性	0.250
NTP 致癌性(雄大鼠)	0.997
NTP 致癌性(雌大鼠)	0.965
NTP 致癌性(雄小鼠)	0.852
NTP 致癌性(雌小鼠)	0.579

【药理】 叶下珠脂素药理模型数据见表 1.252。

表 1.252 叶下珠脂素药理模型数据表

模型 1	大鼠口服半数致死量
LD_{50}	10g/kg
95%的置信限下最小 LD_{50}	10g/kg
95%的置信限下最大 LD_{50}	10g/kg
模型 2	大鼠吸入半数致死浓度
LC_{50}	10g/(m³ · h)
低于 95%置信限下的限量	10g/(m³ · h)
高于 95%置信限下的限量	10g/(m³ · h)

【叶下珠脂素与 Na⁺-K⁺-ATP 酶作用的二维图】　叶下珠脂素与 Na⁺-K⁺-ATP 酶作用的二维图见图 1.168。

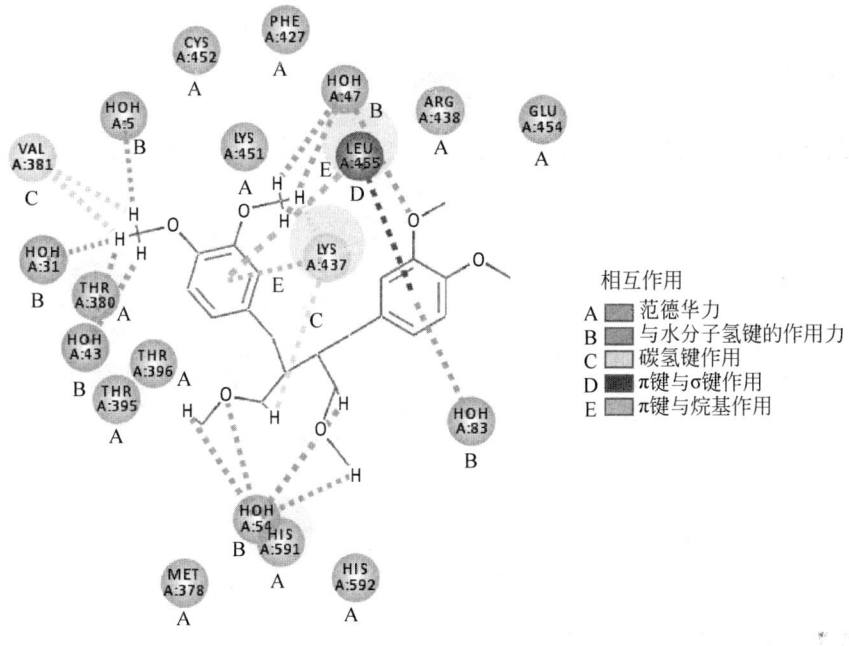

图 1.168　叶下珠脂素与 Na⁺-K⁺-ATP 酶作用的二维图

【药理或临床作用】　本品具有清热利尿、明目、消积的作用,用于肾炎水肿、泌尿系感染、结石、肠炎、痢疾、小儿疳积、眼角膜炎、黄疸型肝炎的治疗;外用治竹叶青蛇咬伤。

异补骨脂内脂　Angelicin

【化学结构】

【主要来源】　来源于豆科补骨脂属补骨脂(*Psoralea corylifolia* Linn.)的果实。

【理化性质】　本品为无色结晶,熔点 137.00～138.00℃,溶于乙醇、三氯甲烷,微溶于水、乙醚和石油醚。

【类药五原则数据】　相对分子质量 186.2,脂水分配系数 2.203,可旋转键数 0,氢键受体数 2,氢键给体数 0。

【药物动力学数据】　异补骨脂内脂的吸收、分布、代谢、排泄、毒性数据见表 1.253、图 1.169。

表 1.253　异补骨脂内脂的吸收、分布、代谢、排泄、毒性数据表

25℃下水溶解度水平	3
血脑屏障通透水平	2
人类肠道吸收性水平	0
肝毒性（马氏距离）	13.17
细胞色素 P450 2D6 抑制性（马氏距离）	14.33
血浆蛋白结合率（马氏距离）	14.24

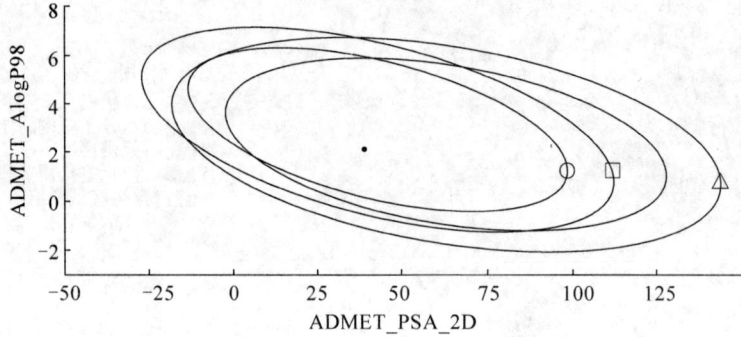

图 1.169　异补骨脂内脂 ADMET 范围图

【毒性】　异补骨脂内脂毒理学概率数据见表 1.254。

表 1.254　异补骨脂内脂毒理学概率表

毒理学性质	发生概率
致突变性	1.000
好氧生物降解性能	0
潜在发育毒性	0
皮肤刺激性	0
NTP 致癌性（雄大鼠）	0.823
NTP 致癌性（雌大鼠）	1.000
NTP 致癌性（雄小鼠）	1.000
NTP 致癌性（雌小鼠）	0

【药理】　异补骨脂内脂药理模型数据见表 1.255。

表 1.255　异补骨脂内脂药理模型数据表

模型 1	大鼠口服半数致死量
LD_{50}	556.4mg/kg
95% 的置信限下最小 LD_{50}	98.10mg/kg
95% 的置信限下最大 LD_{50}	3.200g/kg
模型 2	大鼠吸入半数致死浓度
LC_{50}	10.00g/(m³ · h)
低于 95% 置信限下的限量	10.00g/(m³ · h)
高于 95% 置信限下的限量	10.00g/(m³ · h)

【异补骨脂内脂与雌激素受体作用的二维图】　异补骨脂内脂与雌激素受体作用的二维图见图 1.170。

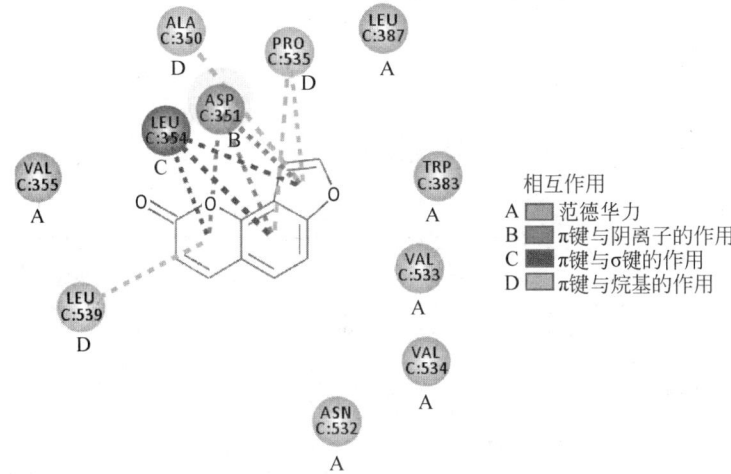

图 1.170　异补骨脂内脂与雌激素受体作用的二维图

【药理或临床作用】　本品具有镇静、解痉、抗早孕的作用。口服本品结合长波紫外线照射治疗白癜风、银屑病,疗效良好。

异甘草香豆素　Isoglycycoumarin

【化学结构】

【主要来源】　来源于豆科甘草属甘草(*Glycyrrhiza uralensis* Fisch.)的全草。

【理化性质】　本品为结晶,溶于有机溶剂。

【类药五原则数据】　相对分子质量 368.4,脂水分配系数 3.974,可旋转键数 2,氢键受体数 6,氢键给体数 2。

【药物动力学数据】　异甘草香豆素的吸收、分布、代谢、排泄、毒性数据见表 1.256、图 1.171。

表 1.256　异甘草香豆素的吸收、分布、代谢、排泄、毒性数据表

25℃下水溶解度水平	2
血脑屏障通透水平	2
人类肠道吸收性水平	0
肝毒性(马氏距离)	11.84
细胞色素 P450 2D6 抑制性(马氏距离)	13.96
血浆蛋白结合率(马氏距离)	12.59

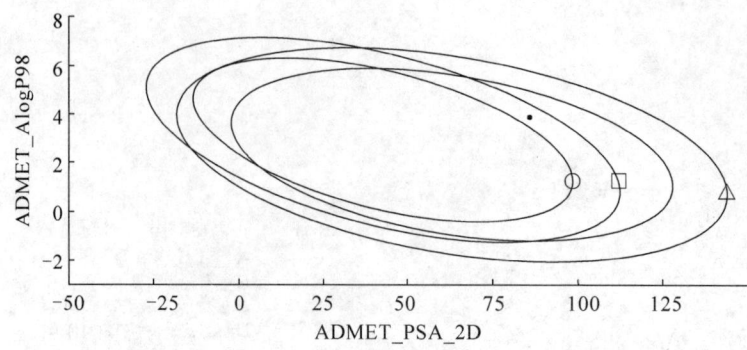

图 1.171　异甘草香豆素 ADMET 范围图

【毒性】　异甘草香豆素毒理学概率数据见表 1.257。

表 1.257　异甘草香豆素毒理学概率表

毒理学性质	发生概率
致突变性	0
好氧生物降解性能	0.998
潜在发育毒性	0
皮肤刺激性	1.000
NTP 致癌性(雄大鼠)	1.000
NTP 致癌性(雌大鼠)	1.000
NTP 致癌性(雄小鼠)	1.000
NTP 致癌性(雌小鼠)	0

【药理】　异甘草香豆素药理模型数据见表 1.258。

表 1.258　异甘草香豆素药理模型数据表

模型 1	大鼠口服半数致死量
LD_{50}	43.50mg/kg
95％的置信限下最小 LD_{50}	0.900mg/kg
95％的置信限下最大 LD_{50}	321.8mg/kg
模型 2	大鼠吸入半数致死浓度
LC_{50}	10.00g/(m³·h)
低于 95％置信限下的限量	5.400g/(m³·h)
高于 95％置信限下的限量	10.00g/(m³·h)

【异甘草香豆素与环磷酸腺苷磷酸二酯酶作用的二维图】　异甘草香豆素与环磷酸腺苷磷酸二酯酶作用的二维图见图 1.172。

【药理或临床作用】　本品具有抗微生物活性,具有抑制环磷酸腺苷磷酸二酯酶、清除自由基活性、抗 HIV 活性作用。

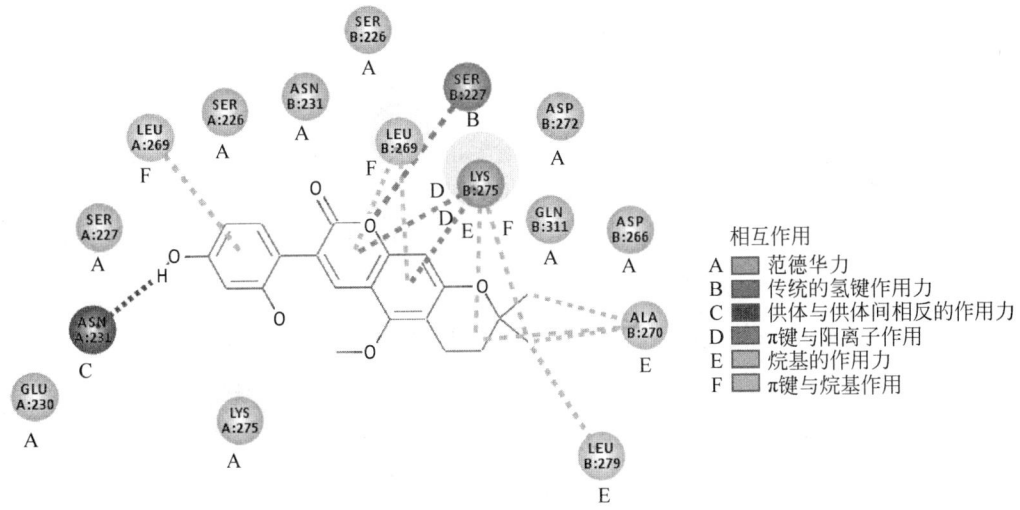

图 1.172　异甘草香豆素与环磷酸腺苷磷酸二酯酶作用的二维图

相互作用
A □ 范德华力
B ■ 传统的氢键作用力
C ■ 供体与供体间相反的作用力
D □ π键与阳离子作用
E □ 烷基的作用力
F □ π键与烷基作用

异虎耳草素 Isopimpinellin

【化学结构】

【主要来源】　来源于夹竹桃科鸡骨常山属羊角棉(*Alstonia mairei* Levl.)的根茎。

【理化性质】　本品为淡黄色晶体,熔点 148.00～151.00℃。

【类药五原则数据】　相对分子质量 246.2,脂水分配系数 2.170,可旋转键数 2,氢键受体数 4,氢键给体数 0。

【药物动力学数据】　异甘草香豆素的吸收、分布、代谢、排泄、毒性数据见表 1.259、图 1.173。

表 1.259　异甘草香豆素的吸收、分布、代谢、排泄、毒性数据表

25℃下水溶解度水平	3
血脑屏障通透水平	2
人类肠道吸收性水平	0
肝毒性(马氏距离)	10.10
细胞色素 P450 2D6 抑制性(马氏距离)	14.88
血浆蛋白结合率(马氏距离)	11.13

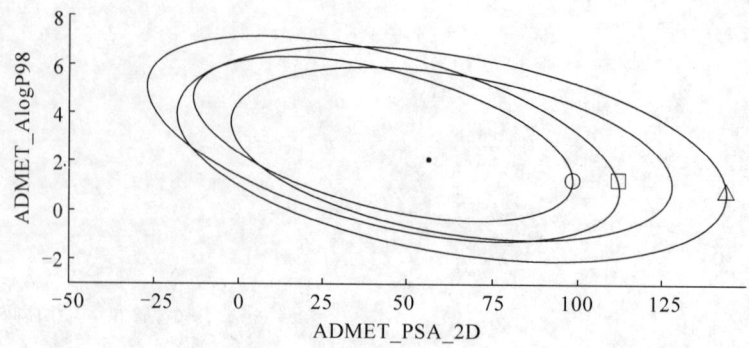

图 1.173　异甘草香豆素 ADMET 范围图

【毒性】　异甘草香豆素毒理学概率数据见表 1.260。

表 1.260　异甘草香豆素毒理学概率表

毒理学性质	发生概率
致突变性	0.993
好氧生物降解性能	0.017
潜在发育毒性	0
皮肤刺激性	0
NTP 致癌性(雄大鼠)	1.000
NTP 致癌性(雌大鼠)	0
NTP 致癌性(雄小鼠)	1.000
NTP 致癌性(雌小鼠)	0.006

【药理】　异甘草香豆素药理模型数据见表 1.261。

表 1.261　异甘草香豆素药理模型数据表

模型 1	大鼠口服半数致死量
LD_{50}	273.3mg/kg
95% 的置信限下最小 LD_{50}	46.00mg/kg
95% 的置信限下最大 LD_{50}	1.600g/kg
模型 2	大鼠吸入半数致死浓度
LC_{50}	10.00g/(m³ · h)
低于 95% 置信限下的限量	10.00g/(m³ · h)
高于 95% 置信限下的限量	10.00g/(m³ · h)

【异虎耳草素与 Bax 蛋白作用的二维图】　异虎耳草素与 Bax 蛋白作用的二维图见图 1.174。

【药理或临床作用】　本品可用于慢性支气管炎的治疗。

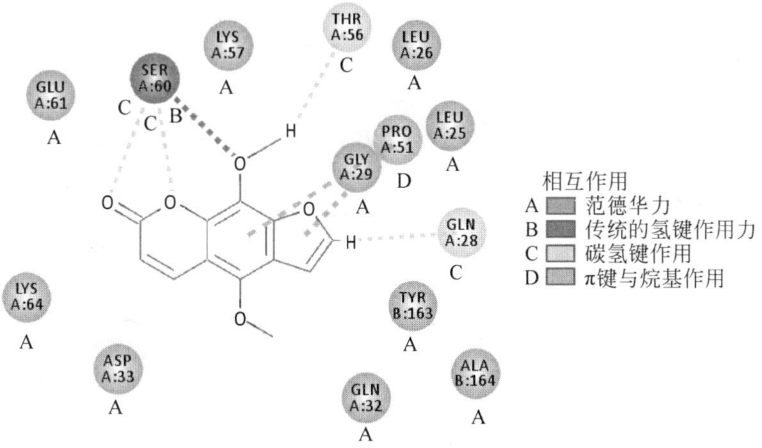

图 1.174 异虎耳草素与 Bax 蛋白作用的二维图

异茴芹内酯 Isopimpinellin

【化学结构】

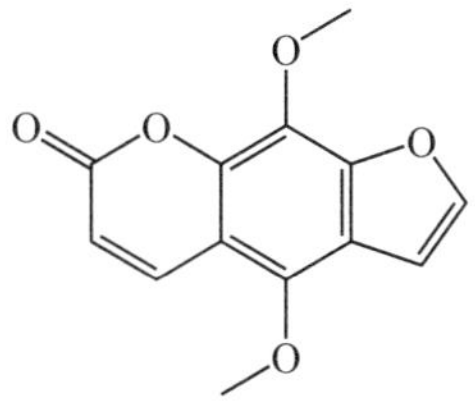

【主要来源】 来源于伞形科蛇床属蛇床[*Cnidium monnieri*(L.)Cuss.]的干燥成熟果实。

【理化性质】 本品为浅黄色粉末,熔点 150.40～151.90℃,沸点 448.70℃,密度 1.35g/cm³。

【类药五原则数据】 相对分子质量 246.2,脂水分配系数 2.170,可旋转键数 2,氢键受体数 4,氢键给体数 0。

【药物动力学数据】 异茴芹内酯的吸收、分布、代谢、排泄、毒性数据见表 1.262、图 1.175。

表 1.262 异茴芹内酯的吸收、分布、代谢、排泄、毒性数据表

25℃下水溶解度水平	3
血脑屏障通透水平	2
人类肠道吸收性水平	0
肝毒性(马氏距离)	10.10
细胞色素 P450 2D6 抑制性(马氏距离)	14.88
血浆蛋白结合率(马氏距离)	11.13

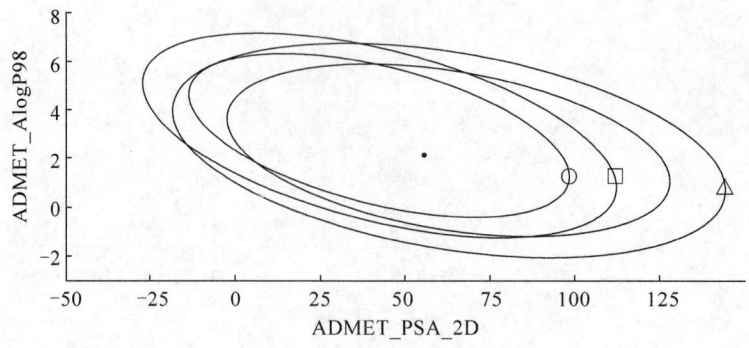

图 1.175　异茵芹内酯 ADMET 范围图

【毒性】　异茵芹内酯毒理学概率数据见表 1.263。

表 1.263　异茵芹内酯毒理学概率表

毒理学性质	发生概率
致突变性	0.993
好氧生物降解性能	0.017
潜在发育毒性	0
皮肤刺激性	0
NTP 致癌性（雄大鼠）	1.000
NTP 致癌性（雌大鼠）	0
NTP 致癌性（雄小鼠）	1.000
NTP 致癌性（雌小鼠）	0.006

【药理】　异茵芹内酯药理模型数据见表 1.264。

表 1.264　异茵芹内酯药理模型数据表

模型 1	大鼠口服半数致死量
LD_{50}	273.3mg/kg
95% 的置信限下最小 LD_{50}	46.00mg/kg
95% 的置信限下最大 LD_{50}	1.600g/kg
模型 2	大鼠吸入半数致死浓度
LC_{50}	$10.00g/(m^3 \cdot h)$
低于 95% 置信限下的限量	$10.00g/(m^3 \cdot h)$
高于 95% 置信限下的限量	$10.00g/(m^3 \cdot h)$

【异茵芹内酯与表皮生长因子受体（EGFR）作用的二维图】　异茵芹内酯与表皮生长因子受体（EGFR）作用的二维图见图 1.176。

【药理或临床作用】　本品具有抗肺癌细胞的作用。

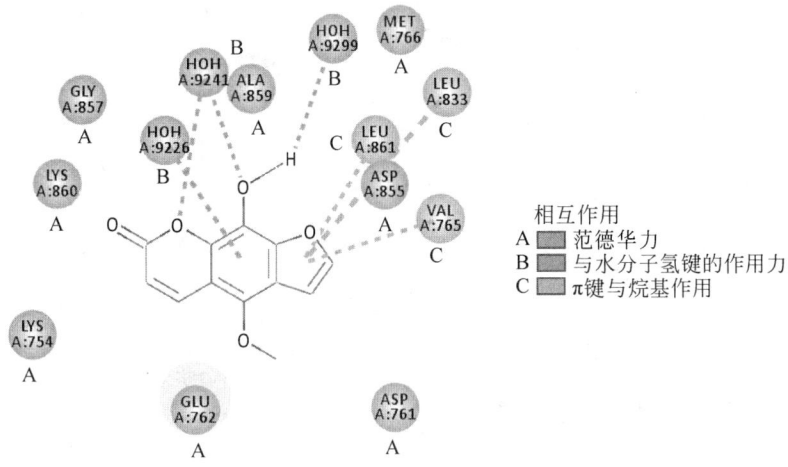

图 1.176　异茴芹内酯与表皮生长因子受体作用的二维图

相互作用
A　范德华力
B　与水分子氢键的作用力
C　π键与烷基作用

右旋蛇菰宁　（＋）-Balanophonin

【化学结构】

【主要来源】　来源于菊科紫菀属紫菀（Aster tataricus L. f.）的全草。

【理化性质】　本品为固体粉末,极微溶于水。

【类药五原则数据】　相对分子质量 356.4,脂水分配系数 2.444,可旋转键数 6,氢键受体数 6,氢键给体数 2。

【药物动力学数据】　右旋蛇菰宁的吸收、分布、代谢、排泄、毒性数据见表 1.265、图 1.177。

表 1.265　右旋蛇菰宁的吸收、分布、代谢、排泄、毒性数据表

25℃下水溶解度水平	3
血脑屏障通透水平	3
人类肠道吸收性水平	0
肝毒性(马氏距离)	11.35
细胞色素 P450 2D6 抑制性(马氏距离)	15.97
血浆蛋白结合率(马氏距离)	11.47

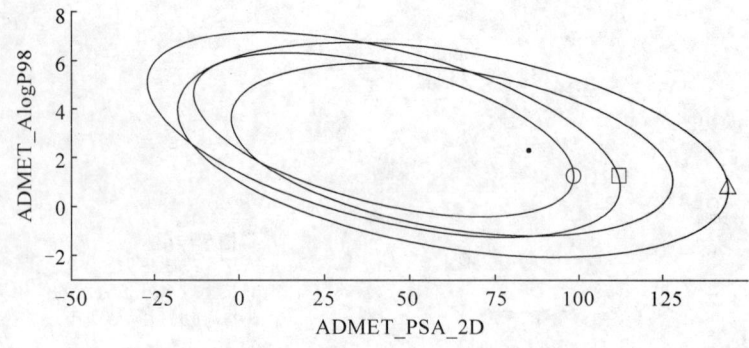

图 1.177 右旋蛇菰宁 ADMET 范围图

【毒性】 右旋蛇菰宁毒理学概率数据见表 1.266。

表 1.266 右旋蛇菰宁毒理学概率表

毒理学性质	发生概率
致突变性	0
好氧生物降解性能	0
潜在发育毒性	1.000
皮肤刺激性	1.000
NTP 致癌性(雄大鼠)	0
NTP 致癌性(雌大鼠)	0.002
NTP 致癌性(雄小鼠)	0
NTP 致癌性(雌小鼠)	0.981

【药理】 右旋蛇菰宁药理模型数据见表 1.267。

表 1.267 右旋蛇菰宁药理模型数据表

模型 1	大鼠口服半数致死量
LD_{50}	10.00g/kg
95%的置信限下最小 LD_{50}	2.800g/kg
95%的置信限下最大 LD_{50}	10.00g/kg
模型 2	大鼠吸入半数致死浓度
LC_{50}	$10.00g/(m^3 \cdot h)$
低于 95%置信限下的限量	$10.00g/(m^3 \cdot h)$
高于 95%置信限下的限量	$10.00g/(m^3 \cdot h)$

【右旋蛇菰宁与抗肿瘤靶点 Bax 蛋白作用的二维图】 右旋蛇菰宁与抗肿瘤靶点 Bax 蛋白作用的二维图见图 1.178。

【药理或临床作用】 本品具有清湿热、去痰火的作用,研究表明其对抑制肿瘤细胞也有一定效果。

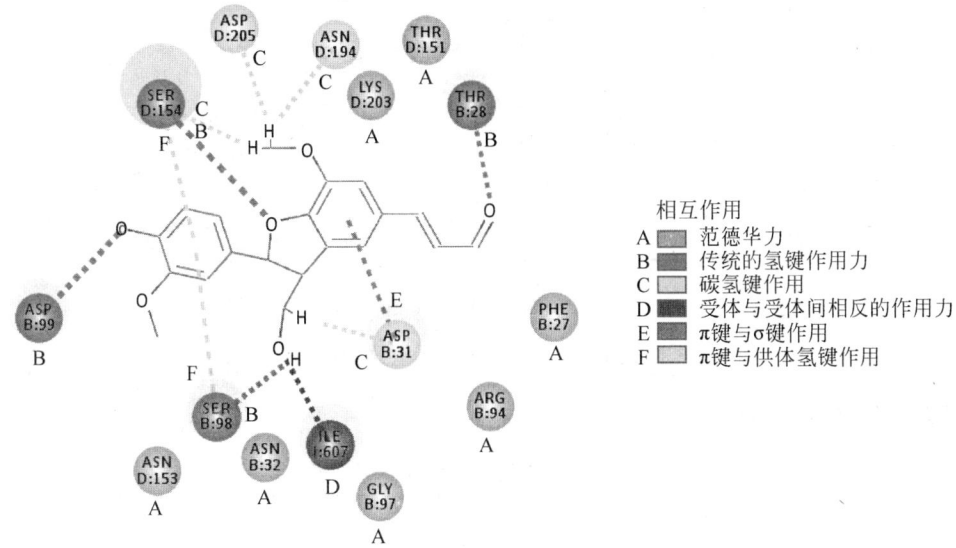

图 1.178　右旋蛇菰宁与抗肿瘤靶点 Bax 蛋白作用的二维图

相互作用
A □ 范德华力
B ■ 传统的氢键作用力
C □ 碳氢键作用
D □ 受体与受体间相反的作用力
E ■ π键与σ键作用
F □ π键与供体氢键作用

异香豆素　Isocoumarin

【化学结构】

【主要来源】　来源于为菊科蒿属奇蒿（*Artemisia anomala* S. Moore）的全草。

【理化性质】　本品为无色片状晶体,熔点 45.00～46.00℃,沸点 285.00～286.00℃ (95.85kPa),溶于乙醇、乙醚、苯和二硫化碳,可在水蒸气中挥发。

【类药五原则数据】　相对分子质量 146.1,脂水分配系数 1.899,可旋转键数 0,氢键受体数 2,氢键给体数 0。

【药物动力学数据】　异香豆素吸收、分布、代谢、排泄、毒性数据见表 1.268、图 1.179。

表 1.268　异香豆素吸收、分布、代谢、排泄、毒性数据表

25℃下水溶解度水平	3
血脑屏障通透水平	1
人类肠道吸收性水平	0
肝毒性(马氏距离)	10.25
细胞色素 P450 2D6 抑制性(马氏距离)	10.05
血浆蛋白结合率(马氏距离)	11.88

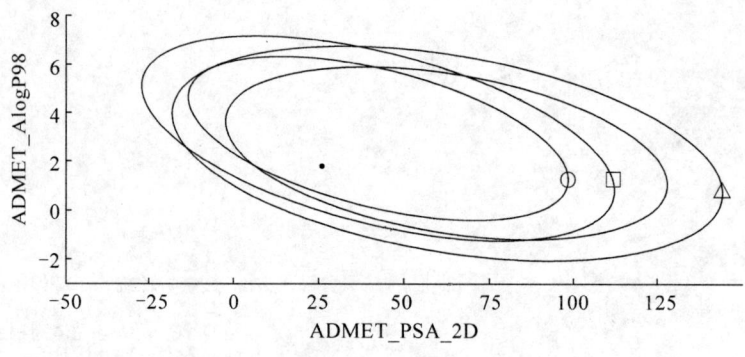

图 1.179 异香豆素 ADMET 范围图

【毒性】 异香豆素毒理学概率数据见表 1.269。

表 1.269 异香豆素毒理学概率表

毒理学性质	发生概率
致突变性	0.912
好氧生物降解性能	0.022
潜在发育毒性	0
皮肤刺激性	0
NTP 致癌性(雄大鼠)	0.961
NTP 致癌性(雌大鼠)	0.986
NTP 致癌性(雄小鼠)	1.000
NTP 致癌性(雌小鼠)	0

【药理】 异香豆素药理模型数据见表 1.270。

表 1.270 异香豆素药理模型数据表

模型 1	大鼠口服半数致死量
LD_{50}	835.9mg/kg
95%的置信限下最小 LD_{50}	147.2mg/kg
95%的置信限下最大 LD_{50}	4.700g/kg
模型 2	大鼠吸入半数致死浓度
LC_{50}	10.00g/(m³ · h)
低于 95%置信限下的限量	10.00g/(m³ · h)
高于 95%置信限下的限量	10.00g/(m³ · h)

【异香豆素与 γ-分泌酶作用的二维图】 异香豆素与 γ-分泌酶作用的二维图见图 1.180。

【药理或临床作用】 本品具有抗菌、消炎、抗癌的作用。

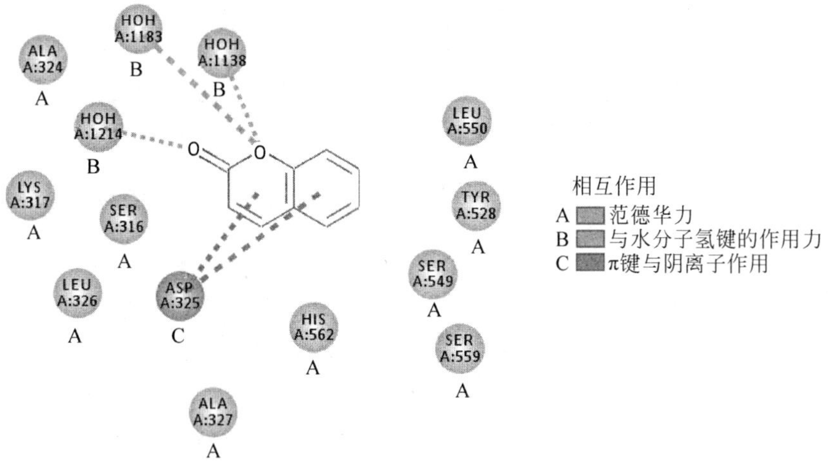

图 1.180　异香豆素与 γ-分泌酶作用的二维图

榆绿木脂素 C　Anolignan C

【化学结构】

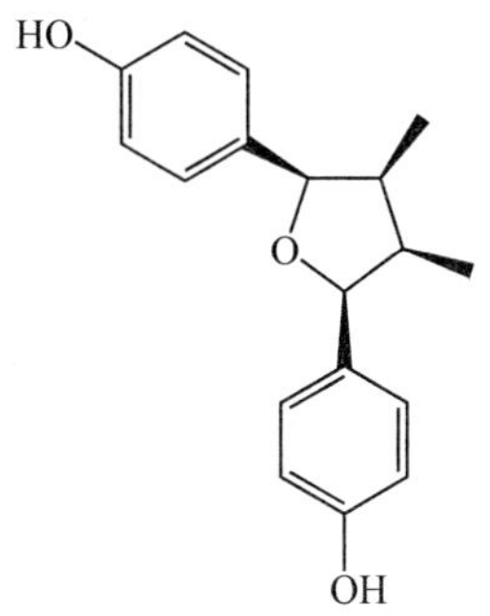

【主要来源】　来源于使君子科诃子属毗黎勒［*Terminalia billerica*（Gaertn.）Roxb.］的干燥成熟果实毛诃子的果皮。

【理化性质】　本品为白色结晶,熔点为 158.0℃。具有亲脂性,能溶于甲醇、乙醚、石油醚-乙酸乙酯、苯、三氯甲烷等有机溶剂,难溶于水,少数与糖成苷后水溶性增大。

【类药五原则数据】　相对分子质量 284.3,脂水分配系数 3.890,可旋转键数 2,氢键受体数 3,氢键给体数 2。

【药物动力学数据】　榆绿木脂素的吸收、分布、代谢、排泄、毒性数据见表 1.271、图 1.181。

表 1.271　榆绿木脂素的吸收、分布、代谢、排泄、毒性数据表

25℃下水溶解度水平	2
血脑屏障通透水平	1
人类肠道吸收性水平	0
肝毒性(马氏距离)	8.714

续表

细胞色素 P450 2D6 抑制性（马氏距离）	12.60
血浆蛋白结合率（马氏距离）	8.445

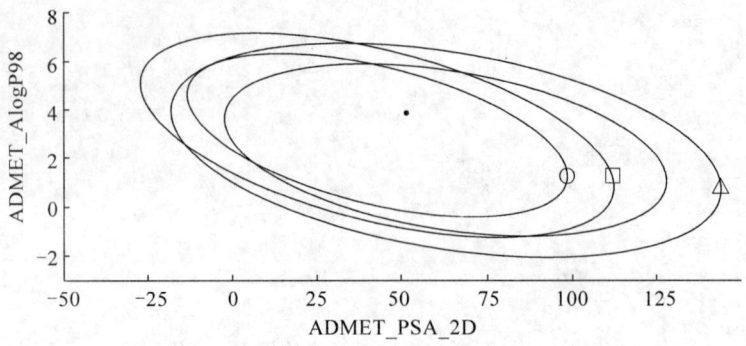

图 1.181　榆绿木脂素 ADMET 范围图

【毒性】　榆绿木脂素毒理学概率数据见表 1.272。

表 1.272　榆绿木脂素毒理学概率表

毒理学性质	发生概率
致突变性	0.001
好氧生物降解性能	0
潜在发育毒性	0
皮肤刺激性	0.520
NTP 致癌性（雄大鼠）	0
NTP 致癌性（雌大鼠）	0.002
NTP 致癌性（雄小鼠）	0.999
NTP 致癌性（雌小鼠）	0.041

【药理】　榆绿木脂素药理模型数据见表 1.273。

表 1.273　榆绿木脂素药理模型数据表

模型 1	大鼠口服半数致死量
LD_{50}	10.00g/kg
95%的置信限下最小 LD_{50}	7.400g/kg
95%的置信限下最大 LD_{50}	10.00g/kg
模型 2	大鼠吸入半数致死浓度
LC_{50}	10.00g/(m³·h)
低于 95%置信限下的限量	10.00g/(m³·h)
高于 95%置信限下的限量	10.00g/(m³·h)

【榆绿木脂素 C 与环加氧酶-2（COX-2）作用的二维图】　榆绿木脂素 C 与环加氧酶-2（COX-2）作用的二维图见图 1.182。

【药理或临床作用】　本品具有清热解毒、收敛止血的作用，可用于各种热症、泻痢、黄水病以及肝胆病等的治疗。

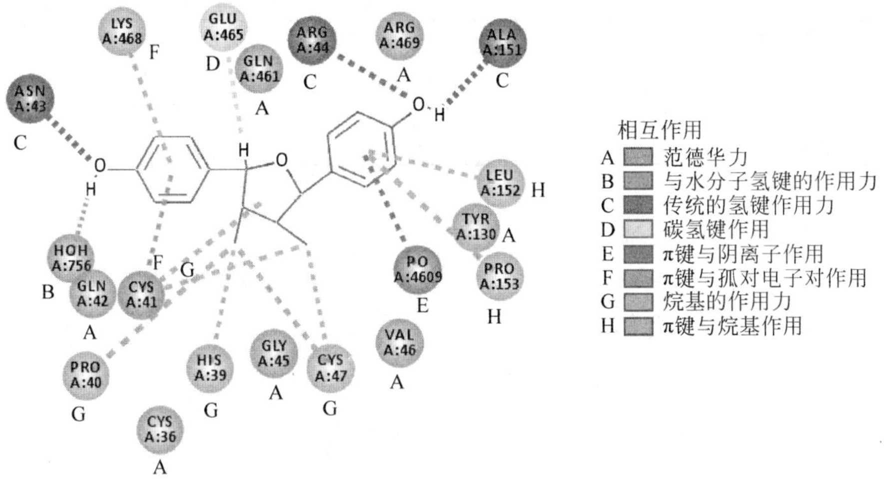

图 1.182 榆绿木脂素 C 与环加氧酶-2(COX-2)作用的二维图

原花青定 A2 Procyanidin A2

【化学结构】

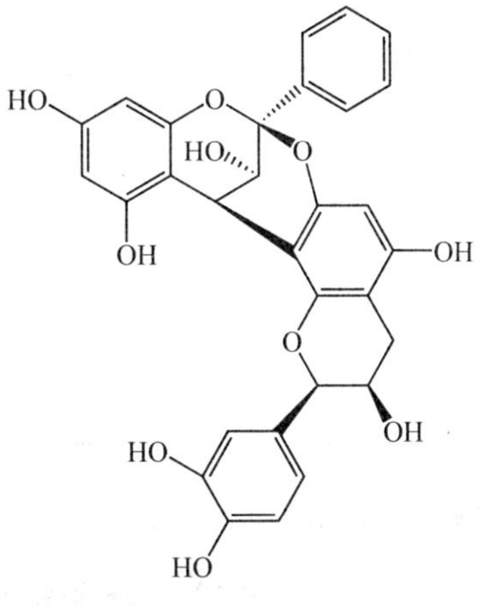

【主要来源】 来源于无患子科荔枝属荔枝(*Litchi chinensis* Sonn.)的果实。

【理化性质】 本品为浅黄棕色无晶形粉末,沸点 946.0℃。

【类药五原则数据】 相对分子质量 576.5,脂水分配系数 3.758,可旋转键数 2,氢键受体数 12,氢键给体数 9。

【药物动力学数据】 原花青定 A2 的吸收、分布、代谢、排泄、毒性的数据见表 1.274、图 1.183。

表 1.274 原花青定 A2 的吸收、分布、代谢、排泄、毒性的数据表

25℃下水溶解度水平	1
血脑屏障通透水平	4

续表

人类肠道吸收性水平	3
肝毒性(马氏距离)	10.90
细胞色素 P450 2D6 抑制性(马氏距离)	17.15
血浆蛋白结合率(马氏距离)	14.96

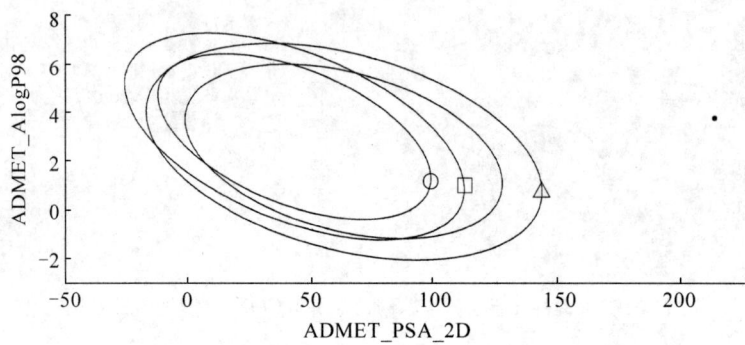

图 1.183　原花青定 A2ADMET 范围图

【毒性】　原花青定 A2 毒理学概率数据见表 1.275。

表 1.275　原花青定 A2 毒理学概率表

毒理学性质	发生概率
致突变性	0
好氧生物降解性能	0
潜在发育毒性	1.000
皮肤刺激性	0.880
NTP 致癌性(雄大鼠)	1.000
NTP 致癌性(雌大鼠)	1.000
NTP 致癌性(雄小鼠)	0
NTP 致癌性(雌小鼠)	0.008

【药理】　原花青定 A2 药理模型数据见表 1.276。

表 1.276　原花青定 A2 药理模型数据表

模型 1	大鼠口服半数致死量
LD_{50}	22.00mg/kg
95％的置信限下最小 LD_{50}	2.000mg/kg
95％的置信限下最大 LD_{50}	244.6mg/kg
模型 2	大鼠吸入半数致死浓度
LC_{50}	10.00g/(m³ · h)
低于 95％置信限下的限量	344.3mg/(m³ · h)
高于 95％置信限下的限量	10.00g/(m³ · h)

【原花青定 A2 与超氧化物歧化酶(SOD)作用的二维图】　原花青定 A2 与超氧化物歧化酶(SOD)作用的二维图见图 1.184。

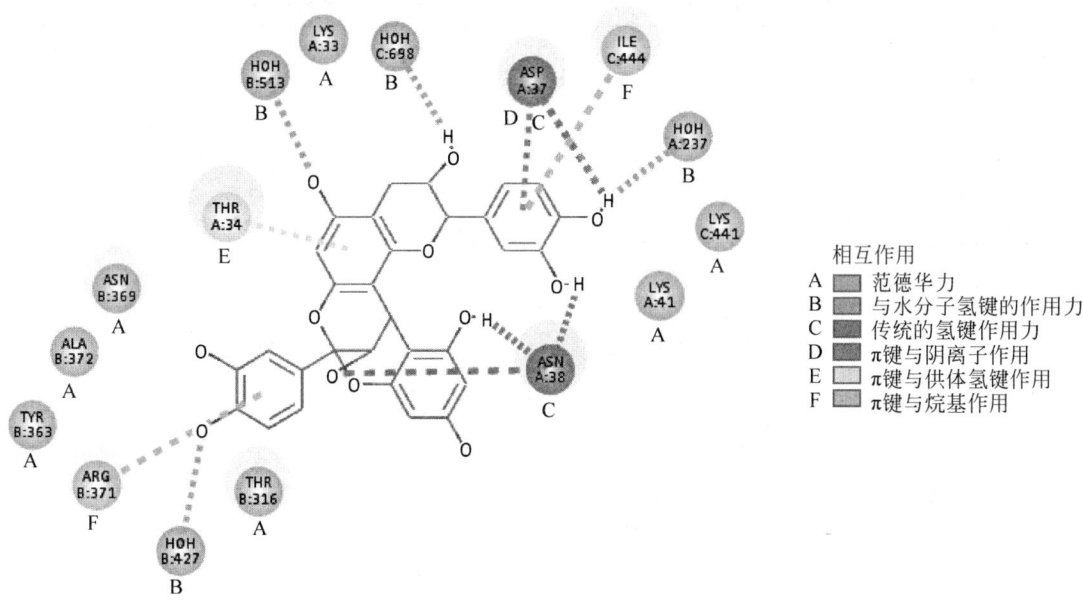

图 1.184　原花青定 A2 与超氧化物歧化酶（SOD）作用的二维图

【药理或临床作用】　本品有良好的抗氧化活性,可用于制备抗氧化剂或自由基清除剂；且该化合物具有较好的抗肿瘤活性,可有效地抑制人肝癌 Hep-G2 细胞和人宫颈癌 Hela 细胞的增殖,可用于制备抗肿瘤药物。

原花青定 B1　Procyanidin B1

【化学结构】

【主要来源】　来源于葡萄科葡萄属木质藤本植物(*Vitis vinifera* L.)的种子。

【理化性质】　本品为棕色结晶,熔点 231.0～232.0℃,沸点 955.3℃,微溶于丙酮、乙醇、甲醇与水。

【类药五原则数据】　相对分子质量 574.5,脂水分配系数 3.931,可旋转键数 3,氢键受体数 12,氢键给体数 10。

【药物动力学数据】　原花青定 B1 的吸收、分布、代谢、排泄、毒性的数据见表 1.277、图 1.185。

表 1.277　原花青定 B1 的吸收、分布、代谢、排泄、毒性的数据表

25℃下水溶解度水平	1
血脑屏障通透水平	4
人类肠道吸收性水平	3
肝毒性（马氏距离）	12.47
细胞色素 P450 2D6 抑制性（马氏距离）	18.34
血浆蛋白结合率（马氏距离）	15.10

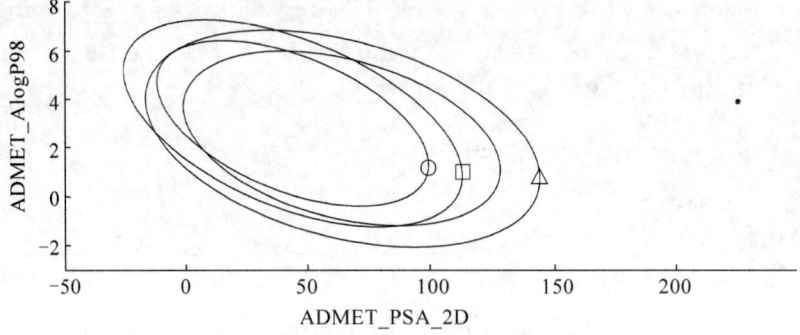

图 1.185　原花青定 B1ADMET 范围图

【毒性】　原花青定 B1 毒理学概率数据见表 1.278。

表 1.278　原花青定 B1 毒理学概率表

毒理学性质	发生概率
致突变性	0
好氧生物降解性能	0
潜在发育毒性	1.000
皮肤刺激性	0.076
NTP 致癌性（雄大鼠）	0.125
NTP 致癌性（雌大鼠）	1.000
NTP 致癌性（雄小鼠）	1.000
NTP 致癌性（雌小鼠）	0.986

【药理】　原花青定 B1 药理模型数据见表 1.279。

表 1.279　原花青定 B1 药理模型数据表

模型 1	大鼠口服半数致死量
LD_{50}	4.900mg/kg
95%的置信限下最小 LD_{50}	661.7μg/kg
95%的置信限下最大 LD_{50}	35.800mg/kg
模型 2	大鼠吸入半数致死浓度
LC_{50}	10.00g/(m³·h)
低于 95%置信限下的限量	10.00g/(m³·h)
高于 95%置信限下的限量	10.00g/(m³·h)

【原花青定 B1 与超氧化物歧化酶(SOD)作用的二维图】　原花青定 B1 与超氧化物歧化酶(SOD)作用的二维图见图 1.186。

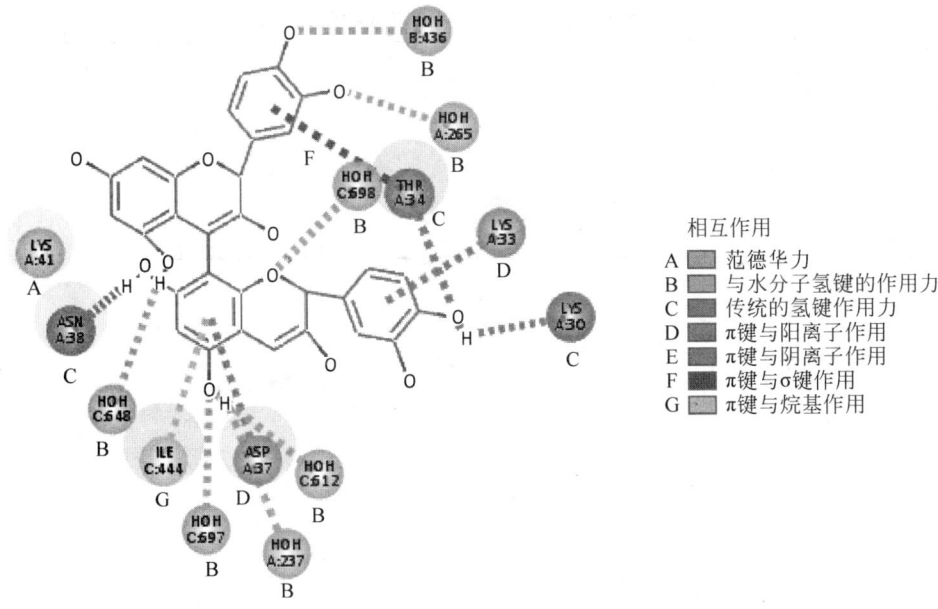

图 1.186　原花青定 B1 与超氧化物歧化酶(SOD)作用的二维图

【药理或临床作用】　本品具有抗氧化活性,也有抗肿瘤作用。

樟叶素　Demethylpolysyphorin

【化学结构】

【主要来源】　来源于胡椒科胡椒属樟叶胡椒(*Piper polysyphorum* C.DC.)地上部分。

【理化性质】　本品为无色棱晶,熔点 147.00～148.00℃,可溶于有机溶剂。

【类药五原则数据】　相对分子质量 418.5,脂水分配系数 4.135,可旋转键数 10,氢键受体数 7,氢键给体数 1。

【药物动力学数据】 樟叶素的吸收、分布、代谢、排泄、毒性的数据见表 1.280、图 1.187。

表 1.280　樟叶素的吸收、分布、代谢、排泄、毒性的数据表

25℃下水溶解度水平	2
血脑屏障通透水平	2
人类肠道吸收性水平	0
肝毒性(马氏距离)	11.25
细胞色素 P450 2D6 抑制性(马氏距离)	17.09
血浆蛋白结合率(马氏距离)	11.52

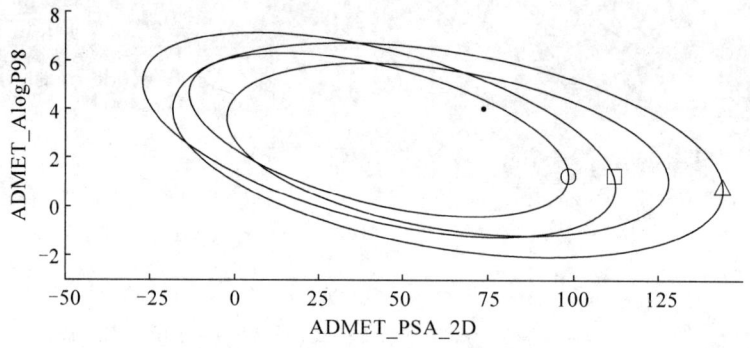

图 1.187　樟叶素 ADMET 范围图

【毒性】 樟叶素毒理学概率数据见表 1.281。

表 1.281　樟叶素毒理学概率表

毒理学性质	发生概率
致突变性	0
好氧生物降解性能	1.000
潜在发育毒性	1.000
皮肤刺激性	0.031
NTP 致癌性(雄大鼠)	0.997
NTP 致癌性(雌大鼠)	0
NTP 致癌性(雄小鼠)	0.145
NTP 致癌性(雌小鼠)	0

【药理】 樟叶素药理模型数据见表 1.282。

表 1.282　樟叶素药理模型数据表

模型 1	大鼠口服半数致死量
LD_{50}	10.00g/kg
95%的置信限下最小 LD_{50}	3.000g/kg
95%的置信限下最大 LD_{50}	10.00g/kg

续表

模型 2	大鼠吸入半数致死浓度
LC_{50}	$3.100g/(m^3 \cdot h)$
低于 95％置信限下的限量	$140.1mg/(m^3 \cdot h)$
高于 95％置信限下的限量	$10.00g/(m^3 \cdot h)$

【樟叶素与血小板活化因子(PAF)作用的二维图】 樟叶素与血小板活化因子(PAF)作用的二维图见图 1.188。

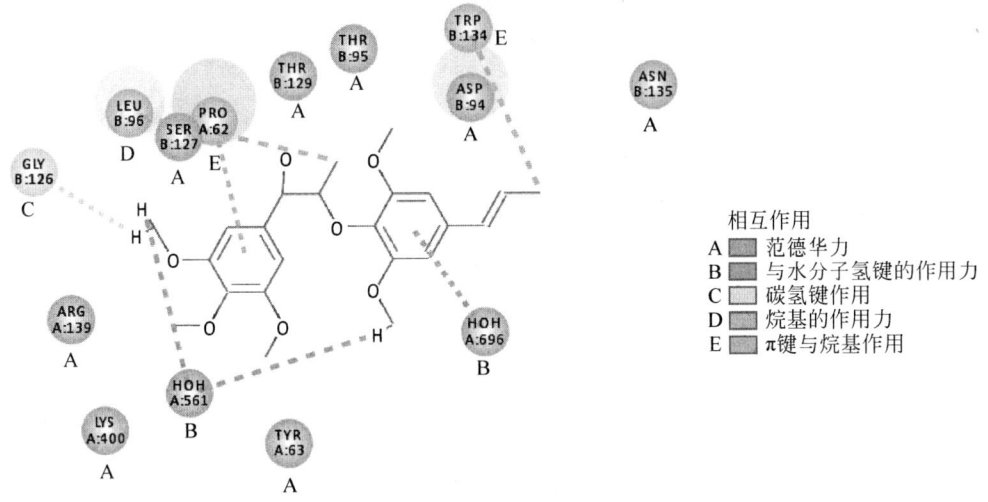

相互作用
A ▦ 范德华力
B ▦ 与水分子氢键的作用力
C ▦ 碳氢键作用
D ▦ 烷基的作用力
E ▦ π键与烷基作用

图 1.188 樟叶素与血小板活化因子(PAF)作用的二维图

【药理或临床作用】 本品可用于抗血小板聚集以及具有明显抑制血小板活化因子(PAF)受体的结合的作用。

芝麻素 Sesamin

【化学结构】

【主要来源】 来源于五加科五加属无梗五加[*Acanthopanax sessiliflorus* (Rupr. Maxim.)Seem.]的根。

【理化性质】 本品为针状结晶(乙醇),熔点 $122.00 \sim 123.00℃$,结晶(乙醇),熔点 $125.00 \sim 126.00℃$。易溶于氯仿、苯、乙酸、丙酮,微溶于乙醚、石油醚,几乎不溶于水、碱性溶液和盐酸。

【**类药五原则数据**】　相对分子质量 345.4,脂水分配系数 2.237,可旋转键数 2,氢键受体数 6,氢键给体数 0。

【**药物动力学数据**】　芝麻素的吸收、分布、代谢、排泄、毒性的数据见表 1.283、图 1.189。

表 1.283　芝麻素的吸收、分布、代谢、排泄、毒性的数据表

25℃下水溶解度水平	2
血脑屏障通透水平	2
人类肠道吸收性水平	0
肝毒性(马氏距离)	11.00
细胞色素 P450 2D6 抑制性(马氏距离)	13.44
血浆蛋白结合率(马氏距离)	10.05

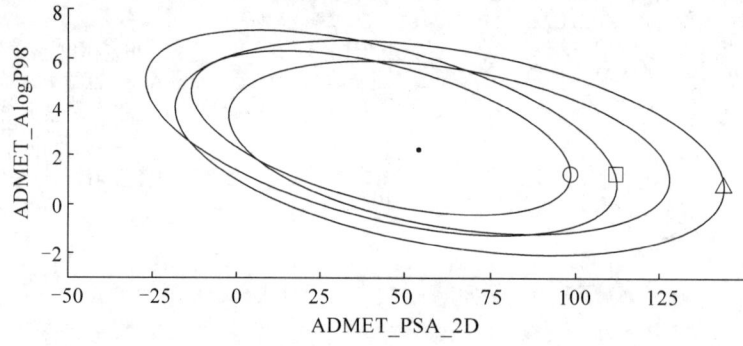

图 1.189　芝麻素 ADMET 范围图

【**毒性**】　芝麻素毒理学概率数据见表 1.284。

表 1.284　芝麻素毒理学概率表

毒理学性质	发生概率
致突变性	0
好氧生物降解性能	1.000
潜在发育毒性	0.888
皮肤刺激性	0
NTP 致癌性(雄大鼠)	0
NTP 致癌性(雌大鼠)	1.000
NTP 致癌性(雄小鼠)	1.000
NTP 致癌性(雌小鼠)	0.868

【**药理**】　芝麻素药理模型数据见表 1.285。

表 1.285　芝麻素药理模型数据表

模型 1	大鼠口服半数致死量
LD_{50}	15.50mg/kg
95%的置信限下最小 LD_{50}	1.600g/kg
95%的置信限下最大 LD_{50}	153.6mg/kg

续表

模型 2	大鼠吸入半数致死浓度
LC$_{50}$	10.00g/(m^3 · h)
低于 95％置信限下的限量	10.00g/(m^3 · h)
高于 95％置信限下的限量	10.00g/(m^3 · h)

【芝麻素与超氧化物歧化酶(SOD)作用的二维图】　芝麻素与超氧化物歧化酶(SOD)作用的二维图见图 1.190。

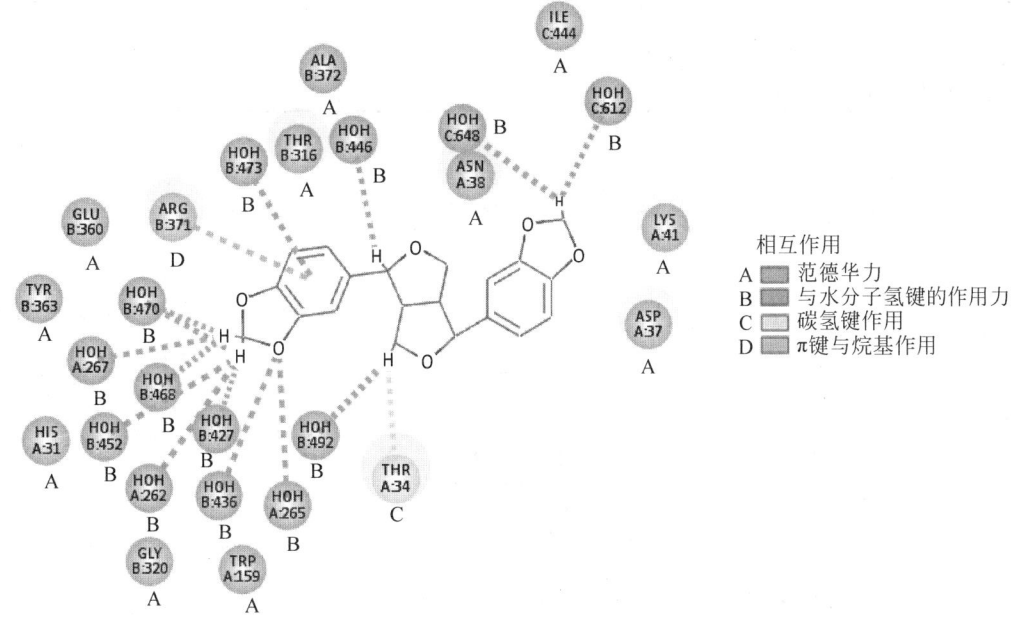

图 1.190　芝麻素与超氧化物歧化酶(SOD)作用的二维图

【药理或临床作用】　本品可用于抑制流感病毒、仙台病毒和结核杆菌以及用于抗病毒、杀菌剂、抗氧化剂、杀虫增效剂、治疗气管炎。

芝麻林素　Sesamolin

【化学结构】

【主要来源】　来源于胡麻科胡麻属植物芝麻(*Sesamum indicum* L.)种子。

【理化性质】　本品为白色结晶粉末,熔点 122.00～123.00℃,易溶于三氯甲烷、苯、乙酸、丙酮,几乎溶于水、碱性溶液。

【类药五原则数据】　相对分子质量 370.4，脂水分配系数 2.553，可旋转键数 3，氢键受体数 7，氢键给体数 0。

【药物动力学数据】　芝麻林素的吸收、分布、代谢、排泄、毒性的数据见表 1.286、图 1.191。

表 1.286　芝麻林素的吸收、分布、代谢、排泄、毒性的数据表

25℃下水溶解度水平	2
血脑屏障通透水平	2
人类肠道吸收性水平	0
肝毒性（马氏距离）	10.70
细胞色素 P450 2D6 抑制性（马氏距离）	11.01
血浆蛋白结合率（马氏距离）	18.17

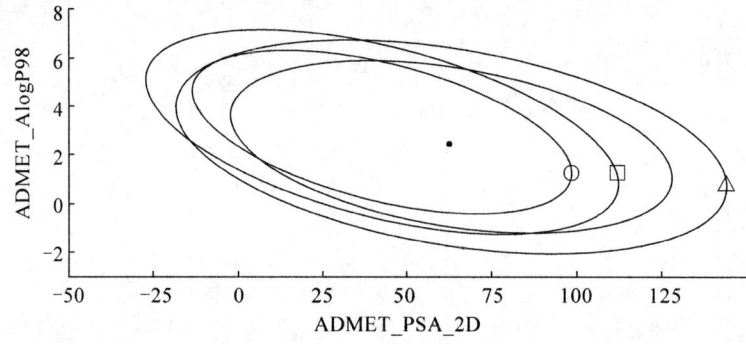

图 1.191　芝麻林素 ADMET 范围图

【毒性】　芝麻林素毒理学概率数据见表 1.287。

表 1.287　芝麻林素毒理学概率表

毒理学性质	发生概率
致突变性	0
好氧生物降解性能	1.000
潜在发育毒性	0.982
皮肤刺激性	0
NTP 致癌性（雄大鼠）	0
NTP 致癌性（雌大鼠）	1.000
NTP 致癌性（雄小鼠）	1.000
NTP 致癌性（雌小鼠）	0.146

【药理】　芝麻林素药理模型数据见表 1.288。

表 1.288　芝麻林素药理模型数据表

模型 1	大鼠口服半数致死量
LD_{50}	18.60mg/kg
95%的置信限下最小 LD_{50}	1.900mg/kg
95%的置信限下最大 LD_{50}	177.8mg/kg

续表

模型 2	大鼠吸入半数致死浓度
LC$_{50}$	10.00g/(m^3·h)
低于 95％置信限下的限量	10.00g/(m^3·h)
高于 95％置信限下的限量	10.00g/(m^3·h)

【芝麻林素与抗氧化酶作用的二维图】　芝麻林素与抗氧化酶作用的二维图见图 1.192。

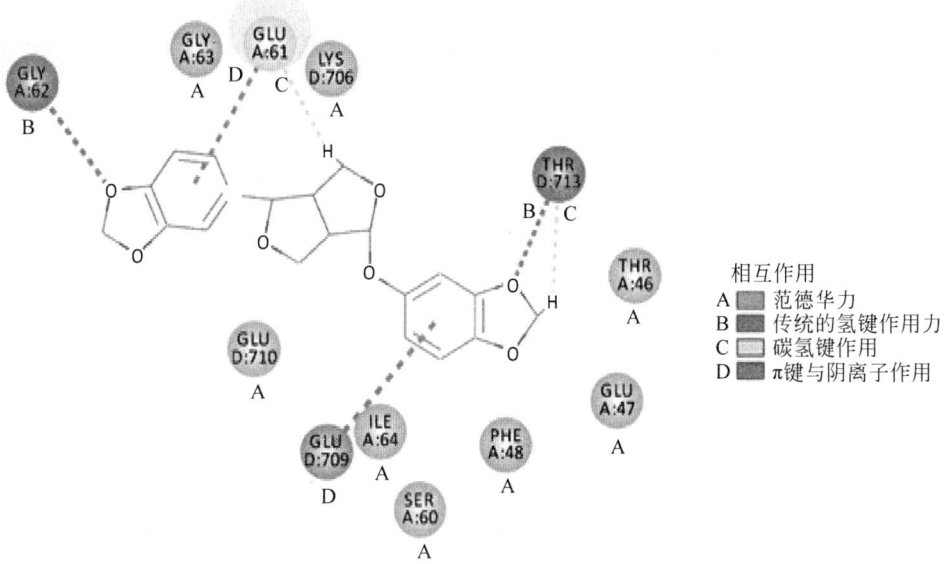

图 1.192　芝麻林素与抗氧化酶作用的二维图

【药理或临床作用】　本品具有抗病毒、抗氧化剂、杀虫的作用。

紫花前胡素　Decursin

【化学结构】

【主要来源】　来源于伞形科当归属紫花前胡［*Angelica decursiva*（Miq.）Franch. et Sav.］。

【理化性质】　本品为白色结晶或粉末,熔点 93.00～94.00℃,密度 1.24g/cm^3,沸点 469.40℃。

【类药五原则数据】　相对分子质量 328.4,脂水分配系数 3.955,可旋转键数 3,氢键受体数 5,氢键给体数 0。

【药物动力学数据】　紫花前胡素的吸收、分布、代谢、排泄、毒性的数据见表 1.289、图 1.193。

表 1. 289　紫花前胡素的吸收、分布、代谢、排泄、毒性的数据表

25℃下水溶解度水平	2
血脑屏障通透水平	1
人类肠道吸收性水平	0
肝毒性(马氏距离)	13.72
细胞色素 P450 2D6 抑制性(马氏距离)	15.10
血浆蛋白结合率(马氏距离)	12.15

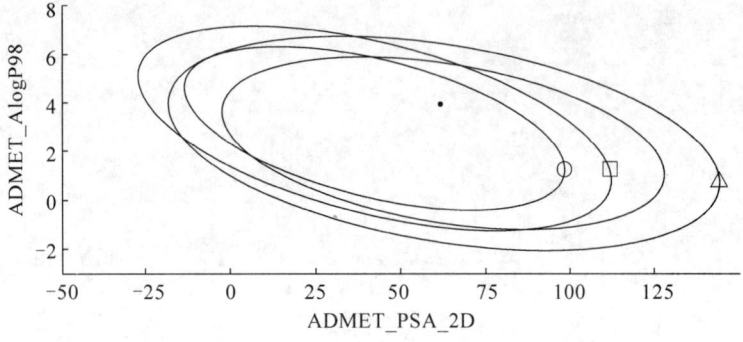

图 1.193　紫花前胡素 ADMET 范围图

【毒性】　紫花前胡素毒理学概率数据见表 1.290。

表 1. 290　紫花前胡素毒理学概率表

毒理学性质	发生概率
致突变性	0
好氧生物降解性能	1.000
潜在发育毒性	0
皮肤刺激性	0.012
NTP 致癌性(雄大鼠)	1.000
NTP 致癌性(雌大鼠)	1.000
NTP 致癌性(雄小鼠)	1.000
NTP 致癌性(雌小鼠)	0

【药理】　紫花前胡素药理模型数据见表 1.291。

表 1. 291　紫花前胡素药理模型数据表

模型 1	大鼠口服半数致死量
LD_{50}	10.00g/kg
95%的置信限下最小 LD_{50}	10.00g/kg
95%的置信限下最大 LD_{50}	10.00g/kg
模型 2	大鼠吸入半数致死浓度
LC_{50}	10.00g/(m³ · h)
低于 95%置信限下的限量	10.00g/(m³ · h)
高于 95%置信限下的限量	10.00g/(m³ · h)

【紫花前胡素与慢性粒细胞白血病 Bcr-Abl 酪氨酸激酶作用的二维图】　紫花前胡素与慢性粒细胞白血病 Bcr-Abl 酪氨酸激酶作用的二维图见图 1.194。

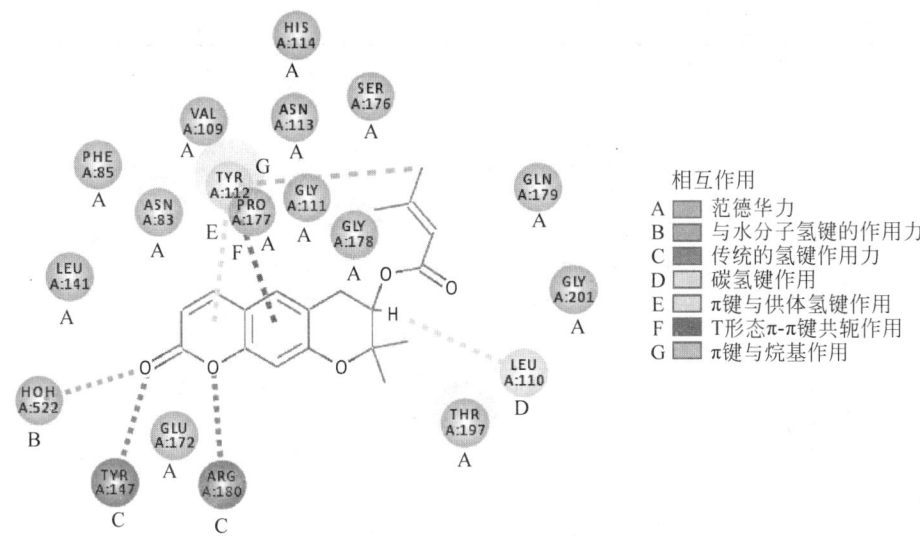

图 1.194　紫花前胡素与慢性粒细胞白血病 Bcr-Abl 酪氨酸激酶作用的二维图

【药理或临床作用】　本品可用于白血病、糖尿病性高血压的治疗,可降低肾毒素。

紫苜蓿酚　*Dicoumarol*

【化学结构】

【主要来源】　来源于豆科苜蓿属紫苜蓿(*Medicago sativa* L.)。

【理化性质】　本品为微红色结晶,味略苦,熔点 288.00～292.00℃,能溶于碱、吡啶,略溶于苯、三氯甲烷,不溶于水、醇和醚中。

【类药五原则数据】　相对分子质量 336.3,脂水分配系数 2.789,可旋转键数 2,氢键受体数 6,氢键给体数 2。

【药物动力学数据】　紫苜蓿酚的吸收、分布、代谢、排泄、毒性的数据见表 1.292、图 1.195。

表 1.292　紫苜蓿酚的吸收、分布、代谢、排泄、毒性的数据

25℃下水溶解度水平	3
血脑屏障通透水平	3
人类肠道吸收性水平	0

续表

肝毒性（马氏距离）	10.58
细胞色素 P450 2D6 抑制性（马氏距离）	9.966
血浆蛋白结合率（马氏距离）	9.611

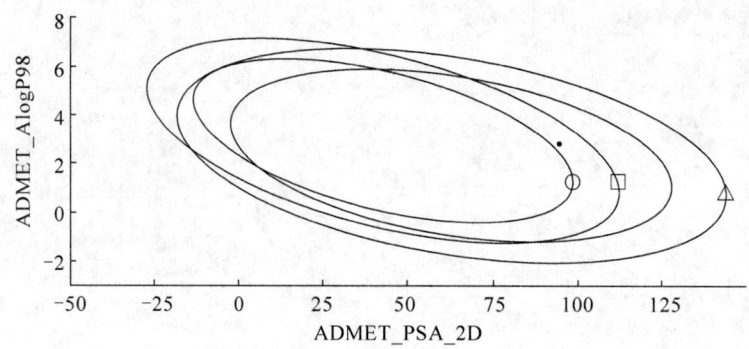

图 1.195　紫苜蓿酚 ADMET 范围图

【毒性】　紫苜蓿酚毒理学概率数据见表 1.293。

表 1.293　紫苜蓿酚毒理学概率表

毒理学性质	发生概率
致突变性	0.998
好氧生物降解性能	0.153
潜在发育毒性	0
皮肤刺激性	0
NTP 致癌性（雄大鼠）	1.000
NTP 致癌性（雌大鼠）	0
NTP 致癌性（雄小鼠）	1.000
NTP 致癌性（雌小鼠）	0

【药理】　紫苜蓿酚药理模型数据见表 1.294。

表 1.294　紫苜蓿酚药理模型数据表

模型 1	大鼠口服半数致死量
LD_{50}	269.6mg/kg
95％的置信限下最小 LD_{50}	46.10mg/kg
95％的置信限下最大 LD_{50}	1.600g/kg
模型 2	大鼠吸入半数致死浓度
LC_{50}	$10.00g/(m^3 \cdot h)$
低于 95％置信限下的限量	$10.00g/(m^3 \cdot h)$
高于 95％置信限下的限量	$10.00g/(m^3 \cdot h)$

【紫苜蓿酚与抗凝血酶 VKORC1 作用的二维图】　紫苜蓿酚与抗凝血酶 VKORC1 作用的二维图见图 1.196。

【药理或临床作用】　本品可防治血栓形成及栓塞性静脉炎,亦可用于血栓栓塞疾病的治疗。

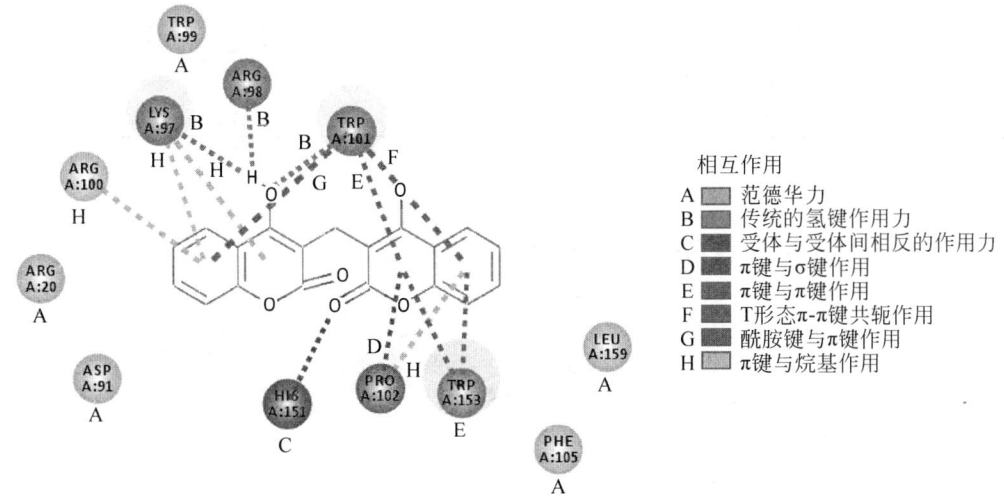

图 1.196　紫苜蓿酚与抗凝血酶 VKORC1 作用的二维图

相互作用
A　□ 范德华力
B　□ 传统的氢键作用力
C　■ 受体与受体间相反的作用力
D　■ π键与σ键作用
E　■ π键与π键作用
F　■ T形态π-π键共轭作用
G　■ 酰胺键与π键作用
H　□ π键与烷基作用

木兰脂素　Magnolin

【化学结构】

【主要来源】　来源于木兰科木兰属玉兰(*Magnolia denudata* Desr.)的干燥花蕾。

【理化性质】　本品为白色结晶粉末,熔点 90.00～91.00℃,溶于甲醇、乙醇等有机溶剂。

【类药五原则数据】　相对分子质量 416.5,脂水分配系数 2.618,可旋转键数 7,氢键受体数 7,氢键给体数 0。

【药物动力学数据】　木兰脂素的吸收、分布、代谢、排泄、毒性的数据见表 1.295、图 1.197。

表 1.295　木兰脂素的吸收、分布、代谢、排泄、毒性的数据表

25℃下水溶解度水平	3
血脑屏障通透水平	2
人类肠道吸收性水平	0

续表

肝毒性(马氏距离)	9.726
细胞色素 P450 2D6 抑制性(马氏距离)	14.72
血浆蛋白结合率(马氏距离)	9.210

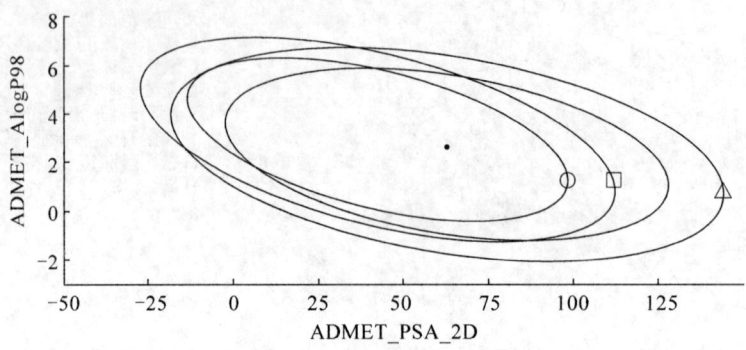

图 1.197　木兰脂素 ADMET 范围图

【毒性】　木兰脂素毒理学概率数据见表 1.296。

表 1.296　木兰脂素毒理学概率表

毒理学性质	发生概率
致突变性	0.940
好氧生物降解性能	1.000
潜在发育毒性	1.000
皮肤刺激性	0
NTP 致癌性(雄大鼠)	0.995
NTP 致癌性(雌大鼠)	1.000
NTP 致癌性(雄小鼠)	1.000
NTP 致癌性(雌小鼠)	0.008

【药理】　木兰脂素药理模型数据见表 1.297。

表 1.297　木兰脂素药理模型数据表

模型1	大鼠口服半数致死量
LD_{50}	10.00g/kg
95%的置信限下最小 LD_{50}	1.700g/kg
95%的置信限下最大 LD_{50}	10.00g/kg
模型2	大鼠吸入半数致死浓度
LC_{50}	$10.00g/(m^3 \cdot h)$
低于95%置信限下的限量	$10.00g/(m^3 \cdot h)$
高于95%置信限下的限量	$10.00g/(m^3 \cdot h)$

【木兰脂素与环加氧酶-2(COX-2)作用的二维图】　木兰脂素与环加氧酶-2(COX-2)作用的二维图见图 1.198。

【药理或临床作用】　本品具有抗过敏、抗炎、降压、抑菌作用。

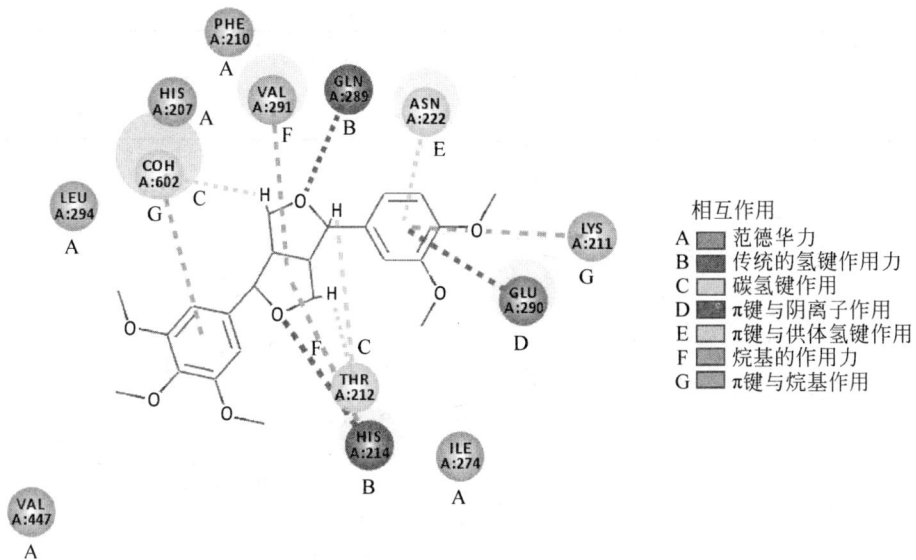

图 1.198　木兰脂素与环加氧酶-2(COX-2)作用的二维图

相互作用
A ▨ 范德华力
B ▨ 传统的氢键作用力
C ▨ 碳氢键作用
D ▨ π键与阴离子作用
E ▨ π键与供体氢键作用
F ▨ 烷基的作用力
G ▨ π键与烷基作用

五脂素 A1　Arisantetralone A1

【化学结构】

【主要来源】　来源于五味子科五味子属翼梗五味子(*Schisandra henryi*)的果实。

【理化性质】　本品为白色粉末,熔点 195.00～197.00℃,沸点 527.20℃,可溶于甲醇、乙醇、三氯甲烷。

【类药五原则数据】　相对分子质量 342.4,脂水分配系数 3.832,可旋转键数 3,氢键受体数 5,氢键给体数 2。

【药物动力学数据】　五脂素 A1 的吸收、分布、代谢、排泄、毒性的数据见表 1.298、图 1.199。

表 1.298　五脂素 A1 的吸收、分布、代谢、排泄、毒性的数据表

25℃下水溶解度水平	2
血脑屏障通透水平	2
人类肠道吸收性水平	0

续表

肝毒性(马氏距离)	10.33
细胞色素 P450 2D6 抑制性(马氏距离)	17.29
血浆蛋白结合率(马氏距离)	10.22

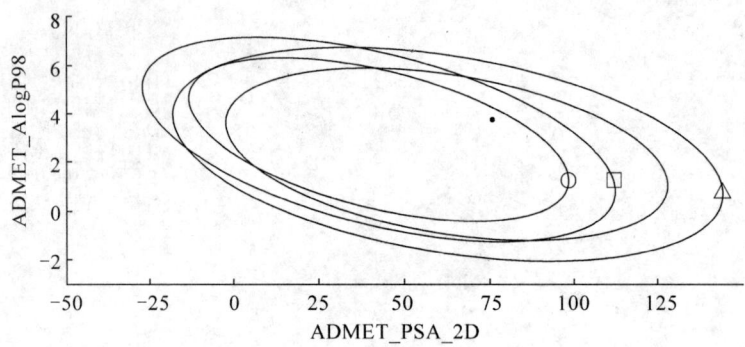

图 1.199　五脂素 A1 ADMET 范围图

【毒性】　五脂素 A1 毒理学概率数据见表 1.299。

表 1.299　五脂素 A1 毒理学概率表

毒理学性质	发生概率
致突变性	0
好氧生物降解性能	0
潜在发育毒性	0.185
皮肤刺激性	0.854
NTP 致癌性(雄大鼠)	0.001
NTP 致癌性(雌大鼠)	0
NTP 致癌性(雄小鼠)	0
NTP 致癌性(雌小鼠)	0.832

【药理】　五脂素 A1 药理模型数据见表 1.300。

表 1.300　五脂素 A1 药理模型数据表

模型 1	大鼠口服半数致死量
LD_{50}	8.100g/kg
95% 的置信限下最小 LD_{50}	1.500g/kg
95% 的置信限下最大 LD_{50}	10.00g/kg
模型 2	大鼠吸入半数致死浓度
LC_{50}	$10.00g/(m^3 \cdot h)$
低于 95% 置信限下的限量	$10.00g/(m^3 \cdot h)$
高于 95% 置信限下的限量	$10.00g/(m^3 \cdot h)$

【五脂素 A1 与抗白血病受体作用的二维图】　五脂素 A1 与抗白血病受体作用的二维图见图 1.200。

【药理或临床作用】　本品可用于白血病的防治。

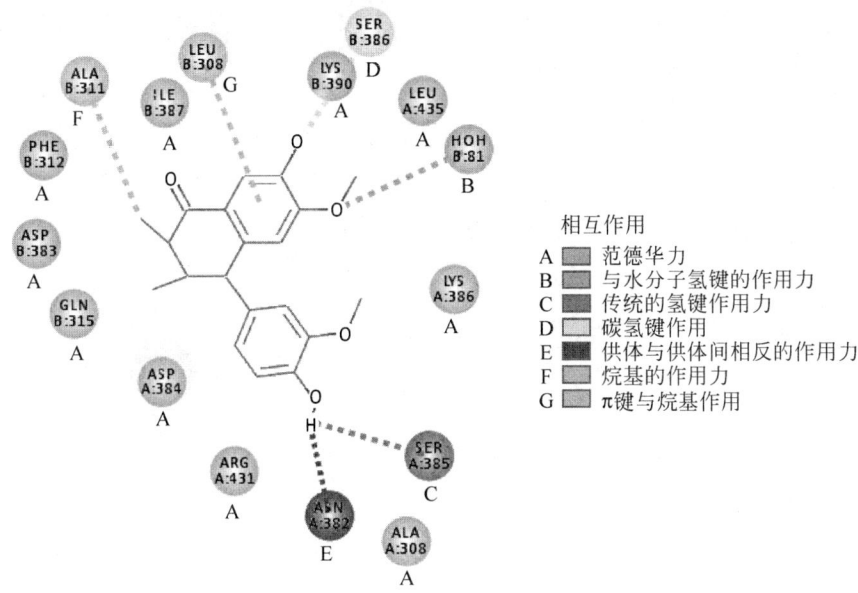

图 1.200　五脂素 A1 与抗白血病受体作用的二维图

（十）-五味子乙素 Isokadsuranin

【化学结构】

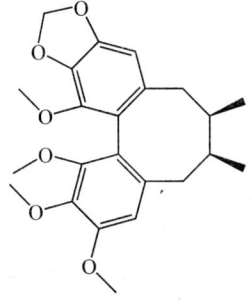

【主要来源】　来源于木兰科五味子属五味子（*Schisandra chinensis*）的根及茎。

【理化性质】　本品为白色结晶粉末，熔点 157.00～158.00℃，可溶于甲醇。

【类药五原则数据】　相对分子质量 400.5，脂水分配系数 5.067，可旋转键数 4，氢键受体数 6，氢键给体数 0。

【药物动力学数据】　（十）-五味子乙素吸收、分布、代谢、排泄、毒性的数据见表 1.301、图 1.201。

表 1.301　（十）-五味子乙素吸收、分布、代谢、排泄、毒性的数据表

25℃下水溶解度水平	1
血脑屏障通透水平	1
人类肠道吸收性水平	0

续表

肝毒性(马氏距离)	9.030
细胞色素 P450 2D6 抑制性(马氏距离)	11.06
血浆蛋白结合率(马氏距离)	9.506

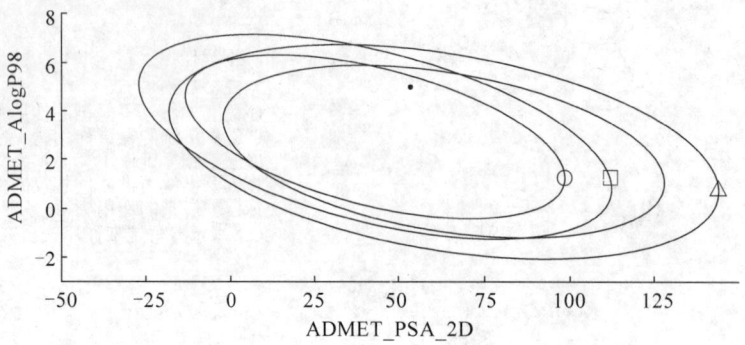

图 1.201　(＋)-五味子乙素 ADMET 范围图

【毒性】　(＋)-五味子乙素毒理学概率数据见表 1.302。

表 1.302　(＋)-五味子乙素毒理学概率表

毒理学性质	发生概率
致突变性	0
好氧生物降解性能	1.000
潜在发育毒性	0.916
皮肤刺激性	0
NTP 致癌性(雄大鼠)	1.000
NTP 致癌性(雌大鼠)	0.056
NTP 致癌性(雄小鼠)	0.995
NTP 致癌性(雌小鼠)	0

【药理】　(＋)-五味子乙素药理模型数据见表 1.303。

表 1.303　(＋)-五味子乙素药理模型数据表

模型 1	大鼠口服半数致死量
LD_{50}	1.500g/kg
95％的置信限下最小 LD_{50}	158.8mg/kg
95％的置信限下最大 LD_{50}	10.00g/kg
模型 2	大鼠吸入半数致死浓度
LC_{50}	10.00g/(m³·h)
低于 95％置信限下的限量	4.000g/(m³·h)
高于 95％置信限下的限量	10.00g/(m³·h)

【(＋)-五味子乙素与环加氧酶-2(COX-2)作用的二维图】　(＋)-五味子乙素与环加氧酶-2(COX-2)作用的二维图见图 1.202。

【药理或临床作用】　本品具有消炎止痛作用。

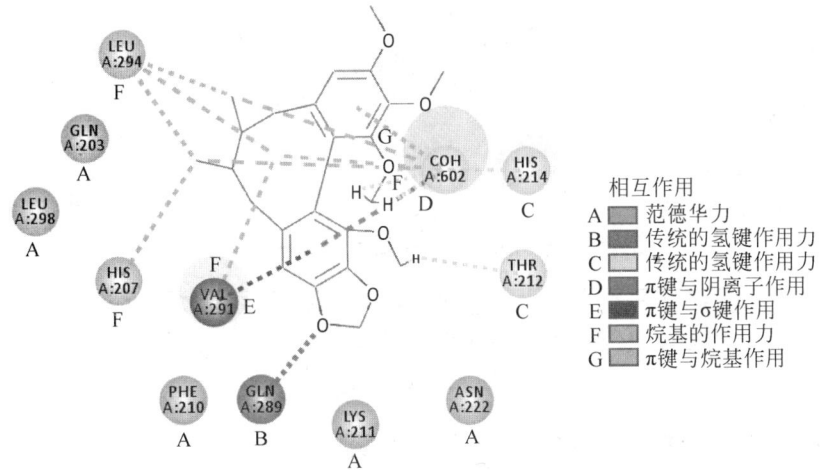

图 1.202　（＋)-五味子乙素与环加氧酶-2(COX-2)作用的二维图

珠子草素 Niranthin

【化学结构】

【主要来源】　来源于大戟科叶下珠属珠子草(*Phyllanthus niruri* L.)。

【理化性质】　本品为粉末/油状液体,沸点 559.50℃。

【类药五原则数据】　相对分子质量 432.5,脂水分配系数 3.896,可旋转键数 12,氢键受体数 7,氢键给体数 0。

【药物动力学数据】　珠子草素的吸收、分布、代谢、排泄、毒性的数据见表 1.304、图 1.203。

表 1.304　珠子草素的吸收、分布、代谢、排泄、毒性的数据表

25℃下水溶解度水平	2
血脑屏障通透水平	1
人类肠道吸收性水平	0
肝毒性(马氏距离)	10.29
细胞色素 P450 2D6 抑制性(马氏距离)	15.33
血浆蛋白结合率(马氏距离)	9.452

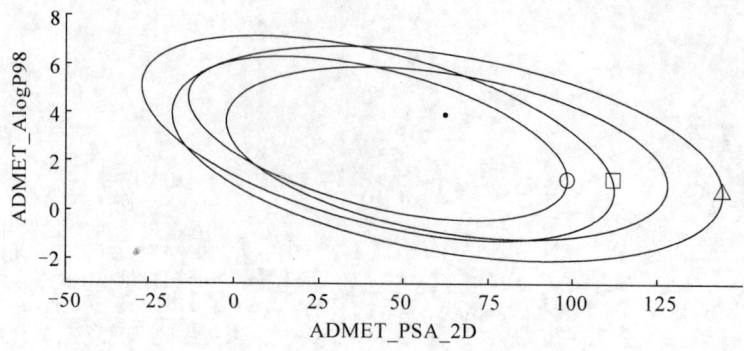

图 1.203　珠子草素 ADMET 范围图

【毒性】　珠子草素毒理学概率数据见表 1.305。

表 1.305　珠子草素毒理学概率表

毒理学性质	发生概率
致突变性	0.122
好氧生物降解性能	1.000
潜在发育毒性	0.991
皮肤刺激性	0.188
NTP 致癌性(雄大鼠)	0.146
NTP 致癌性(雌大鼠)	1.000
NTP 致癌性(雄小鼠)	0.975
NTP 致癌性(雌小鼠)	0

【药理】　珠子草素药理模型数据见表 1.306。

表 1.306　珠子草素药理模型数据表

模型 1	大鼠口服半数致死量
LD_{50}	10.00g/kg
95%的置信限下最小 LD_{50}	1.800g/kg
95%的置信限下最大 LD_{50}	10.00g/kg
模型 2	大鼠吸入半数致死浓度
LC_{50}	10.00g/(m³ · h)
低于 95%置信限下的限量	10.00g/(m³ · h)
高于 95%置信限下的限量	10.00g/(m³ · h)

【珠子草素与碳酸酐酶作用的二维图】　珠子草素与碳酸酐酶作用的二维图见图 1.204。

【药理或临床作用】　本品具有健脾消积、利尿通淋、清热解毒的作用。

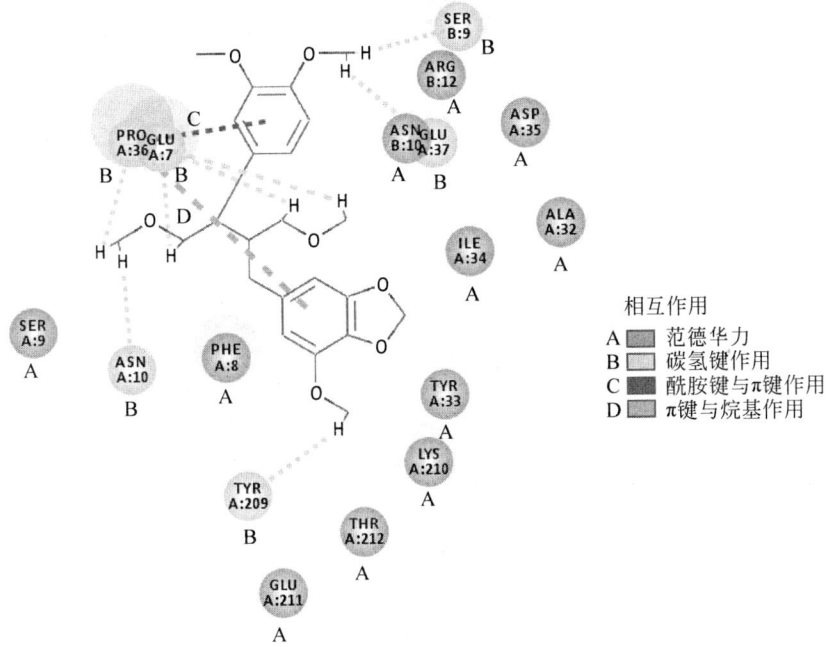

图 1.204　珠子草素与碳酸酐酶作用的二维图

（十）表儿茶素　（十）L-Epicatechin

【化学结构】

HO

OH

OH

HO

O

OH

OH

【主要来源】　来源于豆科金合欢属儿茶［*Acacia catechu*（Linn. f.）Willd.］的去皮枝干。

【理化性质】　本品为白色结晶性粉末,熔点 240.00 ℃,可溶于热甲醇,不溶于石油醚、三氯甲烷。

【类药五原则数据】　相对分子质量 290.3,脂水分配系数 2.021,可旋转键数 1,氢键受体数 6,氢键给体数 5。

【药物动力学数据】　（十）表儿茶素的吸收、分布、代谢、排泄、毒性的数据见表 1.307、图 1.205。

表 1.307　（十）表儿茶素的吸收、分布、代谢、排泄、毒性的数据表

25℃下水溶解度水平	3
血脑屏障通透水平	4
人类肠道吸收性水平	0

续表

肝毒性(马氏距离)	9.336
细胞色素 P450 2D6 抑制性(马氏距离)	14.63
血浆蛋白结合率(马氏距离)	10.87

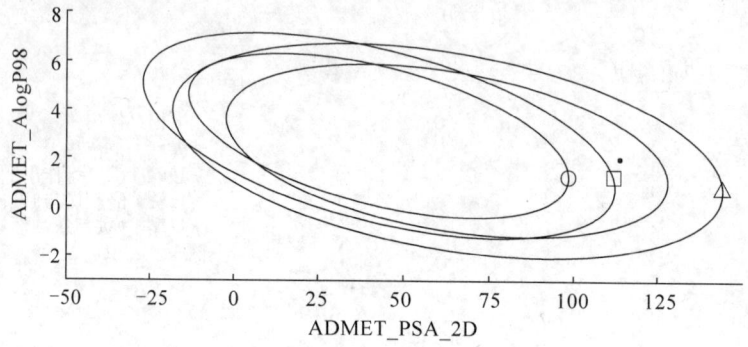

图 1.205　(+)表儿茶素的 ADMET 范围图

【毒性】　(+)表儿茶素毒理学概率数据见表 1.308。

表 1.308　(+)表儿茶素毒理学概率表

毒理学性质	发生概率
致突变性	0
好氧生物降解性能	0
潜在发育毒性	0.997
皮肤刺激性	1.000
NTP 致癌性(雄大鼠)	0.922
NTP 致癌性(雌大鼠)	0.785
NTP 致癌性(雄小鼠)	0
NTP 致癌性(雌小鼠)	0

【药理】　(+)表儿茶素药理模型数据见表 1.309。

表 1.309　(+)表儿茶素药理模型数据表

模型 1	大鼠口服半数致死量
LD_{50}	10g/kg
95% 的置信限下最小 LD_{50}	5.5g/kg
95% 的置信限下最大 LD_{50}	10g/kg
模型 2	大鼠吸入半数致死浓度
LC_{50}	$10g/(m^3 \cdot h)$
低于 95% 置信限下的限量	$10g/(m^3 \cdot h)$
高于 95% 置信限下的限量	$10g/(m^3 \cdot h)$

【(+)表儿茶素与超氧化物歧化酶(SOD)作用的二维图】　(+)表儿茶素与超氧化物歧化酶(SOD)作用的二维图见图 1.206。

【药理或临床作用】　本品有防治心血管疾病、预防癌症和抗氧化作用。

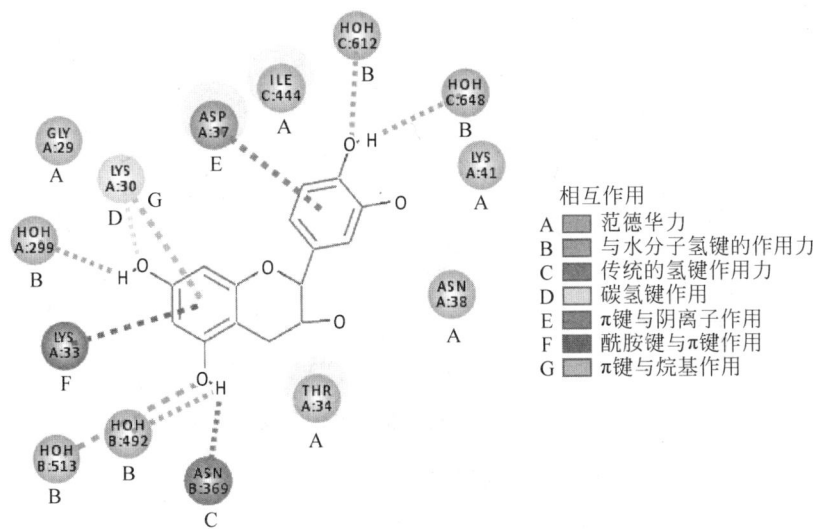

图 1.206　（＋）表儿茶素与超氧化物歧化酶（SOD）作用的二维图

（一）儿茶素　（一）Catechin

【化学结构】

【主要来源】　来源于豆科金合欢属儿茶［*Acacia catechu*（Linn. f.）Willd.］的去皮枝干。

【理化性质】　本品为固体粉末,熔点 175.00～176.00℃,沸点 630.40℃,微溶于冷水、乙醚,可溶于热水、甲醇、乙醇、冰醋酸和丙酮,不溶于苯、三氯甲烷和石油醚。

【类药五原则数据】　相对分子质量 290.3,脂水分配系数 2.021,可旋转键数 1,氢键受体数 6,氢键给体数 5。

【药物动力学数据】　（一）儿茶素的吸收、分布、代谢、排泄、毒性的数据见表 1.310、图 1.207。

表 1.310　（一）儿茶素的吸收、分布、代谢、排泄、毒性的数据表

25℃下水溶解度水平	3
血脑屏障通透水平	4
人类肠道吸收性水平	0
肝毒性(马氏距离)	9.336
细胞色素 P450 2D6 抑制性(马氏距离)	14.63
血浆蛋白结合率(马氏距离)	10.87

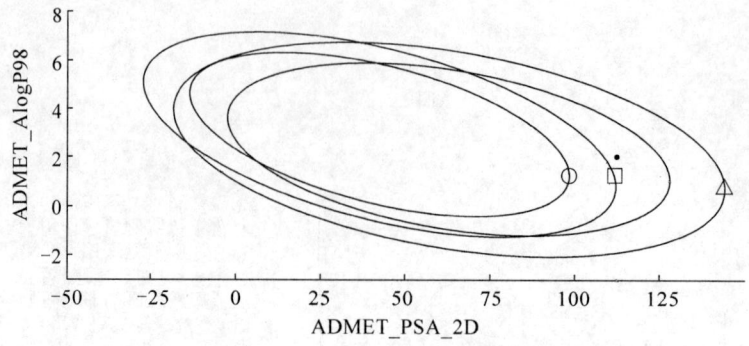

图 1.207 （一）儿茶素 ADMET 范围图

【毒性】 （一）儿茶素毒理学概率数据见表 1.311。

表 1.311 （一）儿茶素毒理学概率表

毒理学性质	发生概率
致突变性	0
好氧生物降解性能	0
潜在发育毒性	0.997
皮肤刺激性	1.000
NTP 致癌性（雄大鼠）	0.922
NTP 致癌性（雌大鼠）	0.785
NTP 致癌性（雄小鼠）	0
NTP 致癌性（雌小鼠）	0

【药理】 （一）儿茶素药理模型数据见表 1.312。

表 1.312 （一）儿茶素药理模型数据表

模型 1	大鼠口服半数致死量
LD_{50}	10.00g/kg
95% 的置信限下最小 LD_{50}	5.500g/kg
95% 的置信限下最大 LD_{50}	10.00g/kg
模型 2	大鼠吸入半数致死浓度
LC_{50}	10.00g/(m³ • h)
低于 95% 置信限下的限量	10.00g/(m³ • h)
高于 95% 置信限下的限量	10.00g/(m³ • h)

【（一）儿茶素与抗凝血靶点 VKORC1 作用二维图】 （一）儿茶素与抗凝血靶点 VKORC1 作用二维图见图 1.208。

【药理或临床作用】 本品有抗血小板凝集作用，能抑制 COMT 作用，进而抑制 DNA 甲基化异常，起到抗癌作用。

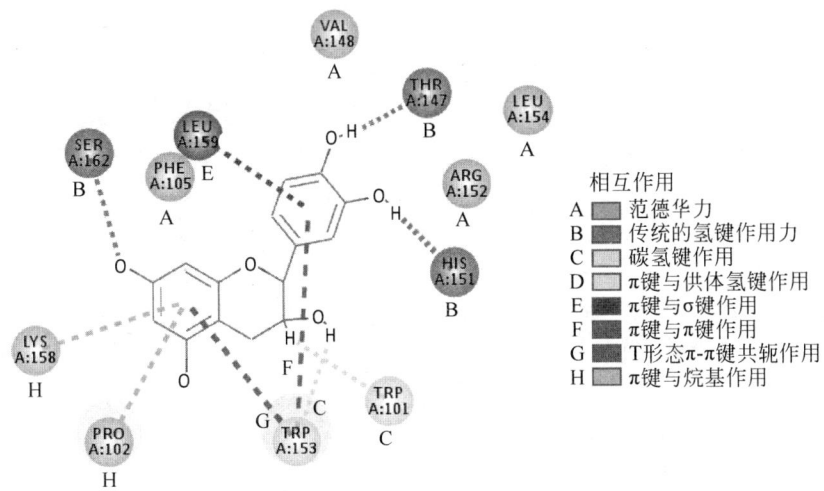

图 1.208　（一）儿茶素与抗凝血靶点 VKORC1 作用二维图

（十）儿茶素　（十）Catechin

【化学结构】

【主要来源】　来源于豆科金合欢属儿茶［*Acacia catechu*(Linn. f.)Willd.］的去皮枝干。

【理化性质】　本品为白色至黄色粉末或无规则晶体固体,熔点 93.00～96.00℃（从水/醋酸中得含结晶水的针状结晶）,不含结晶水的绿色针状结晶熔点 175.00～177.00℃,微溶于冷水、乙醚,可溶于热水、甲醇、乙醇、冰醋酸和丙酮,不溶于苯、三氯甲烷和石油醚。

【类药五原则数据】　相对分子质量 290.3,脂水分配系数 2.021,可旋转键数 1,氢键受体数 6,氢键给体数 5。

【药物动力学数据】　（十）儿茶素的吸收、分布、代谢、排泄、毒性的数据见表 1.313、图 1.209。

表 1.313　（十）儿茶素的吸收、分布、代谢、排泄、毒性的数据表

25℃下水溶解度水平	3
血脑屏障通透水平	4
人类肠道吸收性水平	0
肝毒性（马氏距离）	9.336
细胞色素 P450 2D6 抑制性（马氏距离）	14.63
血浆蛋白结合率（马氏距离）	10.87

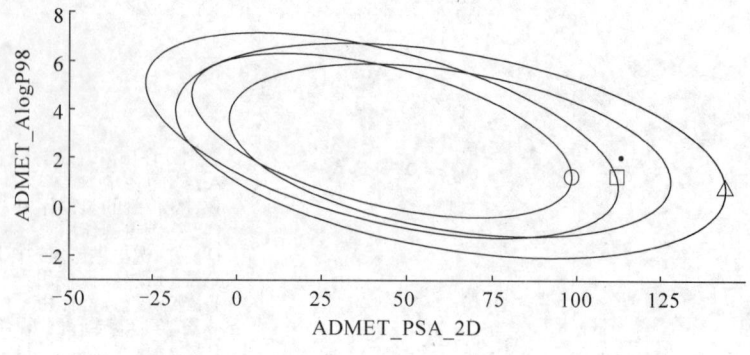

图 1.209 （＋）儿茶素 ADMET 范围图

【毒性】 （＋）儿茶素毒理学概率数据见表 1.314。

表 1.314 （＋）儿茶素毒理学概率表

毒理学性质	发生概率
致突变性	0
好氧生物降解性能	0
潜在发育毒性	0.997
皮肤刺激性	1.000
NTP 致癌性（雄大鼠）	0.922
NTP 致癌性（雌大鼠）	0.785
NTP 致癌性（雄小鼠）	0
NTP 致癌性（雌小鼠）	0

【药理】 （＋）儿茶素药理模型数据见表 1.315。

表 1.315 （＋）儿茶素药理模型数据表

模型 1	大鼠口服半数致死量
LD_{50}	10.00g/kg
95％的置信限下最小 LD_{50}	5.500g/kg
95％的置信限下最大 LD_{50}	10.00g/kg
模型 2	大鼠吸入半数致死浓度
LC_{50}	10.00g/(m³ · h)
低于 95％置信限下的限量	10.00g/(m³ · h)
高于 95％置信限下的限量	10.00g/(m³ · h)

【（＋）儿茶素与超氧化物歧化酶（SOD）作用的二维图】 （＋）儿茶素与超氧化物歧化酶（SOD）作用的二维图见图 1.210。

【药理或临床作用】 本品可用作抗氧化剂,有延缓衰老、控制肥胖、抗菌的功效。

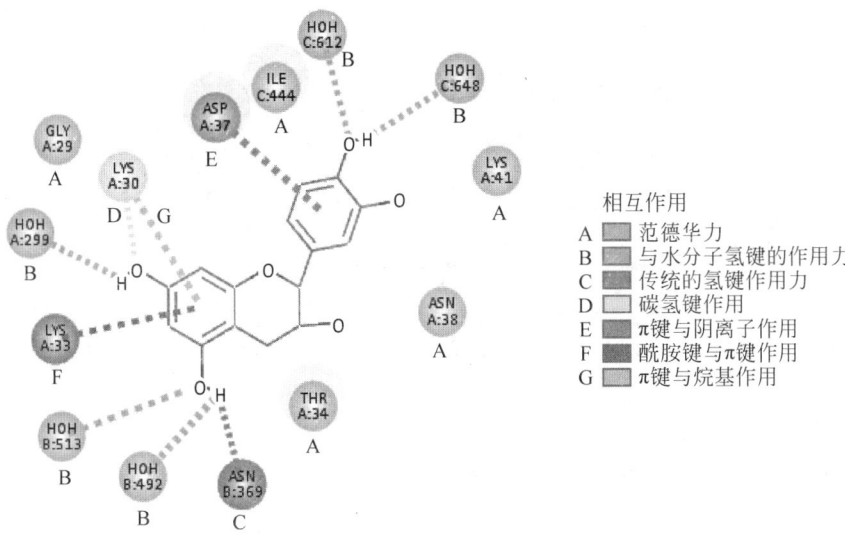

图 1.210 （＋）儿茶素与超氧化物歧化酶（SOD）作用的二维图

相互作用
A ■ 范德华力
B ■ 与水分子氢键的作用力
C ■ 传统的氢键作用力
D ■ 碳氢键作用
E ■ π键与阴离子作用
F ■ 酰胺键与π键作用
G ■ π键与烷基作用

3,4-二咖啡酰奎宁酸 3,4-Dicaffeoyl-quinic acid

【化学结构】

【主要来源】 来源于忍冬科忍冬属忍冬（*Lonicera japonica* Thunb.）。

【理化性质】 本品为无色粉末，熔点 194.00～195.00℃。

【类药五原则数据】 相对分子质量 516.5，脂水分配系数 1.687，可旋转键数 9，氢键受体数 12，氢键给体数 7。

【药物动力学数据】 3,4-二咖啡酰奎宁酸的吸收、分布、代谢、排泄、毒性的数据见表 1.316、图 1.211。

表 1.316　3,4-二咖啡酰奎宁酸的吸收、分布、代谢、排泄、毒性的数据表

25℃下水溶解度水平	2
血脑屏障通透水平	4
人类肠道吸收性水平	3
肝毒性（马氏距离）	10.38
细胞色素 P450 2D6 抑制性（马氏距离）	13.15
血浆蛋白结合率（马氏距离）	15.75

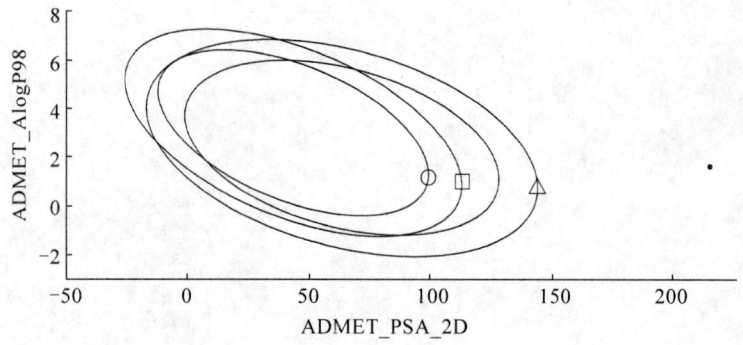

图 1.211　3,4-二咖啡酰奎宁酸 ADMET 范围图

【毒性】　3,4-二咖啡酰奎宁酸毒理学概率数据见表 1.317。

表 1.317　3,4-二咖啡酰奎宁酸毒理学概率表

毒理学性质	发生概率
致突变性	0
好氧生物降解性能	0
潜在发育毒性	1.000
皮肤刺激性	1.000
NTP 致癌性(雄大鼠)	0.009
NTP 致癌性(雌大鼠)	1.000
NTP 致癌性(雄小鼠)	0
NTP 致癌性(雌小鼠)	0.845

【药理】　3,4-二咖啡酰奎宁酸药理模型数据见表 1.318。

表 1.318　3,4-二咖啡酰奎宁酸药理模型数据表

模型 1	大鼠口服半数致死量
LD_{50}	289.2mg/kg
95％的置信限下最小 LD_{50}	28.70mg/kg
95％的置信限下最大 LD_{50}	2.900g/kg
模型 2	大鼠吸入半数致死浓度
LC_{50}	382.6μg/(m³·h)
低于 95％置信限下的限量	528.9ng/(m³·h)
高于 95％置信限下的限量	276.8mg/(m³·h)

【3,4-二咖啡酰鸡纳酸与抗肿瘤靶点 15 脂氧酶-2(15-LOX-2)作用的二维图】　3,4-二咖啡酰鸡纳酸与抗肿瘤靶点 15 脂氧酶-2(15-LOX-2)作用的二维图见图 1.212。

【药理或临床作用】　本品有抗血凝、抗 HIV、抗肿瘤的作用。

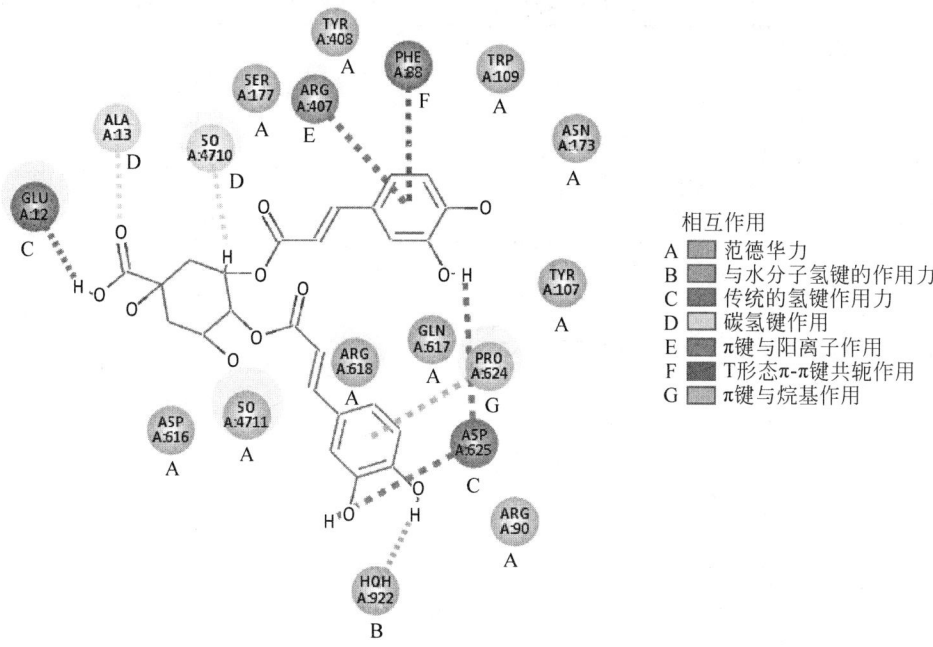

图 1.212　3,4-二咖啡酰鸡纳酸与抗肿瘤靶点 15 脂氧酶-2(15-LOX-2)作用的二维图

相互作用
A ▢ 范德华力
B ▢ 与水分子氢键的作用力
C ▢ 传统的氢键作用力
D ▢ 碳氢键作用
E ▢ π键与阳离子作用
F ▢ T形态π-π键共轭作用
G ▢ π键与烷基作用

4′-去甲基表鬼臼毒素　4′-Demethylepipodophyllotoxin

【化学结构】

【主要来源】　来源于小檗科桃儿七属桃儿七［*Sinopodophyllum hexandrum*（Royle）Ying］的根茎。

【理化性质】　本品白色结晶粉末,易溶于三氯甲烷、丙酮、乙酸乙酯和苯,可溶于于乙醇、乙醚,不溶于水。

【类药五原则数据】　相对分子质量 400.4,脂水分配系数 1.886,可旋转键数 3,氢键受体数 8,氢键给体数 2。

【药物动力学数据】　4′-去甲基表鬼臼毒素的吸收、分布、代谢、排泄、毒性的数据见表 1.319、图 1.213。

表 1.319　4′-去甲基表鬼臼毒素的吸收、分布、代谢、排泄、毒性的数据表

25℃下水溶解度水平	3
血脑屏障通透水平	3
人类肠道吸收性水平	0
肝毒性(马氏距离)	9.689
细胞色素 P450 2D6 抑制性(马氏距离)	14.45
血浆蛋白结合率(马氏距离)	10.63

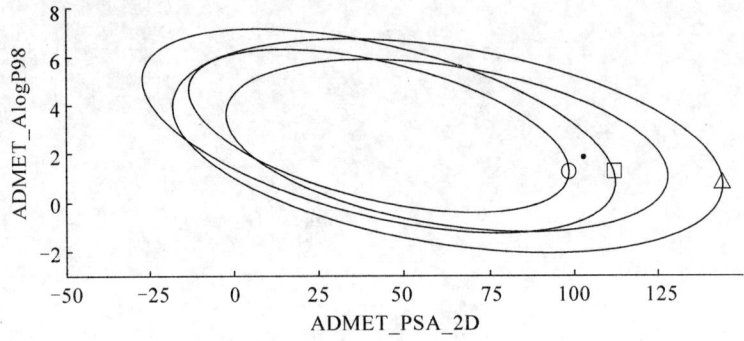

图 1.213　4′-去甲基表鬼臼毒素 ADMET 范围图

【毒性】　4′-去甲基表鬼臼毒素毒理学概率数据见表 1.320。

表 1.320　4′-去甲基表鬼臼毒素毒理学概率表

毒理学性质	发生概率
致突变性	0
好氧生物降解性能	1.000
潜在发育毒性	1.000
皮肤刺激性	0
NTP 致癌性(雄大鼠)	0.564
NTP 致癌性(雌大鼠)	0.996
NTP 致癌性(雄小鼠)	0
NTP 致癌性(雌小鼠)	0.035

【药理】　4′-去甲基表鬼臼毒素药理模型数据见表 1.321。

表 1.321　4′-去甲基表鬼臼毒素药理模型数据表

模型 1	大鼠口服半数致死量
LD_{50}	3.100g/kg
95%的置信限下最小 LD_{50}	407.0mg/kg
95%的置信限下最大 LD_{50}	10.00g/kg
模型 2	大鼠吸入半数致死浓度
LC_{50}	25.20mg/(m^3 • h)
低于 95%置信限下的限量	401.2μg/(m^3 • h)
高于 95%置信限下的限量	1.600g/(m^3 • h)

【4′-去甲基表鬼臼毒素与环加氧酶-2(COX-2)作用的二维图】　4′-去甲基表鬼臼毒素与环加氧酶-2(COX-2)作用的二维图见图 1.214。

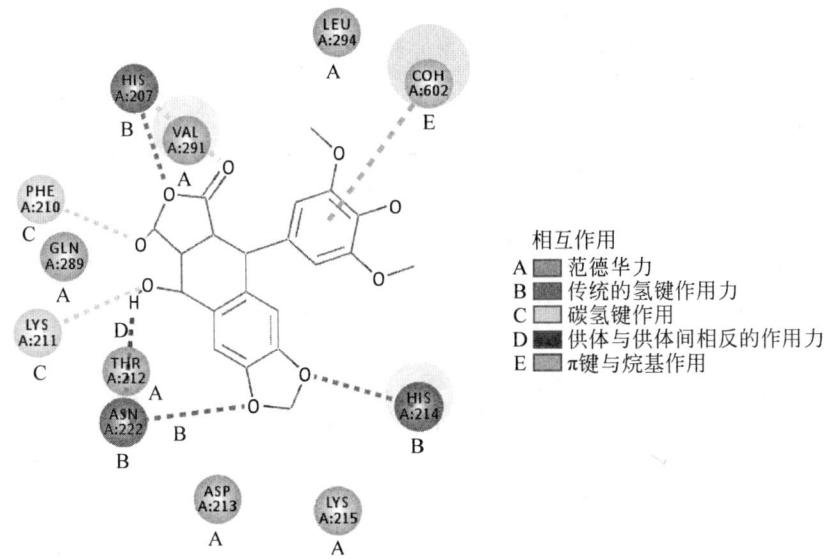

图 1.214　4′-去甲基表鬼臼毒素与环加氧酶-2(COX-2)作用的二维图

【药理或临床作用】　本品有抗炎、抗肿瘤的作用。

4,5-二咖啡酰奎宁酸　Isochlorogenic acid C

【化学结构】

【主要来源】　来源于忍冬科忍冬属忍冬(*Lonicera japonica* Thunb.)的干燥茎枝。

【理化性质】　本品为白色针晶粉,可溶于水,易溶于热水、甲醇、乙醇、丙酮等亲水性溶剂,微溶于乙酸乙酯,难溶于乙醚、氯仿、苯等亲脂性有机溶剂。

【类药五原则数据】　相对分子质量 516.5,脂水分配系数 1.687,可旋转键数 9,氢键受体数 12,氢键给体数 7。

【药物动力学数据】　4,5-二咖啡酰奎宁酸的吸收、分布、代谢、排泄、毒性的数据见表 1.322、图 1.215。

表 1.322　4,5-二咖啡酰奎宁酸的吸收、分布、代谢、排泄、毒性的数据表

25℃下水溶解度水平	2
血脑屏障通透水平	4
人类肠道吸收性水平	3
肝毒性(马氏距离)	10.38
细胞色素 P450 2D6 抑制性(马氏距离)	13.15
血浆蛋白结合率(马氏距离)	15.75

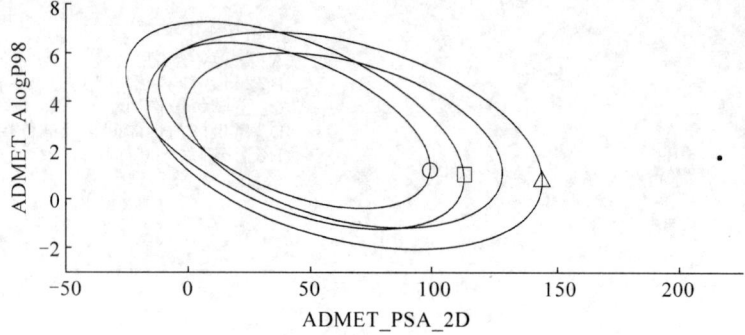

图 1.215　4,5-二咖啡酰奎宁酸 ADMET 范围图

【毒性】　4,5-二咖啡酰奎宁酸毒理学概率数据见表 1.323。

表 1.323　4,5-二咖啡酰奎宁酸毒理学概率表

毒理学性质	发生概率
致突变性	0
好氧生物降解性能	0
潜在发育毒性	1.000
皮肤刺激性	1.000
NTP 致癌性(雄大鼠)	0.009
NTP 致癌性(雌大鼠)	1.000
NTP 致癌性(雄小鼠)	0
NTP 致癌性(雌小鼠)	0.845

【药理】　4,5-二咖啡酰奎宁酸药理模型数据见表 1.324。

表 1.324　4,5-二咖啡酰奎宁酸药理模型数据表

模型 1	大鼠口服半数致死量
LD_{50}	289.2mg/kg
95%的置信限下最小 LD_{50}	28.70mg/kg
95%的置信限下最大 LD_{50}	2.900g/kg
模型 2	大鼠吸入半数致死浓度
LC_{50}	382.6μg/(m³・h)
低于 95%置信限下的限量	528.9ng/(m³・h)
高于 95%置信限下的限量	276.8mg/(m³・h)

【4,5-二咖啡酰奎宁酸与降血脂酶作用的二维图】　4,5-二咖啡酰奎宁酸与降血脂酶作用的二维图见图 1.216。

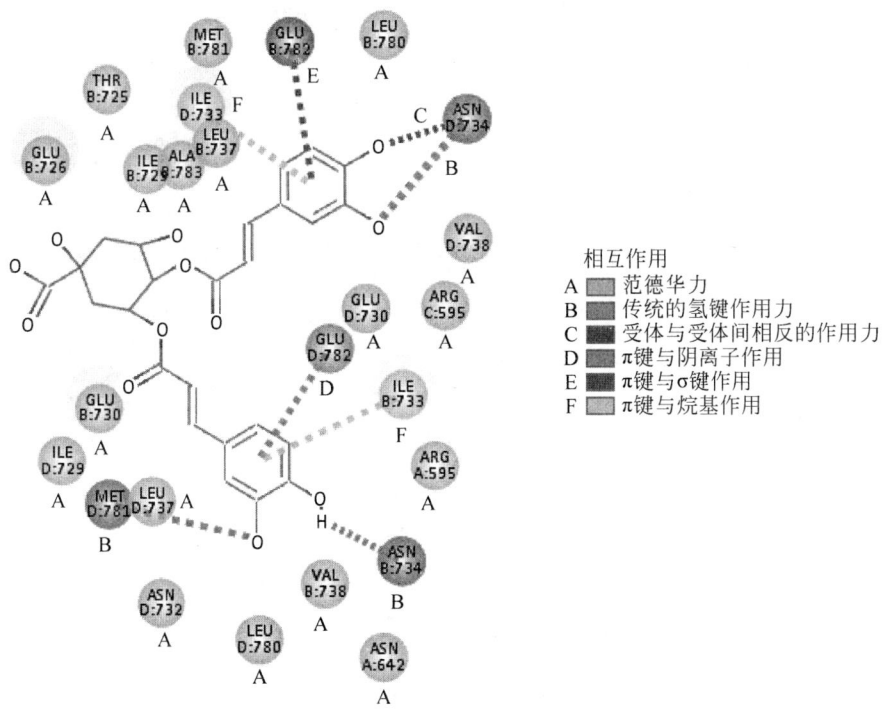

图 1.216　4,5-二咖啡酰奎宁酸与降血脂酶作用的二维图

【药理或临床作用】　本品可用于气阴两虚、瘀阻脑络引起的胸痹心痛的治疗,对卒中后遗症、冠心病、心绞痛、缺血性心脑血管疾病、高脂血症具有一定的疗效。

5-羟基邪蒿内酯 5-Hydroxyseselin

【化学结构】

【主要来源】　来源于芸香科飞龙掌血属飞龙掌血[*Toddalia asiatica*(L.)Lam.]的根。

【理化性质】　本品为结晶,可溶于甲醇等溶剂。

【类药五原则数据】　相对分子质量 244.2,脂水分配系数 2.445,可旋转键数 0,氢键受体数 4,氢键给体数 1。

【药物动力学数据】　5-羟基邪蒿内酯的吸收、分布、代谢、排泄、毒性的数据见表 1.325、图 1.217。

表 1.325　5-羟基邪蒿内酯的吸收、分布、代谢、排泄、毒性的数据表

25℃下水溶解度水平	3
血脑屏障通透水平	2
人类肠道吸收性水平	0
肝毒性（马氏距离）	10.81
细胞色素 P450 2D6 抑制性（马氏距离）	14.67
血浆蛋白结合率（马氏距离）	13.18

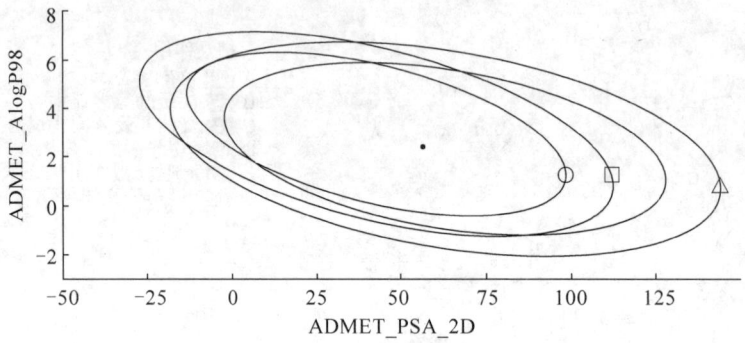

图 1.217　5-羟基邪蒿内酯 ADMET 范围图

【毒性】　5-羟基邪蒿内酯毒理学概率数据见表 1.326。

表 1.326　5-羟基邪蒿内酯毒理学概率表

毒理学性质	发生概率
致突变性	0
好氧生物降解性能	0
潜在发育毒性	0
皮肤刺激性	1.000
NTP 致癌性（雄大鼠）	0.995
NTP 致癌性（雌大鼠）	0
NTP 致癌性（雄小鼠）	1.000
NTP 致癌性（雌小鼠）	0

【药理】　5-羟基邪蒿内酯药理模型数据见表 1.327。

表 1.327　5-羟基邪蒿内酯药理模型数据表

模型 1	大鼠口服半数致死量
LD_{50}	2.900g/kg
95％的置信限下最小 LD_{50}	370.7mg/kg
95％的置信限下最大 LD_{50}	10.00g/kg
模型 2	大鼠吸入半数致死浓度
LC_{50}	10.00g/(m³·h)
低于 95％置信限下的限量	10.00g/(m³·h)
高于 95％置信限下的限量	10.00g/(m³·h)

【5-羟基邪蒿内酯与环加氧酶-2(COX-2)作用的二维图】　5-羟基邪蒿内酯与环加氧酶-2(COX-2)作用的二维图见图 1.218。

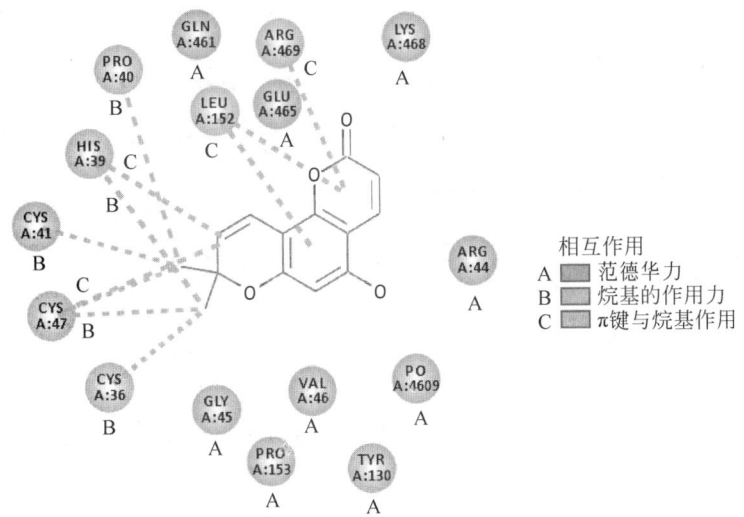

图 1.218　5-羟基邪蒿内酯与环加氧酶-2(COX-2)作用的二维图

【药理或临床作用】　本品有抗炎、止痛以及提高人体免疫功能的作用。

7-O-9′型木脂素　7-O-9′type lignan

【化学结构】

【主要来源】　来源于自然界的大多植物的木部和树脂。

【理化性质】　本品为白色结晶,沸点 297.00～299.00℃。可溶于甲醇、乙醇等有机溶剂,不溶于水。

【类药五原则数据】　相对分子质量 386.5,脂水分配系数 4.582,可旋转键数 6,氢键受体数 5,氢键给体数 0。

【药物动力学数据】　7-O-9′型木脂素的吸收、分布、代谢、排泄、毒性的数据见表 1.328、图 1.219。

表 1.328　7-O-9′型木脂素的吸收、分布、代谢、排泄、毒性的数据表

25℃下水溶解度水平	2
血脑屏障通透水平	1
人类肠道吸收性水平	0
肝毒性(马氏距离)	9.828

续表

细胞色素 P450 2D6 抑制性(马氏距离)	13.67
血浆蛋白结合率(马氏距离)	8.487

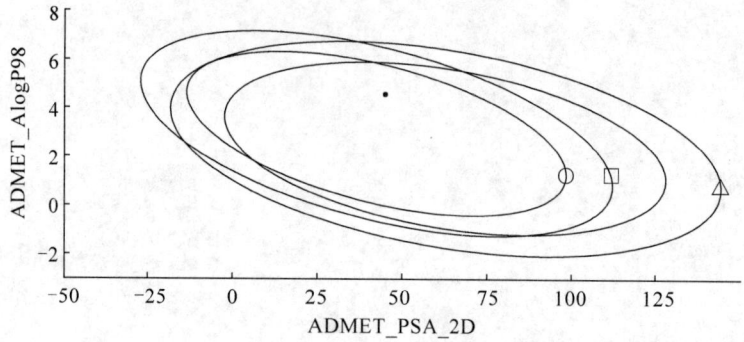

图 1.219 7-O-9′型木脂素 ADMET 范围图

【毒性】 7-O-9′型木脂素毒理学概率数据见表 1.329。

表 1.329 7-O-9′型木脂素毒理学概率表

毒理学性质	发生概率
致突变性	0.004
好氧生物降解性能	0.003
潜在发育毒性	0.963
皮肤刺激性	1.000
NTP 致癌性(雄大鼠)	0.999
NTP 致癌性(雌大鼠)	1.000
NTP 致癌性(雄小鼠)	1.000
NTP 致癌性(雌小鼠)	0.005

【药理】 7-O-9′型木脂素药理模型数据见表 1.330。

表 1.330 7-O-9′型木脂素药理模型数据表

模型 1	大鼠口服半数致死量
LD_{50}	3.800g/kg
95％的置信限下最小 LD_{50}	385.7mg/kg
95％的置信限下最大 LD_{50}	10.00g/kg
模型 2	大鼠吸入半数致死浓度
LC_{50}	10.00g/(m³·h)
低于 95％置信限下的限量	10.00g/(m³·h)
高于 95％置信限下的限量	10.00g/(m³·h)

【7-O-9′型木脂素与环加氧酶-2(COX-2)作用的二维图】 7-O-9′型木脂素与环加氧酶-2(COX-2)作用的二维图见图 1.220。

【药理或临床作用】 本品具有清热利尿、明目、消积的作用,可用于肝胆湿热所致的胁痛、腹胀、纳差、恶心、便溏的治疗。

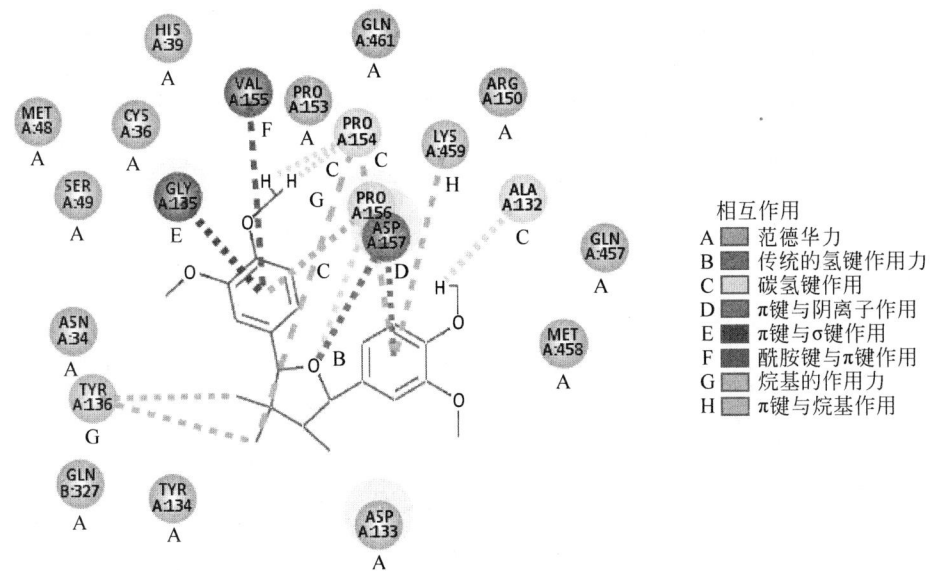

图 1.220　7-O-9′型木脂素与环加氧酶-2(COX-2)作用的二维图

α-失水苦鬼臼脂素　α-Dehydration Picropodophyllotoxin

【化学结构】

【主要来源】　来源于小檗科鬼臼属八角莲[*Dysosma versipellis* (Hance) M. Cheng ex Ying]的根茎。

【理化性质】　本品为白色结晶性粉末,无嗅,有吸湿性。熔点为 182.00～187.00℃。易溶于氯仿,溶于甲醇、乙醇,微溶于乙醚,在水中几乎不溶。

【类药五原则数据】　相对分子质量 396.4,脂水分配系数 3.025,可旋转键数 4,氢键受体数 7,氢键给体数 0。

【药物动力学数据】　α-失水苦鬼臼脂素的吸收、分布、代谢、排泄、毒性数据见表 1.331、图 1.221。

表 1.331　α-失水苦鬼臼脂素的吸收、分布、代谢、排泄、毒性数据表

25℃下水溶解度水平	2
血脑屏障通透水平	2
人类肠道吸收性水平	0

续表

肝毒性(马氏距离)	12.21
细胞色素 P450 2D6 抑制性(马氏距离)	13.80
血浆蛋白结合率(马氏距离)	10.70

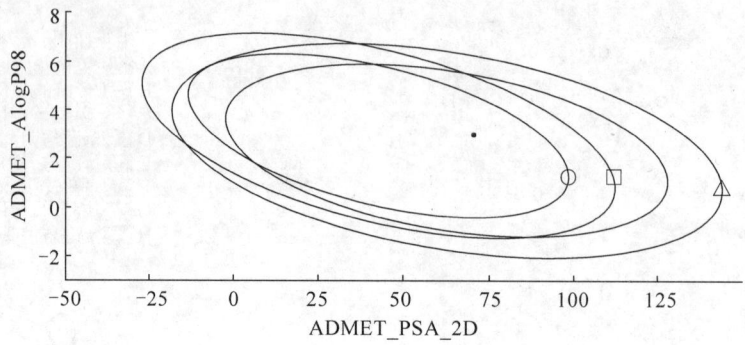

图 1.221　α-失水苦鬼臼脂素 ADMET 范围图

【毒性】　α-失水苦鬼臼脂素毒理学概率数据见表 1.332。

表 1.332　α-失水苦鬼臼脂素毒理学概率表

毒理学性质	发生概率
致突变性	0
好氧生物降解性能	1.000
潜在发育毒性	1.000
皮肤刺激性	1.000
NTP 致癌性(雄大鼠)	0.372
NTP 致癌性(雌大鼠)	0.988
NTP 致癌性(雄小鼠)	1.000
NTP 致癌性(雌小鼠)	1.000

【药理】　α-失水苦鬼臼脂素药理模型数据见表 1.333。

表 1.333　α-失水苦鬼臼脂素药理模型数据表

模型 1	大鼠口服半数致死量
LD_{50}	453.9mg/kg
95% 的置信限下最小 LD_{50}	71.20mg/kg
95% 的置信限下最大 LD_{50}	2.900g/kg
模型 2	大鼠吸入半数致死浓度
LC_{50}	132.7mg/(m^3 · h)
低于 95% 置信限下的限量	9.900mg/(m^3 · h)
高于 95% 置信限下的限量	1.800g/(m^3 · h)

【α-失水苦鬼臼脂素与环加氧酶-2(COX-2)作用二维图】　α-失水苦鬼臼脂素与环加氧酶-2(COX-2)作用二维图见图 1.222。

【药理或临床作用】　本品具有清热解毒、化痰散结、祛痰消肿的作用,用于痈肿疔疮、瘰疬、咽喉肿痛、跌打损伤、毒蛇咬伤的治疗。

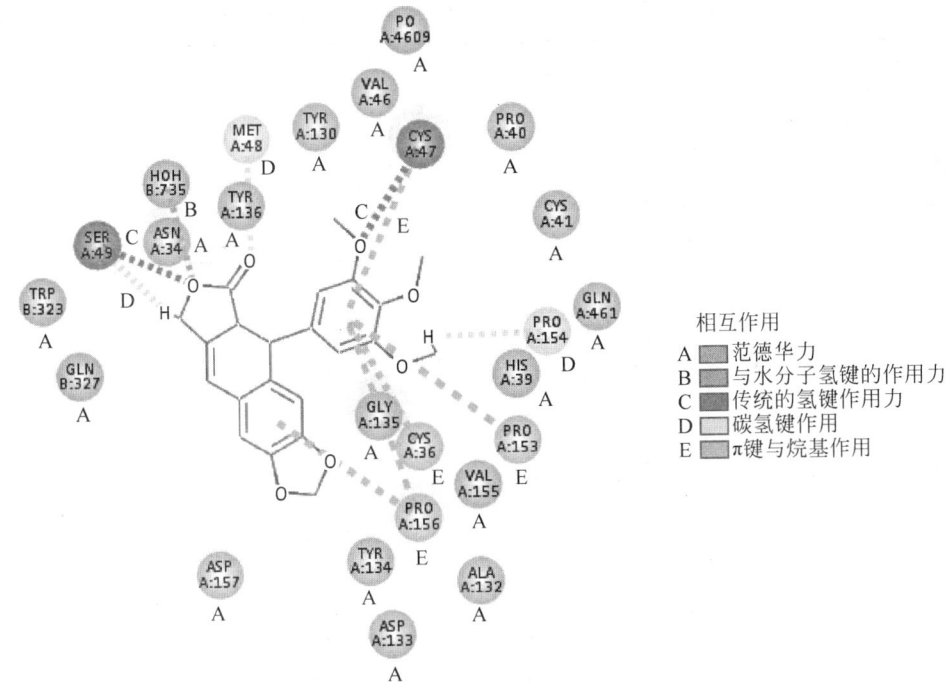

图 1.222 α-失水苦鬼臼脂素与环加氧酶-2(COX-2)作用二维图

相互作用
A 范德华力
B 与水分子氢键的作用力
C 传统的氢键作用力
D 碳氢键作用
E π键与烷基作用

β-盾叶鬼臼脂素 β-Peltatin glucoside

【化学结构】

【主要来源】 来源于小檗科鬼臼属八角莲[Dysosma versipellis(Hance)M. Cheng ex Ying]根茎。

【理化性质】 本品为长棱柱状结晶(无水乙醇),熔点 238.00～241.00℃。易溶于氯仿、热乙醇、乙酸、丙酮,略溶于苯、乙醚、四氯化碳、丙二醇,不溶于石油醚。

【类药五原则数据】 相对分子质量 414.4,脂水分配系数 2.966,可旋转键数 4,氢键受体数 8,氢键给体数 1。

【药物动力学数据】 β-盾叶鬼臼脂素吸收、分布、代谢、排泄、毒性的数据见表 1.334、图 1.223。

表 1.334　β-盾叶鬼臼脂素吸收、分布、代谢、排泄、毒性的数据表

25℃下水溶解度水平	2
血脑屏障通透水平	3
人类肠道吸收性水平	0
肝毒性(马氏距离)	9.495
细胞色素 P450 2D6 抑制性(马氏距离)	13.56
血浆蛋白结合率(马氏距离)	11.15

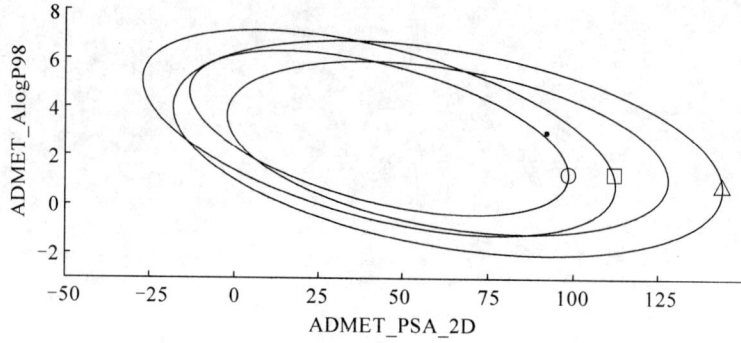

图 1.223　β-盾叶鬼臼脂素 ADMET 范围图

【毒性】　β-盾叶鬼臼脂素毒理学概率数据见表 1.335。

表 1.335　β-盾叶鬼臼脂素毒理学概率表

毒理学性质	发生概率
致突变性	0
好氧生物降解性能	1.000
潜在发育毒性	1.000
皮肤刺激性	0
NTP 致癌性(雄大鼠)	1.000
NTP 致癌性(雌大鼠)	0
NTP 致癌性(雄小鼠)	0
NTP 致癌性(雌小鼠)	0

【药理】　β-盾叶鬼臼脂素药理模型数据见表 1.336。

表 1.336　β-盾叶鬼臼脂素药理模型数据表

模型 1	大鼠口服半数致死量
LD_{50}	241.7mg/kg
95%的置信限下最小 LD_{50}	38.40mg/kg
95%的置信限下最大 LD_{50}	1.500g/kg
模型 2	大鼠吸入半数致死浓度
LC_{50}	10.00g/(m³·h)
低于 95%置信限下的限量	1.200g/(m³·h)
高于 95%置信限下的限量	10.00g/(m³·h)

【β-盾叶鬼臼脂素与抗肿瘤靶点 B 淋巴细胞瘤-2(Bcl-2)蛋白作用的二维图】　β-盾叶鬼臼脂素与抗肿瘤靶点 B 淋巴细胞瘤-2(Bcl-2)蛋白作用的二维图见图 1.224。

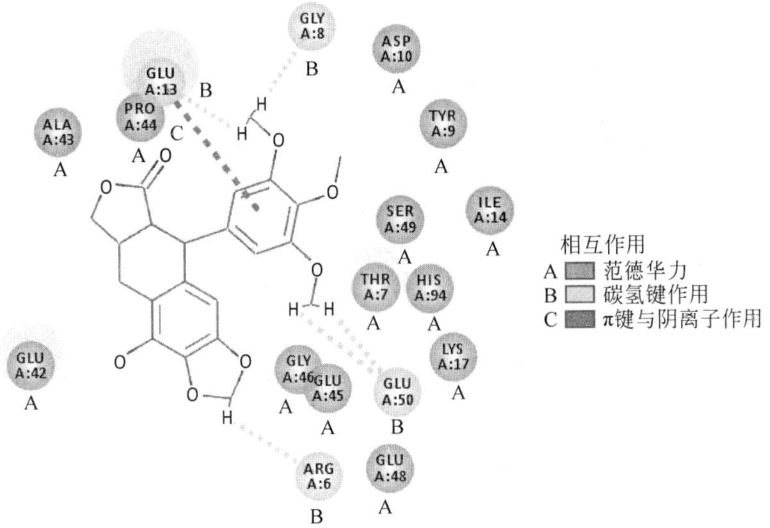

图 1.224　β-盾叶鬼臼脂素与抗肿瘤靶点 B 淋巴细胞瘤-2(Bcl-2)蛋白作用的二维图

【药理或临床作用】　本品具有抗癌、抗病毒作用。

γ-失水苦鬼臼脂素　γ-Dehydration Picropodophyllotoxin

【化学结构】

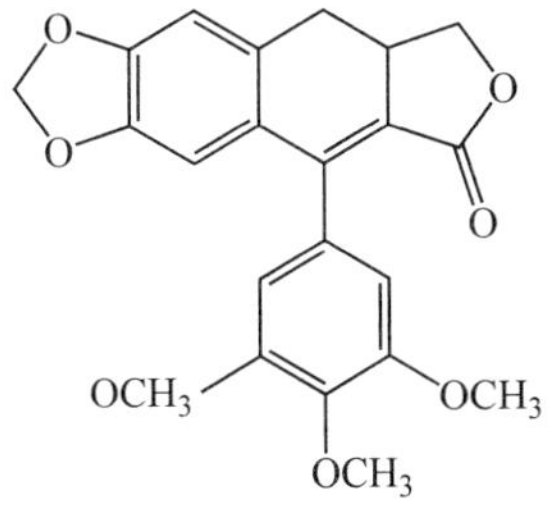

【主要来源】　来源于小檗科鬼臼属八角莲(*Dysosma versipellis* (Hance) M. Cheng ex Ying)的根茎。

【理化性质】　本品为白色结晶性粉末,无嗅,有吸湿性。熔点为 182.00~187.00℃。易溶于氯仿,溶于甲醇、乙醇,微溶于乙醚,在水中几乎不溶。

【类药五原则数据】　相对分子质量 396.4,脂水分配系数 3.363,可旋转键数 4,氢键受体数 7,氢键给体数 0。

【药物动力学数据】　γ-失水苦鬼臼脂素的吸收、分布、代谢、排泄、毒性的数据见表 1.337、图 1.225。

表 1.337 γ-失水苦鬼臼脂素的吸收、分布、代谢、排泄、毒性的数据表

25℃下水溶解度水平	2
血脑屏障通透水平	2
人类肠道吸收性水平	0
肝毒性（马氏距离）	10.21
细胞色素 P450 2D6 抑制性（马氏距离）	14.38
血浆蛋白结合率（马氏距离）	12.10

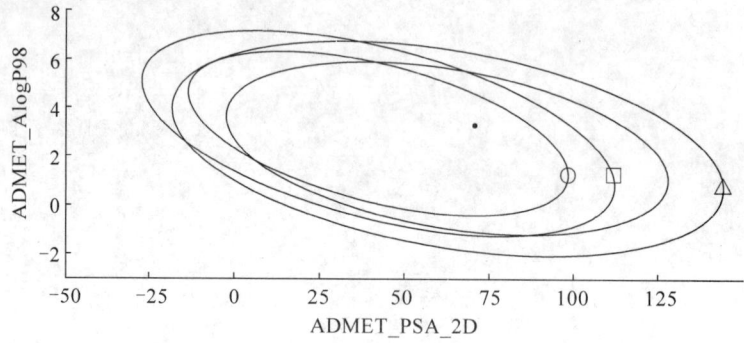

图 1.225 γ-失水苦鬼臼脂素 ADMET 范围图

【毒性】 γ-失水苦鬼臼脂素毒理学概率数据见表 1.338。

表 1.338 γ-失水苦鬼臼脂素毒理学概率表

毒理学性质	发生概率
致突变性	0
好氧生物降解性能	1.000
潜在发育毒性	1.000
皮肤刺激性	0
NTP 致癌性（雄大鼠）	1.000
NTP 致癌性（雌大鼠）	1.000
NTP 致癌性（雄小鼠）	0.999
NTP 致癌性（雌小鼠）	0

【药理】 γ-失水苦鬼臼脂素药理模型数据见表 1.339。

表 1.339 γ-失水苦鬼臼脂素药理模型数据表

模型 1	大鼠口服半数致死量
LD_{50}	149.9mg/kg
95% 的置信限下最小 LD_{50}	21.70mg/kg
95% 的置信限下最大 LD_{50}	1.000g/kg
模型 2	大鼠吸入半数致死浓度
LC_{50}	10.00g/(m³·h)
低于 95% 置信限下的限量	1.200g/(m³·h)
高于 95% 置信限下的限量	10.00g/(m³·h)

【γ-失水苦鬼臼脂素与环加氧酶-2(COX-2)作用的二维图】　γ-失水苦鬼臼脂素与环加氧酶-2(COX-2)作用的二维图见图 1.226。

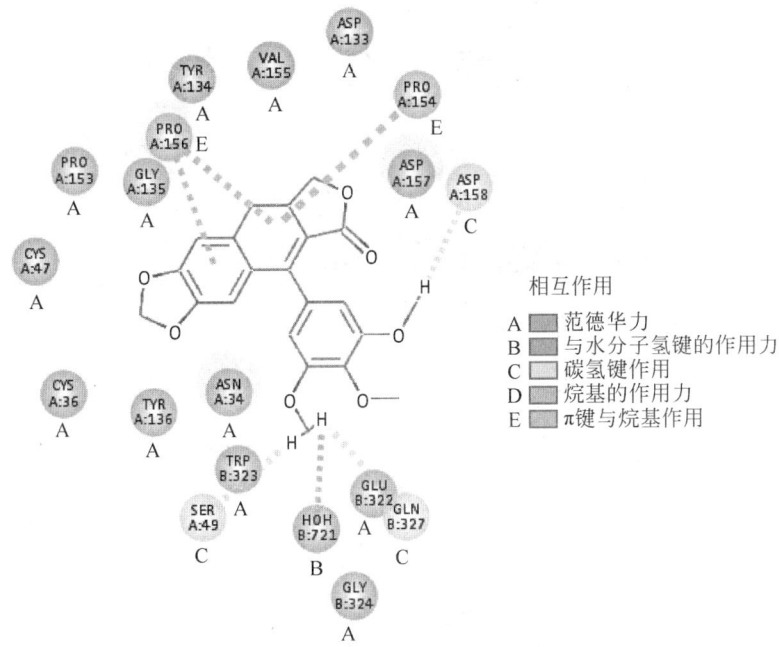

图 1.226　γ-失水苦鬼臼脂素与环加氧酶-2(COX-2)作用的二维图

【药理或临床作用】　本品具有清热解毒、化痰散结、祛痰消肿的作用,可用于痈肿疔疮、瘰疬、咽喉肿痛、跌打损伤、毒蛇咬伤的治疗。

第2章 苷 类

白芥子苷 Sinalbin

【化学结构】

【主要来源】 来源于十字花科白芥属植物白芥(*Sinapis alba* L.)的种子。

【理化性质】 本品在95％乙醇中得针状结晶,熔点 100.00～102.00℃。溶于热乙醇、冷水。

【类药五原则数据】 相对分子质量425.4,脂水分配系数－0.477,可旋转键数7,氢键受体数12,氢键给体数6。

【药物动力学数据】 白芥子苷的吸收、分布、代谢、排泄、毒性的数据见表2.1、图2.1。

表 2.1　白芥子苷的吸收、分布、代谢、排泄、毒性的数据表

25℃下水溶解度水平	3
血脑屏障通透水平	4
人类肠道吸收性水平	3
肝毒性(马氏距离)	13.45
细胞色素 P450 2D6 抑制性(马氏距离)	17.32
血浆蛋白结合率(马氏距离)	15.11

【毒性】 白芥子苷毒理学概率数据见表2.2。

【药理】 白芥子苷药理模型数据见表2.3。

【白芥子苷与雄激素受体作用的二维图】 白芥子苷与雄激素受体作用的二维图见图2.2。

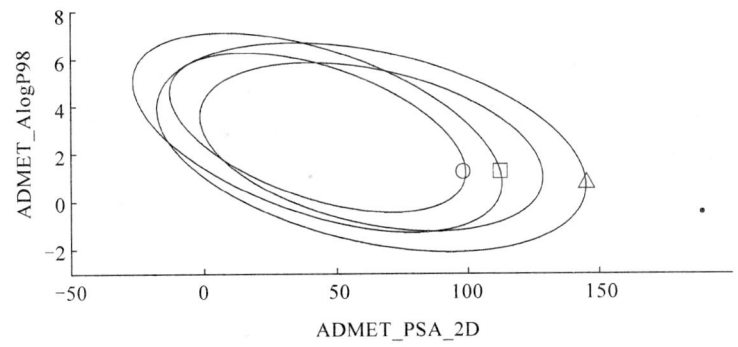

图 2.1　白芥子苷 ADMET 范围图

【药理或临床作用】　本品可用作研制治疗支气管哮喘、慢性支气管炎药物的原料。

表 2.2　白芥子苷毒理学概率表

毒理学性质	发生概率
致突变性	0
好氧生物降解性能	0
潜在发育毒性	1.000
皮肤刺激性	0
NTP 致癌性(雄大鼠)	0
NTP 致癌性(雌大鼠)	0.005
NTP 致癌性(雄小鼠)	0
NTP 致癌性(雌小鼠)	0

表 2.3　白芥子苷药理模型数据表

模型 1	大鼠口服半数致死量
LD_{50}	$1.500\mu g/kg$
95%的置信限下最小 LD_{50}	$19.50ng/kg$
95%的置信限下最大 LD_{50}	$117.6\mu g/kg$
模型 2	大鼠吸入半数致死浓度
LC_{50}	$21.10mg/(m^3 \cdot h)$
低于 95%置信限下的限量	$358.7\mu g/(m^3 \cdot h)$
高于 95%置信限下的限量	$1.200g/(m^3 \cdot h)$

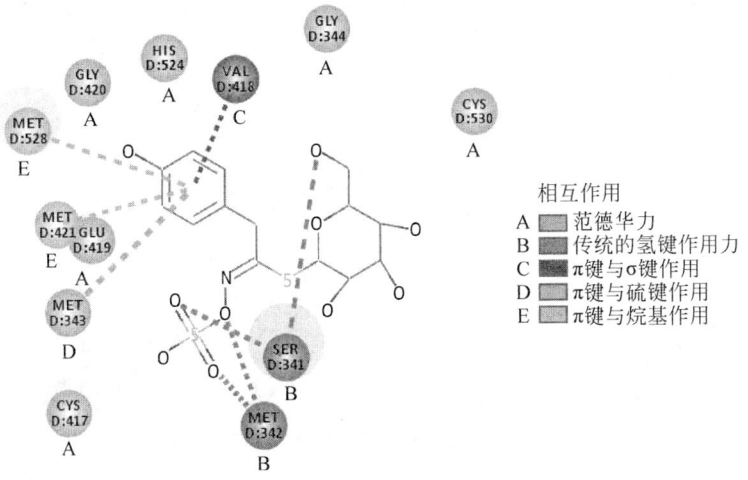

图 2.2　白芥子苷与雄激素受体作用的二维图

白皮杉醇葡萄糖苷 Astringin

【化学结构】

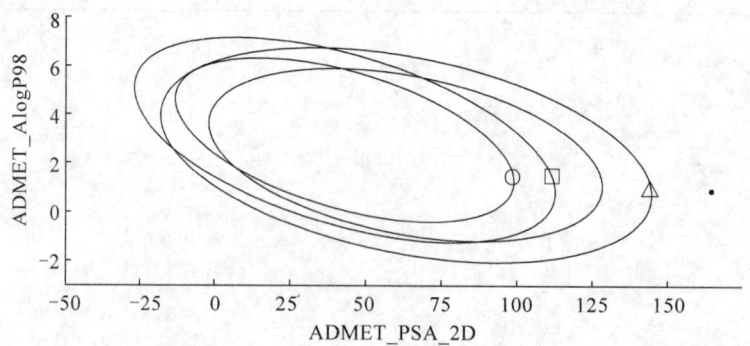

【主要来源】 来源于松科云杉属北美云杉(*Picea sitchensis*)的树皮。

【理化性质】 本品为红色粉末,熔点 218.00～220.00℃,沸点 652.62℃,易溶于乙醇、甲醇、水。

【类药五原则数据】 相对分子质量 406.4,脂水分配系数 0.918,可旋转键数 5,氢键受体数 9,氢键给体数 7。

【药物动力学数据】 白皮杉醇葡萄糖苷的吸收、分布、代谢、排泄、毒性的数据见表 2.4、图 2.3。

表 2.4 白皮杉醇葡萄糖苷的吸收、分布、代谢、排泄、毒性的数据表

25℃下水溶解度水平	3
血脑屏障通透水平	4
人类肠道吸收性水平	3
肝毒性(马氏距离)	10.85
细胞色素 P450 2D6 抑制性(马氏距离)	14.30
血浆蛋白结合率(马氏距离)	12.49

图 2.3 白皮杉醇葡萄糖苷 ADMET 范围图

【毒性】 白皮杉醇葡萄糖苷毒理学概率数据见表 2.5。

【药理】 白皮杉醇葡萄糖苷药理模型数据见表 2.6。

表 2.5　白皮杉醇葡萄糖苷毒理学概率表

毒理学性质	发生概率
致突变性	0.903
好氧生物降解性能	1.000
潜在发育毒性	1.000
皮肤刺激性	1.000
NTP 致癌性(雄大鼠)	0
NTP 致癌性(雌大鼠)	0.999
NTP 致癌性(雄小鼠)	0
NTP 致癌性(雌小鼠)	0.992

表 2.6　白皮杉醇葡萄糖苷药理模型数据表

模型 1	大鼠口服半数致死量
LD_{50}	5.4g/kg
95%的置信限下最小 LD_{50}	621.9mg/kg
95%的置信限下最大 LD_{50}	10g/kg
模型 2	大鼠吸入半数致死浓度
LC_{50}	1.4ng/(m^3・h)
低于 95%置信限下的限量	0.0pg/(m^3・h)
高于 95%置信限下的限量	263.7μg/(m^3・h)

【白皮杉醇葡萄糖苷与环加氧酶-2(COX-2)作用的二维图】　白皮杉醇葡萄糖苷与环加氧酶-2(COX-2)作用的二维图见图 2.4。

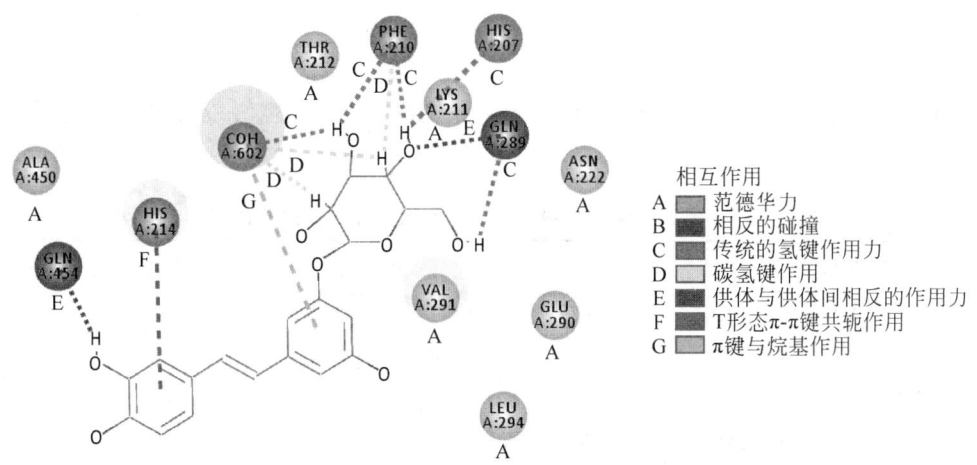

图 2.4　白皮杉醇葡萄糖苷与环加氧酶-2(COX-2)作用的二维图

【药理或临床作用】　本品可预防皮肤炎症。

刺五加苷 D Eleutheroside D

【化学结构】

【主要来源】　来源于陵齿蕨科乌蕨属乌蕨(*Stenoloma chusanum* Ching)的叶。

【理化性质】　本品白色针状结晶,熔点 59.00～61.00℃,溶于热水、乙醇、乙醚和丙酮,微溶于苯及氯仿,不溶于石油醚。

【类药五原则数据】　相对分子质量 742.7,脂水分配系数−1.709,可旋转键数 12,氢键受体数 18,氢键给体数 8。

【药物动力学数据】　刺五加苷 D 的吸收、分布、代谢、排泄、毒性的数据见表 2.7、图 2.5。

表 2.7　刺五加苷 D 的吸收、分布、代谢、排泄、毒性的数据表

25℃下水溶解度水平	3
血脑屏障通透水平	4
人类肠道吸收性水平	3
肝毒性(马氏距离)	9.720
细胞色素 P450 2D6 抑制性(马氏距离)	21.53
血浆蛋白结合率(马氏距离)	11.95

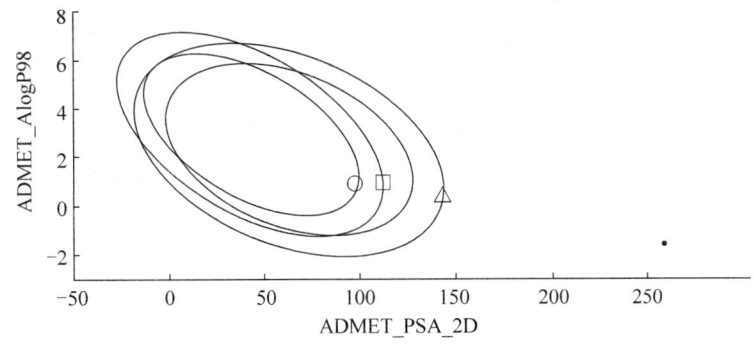

图 2.5　刺五加苷 D ADMET 范围图

【毒性】　刺五加苷 D 毒理学概率数据见表 2.8。

表 2.8　刺五加苷 D 毒理学概率表

毒理学性质	发生概率
致突变性	0.027
好氧生物降解性能	1.000
潜在发育毒性	1.000
皮肤刺激性	0
NTP 致癌性（雄大鼠）	0
NTP 致癌性（雌大鼠）	1.000
NTP 致癌性（雄小鼠）	0
NTP 致癌性（雌小鼠）	0.099

【药理】　刺五加苷 D 药理模型数据见表 2.9。

表 2.9　刺五加苷 D 药理模型数据表

模型 1	大鼠口服半数致死量
LD_{50}	240.9mg/kg
95％的置信限下最小 LD_{50}	8.500mg/kg
95％的置信限下最大 LD_{50}	6.800g/kg
模型 2	大鼠吸入半数致死浓度
LC_{50}	0pg/(m^3 · h)
低于 95％置信限下的限量	0pg/(m^3 · h)
高于 95％置信限下的限量	1.200μg/(m^3 · h)

【刺五加苷 D 与肝细胞核因子（HNF-4）作用的二维图】　刺五加苷 D 与肝细胞核因子
（HNF-4）作用的二维图见图 2.6。

【药理或临床作用】　本品具有抗疲劳、抗衰老、抗肿瘤和提高免疫活性等作用。

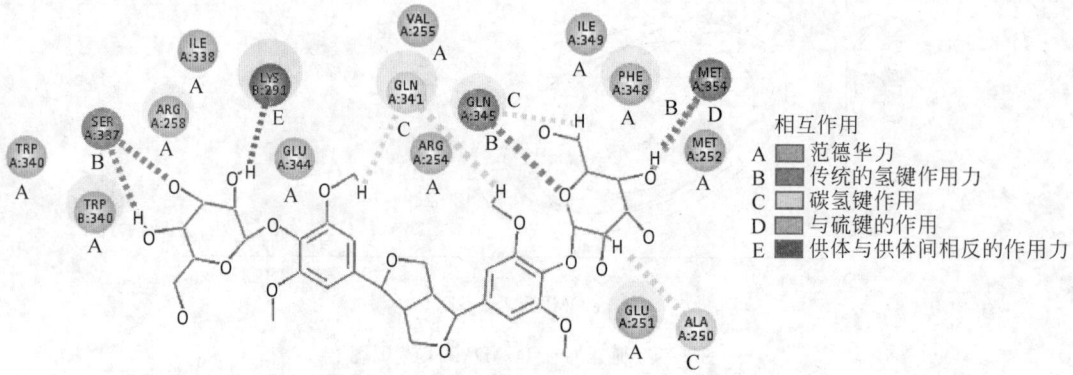

图 2.6   刺五加苷 D 与肝细胞核因子(HNF-4)作用的二维图

丹皮酚苷 Paeonoside

【化学结构】

OCH₃

CH₂OH

OH

COCH₃

OH

OH

【主要来源】   来源于毛茛科芍药属牡丹(*Paeonia suffruticosa* Andr.)的干燥根皮。

【理化性质】   本品熔点为 158.00~161.00℃。

【类药五原则数据】   相对分子质量 328.3 脂水分配系数－0.619,可旋转键数 5,氢键受体数 8,氢键给体数 4。

【药物动力学数据】   丹皮酚苷的吸收、分布、代谢、排泄、毒性的数据见表 2.10、图 2.7。

表 2.10   丹皮酚苷的吸收、分布、代谢、排泄、毒性的数据表

25℃下水溶解度水平	4
血脑屏障通透水平	4
人类肠道吸收性水平	1
肝毒性(马氏距离)	10.24
细胞色素 P450 2D6 抑制性(马氏距离)	13.46
血浆蛋白结合率(马氏距离)	12.51

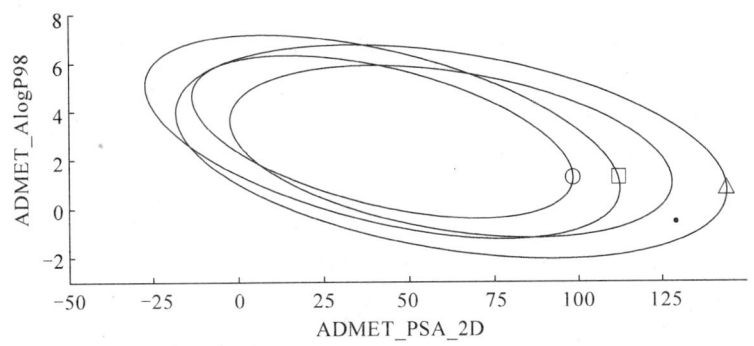

图 2.7　丹皮酚苷 ADMET 范围图

【毒性】　丹皮酚苷毒理学概率数据见表 2.11。

表 2.11　丹皮酚苷毒理学概率表

毒理学性质	发生概率
致突变性	0
好氧生物降解性能	1.000
潜在发育毒性	1.000
皮肤刺激性	0
NTP 致癌性(雄大鼠)	0.008
NTP 致癌性(雌大鼠)	0.984
NTP 致癌性(雄小鼠)	0
NTP 致癌性(雌小鼠)	0.929

【药理】　丹皮酚苷药理模型数据见表 2.12。

表 2.12　丹皮酚苷药理模型数据表

模型 1	大鼠口服半数致死量
LD_{50}	44.30mg/kg
95% 的置信限下最小 LD_{50}	7.900mg/kg
95% 的置信限下最大 LD_{50}	247.3mg/kg
模型 2	大鼠吸入半数致死浓度
LC_{50}	$2.800mg/(m^3 \cdot h)$
低于 95% 置信限下的限量	$81.50\mu g/(m^3 \cdot h)$
高于 95% 置信限下的限量	$93.50mg/(m^3 \cdot h)$

【丹皮酚苷与环加氧酶-2(COX-2)作用的二维图】　丹皮酚苷与环加氧酶-2(COX-2)作用的二维图见图 2.8。

【药理或临床作用】　本品具有较好的抗炎作用。

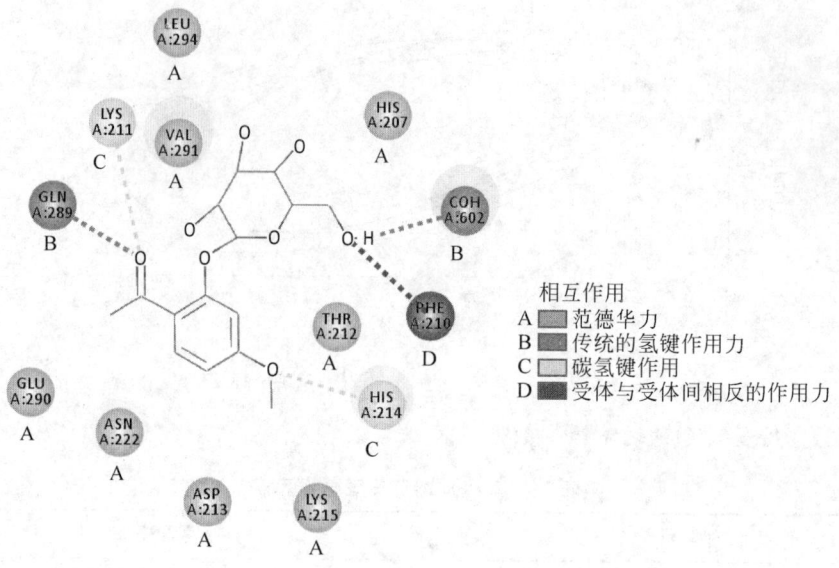

图 2.8 丹皮酚苷与环加氧酶-2(COX-2)作用的二维图

相互作用
A 范德华力
B 传统的氢键作用力
C 碳氢键作用
D 受体与受体间相反的作用力

地高辛 Digitalis

【化学结构】

【主要来源】 来源于玄参科毛地黄属毛地黄(*Digitalis purpurea* L.)的干叶或叶粉。

【理化性质】 本品为白色结晶或结晶性粉末,无臭,味苦,熔点 248.00℃,可溶于沸乙醇、三氯甲烷和乙醇的混合液,几乎不溶于水、乙醇、乙醚、丙酮、乙酸乙酯和三氯甲烷。

【类药五原则数据】 相对分子质量 780.9,脂水分配系数 1.999,可旋转键数 7,氢键受体数 14,氢键给体数 6。

【药物动力学数据】 地高辛的吸收、分布、代谢、排泄、毒性的数据见表 2.13、图 2.9。

表 2.13 地高辛的吸收、分布、代谢、排泄、毒性的数据表

25℃下水溶解度水平	3
血脑屏障通透水平	4
人类肠道吸收性水平	3

续表

肝毒性（马氏距离）	13.33
细胞色素 P450 2D6 抑制性（马氏距离）	10.62
血浆蛋白结合率（马氏距离）	8.949

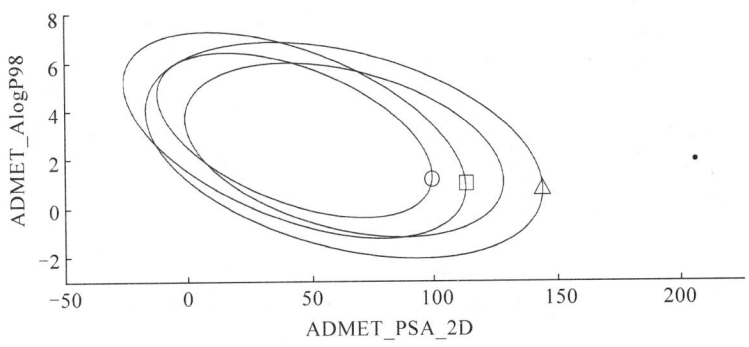

图 2.9　地高辛 ADMET 范围图

【毒性】　地高辛毒理学概率数据见表 2.14。

表 2.14　地高辛毒理学概率表

毒理学性质	发生概率
致突变性	0
好氧生物降解性能	0
潜在发育毒性	0
皮肤刺激性	0
NTP 致癌性（雄大鼠）	0
NTP 致癌性（雌大鼠）	0.307
NTP 致癌性（雄小鼠）	1.000
NTP 致癌性（雌小鼠）	0

【药理】　地高辛药理模型数据见表 2.15。

表 2.15　地高辛药理模型数据表

模型 1	大鼠口服半数致死量
LD_{50}	10.00g/kg
95% 的置信限下最小 LD_{50}	10.00g/kg
95% 的置信限下最大 LD_{50}	10.00g/kg
模型 2	大鼠吸入半数致死浓度
LC_{50}	948.6μg/(m³·h)
低于 95% 置信限下的限量	11.30μg/(m³·h)
高于 95% 置信限下的限量	79.40mg/(m³·h)

【地高辛与治疗心房扑动 β_2 受体作用的二维图】　地高辛与治疗心房扑动 β_2 受体作用的二维图见图 2.10。

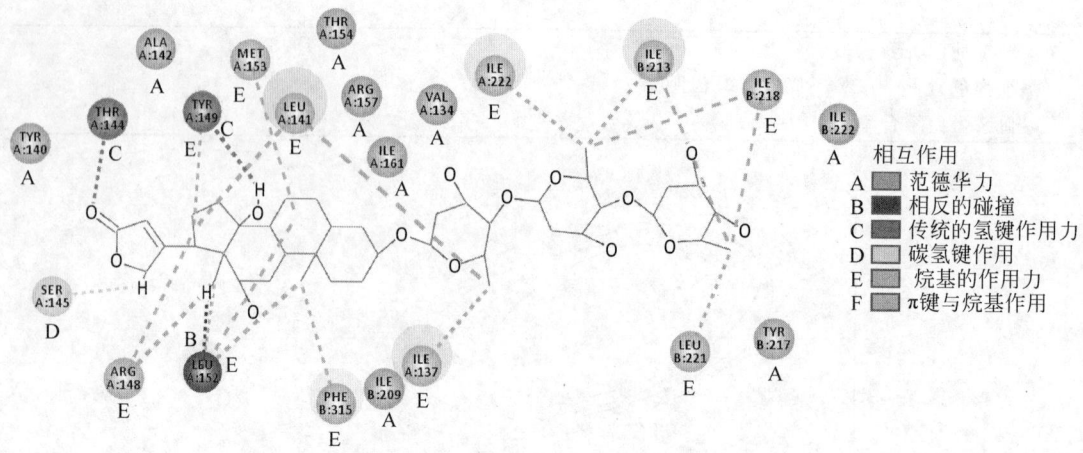

图 2.10　地高辛与治疗心房扑动 β_2 受体作用的二维图

【药理或临床作用】　本品可用于各种原因引起的慢性心功能不全、阵发性室上性心动过速和心房颤动、心房扑动等的治疗。

毒毛旋花苷元 Strophanthidin

【化学结构】

【主要来源】　来源于百合科铃兰属铃兰(*Convallaria majalis* Linn.)的全草。

【理化性质】　本品为正交片状结晶,熔点 169.00℃,沸点 620.70℃,密度 1.43g/cm³,溶于丙酮、乙醇、三氯甲烷、苯和冰乙酸,几乎不溶于水、乙醚和石油醚。

【类药五原则数据】　相对分子质量 404.5,脂水分配系数 1.339,可旋转键数 2,氢键受体数 6,氢键给体数 3。

【药物动力学数据】　毒毛旋花苷元的吸收、分布、代谢、排泄、毒性的数据见表 2.16、图 2.11。

表 2.16　毒毛旋花苷元的吸收、分布、代谢、排泄、毒性的数据表

25℃下水溶解度水平	3
血脑屏障通透水平	3
人类肠道吸收性水平	0

续表

肝毒性(马氏距离)	10.49
细胞色素 P450 2D6 抑制性(马氏距离)	8.608
血浆蛋白结合率(马氏距离)	8.917

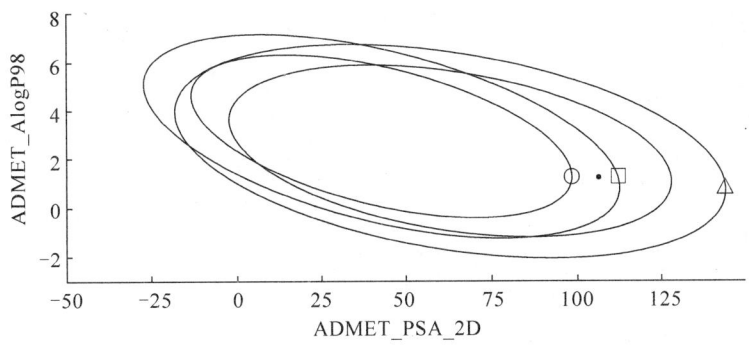

图 2.11　毒毛旋花苷元 ADMET 范围图

【毒性】　毒毛旋花苷元毒理学概率数据见表 2.17。

表 2.17　毒毛旋花苷元毒理学概率表

毒理学性质	发生概率
致突变性	0.020
好氧生物降解性能	0
潜在发育毒性	1.000
皮肤刺激性	0.999
NTP 致癌性(雄大鼠)	0.019
NTP 致癌性(雌大鼠)	0
NTP 致癌性(雄小鼠)	0.999
NTP 致癌性(雌小鼠)	1.000

【药理】　毒毛旋花苷元药理模型数据见表 2.18。

表 2.18　毒毛旋花苷元药理模型数据表

模型 1	大鼠口服半数致死量
LD_{50}	10.00g/kg
95%的置信限下最小 LD_{50}	2.400g/kg
95%的置信限下最大 LD_{50}	10.00g/kg
模型 2	大鼠吸入半数致死浓度
LC_{50}	10.00g/(m³·h)
低于 95%置信限下的限量	3.700g/(m³·h)
高于 95%置信限下的限量	10.00g/(m³·h)

【毒毛旋花苷元与强心 β_1 受体作用的二维图】　毒毛旋花苷元与强心 β_1 受体作用的二维图见图 2.12。

【药理或临床作用】　本品可用作强心剂、利尿剂。

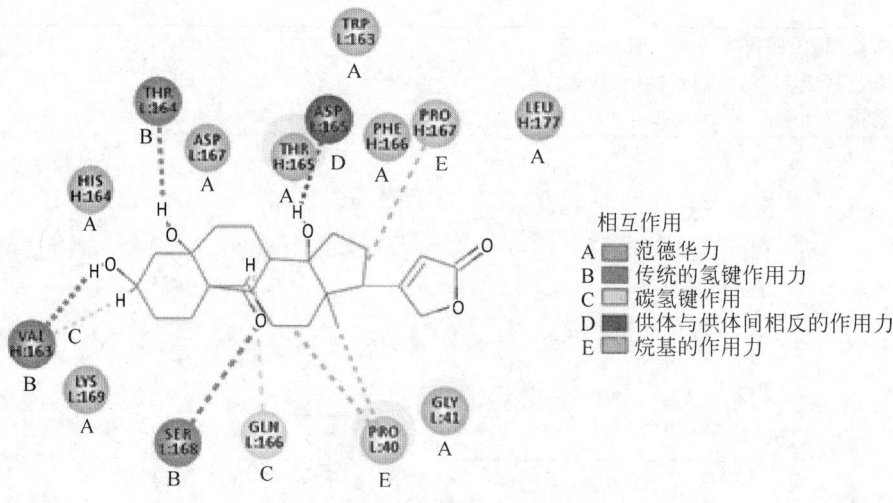

图 2.12 毒毛旋花苷元与强心 β_1 受体作用的二维图

根皮苷 Phlorizin

【化学结构】

【主要来源】 来源于蔷薇科苹果属苹果（*Malus pumila* Mill.）的树皮。

【理化性质】 本品为微黄色针状结晶体,熔点为 109.00℃,能溶于热水、乙醇、甲醇、丙酮、乙酸乙酯、吡啶、冰乙酸等,不溶于醚、氯仿和苯。

【类药五原则数据】 相对分子质量 436.4,脂水分配系数 0.827,可旋转键数 7,氢键受体数 10,氢键给体数 7。

【药物动力学数据】 根皮苷的吸收、分布、代谢、排泄、毒性的数据见表 2.19、图 2.13。

表 2.19 根皮苷的吸收、分布、代谢、排泄、毒性的数据表

25℃下水溶解度水平	3
血脑屏障通透水平	4
人类肠道吸收性水平	3
肝毒性(马氏距离)	11.96
细胞色素 P450 2D6 抑制性(马氏距离)	19.07
血浆蛋白结合率(马氏距离)	13.62

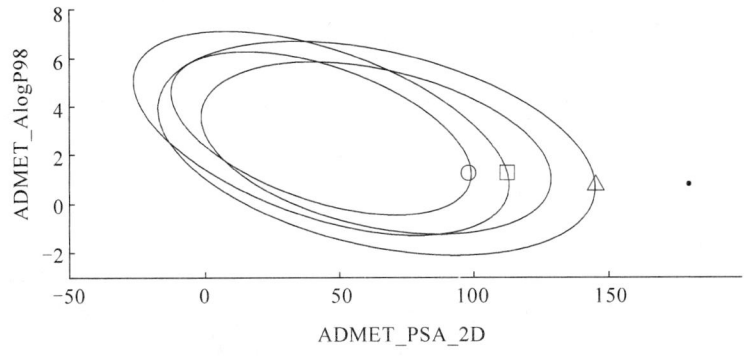

图 2.13　根皮苷 ADMET 范围图

【毒性】　根皮苷毒理学概率数据见表 2.20。

表 2.20　根皮苷毒理学概率表

毒理学性质	发生概率
致突变性	0
好氧生物降解性能	1.000
潜在发育毒性	1.000
皮肤刺激性	1.000
NTP 致癌性(雄大鼠)	0
NTP 致癌性(雌大鼠)	0.142
NTP 致癌性(雄小鼠)	0
NTP 致癌性(雌小鼠)	0.104

【药理】　根皮苷药理模型数据见表 2.21。

表 2.21　根皮苷药理模型数据表

模型 1	大鼠口服半数致死量
LD_{50}	10.00g/kg
95% 的置信限下最小 LD_{50}	1.200g/kg
95% 的置信限下最大 LD_{50}	10.00g/kg
模型 2	大鼠吸入半数致死浓度
LC_{50}	3.000ng/(m^3 · h)
低于 95% 置信限下的限量	0pg/(m^3 · h)
高于 95% 置信限下的限量	1.500mg/(m^3 · h)

【根皮苷与丝裂原活化蛋白激酶(MAPK)作用的二维图】　根皮苷与丝裂原活化蛋白激酶(MAPK)作用的二维图见图 2.14。

【药理或临床作用】　本品具有降低血糖、改善记忆力、抗氧化、抗癌等多种重要的生物活性。

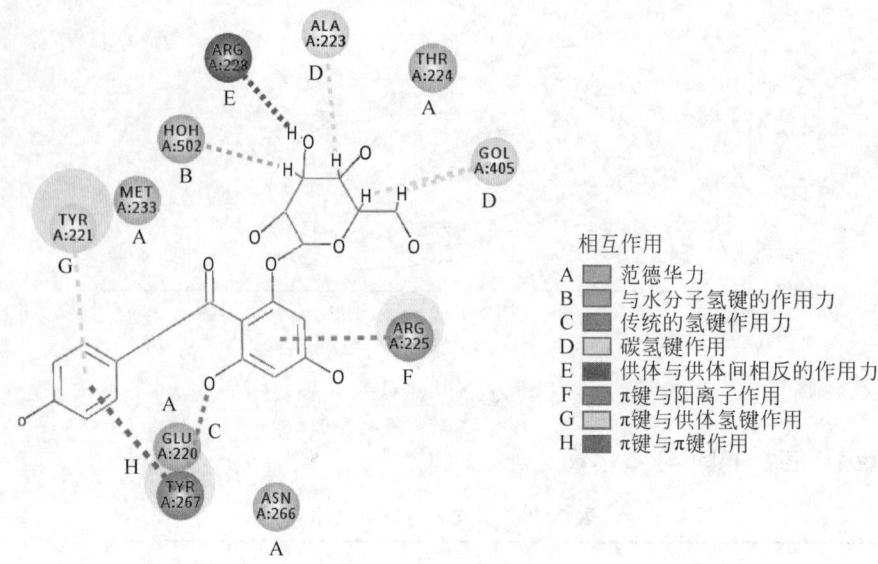

图 2.14　根皮苷与丝裂原活化蛋白激酶(MAPK)作用的二维图

相互作用
A　□ 范德华力
B　■ 与水分子氢键的作用力
C　■ 传统的氢键作用力
D　□ 碳氢键作用
E　■ 供体与供体间相反的作用力
F　■ π键与阳离子作用
G　■ π键与供体氢键作用
H　■ π键与π键作用

哈巴俄苷 Harpagoside

【化学结构】

【主要来源】　来源于玄参科玄参属玄参(*Scrophularia ningpoensis* Hemsl.)的干燥根。

【理化性质】　本品为棕黄色粉末,溶于水和乙醇。

【类药五原则数据】　相对分子质量 494.5,脂水分配系数−1.390,可旋转键数 7,氢键受体数 11,氢键给体数 6。

【药物动力学数据】　哈巴俄苷毒理学概率表吸收、分布、代谢、排泄、毒性的数据见表 2.22、图 2.15。

表 2.22　哈巴俄苷毒理学概率表吸收、分布、代谢、排泄、毒性的数据表

25℃下水溶解度水平	4
血脑屏障通透水平	4
人类肠道吸收性水平	3

续表

肝毒性(马氏距离)	12.48
细胞色素 P450 2D6 抑制性(马氏距离)	15.86
血浆蛋白结合率(马氏距离)	15.71

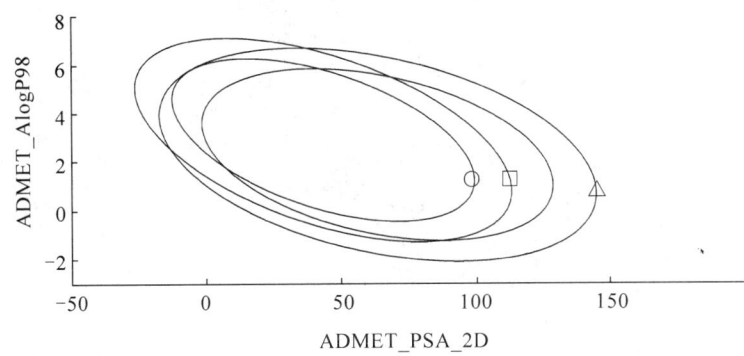

图 2.15 哈巴俄苷 ADMET 范围图

【毒性】 哈巴俄苷毒理学概率数据见表 2.23。

表 2.23 哈巴俄苷毒理学概率表

毒理学性质	发生概率
致突变性	0
好氧生物降解性能	1.000
潜在发育毒性	1.000
皮肤刺激性	0
NTP 致癌性(雄大鼠)	0
NTP 致癌性(雌大鼠)	0.999
NTP 致癌性(雄小鼠)	0.017
NTP 致癌性(雌小鼠)	0.997

【药理】 哈巴俄苷药理模型数据见表 2.24。

表 2.24 哈巴俄苷药理模型数据表

模型1	大鼠口服半数致死量
LD_{50}	3.800g/kg
95%的置信限下最小 LD_{50}	953.5mg/kg
95%的置信限下最大 LD_{50}	10.00g/kg
模型2	大鼠吸入半数致死浓度
LC_{50}	81.20μg/(m³·h)
低于95%置信限下的限量	385.9ng/(m³·h)
高于95%置信限下的限量	17.10mg/(m³·h)

【哈巴俄苷与 β_1 受体作用的二维图】 哈巴俄苷与 β_1 受体作用的二维图见图 2.16。

【药理或临床作用】 本品可用于治疗支气管哮喘、溃疡性结肠炎、局部性回肠炎、风湿类疾患以及因药物、其他物质或疾患引起脂加氧酶水平增高的适应证。

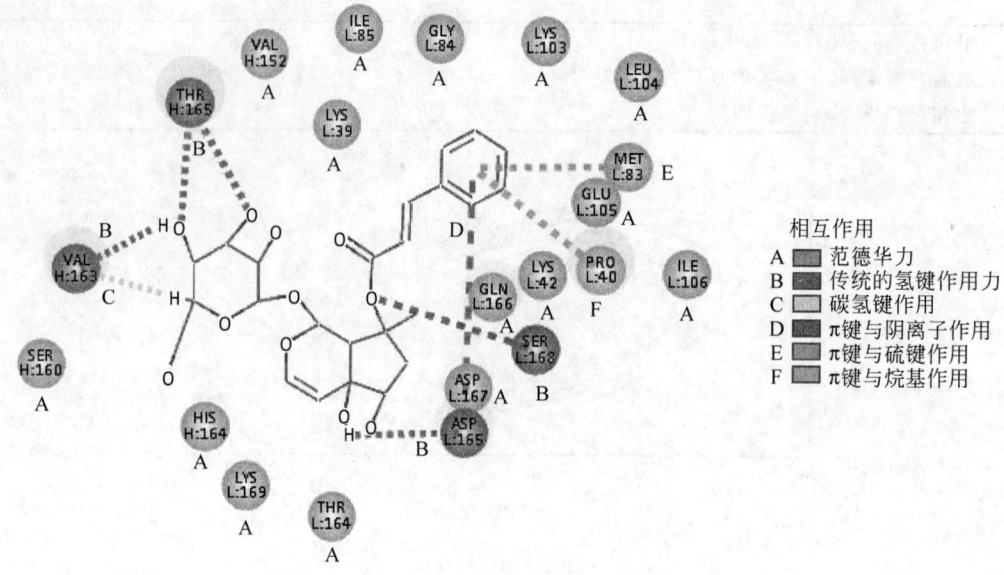

图 2.16 哈巴俄苷与 β1 受体作用的二维图

管花肉苁蓉苷 Cistantubuloside

【化学结构】

【主要来源】 来源于列当科肉苁蓉属管花肉苁蓉［*Cistanche tubulosa*（Schenk）Wight］的茎。

【理化性质】 本品为粉末,可溶于甲醇、乙醇等溶剂。

【类药五原则数据】 相对分子质量 828.8,脂水分配系数 −0.884,可旋转键数 16,氢键受体数 21,氢键给体数 11。

【药物动力学数据】 管花肉苁蓉苷的吸收、分布、代谢、排泄、毒性的数据见表 2.25、图 2.17。

表 2.25 管花肉苁蓉苷的吸收、分布、代谢、排泄、毒性的数据表

25℃下水溶解度水平	0
血脑屏障通透水平	4
人类肠道吸收性水平	3
肝毒性(马氏距离)	13.10
细胞色素 P450 2D6 抑制性(马氏距离)	21.00
血浆蛋白结合率(马氏距离)	15.30

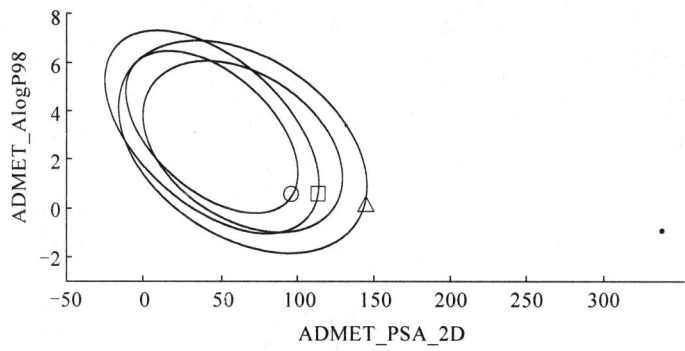

图 2.17 管花肉苁蓉苷 ADMET 范围图

【毒性】 管花肉苁蓉苷毒理学概率数据见表 2.26。

表 2.26 管花肉苁蓉苷毒理学概率表

毒理学性质	发生概率
致突变性	0
好氧生物降解性能	1.000
潜在发育毒性	1.000
皮肤刺激性	0.777
NTP 致癌性(雄大鼠)	0
NTP 致癌性(雌大鼠)	1.000
NTP 致癌性(雄小鼠)	0
NTP 致癌性(雌小鼠)	0

【药理】 管花肉苁蓉苷药理模型数据见表 2.27。

表 2.27 管花肉苁蓉苷药理模型数据表

模型 1	大鼠口服半数致死量
LD_{50}	3.000mg/kg
95%的置信限下最小 LD_{50}	19.10μg/kg
95%的置信限下最大 LD_{50}	474.5mg/kg
模型 2	大鼠吸入半数致死浓度
LC_{50}	0pg/(m³ • h)
低于 95%置信限下的限量	0pg/(m³ • h)
高于 95%置信限下的限量	3.400g/(m³ • h)

【管花肉苁蓉苷与抗衰老蛋白作用的二维图】 管花肉苁蓉苷与抗衰老蛋白作用的二维图见图2.18。

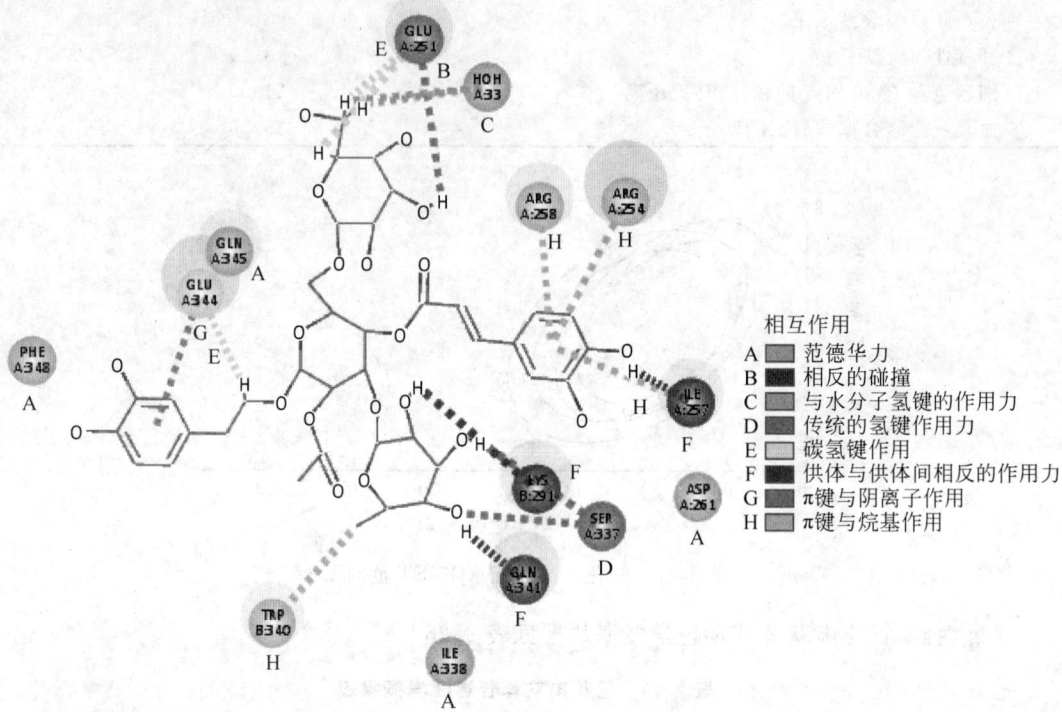

相互作用
A 范德华力
B 相反的碰撞
C 与水分子氢键的作用力
D 传统的氢键作用力
E 碳氢键作用
F 供体与供体间相反的作用力
G π键与阴离子作用
H π键与烷基作用

图 2.18 管花肉苁蓉苷与抗衰老蛋白作用的二维图

【药理或临床作用】 本品具有补肾阳、益精血、润肠通便和延缓衰老等作用。

海葱青光苷 Scilliglaucosidin

【化学结构】

【主要来源】 来源于百合科虎眼万年青属虎眼万年青(*Ornithogalum caudatum* Jacq.)。

【理化性质】 本品为无色晶体或不定形粉末,一般可溶于水、甲醇、乙醇和丙酮等极性溶剂,略溶于乙酸乙酯,难溶于乙醚、苯、四氯化碳等非极性溶剂。

【类药五原则数据】 相对分子质量 398.5,脂水分配系数 2.364,可旋转键数 2,氢键受

体数 5,氢键给体数 2。

【药物动力学数据】 海葱青光苷的吸收、分布、代谢、排泄、毒性的数据见表 2.28、图 2.19。

表 2.28 海葱青光苷的吸收、分布、代谢、排泄、毒性的数据表

25℃下水溶解度水平	3
血脑屏障通透水平	3
人类肠道吸收性水平	0
肝毒性(马氏距离)	10.10
细胞色素 P450 2D6 抑制性(马氏距离)	8.791
血浆蛋白结合率(马氏距离)	10.41

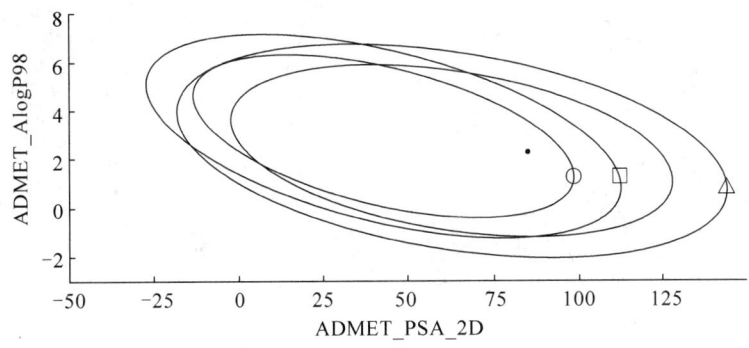

图 2.19 海葱青光苷 ADMET 范围图

【毒性】 海葱青光苷毒理学概率数据见表 2.29。

表 2.29 海葱青光苷毒理学概率表

毒理学性质	发生概率
致突变性	0
好氧生物降解性能	1.000
潜在发育毒性	0
皮肤刺激性	1.000
NTP 致癌性(雄大鼠)	1.000
NTP 致癌性(雌大鼠)	0
NTP 致癌性(雄小鼠)	1.000
NTP 致癌性(雌小鼠)	1.000

【药理】 海葱青光苷药理模型数据见表 2.30。

表 2.30 海葱青光苷药理模型数据表

模型 1	大鼠口服半数致死量
LD_{50}	503.2mg/kg
95%的置信限下最小 LD_{50}	73.40mg/kg
95%的置信限下最大 LD_{50}	3.400g/kg

续表

模型 2	大鼠吸入半数致死浓度
LC$_{50}$	10.00g/(m^3·h)
低于 95% 置信限下的限量	10.00g/(m^3·h)
高于 95% 置信限下的限量	10.00g/(m^3·h)

【海葱青光苷与强心 β$_2$ 受体作用的二维图】　海葱青光苷与强心 β$_2$ 受体作用的二维图见图 2.20。

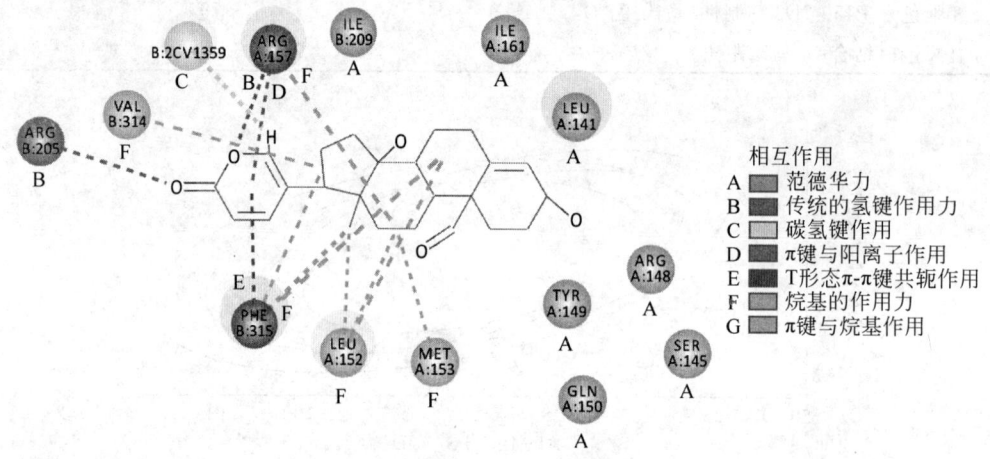

图 2.20　海葱青光苷与强心 β$_2$ 受体作用的二维图

【药理或临床作用】　本品具有增强心跳、调整脉搏节律及利尿等作用。

何首乌苷　2,3,5,4-Tetera-hydroxystilbene-2-O-β-D-glucoside

【化学结构】

【主要来源】　来源于蓼科何首乌属何首乌 [*Fallopia multiflora* (Thunb.) Harald.] 的干燥块根。

【理化性质】　本品为微黄色粉末,熔点 184.00～186.00℃,易溶于甲醇、乙醇。

【类药五原则数据】　相对分子质量 406.4,脂水分配系数 0.918,可旋转键数 5,氢键受体数 9,氢键给体数 7。

【药物动力学数据】　何首乌苷的吸收、分布、代谢、排泄、毒性的数据见表 2.31、图 2.21。

表 2.31　何首乌苷的吸收、分布、代谢、排泄、毒性的数据表

25℃下水溶解度水平	3
血脑屏障通透水平	4
人类肠道吸收性水平	3
肝毒性（马氏距离）	10.42
细胞色素 P450 2D6 抑制性（马氏距离）	12.97
血浆蛋白结合率（马氏距离）	12.49

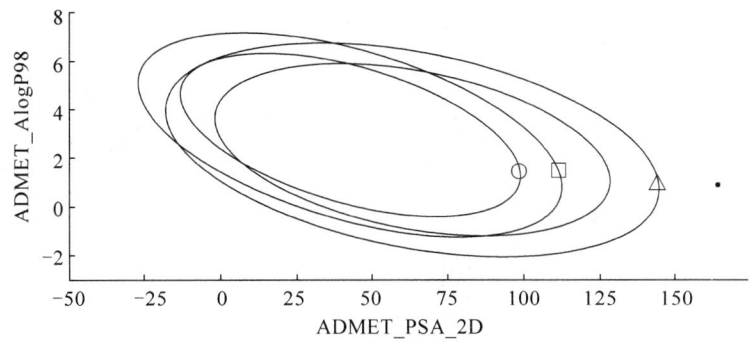

图 2.21　何首乌苷 ADMET 范围图

【毒性】　何首乌苷毒理学概率数据见表 2.32。

表 2.32　何首乌苷毒理学概率表

毒理学性质	发生概率
致突变性	0.207
好氧生物降解性能	1.000
潜在发育毒性	1.000
皮肤刺激性	1.000
NTP 致癌性（雄大鼠）	0
NTP 致癌性（雌大鼠）	0.970
NTP 致癌性（雄小鼠）	0
NTP 致癌性（雌小鼠）	0.994

【药理】　何首乌苷药理模型数据见表 2.33。

表 2.33　何首乌苷药理模型数据表

模型 1	大鼠口服半数致死量
LD_{50}	4.0g/kg
95% 的置信限下最小 LD_{50}	438.9mg/kg
95% 的置信限下最大 LD_{50}	10g/kg

续表

模型 2	大鼠吸入半数致死浓度
LC$_{50}$	771.2pg/(m³ · h)
低于 95％置信限下的限量	0.0pg/(m³ · h)
高于 95％置信限下的限量	265.5μg/(m³ · h)

【何首乌苷与肝细胞核因子(HNF-4)作用的二维图】 何首乌苷与肝细胞核因子(HNF-4)作用的二维图见图 2.22。

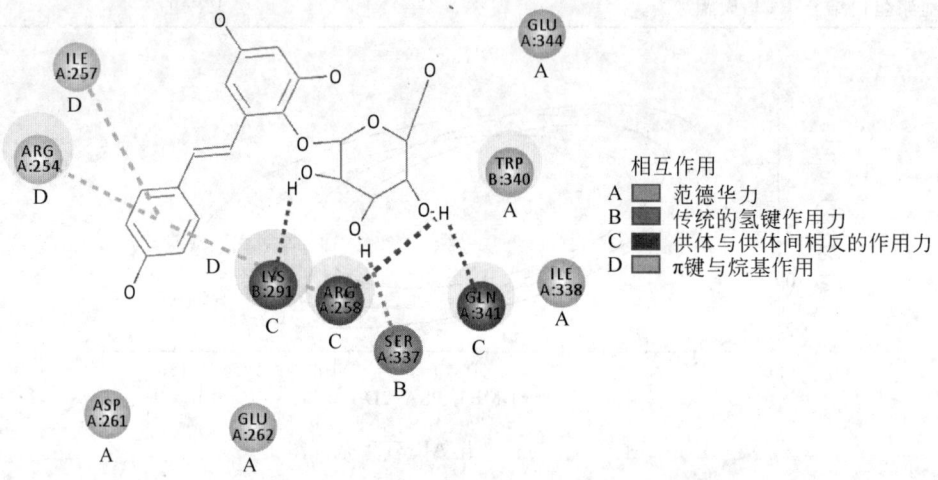

图 2.22 何首乌苷与肝细胞核因子(HNF-4)作用的二维图

【药理或临床作用】 本品有调节血脂、延缓大脑衰老的作用。

荷包花苷 A Calceolarioside A

【化学结构】

【主要来源】 来源于木樨科梣属水曲柳(*Fraxinus mandschurica* Rupr.)的叶。

【理化性质】 本品为白色无定形粉末,可溶于甲醇等。

【类药五原则数据】 相对分子质量 478.5,脂水分配系数 1.343,可旋转键数 9,氢键受体数 11,氢键给体数 7。

【药物动力学数据】　荷包花苷 A 的吸收、分布、代谢、排泄、毒性的数据见表 2.34、图 2.23。

表 2.34　荷包花苷 A 的吸收、分布、代谢、排泄、毒性的数据表

25℃下水溶解度水平	3
血脑屏障通透水平	4
人类肠道吸收性水平	3
肝毒性(马氏距离)	11.91
细胞色素 P450 2D6 抑制性(马氏距离)	15.03
血浆蛋白结合率(马氏距离)	14.11

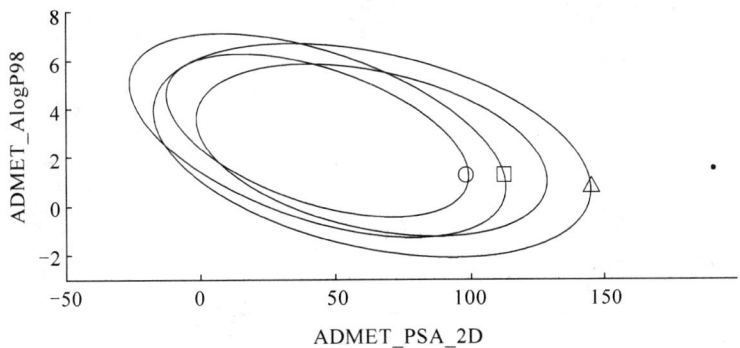

图 2.23　荷包花苷 A ADMET 范围图

【毒性】　荷包花苷 A 毒理学概率数据见表 2.35。

表 2.35　荷包花苷 A 毒理学概率表

毒理学性质	发生概率
致突变性	0
好氧生物降解性能	1.000
潜在发育毒性	1.000
皮肤刺激性	1.000
NTP 致癌性(雄大鼠)	0.001
NTP 致癌性(雌大鼠)	1.000
NTP 致癌性(雄小鼠)	0
NTP 致癌性(雌小鼠)	0.720

【药理】　荷包花苷 A 药理模型数据见表 2.36。

表 2.36　荷包花苷 A 药理模型数据表

模型 1	大鼠口服半数致死量
LD_{50}	10.00g/kg
95％的置信限下最小 LD_{50}	3.700g/kg
95％的置信限下最大 LD_{50}	10.00g/kg

续表

模型 2	大鼠吸入半数致死浓度
LC_{50}	$7.100\mu g/(m^3 \cdot h)$
低于 95% 置信限下的限量	$48.40pg/(m^3 \cdot h)$
高于 95% 置信限下的限量	$1.000g/(m^3 \cdot h)$

【荷包花苷 A 与凝血酶作用的二维图】　荷包花苷 A 与凝血酶作用的二维图见图 2.24。

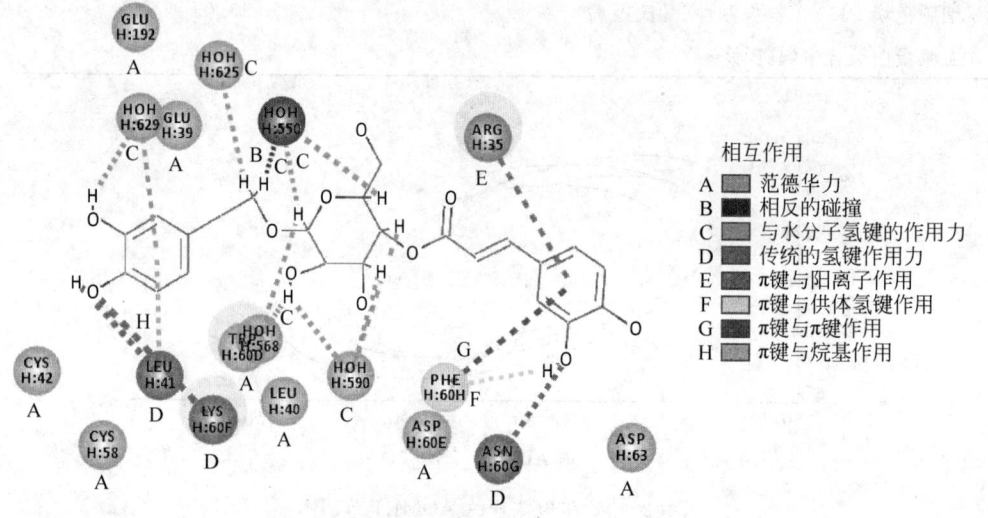

图 2.24　荷包花苷 A 与凝血酶作用的二维图

【药理或临床作用】　本品可诱导血小板凝集。

黑芥子硫苷酸钾　Sinigrin

【化学结构】

【主要来源】　来源于毛茛科黑种草属黑种草(*Nigella damascena* L.)的种子。

【理化性质】　本品为白色至米色结晶粉末,熔点 127.00～129.00℃,易溶于水、热乙醇,不溶于苯、三氯甲烷和乙醚。

【类药五原则数据】　相对分子质量 397.5,脂水分配系数 3.447,可旋转键数 7,氢键受体数 11,氢键给体数 4。

【**药物动力学数据**】　黑芥子硫苷酸钾吸收、分布、代谢、排泄、毒性数据见表 2.37、图 2.25。

表 2.37　黑芥子硫苷酸钾吸收、分布、代谢、排泄、毒性数据表

25℃下水溶解度水平	4
血脑屏障通透水平	4
人类肠道吸收性水平	3
肝毒性（马氏距离）	12.19
细胞色素 P450 2D6 抑制性（马氏距离）	18.22
血浆蛋白结合率（马氏距离）	17.24

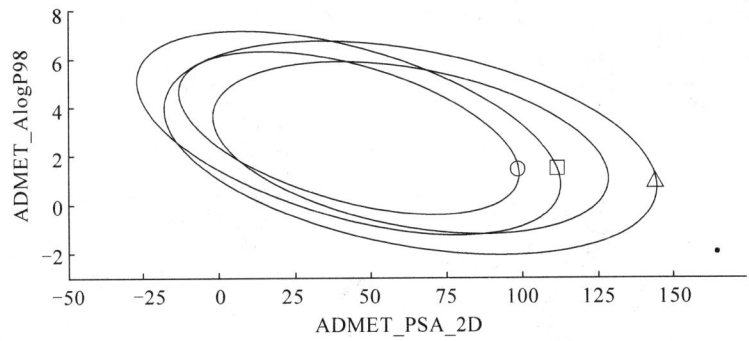

图 2.25　黑芥子硫苷酸钾 ADMET 范围图

【**毒性**】　黑芥子硫苷酸钾毒理学概率数据见表 2.38。

表 2.38　黑芥子硫苷酸钾毒理学概率表

毒理学性质	发生概率
致突变性	1.000
好氧生物降解性能	0
潜在发育毒性	0.999
皮肤刺激性	0.026
NTP 致癌性（雄大鼠）	0
NTP 致癌性（雌大鼠）	0
NTP 致癌性（雄小鼠）	0
NTP 致癌性（雌小鼠）	0.002

【**药理**】　黑芥子硫苷酸钾药理模型数据见表 2.39。

表 2.39　黑芥子硫苷酸钾药理模型数据表

模型 1	大鼠口服半数致死量
LD_{50}	10.00g/kg
95% 的置信限下最小 LD_{50}	10.00g/kg
95% 的置信限下最大 LD_{50}	10.00g/kg

续表

模型 2	大鼠吸入半数致死浓度
LC_{50}	$3.100g/(m^3 \cdot h)$
低于 95% 置信限下的限量	$79.80mg/(m^3 \cdot h)$
高于 95% 置信限下的限量	$10.00g/(m^3 \cdot h)$

【黑芥子硫苷酸钾与黄嘌呤氧化酶(XO)作用的二维图】 黑芥子硫苷酸钾与黄嘌呤氧化酶(XO)作用的二维图见图 2.26。

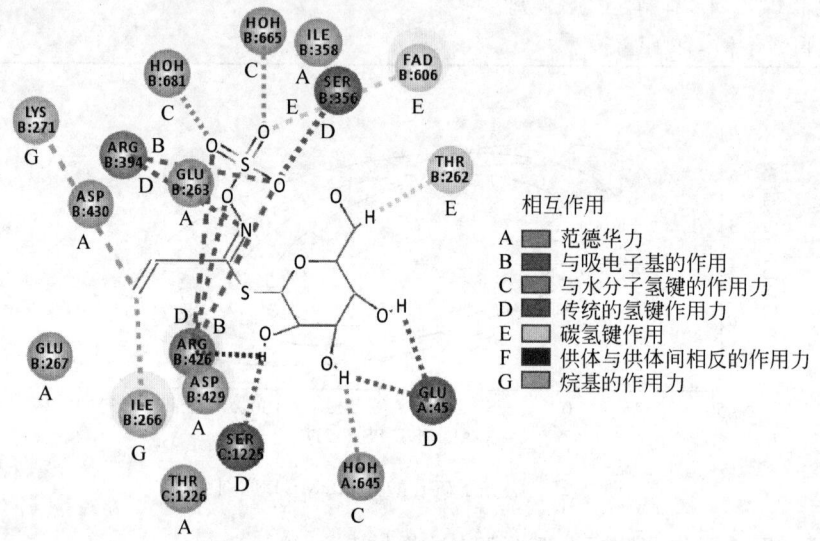

图 2.26　黑芥子硫苷酸钾与黄嘌呤氧化酶(XO)作用的二维图

【药理或临床作用】 本品用于冻疮、神经痛、风湿痛、痛风、尿酸排泄增加、胸膜炎、扭伤等的治疗,能促进消化液的分泌。

红景天苷 Salidroside

【化学结构】

【主要来源】 来源于景天科红景天属红景天(*Rhodiola rosea* L.)的块根。

【理化性质】 本品低含量为浅棕色粉末,99% 含量为白色粉末,极易溶于水,易溶于甲醇,溶于乙醇,难溶于乙醚。

【类药五原则数据】 相对分子质量 300.3,脂水分配系数 −0.443,可旋转键数 5,氢键受体数 7,氢键给体数 5。

【药物动力学数据】　红景天苷吸收、分布、代谢、排泄、毒性数据见表 2.40、图 2.27。

表 2.40　红景天苷吸收、分布、代谢、排泄、毒性数据表

25℃下水溶解度水平	4
血脑屏障通透水平	1
人类肠道吸收性水平	4
肝毒性（马氏距离）	8.549
细胞色素 P450 2D6 抑制性（马氏距离）	13.92
血浆蛋白结合率（马氏距离）	11.73

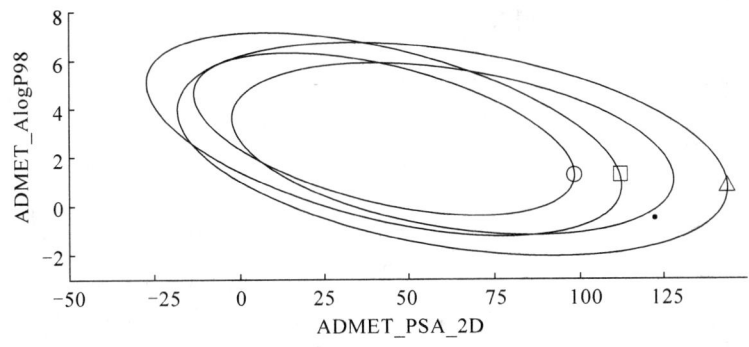

图 2.27　红景天苷 ADMET 范围图

【毒性】　红景天苷毒理学概率数据见表 2.41。

表 2.41　红景天苷毒理学概率表

毒理学性质	发生概率
致突变性	0
好氧生物降解性能	1.000
潜在发育毒性	1.000
皮肤刺激性	0
NTP 致癌性（雄大鼠）	0
NTP 致癌性（雌大鼠）	0.999
NTP 致癌性（雄小鼠）	0
NTP 致癌性（雌小鼠）	0.010

【药理】　红景天苷药理模型数据见表 2.42。

表 2.42　红景天苷药理模型数据表

模型 1	大鼠口服半数致死量
LD_{50}	27.90μg/kg
95%的置信限下最小 LD_{50}	582.5ng/kg
95%的置信限下最大 LD_{50}	1.300mg/kg

续表

模型 2	大鼠吸入半数致死浓度
LC$_{50}$	977.0μg/(m³·h)
低于 95%置信限下的限量	32.40μg/(m³·h)
高于 95%置信限下的限量	29.50mg/(m³·h)

【红景天苷与血管紧张素Ⅱ（ATII）作用的二维图】　红景天苷与血管紧张素Ⅱ（ATII）作用的二维图见图 2.28。

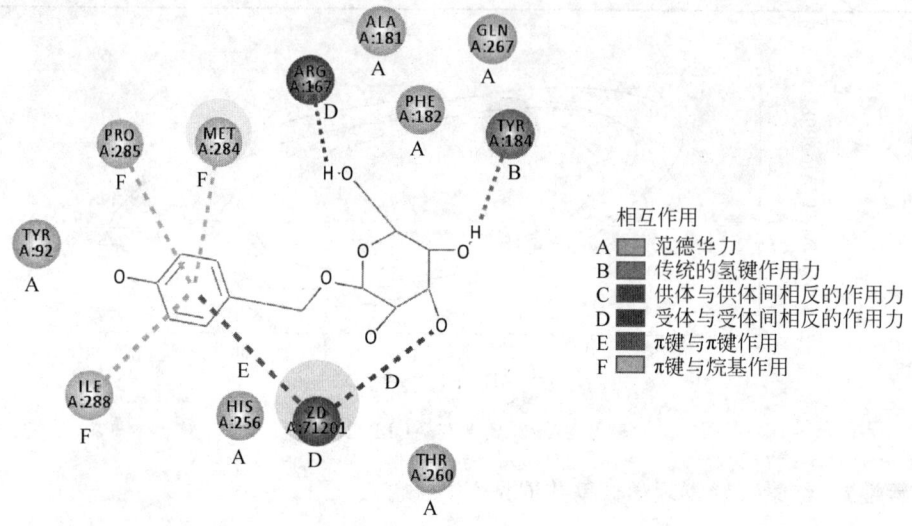

相互作用
A　范德华力
B　传统的氢键作用力
C　供体与供体间相反的作用力
D　受体与受体间相反的作用力
E　π键与π键作用
F　π键与烷基作用

图 2.28　红景天苷与血管紧张素Ⅱ（ATII）作用的二维图

【药理或临床作用】　本品可增强免疫力，具有消除忧郁感、保护心血管的作用。

虎杖苷　Polydatin

【化学结构】

【主要来源】　来源于蓼科虎杖属虎杖（*Reynoutria japonica* Houtt.）的干燥根茎和根。

【理化性质】　本品为白色针状结晶粉末，熔点 130.00～140.00℃，易溶于甲醇、乙醇、丙酮，不溶于冷水，可溶于热水。

【类药五原则数据】　相对分子质量 390.4，脂水分配系数 1.160，可旋转键数 5，氢键受体数 8，氢键给体数 6。

【药物动力学数据】　虎杖苷吸收、分布、代谢、排泄、毒性数据见表 2.43、图 2.29。

表 2.43　虎杖苷吸收、分布、代谢、排泄、毒性数据表

25℃下水溶解度水平	3
血脑屏障通透水平	4
人类肠道吸收性水平	1
肝毒性（马氏距离）	10.81
细胞色素 P450 2D6 抑制性（马氏距离）	13.45
血浆蛋白结合率（马氏距离）	12.66

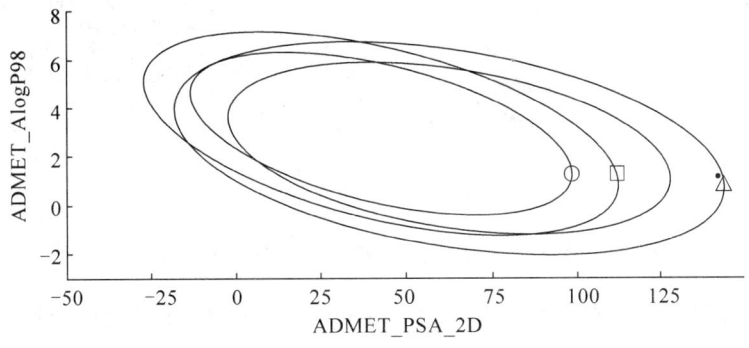

图 2.29　虎杖苷 ADMET 范围图

【毒性】　虎杖苷毒理学概率数据见表 2.44。

表 2.44　虎杖苷毒理学概率表

毒理学性质	发生概率
致突变性	0.983
好氧生物降解性能	1.000
潜在发育毒性	1.000
皮肤刺激性	1.000
NTP 致癌性（雄大鼠）	0
NTP 致癌性（雌大鼠）	0.905
NTP 致癌性（雄小鼠）	0
NTP 致癌性（雌小鼠）	0.999

【药理】　虎杖苷药理模型数据见表 2.45。

表 2.45　虎杖苷药理模型数据表

模型 1	大鼠口服半数致死量
LD_{50}	5.600g/kg
95%的置信限下最小 LD_{50}	649.2mg/kg
95%的置信限下最大 LD_{50}	10.00g/kg
模型 2	大鼠吸入半数致死浓度
LC_{50}	113.3pg/(m³ · h)
低于 95%置信限下的限量	0pg/(m³ · h)
高于 95%置信限下的限量	16.80μg/(m³ · h)

【虎杖苷与丝裂原活化蛋白激酶(MAPK)作用的二维图】 虎杖苷与丝裂原活化蛋白激酶(MAPK)作用的二维图见图 2.30。

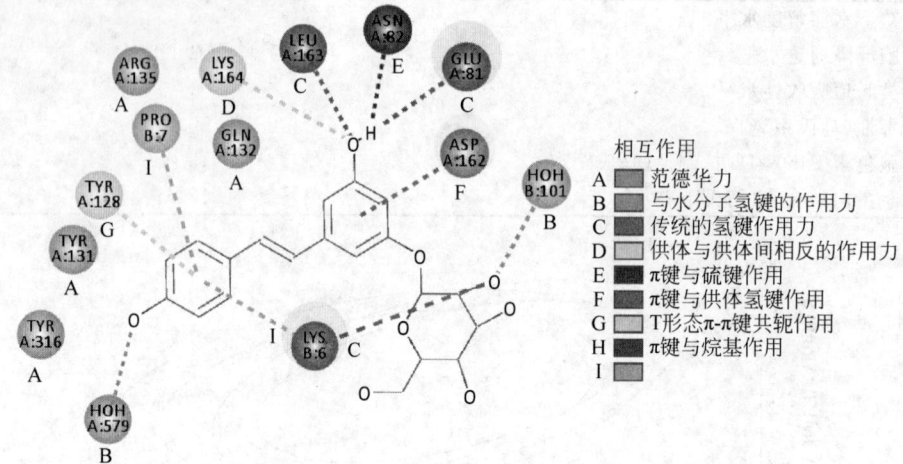

相互作用

A □ 范德华力
B ▨ 与水分子氢键的作用力
C ▨ 传统的氢键作用力
D ▨ 供体与供体间相反的作用力
E ■ π键与硫键作用
F ▨ π键与供体氢键作用
G ▨ T形态π-π键共轭作用
H ■ π键与烷基作用
I ▨ π键与烷基作用

图 2.30　虎杖苷与丝裂原活化蛋白激酶(MAPK)作用的二维图

【药理或临床作用】 本品具有镇咳、调血脂、降低胆固醇、抗休克的作用。

金丝桃苷　Hyperoside

【化学结构】

【主要来源】 来源于木犀科连翘属连翘[*Forsythia suspensa*(Thunb.)Vahl]的全草。

【理化性质】 本品为淡黄色针状结晶,熔点 227.00~229.00℃,易溶于乙醇、甲醇、丙酮和吡啶。

【类药五原则数据】 相对分子质量 464.4,脂水分配系数-0.3000,可旋转键数 4,氢键受体数 12,氢键给体数 8。

【药物动力学数据】 金丝桃苷吸收、分布、代谢、排泄、毒性数据见表 2.46、图 2.31。

表 2.46　金丝桃苷吸收、分布、代谢、排泄、毒性数据表

25℃下水溶解度水平	3
血脑屏障通透水平	4
人类肠道吸收性水平	3

续表

肝毒性(马氏距离)	10.04
细胞色素 P450 2D6 抑制性(马氏距离)	13.43
血浆蛋白结合率(马氏距离)	12.28

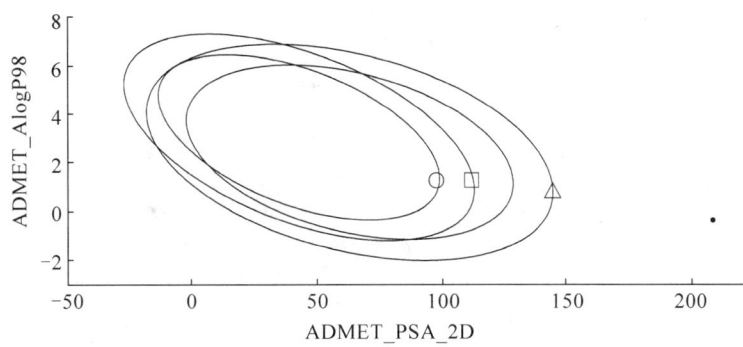

图 2.31　金丝桃苷 ADMET 范围图

【毒性】　金丝桃苷毒理学概率数据见表 2.47。

表 2.47　金丝桃苷毒理学概率表

毒理学性质	发生概率
致突变性	1.000
好氧生物降解性能	1.000
潜在发育毒性	1.000
皮肤刺激性	0.813
NTP 致癌性(雄大鼠)	0.160
NTP 致癌性(雌大鼠)	0
NTP 致癌性(雄小鼠)	1.000
NTP 致癌性(雌小鼠)	0.207

【药理】　金丝桃苷药理模型数据见表 2.48。

表 2.48　金丝桃苷药理模型数据表

模型 1	大鼠口服半数致死量
LD_{50}	715.7mg/kg
95%的置信限下最小 LD_{50}	85.50mg/kg
95%的置信限下最大 LD_{50}	6.000g/kg
模型 2	大鼠吸入半数致死浓度
LC_{50}	1.300pg/(m³·h)
低于 95%置信限下的限量	0pg/(m³·h)
高于 95%置信限下的限量	3.700μg/(m³·h)

【金丝桃苷与 N-甲基-D-天冬氨酸受体(NMDA)作用的二维图】　金丝桃苷与 N-甲基-D-天冬氨酸受体(NMDA)作用的二维图见图 2.32。

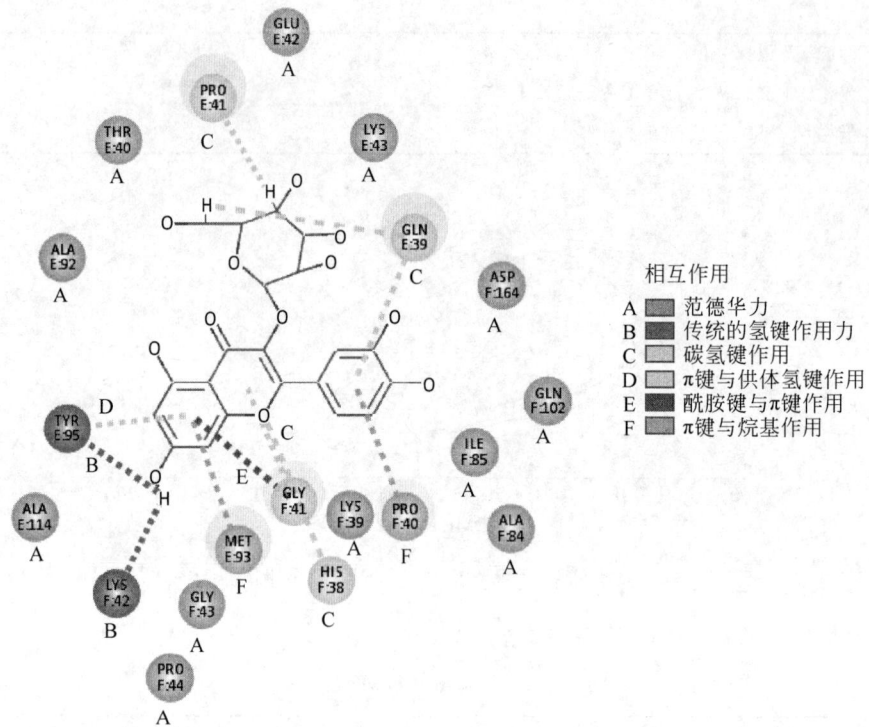

图 2.32 金丝桃苷与 N-甲基-D-天冬氨酸受体（NMDA）作用的二维图

【药理或临床作用】 本品具有抗炎、解痉、利尿、止咳、降压、降低胆固醇、蛋白同化作用、局部和中枢镇痛以及对心、脑血管的保护作用。

薤白苷 A Macrostemonoside A

【化学结构】

【主要来源】　来源于百合科葱属薤白（*Allium macrostemon*）的地下干燥鳞茎。

【理化性质】　本品为无色晶体或不定形粉末，一般可溶于水、甲醇、乙醇和丙酮等极性溶剂，略溶于乙酸乙酯，难溶于乙醚、苯、四氯化碳等非极性溶剂。

【类药五原则数据】　相对分子质量 1065.2，脂水分配系数 −2.333，可旋转键数 11，氢键受体数 23，氢键给体数 14。

【药物动力学数据】　薤白苷 A 吸收、分布、代谢、排泄、毒性数据见表 2.49、图 2.33。

表 2.49　薤白苷 A 吸收、分布、代谢、排泄、毒性数据表

25℃下水溶解度水平	0
血脑屏障通透水平	4
人类肠道吸收性水平	3
肝毒性（马氏距离）	13.26
细胞色素 P450 2D6 抑制性（马氏距离）	22.34
血浆蛋白结合率（马氏距离）	14.31

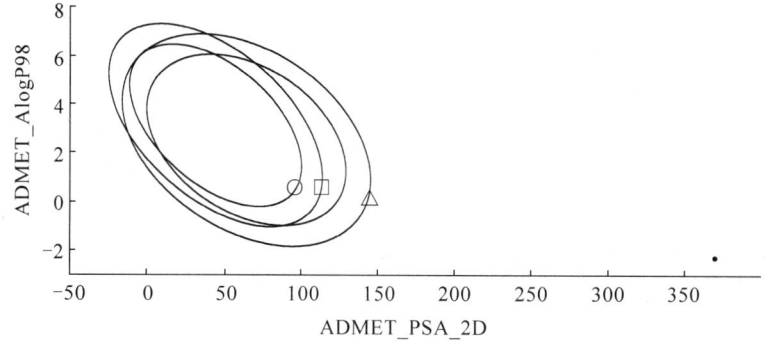

图 2.33　薤白苷 ADMET 范围图

【毒性】　薤白苷 A 毒理学概率数据见表 2.50。

表 2.50　薤白苷 A 毒理学概率表

毒理学性质	发生概率
致突变性	0
好氧生物降解性能	0
潜在发育毒性	0.983
皮肤刺激性	0
NTP 致癌性（雄大鼠）	0
NTP 致癌性（雌大鼠）	1.000
NTP 致癌性（雄小鼠）	0
NTP 致癌性（雌小鼠）	0

【药理】 薤白苷 A 药理模型数据见表 2.51。

表 2.51　薤白苷 A 药理模型数据表

模型 1	大鼠口服半数致死量
LD$_{50}$	10.00g/kg
95％的置信限下最小 LD$_{50}$	2.100g/kg
95％的置信限下最大 LD$_{50}$	10.00g/kg
模型 2	大鼠吸入半数致死浓度
LC$_{50}$	54.60ng/(m^3·h)
低于 95％置信限下的限量	4.500pg/(m^3·h)
高于 95％置信限下的限量	863.9μg/(m^3·h)

【薤白苷与抗炎受体环加氧酶-2(COX-2)作用的二维图】 薤白苷与抗炎受体环加氧酶-2(COX-2)作用的二维图见图 2.34。

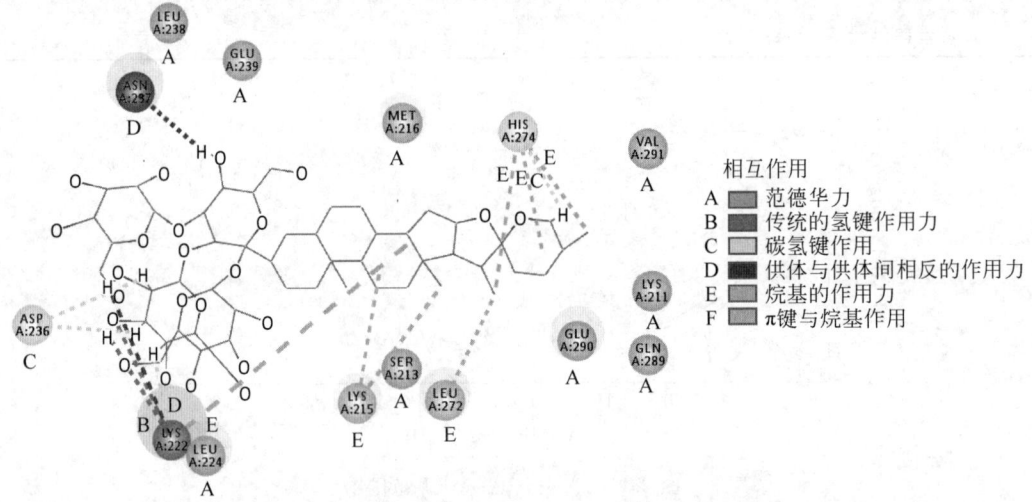

图 2.34　薤白苷与抗炎受体环加氧酶-2(COX-2)作用的二维图

【药理或临床作用】 本品具有抗菌消炎、抗血小板聚集、抗氧化、降低血脂、抗肿瘤等作用。

熊果苷　Arbutin

【化学结构】

【主要来源】 来源于杜鹃花科越橘属越橘(Vaccinium vitisidacea L.)的叶子。

【理化性质】 本品为白色针状结晶或粉末,熔点 198.00～201.00℃,易溶于水、甲醇、乙醇及丙二醇、甘油水溶液,不溶于氯仿、乙醚、石油醚等。

【类药五原则数据】 相对分子质量 272.3,脂水分配系数 −0.584,可旋转键数 3,氢键受体数 7,氢键给体数 5。

【药物动力学数据】 熊果苷吸收、分布、代谢、排泄、毒性数据见表 2.52、图 2.35。

表 2.52　熊果苷吸收、分布、代谢、排泄、毒性数据表

25℃下水溶解度水平	4
血脑屏障通透水平	4
人类肠道吸收性水平	1
肝毒性(马氏距离)	10.53
细胞色素 P450 2D6 抑制性(马氏距离)	12.69
血浆蛋白结合率(马氏距离)	12.27

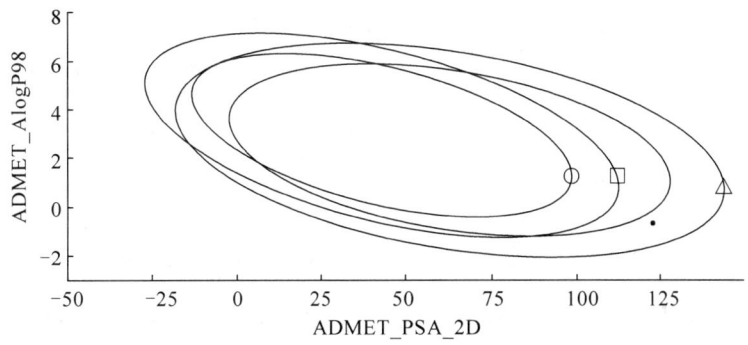

图 2.35　熊果苷 ADMET 范围图

【毒性】 熊果苷毒理学概率数据见表 2.53。

表 2.53　熊果苷毒理学概率表

毒理学性质	发生概率
致突变性	0
好氧生物降解性能	1.000
潜在发育毒性	1.000
皮肤刺激性	0
NTP 致癌性(雄大鼠)	0
NTP 致癌性(雌大鼠)	0.012
NTP 致癌性(雄小鼠)	0
NTP 致癌性(雌小鼠)	0.018

【药理】 熊果苷药理模型数据见表 2.54。

表 2.54　熊果苷药理模型数据表

模型 1	大鼠口服半数致死量
LD_{50}	11.80μg/kg
95% 的置信限下最小 LD_{50}	213.0ng/kg
95% 的置信限下最大 LD_{50}	658.6μg/kg

续表

模型 2	大鼠吸入半数致死浓度
LC$_{50}$	310.9μg/(m^3·h)
低于 95% 置信限下的限量	9.600μg/(m^3·h)
高于 95% 置信限下的限量	10.00mg/(m^3·h)

【熊果苷与环加氧酶-2(COX-2)作用的二维图】　熊果苷与环加氧酶-2(COX-2)作用的二维图见图 2.36。

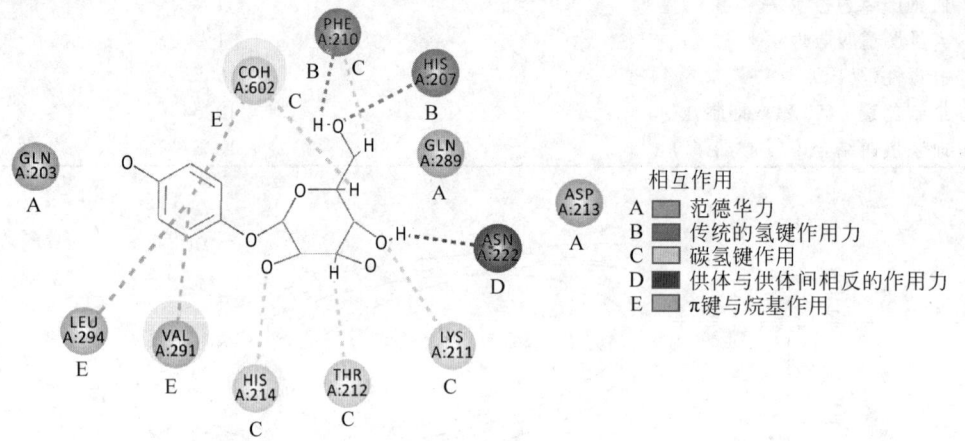

图 2.36　熊果苷与环加氧酶-2(COX-2)作用的二维图

【药理或临床作用】　本品通过抑制体内酪氨酸酶的活性,阻止黑色素的生成,从而减少皮肤色素沉积,祛除色斑和雀斑,同时还有杀菌、消炎的作用。

苦杏苷　Amarogentin

【化学结构】

【主要来源】　来源于龙胆科獐牙菜属獐牙菜[*Swertia bimaculata*(Sieb. et Zucc.) Hook. f. et Thoms. ex C. B. Clarke]。

【理化性质】　本品为类白色结晶性粉末,溶于甲醇,乙醇,微溶于水,不溶于石油醚。

【类药五原则数据】　相对分子质量 586.5,脂水分配系数 1.428,可旋转键数 8,氢键受体数 13,氢键给体数 6。

【药物动力学数据】　苦杏苷吸收、分布、代谢、排泄、毒性数据见表 2.55、图 2.37。

表 2.55　苦杏苷吸收、分布、代谢、排泄、毒性数据表

25℃下水溶解度水平	2
血脑屏障通透水平	4
人类肠道吸收性水平	3
肝毒性(马氏距离)	12.72
细胞色素 P450 2D6 抑制性(马氏距离)	18.23
血浆蛋白结合率(马氏距离)	15.98

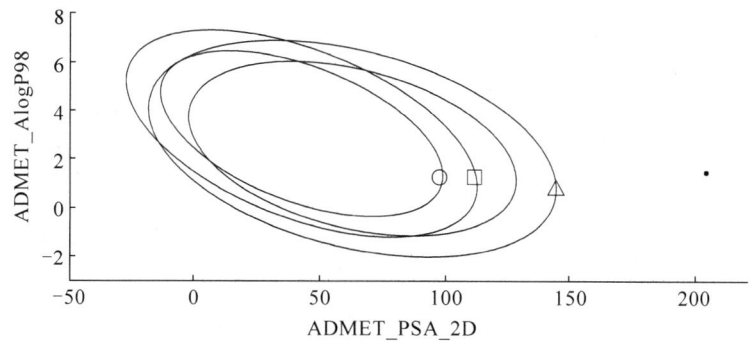

图 2.37　苦杏苷 ADMET 范围图

【毒性】　苦杏苷毒理学概率数据见表 2.56。

表 2.56　苦杏苷毒理学概率表

毒理学性质	发生概率
致突变性	0
好氧生物降解性能	1.000
潜在发育毒性	1.000
皮肤刺激性	0.001
NTP 致癌性(雄大鼠)	0
NTP 致癌性(雌大鼠)	0.673
NTP 致癌性(雄小鼠)	0
NTP 致癌性(雌小鼠)	1.000

【药理】　苦杏苷药理模型数据见表 2.57。

表 2.57　苦杏苷药理模型数据表

模型 1	大鼠口服半数致死量
LD_{50}	438.3mg/kg
95% 的置信限下最小 LD_{50}	39.10mg/kg
95% 的置信限下最大 LD_{50}	4.900g/kg

续表

模型 2	大鼠吸入半数致死浓度
LC_{50}	$7.100ng/(m^3 \cdot h)$
低于 95％置信限下的限量	$0pg/(m^3 \cdot h)$
高于 95％置信限下的限量	$65.00mg/(m^3 \cdot h)$

【苦杏苷与丝裂原活化蛋白激酶（MAPK）作用的二维图】　苦杏苷与丝裂原活化蛋白激酶（MAPK）作用的二维图见图 2.38。

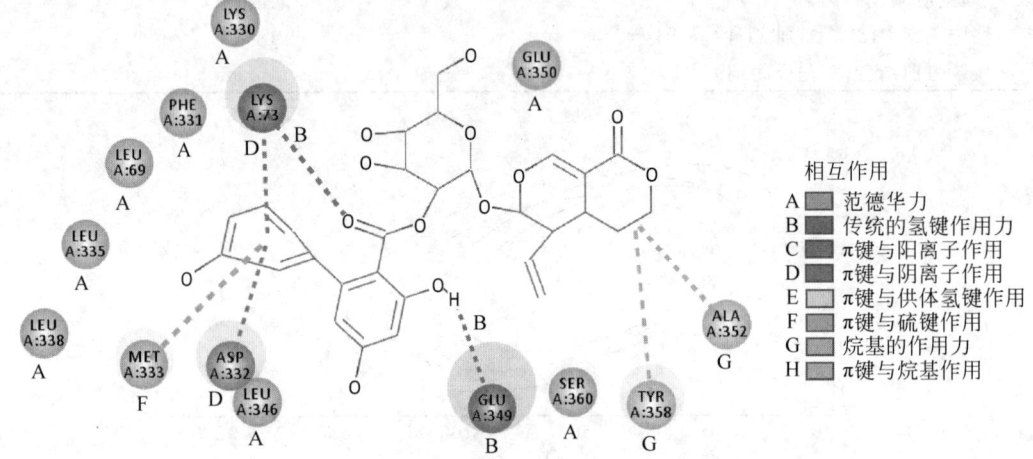

图 2.38　苦杏苷与丝裂原活化蛋白激酶（MAPK）作用的二维图

【药理或临床作用】　本品具有保肝、抗肿瘤作用。

苦杏仁苷　Amygdalin hydrate

【化学结构】

【主要来源】　来源于蔷薇科桃属桃（*Amygdalus persica* L.）的种子。

【理化性质】　本品为白色细结晶粉末，熔点 223.00～226.00℃，易溶于沸水，几乎不溶于乙醚。

【类药五原则数据】　相对分子质量 457.4，脂水分配系数 -2.403，可旋转键数 7，氢键受体数 12，氢键给体数 7。

【药物动力学数据】　苦杏仁苷吸收、分布、代谢、排泄、毒性数据见表 2.58、图 2.39。

表 2.58 苦杏仁苷吸收、分布、代谢、排泄、毒性数据表

25℃下水溶解度水平	4
血脑屏障通透水平	4
人类肠道吸收性水平	3
肝毒性(马氏距离)	7.347
细胞色素 P450 2D6 抑制性(马氏距离)	13.30
血浆蛋白结合率(马氏距离)	10.13

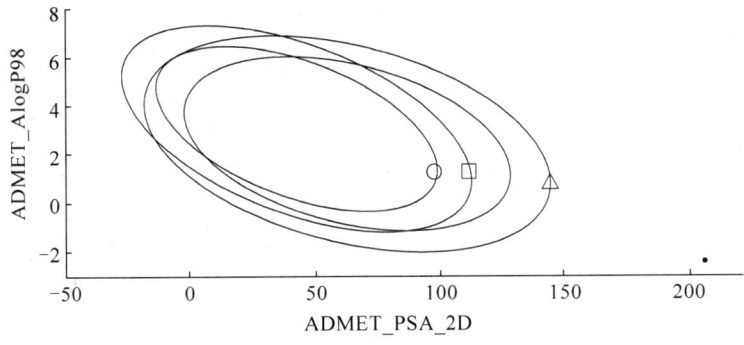

图 2.39 苦杏仁苷 ADMET 范围图

【毒性】 苦杏仁苷毒理学概率数据见表 2.59。

表 2.59 苦杏仁苷毒理学概率表

毒理学性质	发生概率
致突变性	0
好氧生物降解性能	1.000
潜在发育毒性	1.000
皮肤刺激性	0
NTP 致癌性(雄大鼠)	0
NTP 致癌性(雌大鼠)	1.000
NTP 致癌性(雄小鼠)	0
NTP 致癌性(雌小鼠)	0

【药理】 苦杏仁苷药理模型数据见表 2.60。

表 2.60 苦杏仁苷药理模型数据表

模型 1	大鼠口服半数致死量
LD_{50}	246.3mg/kg
95%的置信限下最小 LD_{50}	62.10mg/kg
95%的置信限下最大 LD_{50}	976.7mg/kg
模型 2	大鼠吸入半数致死浓度
LC_{50}	1.100ng/($m^3 \cdot h$)
低于 95%置信限下的限量	1.600pg/($m^3 \cdot h$)
高于 95%置信限下的限量	751.8ng/($m^3 \cdot h$)

【苦杏仁苷与抗肿瘤靶点 Bax 蛋白作用的二维图】 苦杏仁苷与抗肿瘤靶点 Bax 蛋白作用的二维图见图 2.40。

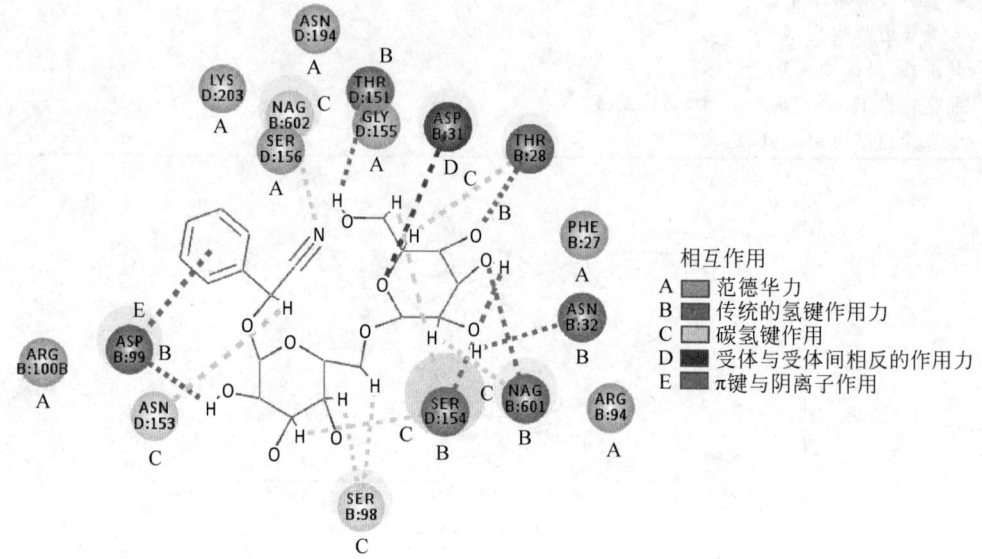

图 2.40　苦杏仁苷与抗肿瘤靶点 Bax 蛋白作用的二维图

【药理或临床作用】　本品主要用于抗肿瘤。

连翘苷 *Phillyrin*

【化学结构】

【主要来源】　来源于木犀科连翘属连翘［*Forsythia suspensa*（Thunb.）Vahl］的干燥果实。

【理化性质】　本品为结晶粉末，熔点 184.00～185.00℃。

【类药五原则数据】　相对分子质量 534.6，脂水分配系数 0.479，可旋转键数 8，氢键受体数 11，氢键给体数 4。

【药物动力学数据】　连翘苷吸收、分布、代谢、排泄、毒性数据见表 2.61、图 2.41。

表 2.61　连翘苷吸收、分布、代谢、排泄、毒性数据表

25℃下水溶解度水平	3
血脑屏障通透水平	4
人类肠道吸收性水平	2
肝毒性(马氏距离)	9.470
细胞色素 P450 2D6 抑制性(马氏距离)	16.42
血浆蛋白结合率(马氏距离)	11.51

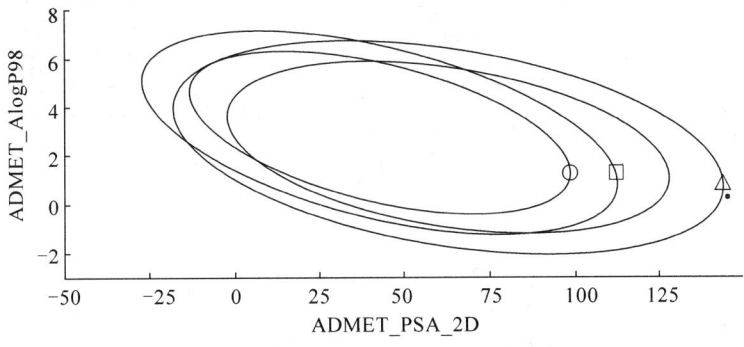

图 2.41　连翘苷 ADMET 范围图

【毒性】　连翘苷毒理学概率数据见表 2.62。

表 2.62　连翘苷毒理学概率表

毒理学性质	发生概率
致突变性	0.986
好氧生物降解性能	1.000
潜在发育毒性	1.000
皮肤刺激性	0
NTP 致癌性(雄大鼠)	0.031
NTP 致癌性(雌大鼠)	1.000
NTP 致癌性(雄小鼠)	0
NTP 致癌性(雌小鼠)	0.975

【药理】　连翘苷药理模型数据见表 2.63。

表 2.63　连翘苷药理模型数据表

模型 1	大鼠口服半数致死量
LD_{50}	8.800g/kg
95％的置信限下最小 LD_{50}	1.000g/kg
95％的置信限下最大 LD_{50}	10.00g/kg
模型 2	大鼠吸入半数致死浓度
LC_{50}	2.500μg/(m³ · h)
低于95％置信限下的限量	38.00pg/(m³ · h)
高于95％置信限下的限量	159.1mg/(m³ · h)

【连翘苷与超氧化物歧化酶(SOD)作用的二维图】　连翘苷与超氧化物歧化酶(SOD)作用的二维图见图2.42。

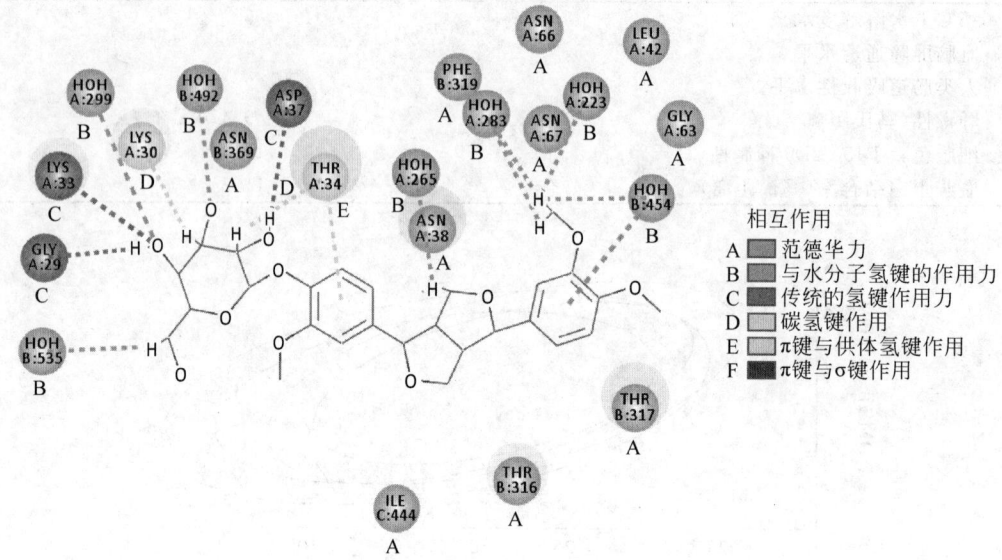

相互作用
A　范德华力
B　与水分子氢键的作用力
C　传统的氢键作用力
D　碳氢键作用力
E　π键与供体氢键作用
F　π键与σ键作用

图 2.42　连翘苷与超氧化物歧化酶(SOD)作用的二维图

【药理或临床作用】　本品具有较强的抑菌、抗病毒、抗炎、解热镇吐作用。

芦荟素　Aloin

【化学结构】

【主要来源】　来源于百合科芦荟属芦荟[*Aloe var. chinensis*(Haw.)Berg]。

【理化性质】　本品为黄色或淡黄色结晶粉末,熔点 148.00~149.00℃,易溶于吡啶,溶于冰醋酸、甲酸、丙酮、醋酸甲酯,以及乙醇等。

【类药五原则数据】　相对分子质量 418.4,脂水分配系数-0.404,可旋转键数 3,氢键受体数 9,氢键给体数 7。

【药物动力学数据】　芦荟素吸收、分布、代谢、排泄、毒性数据见表2.64、图2.43。

表 2.64 芦荟素吸收、分布、代谢、排泄、毒性数据表

25℃下水溶解度水平	4
血脑屏障通透水平	4
人类肠道吸收性水平	3
肝毒性(马氏距离)	10.59
细胞色素 P450 2D6 抑制性(马氏距离)	15.97
血浆蛋白结合率(马氏距离)	12.40

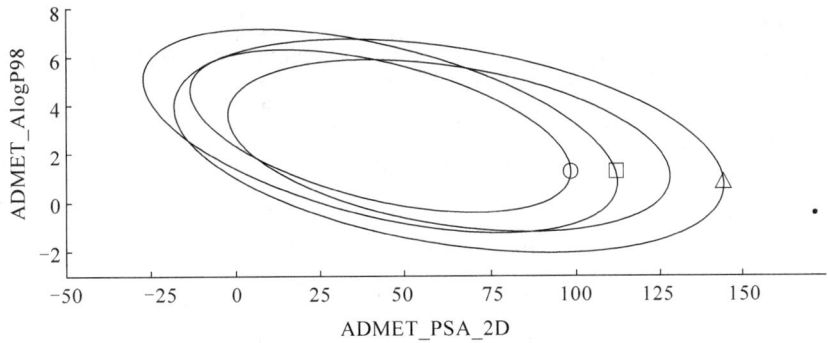

图 2.43 芦荟素 ADMET 范围图

【毒性】 芦荟素毒理学概率数据见表 2.65。

表 2.65 芦荟素毒理学概率表

毒理学性质	发生概率
致突变性	0.088
好氧生物降解性能	0.499
潜在发育毒性	1.000
皮肤刺激性	1.000
NTP 致癌性(雄大鼠)	0
NTP 致癌性(雌大鼠)	1.000
NTP 致癌性(雄小鼠)	0
NTP 致癌性(雌小鼠)	0

【药理】 连翘苷药理模型数据见表 2.66。

表 2.66 连翘苷药理模型数据表

模型 1	大鼠口服半数致死量
LD_{50}	1.900g/kg
95%的置信限下最小 LD_{50}	193.2mg/kg
95%的置信限下最大 LD_{50}	10.00g/kg
模型 2	大鼠吸入半数致死浓度
LC_{50}	6.600pg/(m^3·h)
低于 95%置信限下的限量	0pg/(m^3·h)
高于 95%置信限下的限量	14.00μg/(m^3·h)

【芦荟素与环加氧酶-2(COX-2)作用的二维图】 芦荟素与环加氧酶-2(COX-2)作用的二维图见图 2.44。

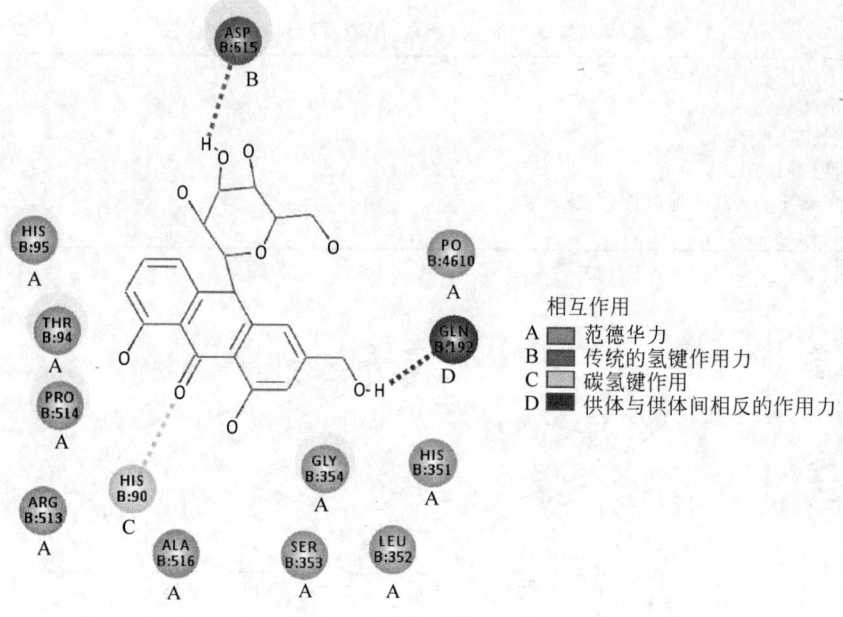

图 2.44 芦荟素与环加氧酶-2(COX-2)作用的二维图

【药理或临床作用】 本品具有杀菌、消炎解毒、促进伤口愈合等作用。

铃兰苦苷 Convallamarin

【化学结构】

【主要来源】　来源于百合科铃兰属铃兰(*Convallaria majalis* Linn.)的全草。

【理化性质】　本品为白色粉末,能溶于水、甲醇、乙醇,不溶于苯、四氯化碳、石油醚等。

【类药五原则数据】　相对分子质量 1211.3,脂水分配系数－3.307,可旋转键数 16,氢键受体数 27,氢键给体数 16。

【药物动力学数据】　铃兰苦苷吸收、分布、代谢、排泄、毒性数据见表 2.67、图 2.45。

表 2.67　铃兰苦苷吸收、分布、代谢、排泄、毒性数据表

25℃下水溶解度水平	0
血脑屏障通透水平	4
人类肠道吸收性水平	3
肝毒性(马氏距离)	17.3363
细胞色素 P450 2D6 抑制性(马氏距离)	26.7598
血浆蛋白结合率(马氏距离)	17.2215

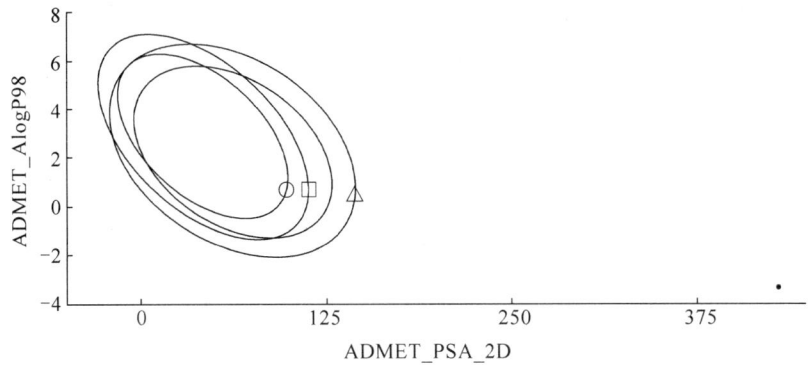

图 2.45　铃兰苦苷 ADMET 范围图

【毒性】　铃兰苦苷毒理学概率数据见表 2.68。

表 2.68　铃兰苦苷毒理学概率表

毒理学性质	发生概率
致突变性	0
好氧生物降解性能	0
潜在发育毒性	0
皮肤刺激性	0
NTP 致癌性(雄大鼠)	0
NTP 致癌性(雌大鼠)	1.000
NTP 致癌性(雄小鼠)	0.028
NTP 致癌性(雌小鼠)	0

【药理】　铃兰苦苷药理模型数据见表 2.69。

表 2.69　铃兰苦苷药理模型数据表

模型 1	大鼠口服半数致死量
LD_{50}	10.00g/kg
95% 的置信限下最小 LD_{50}	2.900g/kg
95% 的置信限下最大 LD_{50}	10.00g/kg

续表

模型 2	大鼠吸入半数致死浓度
LC_{50}	$0.200pg/(m^3 \cdot h)$
低于95%置信限下的限量	$0pg/(m^3 \cdot h)$
高于95%置信限下的限量	$4.300ng/(m^3 \cdot h)$

【铃兰苦苷与抗菌 Mt 受体作用的二维图】 铃兰苦苷与抗菌 Mt 受体作用的二维图见图 2.46。

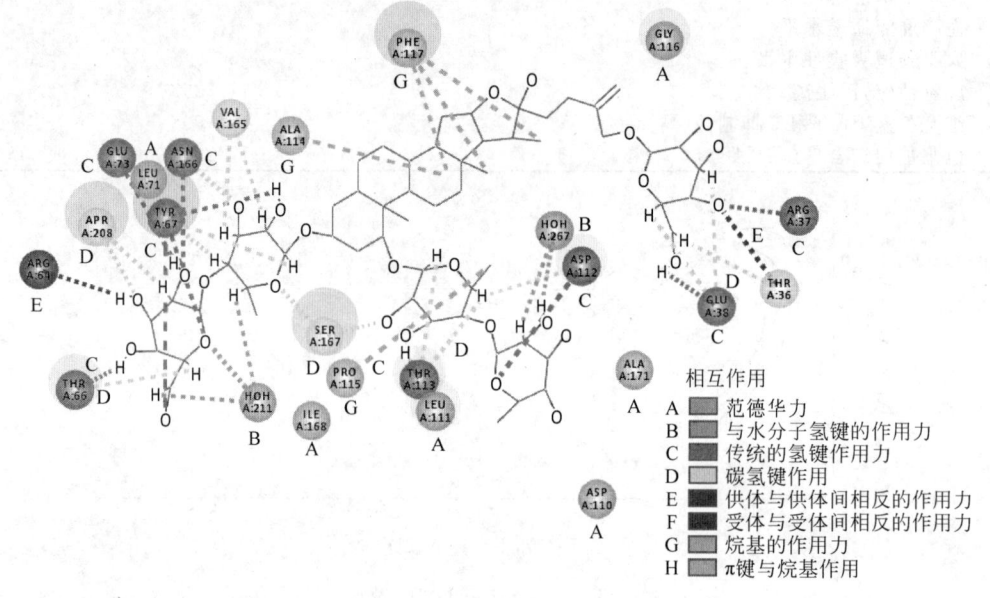

图 2.46 铃兰苦苷与抗菌 Mt 受体作用的二维图

【药理或临床作用】 本品具有强心、抗菌和溶血作用。

络石苷 Tracheloside

【化学结构】

【主要来源】　来源于夹竹桃科络石属络石[*Trachelospermum jasminoides*(Lindl.)Lem.]的茎。

【理化性质】　本品白色结晶粉末,熔点 167.00～170.00℃,溶于甲醇,乙醇。

【类药五原则数据】　相对分子质量 550.6,脂水分配系数 0.949,可旋转键数 10,氢键受体数 12,氢键给体数 5。

【药物动力学数据】　络石苷吸收、分布、代谢、排泄、毒性数据见表 2.70、图 2.47。

表 2.70　络石苷吸收、分布、代谢、排泄、毒性数据表

25℃下水溶解度水平	3
血脑屏障通透水平	4
人类肠道吸收性水平	3
肝毒性(马氏距离)	10.95
细胞色素 P450 2D6 抑制性(马氏距离)	17.54
血浆蛋白结合率(马氏距离)	13.66

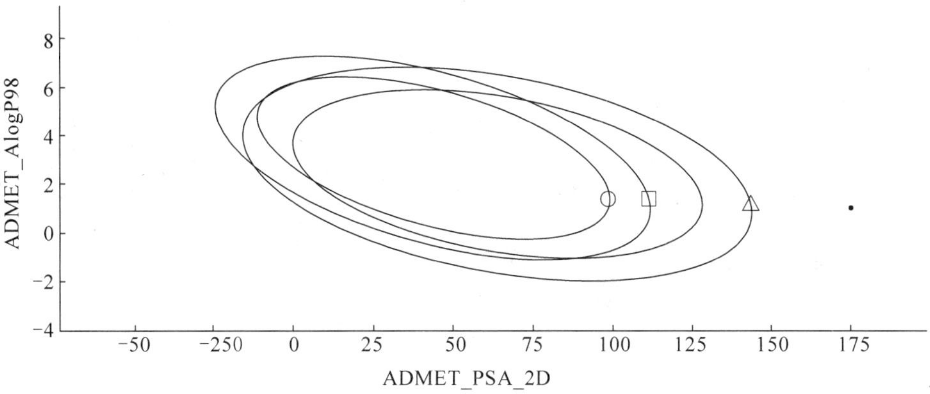

图 2.47　络石苷 ADMET 范围图

【毒性】　络石苷毒理学概率数据见表 2.71。

表 2.71　络石苷毒理学概率表

毒理学性质	发生概率
致突变性	0.705
好氧生物降解性能	1.000
潜在发育毒性	1.000
皮肤刺激性	0
NTP 致癌性(雄大鼠)	0.088
NTP 致癌性(雌大鼠)	1.000
NTP 致癌性(雄小鼠)	0
NTP 致癌性(雌小鼠)	0.022

【药理或临床作用】　络石苷药理模型数据见表 2.72。

表 2.72 络石苷药理模型数据表

模型 1	大鼠口服半数致死量
LD_{50}	10.00g/kg
95%的置信限下最小 LD_{50}	169.2mg/kg
95%的置信限下最大 LD_{50}	10.00g/kg
模型 2	大鼠吸入半数致死浓度
LC_{50}	1.000pg/(m³·h)
低于 95%置信限下的限量	0pg/(m³·h)
高于 95%置信限下的限量	76.30ng/(m³·h)

【络石苷与 AMPK 蛋白激酶作用的二维图】 络石苷与 AMPK 蛋白激酶作用的二维图见图 2.48。

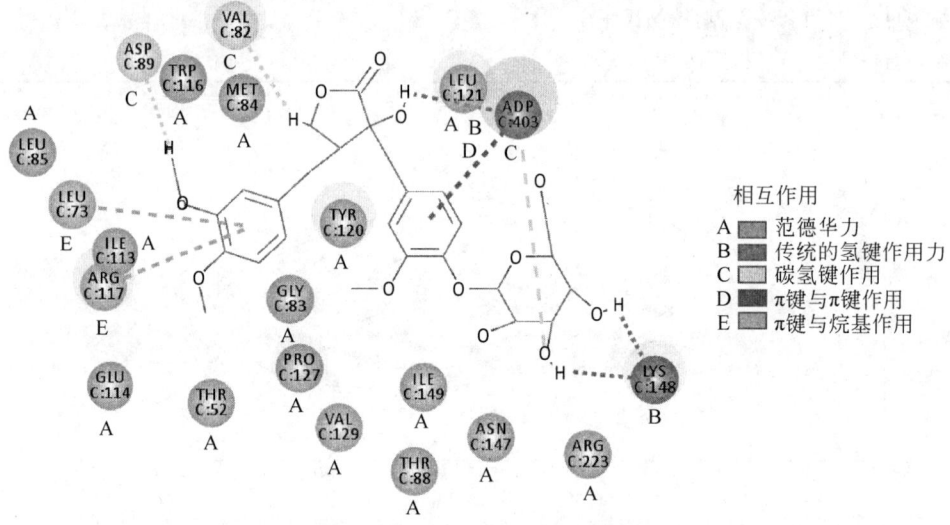

图 2.48 络石苷与 AMPK 蛋白激酶作用的二维图

【药理或临床作用】 本品具有抗高血压、血小板聚集抑制剂的作用。

马钱子苷 Loganin

【化学结构】

【主要来源】　来源于马钱科马钱属马钱子（*Strychnos nux-vomica* Linn）。

【理化性质】　本品高含量为单体白色结晶粉末,随着马钱子苷含量升高由红棕色至浅黄色逐渐变浅,为无定型粉末。熔点 105.00～108.00℃,极易溶于水中,微溶于无水乙醇,几乎不溶于乙醚、乙酸乙酯、丙酮和氯仿。

【类药五原则数据】　相对分子质量 390.4,脂水分配系数－1.895,可旋转键数 5,氢键受体数 10,氢键给体数 5。

【药物动力学数据】　马钱子苷吸收、分布、代谢、排泄、毒性数据见表 2.73、图 2.49。

表 2.73　马钱子苷吸收、分布、代谢、排泄、毒性数据表

25℃下水溶解度水平	4
血脑屏障通透水平	4
人类肠道吸收性水平	3
肝毒性(马氏距离)	10.96
细胞色素 P450 2D6 抑制性(马氏距离)	12.46
血浆蛋白结合率(马氏距离)	11.78

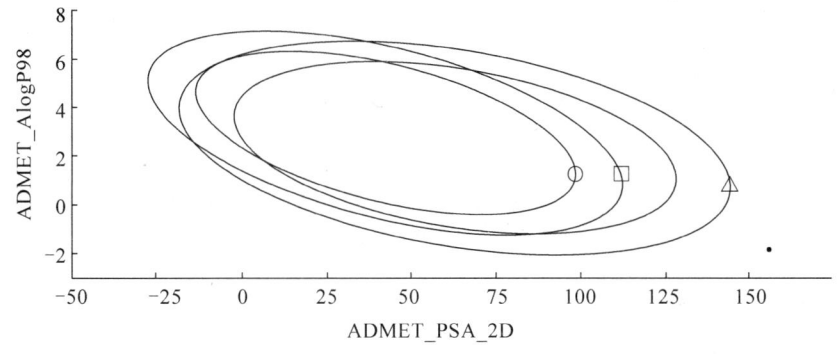

图 2.49　马钱子苷 ADMET 范围图

【毒性】　马钱子苷毒理学概率数据见表 2.74。

表 2.74　马钱子苷毒理学概率表

毒理学性质	发生概率
致突变性	0
好氧生物降解性能	0.996
潜在发育毒性	0.019
皮肤刺激性	0
NTP 致癌性(雄大鼠)	0
NTP 致癌性(雌大鼠)	1.000
NTP 致癌性(雄小鼠)	0
NTP 致癌性(雌小鼠)	0.999

【药理】　马钱子苷药理模型数据见表 2.75。

表 2.75　马钱子苷药理模型数据表

模型 1	大鼠口服半数致死量
LD_{50}	8.300g/kg
95％的置信限下最小 LD_{50}	1.500g/kg
95％的置信限下最大 LD_{50}	10.00g/kg
模型 2	大鼠吸入半数致死浓度
LC_{50}	42.30mg/(m³·h)
低于 95％置信限下的限量	681.2μg/(m³·h)
高于 95％置信限下的限量	2.600g/(m³·h)

【马钱子苷与环加氧酶-2(COX-2)作用的二维图】　马钱子苷与环加氧酶-2(COX-2)作用的二维图见图 2.50。

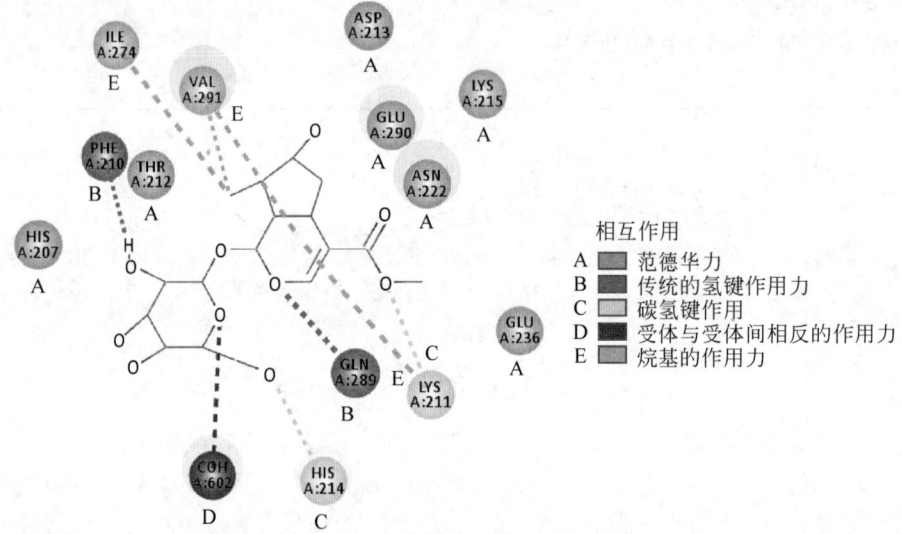

图 2.50　马钱子苷与加环氧酶-2(COX-2)作用的二维图

【药理或临床作用】　本品对非特异性免疫功能有增强作用,能促进巨噬细胞吞噬功能,延缓衰老。还具有良好的抗炎、抗菌作用。

杧果苷　Mangiferin

【化学结构】

【主要来源】 来源于漆树科杧果属杧果（*Mangifera indica* L.）的果实、叶、树皮。

【理化性质】 本品为淡灰黄色针状结晶，熔点 267.00～272.00℃，可溶于热稀甲醇、热稀乙醇，略溶于甲醇、乙醇、水，不溶于非极性溶剂。

【类药五原则数据】 相对分子质量 422.3，脂水分配系数 -0.396，可旋转键数 2，氢键受体数 11，氢键给体数 8。

【药物动力学数据】 杧果苷吸收、分布、代谢、排泄、毒性数据见表 2.76、图 2.51。

表 2.76　杧果苷吸收、分布、代谢、排泄、毒性数据表

25℃下水溶解度水平	3
血脑屏障通透水平	4
人类肠道吸收性水平	3
肝毒性（马氏距离）	10.14
细胞色素 P450 2D6 抑制性（马氏距离）	18.77
血浆蛋白结合率（马氏距离）	13.36

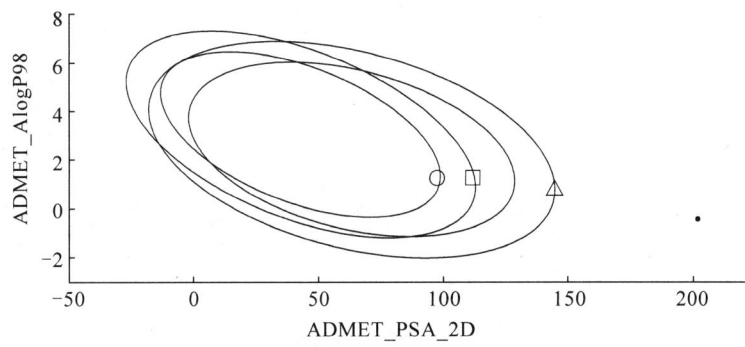

图 2.51　杧果苷 ADMET 范围图

【毒性】 杧果苷毒理学概率数据见表 2.77。

表 2.77　杧果苷毒理学概率表

毒理学性质	发生概率
致突变性	0.170
好氧生物降解性能	1.000
潜在发育毒性	1.000
皮肤刺激性	0.094
NTP 致癌性（雄大鼠）	0
NTP 致癌性（雌大鼠）	0
NTP 致癌性（雄小鼠）	1.000
NTP 致癌性（雌小鼠）	0.820

【药理】 杧果苷药理模型数据见表 2.78。

表 2.78　杧果苷药理模型数据表

模型 1	大鼠口服半数致死量
LD_{50}	1.900g/kg
95％的置信限下最小 LD_{50}	207.7mg/kg
95％的置信限下最大 LD_{50}	10.00g/kg

续表

模型 2	大鼠吸入半数致死浓度
LC_{50}	$10.30pg/(m^3 \cdot h)$
低于 95% 置信限下的限量	$0pg/(m^3 \cdot h)$
高于 95% 置信限下的限量	$24.50\mu g/(m^3 \cdot h)$

【杭果苷与 M 受体作用的二维图】 杭果苷与 M 受体作用的二维图见图 2.52。

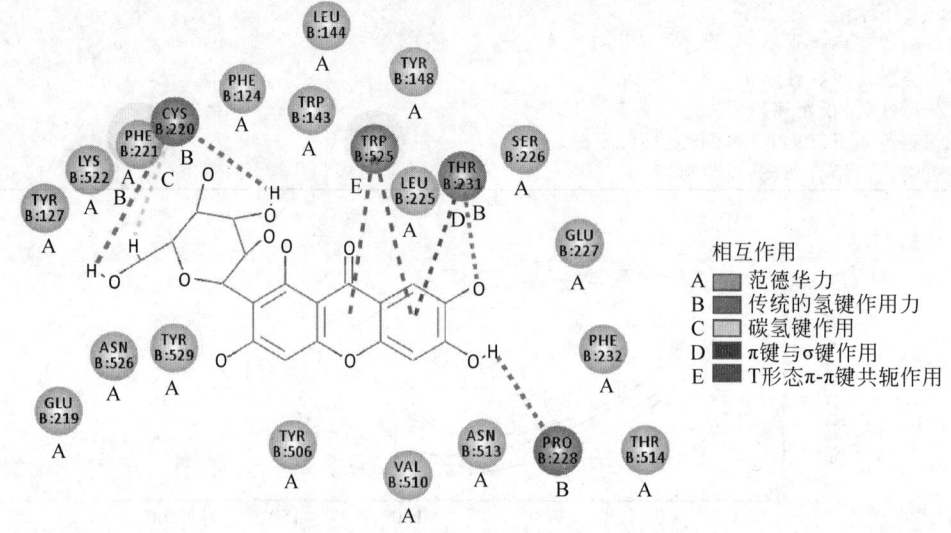

图 2.52 杭果苷与 M 受体作用的二维图

【药理或临床作用】 本品具有止咳平喘祛痰、保肝利胆等药理活性。

毛蕊花苷 Acteoside

【化学结构】

【主要来源】　来源于列当科肉苁蓉属肉苁蓉(*Cistanche deserticola* Ma.)的干燥带鳞叶的肉质茎。

【理化性质】　本品为白色针晶粉末,易溶于乙醇、甲醇、醋酸乙酯,相对密度 1.60g/cm³。

【类药五原则数据】　相对分子质量 624.6,脂水分配系数 0.484,可旋转键数 11,氢键受体数 15,氢键给体数 9。

【药物动力学数据】　毛蕊花苷吸收、分布、代谢、排泄、毒性数据见表 2.79、图 2.53。

表 2.79　毛蕊花苷吸收、分布、代谢、排泄、毒性数据表

25℃下水溶解度水平	2
血脑屏障通透水平	4
人类肠道吸收性水平	3
肝毒性(马氏距离)	11.98
细胞色素 P450 2D6 抑制性(马氏距离)	16.88
血浆蛋白结合率(马氏距离)	13.48

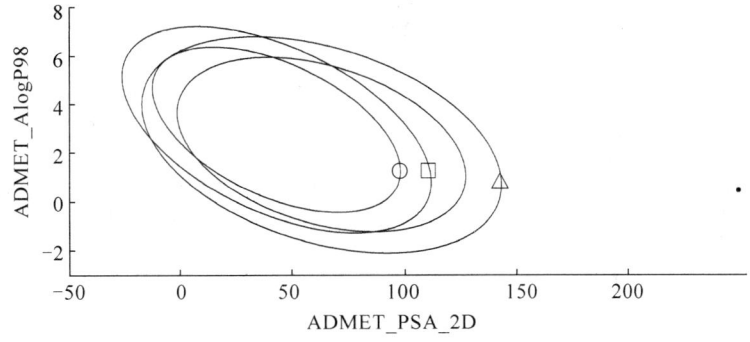

图 2.53　毛蕊花苷 ADMET 范围图

【毒性】　毛蕊花苷毒理学概率数据见表 2.80。

表 2.80　毛蕊花苷毒理学概率表

毒理学性质	发生概率
致突变性	0
好氧生物降解性能	1.000
潜在发育毒性	1.000
皮肤刺激性	1.000
NTP 致癌性(雄大鼠)	0
NTP 致癌性(雌大鼠)	1.000
NTP 致癌性(雄小鼠)	0.044
NTP 致癌性(雌小鼠)	0.024

【药理】 毛蕊花苷药理模型数据见表2.81。

表 2.81 毛蕊花苷药理模型数据表

模型 1	大鼠口服半数致死量
LD_{50}	855.4mg/kg
95%的置信限下最小 LD_{50}	36.60mg/kg
95%的置信限下最大 LD_{50}	10.00g/kg
模型 2	大鼠吸入半数致死浓度
LC_{50}	$0pg/(m^3 \cdot h)$
低于95%置信限下的限量	$0pg/(m^3 \cdot h)$
高于95%置信限下的限量	$4.600\mu g/(m^3 \cdot h)$

【毛蕊花苷与抗衰老蛋白作用的二维图】 毛蕊花苷与抗衰老蛋白作用的二维图见图 2.54。

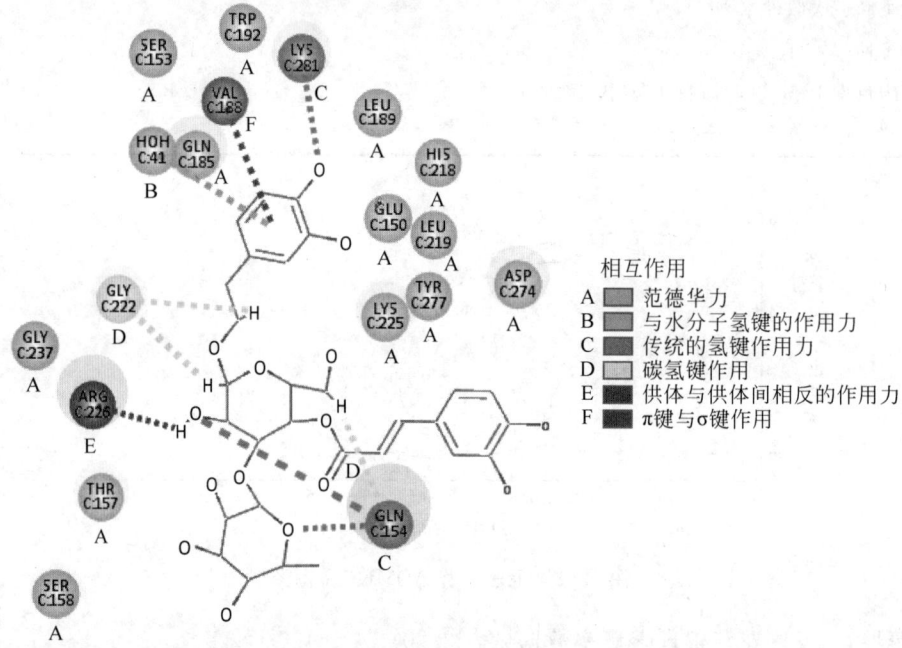

图 2.54 毛蕊花苷与抗衰老蛋白作用的二维图

【药理或临床作用】 本品可用于老年痴呆、慢性肾炎的治疗,可防治骨质疏松,具有抗氧化、抗衰老的作用。

牛蒡子苷 Arctiin

【化学结构】

【主要来源】　来源于菊科牛蒡属牛蒡(*Arctium Lappa* L.)的干燥成熟果实。

【理化性质】　本品为白色簇状针晶(95％乙醇),熔点 110.00～112.00℃,易溶于氯仿,甲醇等有机溶剂。

【类药五原则数据】　相对分子质量 534.6,脂水分配系数 1.814,可旋转键数 10,氢键受体数 11,氢键给体数 4。

【药物动力学数据】　牛蒡子苷吸收、分布、代谢、排泄、毒性数据见表 2.82、图 2.55。

表 2.82　牛蒡子苷吸收、分布、代谢、排泄、毒性数据表

25℃下水溶解度水平	3
血脑屏障通透水平	4
人类肠道吸收性水平	3
肝毒性(马氏距离)	11.00
细胞色素 P450 2D6 抑制性(马氏距离)	17.14
血浆蛋白结合率(马氏距离)	12.37

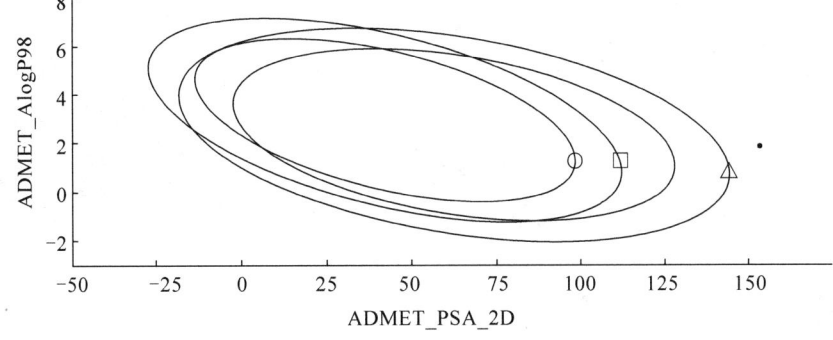

图 2.55　牛蒡子苷 ADMET 范围图

【毒性】　牛蒡子苷毒理学概率数据见表 2.83。

表 2.83　牛蒡子苷毒理学概率表

毒理学性质	发生概率
致突变性	0.992
好氧生物降解性能	1.000
潜在发育毒性	1.000
皮肤刺激性	0
NTP 致癌性(雄大鼠)	0.009
NTP 致癌性(雌大鼠)	1.000
NTP 致癌性(雄小鼠)	0
NTP 致癌性(雌小鼠)	0.197

【**药理**】　牛蒡子苷药理模型数据见表 2.84。

表 2.84　牛蒡子苷药理模型数据表

模型 1	大鼠口服半数致死量
LD$_{50}$	2.000g/kg
95% 的置信限下最小 LD$_{50}$	247.3mg/kg
95% 的置信限下最大 LD$_{50}$	10.00g/kg
模型 2	大鼠吸入半数致死浓度
LC$_{50}$	95.80pg/(m^3 · h)
低于 95% 置信限下的限量	0pg/(m^3 · h)
高于 95% 置信限下的限量	19.40μg/(m^3 · h)

【**牛蒡子苷与血管紧张素Ⅱ受体作用的二维图**】　牛蒡子苷与血管紧张素Ⅱ受体作用的二维图见图 2.56。

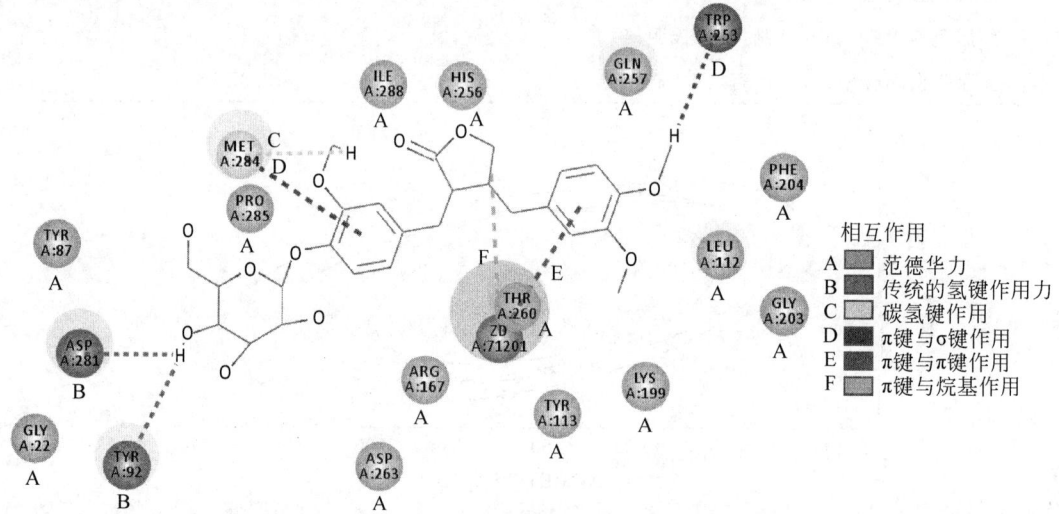

图 2.56　牛蒡子苷与血管紧张素Ⅱ受体作用的二维图

【**药理或临床作用**】　本品具有抗胰腺癌活性,本品还能引起血管扩张,使血压下降,使冷血及温血动物产生惊厥,大剂量可引起呼吸衰竭。

秦皮苷　Fraxin

【**化学结构**】

【主要来源】　来源于木犀科梣属白蜡树(*Fraxinus chinensis* Roxb.)的树皮。

【理化性质】　本品为淡黄色针状结晶或片状结晶,无水物熔点 205.00℃,微溶于冷水,易溶于热水及热乙醇,不溶于乙醚。

【类药五原则数据】　相对分子质量 370.3,脂水分配系数－0.531,可旋转键数 4,氢键受体数 10,氢键给体数 5。

【药物动力学数据】　秦皮苷吸收、分布、代谢、排泄、毒性数据见表 2.85、图 2.57。

表 2.85　秦皮苷吸收、分布、代谢、排泄、毒性数据表

25℃下水溶解度水平	4
血脑屏障通透水平	4
人类肠道吸收性水平	3
肝毒性(马氏距离)	11.08
细胞色素 P450 2D6 抑制性(马氏距离)	17.44
血浆蛋白结合率(马氏距离)	13.42

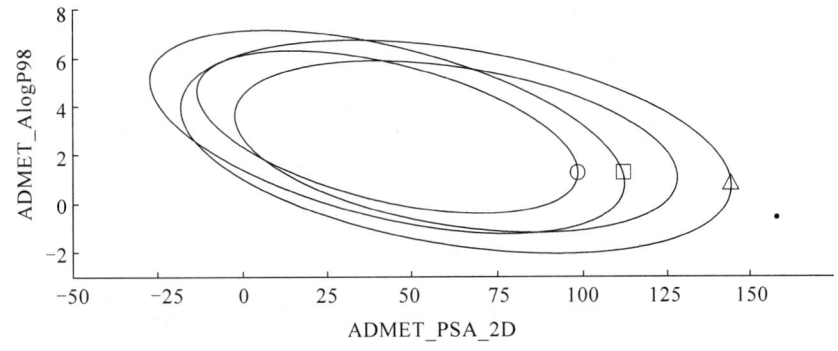

图 2.57　秦皮苷 ADMET 范围图

【毒性】　秦皮苷毒理学概率数据见表 2.86。

表 2.86　秦皮苷毒理学概率表

毒理学性质	发生概率
致突变性	0.003
好氧生物降解性能	1.000
潜在发育毒性	1.000
皮肤刺激性	0.839
NTP 致癌性(雄大鼠)	0.972
NTP 致癌性(雌大鼠)	0
NTP 致癌性(雄小鼠)	1.000
NTP 致癌性(雌小鼠)	0.006

【药理】　秦皮苷药理模型数据见表 2.87。

表 2.87　秦皮苷药理模型数据表

模型 1	大鼠口服半数致死量
LD_{50}	6.500g/kg
95% 的置信限下最小 LD_{50}	868.2mg/kg
95% 的置信限下最大 LD_{50}	10.00g/kg

续表

模型 2	大鼠吸入半数致死浓度
LC$_{50}$	100.3ng/(m^3·h)
低于 95％置信限下的限量	0.300pg/(m^3·h)
高于 95％置信限下的限量	39.50mg/(m^3·h)

【秦皮苷与环加氧酶-2(COX-2)作用的二维图】　秦皮苷与环加氧酶-2(COX-2)作用的二维图见图 2.58。

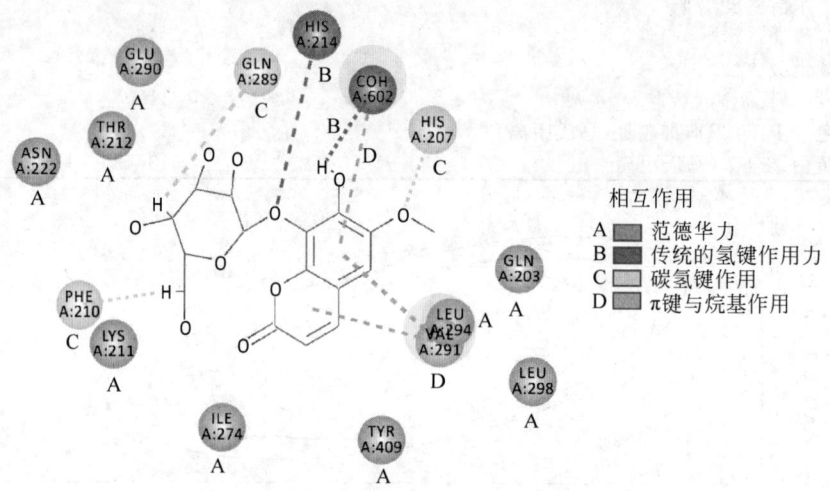

图 2.58　秦皮苷与环加氧酶-2(COX-2)作用的二维图

【药理或临床作用】　本品具有抗菌、抗炎作用。

三叶苷 **Trilobatin**

【化学结构】

【主要来源】　来源于鼠李科勾儿茶属黄背勾儿茶[*Berchemia flavescens*(Wall.) Brongn.]。

【理化性质】　本品为浅黄色结晶性粉末,易溶于热水、乙醇,微溶于冷水。

【类药五原则数据】　相对分子质量 436.4,脂水分配系数 5.846,可旋转键数 7,氢键受体数 10,氢键给体数 7。

【药物动力学数据】　三叶苷吸收、分布、代谢、排泄、毒性数据见表 2.88、图 2.59。

表 2.88　三叶苷吸收、分布、代谢、排泄、毒性数据表

25℃下水溶解度水平	3
血脑屏障通透水平	4
人类肠道吸收性水平	3
肝毒性(马氏距离)	12.61
细胞色素 P450 2D6 抑制性(马氏距离)	18.77
血浆蛋白结合率(马氏距离)	13.62

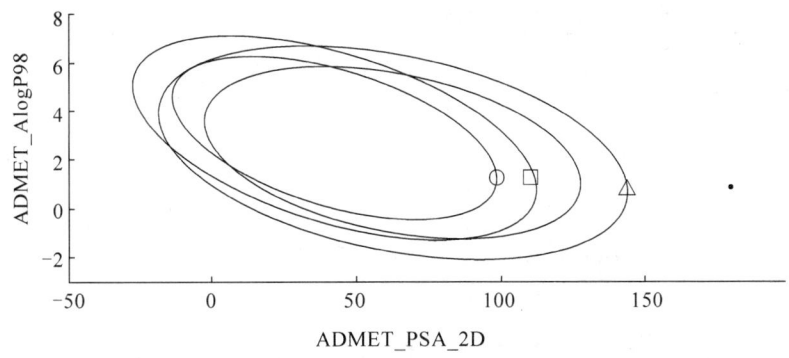

图 2.59　三叶苷 ADMET 范围图

【毒性】　三叶苷毒理学概率数据见表 2.89。

表 2.89　三叶苷毒理学概率表

毒理学性质	发生概率
致突变性	0
好氧生物降解性能	1.000
潜在发育毒性	1.000
皮肤刺激性	1.000
NTP 致癌性(雄大鼠)	0
NTP 致癌性(雌大鼠)	0.278
NTP 致癌性(雄小鼠)	0
NTP 致癌性(雌小鼠)	0.040

【药理】　三叶苷药理模型数据见表 2.90。

表 2.90　三叶苷药理模型数据表

模型 1	大鼠口服半数致死量
LD_{50}	10.00g/kg
95% 的置信限下最小 LD_{50}	1.500g/kg
95% 的置信限下最大 LD_{50}	10.00g/kg

续表

模型 2	大鼠吸入半数致死浓度
LC_{50}	$11.00ng/(m^3 \cdot h)$
低于 95% 置信限下的限量	$0pg/(m^3 \cdot h)$
高于 95% 置信限下的限量	$3.600mg/(m^3 \cdot h)$

【三叶苷与胰岛素受体酪氨酸激酶作用的二维图】　三叶苷与胰岛素受体酪氨酸激酶作用的二维图见图 2.60。

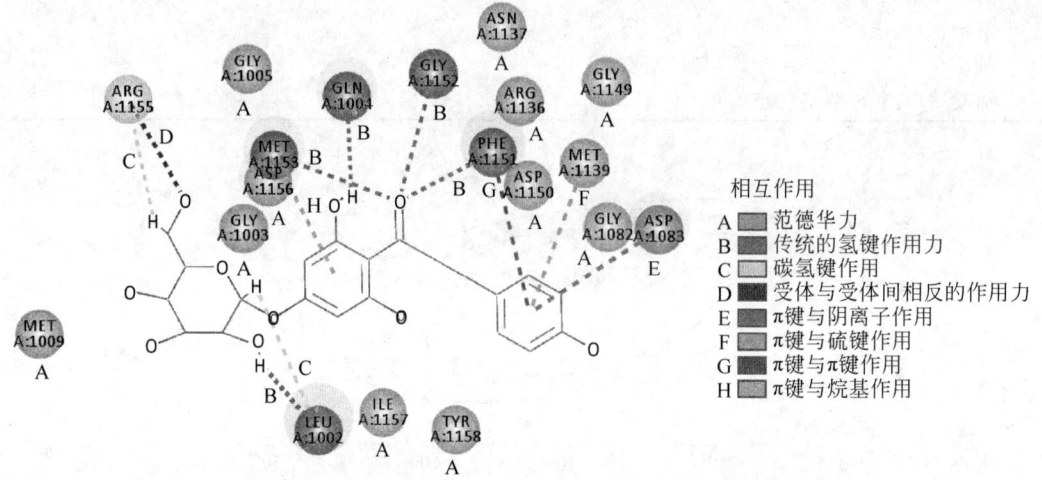

图 2.60　三叶苷与胰岛素受体酪氨酸激酶作用的二维图

【药理或临床作用】　本品具有抑制糖尿病关键酶（α-葡萄糖苷酶和 α-淀粉酶）活性和抗氧化作用。

松果菊苷　Echinacoside

【化学结构】

【主要来源】 来源于列当科肉苁蓉属管花肉苁蓉[*Cistanche tubulosa*(Schenk) Wight]的茎。

【理化性质】 本品为白色结晶粉末,密度 1.66g/cm³,沸点 1062.70℃,闪点 327.80℃。

【类药五原则数据】 相对分子质量 786.7,脂水分配系数－1.263,可旋转键数 14,氢键受体数 20,氢键给体数 12。

【药物动力学数据】 松果菊苷吸收、分布、代谢、排泄、毒性数据见表 2.91、图 2.61。

表 2.91 松果菊苷吸收、分布、代谢、排泄、毒性数据表

25℃下水溶解度水平	0
血脑屏障通透水平	4
人类肠道吸收性水平	3
肝毒性(马氏距离)	12.83
细胞色素 P450 2D6 抑制性(马氏距离)	20.76
血浆蛋白结合率(马氏距离)	14.24

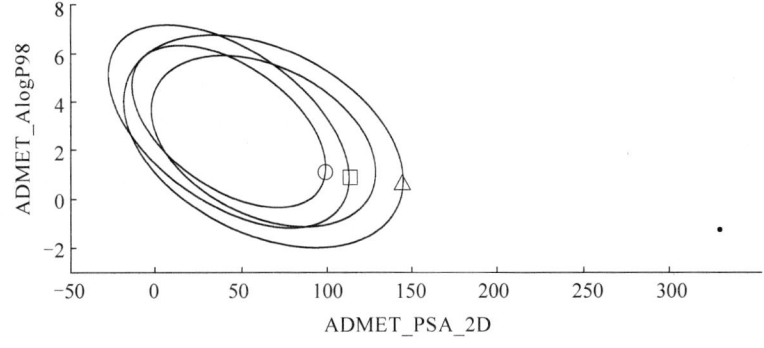

图 2.61 松果菊苷 ADMET 范围图

【毒性】 松果菊苷毒理学概率数据见表 2.92。

表 2.92 松果菊苷毒理学概率表

毒理学性质	发生概率
致突变性	0
好氧生物降解性能	1.000
潜在发育毒性	1.000
皮肤刺激性	0.014
NTP 致癌性(雄大鼠)	0
NTP 致癌性(雌大鼠)	1.000
NTP 致癌性(雄小鼠)	0
NTP 致癌性(雌小鼠)	0.003

【药理】 松果菊苷药理模型数据见表 2.93。

【松果菊苷与单胺氧化酶 A(MAOA)作用的二维图】 松果菊苷与单胺氧化酶 A(MAOA)作用的二维图见图 2.62。

表 2.93　松果菊苷药理模型数据表

模型 1	大鼠口服半数致死量
LD_{50}	2.800mg/kg
95%的置信限下最小 LD_{50}	18.30μg/kg
95%的置信限下最大 LD_{50}	436.1mg/kg
模型 2	大鼠吸入半数致死浓度
LC_{50}	0pg/(m³ · h)
低于 95%置信限下的限量	0pg/(m³ · h)
高于 95%置信限下的限量	3.200g/(m³ · h)

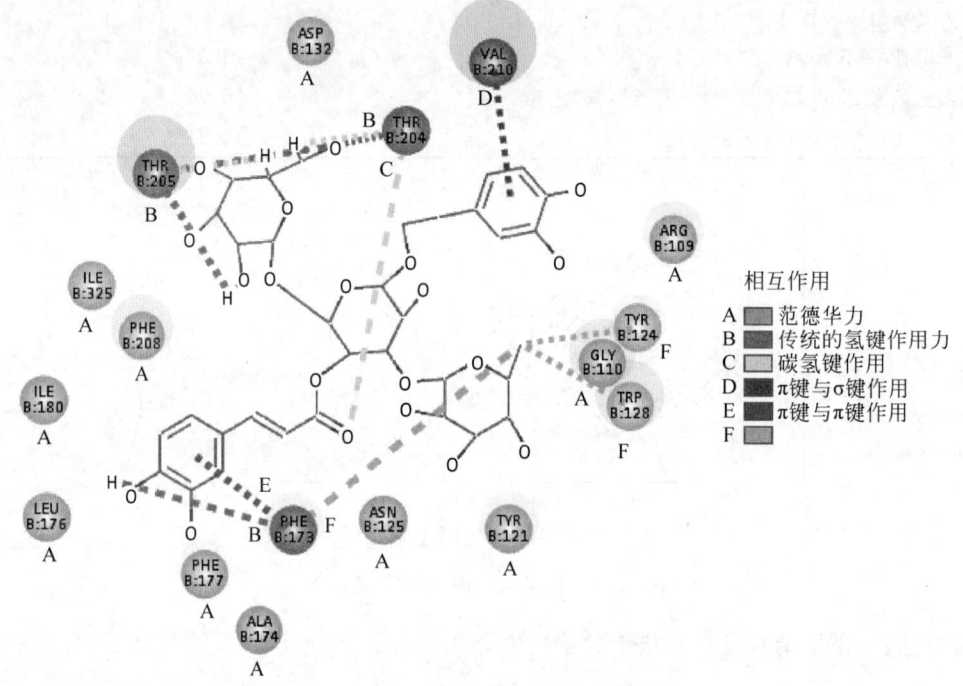

图 2.62　松果菊苷与单胺氧化酶 A(MAOA)作用的二维图

【药理或临床作用】　本品可用于肾阳虚衰、精血不足引起的阳痿、遗精的治疗。

土大黄苷　Rhapontin

【化学结构】

【主要来源】 来源于蓼科大黄属掌叶大黄(*Rheum palmatum* L.)的干燥根茎。

【理化性质】 本品为结晶,熔点 236.00～237.00℃,溶于稀乙醇、热丙酮和热水,微溶于乙醚、乙醇、丙酮和冷水,几乎不溶于苯、石油醚和三氯甲烷。

【类药五原则数据】 相对分子质量 420.4,脂水分配系数 1.144,可旋转键数 6,氢键受体数 9,氢键给体数 6。

【药物动力学数据】 土大黄苷吸收、分布、代谢、排泄、毒性数据见表 2.94、图 2.63。

表 2.94 土大黄苷吸收、分布、代谢、排泄、毒性数据表

25℃下水溶解度水平	3
血脑屏障通透水平	4
人类肠道吸收性水平	3
肝毒性(马氏距离)	11.28
细胞色素 P450 2D6 抑制性(马氏距离)	13.98
血浆蛋白结合率(马氏距离)	12.88

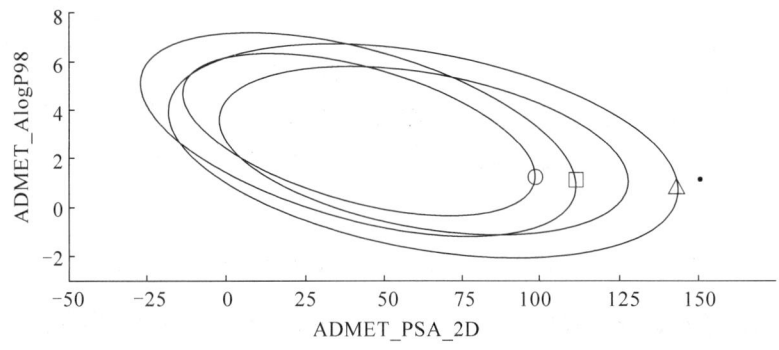

图 2.63 土大黄苷 ADMET 范围图

【毒性】 土大黄苷毒理学概率数据见表 2.95。

表 2.95 土大黄苷毒理学概率表

毒理学性质	发生概率
致突变性	0.8760
好氧生物降解性能	1.0000
潜在发育毒性	1.0000
皮肤刺激性	1.0000
NTP 致癌性(雄大鼠)	0.0020
NTP 致癌性(雌大鼠)	1.0000
NTP 致癌性(雄小鼠)	0
NTP 致癌性(雌小鼠)	1.0000

【药理】 土大黄苷药理模型数据见表 2.96。

【土大黄苷与血管紧张素转换酶(ACE)作用的二维图】 土大黄苷与血管紧张素转换酶(ACE)作用的二维图见图 2.64。

表 2.96　土大黄苷药理模型数据表

模型 1	大鼠口服半数致死量
LD_{50}	8.40g/kg
95％的置信限下最小 LD_{50}	970.80mg/kg
95％的置信限下最大 LD_{50}	10g/kg
模型 2	大鼠吸入半数致死浓度
LC_{50}	$515.00pg/(m^3 \cdot H)$
低于 95％置信限下的限量	$0pg/(m^3 \cdot H)$
高于 95％置信限下的限量	$89.10\mu g/(m^3 \cdot h)$

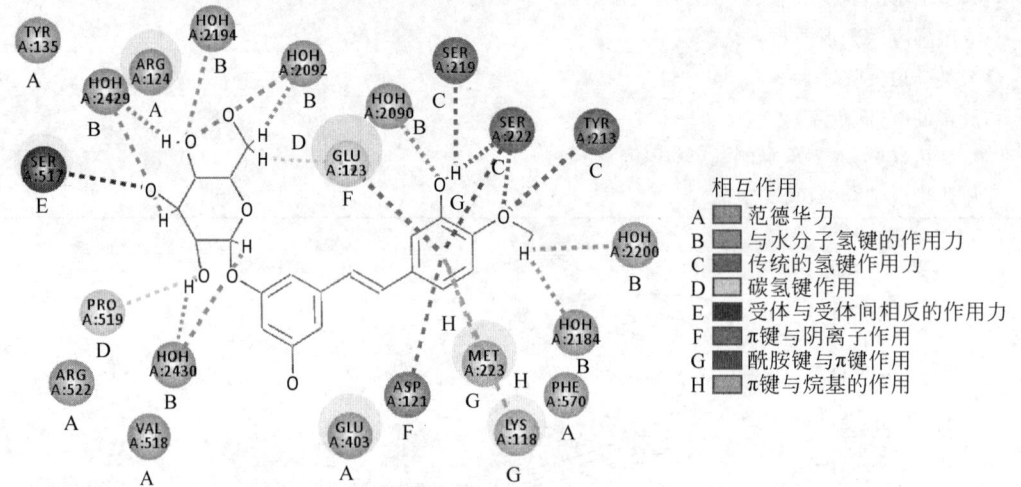

图 2.64　土大黄苷与血管紧张素转换酶(ACE)作用的二维图

【药理或临床作用】　本品具有降血糖、抗氧化、抗血栓和血小板聚集等作用。

异槲皮苷　Isoquercitrin

【化学结构】

【主要来源】　来源于锦葵科棉属草棉(*Gossypium herbaceum* Linn.)的花。

【理化性质】　本品黄色针状结晶(水),熔点 225.00～227.00℃,几乎不溶于冷水,微溶于沸水。

【类药五原则数据】　相对分子质量 464.4,脂水分配系数－0.300,可旋转键数 4,氢键受体数 12,氢键给体数 8。

【药物动力学数据】　异槲皮苷吸收、分布、代谢、排泄、毒性数据见表 2.97、图 2.65。

表 2.97　异槲皮苷吸收、分布、代谢、排泄、毒性数据表

25℃下水溶解度水平	3
血脑屏障通透水平	4
人类肠道吸收性水平	3
肝毒性(马氏距离)	10.04
细胞色素 P450 2D6 抑制性(马氏距离)	13.43
血浆蛋白结合率(马氏距离)	12.28

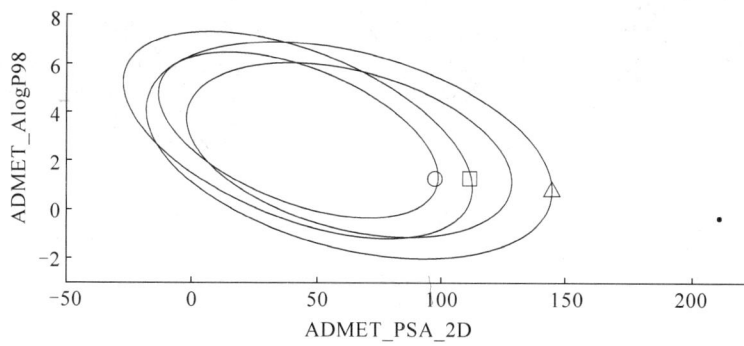

图 2.65　异槲皮苷 ADMET 范围图

【毒性】　异槲皮苷毒理学概率数据见表 2.98。

表 2.98　异槲皮苷毒理学概率表

毒理学性质	发生概率
致突变性	1.000
好氧生物降解性能	1.000
潜在发育毒性	1.000
皮肤刺激性	0.813
NTP 致癌性(雄大鼠)	0.160
NTP 致癌性(雌大鼠)	0
NTP 致癌性(雄小鼠)	1.000
NTP 致癌性(雌小鼠)	0.207

【药理】　异槲皮苷药理模型数据见表 2.99。

表 2.99　异槲皮苷药理模型数据表

模型 1	大鼠口服半数致死量
LD_{50}	715.7mg/kg
95% 的置信限下最小 LD_{50}	85.50mg/kg
95% 的置信限下最大 LD_{50}	6.000g/kg
模型 2	大鼠吸入半数致死浓度
LC_{50}	1.300pg/(m³·h)
低于 95% 置信限下的限量	0pg/(m³·h)
高于 95% 置信限下的限量	3.700μg/(m³·h)

【异槲皮苷与环加氧酶-2(COX-2)作用的二维图】 异槲皮苷与环加氧酶-2(COX-2)作用的二维图见图 2.66。

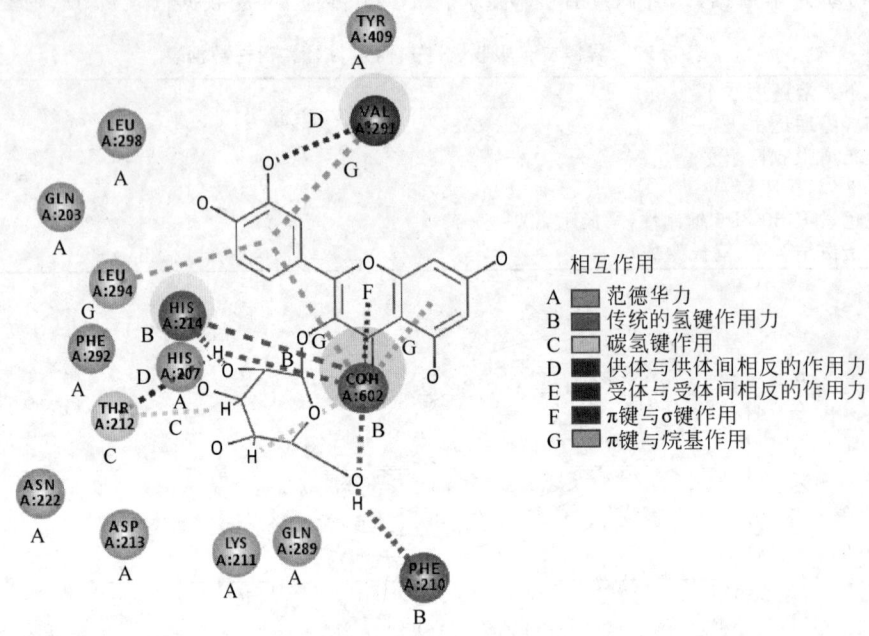

图 2.66 异槲皮苷与环加氧酶-2(COX-2)作用的二维图

【药理或临床作用】 本品具有降血压作用,毛细血管渗透性等试验表明具有抗炎作用。

异毛蕊花糖苷　Isoacteoside

【化学结构】

【**主要来源**】　来源于列当科肉苁蓉属肉苁蓉(*Cistanche deserticola* Ma)的干燥带鳞叶的肉质茎。

【**理化性质**】　本品为无色结晶,可溶于甲醇、乙醇、醋酸乙酯、二甲基亚砜,不溶于石油醚等溶剂。

【**类药五原则数据**】　相对分子质量 624.6,脂水分配系数 0.484,可旋转键数 11,氢键受体数 15,氢键给体数 9。

【**药物动力学数据**】　异毛蕊花糖苷吸收、分布、代谢、排泄、毒性数据见表 2.100、图 2.67。

表 2.100　异毛蕊花糖苷吸收、分布、代谢、排泄、毒性数据表

25℃下水溶解度水平	2
血脑屏障通透水平	4
人类肠道吸收性水平	3
肝毒性(马氏距离)	11.98
细胞色素 P450 2D6 抑制性(马氏距离)	16.89
血浆蛋白结合率(马氏距离)	13.76

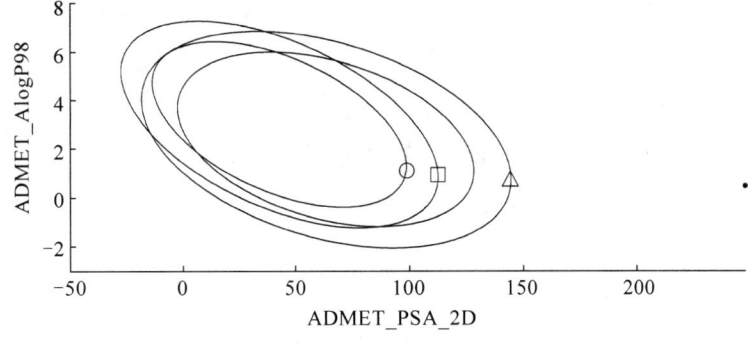

图 2.67　异毛蕊花糖苷 ADMET 范围图

【**毒性**】　异毛蕊花糖苷毒理学概率数据见表 2.101。

表 2.101　异毛蕊花糖苷毒理学概率表

毒理学性质	发生概率
致突变性	0
好氧生物降解性能	1.000
潜在发育毒性	1.000
皮肤刺激性	1.000
NTP 致癌性(雄大鼠)	0
NTP 致癌性(雌大鼠)	1.000
NTP 致癌性(雄小鼠)	0.619
NTP 致癌性(雌小鼠)	0.293

【药理】　异毛蕊花糖苷药理模型数据见表 2.102。

表 2.102　异毛蕊花糖苷药理模型数据表

模型 1	大鼠口服半数致死量
LD$_{50}$	970.3mg/kg
95％的置信限下最小 LD$_{50}$	41.10mg/kg
95％的置信限下最大 LD$_{50}$	10.00g/kg
模型 2	大鼠吸入半数致死浓度
LC$_{50}$	0pg/(m^3·h)
低于 95％置信限下的限量	0pg/(m^3·h)
高于 95％置信限下的限量	352.9ng/(m^3·h)

【异毛蕊花糖苷与抗氧化酶作用的二维图】　异毛蕊花糖苷与抗氧化酶作用的二维图见图 2.68。

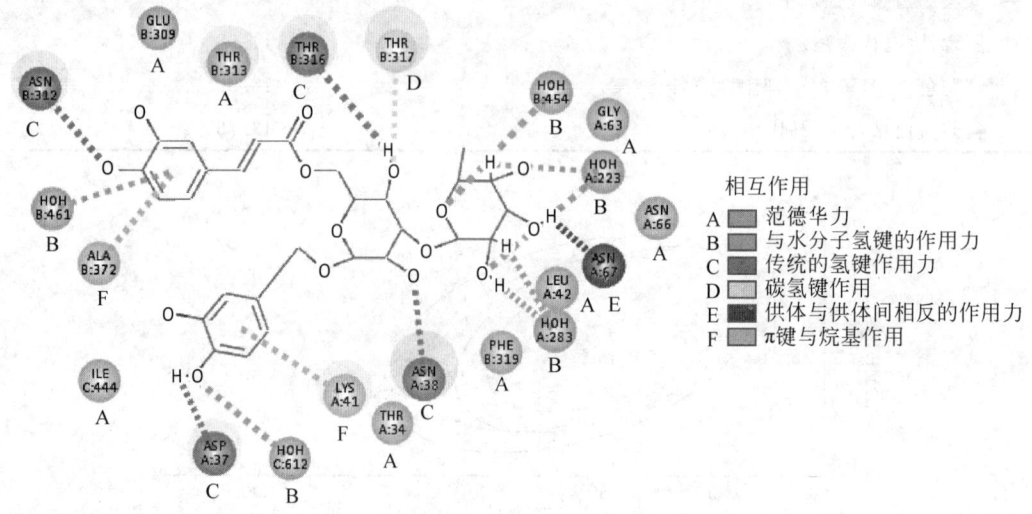

图 2.68　异毛蕊花糖苷与抗氧化酶作用的二维图

【药理或临床作用】　本品具有调节免疫、抗氧化、增强体力、抗疲劳的作用。

<h1 align="center">柚皮苷　Naringin</h1>

【化学结构】

【主要来源】　来源于芸香科柑橘属柚[*Citrus maxima*（Burm.）Merr.]的未成熟或近成熟的干燥外层果皮。

【理化性质】　本品为白色至浅黄色结晶性粉末,熔点 83.00℃,171.00℃（含 2 个结晶水）,溶于甲醇、乙醇、丙酮、醋酸、稀碱溶液和热水,不溶于石油醚、乙醚、苯和氯仿等非极性溶剂。

【类药五原则数据】

相对分子质量 580.5,脂水分配系数－0.415,可旋转键数 6,氢键受体数 14,氢键给体数 8。

【药物动力学数据】　柚皮苷吸收、分布、代谢、排泄、毒性数据见表 2.103、图 2.69。

表 2.103　柚皮苷吸收、分布、代谢、排泄、毒性数据表

25℃下水溶解度水平	2
血脑屏障通透水平	4
人类肠道吸收性水平	3
肝毒性（马氏距离）	11.87
细胞色素 P450 2D6 抑制性（马氏距离）	19.28
血浆蛋白结合率（马氏距离）	12.41

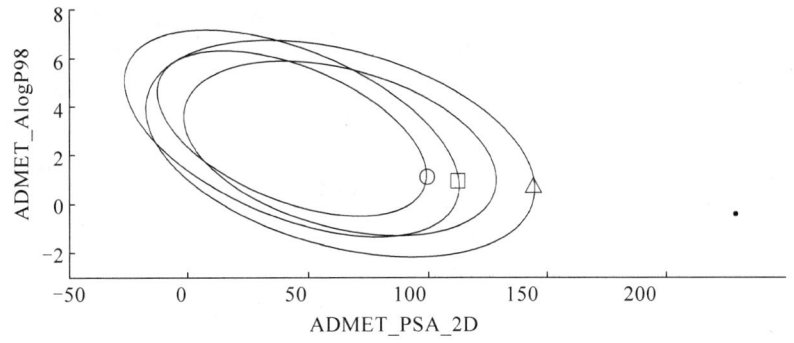

图 2.69　柚皮苷 ADMET 范围图

【毒性】　柚皮苷毒理学概率数据见表 2.104。

表 2.104　柚皮苷毒理学概率表

毒理学性质	发生概率
致突变性	0
好氧生物降解性能	1.000
潜在发育毒性	1.000
皮肤刺激性	0
NTP 致癌性（雄大鼠）	0
NTP 致癌性（雌大鼠）	1.000
NTP 致癌性（雄小鼠）	0.315
NTP 致癌性（雌小鼠）	0

【药理】　柚皮苷药理模型数据见表 2.105。

表 2.105　柚皮苷药理模型数据表

模型 1	大鼠口服半数致死量
LD_{50}	36.90mg/kg
95％的置信限下最小 LD_{50}	1.200mg/kg
95％的置信限下最大 LD_{50}	1.200g/kg
模型 2	大鼠吸入半数致死浓度
LC_{50}	0pg/(m³·h)
低于 95％置信限下的限量	0pg/(m³·h)
高于 95％置信限下的限量	329.4ng/(m³·h)

【柚皮苷与环加氧酶-2(COX-2)作用的二维图】　柚皮苷与环加氧酶-2(COX-2)作用的二维图见图 2.70。

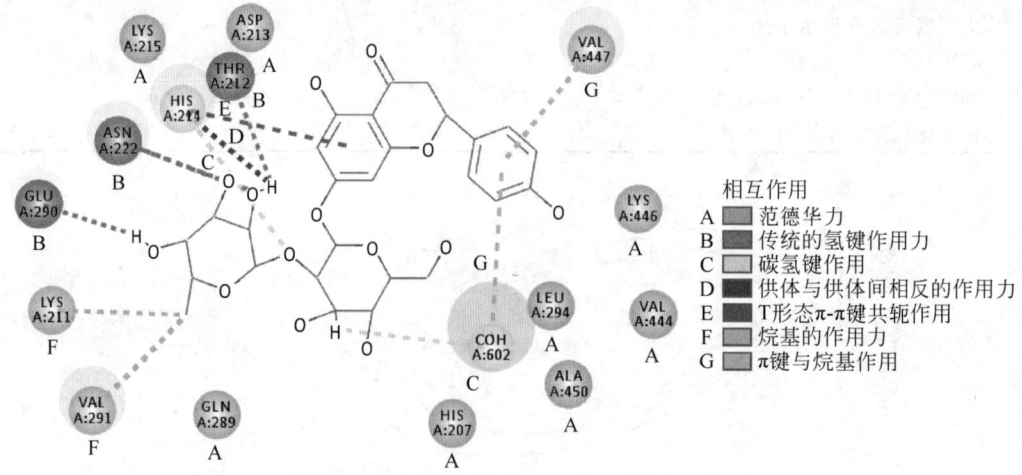

图 2.70　柚皮苷与环加氧酶-2(COX-2)作用的二维图

【药理或临床作用】　本品具有抗炎、抗病毒、抗癌、抗突变、抗过敏、抗溃疡、镇痛、降血压作用,能降血胆固醇含量、减少血栓的形成,改善局部微循环和营养供给。

原海葱苷 A　Proscillaridin A

【化学结构】

【**主要来源**】　来源于百合科虎眼万年青属虎眼万年青（*Ornithogalum caudatum* Jacq.）的鳞茎。

【**理化性质**】　本品为棱晶，熔点 219.00～222.00℃，微溶于甲醇、乙醇，难溶于三氯甲烷，不溶于水、乙醚。

【**类药五原则数据**】　相对分子质量 530.6，脂水分配系数 2.339，可旋转键数 3，氢键受体数 8，氢键给体数 4。

【**药物动力学数据**】　原海葱苷 A 吸收、分布、代谢、排泄、毒性数据见表 2.106、图 2.71。

表 2.106　原海葱苷 A 吸收、分布、代谢、排泄、毒性数据表

25℃下水溶解度水平	3
血脑屏障通透水平	4
人类肠道吸收性水平	1
肝毒性（马氏距离）	11.22
细胞色素 P450 2D6 抑制性（马氏距离）	9.356
血浆蛋白结合率（马氏距离）	11.44

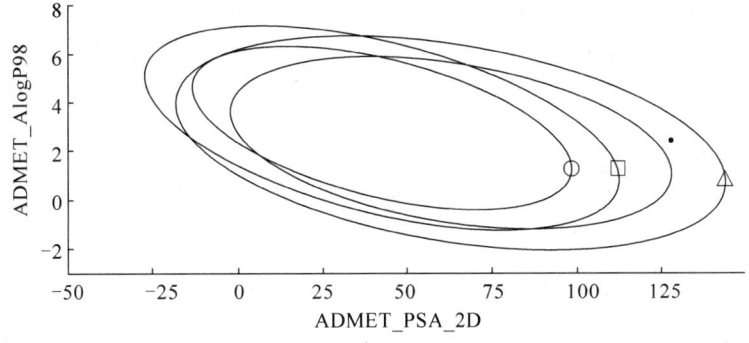

图 2.71　原海葱苷 A ADMET 范围图

【**毒性**】　原海葱苷 A 毒理学概率数据见表 2.107。

表 2.107　原海葱苷 A 毒理学概率表

毒理学性质	发生概率
致突变性	0
好氧生物降解性能	1.000
潜在发育毒性	0
皮肤刺激性	1.000
NTP 致癌性（雄大鼠）	1.000
NTP 致癌性（雌大鼠）	0.297
NTP 致癌性（雄小鼠）	1.000
NTP 致癌性（雌小鼠）	0.529

【药理】　原海葱苷 A 药理模型数据见表 2.108。

表 2.108　原海葱苷 A 药理模型数据表

模型 1	大鼠口服半数致死量
LD_{50}	61.60mg/kg
95％的置信限下最小 LD_{50}	7.500mg/kg
95％的置信限下最大 LD_{50}	504.9m/kg
模型 2	大鼠吸入半数致死浓度
LC_{50}	2.000g/(m^3 · h)
低于 95％置信限下的限量	333.4μg/(m^3 · h)
高于 95％置信限下的限量	10.00g/(m^3 · h)

【原海葱苷与强心 β_1 受体作用的二维图】　原海葱苷与强心 β_1 受体作用的二维图见图 2.72。

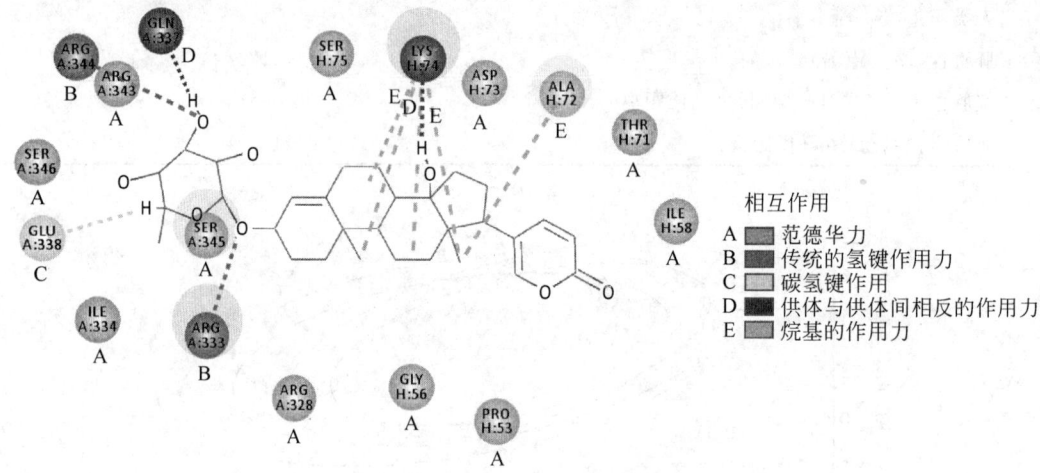

图 2.72　原海葱苷与强心 β_1 受体作用的二维图

【药理或临床作用】　本品可用作强心剂,能增强心肌收缩和调整心律,适用于心瓣膜疾病、贫血性心脏病和高血压性心脏病的治疗。

栀子苷　Geniposide

【化学结构】

【主要来源】　来源于茜草科栀子属栀子(*Gardenia jasminoides* Ellis)的干燥成熟果实。

【理化性质】　本品为白色、类白色或浅黄色结晶,熔点 163.00～164.00℃,易溶于水,溶于乙醇,不溶于石油醚。

【类药五原则数据】　相对分子质量388.4,脂水分配系数-2.066,可旋转键数 6,氢键受体数 10,氢键给体数 5。

【药物动力学数据】　栀子苷吸收、分布、代谢、排泄、毒性数据见表 2.109、图 2.73。

表 2.109　栀子苷吸收、分布、代谢、排泄、毒性数据表

25℃下水溶解度水平	4
血脑屏障通透水平	4
人类肠道吸收性水平	3
肝毒性(马氏距离)	12.29
细胞色素 P450 2D6 抑制性(马氏距离)	14.99
血浆蛋白结合率(马氏距离)	13.08

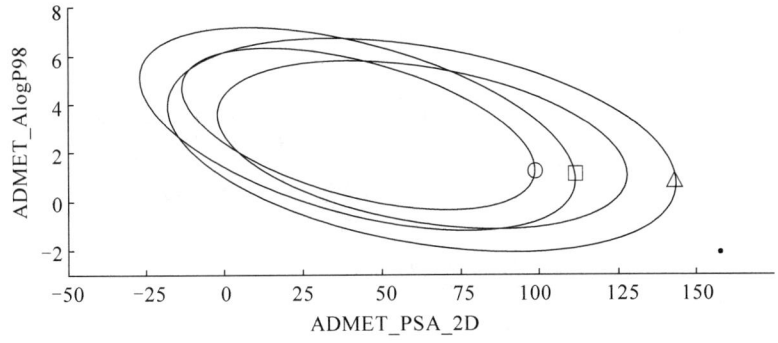

图 2.73　栀子苷 ADMET 范围图

【毒性】　栀子苷毒理学概率数据见表 2.110。

表 2.110　栀子苷毒理学概率表

毒理学性质	发生概率
致突变性	0
好氧生物降解性能	1.000
潜在发育毒性	0
皮肤刺激性	0
NTP 致癌性(雄大鼠)	0
NTP 致癌性(雌大鼠)	1.000
NTP 致癌性(雄小鼠)	0
NTP 致癌性(雌小鼠)	1.000

【药理】　栀子苷药理模型数据见表 2.111。

【栀子苷与胰高血糖素样肽-1 受体(GLP-1R)作用的二维图】　栀子苷与胰高血糖素样肽-1 受体(GLP-1R)作用的二维图见图 2.74。

表 2.111　栀子苷药理模型数据表

模型 1	大鼠口服半数致死量
LD_{50}	8.400g/kg
95%的置信限下最小 LD_{50}	1.500g/kg
95%的置信限下最大 LD_{50}	10.00g/kg
模型 2	大鼠吸入半数致死浓度
LC_{50}	254.5mg/(m³·h)
低于 95%置信限下的限量	5.000mg/(m³·h)
高于 95%置信限下的限量	10.00g/(m³·h)

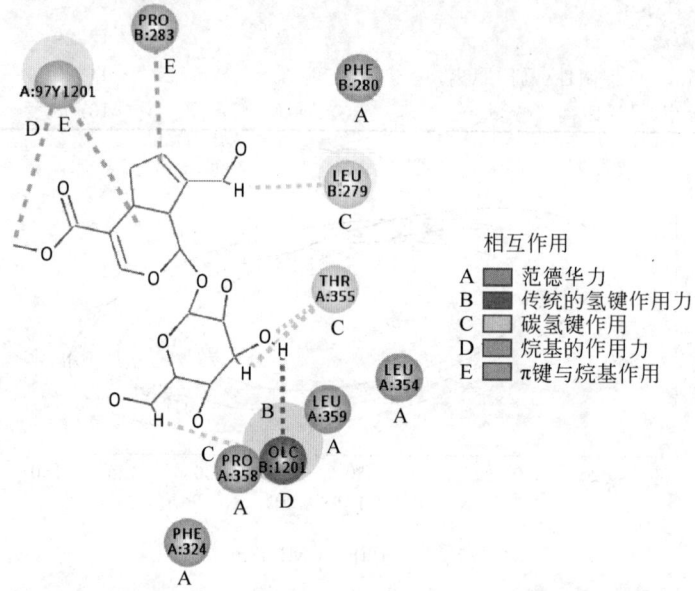

相互作用	
A	范德华力
B	传统的氢键作用力
C	碳氢键作用
D	烷基的作用力
E	π键与烷基作用

图 2.74　栀子苷与胰高血糖素样肽-1 受体(GLP-1R)作用的二维图

【药理或临床作用】　本品具有缓泻、镇痛、利胆、抗炎、治疗软组织损伤以及抑制胃液分泌和降低胰淀粉酶等作用。

紫丁香酚苷　Syringin

【化学结构】

【**主要来源**】　来源于木犀科丁香属欧丁香（*Syringa vulgaris* L.）树皮,五加科刺五加等植物。

【**理化性质**】　本品为无色晶体,溶于热水和乙醇,微溶于冷水,基本不溶于醚(一水合物)。熔点为 192.00℃(一水合物),沸点 642.60℃。

【**类药五原则数据**】　相对分子质量 372.4,脂水分配系数－0.512,可旋转键数 7,氢键受体数 9,氢键给体数 5。

【**药物动力学数据**】　紫丁香酚苷吸收、分布、代谢、排泄、毒性数据见表 2.112、图 2.75。

表 2.112　紫丁香酚苷吸收、分布、代谢、排泄、毒性数据表

25℃下水溶解度水平	4
血脑屏障通透水平	4
人类肠道吸收性水平	1
肝毒性(马氏距离)	12.56
细胞色素 P450 2D6 抑制性(马氏距离)	18.37
血浆蛋白结合率(马氏距离)	13.97

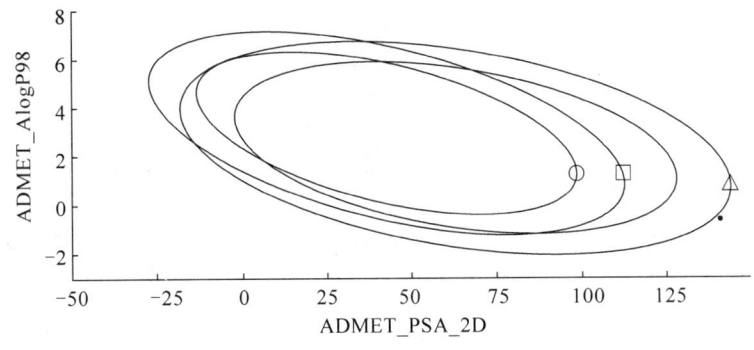

图 2.75　紫丁香酚苷 ADMET 范围图

【**毒性**】　紫丁香酚苷毒理学概率数据见表 2.113。

表 2.113　紫丁香酚苷毒理学概率表

毒理学性质	发生概率
致突变性	0
好氧生物降解性能	1.000
潜在发育毒性	1.000
皮肤刺激性	0
NTP 致癌性(雄大鼠)	0
NTP 致癌性(雌大鼠)	1.000
NTP 致癌性(雄小鼠)	0.212
NTP 致癌性(雌小鼠)	0.072

【药理】　紫丁香酚苷药理模型数据见表 2.114。

表 2.114　紫丁香酚苷药理模型数据表

模型 1	大鼠口服半数致死量
LD_{50}	10.00g/kg
95％的置信限下最小 LD_{50}	10.00g/kg
95％的置信限下最大 LD_{50}	10.00g/kg
模型 2	大鼠吸入半数致死浓度
LC_{50}	$356.8\mu g/(m^3 \cdot h)$
低于 95％置信限下的限量	$8.300\mu g/(m^3 \cdot h)$
高于 95％置信限下的限量	$15.40mg/(m^3 \cdot h)$

【紫丁香酚苷与降血脂酶作用的二维图】　紫丁香酚苷与降血脂酶作用的二维图见图 2.76。

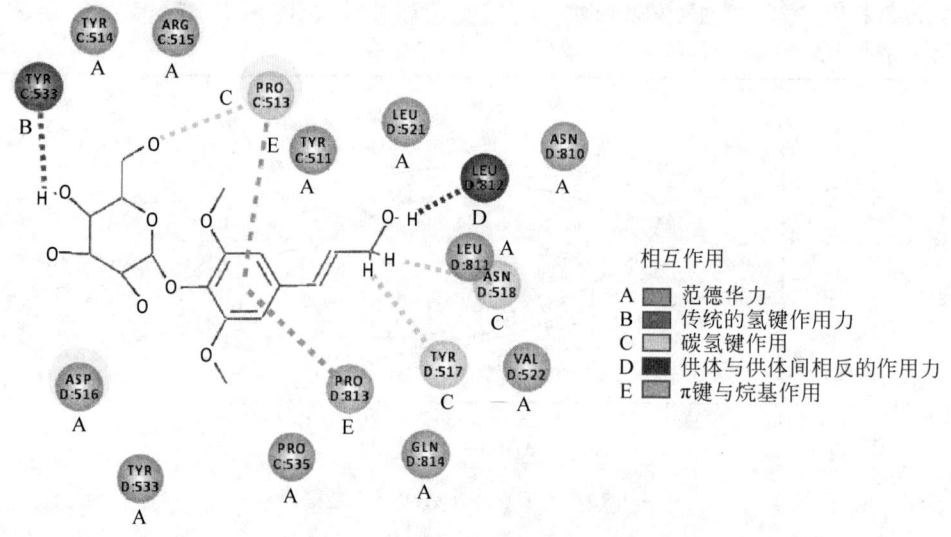

图 2.76　紫丁香酚苷与降血脂酶作用的二维图

【药理或临床作用】　本品可促进肝毒物代谢,改善肝功能,并使之正常化。

第3章 黄酮类

阿福豆苷 Afzelin

【化学结构】

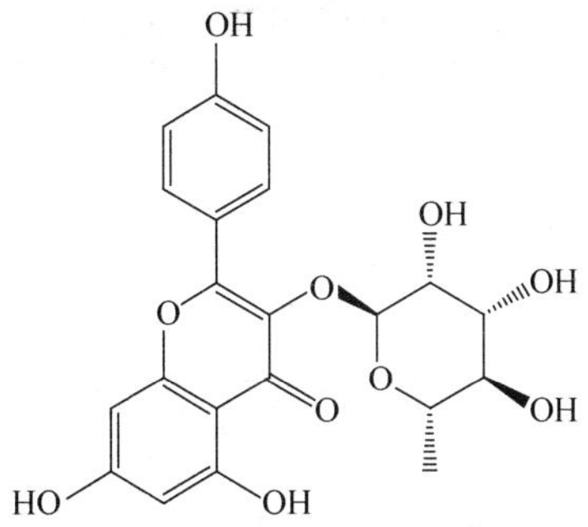

【主要来源】 来源于三白草科蕺菜属蕺菜(*Houttuynia cordata* Thunb)。

【理化性质】 本品为黄色粉末,熔点 172.00～174.00℃,沸点 765.60℃,密度 1.70g/cm³。

【类药五原则数据】 相对分子质量 432.4,脂水分配系数 0.831,可旋转键数 3,氢键受体数 10,氢键给体数 6。

【药物动力学数据】 阿福豆苷吸收、分布、代谢、排泄、毒性数据见表 3.1、图 3.1。

表 3.1 阿福豆苷吸收、分布、代谢、排泄、毒性数据表

25℃下水溶解度水平	3
血脑屏障通透水平	4
人类肠道吸收性水平	0
肝毒性(马氏距离)	10.92
细胞色素 P450 2D6 抑制性(马氏距离)	12.41
血浆蛋白结合率(马氏距离)	12.87

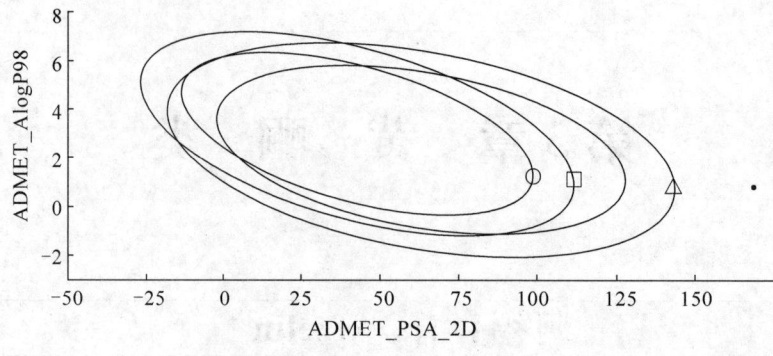

图 3.1　阿福豆苷 ADMET 范围图

【毒性】　阿福豆苷毒理学概率数据见表 3.2。

表 3.2　阿福豆苷毒理学概率表

毒理学性质	发生概率
致突变性	0.983
好氧生物降解性能	1.000
潜在发育毒性	1.000
皮肤刺激性	0
NTP 致癌性(雄大鼠)	0.366
NTP 致癌性(雌大鼠)	0
NTP 致癌性(雄小鼠)	1.000
NTP 致癌性(雌小鼠)	0.054

【药理】　阿福豆苷药理模型数据见表 3.3。

表 3.3　阿福豆苷药理模型数据表

模型 1	大鼠口服半数致死量
LD_{50}	91.50mg/kg
95% 的置信限下最小 LD_{50}	11.50mg/kg
95% 的置信限下最大 LD_{50}	729.1mg/kg
模型 2	大鼠吸入半数致死浓度
LC_{50}	302.8pg/(m³·h)
低于 95% 置信限下的限量	0pg/(m³·h)
高于 95% 置信限下的限量	29.50μg/(m³·h)

【阿福豆苷与环加氧酶-2(COX-2)-2 作用的二维图】　阿福豆苷与环加氧酶-2(COX-2)-2作用的二维图见图 3.2。

【药理或临床作用】　本品具有抗 1 型单纯疱疹病毒、抗恶性疟原虫、体外抗血管紧张素、抗炎的作用。

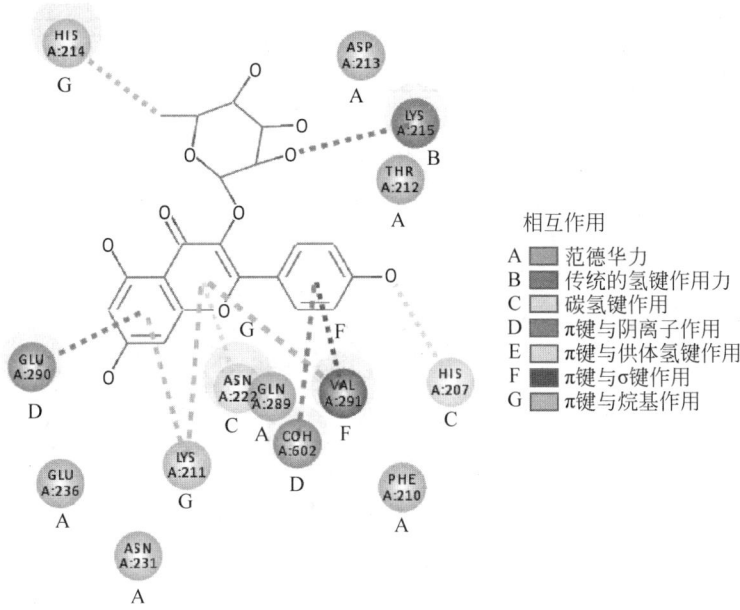

图 3.2　阿福豆苷与环加氧酶-2(COX-2)-2 作用的二维图

相互作用
A ▢ 范德华力
B ▢ 传统的氢键作用力
C ▢ 碳氢键作用
D ▢ π键与阴离子作用
E ▢ π键与供体氢键作用
F ▢ π键与σ键作用
G ▢ π键与烷基作用

阿亚黄素　Ayanin

【化学结构】

【主要来源】　来源于芸香科柑橘属酸橙(*Citrus aurantium* L.)的干燥幼果。

【理化性质】　本品为橙黄色粉末,熔点 173.00～174.00℃。

【类药五原则数据】　相对分子质量 344.3,脂水分配系数 2.307,可旋转键数 4,氢键受体数 7,氢键给体数 2。

【药物动力学数据】　阿亚黄素吸收、分布、代谢、排泄、毒性数据见表 3.4、图 3.3。

表 3.4　阿亚黄素吸收、分布、代谢、排泄、毒性数据表

25℃下水溶解度水平	3
血脑屏障通透水平	3
人类肠道吸收性水平	0
肝毒性(马氏距离)	10.11

续表

细胞色素 P450 2D6 抑制性(马氏距离)	9.781
血浆蛋白结合率(马氏距离)	10.73

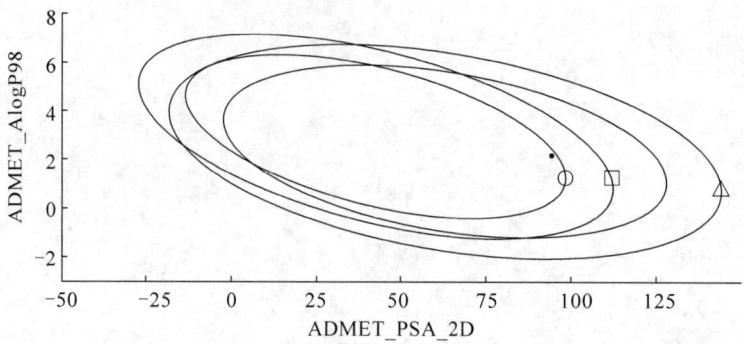

图 3.3 阿亚黄素 ADMET 范围图

【毒性】 阿亚黄素毒理学概率数据见表 3.5。

表 3.5 阿亚黄素毒理学概率表

毒理学性质	发生概率
致突变性	0.901
好氧生物降解性能	1.000
潜在发育毒性	1.000
皮肤刺激性	0
NTP 致癌性(雄大鼠)	1.000
NTP 致癌性(雌大鼠)	0
NTP 致癌性(雄小鼠)	1.000
NTP 致癌性(雌小鼠)	0.001

【药理】 阿亚黄素药理模型数据见表 3.6。

表 3.6 阿亚黄素药理模型数据表

模型 1	大鼠口服半数致死量
LD_{50}	64.80mg/kg
95％的置信限下最小 LD_{50}	10.60mg/kg
95％的置信限下最大 LD_{50}	397.7mg/kg
模型 2	大鼠吸入半数致死浓度
LC_{50}	10.00g/(m³·h)
低于 95％置信限下的限量	10.00g/(m³·h)
高于 95％置信限下的限量	10.00g/(m³·h)

【阿亚黄素与抗炎受体环加氧酶-2(COX-2)作用的二维图】 阿亚黄素与抗炎受体环加氧酶-2(COX-2)作用的二维图见图 3.4。

【药理或临床作用】 本品具有抗炎、抗菌、止血作用。

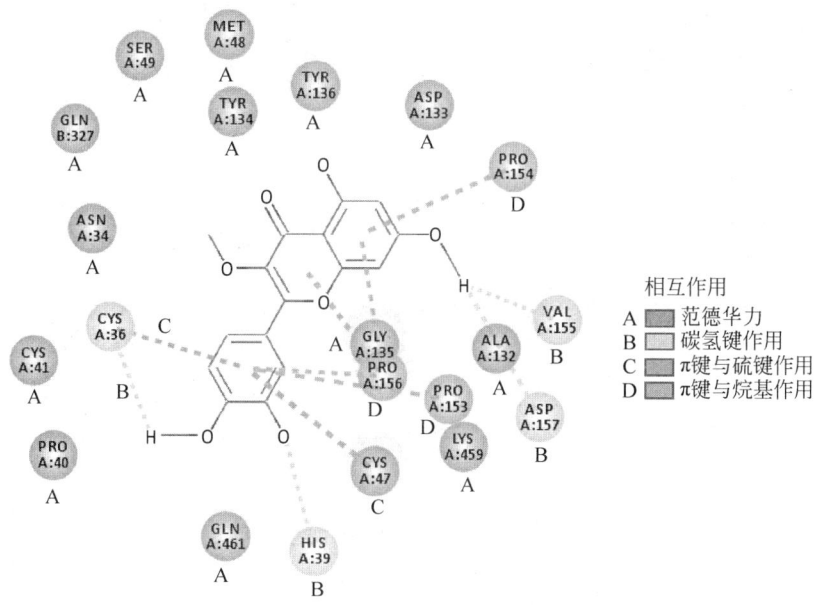

图 3.4　阿亚黄素与抗炎受体环加氧酶-2(COX-2)作用的二维图

艾黄素　Artemisetin

【化学结构】

【主要来源】　来源于菊科蒿属黄花蒿(*Artemisia annua*)。

【理化性质】　本品为白色粉末或晶体,熔点 261.00～264.00℃,沸点 588.80℃,闪点 208.90℃。

【类药五原则数据】　相对分子质量 388.4,脂水分配系数 2.516,可旋转键数 6,氢键受体数 8,氢键给体数 1。

【药物动力学数据】　艾黄素吸收、分布、代谢、排泄、毒性数据见表 3.7、图 3.5。

表 3.7　艾黄素吸收、分布、代谢、排泄、毒性数据表

25℃下水溶解度水平	3
血脑屏障通透水平	3
人类肠道吸收性水平	0

肝毒性(马氏距离)	9.51
细胞色素 P450 2D6 抑制性(马氏距离)	11.69
血浆蛋白结合率(马氏距离)	11.06

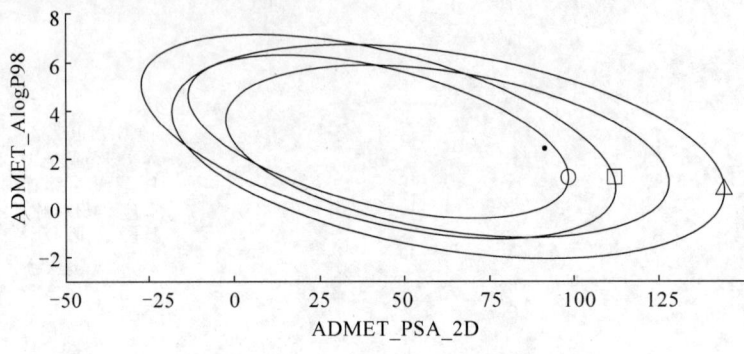

图 3.5　艾黄素 ADMET 范围图

【毒性】　艾黄素毒理学概率数据见表 3.8。

表 3.8　艾黄素毒理学概率表

毒理学性质	发生概率
致突变性	0.174
好氧生物降解性能	1.000
潜在发育毒性	1.000
皮肤刺激性	0
NTP 致癌性(雄大鼠)	1.000
NTP 致癌性(雌大鼠)	0
NTP 致癌性(雄小鼠)	1.000
NTP 致癌性(雌小鼠)	0

【药理】　艾黄素药理模型数据见表 3.9。

表 3.9　艾黄素药理模型数据表

模型 1	大鼠口服半数致死量
LD_{50}	24.20mg/kg
95% 的置信限下最小 LD_{50}	3.400mg/kg
95% 的置信限下最大 LD_{50}	170.3mg/kg
模型 2	大鼠吸入半数致死浓度
LC_{50}	$10.00g/(m^3 \cdot h)$
低于 95% 置信限下的限量	$10.00g/(m^3 \cdot h)$
高于 95% 置信限下的限量	$10.00g/(m^3 \cdot h)$

【艾黄素与 β_2 受体作用的二维图】　艾黄素与 β_2 受体作用的二维图见图 3.6。

【药理或临床作用】　本品可用于降血压。

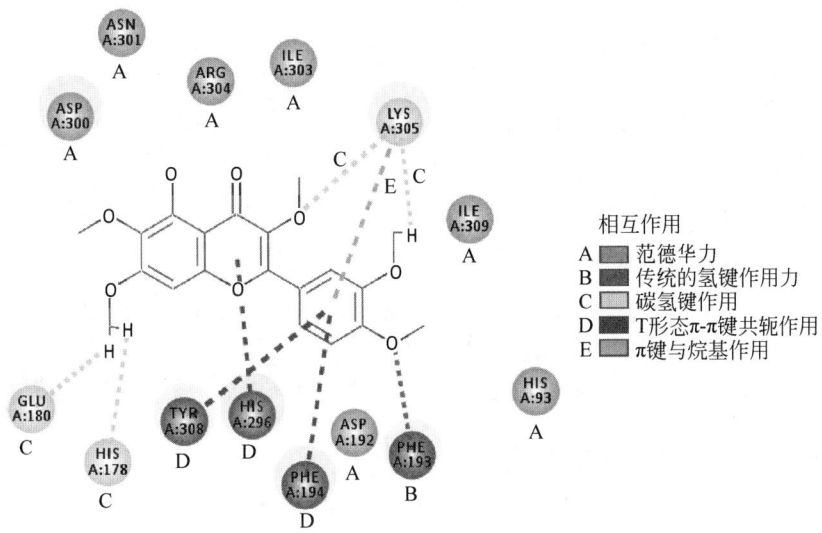

图 3.6 艾黄素与 β₂ 受体作用的二维图

相互作用
A ▨ 范德华力
B ▨ 传统的氢键作用力
C ▢ 碳氢键作用
D ▨ T形态π-π键共轭作用
E ▨ π键与烷基作用

艾纳香素 Blumeatin

【化学结构】

【主要来源】 来源于菊科艾纳香属艾纳香[*Blumea balsamifera*(L.)DC.]。

【理化性质】 本品为淡黄色结晶粉末,熔点 220.00~222.00℃,溶于甲醇,乙醇,乙酸乙酯,微溶于石油醚,不溶于水。

【类药五原则数据】 相对分子质量 302.3,脂水分配系数 2.357,可旋转键数 2,氢键受体数 6,氢键给体数 3。

【药物动力学数据】 艾纳香素吸收、分布、代谢、排泄、毒性数据见表 3.10、图 3.7。

表 3.10 艾纳香素吸收、分布、代谢、排泄、毒性数据表

25℃下水溶解度水平	3
血脑屏障通透水平	3
人类肠道吸收性水平	0
肝毒性(马氏距离)	12.52
细胞色素 P450 2D6 抑制性(马氏距离)	14.43
血浆蛋白结合率(马氏距离)	10.36

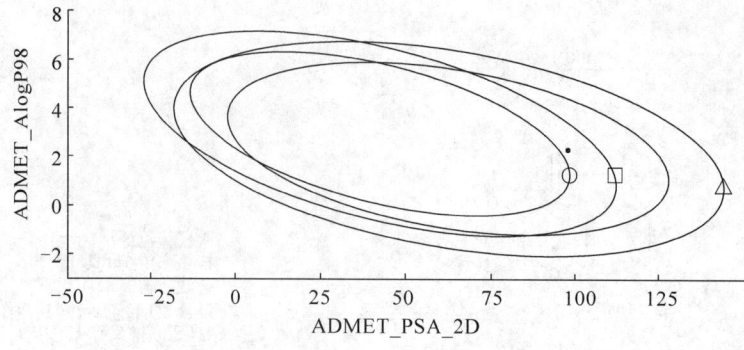

图 3.7　艾纳香素 ADMET 范围图

【毒性】　艾纳香素毒理学概率数据见表 3.11。

表 3.11　艾纳香素毒理学概率表

毒理学性质	发生概率
致突变性	0
好氧生物降解性能	0
潜在发育毒性	0.991
皮肤刺激性	1.000
NTP 致癌性(雄大鼠)	0.614
NTP 致癌性(雌大鼠)	0.989
NTP 致癌性(雄小鼠)	1.000
NTP 致癌性(雌小鼠)	0

【药理】　艾纳香素药理模型数据见表 3.12。

表 3.12　艾纳香素药理模型数据表

模型 1	大鼠口服半数致死量
LD_{50}	5.80g/kg
95％的置信限下最小 LD_{50}	925.40mg/kg
95％的置信限下最大 LD_{50}	0g/kg
模型 2	大鼠吸入半数致死浓度
LC_{50}	10.00g/(m³ · h)
低于 95％置信限下的限量	10.00g/(m³ · h)
高于 95％置信限下的限量	10.00g/(m³ · h)

【艾纳香素与血小板 P2Y12 受体作用的二维图】　艾纳香素与血小板 P2Y12 受体作用的二维图见图 3.8。

【药理或临床作用】　本品具有抗肝损伤、诱导血小板凝集的作用。

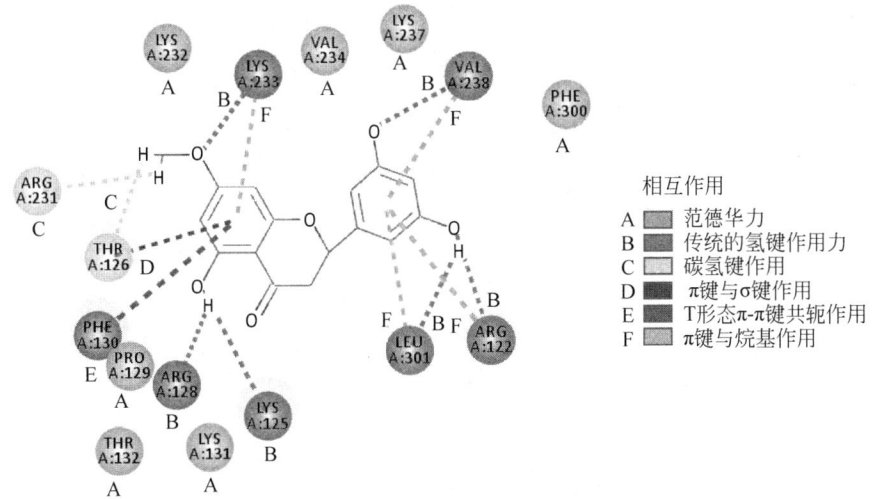

图 3.8　艾纳香素与血小板 P2Y12 受体作用的二维图

白杨黄素　Chrysin

【化学结构】

【主要来源】　来源于紫葳科木蝴蝶属木蝴蝶[*Oroxylum indicum*(L.)Kurz]的种子、茎皮。

【理化性质】　本品为淡黄色棱柱形结晶,熔点 285.00℃,溶于氢氧化碱溶液,室温下可溶于丙酮,微溶于乙醚、乙醇和三氯甲烷,不溶于水。

【类药五原则数据】　相对分子质量 254.2,脂水分配系数 2.652,可旋转键数 1,氢键受体数 4,氢键给体数 2。

【药物动力学数据】　白杨黄素吸收、分布、代谢、排泄、毒性数据见表 3.13、图 3.9。

表 3.13　白杨黄素吸收、分布、代谢、排泄、毒性数据表

25℃下水溶解度水平	3
血脑屏障通透水平	2
人类肠道吸收性水平	0
肝毒性(马氏距离)	10.27
细胞色素 P450 2D6 抑制性(马氏距离)	10.65
血浆蛋白结合率(马氏距离)	11.38

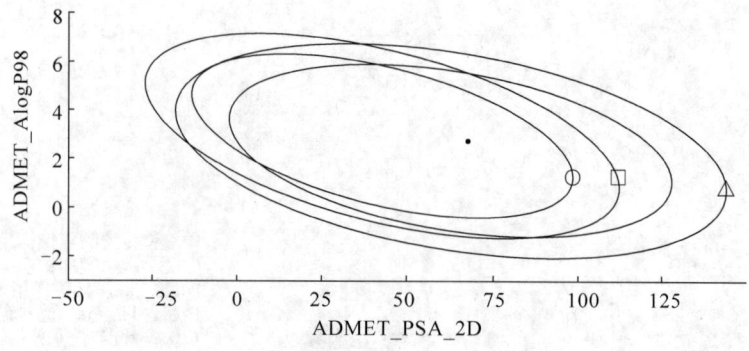

图 3.9　白杨黄素 ADMET 范围图

【毒性】　白杨黄素毒理学概率数据见表 3.14。

表 3.14　白杨黄素毒理学概率表

毒理学性质	发生概率
致突变性	0.043
好氧生物降解性能	0.219
潜在发育毒性	0.999
皮肤刺激性	0
NTP 致癌性（雄大鼠）	0.993
NTP 致癌性（雌大鼠）	0
NTP 致癌性（雄小鼠）	1.000
NTP 致癌性（雌小鼠）	0

【药理】　白杨黄素药理模型数据见表 3.15。

表 3.15　白杨黄素药理模型数据表

模型 1	大鼠口服半数致死量
LD_{50}	388.9mg/kg
95% 的置信限下最小 LD_{50}	69.10mg/kg
95% 的置信限下最大 LD_{50}	2.200g/kg
模型 2	大鼠吸入半数致死浓度
LC_{50}	10.00g/(m³·h)
低于 95% 置信限下的限量	10.00g/(m³·h)
高于 95% 置信限下的限量	10.00g/(m³·h)

【白杨黄素与抗癌靶点 Bax 蛋白作用的二维图】　白杨黄素与抗癌靶点 Bax 蛋白作用的二维图见图 3.10。

【药理或临床作用】　本品具有抗癌、降血脂、防心脑血管疾病、抗菌、消炎等作用。

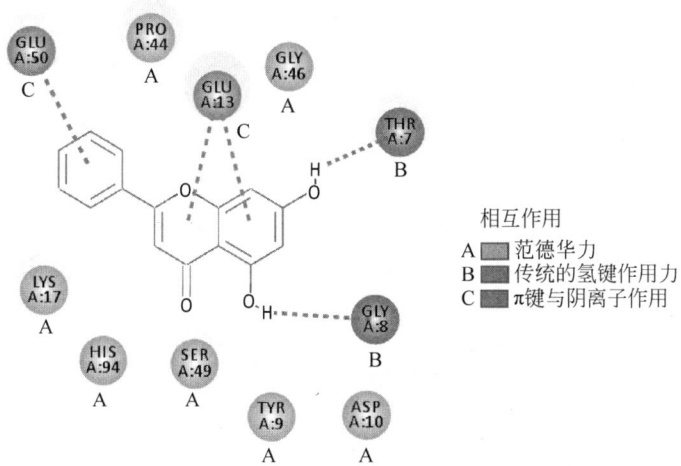

图 3.10　白杨黄素与抗癌靶点 Bax 蛋白作用的二维图

宝藿苷 I　Baohuoside I

【化学结构】

【主要来源】　来源于小檗科淫羊藿属淫羊藿(*Epimedium brevicornu* Maxim.)的干燥叶。

【理化性质】　本品为黄色针状结晶,熔点为 202.00～203.00℃,沸点 759.40℃,闪点 253.80℃。

【类药五原则数据】　相对分子质量 514.5,脂水分配系数 2.913,可旋转键数 6,氢键受体数 10,氢键给体数 5。

【药物动力学数据】　宝藿苷 I 吸收、分布、代谢、排泄、毒性数据见表 3.16、图 3.11。

表 3.16　宝藿苷 I 吸收、分布、代谢、排泄、毒性数据表

25℃下水溶解度水平	2
血脑屏障通透水平	4

续表

人类肠道吸收性水平	3
肝毒性(马氏距离)	13.80
细胞色素 P450 2D6 抑制性(马氏距离)	15.86
血浆蛋白结合率(马氏距离)	14.60

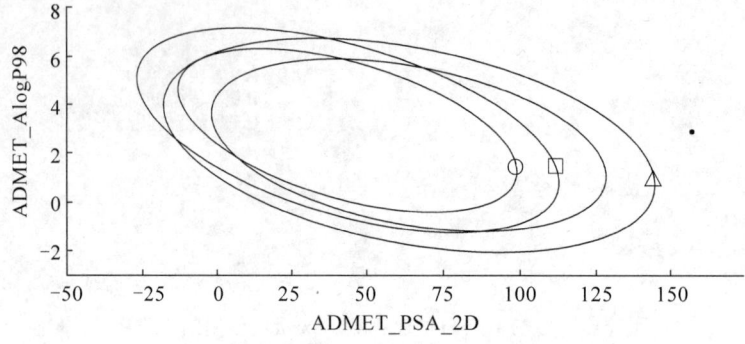

图 3.11　宝藿苷Ⅰ ADMET 范围图

【毒性】　宝藿苷Ⅰ毒理学概率数据见表 3.17。

表 3.17　宝藿苷Ⅰ毒理学概率表

毒理学性质	发生概率
致突变性	0.001
好氧生物降解性能	1.000
潜在发育毒性	1.000
皮肤刺激性	0
NTP 致癌性(雄大鼠)	1.000
NTP 致癌性(雌大鼠)	0.011
NTP 致癌性(雄小鼠)	1.000
NTP 致癌性(雌小鼠)	1.000

【药理】　宝藿苷Ⅰ药理模型数据见表 3.18。

表 3.18　宝藿苷Ⅰ药理模型数据表

模型 1	大鼠口服半数致死量
LD_{50}	273.2mg/kg
95%的置信限下最小 LD_{50}	28.90mg/kg
95%的置信限下最大 LD_{50}	2.600g/kg
模型 2	大鼠吸入半数致死浓度
LC_{50}	439.4pg/(m³·h)
低于 95%置信限下的限量	0pg/(m³·h)
高于 95%置信限下的限量	128.6μg/(m³·h)

【宝藿苷Ⅰ与抗肿瘤靶点 Bax 蛋白作用的二维图】　宝藿苷Ⅰ与抗肿瘤靶点 Bax 蛋白作用的二维图见图 3.12。

【药理或临床作用】　本品具有抗癌、抗肿瘤作用。

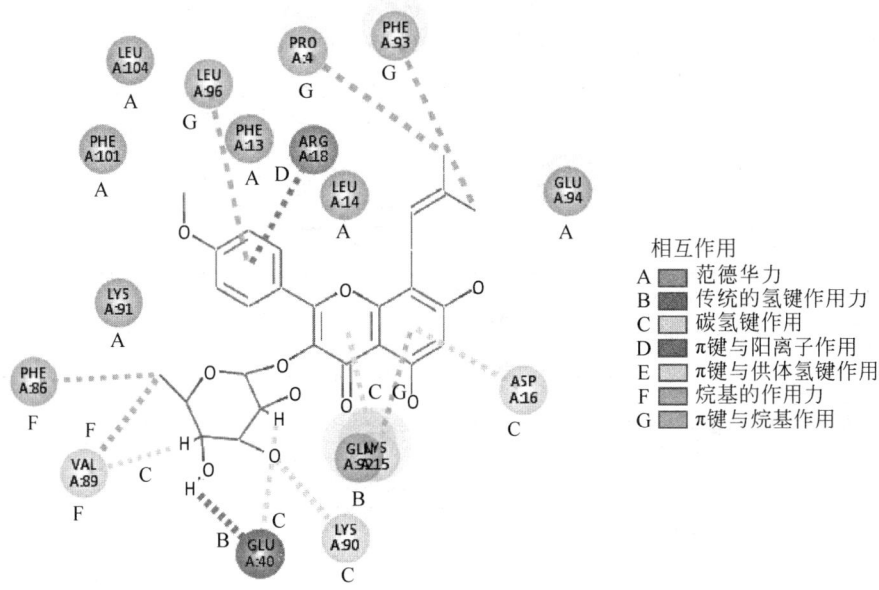

图 3.12　宝藿苷 I 与抗肿瘤靶点 Bax 蛋白作用的二维图

草质素　Herbacetin

【化学结构】

【主要来源】　来源于木贼科木贼属木贼（*Equisetum hyemale* L.）的干燥地上部分。

【理化性质】　本品为粉末状，熔点 284.00℃。

【类药五原则数据】　相对分子质量 302.2，脂水分配系数 1.630，可旋转键数 1，氢键受体数 7，氢键给体数 5。

【药物动力学数据】　草质素吸收、分布、代谢、排泄、毒性数据见表 3.19、图 3.13。

表 3.19　草质素吸收、分布、代谢、排泄、毒性数据表

25℃下水溶解度水平	3
血脑屏障通透水平	4
人类肠道吸收性水平	1
肝毒性（马氏距离）	7.575
细胞色素 P450 2D6 抑制性（马氏距离）	8.893
血浆蛋白结合率（马氏距离）	10.76

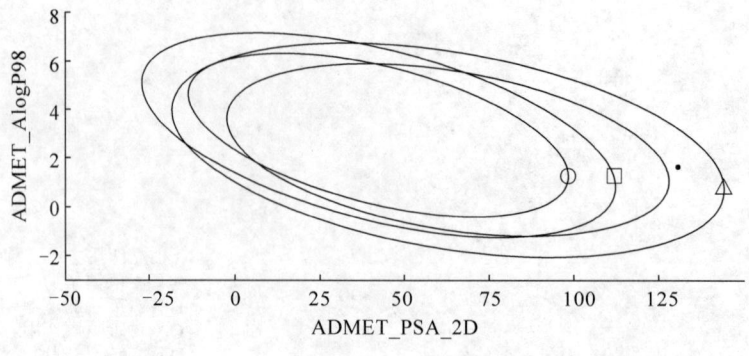

图 3.13　草质素 ADMET 范围图

【毒性】　草质素毒理学概率数据见表 3.20。

表 3.20　草质素毒理学概率表

毒理学性质	发生概率
致突变性	1.000
好氧生物降解性能	0
潜在发育毒性	0.914
皮肤刺激性	0
NTP 致癌性（雄大鼠）	1.000
NTP 致癌性（雌大鼠）	0
NTP 致癌性（雄小鼠）	1.000
NTP 致癌性（雌小鼠）	0

【药理】　草质素药理模型数据见表 3.21。

表 3.21　草质素药理模型数据表

模型 1	大鼠口服半数致死量
LD_{50}	203.5mg/kg
95%的置信限下最小 LD_{50}	32.30mg/kg
95%的置信限下最大 LD_{50}	1.300g/kg
模型 2	大鼠吸入半数致死浓度
LC_{50}	10.00g/(m³·h)
低于 95%置信限下的限量	4.300g/(m³·h)
高于 95%置信限下的限量	10.00g/(m³·h)

【草质素与超氧化物歧化酶（SOD）作用的二维图】　草质素与超氧化物歧化酶（SOD）作用的二维图见图 3.14。

【药理或临床作用】　本品具有清除自由基、抑制蛋白质氧化的作用。

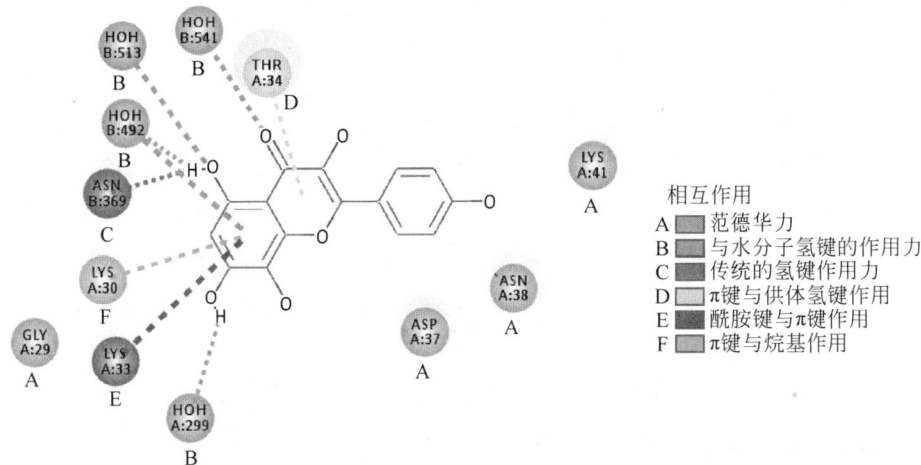

图 3.14 草质素与超氧化物歧化酶(SOD)作用的二维图

相互作用
A □ 范德华力
B □ 与水分子氢键的作用力
C ■ 传统的氢键作用力
D □ π键与供体氢键作用
E ■ 酰胺键与π键作用
F ■ π键与烷基作用

穿心莲黄酮苷 E　Andrographidine E

【化学结构】

【主要来源】 来源于爵床科穿心莲属穿心莲[*Andrographis paniculata*(Burm. f.)Nees]。

【理化性质】 本品为黄色粉末。

【类药五原则数据】 相对分子质量 490.5,脂水分配系数 1.127,可旋转键数 7,氢键受体数 10,氢键给体数 4。

【药物动力学数据】 穿心莲黄酮苷 E 吸收、分布、代谢、排泄、毒性数据见表 3.22、图 3.15。

表 3.22 穿心莲黄酮苷 E 吸收、分布、代谢、排泄、毒性数据表

25℃下水溶解度水平	3
血脑屏障通透水平	4
人类肠道吸收性水平	2
肝毒性(马氏距离)	11.48
细胞色素 P450 2D6 抑制性(马氏距离)	16.57
血浆蛋白结合率(马氏距离)	13.99

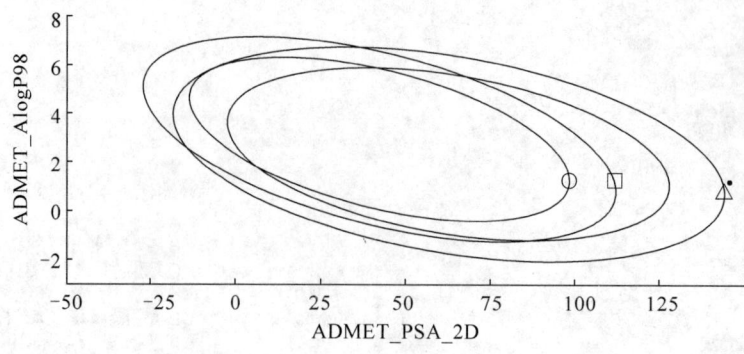

图 3.15　穿心莲黄酮苷 E ADMET 范围图

【毒性】　穿心莲黄酮苷 E 毒理学概率数据见表 3.23。

表 3.23　穿心莲黄酮苷 E 毒理学概率表

毒理学性质	发生概率
致突变性	0.999
好氧生物降解性能	1.000
潜在发育毒性	1.000
皮肤刺激性	0
NTP 致癌性(雄大鼠)	0.906
NTP 致癌性(雌大鼠)	0
NTP 致癌性(雄小鼠)	1.000
NTP 致癌性(雌小鼠)	0

【药理】　穿心莲黄酮苷 E 药理模型数据见表 3.24。

表 3.24　穿心莲黄酮苷 E 药理模型数据表

模型 1	大鼠口服半数致死量
LD_{50}	10.00g/kg
95% 的置信限下最小 LD_{50}	1.200g/kg
95% 的置信限下最大 LD_{50}	10.00g/kg
模型 2	大鼠吸入半数致死浓度
LC_{50}	127.3ng/(m³·h)
低于 95% 置信限下的限量	2.200pg/(m³·h)
高于 95% 置信限下的限量	7.400mg/(m³·h)

【穿心莲黄酮苷 E 与环加氧酶-2(COX-2)-2 作用的二维图】　穿心莲黄酮苷 E 与环加氧酶-2(COX-2)-2 作用的二维图见图 3.16。

【药理或临床作用】　本品具有抗菌、解热、镇静、抑制血小板凝集的作用。

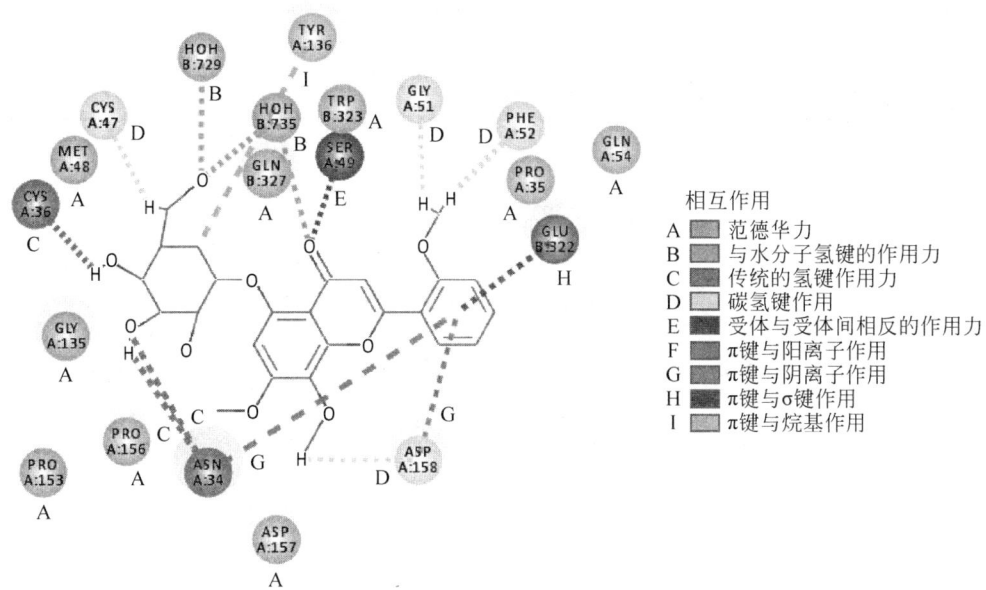

图 3.16 穿心莲黄酮苷 E 与环加氧酶-2(COX-2)-2 作用的二维图

刺槐双氢黄酮 Robtin

【化学结构】

【主要来源】 来源于豆科刺槐属刺槐(*Robinia pseudoacacia*)的花。

【理化性质】 本品为粉末,可溶于甲醇、乙醇等有机溶剂,难溶于水。

【类药五原则数据】 相对分子质量 288.3,脂水分配系数 2.131,可旋转键数 1,氢键受体数 6,氢键给体数 4。

【药物动力学数据】 刺槐双氢黄酮吸收、分布、代谢、排泄、毒性数据见表 3.25、图 3.17。

表 3.25 刺槐双氢黄酮吸收、分布、代谢、排泄、毒性数据表

25℃下水溶解度水平	3
血脑屏障通透水平	4
人类肠道吸收性水平	0

续表

肝毒性（马氏距离）	10.33
细胞色素 P450 2D6 抑制性（马氏距离）	13.50
血浆蛋白结合率（马氏距离）	11.44

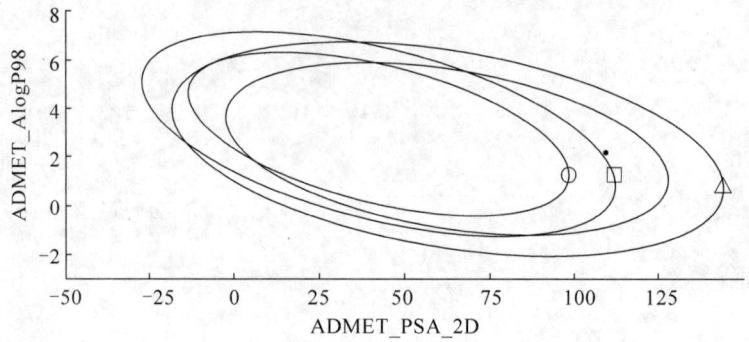

图 3.17　刺槐双氢黄酮 ADMET 范围图

【毒性】　刺槐双氢黄酮毒理学概率数据见表 3.26。

表 3.26　刺槐双氢黄酮毒理学概率表

毒理学性质	发生概率
致突变性	0
好氧生物降解性能	0
潜在发育毒性	0.959
皮肤刺激性	1.000
NTP 致癌性（雄大鼠）	0.001
NTP 致癌性（雌大鼠）	0.001
NTP 致癌性（雄小鼠）	1.000
NTP 致癌性（雌小鼠）	0

【药理】　刺槐双氢黄酮药理模型数据见表 3.27。

表 3.27　刺槐双氢黄酮药理模型数据表

模型 1	大鼠口服半数致死量
LD_{50}	4.500g/kg
95％的置信限下最小 LD_{50}	728.0mg/kg
95％的置信限下最大 LD_{50}	10.00g/kg
模型 2	大鼠吸入半数致死浓度
LC_{50}	10.00g/(m³ · h)
低于 95％置信限下的限量	10.00g/(m³ · h)
高于 95％置信限下的限量	10.00g/(m³ · h)

【刺槐双氢黄酮与 AMPK 蛋白激酶靶点作用的二维图】　刺槐双氢黄酮与 AMPK 蛋白激酶靶点作用的二维图见图 3.18。

【药理或临床作用】　本品可治疗急慢性肾炎、尿毒症、肾性高血压、膀胱炎和泌尿系统

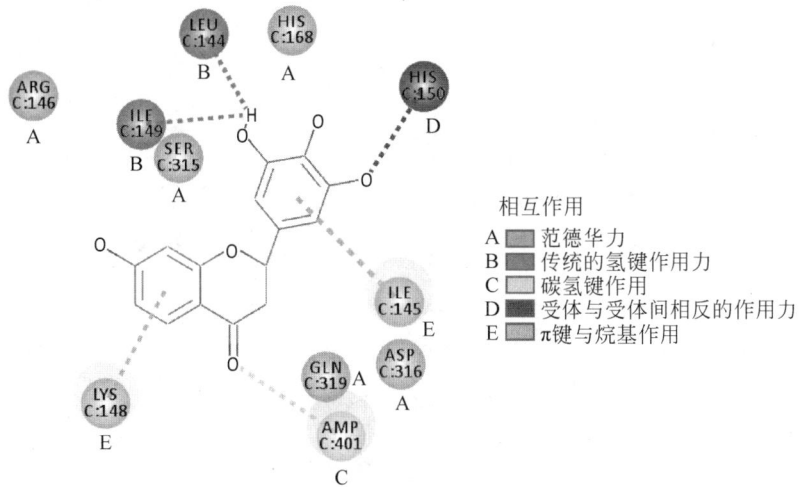

图 3.18　刺槐双氢黄酮与 AMPK 蛋白激酶靶点作用的二维图

等疾病。

粗毛淫羊藿苷　Acuminatin

【化学结构】

【主要来源】　来源于小檗科淫羊藿属粗毛淫羊藿(*Epimedium acuminatum* Franch.)。

【理化性质】　本品为结晶状,溶于乙醇、乙酸乙酯,不溶于醚、苯、三氯甲烷。

【类药五原则数据】　相对分子质量 340.4,脂水分配系数 4.724,可旋转键数 5,氢键受体数 4,氢键给体数 0。

【药物动力学数据】　粗毛淫羊藿苷吸收、分布、代谢、排泄、毒性数据见表 3.28、图 3.19。

表 3.28　粗毛淫羊藿苷吸收、分布、代谢、排泄、毒性数据表

25℃下水溶解度水平	2
血脑屏障通透水平	0
人类肠道吸收性水平	0
肝毒性(马氏距离)	10.94
细胞色素 P450 2D6 抑制性(马氏距离)	13.77
血浆蛋白结合率(马氏距离)	9.896

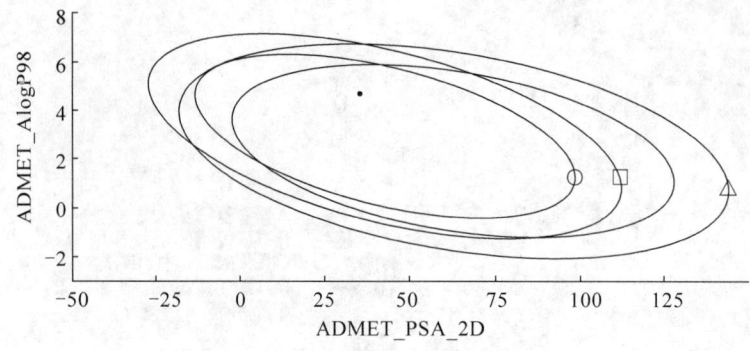

图 3.19 粗毛淫羊藿苷 ADMET 范围图

【毒性】 粗毛淫羊藿苷毒理学概率数据见表 3.29。

表 3.29 粗毛淫羊藿苷毒理学概率表

毒理学性质	发生概率
致突变性	0
好氧生物降解性能	0
潜在发育毒性	0.002
皮肤刺激性	0.095
NTP 致癌性(雄大鼠)	0
NTP 致癌性(雌大鼠)	0.987
NTP 致癌性(雄小鼠)	1.000
NTP 致癌性(雌小鼠)	0

【药理】 粗毛淫羊藿苷药理模型数据见表 3.30。

表 3.30 粗毛淫羊藿苷药理模型数据表

模型 1	大鼠口服半数致死量
LD_{50}	10.00g/kg
95％的置信限下最小 LD_{50}	10.00g/kg
95％的置信限下最大 LD_{50}	10.00g/kg
模型 2	大鼠吸入半数致死浓度
LC_{50}	$10.00g/(m^3 \cdot h)$
低于95％置信限下的限量	$10.00g/(m^3 \cdot h)$
高于95％置信限下的限量	$10.00g/(m^3 \cdot h)$

【粗毛淫羊藿苷与肿瘤靶点 BAX 蛋白作用的二维图】 粗毛淫羊藿苷与肿瘤靶点 BAX 蛋白作用的二维图见图 3.20。

【药理或临床作用】 本品具有改善心脑血管功能、调节内分泌及性腺功能、促进成骨细胞的增殖和发育、增强免疫功能、抗肿瘤等作用。

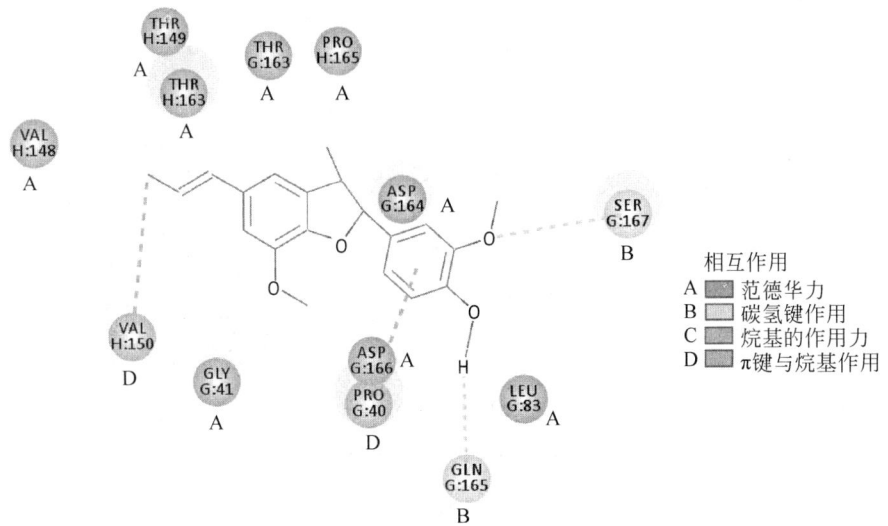

图 3.20　粗毛淫羊藿苷与肿瘤靶点 Bax 蛋白作用的二维图

大波斯菊苷 Apigenin-7-O-Glucoside

【化学结构】

【主要来源】　来源于唇形科刺蕊草属广藿香［*Pogostemon cablin*（Blanco）Bent.］。

【理化性质】　本品为白色粉末,熔点 229.00～232.00℃,可溶于热甲醇、二甲基亚砜等溶剂,不溶于石油醚、三氯甲烷。

【类药五原则数据】　相对分子质量 432.4,脂水分配系数 0.480,可旋转键数 4,氢键受体数 10,氢键给体数 6。

【药物动力学数据】　大波斯菊苷吸收、分布、代谢、排泄、毒性数据见表 3.31、图 3.21。

表 3.31　大波斯菊苷吸收、分布、代谢、排泄、毒性数据表

25℃下水溶解度水平	3
血脑屏障通透水平	4
人类肠道吸收性水平	3
肝毒性(马氏距离)	11.32
细胞色素 P450 2D6 抑制性(马氏距离)	13.81
血浆蛋白结合率(马氏距离)	12.91

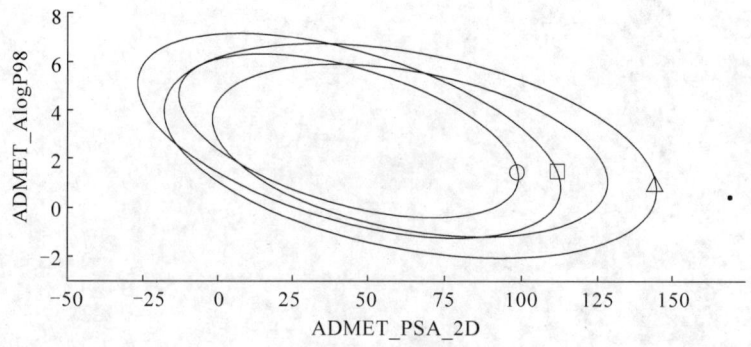

图 3.21 大波斯菊苷 ADMET 范围图

【毒性】 大波斯菊苷毒理学概率数据见表 3.32。

表 3.32 大波斯菊苷毒理学概率表

毒理学性质	发生概率
致突变性	0.167
好氧生物降解性能	1.000
潜在发育毒性	1.000
皮肤刺激性	0.013
NTP 致癌性（雄大鼠）	0.076
NTP 致癌性（雌大鼠）	0
NTP 致癌性（雄小鼠）	1.000
NTP 致癌性（雌小鼠）	0.414

【药理】 大波斯菊苷药理模型数据见表 3.33。

表 3.33 大波斯菊苷药理模型数据表

模型 1	大鼠口服半数致死量
LD_{50}	1.500g/kg
95％的置信限下最小 LD_{50}	193.3mg/kg
95％的置信限下最大 LD_{50}	10.00g/kg
模型 2	大鼠吸入半数致死浓度
LC_{50}	43.80ng/(m³·h)
低于 95％置信限下的限量	0.200pg/(m³·h)
高于 95％置信限下的限量	12.50mg/(m³·h)

【大波斯菊苷与抗炎受体环加氧酶-2(COX-2)作用的二维图】 大波斯菊苷与抗炎受体环加氧酶-2(COX-2)作用的二维图见图 3.22。

【药理或临床作用】 本品具有抗病毒、抗炎、抗衰老、抗肿瘤等作用。

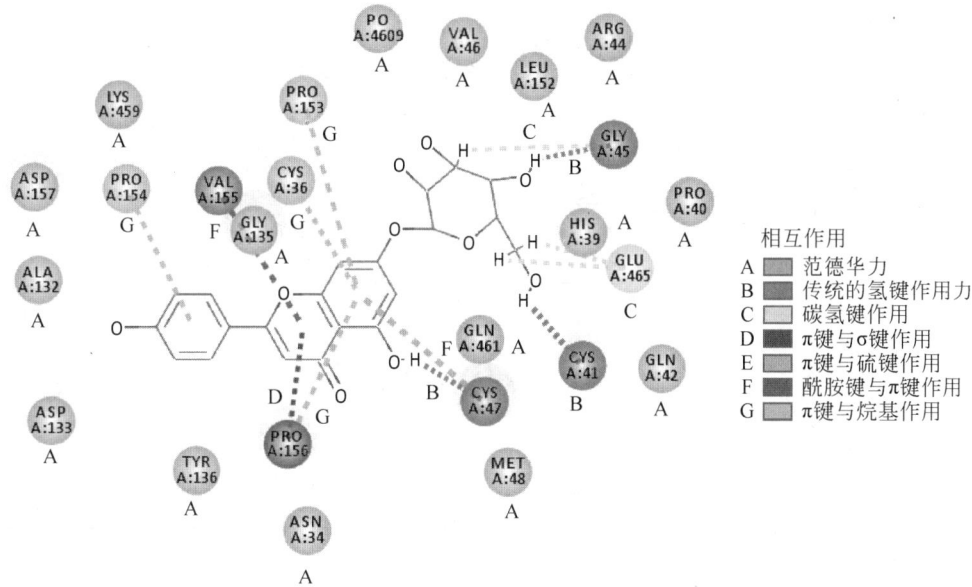

图 3.22 大波斯菊苷与抗炎受体环加氧酶-2(COX-2)作用的二维图

大豆素 Daidzein

【化学结构】

【主要来源】 来源于豆科大豆属大豆[*Glycine max*(Linn.)Merr.]。

【理化性质】 本品为苍黄色棱柱结晶(稀乙醇),分解点 315.00~323.00℃,溶于乙醇及乙醚。

【类药五原则数据】 相对分子质量 254.2,脂水分配系数 2.3820,可旋转键数 1,氢键受体数 4,氢键给体数 2。

【药物动力学数据】 大豆素吸收、分布、代谢、排泄、毒性数据见表 3.34、图 3.23。

表 3.34 大豆素吸收、分布、代谢、排泄、毒性数据表

25℃下水溶解度水平	3
血脑屏障通透水平	2
人类肠道吸收性水平	0
肝毒性(马氏距离)	7.314
细胞色素 P450 2D6 抑制性(马氏距离)	8.531
血浆蛋白结合率(马氏距离)	10.34

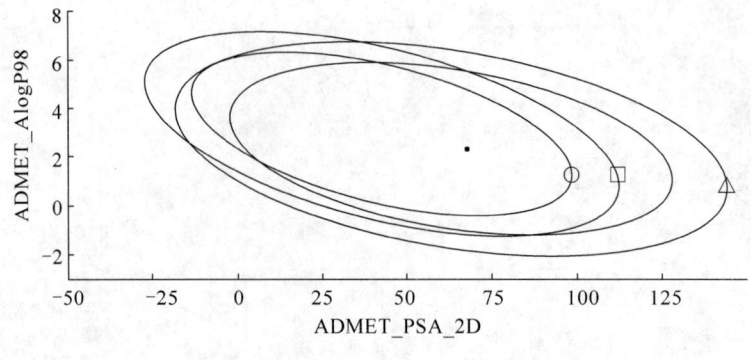

图 3.23 大豆素 ADMET 范围图

【毒性】 大豆素毒理学概率数据见表 3.35。

表 3.35 大豆素毒理学概率表

毒理学性质	发生概率
致突变性	0.028
好氧生物降解性能	0.671
潜在发育毒性	1.000
皮肤刺激性	0
NTP 致癌性(雄大鼠)	1.000
NTP 致癌性(雌大鼠)	1.000
NTP 致癌性(雄小鼠)	1.000
NTP 致癌性(雌小鼠)	0.119

【药理】 大豆素药理模型数据见表 3.36。

表 3.36 大豆素药理模型数据表

模型 1	大鼠口服半数致死量
LD_{50}	272.4mg/kg
95％的置信限下最小 LD_{50}	48.10mg/kg
95％的置信限下最大 LD_{50}	1.500g/kg
模型 2	大鼠吸入半数致死浓度
LC_{50}	10.00g/(m³·h)
低于 95％置信限下的限量	10.00g/(m³·h)
高于 95％置信限下的限量	10.00g/(m³·h)

【大豆素与靶点 ACBA1 蛋白作用的二维图】 大豆素与靶点 ACBA1 蛋白作用的二维图见图 3.24。

【药理或临床作用】 本品可用于促进畜禽和鱼虾等动物的生长,对冠心病有辅助治疗作用。

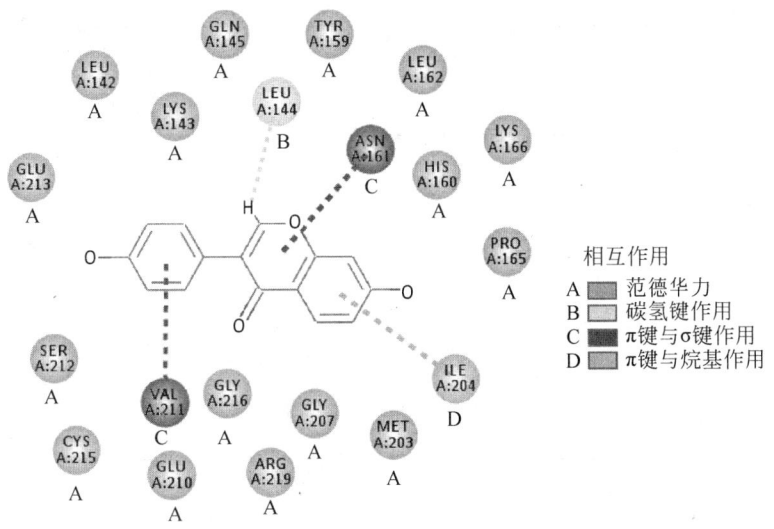

图 3.24　大豆素与靶点 ACBA1 蛋白作用的二维图

灯盏花素　Breviscapine

【化学结构】

【主要来源】　来源于菊科飞蓬属短葶飞蓬［*Erigeron breviscapus*(Vant.)Hand.-Mazz.］。

【理化性质】　本品为黄色粉末,有一定吸湿性,无臭、无味或味微咸,沸点 891.60℃,闪点 314.90℃。

【类药五原则数据】　相对分子质量 460.4,脂水分配系数 0.671,可旋转键数 44,氢键受体数 11,氢键给体数 7。

【药物动力学数据】　灯盏花素吸收、分布、代谢、排泄、毒性数据见表 3.37、图 3.25。

表 3.37　灯盏花素吸收、分布、代谢、排泄、毒性数据表

25℃下水溶解度水平	3
血脑屏障通透水平	4
人类肠道吸收性水平	3

续表

肝毒性(马氏距离)	12.20
细胞色素 P450 2D6 抑制性(马氏距离)	13.27
血浆蛋白结合率(马氏距离)	15.21

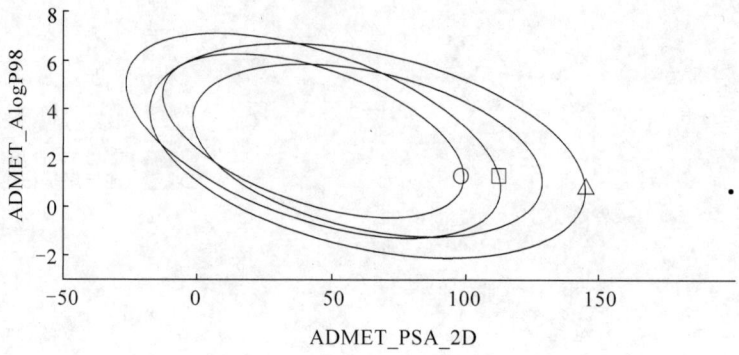

图 3.25　灯盏花素 ADMET 范围图

【毒性】　灯盏花素毒理学概率数据见表 3.38。

表 3.38　灯盏花素毒理学概率表

毒理学性质	发生概率
致突变性	0.393
好氧生物降解性能	1.000
潜在发育毒性	1.000
皮肤刺激性	0.865
NTP 致癌性(雄大鼠)	1.000
NTP 致癌性(雌大鼠)	0.824
NTP 致癌性(雄小鼠)	1.000
NTP 致癌性(雌小鼠)	0

【药理】　灯盏花素药理模型数据见表 3.39。

表 3.39　灯盏花素药理模型数据表

模型 1	大鼠口服半数致死量
LD_{50}	10.00g/kg
95％的置信限下最小 LD_{50}	10.00g/kg
95％的置信限下最大 LD_{50}	10.00g/kg
模型 2	大鼠吸入半数致死浓度
LC_{50}	48.10pg/(m³ · h)
低于 95％置信限下的限量	0pg/(m³ · h)
高于 95％置信限下的限量	73.30μg/(m³ · h)

【灯盏花素与 $β_2$ 受体作用的二维图】　灯盏花素与 $β_2$ 受体作用的二维图见图 3.26。

【药理或临床作用】　本品可用于治疗脑供血不足、脑出血所致后遗症、高黏脂血症、脑血栓、冠心病、心绞痛等。

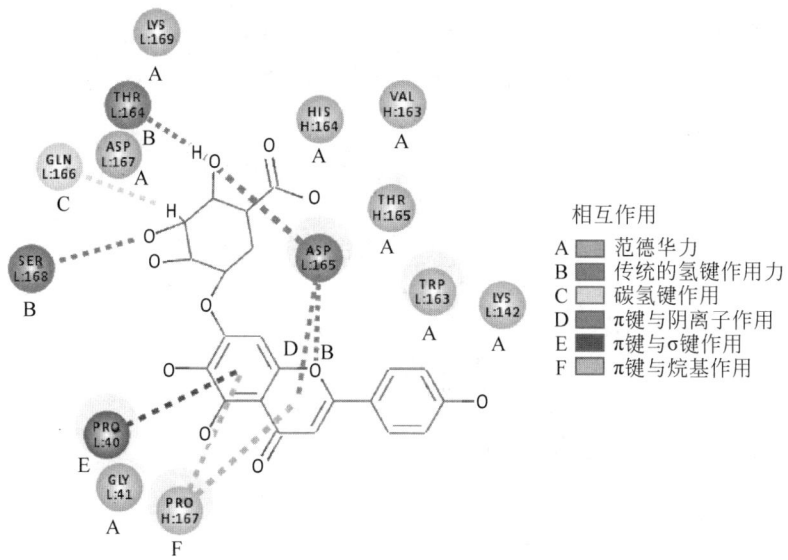

图 3.26　灯盏花素与 β_2 受体作用的二维图

相互作用

A □ 范德华力
B □ 传统的氢键作用力
C □ 碳氢键作用
D □ π键与阴离子作用
E □ π键与σ键作用
F □ π键与烷基作用

短叶松素　Pinobanksin

【化学结构】

【主要来源】　来源于松科松属北美短叶松(*Pinus banksiana* Lamb.)。

【理化性质】　本品为黄色结晶状,熔点 177.00～178.00℃,沸点 570.60℃,可溶于水和乙醚。

【类药五原则数据】　相对分子质量 272.3,脂水分配系数 1.963,可旋转键数 1,氢键受体数 5,氢键给体数 3。

【药物动力学数据】　短叶松素吸收、分布、代谢、排泄、毒性数据见表 3.40、图 3.27。

表 3.40　短叶松素吸收、分布、代谢、排泄、毒性数据表

25℃下水溶解度水平	3
血脑屏障通透水平	3
人类肠道吸收性水平	0
肝毒性(马氏距离)	11.61
细胞色素 P450 2D6 抑制性(马氏距离)	14.91
血浆蛋白结合率(马氏距离)	12.06

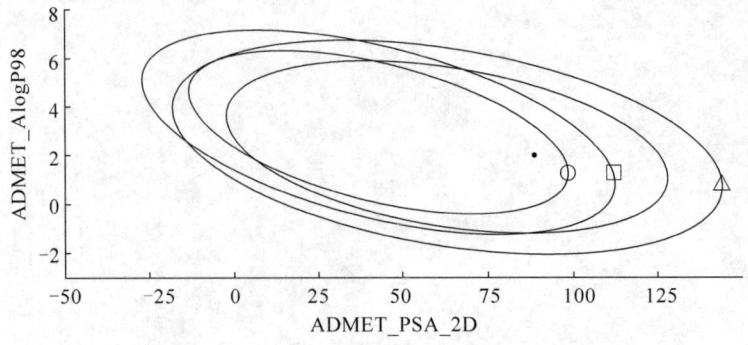

图 3.27　短叶松素 ADMET 范围图

【毒性】　短叶松素毒理学概率数据见表 3.41。

表 3.41　短叶松素毒理学概率表

毒理学性质	发生概率
致突变性	0.989
好氧生物降解性能	0
潜在发育毒性	1.000
皮肤刺激性	0
NTP 致癌性(雄大鼠)	0.009
NTP 致癌性(雌大鼠)	0
NTP 致癌性(雄小鼠)	1.000
NTP 致癌性(雌小鼠)	0

【药理】　短叶松素药理模型数据见表 3.42。

表 3.42　短叶松素药理模型数据表

模型 1	大鼠口服半数致死量
LD_{50}	1.100g/kg
95%的置信限下最小 LD_{50}	136.0mg/kg
95%的置信限下最大 LD_{50}	9.600g/kg
模型 2	大鼠吸入半数致死浓度
LC_{50}	10.00g/(m³·h)
低于 95%置信限下的限量	1.100g/(m³·h)
高于 95%置信限下的限量	10.00g/(m³·h)

【短叶松素与抗炎受体环加氧酶-2(COX-2)作用的二维图】　短叶松素与抗炎受体环加氧酶-2(COX-2)作用的二维图见图 3.28。

【药理或临床作用】　本品具有抗菌、抗炎、抗氧化、保肝、护肝等作用。

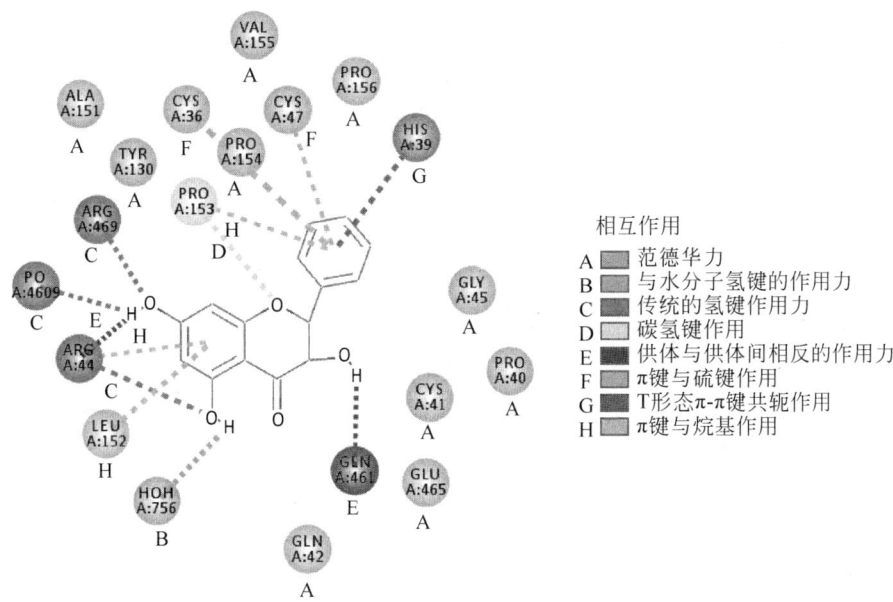

图 3.28　短叶松素与抗炎受体环加氧酶-2(COX-2)作用的二维图

相互作用
A ■ 范德华力
B ■ 与水分子氢键的作用力
C ■ 传统的氢键作用力
D ■ 碳氢键作用
E ■ 供体与供体间相反的作用力
F ■ π键与硫键作用
G ■ T形态π-π键共轭作用
H ■ π键与烷基作用

甘草西定　Licoricidin

【化学结构】

【主要来源】　来源于豆科甘草属甘草(*Glycyrrhiza uralensis* Fisch.)的根茎。

【理化性质】　本品为白色结晶粉末,熔点 161.00～162.50℃。

【类药五原则数据】　相对分子质量 424.5,脂水分配系数 6.666,可旋转键数 6,氢键受体数 5,氢键给体数 3。

【药物动力学数据】　甘草西定吸收、分布、代谢、排泄、毒性数据见表 3.43、图 3.29。

表 3.43　甘草西定吸收、分布、代谢、排泄、毒性数据表

25℃下水溶解度水平	1
血脑屏障通透水平	4
人类肠道吸收性水平	2
肝毒性(马氏距离)	12.06
细胞色素 P450 2D6 抑制性(马氏距离)	15.06
血浆蛋白结合率(马氏距离)	13.03

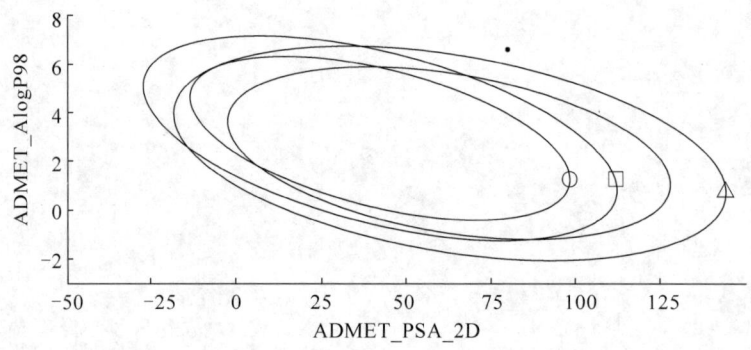

图 3.29　甘草西定 ADMET 范围图

【毒性】　甘草西定毒理学概率数据见表 3.44。

表 3.44　甘草西定毒理学概率表

毒理学性质	发生概率
致突变性	1.000
好氧生物降解性能	1.000
潜在发育毒性	1.000
皮肤刺激性	1.000
NTP 致癌性(雄大鼠)	1.000
NTP 致癌性(雌大鼠)	1.000
NTP 致癌性(雄小鼠)	1.000
NTP 致癌性(雌小鼠)	0

【药理】　甘草西定药理模型数据见表 3.45。

表 3.45　甘草西定药理模型数据表

模型 1	大鼠口服半数致死量
LD_{50}	9.100g/kg
95％的置信限下最小 LD_{50}	1.100g/kg
95％的置信限下最大 LD_{50}	10.00g/kg
模型 2	大鼠吸入半数致死浓度
LC_{50}	$10.00g/(m^3 \cdot h)$
低于 95％置信限下的限量	$10.00g/(m^3 \cdot h)$
高于 95％置信限下的限量	$10.00g/(m^3 \cdot h)$

【甘草西定与环加氧酶-2(COX-2)作用的二维图】　甘草西定与环加氧酶-2(COX-2)作用的二维图见图 3.30。

【药理或临床作用】　本品具有抑制黑色素、抗炎作用。

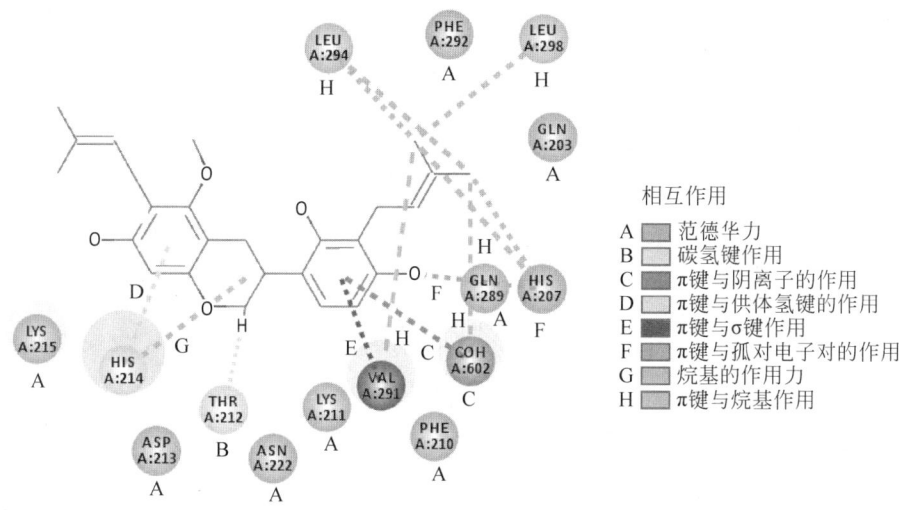

图 3.30　甘草西定与环加氧酶-2(COX-2)作用的二维图

高良姜素　Galangin

【化学结构】

【主要来源】　来源于姜科山姜属高良姜(*Alpinia officinarum* Hance)根茎。

【理化性质】　本品为微黄色针状结晶,易溶于乙醇及乙醚,可升华,密度 1.58g/cm³,熔点为 214.00～215.00℃,沸点为 518.60℃,闪点为 202.00℃。

【类药五原则数据】　相对分子质量 270.2,脂水分配系数 2.114,可旋转键数 1,氢键受体数 5,氢键给体数 3。

【药物动力学数据】　高良姜素吸收、分布、代谢、排泄、毒性数据见表 3.46、图 3.31。

表 3.46　高良姜素吸收、分布、代谢、排泄、毒性数据表

25℃下水溶解度水平	3
血脑屏障通透水平	3
人类肠道吸收性水平	0
肝毒性(马氏距离)	9.954
细胞色素 P450 2D6 抑制性(马氏距离)	11.14
血浆蛋白结合率(马氏距离)	11.08

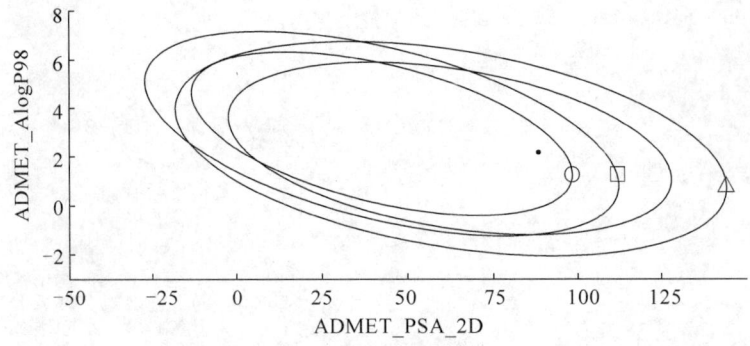

图 3.31　高良姜素 ADMET 范围图

【毒性】　高良姜素毒理学概率数据见表 3.47。

表 3.47　高良姜素毒理学概率表

毒理学性质	发生概率
致突变性	1.000
好氧生物降解性能	0.007
潜在发育毒性	1.000
皮肤刺激性	0
NTP 致癌性（雄大鼠）	0.997
NTP 致癌性（雌大鼠）	0
NTP 致癌性（雄小鼠）	1.000
NTP 致癌性（雌小鼠）	0

【药理】　高良姜素药理模型数据见表 3.48。

表 3.48　高良姜素药理模型数据表

模型 1	大鼠口服半数致死量
LD_{50}	134.0mg/kg
95% 的置信限下最小 LD_{50}	22.90mg/kg
95% 的置信限下最大 LD_{50}	784.1mg/kg
模型 2	大鼠吸入半数致死浓度
LC_{50}	9.700g/(m³·h)
低于 95% 置信限下的限量	269.4mg/(m³·h)
高于 95% 置信限下的限量	10.00g/(m³·h)

【高良姜素与人细胞周期蛋白依赖性激酶 2 作用的二维图】　高良姜素与人细胞周期蛋白依赖性激酶 2 作用的二维图见图 3.32。

【药理或临床作用】　本品具有抗肿瘤、抗病毒、抗菌作用。

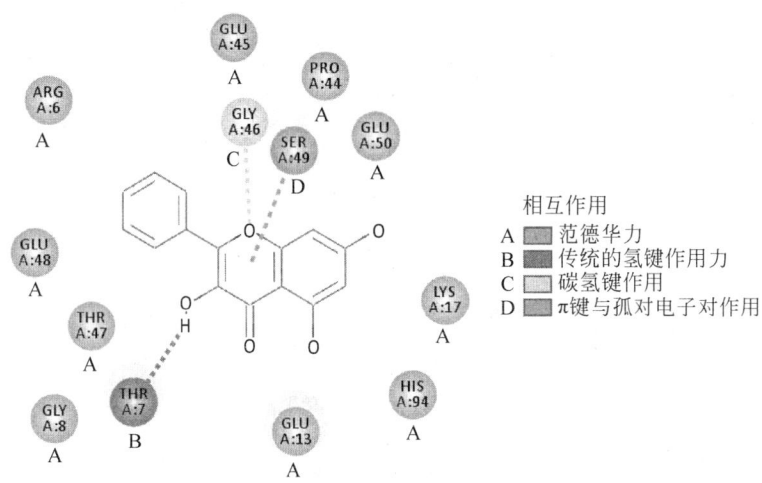

图 3.32 高良姜素与人细胞周期蛋白依赖性激酶 2 作用的二维图

葛根素 Puerarin

【化学结构】

【主要来源】 来源于豆科葛属葛[*Pueraria lobata*(Willd.)Ohwi]的根。

【理化性质】 本品低含量为棕色粉末,高含量为白色针状结晶粉末,熔点 187.00～189.00℃,可溶于甲醇,略溶于乙醇,微溶于水,不溶于三氯甲烷或乙醚。

【类药五原则数据】 相对分子质量 416.4,脂水分配系数 −0.009,可旋转键数 3,氢键受体数 9,氢键给体数 6。

【药物动力学数据】 葛根素吸收、分布、代谢、排泄、毒性数据见表 3.49、图 3.33。

表 3.49 葛根素吸收、分布、代谢、排泄、毒性数据表

25℃下水溶解度水平	3
血脑屏障通透水平	4
人类肠道吸收性水平	3
肝毒性(马氏距离)	9.971
细胞色素 P450 2D6 抑制性(马氏距离)	13.07
血浆蛋白结合率(马氏距离)	12.64

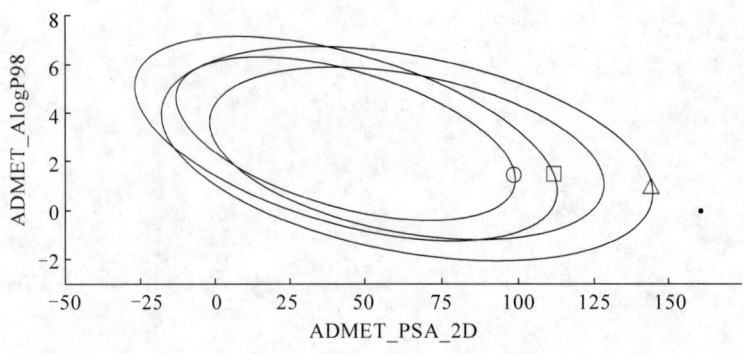

图 3.33 葛根素 ADMET 范围图

【毒性】 葛根素毒理学概率数据见表 3.50。

表 3.50 葛根素毒理学概率表

毒理学性质	发生概率
致突变性	1.000
好氧生物降解性能	1.000
潜在发育毒性	1.000
皮肤刺激性	0.003
NTP 致癌性(雄大鼠)	0.999
NTP 致癌性(雌大鼠)	0.001
NTP 致癌性(雄小鼠)	1.000
NTP 致癌性(雌小鼠)	0.982

【药理】 葛根素药理模型数据见表 3.51。

表 3.51 葛根素药理模型数据表

模型 1	大鼠口服半数致死量
LD_{50}	363.4mg/kg
95％的置信限下最小 LD_{50}	48.20mg/kg
95％的置信限下最大 LD_{50}	2.700g/kg
模型 2	大鼠吸入半数致死浓度
LC_{50}	318.8pg/(m³ · h)
低于 95％置信限下的限量	0pg/(m³ · h)
高于 95％置信限下的限量	107.8μg/(m³ · h)

【葛根素与 AMPK 蛋白激酶靶点作用的二维图】 葛根素与 AMPK 蛋白激酶靶点作用的二维图见图 3.34。

【药理或临床作用】 本品具有提高免疫力、增强心肌收缩力、保护心肌细胞、降低血压、抗血小板聚集等作用。

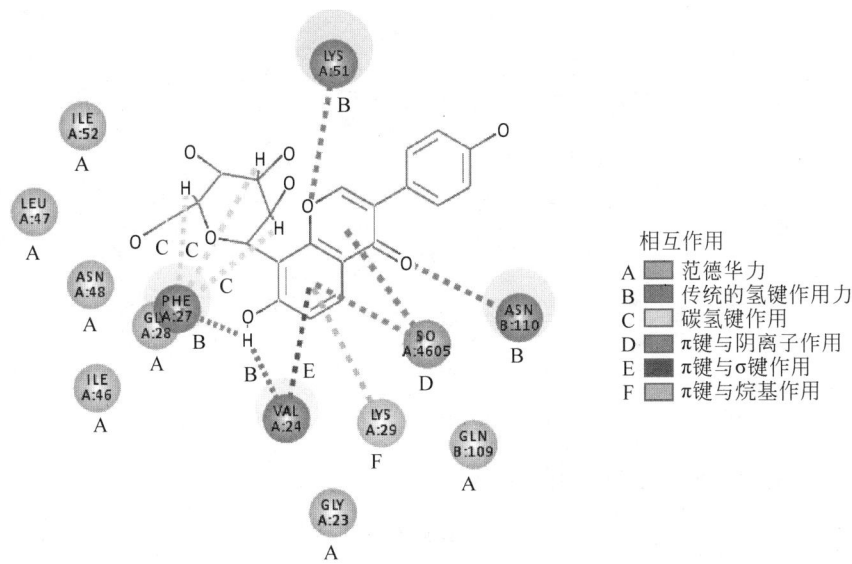

图 3.34　葛根素与 AMPK 蛋白激酶靶点作用的二维图

相互作用
A　范德华力
B　传统的氢键作用力
C　碳氢键作用
D　π键与阴离子作用
E　π键与σ键作用
F　π键与烷基作用

构酮醇　Broussoflavonol

【化学结构】

【主要来源】　来源于桑科构属构树[*Broussonetia papyrifera* (Linn.) L'Hér. ex Vent.]根皮。

【理化性质】　本品为粉末状。

【类药五原则数据】　相对分子质量 504.6，脂水分配系数 5.982，可旋转键数 5，氢键受体数 7，氢键给体数 4。

【药物动力学数据】　构酮醇吸收、分布、代谢、排泄、毒性数据见表 3.52、图 3.35。

表 3.52　构酮醇吸收、分布、代谢、排泄、毒性数据表

25℃下水溶解度水平	1
血脑屏障通透水平	4
人类肠道吸收性水平	2
肝毒性（马氏距离）	12.81
细胞色素 P450 2D6 抑制性（马氏距离）	15.74
血浆蛋白结合率（马氏距离）	13.54

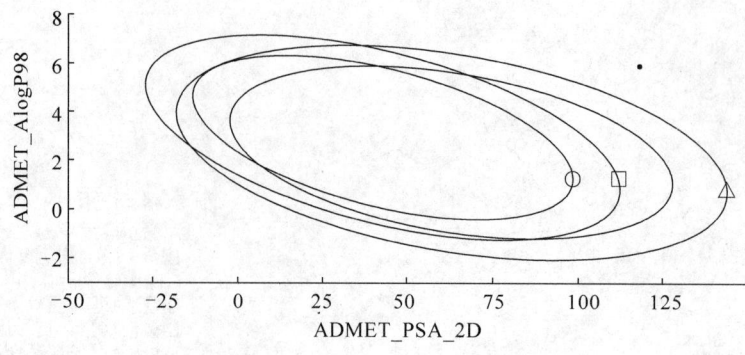

图 3.35 构酮醇 ADMET 范围图

【毒性】 构酮醇毒理学概率数据见表 3.53。

表 3.53 构酮醇毒理学概率表

毒理学性质	发生概率
致突变性	0
好氧生物降解性能	0
潜在发育毒性	0.999
皮肤刺激性	1.000
NTP 致癌性（雄大鼠）	1.000
NTP 致癌性（雌大鼠）	0
NTP 致癌性（雄小鼠）	1.000
NTP 致癌性（雌小鼠）	1.000

【药理】 构酮醇药理模型数据见表 3.54。

表 3.54 构酮醇药理模型数据表

模型 1	大鼠口服半数致死量
LD_{50}	35.80mg/kg
95%的置信限下最小 LD_{50}	3.600mg/kg
95%的置信限下最大 LD_{50}	355.1mg/kg
模型 2	大鼠吸入半数致死浓度
LC_{50}	10.00g/(m³·h)
低于 95%置信限下的限量	10.00g/(m³·h)
高于 95%置信限下的限量	10.00g/(m³·h)

【构酮醇与抗血栓血小板 P2Y12 受体作用的二维图】 构酮醇与抗血栓血小板 P2Y12 受体作用的二维图见图 3.36。

【药理或临床作用】 本品具有抑制脂质氧化、抗血小板聚集的作用。

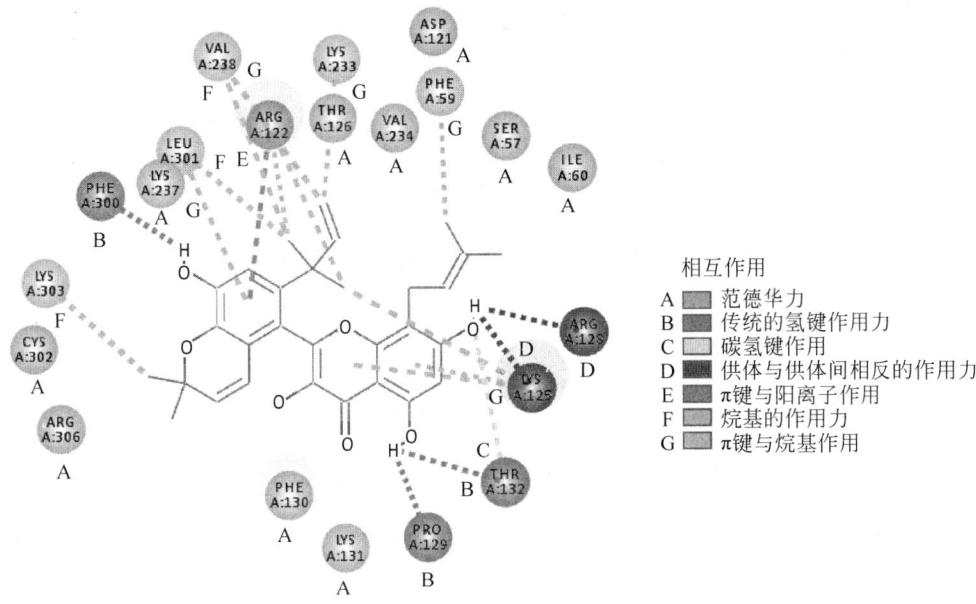

图 3.36　构酮醇与抗血栓血小板 P2Y12 受体作用的二维图

光甘草定　Glabridin

【化学结构】

【主要来源】　来源于豆科甘草属洋甘草(*Glycyrrhiza glabra* L.)。

【理化性质】　本品低含量为棕色粉末,高含量为白色粉末,溶于丁二醇、丙二醇等有机溶剂,不溶于水。密度 1.26g/cm3,熔点 156.00～158.00℃,沸点 518.60℃,闪点 267.40℃。

【类药五原则数据】　相对分子质量 324.4,脂水分配系数 3.999,可旋转键数 1,氢键受体数 4,氢键给体数 2。

【药物动力学数据】　光甘草定吸收、分布、代谢、排泄、毒性数据见表 3.55、图 3.37。

表 3.55　光甘草定吸收、分布、代谢、排泄、毒性数据表

25℃下水溶解度水平	2
血脑屏障通透水平	1
人类肠道吸收性水平	0

续表

肝毒性(马氏距离)	10.77
细胞色素 P450 2D6 抑制性(马氏距离)	13.79
血浆蛋白结合率(马氏距离)	13.63

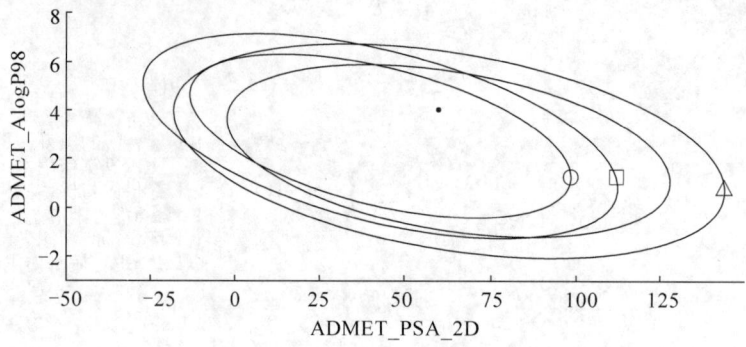

图 3.37　光甘草定 ADMET 范围图

【毒性】　光甘草定毒理学概率数据见表 3.56。

表 3.56　光甘草定毒理学概率表

毒理学性质	发生概率
致突变性	0
好氧生物降解性能	1.000
潜在发育毒性	1.000
皮肤刺激性	0.437
NTP 致癌性(雄大鼠)	1.000
NTP 致癌性(雌大鼠)	1.000
NTP 致癌性(雄小鼠)	0.025
NTP 致癌性(雌小鼠)	0

【药理】　光甘草定药理模型数据见表 3.57。

表 3.57　光甘草定药理模型数据表

模型 1	大鼠口服半数致死量
LD_{50}	12.70mg/kg
95％的置信限下最小 LD_{50}	1.600mg/kg
95％的置信限下最大 LD_{50}	100.8mg/kg
模型 2	大鼠吸入半数致死浓度
LC_{50}	3.900g/(m³·h)
低于 95％置信限下的限量	345.0mg/(m³·h)
高于 95％置信限下的限量	10.00g/(m³·h)

【光甘草定与抗氧化 SOD 受体作用的二维图】　光甘草定与抗氧化 SOD 受体作用的二维图见图 3.38。

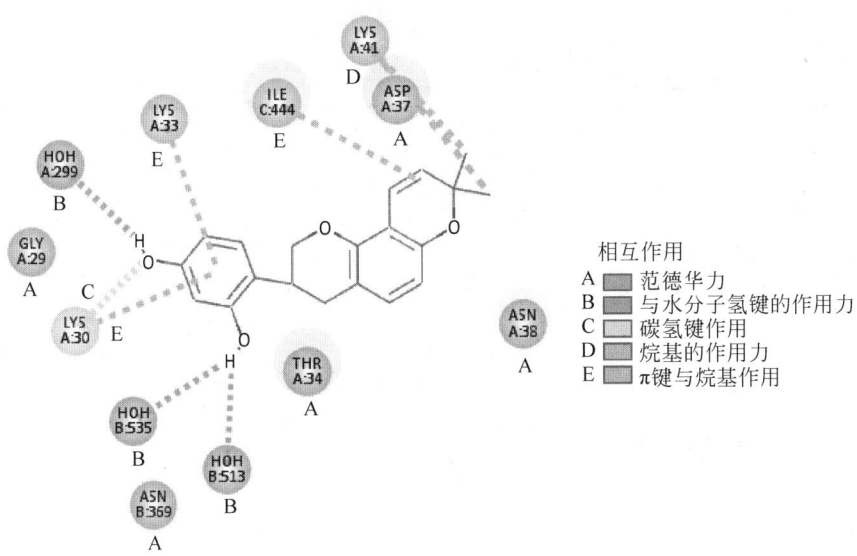

图 3.38　光甘草定与抗氧化 SOD 受体作用的二维图

相互作用
A ■ 范德华力
B ■ 与水分子氢键的作用力
C ■ 碳氢键作用
D ■ 烷基的作用力
E ■ π键与烷基作用

【药理或临床作用】　本品可防治与自由基氧化有关的某些病理变化,如动脉粥样硬化、细胞衰老等,亦可用于降血脂、降血压、抗菌、抗炎等。

光甘草宁 Glabranin

【化学结构】

【主要来源】　来源于豆科甘草属洋甘草(*Glycyrrhiza* glabra L.)的根。

【理化性质】　本品熔点为 169.00～170.00℃(苯),溶于甲醇、三氯甲烷,微溶于水。

【类药五原则数据】　相对分子质量 324.4,脂水分配系数 4.472,可旋转键数 3,氢键受体数 4,氢键给体数 2。

【药物动力学数据】　光甘草宁吸收、分布、代谢、排泄、毒性数据见表 3.58、图 3.39。

表 3.58　光甘草宁吸收、分布、代谢、排泄、毒性数据表

25℃下水溶解度水平	2
血脑屏障通透水平	1
人类肠道吸收性水平	0

续表

肝毒性(马氏距离)	13.42
细胞色素 P450 2D6 抑制性(马氏距离)	14.75
血浆蛋白结合率(马氏距离)	12.00

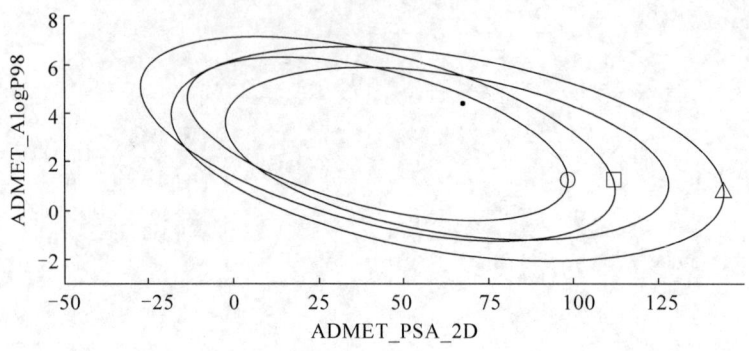

图 3.39　光甘草宁 ADMET 范围图

【毒性】　光甘草宁毒理学概率数据见表 3.59。

表 3.59　光甘草宁毒理学概率表

毒理学性质	发生概率
致突变性	1.000
好氧生物降解性能	0
潜在发育毒性	0.393
皮肤刺激性	1.000
NTP 致癌性(雄大鼠)	0.023
NTP 致癌性(雌大鼠)	0.061
NTP 致癌性(雄小鼠)	1.000
NTP 致癌性(雌小鼠)	0.002

【药理】　光甘草宁药理模型数据见表 3.60。

表 3.60　光甘草宁药理模型数据表

模型 1	大鼠口服半数致死量
LD_{50}	6.800g/kg
95％的置信限下最小 LD_{50}	1.000g/kg
95％的置信限下最大 LD_{50}	10.00g/kg
模型 2	大鼠吸入半数致死浓度
LC_{50}	10.00g/(m³ · h)
低于 95％置信限下的限量	10.00g/(m³ · h)
高于 95％置信限下的限量	10.00g/(m³ · h)

【光甘草宁与降血脂受体作用的二维图】　光甘草宁与降血脂受体作用的二维图见图 3.40。

【药理或临床作用】　本品可用作抗氧化剂、抗动脉粥样硬化剂。

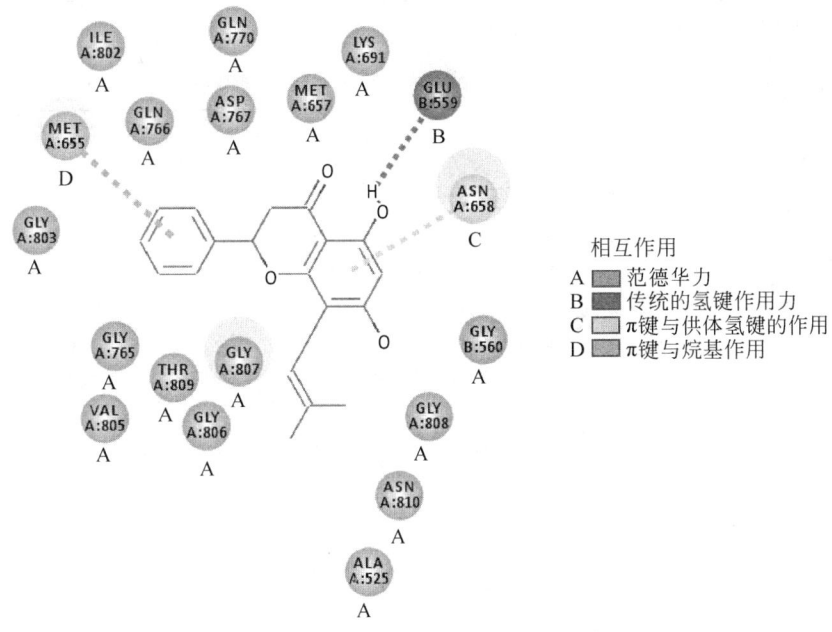

图 3.40　光甘草宁与降血脂受体作用的二维图

桂木黄素　Artocarpin

【化学结构】

【主要来源】　来源于桑科波罗蜜属面包树[*Artocarpus incisa*(Thunb.)L.]的心木。

【理化性质】　本品为黄色针状结晶,熔点 183.00℃,易溶于油脂和脂溶性溶剂,不溶于水。

【类药五原则数据】　相对分子质量 436.5,脂水分配系数 5.872,可旋转键数 6,氢键受体数 6,氢键给体数 3。

【药物动力学数据】　桂木黄素吸收、分布、代谢、排泄、毒性数据见表 3.61、图 3.41。

表 3.61　桂木黄素吸收、分布、代谢、排泄、毒性数据表

25℃下水溶解度水平	2
血脑屏障通透水平	4
人类肠道吸收性水平	2

续表

肝毒性(马氏距离)	12.72
细胞色素 P450 2D6 抑制性(马氏距离)	13.24
血浆蛋白结合率(马氏距离)	12.73

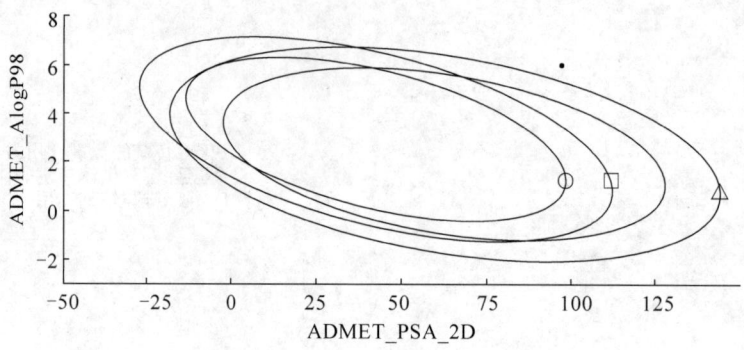

图 3.41　桂木黄素 ADMET 范围图

【毒性】　桂木黄素毒理学概率数据见表 3.62。

表 3.62　桂木黄素毒理学概率表

毒理学性质	发生概率
致突变性	0
好氧生物降解性能	0
潜在发育毒性	1.000
皮肤刺激性	1.000
NTP 致癌性(雄大鼠)	1.000
NTP 致癌性(雌大鼠)	0.997
NTP 致癌性(雄小鼠)	1.000
NTP 致癌性(雌小鼠)	1.000

【药理】　桂木黄素药理模型数据见表 3.63。

表 3.63　桂木黄素药理模型数据表

模型 1	大鼠口服半数致死量
LD_{50}	1.200g/kg
95%的置信限下最小 LD_{50}	159.0mg/kg
95%的置信限下最大 LD_{50}	9.200g/kg
模型 2	大鼠吸入半数致死浓度
LC_{50}	10.00g/(m^3 · h)
低于 95%置信限下的限量	10.00g/(m^3 · h)
高于 95%置信限下的限量	10.00g/(m^3 · h)

【桂木黄素与周期蛋白依赖性激酶-6(CDK-6)作用的二维图】　桂木黄素与周期蛋白依赖性激酶-6(CDK-6)作用的二维图见图 3.42。

【药理或临床作用】　本品可用于抑制肿瘤细胞增殖。

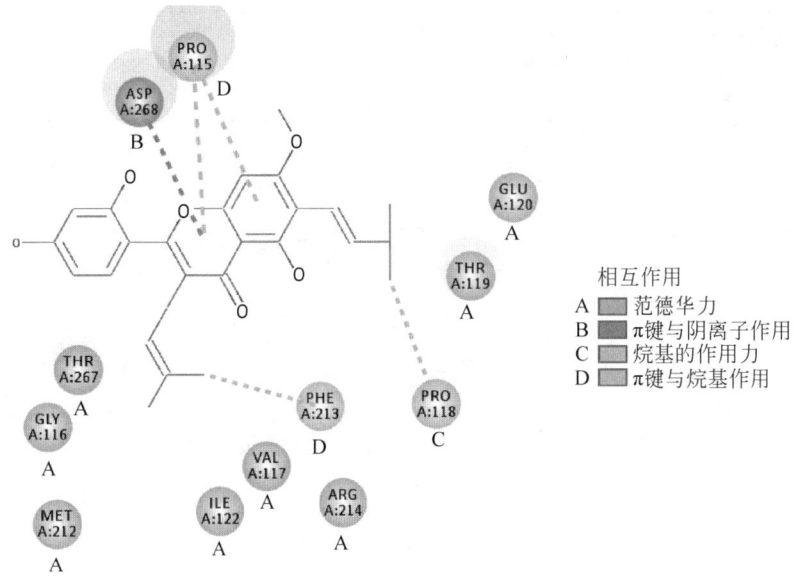

图 3.42 桂木黄素与周期蛋白依赖性激酶-6(CDK-6)作用的二维图

汉黄芩素 Wogonin

【化学结构】

【主要来源】 来源于唇形科黄芩属黄芩(*Scutellaria baicalensis* Georgi)根。

【理化性质】 本品为黄色针状结晶(乙醇水溶液或醋酸乙酯-苯),熔点 203.00℃,极易溶于甲醇、乙醇、丙酮和醋酸乙酯,溶于乙醇、醋酸和三氯甲烷,微溶于苯和水,不溶于二硫化碳和石油醚。

【类药五原则数据】 相对分子质量 284.3,脂水分配系数 2.636,可旋转键数 2,氢键受体数 5,氢键给体数 2。

【药物动力学数据】 汉黄芩素吸收、分布、代谢、排泄、毒性数据见表 3.64、图 3.43。

表 3.64 汉黄芩素吸收、分布、代谢、排泄、毒性数据表

25℃下水溶解度水平	3
血脑屏障通透水平	3
人类肠道吸收性水平	0

续表

肝毒性(马氏距离)	11.52
细胞色素 P450 2D6 抑制性(马氏距离)	12.83
血浆蛋白结合率(马氏距离)	11.39

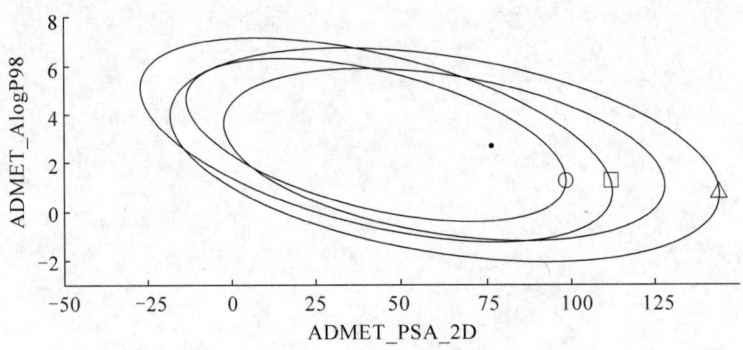

图 3.43　汉黄芩素 ADMET 范围图

【毒性】　汉黄芩素毒理学概率数据见表 3.65。

表 3.65　汉黄芩素毒理学概率表

毒理学性质	发生概率
致突变性	0.003
好氧生物降解性能	0
潜在发育毒性	1.000
皮肤刺激性	0
NTP 致癌性(雄大鼠)	1.000
NTP 致癌性(雌大鼠)	0
NTP 致癌性(雄小鼠)	1.000
NTP 致癌性(雌小鼠)	0.333

【药理】　汉黄芩素药理模型数据见表 3.66。

表 3.66　汉黄芩素药理模型数据表

模型 1	大鼠口服半数致死量
LD_{50}	446.3mg/kg
95%的置信限下最小 LD_{50}	78.70mg/kg
95%的置信限下最大 LD_{50}	2.500g/kg
模型 2	大鼠吸入半数致死浓度
LC_{50}	10.00g/(m³ · h)
低于 95%置信限下的限量	10.00g/(m³ · h)
高于 95%置信限下的限量	10.00g/(m³ · h)

【汉黄芩素与碳酸酐酶作用的二维图】　汉黄芩素与碳酸酐酶作用的二维图见图 3.44。

【药理或临床作用】　本品具有解痉、抗癌、利尿作用。

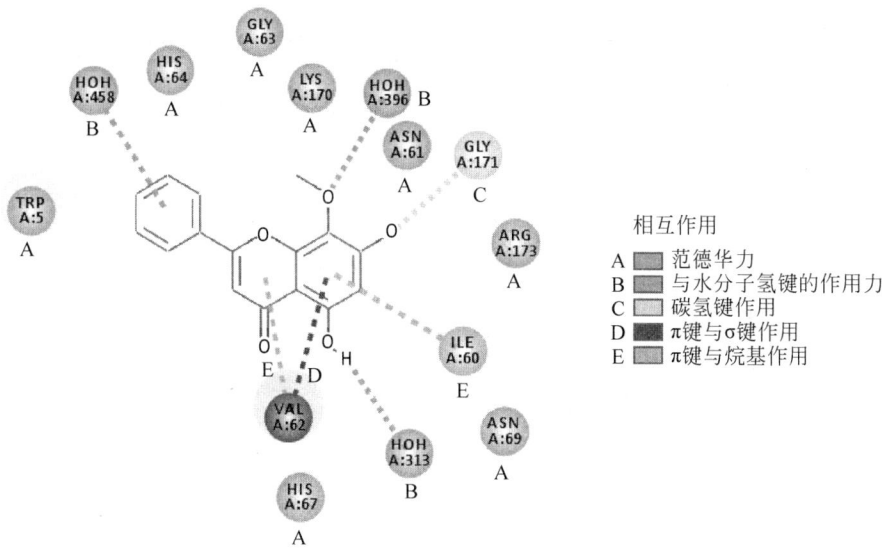

图 3.44　汉黄芩素与碳酸酐酶作用的二维图

红车轴草素　Pratensein

【化学结构】

【主要来源】　来源于豆科车轴草属红车轴草(*Trifolium pratense* L.)。

【理化性质】　本品为白色结晶状粉末,熔点 272.00～273.00℃,沸点 576.70℃,密度 1.51g/cm³。

【类药五原则数据】　相对分子质量 300.3,脂水分配系数 2.124,可旋转键数 2,氢键受体数 6,氢键给体数 3。

【药物动力学数据】　红车轴草素吸收、分布、代谢、排泄、毒性数据见表 3.67、图 3.45。

表 3.67　红车轴草素吸收、分布、代谢、排泄、毒性数据表

25℃下水溶解度水平	3
血脑屏障通透水平	3
人类肠道吸收性水平	0
肝毒性(马氏距离)	8.530
细胞色素 P450 2D6 抑制性(马氏距离)	11.62
血浆蛋白结合率(马氏距离)	10.09

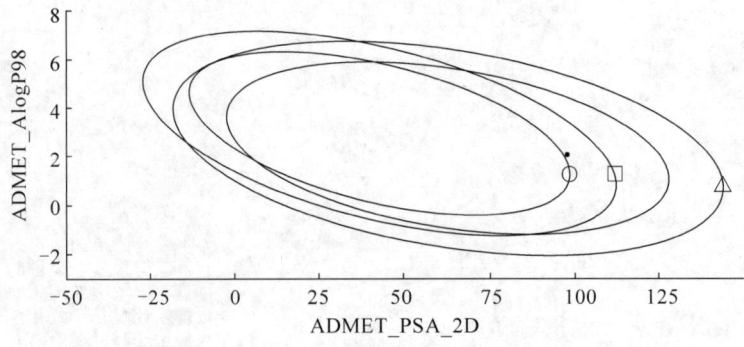

图 3.45 红车轴草素 ADMET 范围图

【毒性】 红车轴草素毒理学概率数据见表 3.68。

表 3.68 红车轴草素毒理学概率表

毒理学性质	发生概率
致突变性	0.999
好氧生物降解性能	0
潜在发育毒性	1.000
皮肤刺激性	0
NTP 致癌性（雄大鼠）	1.000
NTP 致癌性（雌大鼠）	0.01
NTP 致癌性（雄小鼠）	1.000
NTP 致癌性（雌小鼠）	0.793

【药理】 红车轴草素药理模型数据见表 3.69。

表 3.69 红车轴草素药理模型数据表

模型 1	大鼠口服半数致死量
LD_{50}	179.80mg/kg
95%的置信限下最小 LD_{50}	31.10mg/kg
95%的置信限下最大 LD_{50}	10g/kg
模型 2	大鼠吸入半数致死浓度
LC_{50}	$10g/(m^3 \cdot h)$
低于 95%置信限下的限量	$10g/(m^3 \cdot h)$
高于 95%置信限下的限量	$10g/(m^3 \cdot h)$

【红车轴素与 HMG-CoA 还原酶作用的二维图】 红车轴素与 HMG-CoA 还原酶作用的二维图见图 3.46。

【药理或临床作用】 本品可用于百日咳、支气管炎、高血脂的治疗。

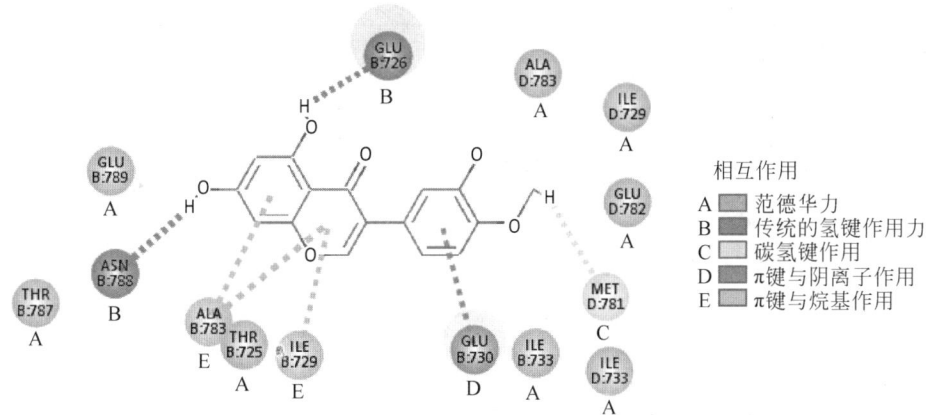

图 3.46　红车轴素与 HMG-CoA 还原酶作用的二维图

红景天素　Rhodiosin

【化学结构】

【主要来源】　来源于景天科红景天属红景天（*Rhodiola rosea* L.）。

【理化性质】　本品为白色结晶粉末，可溶于甲醇、乙醇、二甲基亚砜等有机溶剂。

【类药五原则数据】　相对分子质量 610.5，脂水分配系数－1.158，可旋转键数 6，氢键受体数 16，氢键给体数 10。

【药物动力学数据】　红景天素吸收、分布、代谢、排泄、毒性数据见表 3.70、图 3.47。

表 3.70　红景天素吸收、分布、代谢、排泄、毒性数据表

25℃下水溶解度水平	1
血脑屏障通透水平	4
人类肠道吸收性水平	3

续表

肝毒性(马氏距离)	10.99
细胞色素 P450 2D6 抑制性(马氏距离)	16.85
血浆蛋白结合率(马氏距离)	13.15

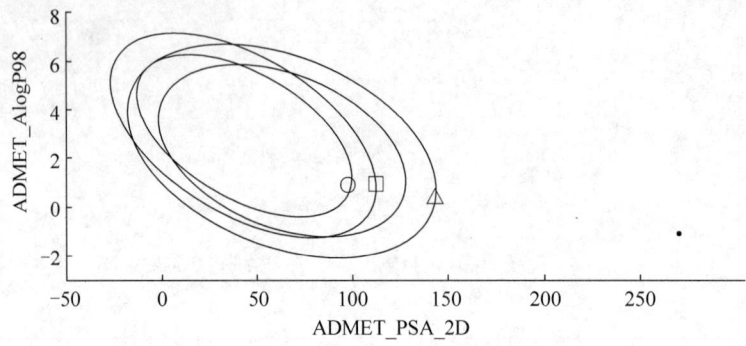

图 3.47　红景天素 ADMET 范围图

【毒性】　红景天素毒理学概率数据见表 3.71。

表 3.71　红景天素毒理学概率表

毒理学性质	发生概率
致突变性	1.000
好氧生物降解性能	1.000
潜在发育毒性	1.000
皮肤刺激性	0.316
NTP 致癌性(雄大鼠)	0.002
NTP 致癌性(雌大鼠)	0
NTP 致癌性(雄小鼠)	1.000
NTP 致癌性(雌小鼠)	0

【药理】　红景天素药理模型数据见表 3.72。

表 3.72　红景天素药理模型数据表

模型 1	大鼠口服半数致死量
LD_{50}	112.6mg/kg
95%的置信限下最小 LD_{50}	14.30mg/kg
95%的置信限下最大 LD_{50}	890.3mg/kg
模型 2	大鼠吸入半数致死浓度
LC_{50}	0pg/(m³ · h)
低于 95%置信限下的限量	0pg/(m³ · h)
高于 95%置信限下的限量	5.300μg/(m³ · h)

【红景天素与 β₂ 受体作用的二维图】 红景天素与 β₂ 受体作用的二维图见图 3.48。

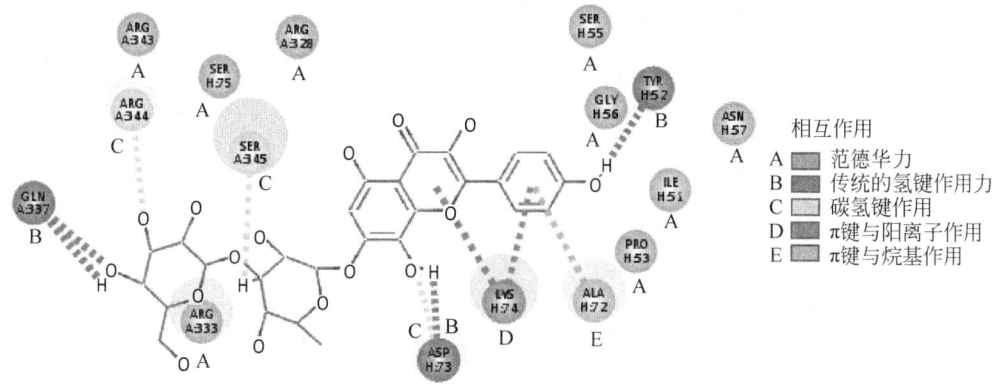

图 3.48 红景天素与 β₂ 受体作用的二维图

【药理或临床作用】 本品可用于抗缺氧、抗疲劳、抗心肌衰老、抗肿瘤等。

后莫弗里素 Homoferreirin

【化学结构】

【主要来源】 来源于豆科鹰嘴豆属鹰嘴豆(*Cicer arietinum*)。

【理化性质】 本品为粉末状,熔点 168.00～169.00℃,沸点 557.40℃,闪点 208.00℃,密度 1.39g/cm³。

【类药五原则数据】 相对分子质量 316.3,脂水分配系数 2.465,可旋转键数 3,氢键受体数 6,氢键给体数 2。

【药物动力学数据】 后莫弗里素吸收、分布、代谢、排泄、毒性数据见表 3.73、图 3.49。

表 3.73 后莫弗里素吸收、分布、代谢、排泄、毒性数据表

25℃下水溶解度水平	3
血脑屏障通透水平	3
人类肠道吸收性水平	0
肝毒性(马氏距离)	13.54
细胞色素 P450 2D6 抑制性(马氏距离)	13.07
血浆蛋白结合率(马氏距离)	11.65

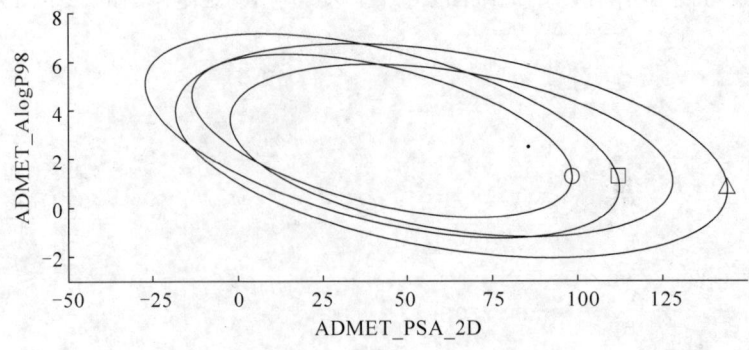

图 3.49 后莫弗里素 ADMET 范围图

【毒性】 后莫弗里素毒理学概率数据见表 3.74。

表 3.74 后莫弗里素毒理学概率表

毒理学性质	发生概率
致突变性	0.014
好氧生物降解性能	0.991
潜在发育毒性	1.000
皮肤刺激性	0.011
NTP 致癌性(雄大鼠)	0.996
NTP 致癌性(雌大鼠)	0.827
NTP 致癌性(雄小鼠)	0.992
NTP 致癌性(雌小鼠)	0

【药理】 后莫弗里素药理数据见表 3.75。

表 3.75 后莫弗里素药理模型数据表

模型 1	大鼠口服半数致死量
LD_{50}	649.0mg/kg
95%的置信限下最小 LD_{50}	87.50mg/kg
95%的置信限下最大 LD_{50}	4.300g/kg
模型 2	大鼠吸入半数致死浓度
LC_{50}	$10.00g/(m^3 \cdot h)$
低于 95%置信限下的限量	$10.00g/(m^3 \cdot h)$
高于 95%置信限下的限量	$10.00g/(m^3 \cdot h)$

【后莫弗里素与羟甲基戊二酸单酰辅酶 A 还原酶(HMG-COA)作用的二维图】 后莫弗里素与羟甲基戊二酸单酰辅酶 A 还原酶(HMG-COA)作用的二维图见图 3.50。

【药理或临床作用】 本品可用于促成骨生成、降血脂、抗衰老、抗癌、降血糖。

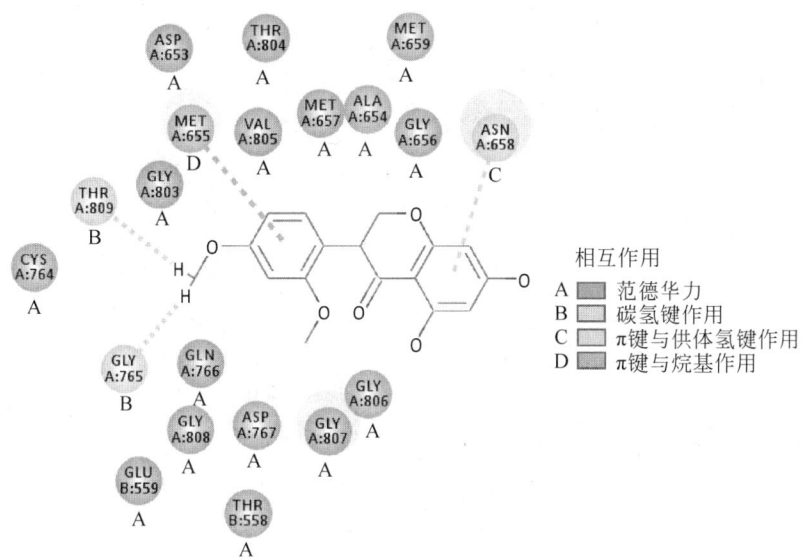

相互作用
A ■ 范德华力
B □ 碳氢键作用
C ■ π键与供体氢键作用
D ■ π键与烷基作用

图 3.50　后莫弗里素与羟甲基戊二酸单酰辅酶 A 还原酶(HMG-COA)作用的二维图

胡麻素　Pedalitin

【化学结构】

【主要来源】　来源于胡麻科胡麻属芝麻(*Sesamum indicum* L.)的茎和果实。

【理化性质】　本品为黄色针晶,熔点 295.00～297.00℃(甲醇)。

【类药五原则数据】　相对分子质量 316.3,脂水分配系数 2.152,可旋转键数 2,氢键受体数 7,氢键给体数 4。

【药物动力学数据】　胡麻素吸收、分布、代谢、排泄、毒性数据见表 3.76、图 3.51。

表 3.76　胡麻素吸收、分布、代谢、排泄、毒性数据表

25℃下水溶解度水平	3
血脑屏障通透水平	4
人类肠道吸收性水平	0
肝毒性(马氏距离)	9.682
细胞色素 P450 2D6 抑制性(马氏距离)	12.08
血浆蛋白结合率(马氏距离)	11.75

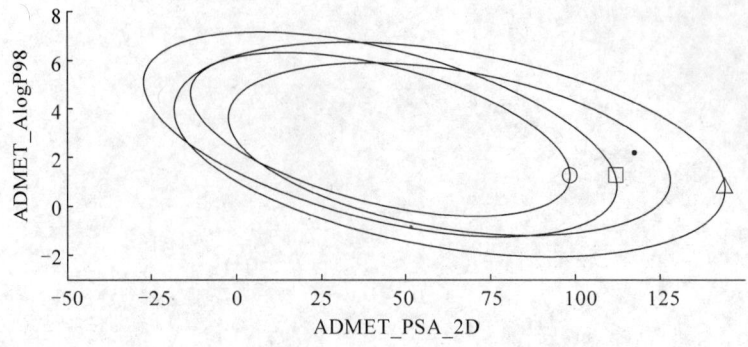

图 3.51　胡麻素 ADMET 范围图

【毒性】　胡麻素毒理学概率数据见表 3.77。

表 3.77　胡麻素毒理学概率表

毒理学性质	发生概率
致突变性	0.999
好氧生物降解性能	0
潜在发育毒性	1.000
皮肤刺激性	0
NTP 致癌性(雄大鼠)	1.000
NTP 致癌性(雌大鼠)	0
NTP 致癌性(雄小鼠)	1.000
NTP 致癌性(雌小鼠)	0.098

【药理】　胡麻素药理模型数据见表 3.78。

表 3.78　胡麻素药理模型数据表

模型 1	大鼠口服半数致死量
LD_{50}	615.6mg/kg
95％的置信限下最小 LD_{50}	104.0mg/kg
95％的置信限下最大 LD_{50}	3.600g/kg
模型 2	大鼠吸入半数致死浓度
LC_{50}	$10.00g/(m^3 \cdot h)$
低于 95％置信限下的限量	$10.00g/(m^3 \cdot h)$
高于 95％置信限下的限量	$10.00g/(m^3 \cdot h)$

【胡麻素与 5-羟色胺(5-HT)受体作用的二维图】　胡麻素与 5-羟色胺(5-HT)受体作用的二维图见图 3.52。

【药理或临床作用】　本品可用于偏头痛的治疗。

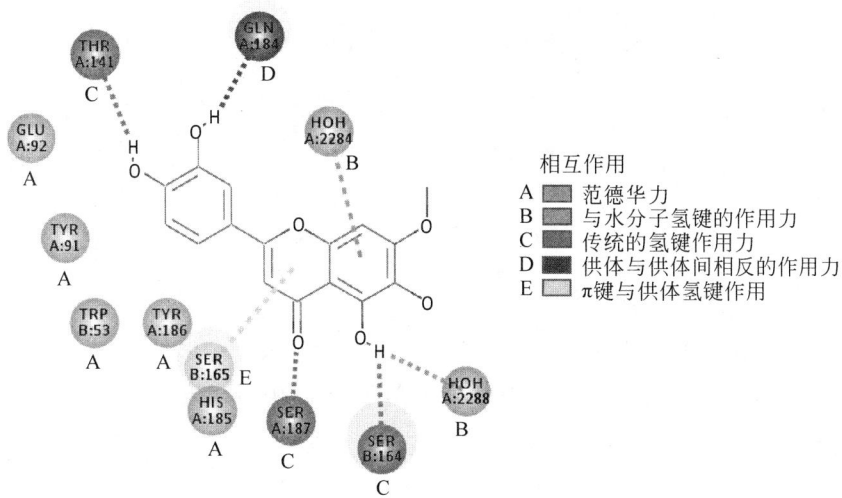

图 3.52 胡麻素与 5-羟色胺(5-HT)受体作用的二维图

胡桃苷 Juglanin

【化学结构】

【主要来源】 来源于胡桃科胡桃属胡桃(*Juglans regia*)的叶。

【理化性质】 本品熔点为 224.00～225.00℃。

【类药五原则数据】 相对分子质量 418.4,脂水分配系数 0.453,可旋转键数 4,氢键受体数 10,氢键给体数 6。

【药物动力学数据】 胡桃苷吸收、分布、代谢、排泄、毒性数据见表 3.79、图 3.53。

表 3.79 胡桃苷吸收、分布、代谢、排泄、毒性数据表

25℃下水溶解度水平	3
血脑屏障通透水平	4
人类肠道吸收性水平	3
肝毒性(马氏距离)	9.995
细胞色素 P450 2D6 抑制性(马氏距离)	12.08
血浆蛋白结合率(马氏距离)	12.54

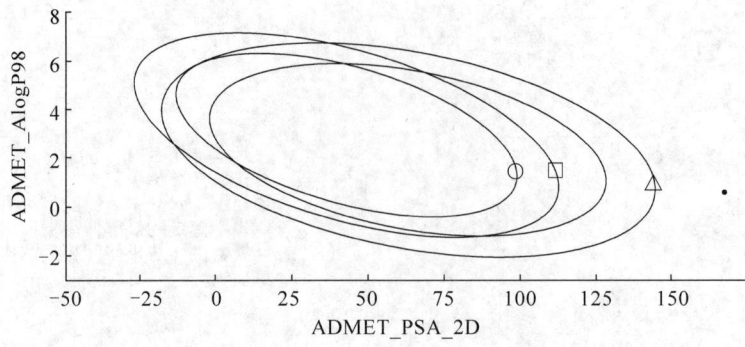

图 3.53 胡桃苷 ADMET 范围图

【毒性】 胡桃苷毒理学概率数据见表 3.80。

表 3.80 胡桃苷毒理学概率表

毒理学性质	发生概率
致突变性	1.000
好氧生物降解性能	1.000
潜在发育毒性	1.000
皮肤刺激性	0.133
NTP 致癌性(雄大鼠)	0.295
NTP 致癌性(雌大鼠)	0
NTP 致癌性(雄小鼠)	1.000
NTP 致癌性(雌小鼠)	0.099

【药理】 胡桃苷药理模型数据见表 3.81。

表 3.81 胡桃苷药理模型数据表

模型 1	大鼠口服半数致死量
LD_{50}	627.9mg/kg
95% 的置信限下最小 LD_{50}	77.10mg/kg
95% 的置信限下最大 LD_{50}	5.100g/kg
模型 2	大鼠吸入半数致死浓度
LC_{50}	836.9ng/(m³·h)
低于 95% 置信限下的限量	55.70pg/(m³·h)
高于 95% 置信限下的限量	12.60mg/(m³·h)

【胡桃苷与抗炎受体环加氧酶-2(COX-2)作用的二维图】 胡桃苷与抗炎受体环加氧酶-2(COX-2)作用的二维图见图 3.54。

【药理或临床作用】 本品具有抗肿瘤、抗炎、抗溃疡作用。

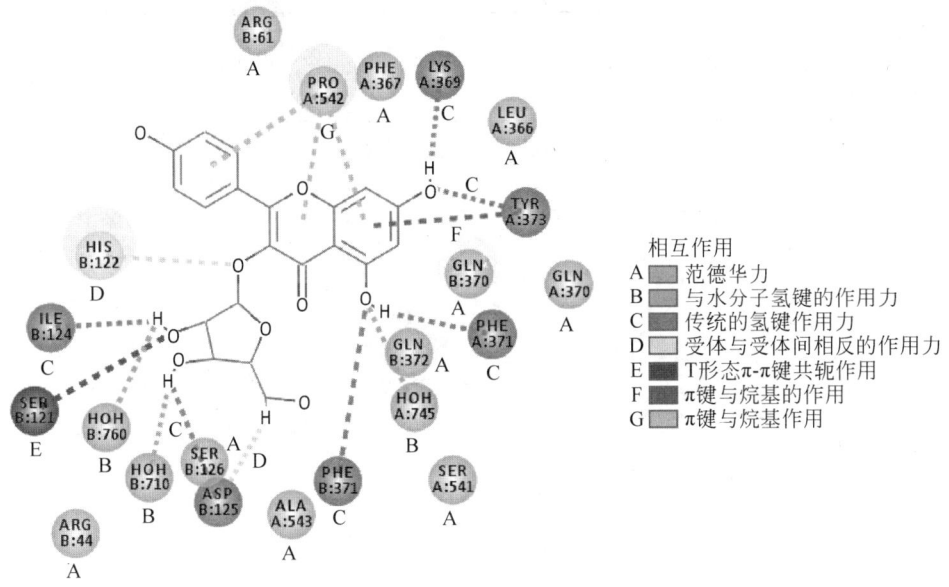

图 3.54　胡桃苷与抗炎受体环加氧酶-2(COX-2)作用的二维图

相互作用
A　范德华力
B　与水分子氢键的作用力
C　传统的氢键作用力
D　受体与受体间相反的作用力
E　T形态π-π键共轭作用
F　π键与烷基的作用
G　π键与烷基作用

槲皮素　Quercetin

【化学结构】

【主要来源】　来源于芸香科芸香属芸香(*Ruta graveolens* L.)。

【理化性质】　本品二水合物为黄色针状结晶(稀乙醇)，熔点 314.00℃，易溶于热乙醇，能溶于冷乙醇，可溶于甲醇、乙酸乙酯、冰醋酸、吡啶、丙酮等，不溶于水、苯、乙醚、三氯甲烷、石油醚等。

【类药五原则数据】　相对分子质量 302.2，脂水分配系数 1.630，可旋转键数 1，氢键受体数 7，氢键给体数 5。

【药物动力学数据】　槲皮素吸收、分布、代谢、排泄、毒性数据见表 3.82、图 3.55。

表 3.82　槲皮素吸收、分布、代谢、排泄、毒性数据表

25℃下水溶解度水平	3
血脑屏障通透水平	4
人类肠道吸收性水平	1

续表

肝毒性(马氏距离)	7.575
细胞色素 P450 2D6 抑制性(马氏距离)	8.893
血浆蛋白结合率(马氏距离)	10.76

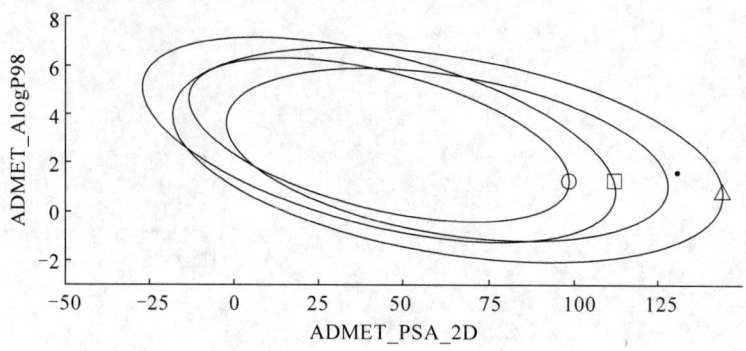

图 3.55　槲皮素 ADMET 范围图

【毒性】　槲皮素毒理学概率数据见表 3.83。

表 3.83　槲皮素毒理学概率表

毒理学性质	发生概率
致突变性	1.000
好氧生物降解性能	0
潜在发育毒性	0.992
皮肤刺激性	0
NTP 致癌性(雄大鼠)	0.998
NTP 致癌性(雌大鼠)	0
NTP 致癌性(雄小鼠)	1.000
NTP 致癌性(雌小鼠)	0

【药理】　槲皮素药理模型数据见表 3.84。

表 3.84　槲皮素药理模型数据表

模型 1	大鼠口服半数致死量
LD_{50}	175.2mg/kg
95% 的置信限下最小 LD_{50}	28.20mg/kg
95% 的置信限下最大 LD_{50}	1.100g/kg
模型 2	大鼠吸入半数致死浓度
LC_{50}	$10.00g/(m^3 \cdot h)$
低于 95% 置信限下的限量	$4.100g/(m^3 \cdot h)$
高于 95% 置信限下的限量	$10.00g/(m^3 \cdot h)$

【槲皮素与环氧酶-2(COX-2)-2 作用的二维图】　槲皮素与环氧酶-2(COX-2)-2 作用的二维图见图 3.56。

【药理或临床作用】　本品具有祛痰、止咳、平喘作用。

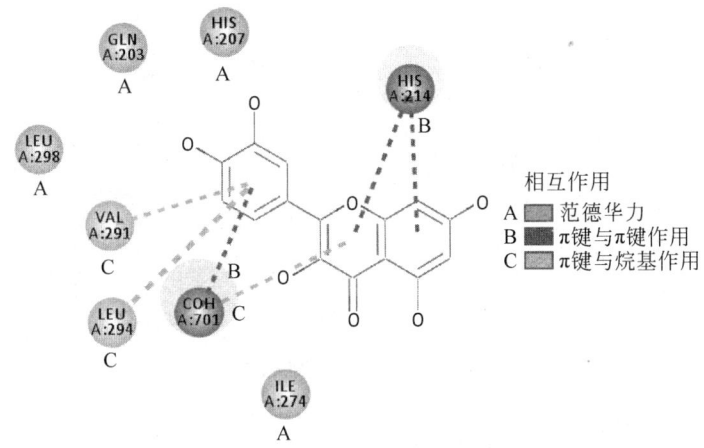

图 3.56 槲皮素与环氧酶-2(COX-2)-2 作用的二维图

花旗松素 Taxifolin

【化学结构】

【主要来源】 来源于松科黄杉属花旗松[*Pseudotsuga menziesii*(Mirbel)Franco]。

【理化性质】 本品为无色针状结晶(50%乙醇),熔点 240.00℃,易溶于乙醇、乙酸、沸水,稍溶于冷水,几乎不溶于苯,成品为淡黄色粉末。

【类药五原则数据】 相对分子质量 304.3,脂水分配系数 1.479,可旋转键数 1,氢键受体数 7,氢键给体数 5。

【药物动力学数据】 花旗松素吸收、分布、代谢、排泄、毒性数据见表 3.85、图 3.57。

表 3.85 花旗松素吸收、分布、代谢、排泄、毒性数据表

25℃下水溶解度水平	3
血脑屏障通透水平	4
人类肠道吸收性水平	1
肝毒性(马氏距离)	10.72
细胞色素 P450 2D6 抑制性(马氏距离)	14.95
血浆蛋白结合率(马氏距离)	11.98

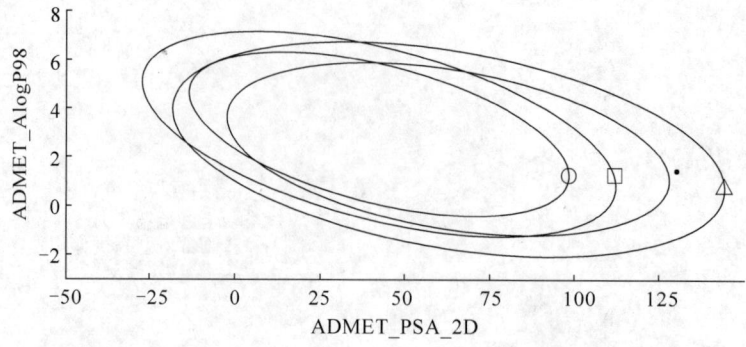

图 3.57　花旗松素 ADMET 范围图

【毒性】　花旗松素毒理学概率数据见表 3.86。

表 3.86　花旗松素毒理学概率表

毒理学性质	发生概率
致突变性	1.000
好氧生物降解性能	0
潜在发育毒性	1.000
皮肤刺激性	0
NTP 致癌性(雄大鼠)	0.029
NTP 致癌性(雌大鼠)	0.993
NTP 致癌性(雄小鼠)	1.000
NTP 致癌性(雌小鼠)	0

【药理】　花旗松药理模型数据见表 3.87。

表 3.87　花旗松药理模型数据表

模型 1	大鼠口服半数致死量
LD_{50}	378.0mg/kg
95% 的置信限下最小 LD_{50}	42.50mg/kg
95% 的置信限下最大 LD_{50}	3.400g/kg
模型 2	大鼠吸入半数致死浓度
LC_{50}	$10.00g/(m^3 \cdot h)$
低于 95% 置信限下的限量	$10.00g/(m^3 \cdot h)$
高于 95% 置信限下的限量	$10.00g/(m^3 \cdot h)$

【花旗松素与抗炎受体环加氧酶-2(COX-2)-2 作用的二维图】　花旗松素与抗炎受体环加氧酶-2(COX-2)-2 作用的二维图见图 3.58。

【药理或临床作用】　本品具有消炎、抗菌、抗辐射、抗癌、抗病毒、调节免疫力、清除黑色素、改善微循环等作用。

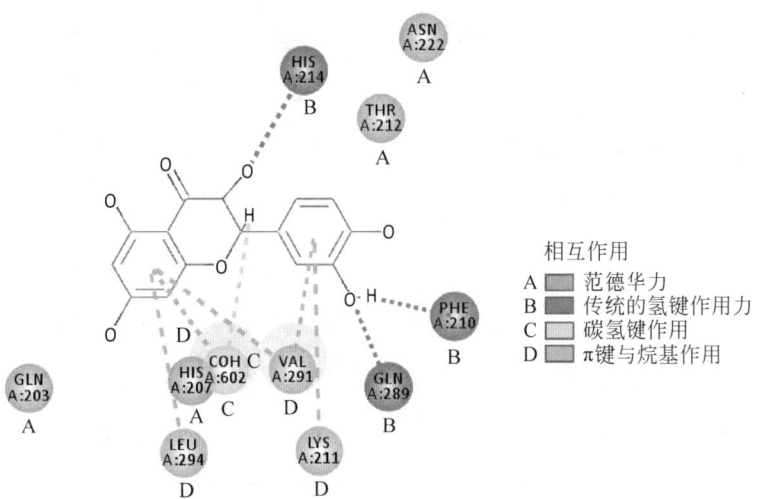

图 3.58　花旗松素与抗炎受体环加氧酶-2(COX-2)-2 作用的二维图

槐黄烷酮 G　Vexibinol G

【化学结构】

【主要来源】　来源于豆科槐属苦参(*Sophora flavescens* Alt.)的根。

【理化性质】　本品为无色针晶(苯),熔点 173.00～175.00℃。

【类药五原则数据】　相对分子质量 424.5,脂水分配系数 5.664,可旋转键数 6,氢键受体数 6,氢键给体数 4。

【药物动力学数据】　槐黄烷酮 G 吸收、分布、代谢、排泄、毒性数据见表 3.88、图 3.59。

表 3.88　槐黄烷酮 G 吸收、分布、代谢、排泄、毒性数据表

25℃下水溶解度水平	2
血脑屏障通透水平	4
人类肠道吸收性水平	2
肝毒性(马氏距离)	12.75
细胞色素 P450 2D6 抑制性(马氏距离)	14.81
血浆蛋白结合率(马氏距离)	13.61

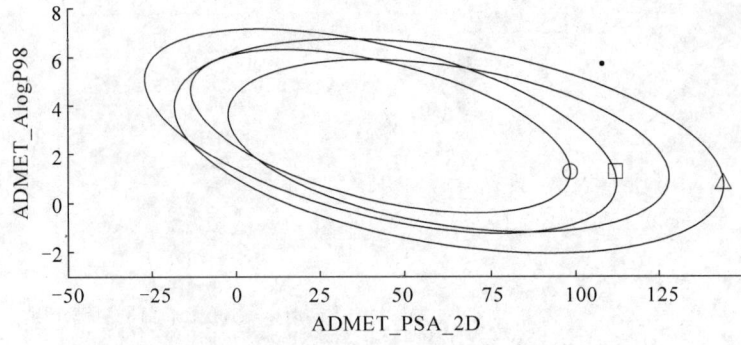

图 3.59 槐黄烷酮 G ADMET 范围图

【毒性】 槐黄烷酮 G 毒理学概率数据见表 3.89。

表 3.89 槐黄烷酮 G 毒理学概率表

毒理学性质	发生概率
致突变性	1.000
好氧生物降解性能	0
潜在发育毒性	0.974
皮肤刺激性	0.985
NTP 致癌性(雄大鼠)	0.038
NTP 致癌性(雌大鼠)	0.999
NTP 致癌性(雄小鼠)	1.000
NTP 致癌性(雌小鼠)	0.246

【药理】 槐黄烷酮 G 药理模型数据见表 3.90。

表 3.90 槐黄烷酮 G 药理模型数据表

模型 1	大鼠口服半数致死量
LD_{50}	3.400g/kg
95％的置信限下最小 LD_{50}	437.2mg/kg
95％的置信限下最大 LD_{50}	10.00g/kg
模型 2	大鼠吸入半数致死浓度
LC_{50}	$10.00g/(m^3 \cdot h)$
低于 95％置信限下的限量	$10.00g/(m^3 \cdot h)$
高于 95％置信限下的限量	$10.00g/(m^3 \cdot h)$

【槐黄烷酮 G 与羟甲基戊二酸单酰辅酶 A 还原酶(HMG-COA)作用的二维图】 槐黄烷酮 G 与羟甲基戊二酸单酰辅酶 A 还原酶(HMG-COA)作用的二维图见图 3.60。

【药理或临床作用】 本品具有抗菌、抗溃疡、降血脂、扩血管作用。

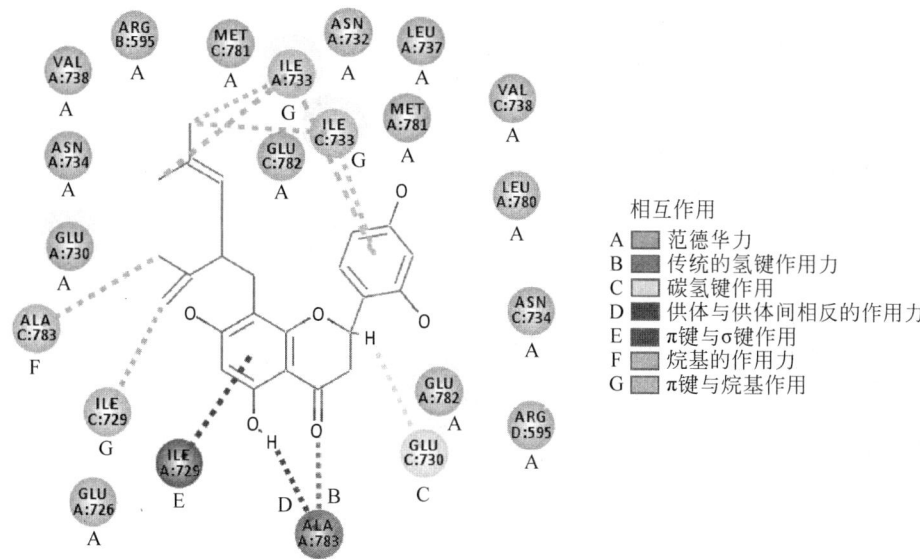

图 3.60　槐黄烷酮 G 与羟甲基戊二酸单酰辅酶 A 还原酶(HMG-COA)作用的二维图

环桑色烯 Cyclomulberrochromene

【化学结构】

【主要来源】　来源于桑科桑属桑(*Morus alba* L.)的干燥根皮。

【理化性质】　本品为黄色粉末,熔点 233.00~234.00℃,沸点 659.90℃,闪点 230.40℃。

【类药五原则数据】　相对分子质量 418.4,脂水分配系数 4.631,可旋转键数 1,氢键受体数 6,氢键给体数 2。

【药物动力学】　环桑色烯吸收、分布、代谢、排泄、毒性数据见表 3.91、图 3.61。

表 3.91　环桑色烯吸收、分布、代谢、排泄、毒性数据表

25℃下水溶解度水平	1
血脑屏障通透水平	4
人类肠道吸收性水平	0
肝毒性(马氏距离)	12.20
细胞色素 P450 2D6 抑制性(马氏距离)	11.42
血浆蛋白结合率(马氏距离)	13.20

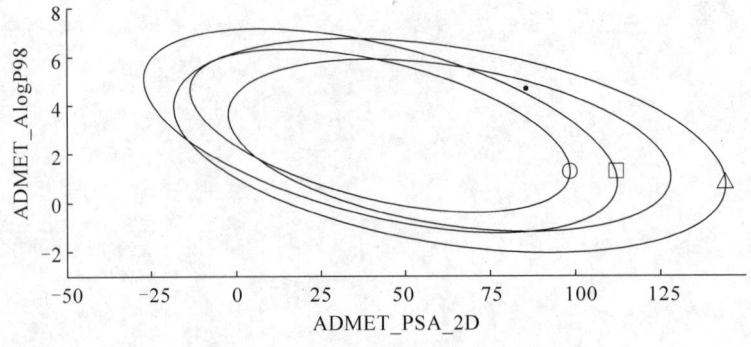

图 3.61　环桑色烯 ADMET 范围图

【毒性】　环桑色烯毒理学概率数据见表 3.92。

表 3.92　环桑色烯毒理学概率表

毒理学性质	发生概率
致突变性	0
好氧生物降解性能	0
潜在发育毒性	0.011
皮肤刺激性	0.989
NTP 致癌性（雄大鼠）	0.194
NTP 致癌性（雌大鼠）	0.999
NTP 致癌性（雄小鼠）	1.000
NTP 致癌性（雌小鼠）	0

【药理】　环桑色烯药理模型数据见表 3.93。

表 3.93　环桑色烯药理模型数据表

模型 1	大鼠口服半数致死量
LD_{50}	2.700g/kg
95% 的置信限下最小 LD_{50}	267.3mg/kg
95% 的置信限下最大 LD_{50}	10.00g/kg
模型 2	大鼠吸入半数致死浓度
LC_{50}	$10.00g/(m^3 \cdot h)$
低于 95% 置信限下的限量	$10.00g/(m^3 \cdot h)$
高于 95% 置信限下的限量	$10.00g/(m^3 \cdot h)$

【环桑色烯与平喘 M_2 受体作用的二维图】　环桑色烯与平喘 M_2 受体作用的二维图见图 3.62。

【药理或临床作用】　本品具有清热、平喘作用。

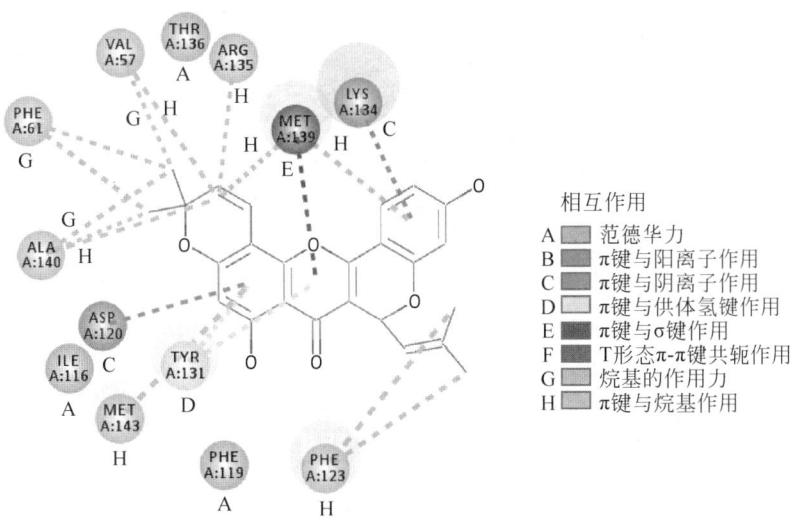

图 3.62　环桑色烯与平喘 M_2 受体作用的二维图

相互作用
A　范德华力
B　π键与阳离子作用
C　π键与阴离子作用
D　π键与供体氢键作用
E　π键与σ键作用
F　T形态π-π键共轭作用
G　烷基的作用力
H　π键与烷基作用

黄芩苷　Baicalin

【化学结构】

【主要来源】　来源于唇形科黄芩属黄芩（*Scutellaria baicalensis* Georgi）的根。

【理化性质】　本品为黄色结晶,熔点 223.00℃,淡黄色细针晶（甲醇）,熔点 223.00～225.00℃,易溶于 N,N-二甲基甲酰胺,吡啶中,可溶于碳酸氢钠、碳酸钠、氢氧化钠等碱性溶液中,微溶于热冰醋酸,难溶于甲酸、乙酸、丙酮,几乎不溶于水,乙醚、苯、三氯甲烷等。

【类药五原则数据】　相对分子质量 446.4,脂水分配系数 0.608,可旋转键数 4,氢键受体数 11,氢键给体数 6。

【药物动力学数据】　黄芩苷吸收、分布、代谢、排泄、毒性数据见表 3.94、图 3.63。

表 3.94　黄芩苷吸收、分布、代谢、排泄、毒性数据表

25℃下水溶解度水平	3
血脑屏障通透水平	4
人类肠道吸收性水平	3
肝毒性（马氏距离）	13.84
细胞色素 P450 2D6 抑制性（马氏距离）	19.25
血浆蛋白结合率（马氏距离）	22.44

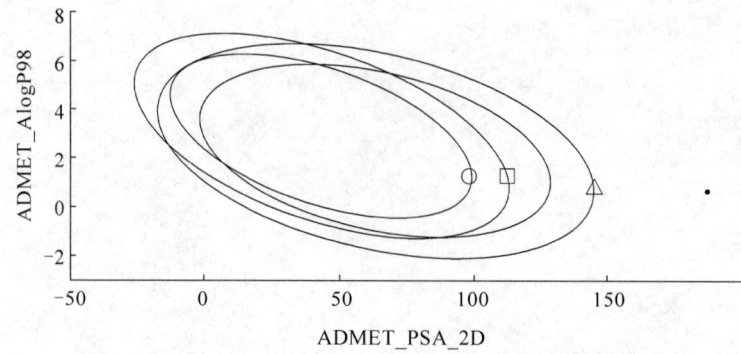

图 3.63　黄芩苷 ADMET 范围图

【毒性】　黄芩苷毒理学概率数据见表 3.95。

表 3.95　黄芩苷毒理学概率表

毒理学性质	发生概率
致突变性	0
好氧生物降解性能	1.000
潜在发育毒性	0.942
皮肤刺激性	0
NTP 致癌性（雄大鼠）	1.000
NTP 致癌性（雌大鼠）	0.046
NTP 致癌性（雄小鼠）	1.000
NTP 致癌性（雌小鼠）	0

【药理】　黄芩苷药理模型数据见表 3.96。

表 3.96　黄芩苷药理模型数据表

模型 1	大鼠口服半数致死量
LD_{50}	2.600g/kg
95% 的置信限下最小 LD_{50}	348.8mg/kg
95% 的置信限下最大 LD_{50}	10.00g/kg
模型 2	大鼠吸入半数致死浓度
LC_{50}	$1.200pg/(m^3 \cdot h)$
低于 95% 置信限下的限量	$0pg/(m^3 \cdot h)$
高于 95% 置信限下的限量	$9.100\mu g/(m^3 \cdot h)$

【黄芩苷与环加氧酶-2（COX-2）作用的二维图】　黄芩苷与环加氧酶-2（COX-2）作用的二维图见图 3.64。

【药理或临床作用】　本品具有抗炎、抗变态反应、利尿、利胆、降胆固醇作用。

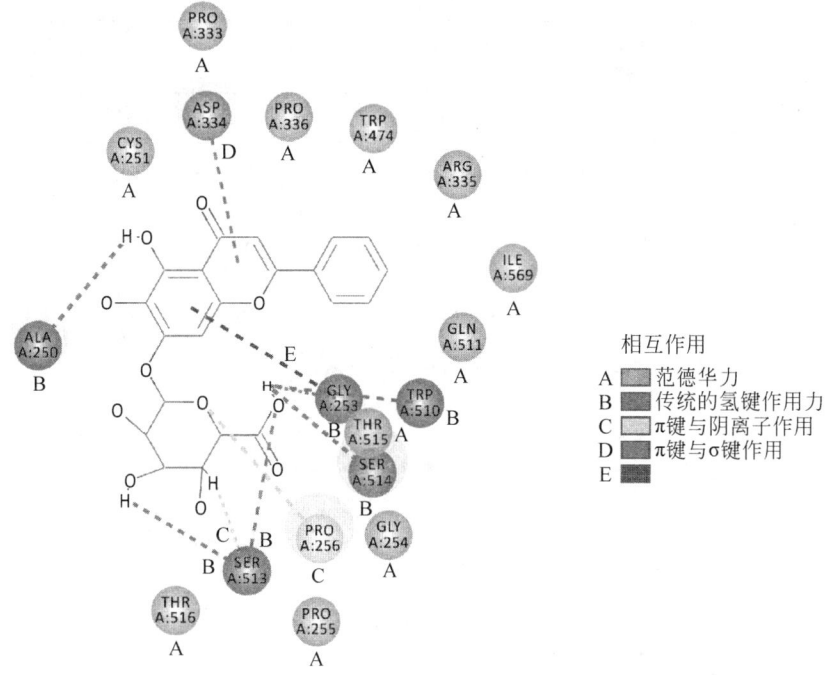

图 3.64 黄芩苷与环加氧酶-2(COX-2)作用的二维图

灰叶素 Tephrosin

【化学结构】

【主要来源】 来源于豆科鱼藤属植物鱼藤(*Derris trifoliata*)。

【理化性质】 本品为棱柱体,熔点 198.00℃。

【类药五原则数据】 相对分子质量 410.4,脂水分配系数 2.967,可旋转键数 2,氢键受体数 7,氢键给体数 1。

【药物动力学数据】 灰叶素吸收、分布、代谢、排泄、毒性数据见表 3.97、图 3.65。

表 3.97 灰叶素吸收、分布、代谢、排泄、毒性数据表

25℃下水溶解度水平	2
血脑屏障通透水平	3
人类肠道吸收性水平	0
肝毒性(马氏距离)	12.23

续表

细胞色素 P450 2D6 抑制性（马氏距离）	16.64
血浆蛋白结合率（马氏距离）	12.89

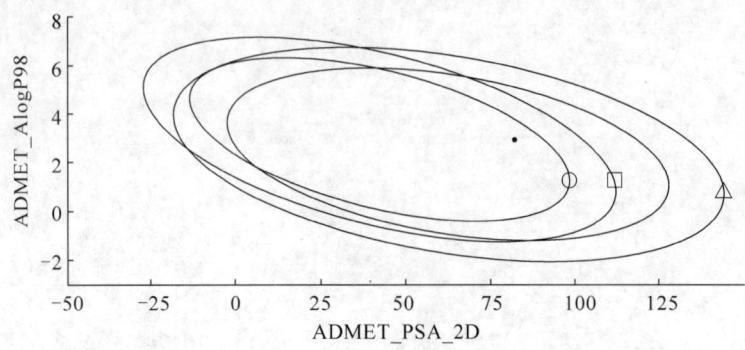

图 3.65 灰叶素 ADMET 范围图

【毒性】 灰叶素毒理学概率数据见表 3.98。

表 3.98 灰叶素毒理学概率表

毒理学性质	发生概率
致突变性	0
好氧生物降解性能	1.000
潜在发育毒性	1.000
皮肤刺激性	1.000
NTP 致癌性（雄大鼠）	1.000
NTP 致癌性（雌大鼠）	1.000
NTP 致癌性（雄小鼠）	0.925
NTP 致癌性（雌小鼠）	0

【药理】 灰叶素药理模型数据见表 3.99。

表 3.99 灰叶素药理模型数据表

模型 1	大鼠口服半数致死量
LD_{50}	7.200mg/kg
95%的置信限下最小 LD_{50}	890.6μg/kg
95%的置信限下最大 LD_{50}	58.10mg/kg
模型 2	大鼠吸入半数致死浓度
LC_{50}	10.00g/(m³·h)
低于 95%置信限下的限量	1.100g/(m³·h)
高于 95%置信限下的限量	10.00g/(m³·h)

【灰叶素与肿瘤靶点 BAX 蛋白作用的二维图】 灰叶素与肿瘤靶点 BAX 蛋白作用的二维图见图 3.66。

【药理或临床作用】 本品具有抗真菌、抗肿瘤、抗疟作用。

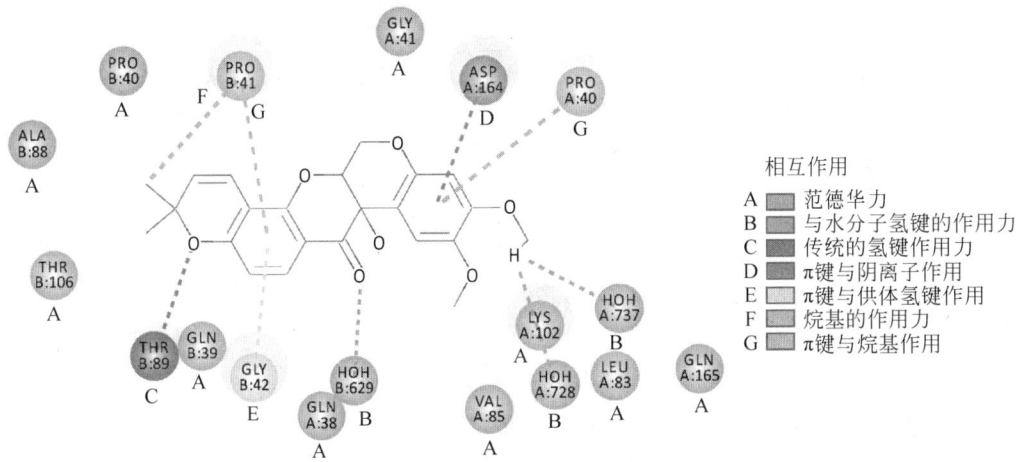

图 3.66　灰叶素与肿瘤靶点 BAX 蛋白作用的二维图

相互作用

A ▨ 范德华力
B ▨ 与水分子氢键的作用力
C ▨ 传统的氢键作用力
D ▨ π键与阴离子作用
E ▨ π键与供体氢键作用
F ▨ 烷基的作用力
G ▨ π键与烷基作用

鸡豆黄素 A　Biochanin A

【化学结构】

【主要来源】　来源于豆科车轴草属红车轴草（*Trifolium pratense* L.）全草。

【理化性质】　本品为黄色针状结晶（甲醇），熔点 212.00～216.00℃。

【类药五原则数据】　相对分子质量 284.3，脂水分配系数 2.3660，可旋转键数 2，氢键受体数 5，氢键给体数 2。

【药物动力学数据】　鸡豆黄素 A 吸收、分布、代谢、排泄、毒性数据见表 3.100、图 3.67。

表 3.100　鸡豆黄素 A 吸收、分布、代谢、排泄、毒性数据表

25℃下水溶解度水平	3
血脑屏障通透水平	3
人类肠道吸收性水平	0
肝毒性（马氏距离）	9.6513
细胞色素 P450 2D6 抑制性（马氏距离）	9.9314
血浆蛋白结合率（马氏距离）	9.7073

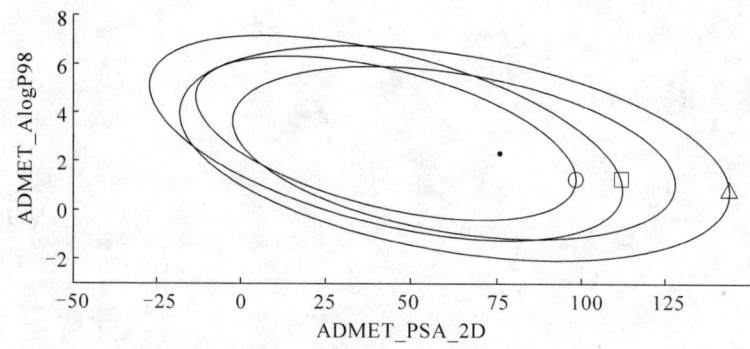

图 3.67　鸡豆黄素 A ADMET 范围图

【毒性】　鸡豆黄素 A 毒理学概率数据见表 3.101。

表 3.101　鸡豆黄素 A 毒理学概率表

毒理学性质	发生概率
致突变性	0.3310
好氧生物降解性能	1.0000
潜在发育毒性	0
皮肤刺激性	0
NTP 致癌性(雄大鼠)	1.0000
NTP 致癌性(雌大鼠)	0.0060
NTP 致癌性(雄小鼠)	1.0000
NTP 致癌性(雌小鼠)	0.8390

【药理】　鸡豆黄素 A 药理模型数据见表 3.102。

表 3.102　鸡豆黄素 A 药理模型数据表

模型 1	大鼠口服半数致死量
LD_{50}	176.90mg/kg
95％的置信限下最小 LD_{50}	31.20mg/kg
95％的置信限下最大 LD_{50}	1.00g/kg
模型 2	大鼠吸入半数致死浓度
LC_{50}	$10g/(m^3 \cdot h)$
低于 95％置信限下的限量	$10g/(m^3 \cdot h)$
高于 95％置信限下的限量	$10g/(m^3 \cdot h)$

【鸡豆黄素 A 与抗肿瘤靶点 BAX 蛋白作用的二维图】　鸡豆黄素 A 与抗肿瘤靶点 BAX 蛋白作用的二维图见图 3.68。

【药理或临床作用】　本品具有抗肿瘤、抗真菌、降低胆固醇作用。

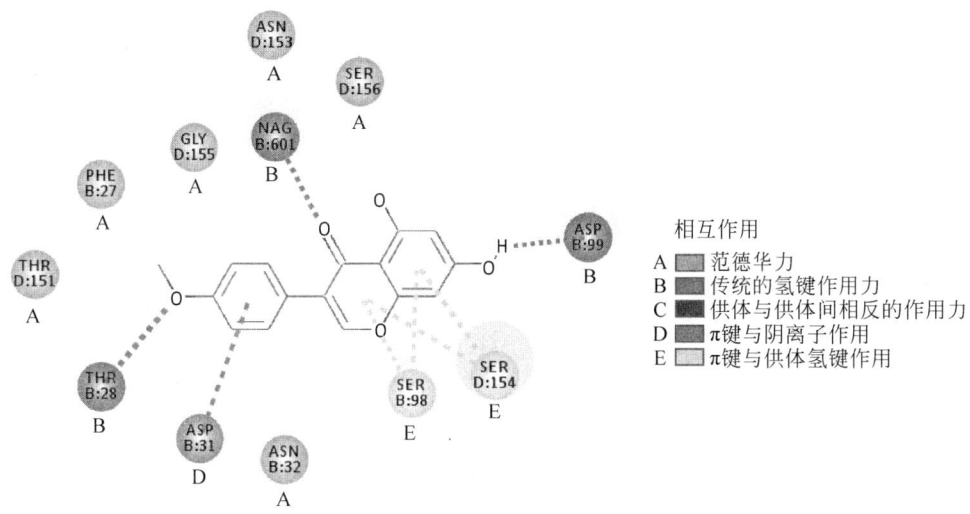

图 3.68　鸡豆黄素 A 与抗肿瘤靶点 BAX 蛋白作用的二维图

相互作用
A ▢ 范德华力
B ▣ 传统的氢键作用力
C ■ 供体与供体间相反的作用力
D ▢ π键与阴离子作用
E ▢ π键与供体氢键作用

金圣草素　Chrysoeriol

【化学结构】

【主要来源】　来源于菊科蒿属黄花蒿（*Artemisia annua*）。

【理化性质】　本品熔点＞300℃，密度 1.51g/cm³，沸点 574.30℃，折射率 1.70，闪点 219.40℃。

【类药五原则数据】　相对分子质量 300.3，脂水分配系数 2.39，可旋转键数 2，氢键受体数 6，氢键给体数 3。

【药物动力学数据】　金圣草素吸收、分布、代谢、排泄、毒性数据见表 3.103、图 3.69。

表 3.103　金圣草素吸收、分布、代谢、排泄、毒性数据表

25℃下水溶解度水平	3
血脑屏障通透水平	3
人类肠道吸收性水平	0
肝毒性（马氏距离）	9.4531
细胞色素 P450 2D6 抑制性（马氏距离）	11.6730
血浆蛋白结合率（马氏距离）	11.2280

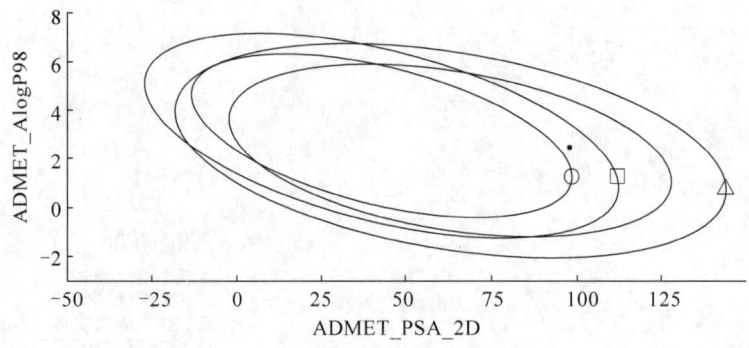

图 3.69　金圣草素 ADMET 范围图

【毒性】　金圣草素毒理学概率数据见表 3.104。

表 3.104　金圣草素毒理学概率表

毒理学性质	发生概率
致突变性	0.9310
好氧生物降解性能	0
潜在发育毒性	1.0000
皮肤刺激性	0
NTP 致癌性（雄大鼠）	1.0000
NTP 致癌性（雌大鼠）	0
NTP 致癌性（雄小鼠）	1.0000
NTP 致癌性（雌小鼠）	0.7790

【药理】　金圣草素药理模型数据见表 3.105。

表 3.105　金圣草素药理模型数据表

模型 1	大鼠口服半数致死量
LD_{50}	398.60mg/kg
95％的置信限下最小 LD_{50}	69.60mg/kg
95％的置信限下最大 LD_{50}	2.30g/kg
模型 2	大鼠吸入半数致死浓度
LC_{50}	$10g/(m^3 \cdot h)$
低于 95％置信限下的限量	$10g/(m^3 \cdot h)$
高于 95％置信限下的限量	$10g/(m^3 \cdot h)$

【金圣草素与 B 淋巴细胞瘤-2（Bcl-2）蛋白作用的二维图】　金圣草素与 B 淋巴细胞瘤-2（Bcl-2）蛋白作用的二维图见图 3.70。

【药理或临床作用】　本品具有抗肿瘤作用。

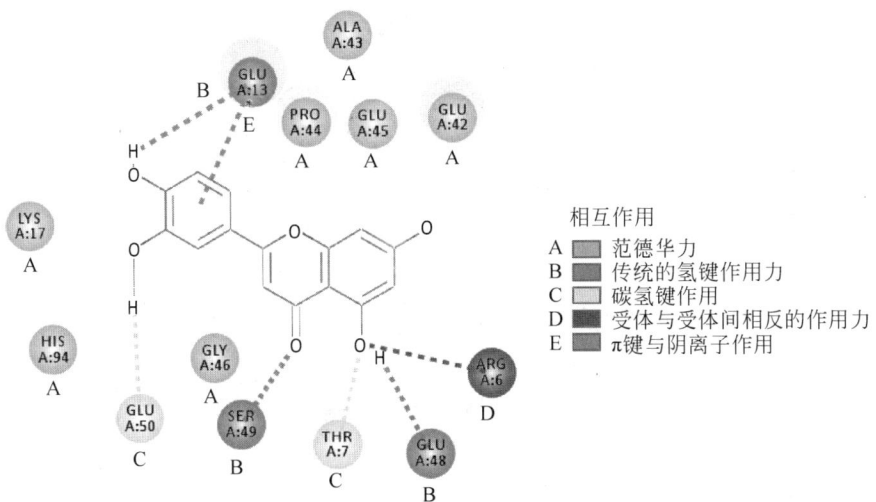

图 3.70 金圣草素与 B 淋巴细胞瘤-2(Bcl-2)蛋白作用的二维图

狼毒素 Neochamaejasmin

【化学结构】

【主要来源】 来源于大戟科大戟属狼母(*Euphorbia fischerians* Steud.)的根。

【理化性质】 本品为无定形粉末,可溶于水。

【类药五原则数据】 相对分子质量 540.5,脂水分配系数 4.300,可旋转键数 3,氢键受体数 10,氢键给体数 6。

【药物动力学数据】 狼毒素吸收、分布、代谢、排泄、毒性数据见表 3.106、图 3.71。

表 3.106 狼毒素吸收、分布、代谢、排泄、毒性数据表

25℃下水溶解度水平	1
血脑屏障通透水平	4
人类肠道吸收性水平	3
肝毒性(马氏距离)	10.98
细胞色素 P450 2D6 抑制性(马氏距离)	14.94
血浆蛋白结合率(马氏距离)	13.29

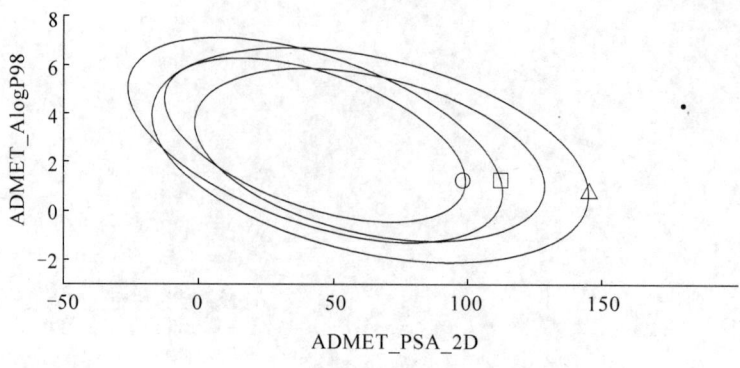

图 3.71　狼毒素 ADMET 范围图

【毒性】　狼毒素毒理学概率数据见表 3.107。

表 3.107　狼毒素毒理学概率表

毒理学性质	发生概率
致突变性	0
好氧生物降解性能	0
潜在发育毒性	1.000
皮肤刺激性	0
NTP 致癌性（雄大鼠）	0.323
NTP 致癌性（雌大鼠）	1.000
NTP 致癌性（雄小鼠）	1.000
NTP 致癌性（雌小鼠）	0

【药理】　狼毒素药理模型数据见表 3.108。

表 3.108　狼毒素药理模型数据表

模型 1	大鼠口服半数致死量
LD_{50}	134.7μg/kg
95% 的置信限下最小 LD_{50}	15.40μg/kg
95% 的置信限下最大 LD_{50}	1.200mg/kg
模型 2	大鼠吸入半数致死浓度
LC_{50}	10.00g/(m^3 · h)
低于 95% 置信限下的限量	3.900g/(m^3 · h)
高于 95% 置信限下的限量	10.00g/(m^3 · h)

【狼毒素与抗癌靶点周期蛋白依赖性激酶-6（CDK-6）作用的二维图】　狼毒素与抗癌靶点周期蛋白依赖性激酶-6（CDK-6）作用的二维图见图 3.72。

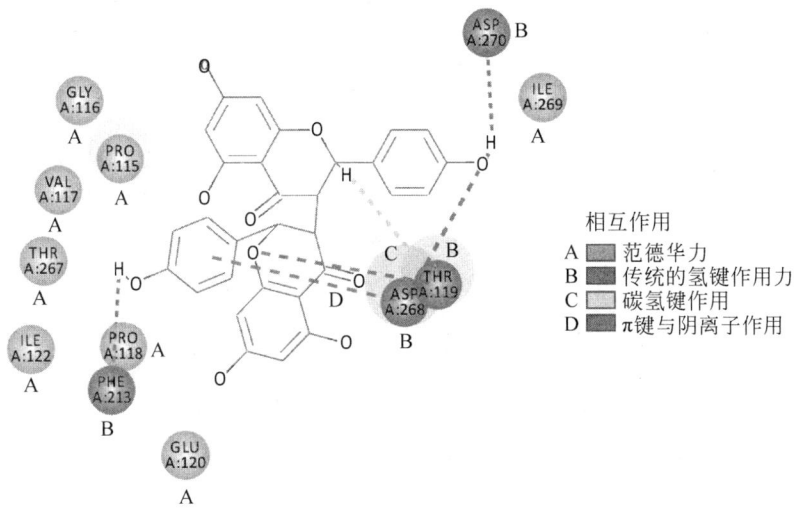

图 3.72 狼毒素与抗癌靶点周期蛋白依赖性激酶-6(CDK-6)作用的二维图

【药理或临床作用】 本品具有抗癌症、预防化学致癌物质的作用。

勒奇黄烷酮 G Leachianone G

【化学结构】

HO

OH

OH

OH

O

OH

【主要来源】 来源于豆科槐属苦参(*Sophora flavescens* Alt.)的根。

【理化性质】 本品为粉末。

【类药五原则数据】 相对分子质量 356.4,脂水分配系数 3.988,可旋转键数 3,氢键受体数 4,氢键给体数 6。

【药物动力学数据】 勒奇黄烷酮 G 吸收、分布、代谢、排泄、毒性数据见表 3.109、图 3.73。

表 3.109 勒奇黄烷酮 G 吸收、分布、代谢、排泄、毒性数据表

25℃下水溶解度水平	2
血脑屏障通透水平	4
人类肠道吸收性水平	1
肝毒性(马氏距离)	12.64
细胞色素 P450 2D6 抑制性(马氏距离)	14.67
血浆蛋白结合率(马氏距离)	12.17

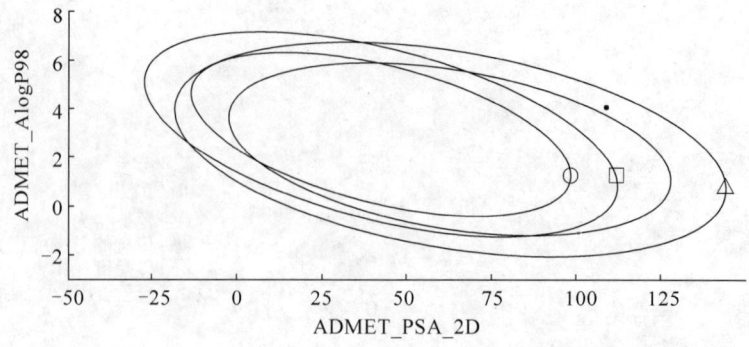

图 3.73 勒奇黄烷酮 G ADMET 范围图

【毒性】 勒奇黄烷酮 G 毒理学概率数据见表 3.110。

表 3.110 勒奇黄烷酮 G 毒理学概率表

毒理学性质	发生概率
致突变性	1.000
好氧生物降解性能	0
潜在发育毒性	0.996
皮肤刺激性	1.000
NTP 致癌性(雄大鼠)	0.292
NTP 致癌性(雌大鼠)	1.000
NTP 致癌性(雄小鼠)	1.000
NTP 致癌性(雌小鼠)	0

【药理】 勒奇黄烷酮 G 药理模型数据见表 3.111。

表 3.111 勒奇黄烷酮 G 药理模型数据表

模型 1	大鼠口服半数致死量
LD_{50}	5.600g/kg
95%的置信限下最小 LD_{50}	836.2mg/kg
95%的置信限下最大 LD_{50}	10.00g/kg
模型 2	大鼠吸入半数致死浓度
LC_{50}	10.00g/(m³·h)
低于 95%置信限下的限量	10.00g/(m³·h)
高于 95%置信限下的限量	10.00g/(m³·h)

【勒奇黄烷酮 G 与抗癌靶点周期蛋白依赖性激酶-6(CDK-6)作用的二维图】 勒奇黄烷酮 G 与抗癌靶点周期蛋白依赖性激酶-6(CDK-6)作用的二维图见图 3.74。

【药理或临床作用】 本品具有抗肿瘤作用。

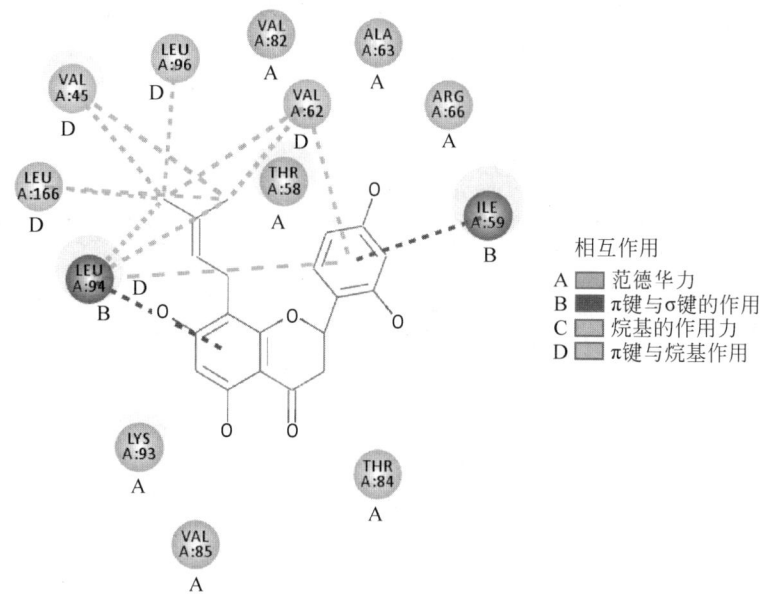

图 3.74 勒奇黄烷酮 G 与抗癌靶点周期蛋白依赖性激酶-6(CDK-6)作用的二维图

相互作用
A ▢ 范德华力
B ▢ π键与σ键的作用
C ▢ 烷基的作用力
D ▢ π键与烷基作用

落新妇苷 Astilbin

【化学结构】

【主要来源】 来源于虎耳草科落新妇属落新妇［Astilbe chinensis(Maxim.)Franch. et Savat.］。

【理化性质】 本品为无色结晶,熔点 180.00℃,易溶于沸水,几乎不溶于乙醚。

【类药五原则数据】 相对分子质量 450.4,脂水分配系数 0.621,可旋转键数 3,氢键受体数 11,氢键给体数 7。

【药物动力学数据】 落新妇苷吸收、分布、代谢、排泄、毒性数据见表 3.112、图 3.75。

表 3.112 落新妇苷吸收、分布、代谢、排泄、毒性数据表

25℃下水溶解度水平	3
血脑屏障通透水平	4
人类肠道吸收性水平	3
肝毒性(马氏距离)	11.63
细胞色素 P450 2D6 抑制性(马氏距离)	18.31
血浆蛋白结合率(马氏距离)	13.50

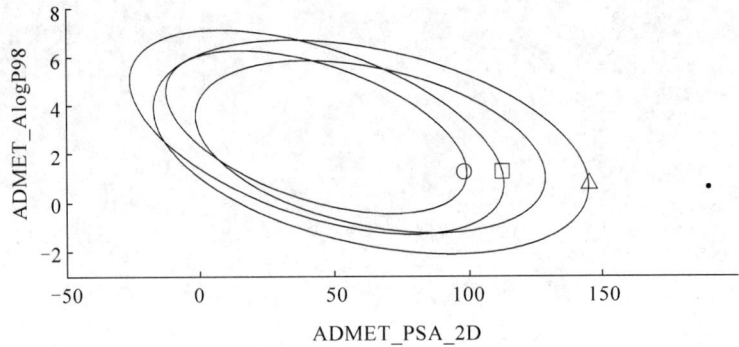

图 3.75 落新妇苷 ADMET 范围图

【毒性】 落新妇苷毒理学概率数据见表 3.113。

表 3.113 落新妇苷毒理学概率表

毒理学性质	发生概率
致突变性	1.000
好氧生物降解性能	1.000
潜在发育毒性	1.000
皮肤刺激性	0
NTP 致癌性(雄大鼠)	0
NTP 致癌性(雌大鼠)	1.000
NTP 致癌性(雄小鼠)	1.000
NTP 致癌性(雌小鼠)	0

【药理】 落新妇苷药理模型数据见表 3.114。

表 3.114 落新妇苷药理模型数据表

模型 1	大鼠口服半数致死量
LD_{50}	13.60mg/kg
95%的置信限下最小 LD_{50}	1.100mg/kg
95%的置信限下最大 LD_{50}	171.7mg/kg
模型 2	大鼠吸入半数致死浓度
LC_{50}	372.5ng/(m³ · h)
低于 95%置信限下的限量	0.100pg/(m³ · h)
高于 95%置信限下的限量	966.9mg/(m³ · h)

【落新妇苷镇痛阿片受体作用的二维图】　落新妇苷镇痛阿片受体作用的二维图见图 3.76。

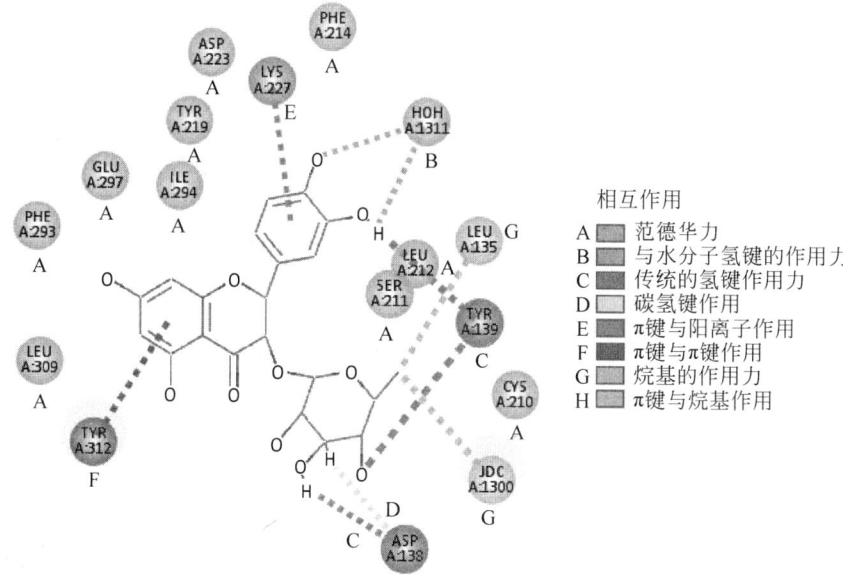

图 3.76　落新妇苷镇痛阿片受体作用的二维图

【药理或临床作用】　本品具有保护肝脏、镇痛、抗水肿等作用。

麦冬高异黄酮 A　Methylophiopogonanone A

【化学结构】

【主要来源】　来源于百合科沿阶草属植物麦冬(*Ophiopogon japonicus*)。

【理化性质】　本品沸点为 580.12℃,闪点 212.91℃,密度 1.41g/cm³。

【类药五原则数据】　相对分子质量 342.3,脂水分配系数 3.695,可旋转键数 2,氢键受体数 6,氢键给体数 2。

【药物动力学数据】　麦冬高异黄酮 A 吸收、分布、代谢、排泄、毒性数据见表 3.115、图 3.77。

表 3.115　麦冬高异黄酮 A 吸收、分布、代谢、排泄、毒性数据表

25℃下水溶解度水平	2
血脑屏障通透水平	2
人类肠道吸收性水平	0

续表

肝毒性(马氏距离)	10.90
细胞色素 P450 2D6 抑制性(马氏距离)	13.98
血浆蛋白结合率(马氏距离)	12.70

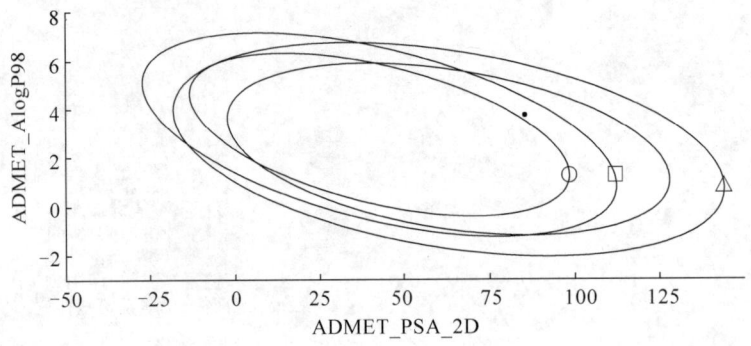

图 3.77　麦冬高异黄酮 A ADMET 范围图

【毒性】　麦冬高异黄酮 A 毒理学概率数据见表 3.116。

表 3.116　麦冬高异黄酮 A 毒理学概率表

毒理学性质	发生概率
致突变性	0
好氧生物降解性能	1.000
潜在发育毒性	0.994
皮肤刺激性	0
NTP 致癌性(雄大鼠)	0.047
NTP 致癌性(雌大鼠)	0
NTP 致癌性(雄小鼠)	0
NTP 致癌性(雌小鼠)	0

【药理】　麦冬高异黄酮 A 药理模型数据见表 3.117。

表 3.117　麦冬高异黄酮 A 药理模型数据表

模型 1	大鼠口服半数致死量
LD_{50}	40.30mg/kg
95％的置信限下最小 LD_{50}	5.800mg/kg
95％的置信限下最大 LD_{50}	280.0mg/kg
模型 2	大鼠吸入半数致死浓度
LC_{50}	10.00g/(m³·h)
低于 95％置信限下的限量	10.00g/(m³·h)
高于 95％置信限下的限量	10.00g/(m³·h)

【麦冬高异黄酮 A 与人胰岛素受体作用的二维图】　麦冬高异黄酮 A 与人胰岛素受体作用的二维图见图 3.78。

【药理或临床作用】　本品具有抑制癌细胞、降血糖、抗氧化的作用。

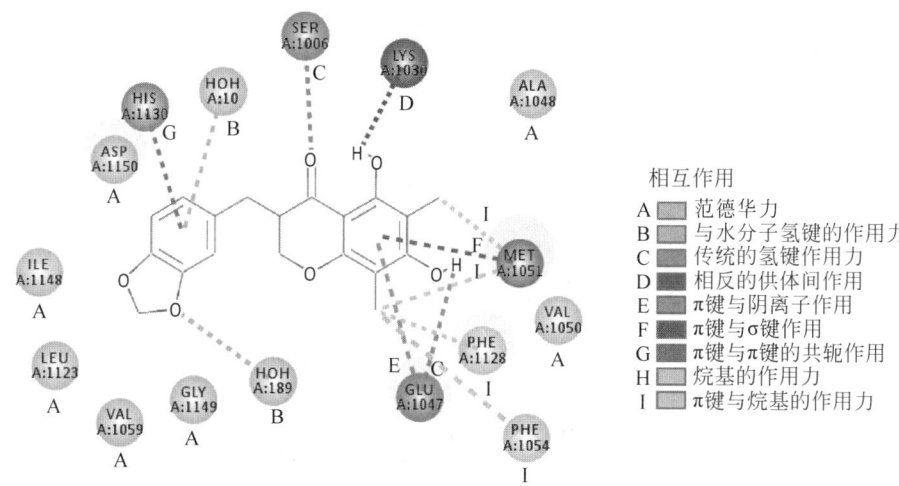

图 3.78　麦冬高异黄酮 A 与人胰岛素受体作用的二维图

相互作用
A ▮ 范德华力
B ▮ 与水分子氢键的作用力
C ▮ 传统的氢键作用力
D ▮ 相反的供体间作用
E ▮ π键与阴离子作用
F ▮ π键与σ键作用
G ▮ π键与π键的共轭作用
H ▮ 烷基的作用力
I ▮ π键与烷基的作用力

芒柄花素　Formononetin

【化学结构】

【主要来源】　来源于豆科黄耆属黄耆[*Astragalus membranaceus*(Fisch.)Bunge.]。

【理化性质】　本品易溶于甲醇、乙酸乙酯、乙醚、稀碱溶液，难溶于水，熔点 256.50℃。

【类药五原则数据】　相对分子质量 268.3，脂水分配系数 2.608，可旋转键数 2，氢键受体数 4，氢键给体数 1。

【药物动力学数据】　芒柄花素吸收、分布、代谢、排泄、毒性数据见表 3.118、图 3.79。

表 3.118　芒柄花素吸收、分布、代谢、排泄、毒性数据表

25℃下水溶解度水平	3
血脑屏障通透水平	2
人类肠道吸收性水平	0
肝毒性（马氏距离）	9.679
细胞色素 P450 2D6 抑制性（马氏距离）	9.919
血浆蛋白结合率（马氏距离）	9.564

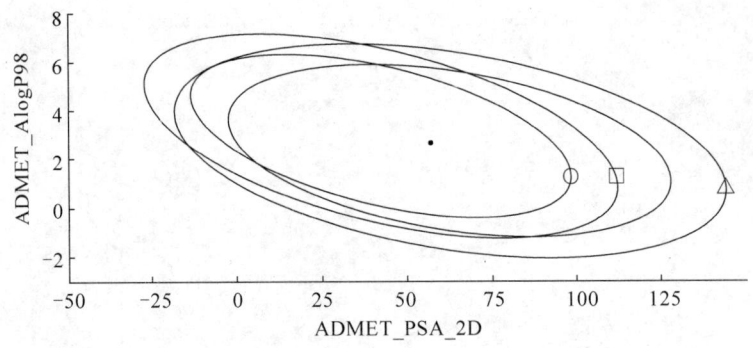

图 3.79　芒柄花素 ADMET 范围图

【毒性】　芒柄花素毒理学概率数据见表 3.119。

表 3.119　芒柄花素毒理学概率表

毒理学性质	发生概率
致突变性	0
好氧生物降解性能	0
潜在发育毒性	1.000
皮肤刺激性	0
NTP 致癌性(雄大鼠)	1.000
NTP 致癌性(雌大鼠)	1.000
NTP 致癌性(雄小鼠)	1.000
NTP 致癌性(雌小鼠)	0.998

【药理】　芒柄花素药理模型数据见表 3.120。

表 3.120　芒柄花素药理模型数据表

模型 1	大鼠口服半数致死量
LD_{50}	294.9mg/kg
95%的置信限下最小 LD_{50}	51.80mg/kg
95%的置信限下最大 LD_{50}	1.700g/kg
模型 2	大鼠吸入半数致死浓度
LC_{50}	10.00g/(m³·h)
低于 95%置信限下的限量	10.00g/(m³·h)
高于 95%置信限下的限量	10.00g/(m³·h)

【芒柄花素与周期蛋白依赖性激酶-6(CDK-6)作用的二维图】　芒柄花素与周期蛋白依赖性激酶-6(CDK-6)作用的二维图见图 3.80。

【药理或临床作用】　本品可用于乳腺癌、前列腺癌和结肠癌等的防治。

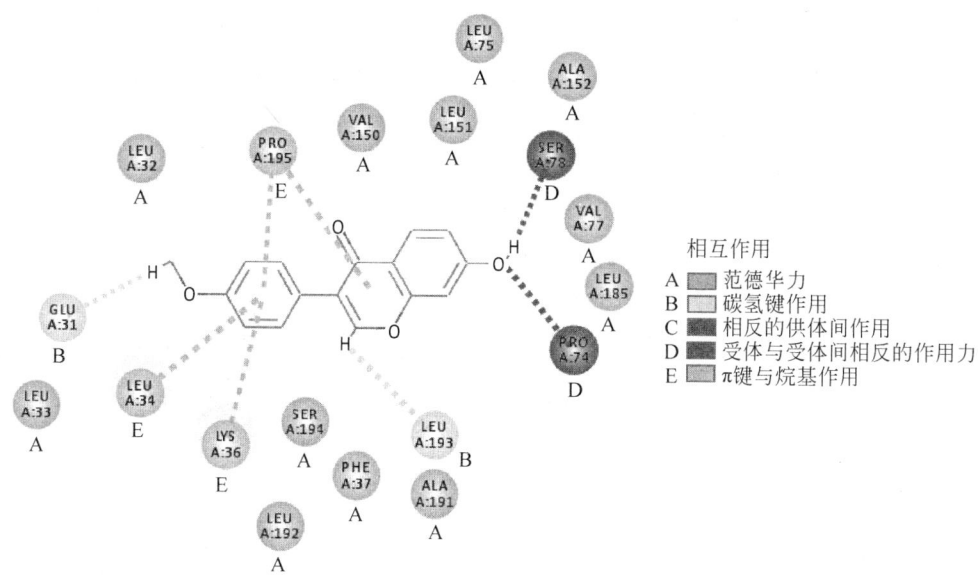

图 3.80 芒柄花素与周期蛋白依赖性激酶-6(CDK-6)作用的二维图

毛蕊异黄酮 Calycosin

【化学结构】

【主要来源】 来源于豆科黄耆属黄耆[*Astragalus membranaceus*(Fisch.)Bunge.]根皮。

【理化性质】 本品为白色针晶粉末,熔点 245.00～247.00℃,沸点 532.80℃,密度 1.42g/cm³。

【类药五原则数据】 相对分子质量 284.3,脂水分配系数 2.366,可旋转键数 2,氢键受体数 5,氢键给体数 2。

【药物动力学数据】 毛蕊异黄酮吸收、分布、代谢、排泄、毒性数据见表 3.121、图 3.81。

表 3.121 毛蕊异黄酮吸收、分布、代谢、排泄、毒性数据表

25℃下水溶解度水平	3
血脑屏障通透水平	3
人类肠道吸收性水平	0
肝毒性(马氏距离)	8.425

续表

细胞色素 P450 2D6 抑制性（马氏距离）	11.50
血浆蛋白结合率（马氏距离）	9.707

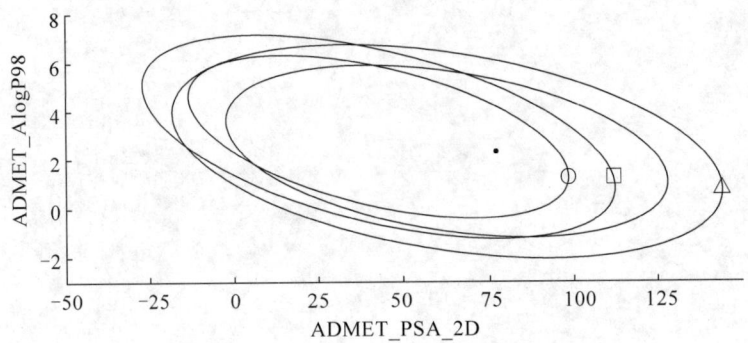

图 3.81　毛蕊异黄酮 ADMET 范围图

【毒性】　毛蕊异黄酮毒理学概率数据见表 3.122。

表 3.122　毛蕊异黄酮毒理学概率表

毒理学性质	发生概率
致突变性	0.122
好氧生物降解性能	0
潜在发育毒性	1.000
皮肤刺激性	0
NTP 致癌性（雄大鼠）	1.000
NTP 致癌性（雌大鼠）	1.000
NTP 致癌性（雄小鼠）	1.000
NTP 致癌性（雌小鼠）	0.973

【药理】　毛蕊异黄酮药理模型数据见表 3.123。

表 3.123　毛蕊异黄酮药理模型数据表

模型 1	大鼠口服半数致死量
LD_{50}	213.3mg/kg
95% 的置信限下最小 LD_{50}	37.50mg/kg
95% 的置信限下最大 LD_{50}	1.200g/kg
模型 2	大鼠吸入半数致死浓度
LC_{50}	$10.00g/(m^3 \cdot h)$
低于 95% 置信限下的限量	$10.00g/(m^3 \cdot h)$
高于 95% 置信限下的限量	$10.00g/(m^3 \cdot h)$

【毛蕊异黄酮与降血脂 HGM-CoA 还原酶作用的二维图】　毛蕊异黄酮与降血脂 HGM-CoA 还原酶作用的二维图见图 3.82。

【药理或临床作用】　本品具有抗氧化、抗癌、抗菌、降血脂、降血糖、减少糖尿病并发症和提高免疫功能等作用。

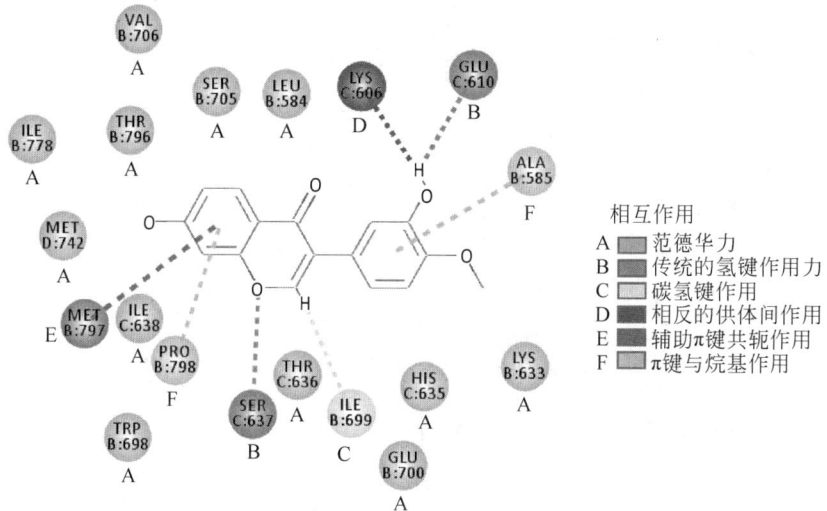

图 3.82　毛蕊异黄酮与降血脂 HGM-CoA 还原酶作用的二维图

毛叶假鹰爪素 A　Desmosdumotin A

【化学结构】

【主要来源】　来源于番荔枝科假鹰爪属植物假鹰爪（*Desmos chinensis*）的根。

【理化性质】　本品为黄色大块结晶,熔点 124.00～125.00℃。

【类药五原则数据】　相对分子质量 354.4,脂水分配系数 3.232,可旋转键数 4,氢键受体数 6,氢键给体数 1。

【药物动力学数据】　毛叶假鹰爪素 A 吸收、分布、代谢、排泄、毒性数据见表 3.124、图 3.83。

表 3.124　毛叶假鹰爪素 A 吸收、分布、代谢、排泄、毒性数据表

25℃下水溶解度水平	2
血脑屏障通透水平	3
人类肠道吸收性水平	0
肝毒性（马氏距离）	13.22
细胞色素 P450 2D6 抑制性（马氏距离）	15.14
血浆蛋白结合率（马氏距离）	11.96

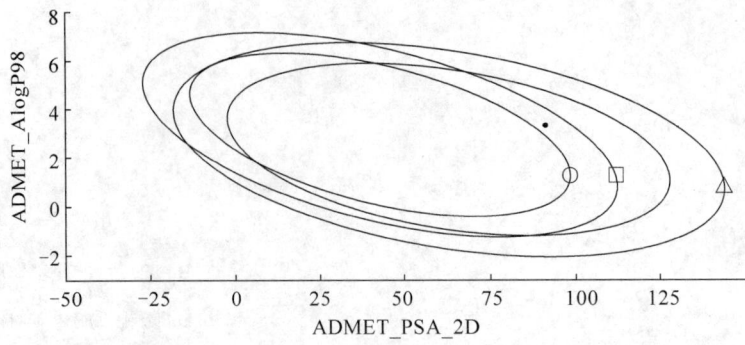

图 3.83 毛叶假鹰爪素 A ADMET 范围图

【毒性】 毛叶假鹰爪素 A 毒理学概率数据见表 3.125。

表 3.125 毛叶假鹰爪素 A 毒理学概率表

毒理学性质	发生概率
致突变性	0
好氧生物降解性能	0.001
潜在发育毒性	1.000
皮肤刺激性	0.995
NTP 致癌性(雄大鼠)	1.000
NTP 致癌性(雌大鼠)	0
NTP 致癌性(雄小鼠)	1.000
NTP 致癌性(雌小鼠)	0.001

【药理】 毛叶假鹰爪素 A 药理模型数据见表 3.126。

表 3.126 毛叶假鹰爪素 A 药理模型数据表

模型 1	大鼠口服半数致死量
LD_{50}	37.90mg/kg
95%的置信限下最小 LD_{50}	5.200mg/kg
95%的置信限下最大 LD_{50}	277.6mg/kg
模型 2	大鼠吸入半数致死浓度
LC_{50}	10.00g/(m³·h)
低于 95%置信限下的限量	10.00g/(m³·h)
高于 95%置信限下的限量	10.00g/(m³·h)

【毛叶假鹰爪素 A 与表皮生长因子受体(EGFR)作用的二维图】 毛叶假鹰爪素 A 与表皮生长因子受体(EGFR)作用的二维图见图 3.84。

【药理或临床作用】 本品具有抗肿瘤作用。

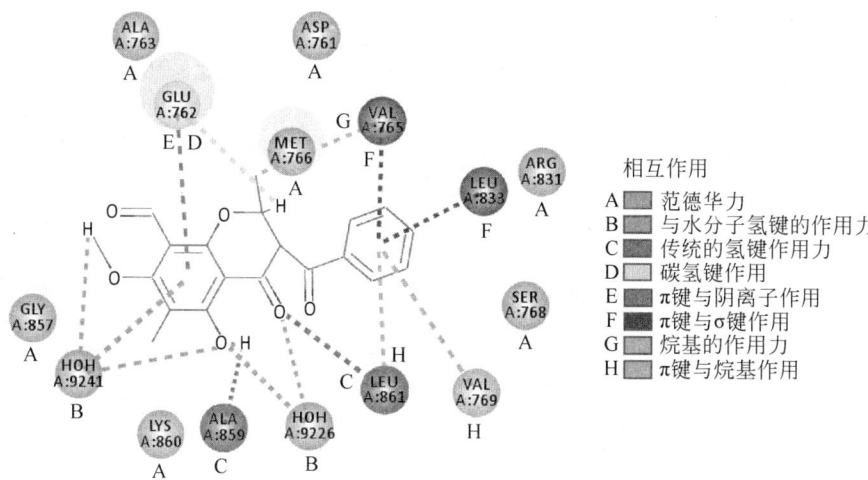

图 3.84　毛叶假鹰爪素 A 与表皮生长因子受体(EGFR)作用的二维图

绵枣儿素　Scillascillin

【化学结构】

【主要来源】　来源于百合科绵枣儿属绵枣儿[*Scilla scilloides*(Lindl.)Druce]。

【理化性质】　本品为粉末状,熔点 210.00～211.00℃。

【类药五原则数据】　相对分子质量 312.3,脂水分配系数 2.341,可旋转键数 0,氢键受体数 6,氢键给体数 2。

【药物动力学数据】　绵枣儿素吸收、分布、代谢、排泄、毒性数据见表 3.127、图 3.85。

表 3.127　绵枣儿素吸收、分布、代谢、排泄、毒性数据表

25℃下水溶解度水平	2
血脑屏障通透水平	3
人类肠道吸收性水平	0
肝毒性(马氏距离)	10.08
细胞色素·P450 2D6 抑制性(马氏距离)	13.50
血浆蛋白结合率(马氏距离)	12.03

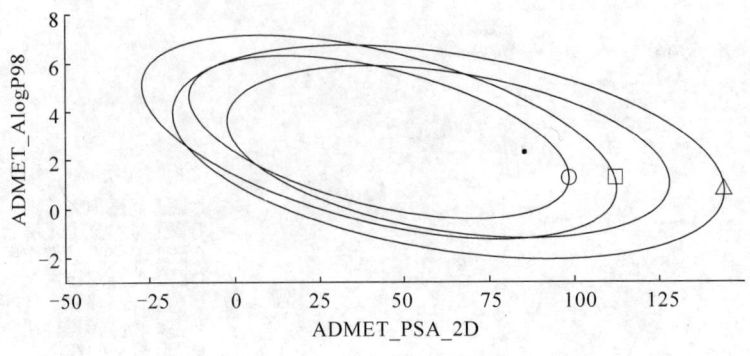

图 3.85　绵枣儿素 ADMET 范围图

【毒性】　绵枣儿素毒理学概率数据见表 3.128。

表 3.128　绵枣儿素毒理学概率表

毒理学性质	发生概率
致突变性	0
好氧生物降解性能	1.000
潜在发育毒性	0.999
皮肤刺激性	0
NTP 致癌性(雄大鼠)	1.000
NTP 致癌性(雌大鼠)	0.887
NTP 致癌性(雄小鼠)	0.026
NTP 致癌性(雌小鼠)	0

【药理】　绵枣儿素药理模型数据见表 3.129。

表 3.129　绵枣儿素药理模型数据

模型 1	大鼠口服半数致死量
LD_{50}	25.00mg/kg
95% 的置信限下最小 LD_{50}	3.900mg/kg
95% 的置信限下最大 LD_{50}	159.2mg/kg
模型 2	大鼠吸入半数致死浓度
LC_{50}	$10.00g/(m^3 \cdot h)$
低于 95% 置信限下的限量	$10.00g/(m^3 \cdot h)$
高于 95% 置信限下的限量	$10.00g/(m^3 \cdot h)$

【绵枣儿素与 β_2 受体作用的二维图】　绵枣儿素与 β_2 受体作用的二维图见图 3.86。

【药理或临床作用】　本品具有强心作用。

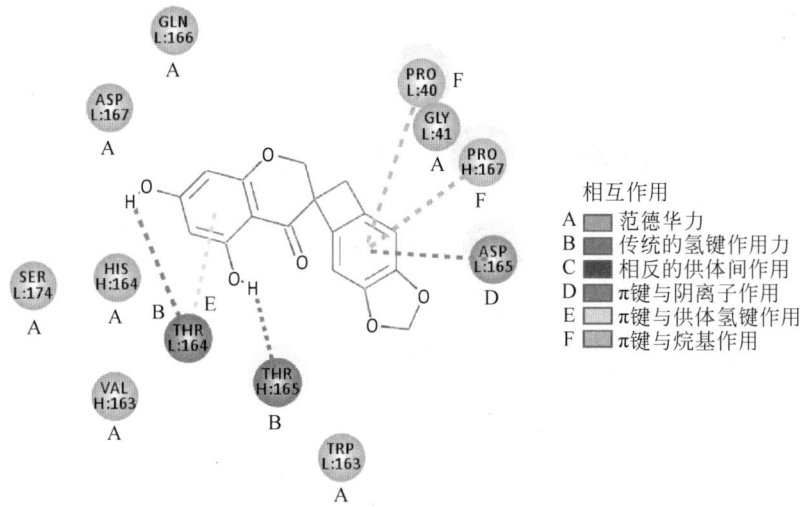

图 3.86 绵枣儿素与 β₂ 受体作用的二维图

牡荆素 Vitexin

【化学结构】

【主要来源】 来源于蔷薇科山楂属山楂(*Crataegus pinnatifida*)的干燥成熟果实。

【理化性质】 本品为黄色粉末,熔点 258.00～259.00℃。

【类药五原则数据】 相对分子质量 434.4,脂水分配系数－0.018,可旋转键数 3,氢键受体数 10,氢键给体数 7。

【药物动力学数据】 牡荆素吸收、分布、代谢、排泄、毒性数据见表 3.130、图 3.87。

表 3.130 牡荆素吸收、分布、代谢、排泄、毒性数据表

25℃下水溶解度水平	3
血脑屏障通透水平	4
人类肠道吸收性水平	3
肝毒性(马氏距离)	11.82
细胞色素 P450 2D6 抑制性(马氏距离)	18.42
血浆蛋白结合率(马氏距离)	13.62

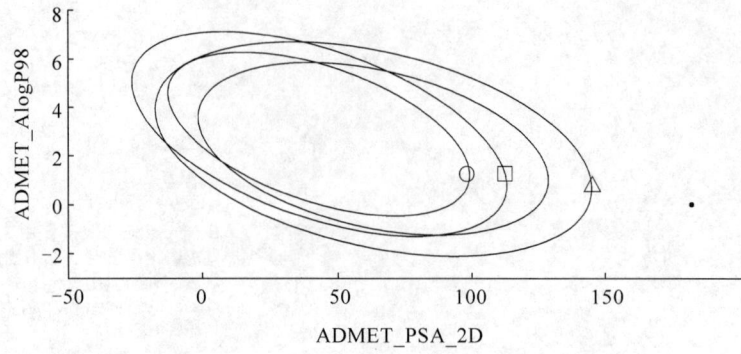

图 3.87　牡荆素 ADMET 范围图

【毒性】　牡荆素毒理学概率数据见表 3.131。

表 3.131　牡荆素毒理学概率表

毒理学性质	发生概率
致突变性	0
好氧生物降解性能	1.000
潜在发育毒性	1.000
皮肤刺激性	0.899
NTP 致癌性（雄大鼠）	0
NTP 致癌性（雌大鼠）	1.000
NTP 致癌性（雄小鼠）	0
NTP 致癌性（雌小鼠）	0

【药理】　牡荆素药理模型数据见表 3.132。

表 3.132　牡荆素药理模型数据

模型 1	大鼠口服半数致死量
LD_{50}	517.6mg/kg
95% 的置信限下最小 LD_{50}	47.00mg/kg
95% 的置信限下最大 LD_{50}	5.700g/kg
模型 2	大鼠吸入半数致死浓度
LC_{50}	95.90ng/(m^3·h)
低于 95% 置信限下的限量	0.200pg/(m^3·h)
高于 95% 置信限下的限量	44.00mg/(m^3·h)

【牡荆素与环加氧酶-2(COX-2)作用的二维图】　牡荆素与环加氧酶-2(COX-2)作用的二维图见图 3.88。

【药理或临床作用】　本品具有治疗心血管疾病的作用。

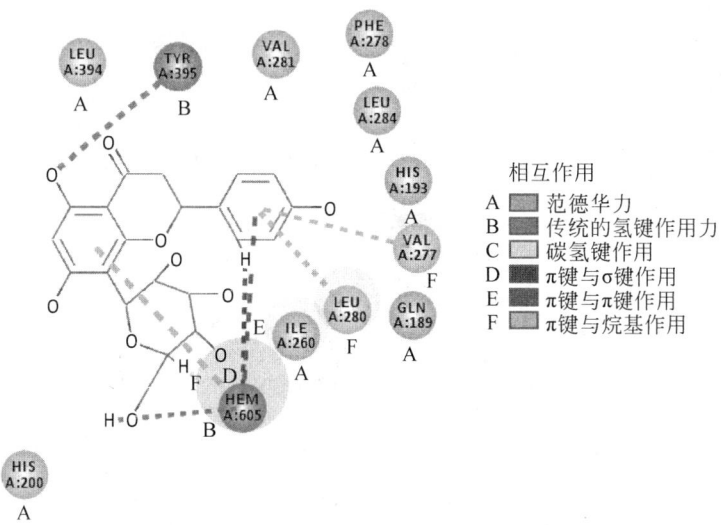

图 3.88　牡荆素与环加氧酶-2(COX-2)作用的二维图

相互作用
A　范德华力
B　传统的氢键作用力
C　碳氢键作用
D　π键与σ键作用
E　π键与π键作用
F　π键与烷基作用

木犀草苷　Cynaroside

【化学结构】

【主要来源】　来源于忍冬科忍冬属忍冬(*Lonicera japonica Thunb.*)。

【理化性质】　本品为黄色粉末,熔点 254.00～256.00℃,可溶于热水、热甲醇及乙醇,微溶于水、甲醇、乙醇,不溶于三氯甲烷、乙醚、苯、石油醚等极性小的溶剂。

【类药五原则数据】　相对分子质量 448.4,脂水分配系数 0.2380,可旋转键数 4,氢键受体数 11,氢键给体数 7。

【物动力学数据】　木犀草苷吸收、分布、代谢、排泄、毒性数据见表 3.133、图 3.89。

表 3.133　木犀草苷吸收、分布、代谢、排泄、毒性数据表

25℃下水溶解度水平	3
血脑屏障通透水平	4
人类肠道吸收性水平	3
肝毒性(马氏距离)	11.38
细胞色素 P450 2D6 抑制性(马氏距离)	11.77
血浆蛋白结合率(马氏距离)	12.80

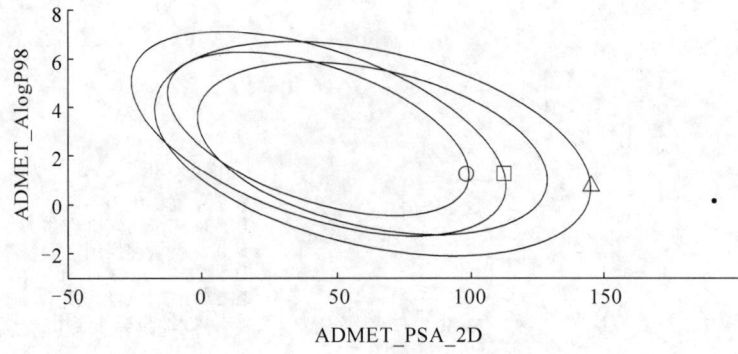

图 3.89　木犀草苷 ADMET 范围图

【毒性】　木犀草苷毒理学概率数据见表 3.134。

表 3.134　木犀草苷毒理学概率表

毒理学性质	发生概率
致突变性	0.951
好氧生物降解性能	1.000
潜在发育毒性	1.000
皮肤刺激性	0.022
NTP 致癌性(雄大鼠)	0.078
NTP 致癌性(雌大鼠)	0
NTP 致癌性(雄小鼠)	1.000
NTP 致癌性(雌小鼠)	0.348

【药理】　木犀草苷药理模型数据见表 3.135。

表 3.135　木犀草苷药理模型数据

模型 1	大鼠口服半数致死量
LD_{50}	2.200g/kg
95％的置信限下最小 LD_{50}	279.7mg/kg
95％的置信限下最大 LD_{50}	10.00g/kg
模型 2	大鼠吸入半数致死浓度
LC_{50}	89.90ng/($m^3 \cdot h$)
低于 95％置信限下的限量	0.200pg/($m^3 \cdot h$)
高于 95％置信限下的限量	35.90mg/($m^3 \cdot h$)

【木犀草苷与降血脂羟甲基戊二酸单酰辅酶 A 还原酶(HMG-COA)受体作用的二维图】　木犀草苷与降血脂羟甲基戊二酸单酰辅酶 A 还原酶(HMG-COA)受体作用的二维图见图 3.90。

【药理或临床作用】　本品可用于治疗气管炎,降低胆固醇在动脉粥样硬化的作用,还具有抗菌、舒张毛细血管的作用。

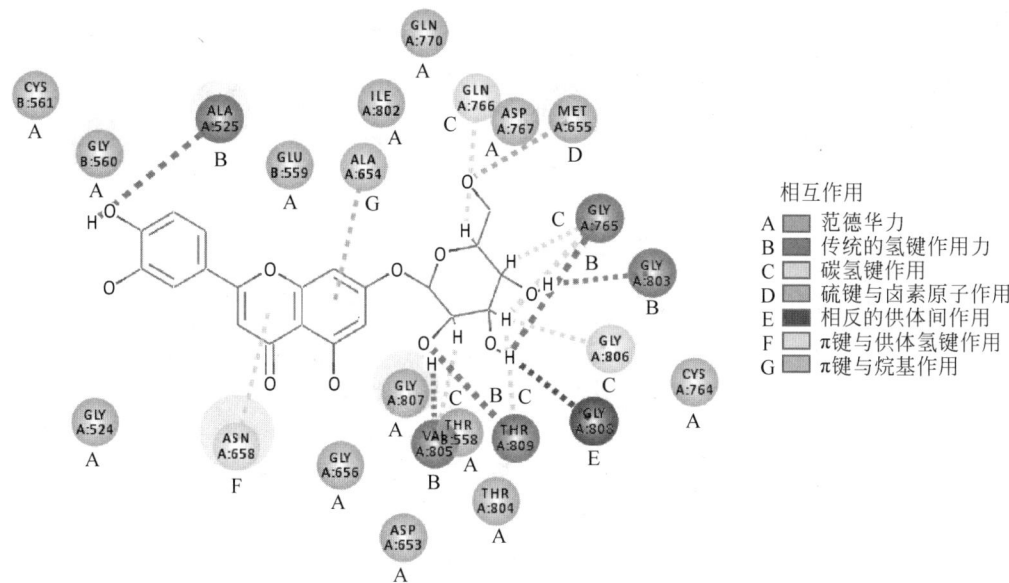

图 3.90　木犀草苷与降血脂羟甲基戊二酸单酰辅酶 A 还原酶(HMG-COA)受体作用的二维图

相互作用

A 范德华力
B 传统的氢键作用力
C 碳氢键作用
D 硫键与卤素原子作用
E 相反的供体间作用
F π键与供体氢键作用
G π键与烷基作用

木犀草素　Luteolin

【化学结构】

【主要来源】　来源于忍冬科忍冬属忍冬(*Lonicera japonica* Thunb.)。

【理化性质】　本品为黄色针状结晶,熔点 328.00～330.00℃,可溶于碱性溶液中,微溶于水,具弱酸性,正常条件下稳定。

【类药五原则数据】　相对分子质量 286.2,脂水分配系数 2.168,可旋转键数 1,氢键受体数 6,氢键给体数 4。

【药物动力学数据】　木犀草素吸收、分布、代谢、排泄、毒性数据见表 3.136、图 3.91。

表 3.136　木犀草素吸收、分布、代谢、排泄、毒性数据表

25℃下水溶解度水平	3
血脑屏障通透水平	4
人类肠道吸收性水平	0

续表

肝毒性(马氏距离)	8.583
细胞色素 P450 2D6 抑制性(马氏距离)	8.422
血浆蛋白结合率(马氏距离)	11.33

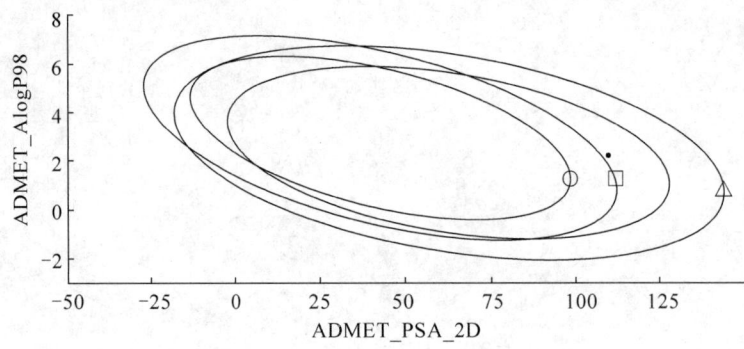

图 3.91　木犀草素 ADMET 范围图

【毒性】　木犀草素毒理学概率数据见表 3.137。

表 3.137　木犀草素毒理学概率表

毒理学性质	发生概率
致突变性	1.000
好氧生物降解性能	0
潜在发育毒性	0.9990
皮肤刺激性	0
NTP 致癌性(雄大鼠)	0.995
NTP 致癌性(雌大鼠)	0
NTP 致癌性(雄小鼠)	1.000
NTP 致癌性(雌小鼠)	0.001

【药理】　木犀草素药理模型数据见表 3.138。

表 3.138　木犀草素药理模型数据

模型 1	大鼠口服半数致死量
LD_{50}	521.5mg/kg
95％的置信限下最小 LD_{50}	90.90mg/kg
95％的置信限下最大 LD_{50}	3.000g/kg
模型 2	大鼠吸入半数致死浓度
LC_{50}	$10.00g/(m^3 \cdot h)$
低于 95％置信限下的限量	$10.00g/(m^3 \cdot h)$
高于 95％置信限下的限量	$10.00g/(m^3 \cdot h)$

【木犀草素与蛋白激酶 B(AKT)靶点作用的二维图】　木犀草素与蛋白激酶 B(AKT)靶点作用的二维图见图 3.92。

【药理或临床作用】　本品具有抗癌、抗菌、抗炎、祛痰、解痉、抗过敏和免疫增强等作用。

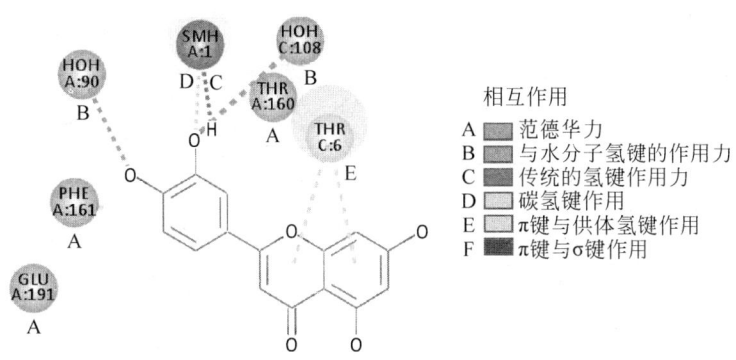

图 3.92　木犀草素与蛋白激酶 B(AKT)靶点作用的二维图

漆树黄酮　Fisetin

【化学结构】

【主要来源】　来源于漆树科漆属植物木蜡树[*Toxicodendron sylvestre*(Sieb. et Zucc.)O. Kuntze]的根和根皮。

【理化性质】　本品为黄色针状结晶,熔点 330.00℃,溶于乙醇、丙酮、乙酸、氢氧化物碱溶液,不溶于水、乙醚、苯、氯仿和石油醚。

【类药五原则数据】　相对分子质量 286.2,脂水分配系数 1.8720,可旋转键数 1,氢键受体数 6,氢键给体数 4。

【药物动力学数据】　漆树黄酮吸收、分布、代谢、排泄、毒性数据见表 3.139、图 3.93。

表 3.139　漆树黄酮吸收、分布、代谢、排泄、毒性数据表

25℃下水溶解度水平	3
血脑屏障通透水平	3
人类肠道吸收性水平	0
肝毒性(马氏距离)	7.510
细胞色素 P450 2D6 抑制性(马氏距离)	8.447
血浆蛋白结合率(马氏距离)	10.5146

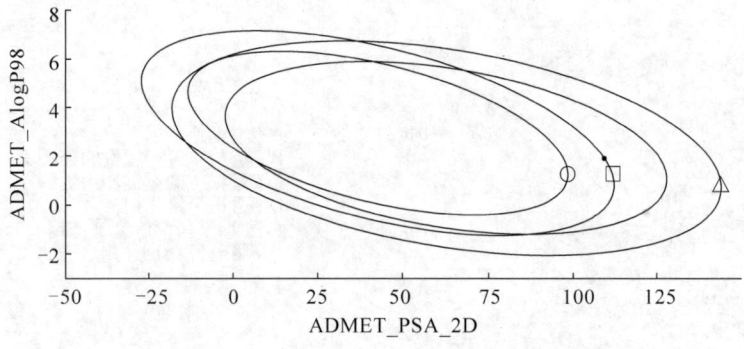

图 3.93　漆树黄酮 ADMET 范围图

【毒性】　漆树黄酮毒理学概率数据见表 3.140。

表 3.140　漆树黄酮毒理学概率表

毒理学性质	发生概率
致突变性	1.000
好氧生物降解性能	0
潜在发育毒性	0.998
皮肤刺激性	0
NTP 致癌性（雄大鼠）	0.994
NTP 致癌性（雌大鼠）	1.000
NTP 致癌性（雄小鼠）	1.000
NTP 致癌性（雌小鼠）	0

【药理】　漆树黄酮药理模型数据见表 3.141。

表 3.141　漆树黄酮药理模型数据

模型 1	大鼠口服半数致死量
LD_{50}	156.3mg/kg
95% 的置信限下最小 LD_{50}	26.50mg/kg
95% 的置信限下最大 LD_{50}	921.8mg/kg
模型 2	大鼠吸入半数致死浓度
LC_{50}	$10.00g/(m^3 \cdot h)$
低于 95% 置信限下的限量	$10.00g/(m^3 \cdot h)$
高于 95% 置信限下的限量	$10.00\ /(m^3 \cdot h)$

【漆树黄酮与花生四烯酸受体作用的二维图】　漆树黄酮与花生四烯酸受体作用的二维图见图 3.94。

【药理或临床作用】　本品可用作抗菌剂、解痉剂，也可用于抑制新代谢和花生四烯酸的释放。

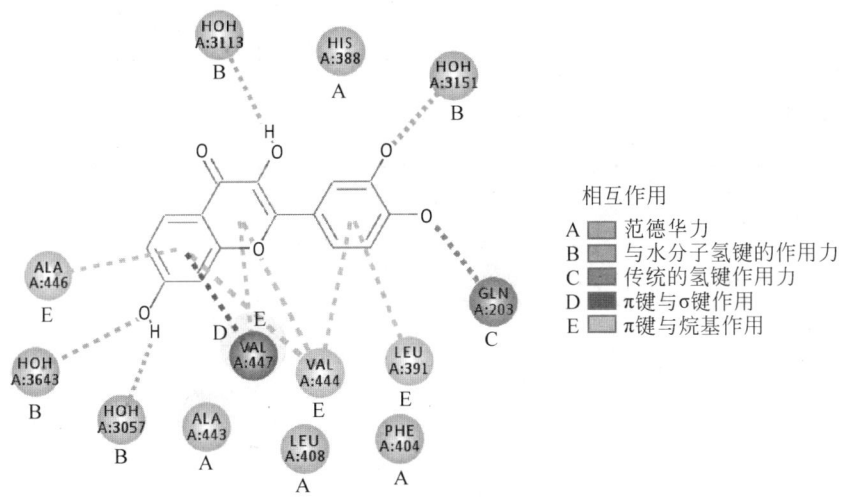

图 3.94　漆树黄酮与花生四烯酸受体作用的二维图

羟基鱼藤素　11-Hydroxytephrosin

【化学结构】

【主要来源】　来源于豆科鱼藤属植物鱼藤[*Derris trifoliata*]的根。

【理化性质】　本品为白色至微黄色粒状结晶,溶于乙酸乙酯、三氯甲烷,微溶于石油醚,几乎不溶于水。

【类药五原则数据】　相对分子质量 426.4,脂水分配系数 2.725,可旋转键数 2,氢键受体数 8,氢键给体数 2。

【药物动力学数据】　羟基鱼藤素吸收、分布、代谢、排泄、毒性数据见表 3.142、图 3.95。

表 3.142　羟基鱼藤素吸收、分布、代谢、排泄、毒性数据表

25℃下水溶解度水平	2
血脑屏障通透水平	3
人类肠道吸收性水平	0

续表

肝毒性(马氏距离)	11.68
细胞色素 P450 2D6 抑制性(马氏距离)	17.45
血浆蛋白结合率(马氏距离)	14.07

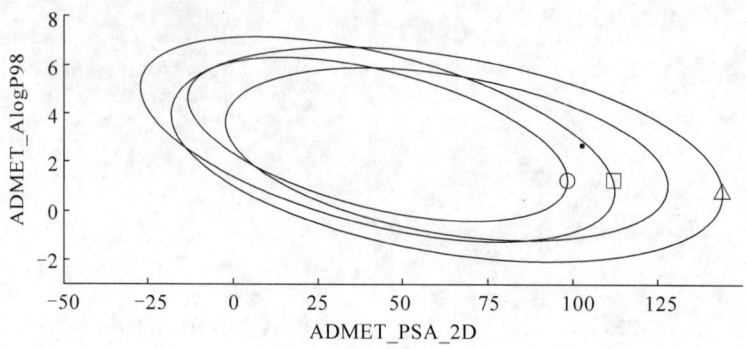

图 3.95　羟基鱼藤素 ADMET 范围图

【毒性】　羟基鱼藤素毒理学概率数据见表 3.143。

表 3.143　羟基鱼藤素毒理学概率表

毒理学性质	发生概率
致突变性	0
好氧生物降解性能	1.000
潜在发育毒性	1.000
皮肤刺激性	1.000
NTP 致癌性(雄大鼠)	1.000
NTP 致癌性(雌大鼠)	1.000
NTP 致癌性(雄小鼠)	0.909
NTP 致癌性(雌小鼠)	0

【药理】　羟基鱼藤素药理模型数据见表 3.144。

表 3.144　羟基鱼藤素药理模型数据

模型 1	大鼠口服半数致死量
LD_{50}	8.200g/kg
95％的置信限下最小 LD_{50}	1.000mg/kg
95％的置信限下最大 LD_{50}	65.20mg/kg
模型 2	大鼠吸入半数致死浓度
LC_{50}	$10.00g/(m^3 \cdot h)$
低于 95％置信限下的限量	$10.00g/(m^3 \cdot h)$
高于 95％置信限下的限量	$10.00g/(m^3 \cdot h)$

【羟基鱼藤素与抗癌靶点周期蛋白依赖性激酶-6(CDK-6)作用的二维图】　羟基鱼藤素与抗癌靶点周期蛋白依赖性激酶-6(CDK-6)作用的二维图见图 3.96。

【药理或临床作用】　本品具有治疗恶性肿瘤、抑制癌细胞增殖的作用。

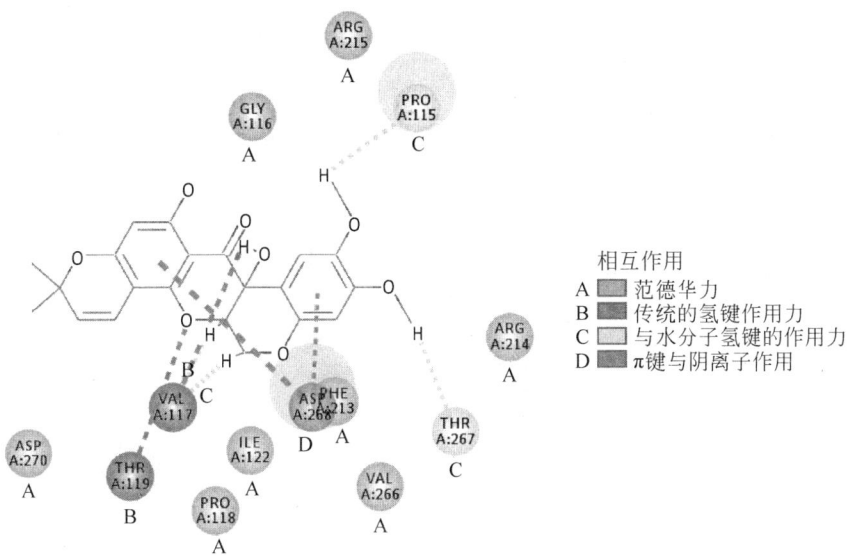

图 3.96 羟基鱼藤素与抗癌靶点周期蛋白依赖性激酶-6(CDK-6)作用的二维图

芹菜素 Apigenin

【化学结构】

【主要来源】 来源于伞形科芹属旱芹(*Apium graveolens* L.)。

【理化性质】 本品为黄色针晶粉末,熔点 347.00～348.00℃,几乎不溶于水,部分溶于热酒精,溶于稀 KOH 溶液。

【类药五原则数据】 相对分子质量 270.2,脂水分配系数 2.41,可旋转键数 1,氢键受体数 5,氢键给体数 3。

【药物动力学数据】 芹菜素吸收、分布、代谢、排泄、毒性数据见表 3.145、图 3.97。

表 3.145 芹菜素吸收、分布、代谢、排泄、毒性数据表

25℃下水溶解度水平	3
血脑屏障通透水平	3
人类肠道吸收性水平	0
肝毒性(马氏距离)	8.487
细胞色素 P450 2D6 抑制性(马氏距离)	8.234
血浆蛋白结合率(马氏距离)	11.09

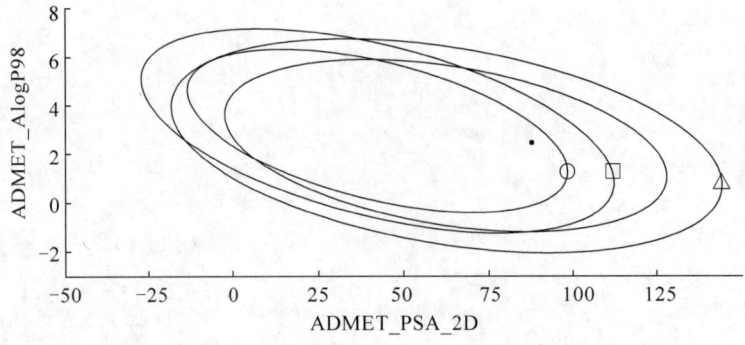

图 3.97　芹菜素 ADMET 范围图

【毒性】　芹菜素毒理学概率数据见表 3.146。

表 3.146　芹菜素毒理学概率表

毒理学性质	发生概率
致突变性	0.876
好氧生物降解性能	0.239
潜在发育毒性	0.999
皮肤刺激性	0
NTP 致癌性(雄大鼠)	0.996
NTP 致癌性(雌大鼠)	0
NTP 致癌性(雄小鼠)	1.000
NTP 致癌性(雌小鼠)	0.001

【药理】　芹菜素药理模型数据见表 3.147。

表 3.147　芹菜素药理模型数据

模型 1	大鼠口服半数致死量
LD_{50}	373.9mg/kg
95%的置信限下最小 LD_{50}	66.50mg/kg
95%的置信限下最大 LD_{50}	2.100g/kg
模型 2	大鼠吸入半数致死浓度
LC_{50}	10.00g/(m^3 · h)
低于 95%置信限下的限量	10.00g/(m^3 · h)
高于 95%置信限下的限量	10.00g/(m^3 · h)

【芹菜素与环加氧酶-2(COX-2)作用的二维图】　芹菜素与环加氧酶-2(COX-2)作用的二维图见图 3.98。

【药理或临床作用】　本品具有治疗各种炎症、抗氧化、镇静安神、降压的作用。

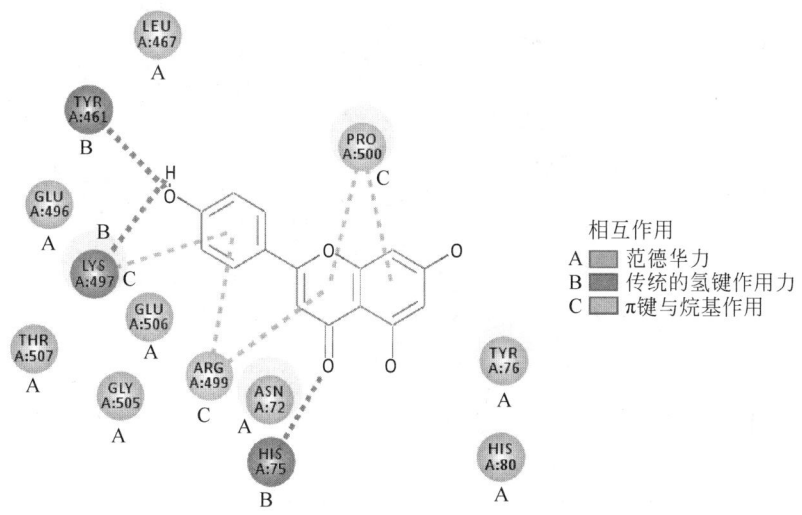

图 3.98　芹菜素与环加氧酶-2(COX-2)作用的二维图

相互作用
A　范德华力
B　传统的氢键作用力
C　π键与烷基作用

球松素　Pinostrobin

【化学结构】

【主要来源】　来源于松科松属日本五针松[*Pinus parviflora* Sieb. et Zucc.]的心材。

【理化性质】　本品为无色结晶粉末,熔点 100.00～101.00℃,可溶于甲醇、乙醇、二甲基亚砜等有机溶剂,不溶于石油醚、三氯甲烷。

【类药五原则数据】　相对分子质量 270.3,脂水分配系数 2.841,可旋转键数 2,氢键受体数 4,氢键给体数 1。

【药物动力学数据】　球松素的吸收、分布、代谢、排泄、毒性数据见表 3.148、图 3.99。

表 3.148　球松素的吸收、分布、代谢、排泄、毒性数据表

25℃下水溶解度水平	3
血脑屏障通透水平	2
人类肠道吸收性水平	0
肝毒性(马氏距离)	13.89
细胞色素 P450 2D6 抑制性(马氏距离)	13.50
血浆蛋白结合率(马氏距离)	10.17

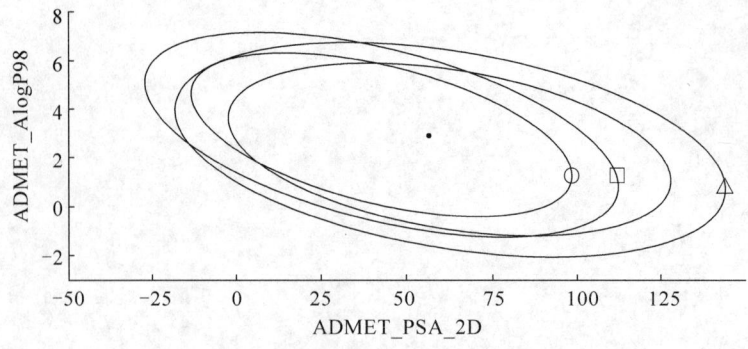

图 3.99　球松素 ADMET 范围图

【毒性】　球松素毒理学概率数据见表 3.149。

表 3.149　球松素毒理学概率表

毒理学性质	发生概率
致突变性	0
好氧生物降解性能	0
潜在发育毒性	0.707
皮肤刺激性	0.954
NTP 致癌性(雄大鼠)	0.171
NTP 致癌性(雌大鼠)	0
NTP 致癌性(雄小鼠)	1.000
NTP 致癌性(雌小鼠)	0

【药理】　球松素药理模型数据见表 3.150。

表 3.150　球松素药理模型数据表

模型 1	大鼠口服半数致死量
LD_{50}	6.900g/kg
95% 的置信限下最小 LD_{50}	1.100g/kg
95% 的置信限下最大 LD_{50}	10.00g/kg
模型 2	大鼠吸入半数致死浓度
LC_{50}	$10.00g/(m^3 \cdot h)$
低于 95% 置信限下的限量	$10.00g/(m^3 \cdot h)$
高于 95% 置信限下的限量	$10.00g/(m^3 \cdot h)$

【球松素与抗氧化受体 SOD(superoxide dismutase)作用的二维图】　球松素与抗氧化受体 SOD 作用的二维图见图 3.100。

【药理或临床作用】　本品具有抗氧化、抗炎、抗菌的作用。

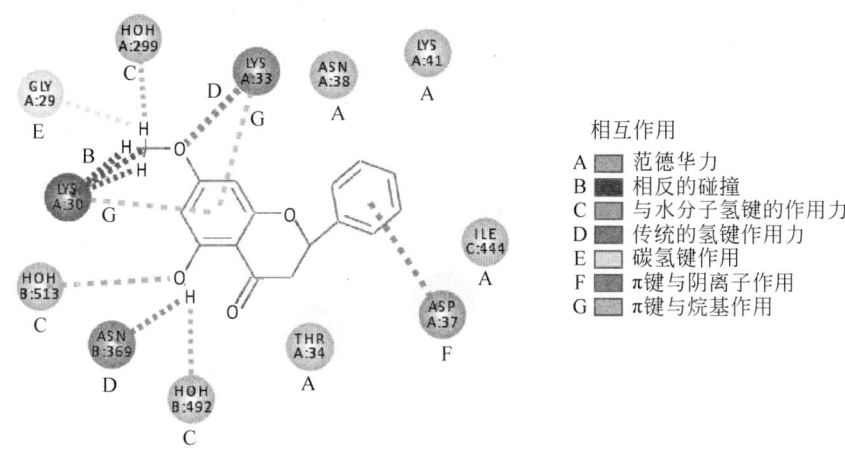

图 3.100　球松素与抗氧化受体 SOD 作用的二维图

金雀异黄酮 Genistein

【化学结构】

【主要来源】　来源于豆科紫雀花属紫雀花(*Parochetus communis*)的根。

【理化性质】　本品为灰白色树枝状针晶粉末,熔点为 297.00~298.00℃,溶于常用的有机溶剂,溶于稀碱,几乎不溶于水。

【类药五原则数据】　相对分子质量 270.2,脂水分配系数 2.14,可旋转键数 1,氢键受体数 5,氢键给体数 3。

【药物动力学数据】　金雀异黄酮的吸收、分布、代谢、排泄、毒性数据见表 3.151、图 3.101。

表 3.151　金雀异黄酮的吸收、分布、代谢、排泄、毒性数据表

25℃下水溶解度水平	3
血脑屏障通透水平	3
人类肠道吸收性水平	0
肝毒性(马氏距离)	7.228
细胞色素 P450 2D6 抑制性(马氏距离)	8.299
血浆蛋白结合率(马氏距离)	10.33

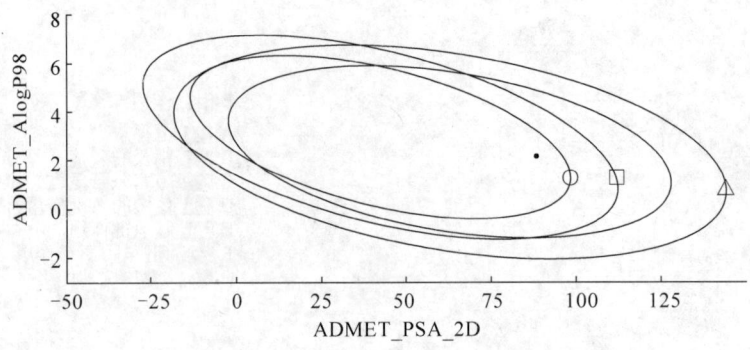

图 3.101　金雀异黄酮 ADMET 范围图

【毒性】　金雀异黄酮毒理学概率数据见表 3.152。

表 3.152　金雀异黄酮毒理学概率表

毒理学性质	发生概率
致突变性	0.995
好氧生物降解性能	0.289
潜在发育毒性	1.000
皮肤刺激性	0
NTP 致癌性（雄大鼠）	1.000
NTP 致癌性（雌大鼠）	0.002
NTP 致癌性（雄小鼠）	1.000
NTP 致癌性（雌小鼠）	0.002

【药理】　金雀异黄酮药理模型数据见表 3.153。

表 3.153　金雀异黄酮药理模型数据表

模型 1	大鼠口服半数致死量
LD_{50}	170.3mg/kg
95％的置信限下最小 LD_{50}	30.10mg/kg
95％的置信限下最大 LD_{50}	965.2mg/kg
模型 2	大鼠吸入半数致死浓度
LC_{50}	10.00g/(m^3 · h)
低于 95％置信限下的限量	10.00g/(m^3 · h)
高于 95％置信限下的限量	10.00g/(m^3 · h)

【金雀异黄酮与抗肿瘤靶点 B 淋巴细胞瘤-2（Bcl-2）蛋白作用的二维图】　金雀异黄酮与抗肿瘤靶点 B 淋巴细胞瘤-2（Bcl-2）蛋白作用的二维图见图 3.102。

【药理或临床作用】　本品具有抗肿瘤、抑菌、降血脂的作用。

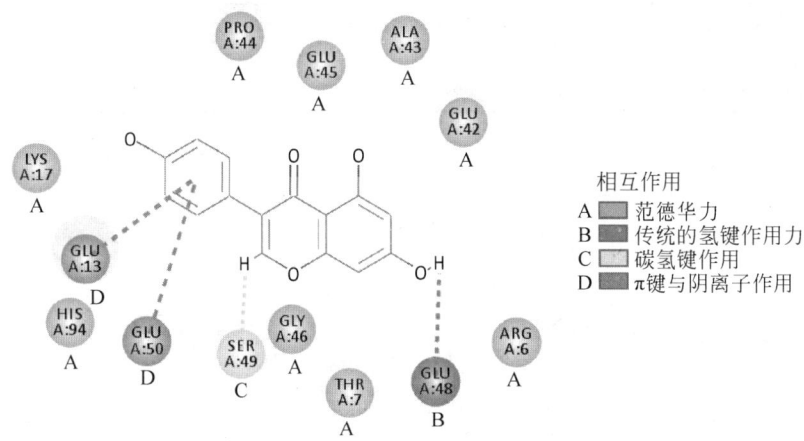

图 3.102　金雀异黄酮与抗肿瘤靶点 B 淋巴细胞瘤-2(Bcl-2)蛋白作用的二维图

三叶豆苷　Trifolirhizin

【化学结构】

【主要来源】　来源于豆科车轴草属红车轴草(*Trifolium pratense* L.)的全草。

【理化性质】　本品为无色针状或棒状结晶(甲醇),熔点 142.00~144.00℃,易溶于热甲醇,难溶于苯。

【类药五原则数据】　相对分子质量 448.4,脂水分配系数-0.058,可旋转键数 4,氢键受体数 11,氢键给体数 7。

【药物动力学数据】　三叶豆苷的吸收、分布、代谢、排泄、毒性数据见表 3.154、图 3.103。

表 3.154　三叶豆苷的吸收、分布、代谢、排泄、毒性数据表

25℃下水溶解度水平	3
血脑屏障通透水平	4
人类肠道吸收性水平	3

续表

肝毒性（马氏距离）	9.959
细胞色素 P450 2D6 抑制性（马氏距离）	12.57
血浆蛋白结合率（马氏距离）	12.30

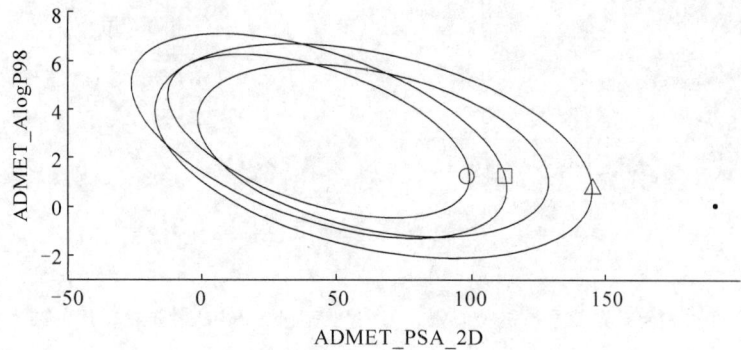

图 3.103　三叶豆苷 ADMET 范围图

【毒性】　三叶豆苷毒理学概率数据见表 3.155。

表 3.155　三叶豆苷毒理学概率表

毒理学性质	发生概率
致突变性	1.000
好氧生物降解性能	1.000
潜在发育毒性	1.000
皮肤刺激性	0.779
NTP 致癌性（雄大鼠）	0.141
NTP 致癌性（雌大鼠）	0
NTP 致癌性（雄小鼠）	1.000
NTP 致癌性（雌小鼠）	0.157

【药理】　三叶豆苷药理模型数据见表 3.156。

表 3.156　三叶豆苷药理模型数据表

模型 1	大鼠口服半数致死量
LD_{50}	566.9mg/kg
95％的置信限下最小 LD_{50}	69.80mg/kg
95％的置信限下最大 LD_{50}	4.600g/kg
模型 2	大鼠吸入半数致死浓度
LC_{50}	0.400pg/(m^3 · h)
低于 95％置信限下的限量	0pg/(m^3 · h)
高于 95％置信限下的限量	694.1ng/(m^3 · h)

【三叶豆苷与羟甲基戊二酸单酰辅酶 A 还原酶（HMG-COA）受体作用的二维图】　三叶豆苷与羟甲基戊二酸单酰辅酶 A 还原酶（HMG-COA）受体作用的二维图见图 3.104。

【药理或临床作用】　本品可用于抗真菌。

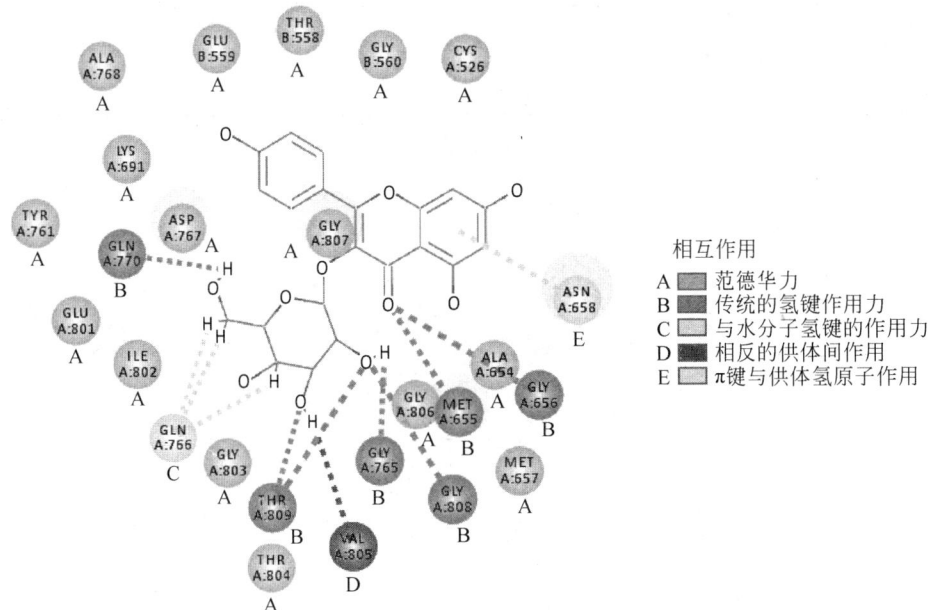

图 3.104　三叶豆苷与羟甲基戊二酸单酰辅酶 A 还原酶(HMG-COA)受体作用的二维图

桑根皮醇　Morusinol

【化学结构】

【主要来源】　来源于桑科桑属桑(*Morus alba* L.)。

【理化性质】　本品为黄色粉末,熔点 213.00～214.00℃,沸点 699.60℃,闪点 240.90℃。

【类药五原则数据】　相对分子质量 438.5,脂水分配系数 3.913,可旋转键数 4,氢键受体数 7,氢键给体数 4。

【药物动力学数据】　桑根皮醇的吸收、分布、代谢、排泄、毒性数据见表 3.157、图 3.105。

表 3.157　桑根皮醇的吸收、分布、代谢、排泄、毒性数据表

25℃下水溶解度水平	2
血脑屏障通透水平	4
人类肠道吸收性水平	1

续表

肝毒性(马氏距离)	12.05
细胞色素 P450 2D6 抑制性(马氏距离)	11.61
血浆蛋白结合率(马氏距离)	13.73

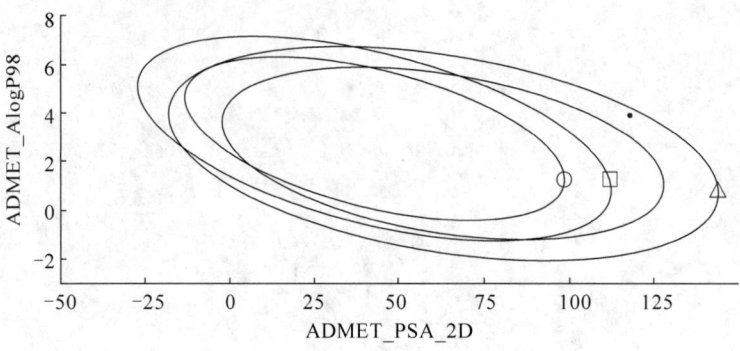

图 3.105　桑根皮醇 ADMET 范围图

【毒性】　桑根皮醇毒理学概率数据见表 3.158。

表 3.158　桑根皮醇毒理学概率表

毒理学性质	发生概率
致突变性	0
好氧生物降解性能	0
潜在发育毒性	0.991
皮肤刺激性	0
NTP 致癌性(雄大鼠)	0.999
NTP 致癌性(雌大鼠)	0
NTP 致癌性(雄小鼠)	1.000
NTP 致癌性(雌小鼠)	0

【药理】　桑根皮醇药理模型数据见表 3.159。

表 3.159　桑根皮醇药理模型数据表

模型 1	大鼠口服半数致死量
LD_{50}	118.2mg/kg
95％的置信限下最小 LD_{50}	15.00mg/kg
95％的置信限下最大 LD_{50}	931.1mg/kg
模型 2	大鼠吸入半数致死浓度
LC_{50}	10.00g/(m³ · h)
低于 95％置信限下的限量	407.6mg/(m³ · h)
高于 95％置信限下的限量	10.00g/(m³ · h)

【桑根皮醇与环加氧酶-2(COX-2)作用的二维图】　桑根皮醇与环加氧酶-2(COX-2)作用的二维图见图 3.106。

【药理或临床作用】　本品具有抗氧化、抗炎、降血糖、降血压和抗病毒等作用。

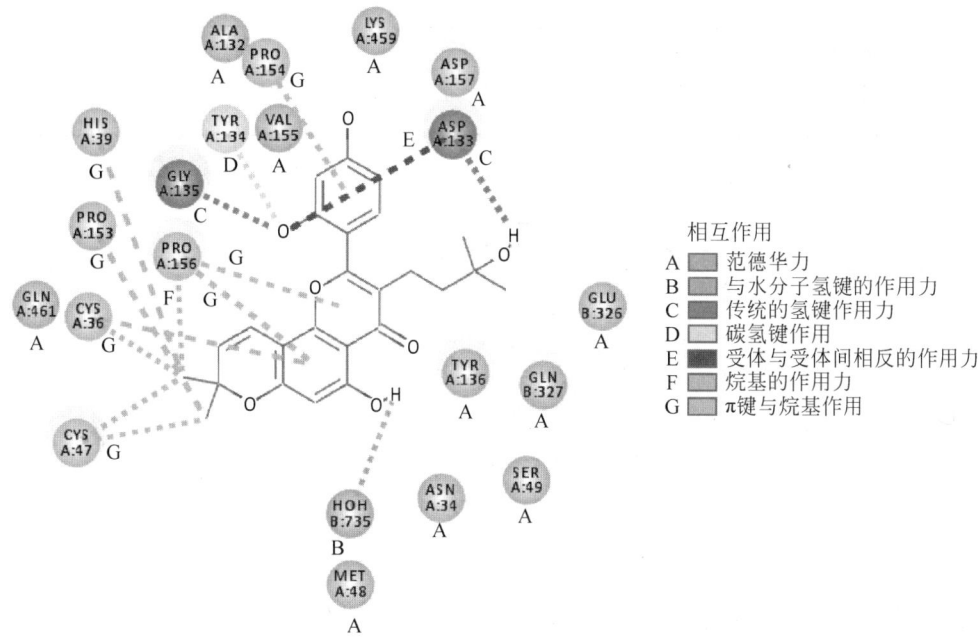

图 3.106　桑根皮醇与环加氧酶-2(COX-2)作用的二维图

桑色素　Morinhydrate

【化学结构】

【主要来源】　来源于桑科桑属柘树[*Cudrania tricuspidata*(Carr.)Bur. ex Lavallee]的树皮。

【理化性质】　通常为黄色或灰黄色针状结晶,久置空气中易氧化为棕色,熔点为285.00~290.00℃,微溶于水。

【类药五原则数据】　相对分子质量 302.2,脂水分配系数 3.006,可旋转键数 1,氢键受体数 7,氢键给体数 5。

【药物动力学数据】　桑色素的吸收、分布、代谢、排泄、毒性数据见表 3.160、图 3.107。

表 3.160　桑色素的吸收、分布、代谢、排泄、毒性数据表

25℃下水溶解度水平	3
血脑屏障通透水平	4
人类肠道吸收性水平	1

续表

肝毒性(马氏距离)	7.364
细胞色素 P450 2D6 抑制性(马氏距离)	9.495
血浆蛋白结合率(马氏距离)	10.13

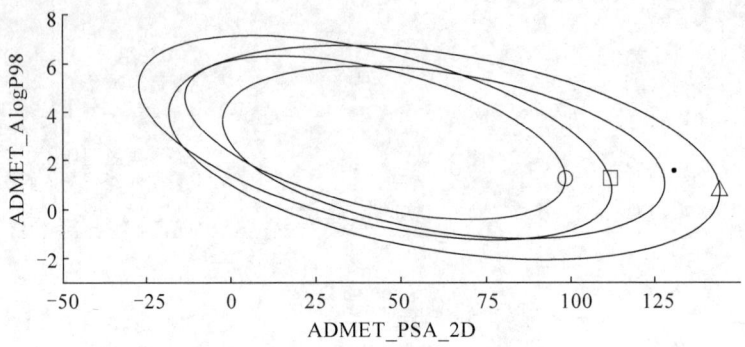

图 3.107　桑色素 ADMET 范围图

【毒性】　桑色素毒理学概率数据见表 3.161。

表 3.161　桑色素毒理学概率表

毒理学性质	发生概率
致突变性	1.000
好氧生物降解性能	0
潜在发育毒性	0.998
皮肤刺激性	0
NTP 致癌性(雄大鼠)	0.998
NTP 致癌性(雌大鼠)	0
NTP 致癌性(雄小鼠)	1.000
NTP 致癌性(雌小鼠)	0

【药理】　桑色素药理模型数据见表 3.162。

表 3.162　桑色素药理模型数据表

模型 1	大鼠口服半数致死量
LD_{50}	171.4mg/kg
95%的置信限下最小 LD_{50}	27.50mg/kg
95%的置信限下最大 LD_{50}	1.100g/kg
模型 2	大鼠吸入半数致死浓度
LC_{50}	10.00g/(m³·h)
低于 95%置信限下的限量	2.500g/(m³·h)
高于 95%置信限下的限量	10.00g/(m³·h)

【桑色素与抗氧化 SOD 受体作用的二维图】　桑色素与抗氧化 SOD 受体作用的二维图见图 3.108。

【药理或临床作用】　本品可用于抗炎、抗肿瘤及抗氧化等。

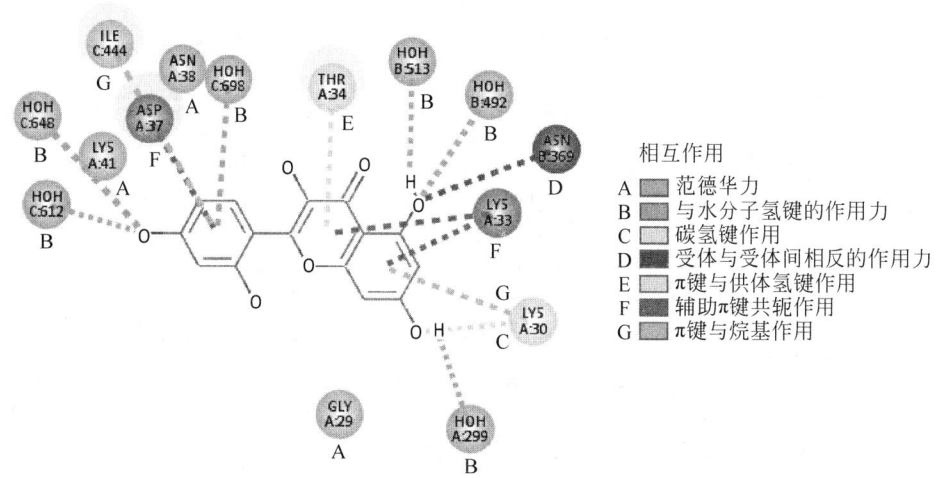

图 3.108 桑色素与抗氧化 SOD 受体作用的二维图

桑素 Mulberrin

【化学结构】

【主要来源】 来源于桑科桑属桑树(*Morus alba* L.)的根皮。

【理化性质】 本品为黄色粉末,熔点 148.00~150.00℃,不溶于水。

【类药五原则数据】 相对分子质量 422.5,脂水分配系数 5.841,可旋转键数 5,氢键受体数 6,氢键给体数 4。

【药物动力学数据】 桑素的吸收、分布、代谢、排泄、毒性数据见表 3.163、图 3.109。

表 3.163 桑素的吸收、分布、代谢、排泄、毒性数据表

25℃下水溶解度水平	2
血脑屏障通透水平	4
人类肠道吸收性水平	2
肝毒性(马氏距离)	12.28
细胞色素 P450 2D6 抑制性(马氏距离)	10.99
血浆蛋白结合率(马氏距离)	11.82

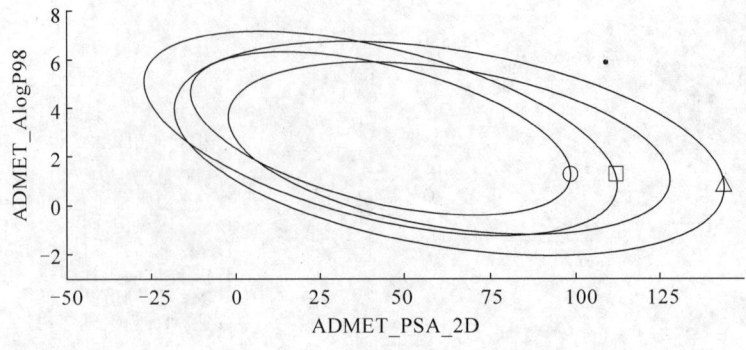

图 3.109　桑素 ADMET 范围图

【毒性】　桑素毒理学概率数据见表 3.164。

表 3.164　桑素毒理学概率表

毒理学性质	发生概率
致突变性	0
好氧生物降解性能	1.000
潜在发育毒性	1.000
皮肤刺激性	1.000
NTP 致癌性（雄大鼠）	0.998
NTP 致癌性（雌大鼠）	1.000
NTP 致癌性（雄小鼠）	1.000
NTP 致癌性（雌小鼠）	0

【药理】　桑素药理模型数据见表 3.165。

表 3.165　桑素药理模型数据表

模型 1	大鼠口服半数致死量
LD_{50}	1.000g/kg
95％的置信限下最小 LD_{50}	138.8mg/kg
95％的置信限下最大 LD_{50}	7.200g/kg
模型 2	大鼠吸入半数致死浓度
LC_{50}	10.00g/(m³·h)
低于 95％置信限下的限量	10.00g/(m³·h)
高于 95％置信限下的限量	10.00g/(m³·h)

【桑素与环加氧酶-2（COX-2）受体作用的二维图】　桑素与环加氧酶-2（COX-2）受体作用的二维图见图 3.110。

【药理或临床作用】　本品可用于抗炎、治疗心力衰竭和房性心律失常的治疗。

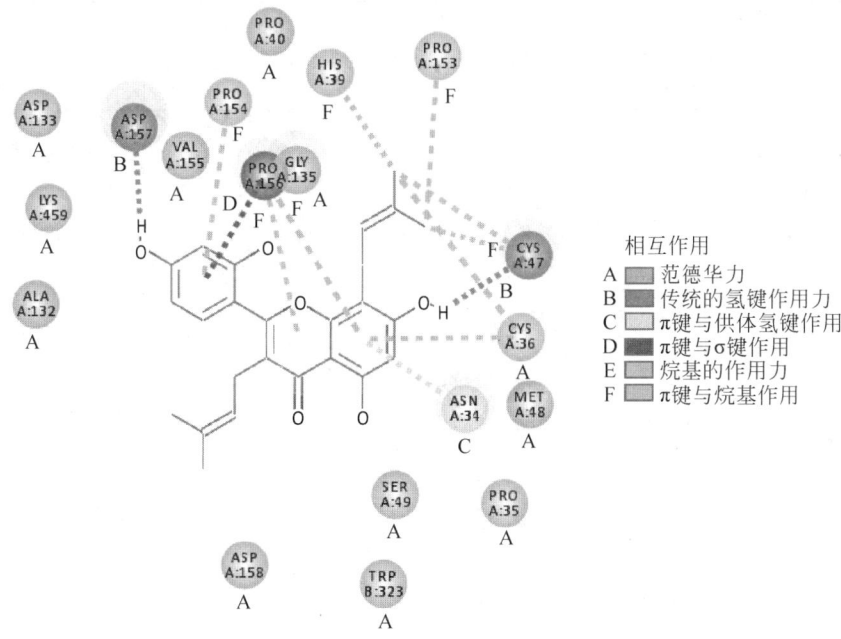

图 3.110　桑素与环加氧酶-2(COX-2)受体作用的二维图

桑辛素　Morusin

【化学结构】

【主要来源】　来源于桑科桑属桑(*Morus alba* L.)根皮。

【理化性质】　本品为黄色结晶粉末,可溶于甲醇、乙醇、二甲基亚砜等有机溶剂。

【类药五原则数据】　相对分子质量 420.5,脂水分配系数 5.014,可旋转键数 3,氢键受体数 6,氢键给体数 3。

【药物动力学数据】　桑辛素的吸收、分布、代谢、排泄、毒性数据见表 3.166、图 3.111。

表 3.166　桑辛素的吸收、分布、代谢、排泄、毒性数据表

25℃下水溶解度水平	2
血脑屏障通透水平	4
人类肠道吸收性水平	1

续表

肝毒性(马氏距离)	12.16
细胞色素 P450 2D6 抑制性(马氏距离)	11.36
血浆蛋白结合率(马氏距离)	13.28

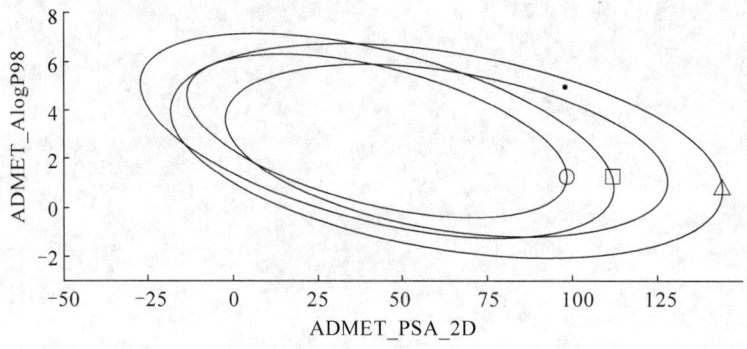

图 3.111　桑辛素 ADMET 范围图

【毒性】　桑辛素毒理学概率数据见表 3.167。

表 3.167　桑辛素毒理学概率表

毒理学性质	发生概率
致突变性	0
好氧生物降解性能	0
潜在发育毒性	0.998
皮肤刺激性	1.000
NTP 致癌性(雄大鼠)	1.000
NTP 致癌性(雌大鼠)	0.567
NTP 致癌性(雄小鼠)	1.000
NTP 致癌性(雌小鼠)	0.001

【药理】　桑辛素药理模型数据见表 3.168。

表 3.168　桑辛素药理模型数据表

模型 1	大鼠口服半数致死量
LD_{50}	993.3mg/kg
95％的置信限下最小 LD_{50}	111.8mg/kg
95％的置信限下最大 LD_{50}	8.800g/kg
模型 2	大鼠吸入半数致死浓度
LC_{50}	$10.00g/(m^3 \cdot h)$
低于 95％置信限下的限量	$10.00g/(m^3 \cdot h)$
高于 95％置信限下的限量	$10.00g/(m^3 \cdot h)$

【桑辛素与 B 淋巴细胞瘤-2(Bcl-2)蛋白肿瘤靶点作用的二维图】　桑辛素与 B 淋巴细胞瘤-2(Bcl-2)蛋白肿瘤靶点作用的二维图见图 3.112。

【药理或临床作用】　本品具有抗肿瘤作用。

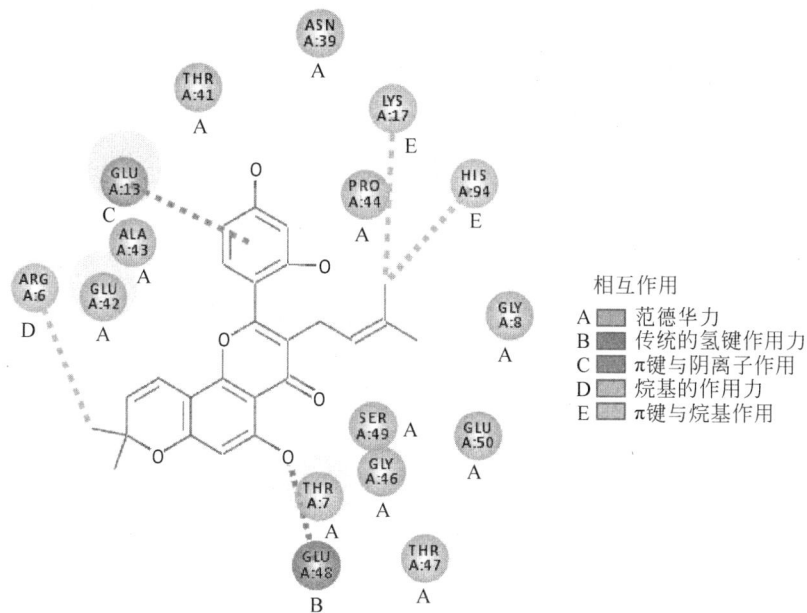

图 3.112　桑辛素与 B 淋巴细胞瘤-2(Bcl-2)蛋白肿瘤靶点作用的二维图

砂生槐异黄酮 A　Sophoraisoflavone A

【化学结构】

【主要来源】　来源于豆科槐属砂生槐[*Sophora moorcroftiana*(Benth.)Baker]。

【理化性质】　本品为白色粉末,熔点 235.00～237.00℃。

【类药五原则数据】　相对分子质量 352.3,脂水分配系数 2.928,可旋转键数 1,氢键受体数 6,氢键给体数 3。

【药物动力学数据】　砂生槐异黄酮 A 吸收、分布、代谢、排泄、毒性数据见表 3.169、图 3.113。

表 3.169　砂生槐异黄酮 A 吸收、分布、代谢、排泄、毒性数据表

25℃下水溶解度水平	2
血脑屏障通透水平	3
人类肠道吸收性水平	0
肝毒性(马氏距离)	9.169

续表

| 细胞色素 P450 2D6 抑制性（马氏距离） | 11.82 |
| 血浆蛋白结合率（马氏距离） | 12.15 |

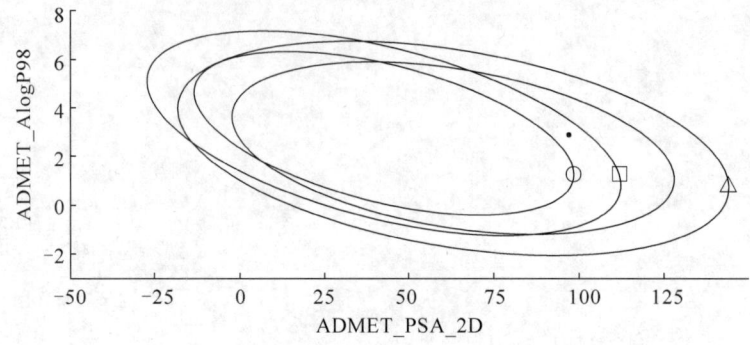

图 3.113　砂生槐异黄酮 A ADMET 范围图

【毒性】　砂生槐异黄酮 A 毒理学概率数据见表 3.170。

表 3.170　砂生槐异黄酮 A 毒理学概率表

毒理学性质	发生概率
致突变性	0
好氧生物降解性能	0
潜在发育毒性	0.334
皮肤刺激性	1.000
NTP 致癌性（雄大鼠）	1.000
NTP 致癌性（雌大鼠）	0
NTP 致癌性（雄小鼠）	1.000
NTP 致癌性（雌小鼠）	0

【药理】　砂生槐异黄酮 A 药理模型数据见表 3.171。

表 3.171　砂生槐异黄酮 A 药理模型数据表

模型 1	大鼠口服半数致死量
LD_{50}	132.0mg/kg
95％的置信限下最小 LD_{50}	18.10mg/kg
95％的置信限下最大 LD_{50}	961.7mg/kg
模型 2	大鼠吸入半数致死浓度
LC_{50}	10.00g/(m³ · h)
低于 95％置信限下的限量	6.300g/(m³ · h)
高于 95％置信限下的限量	10.00g/(m³ · h)

【砂生槐异黄酮 A 与环加氧酶-2（COX-2）作用的二维图】　砂生槐异黄酮 A 与环加氧酶-2（COX-2）作用的二维图见图 3.114。

【药理或临床作用】　本品具有抗炎、解毒作用。

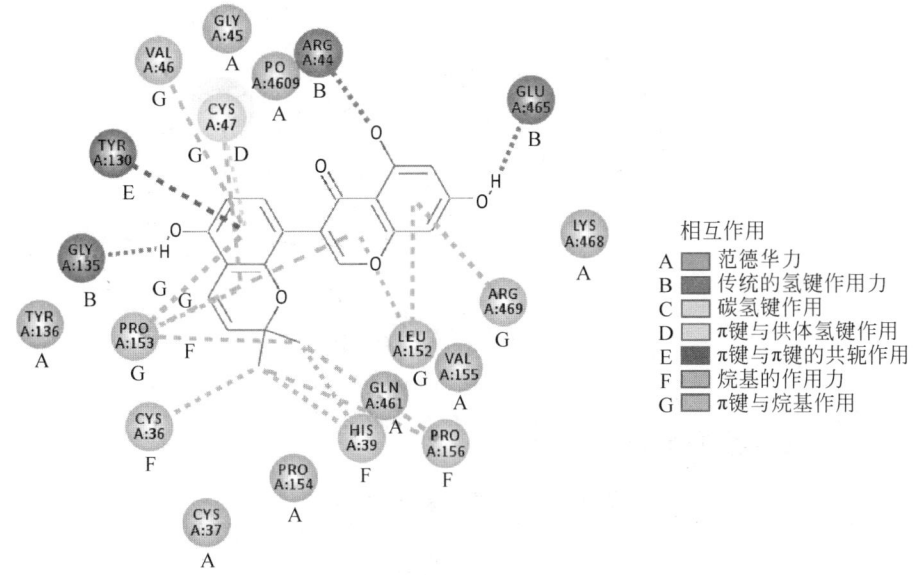

图 3.114　砂生槐异黄酮 A 与环加氧酶-2(COX-2)作用的二维图

山姜素　Alpinetin

【化学结构】

【主要来源】　姜科山姜属草豆蔻(*Alpinia katsumadai Hayata*)的干燥近成熟种子,如姜黄、豆蔻、郁金中含量较大。

【理化性质】　本品为黄色针晶,熔点 225.00℃,沸点 494.90℃,闪点 188.80℃,易溶于乙醇、甲醇。

【类药五原则数据】　相对分子质量 270.3,脂水分配系数 2.841,可旋转键数 2,氢键受体数 4,氢键给体数 1。

【药物动力学数据】　山姜素的吸收、分布、代谢、排泄、毒性数据见表 3.172、图 3.115。

表 3.172　山姜素的吸收、分布、代谢、排泄、毒性数据表

25℃下水溶解度水平	3
血脑屏障通透水平	2
人类肠道吸收性水平	0
肝毒性(马氏距离)	11.57
细胞色素 P450 2D6 抑制性(马氏距离)	13.32
血浆蛋白结合率(马氏距离)	10.17

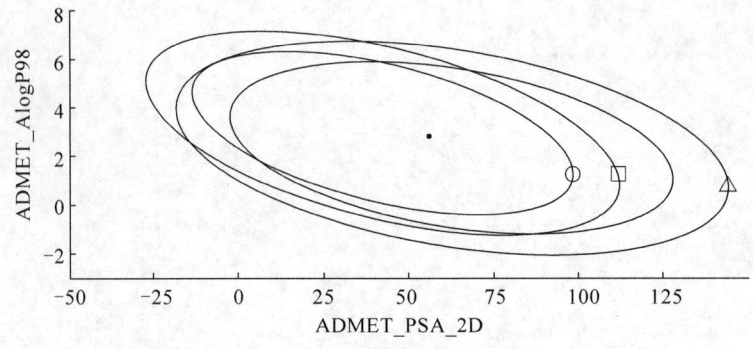

图 3.115　山姜素 ADMET 范围图

【毒性】　山姜素毒理学概率数据见表 3.173。

表 3.173　山姜素毒理学概率表

毒理学性质	发生概率
致突变性	0
好氧生物降解性能	0
潜在发育毒性	0.034
皮肤刺激性	0.996
NTP 致癌性(雄大鼠)	0.084
NTP 致癌性(雌大鼠)	0
NTP 致癌性(雄小鼠)	1.000
NTP 致癌性(雌小鼠)	0

【药理】　山姜素药理模型数据见表 3.174。

表 3.174　山姜素药理模型数据表

模型 1	大鼠口服半数致死量
LD_{50}	10.00g/kg
95％的置信限下最小 LD_{50}	1.900g/kg
95％的置信限下最大 LD_{50}	10.00g/kg
模型 2	大鼠吸入半数致死浓度
LC_{50}	10.00g/(m³ · h)
低于 95％置信限下的限量	10.00g/(m³ · h)
高于 95％置信限下的限量	10.00g/(m³ · h)

【山姜素与血管紧张素转换酶(ACE)作用的二维图】　山姜素与血管紧张素转换酶(ACE)作用的二维图见图 3.116。

【药理或临床作用】　本品具有抗菌、抗氧化、抗癌、抗血栓、降血压、降血脂、降血糖、止吐、镇痛等作用。

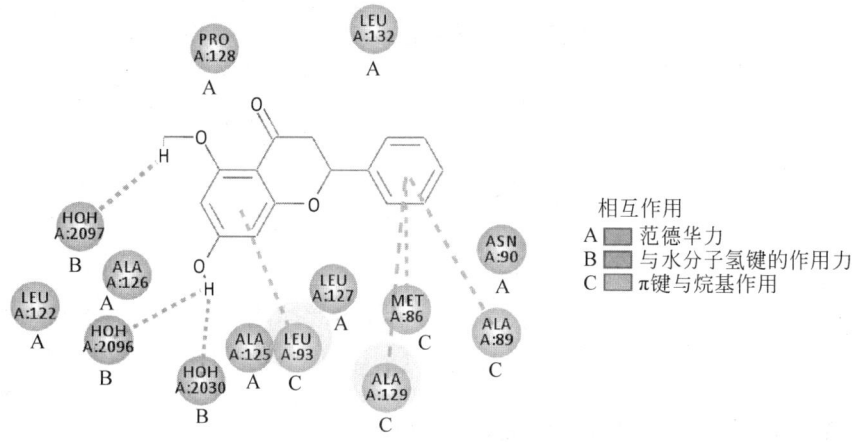

图 3.116　山姜素与血管紧张素转换酶(ACE)作用的二维图

圣草酚　Eriodictyol

【化学结构】

HO、OH、OH、OH 结构

【主要来源】　来源于芸香科柑橘属柠檬[*Citrus limon*(L.)Burm. f.]的果实。

【理化性质】　本品为淡黄色粉末,熔点 267.00℃,易溶于热乙醇、醋酸,溶于苛性碱、碳酸碱溶液,难溶于沸水,难溶或不溶于其他有机溶剂。

【类药五原则数据】　相对分子质量 288.3,脂水分配系数 2.131,可旋转键数 1,氢键受体数 6,氢键给体数 4。

【药物动力学数据】　圣草酚的吸收、分布、代谢、排泄、毒性数据见表 3.175、图 3.117。

表 3.175　圣草酚的吸收、分布、代谢、排泄、毒性数据表

25℃下水溶解度水平	3
血脑屏障通透水平	4
人类肠道吸收性水平	0
肝毒性(马氏距离)	10.57
细胞色素 P450 2D6 抑制性(马氏距离)	14.61
血浆蛋白结合率(马氏距离)	11.13

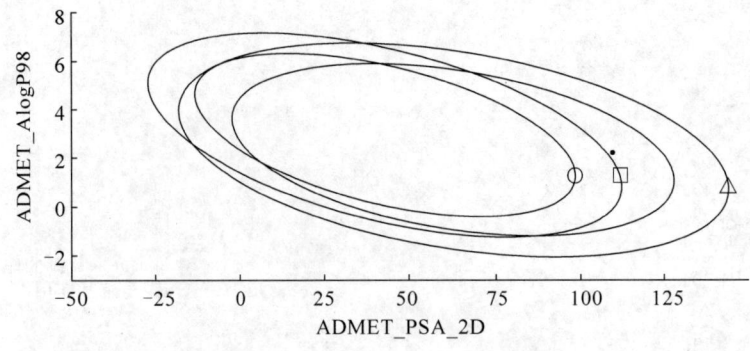

图 3.117   圣草酚 ADMET 范围图

【毒性】   圣草酚毒理学概率数据见表 3.176。

表 3.176   圣草酚毒理学概率表

毒理学性质	发生概率
致突变性	0.001
好氧生物降解性能	0
潜在发育毒性	0
皮肤刺激性	1.000
NTP 致癌性(雄大鼠)	0.004
NTP 致癌性(雌大鼠)	0.206
NTP 致癌性(雄小鼠)	0.959
NTP 致癌性(雌小鼠)	0

【药理】   圣草酚药理模型数据见表 3.177。

表 3.177   圣草酚药理模型数据表

模型 1	大鼠口服半数致死量
LD_{50}	3.300g/kg
95% 的置信限下最小 LD_{50}	531.7mg/kg
95% 的置信限下最大 LD_{50}	10.00g/kg
模型 2	大鼠吸入半数致死浓度
LC_{50}	$10.00g/(m^3 \cdot h)$
低于 95% 置信限下的限量	$10.00g/(m^3 \cdot h)$
高于 95% 置信限下的限量	$10.00g/(m^3 \cdot h)$

【圣草酚与 Na^+-K^+-ATP 酶受体作用的二维图】   圣草酚与 Na^+-K^+-ATP 酶受体作用的二维图见图 3.118。

【药理或临床作用】   本品具有抗菌、利尿作用。

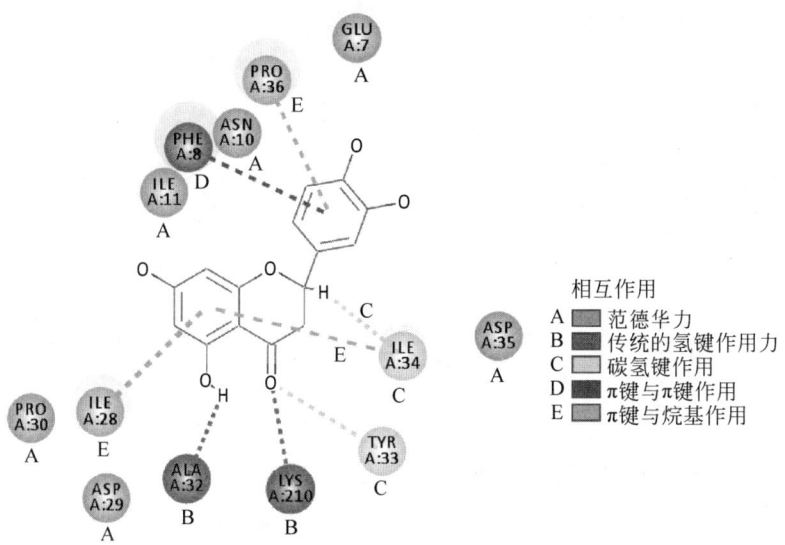

图 3.118　圣草酚与 Na^+-K^+-ATP 酶受体作用的二维图

鼠李柠檬素　Rhamnocitrin

【化学结构】

【主要来源】　来源于菊科蒿属茵陈蒿（*Artemisia capillaris.*）。

【理化性质】　本品熔点为 221.00～222.00℃,沸点为 571.90℃,闪点为 218.40℃,密度为 1.54g/cm³。

【类药五原则数据】　相对分子质量 300.3,脂水分配系数 2.098,可旋转键数 2,氢键受体数 6,氢键给体数 3。

【药物动力学数据】　鼠李柠檬素的吸收、分布、代谢、排泄、毒性数据见表 3.178、图 3.119。

表 3.178　鼠李柠檬素的吸收、分布、代谢、排泄、毒性数据表

25℃下水溶解度水平	3
血脑屏障通透水平	3
人类肠道吸收性水平	0
肝毒性（马氏距离）	9.997
细胞色素 P450 2D6 抑制性（马氏距离）	10.266
血浆蛋白结合率（马氏距离）	10.55

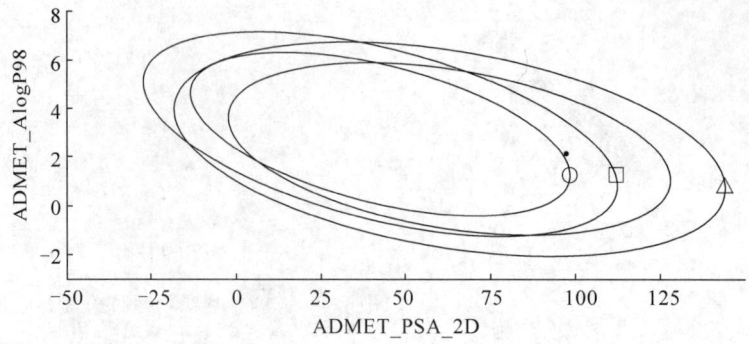

图 3.119　鼠李柠檬素 ADMET 范围图

【毒性】　鼠李柠檬素毒理学概率数据见表 3.179。

表 3.179　鼠李柠檬素毒理学概率表

毒理学性质	发生概率
致突变性	1.000
好氧生物降解性能	0
潜在发育毒性	1.000
皮肤刺激性	0
NTP 致癌性（雄大鼠）	1.000
NTP 致癌性（雌大鼠）	0
NTP 致癌性（雄小鼠）	1.000
NTP 致癌性（雌小鼠）	0.332

【药理】　鼠李柠檬素药理模型数据见表 3.180。

表 3.180　鼠李柠檬素药理模型数据表

模型 1	大鼠口服半数致死量
LD_{50}	132.0mg/kg
95％的置信限下最小 LD_{50}	22.30mg/kg
95％的置信限下最大 LD_{50}	780.1mg/kg
模型 2	大鼠吸入半数致死浓度
LC_{50}	$10.00g/(m^3 \cdot h)$
低于 95％置信限下的限量	$749.1mg/(m^3 \cdot h)$
高于 95％置信限下的限量	$10.00g/(m^3 \cdot h)$

【鼠李柠檬素与环加氧酶-2(COX-2)作用的二维图】　鼠李柠檬素与环加氧酶-2(COX-2)作用的二维图见图 3.120。

【药理或临床作用】　本品具有抗炎作用。

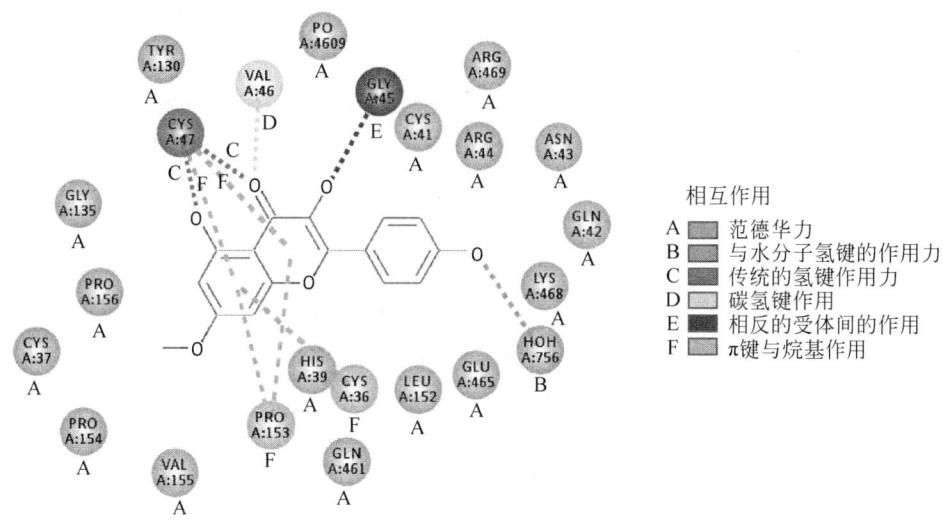

图 3.120　鼠李柠檬素与环加氧酶-2(COX-2)作用的二维图

相互作用
A　范德华力
B　与水分子氢键的作用力
C　传统的氢键作用力
D　碳氢键作用
E　相反的受体间的作用
F　π键与烷基作用

水飞蓟宾　Silibinin

【化学结构】

【主要来源】　来源于菊科水飞蓟属水飞蓟[*Silybum marianum*(L.)Gaertn.]种子的种皮。

【理化性质】　本品常温下为类白色结晶性粉末,无臭、味微苦涩,有引湿性,易溶于丙酮、乙酸乙酯、甲醇、乙醇,略溶于三氯甲烷,几乎不溶于水。

【类药五原则数据】　相对分子质量 482.4,脂水分配系数 2.0040,可旋转键数 4,氢键受体数 10,氢键给体数 6。

【药物动力学数据】　水飞蓟宾的吸收、分布、代谢、排泄、毒性数据见表 3.181、图 3.121。

表 3.181　水飞蓟宾的吸收、分布、代谢、排泄、毒性数据表

25℃下水溶解度水平	2
血脑屏障通透水平	4
人类肠道吸收性水平	3
肝毒性(马氏距离)	10.88
细胞色素 P450 2D6 抑制性(马氏距离)	16.23
血浆蛋白结合率(马氏距离)	14.40

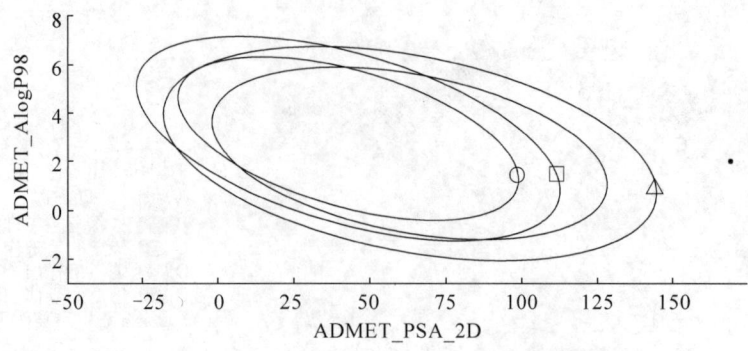

图 3.121   水飞蓟宾 ADMET 范围图

【毒性】   水飞蓟宾毒理学概率数据见表 3.182。

表 3.182   水飞蓟宾毒理学概率表

毒理学性质	发生概率
致突变性	0.944
好氧生物降解性能	0
潜在发育毒性	1.000
皮肤刺激性	0.094
NTP 致癌性(雄大鼠)	0
NTP 致癌性(雌大鼠)	1.000
NTP 致癌性(雄小鼠)	0.930
NTP 致癌性(雌小鼠)	0

【药理】   水飞蓟宾药理模型数据见表 3.183。

表 3.183   水飞蓟宾药理模型数据表

模型 1	大鼠口服半数致死量
LD_{50}	76.70mg/kg
95%的置信限下最小 LD_{50}	9.900mg/kg
95%的置信限下最大 LD_{50}	597.9mg/kg
模型 2	大鼠吸入半数致死浓度
LC_{50}	$10.00g/(m^3 \cdot h)$
低于 95%置信限下的限量	$10.00g/(m^3 \cdot h)$
高于 95%置信限下的限量	$10.00g/(m^3 \cdot h)$

【水飞蓟宾与表皮生长因子受体(EGFR)作用的二维图】   水飞蓟宾与表皮生长因子受体(EGFR)作用的二维图见图 3.122。

【药理或临床作用】   本品可用于急、慢性肝炎和肝硬化、肝中毒等的治疗。

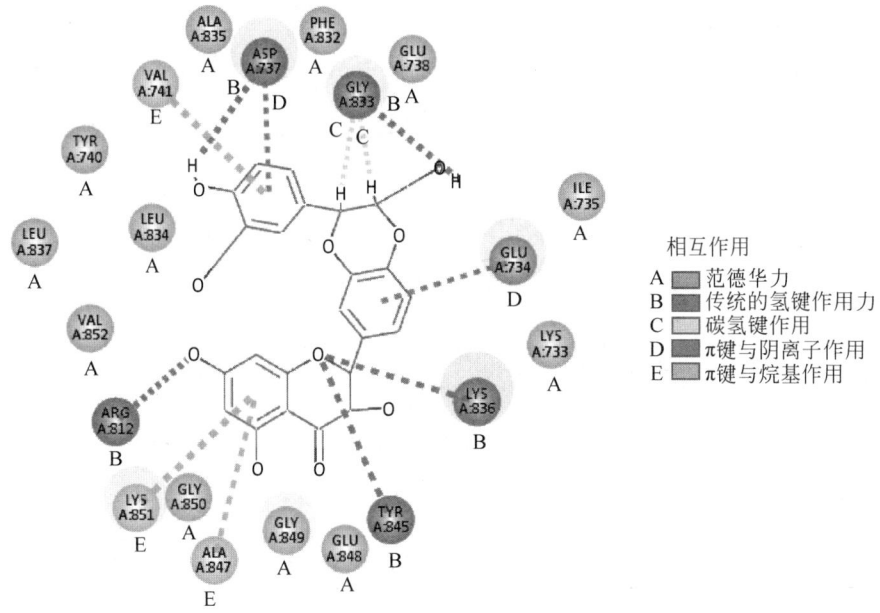

图 3.122 水飞蓟宾与表皮生长因子受体(EGFR)作用的二维图

相互作用
A 范德华力
B 传统的氢键作用力
C 碳氢键作用
D π键与阴离子作用
E π键与烷基作用

苏枋精 Brazilin

【化学结构】

【主要来源】 来源于豆科云实属苏木(*Caesalpinia sappan* Linn.)。

【理化性质】 本品为黄色结晶粉末,熔点 156.00～157.00℃,易溶于乙醇、乙醚,可溶于水。

【类药五原则数据】 相对分子质量 270.3,脂水分配系数 3.073,可旋转键数 0,氢键受体数 4,氢键给体数 3。

【药物动力学数据】 苏枋精的吸收、分布、代谢、排泄、毒性数据见表 3.184、图 3.123。

表 3.184 苏枋精的吸收、分布、代谢、排泄、毒性数据表

25℃下水溶解度水平	3
血脑屏障通透水平	2
人类肠道吸收性水平	0
肝毒性(马氏距离)	8.956
细胞色素 P450 2D6 抑制性(马氏距离)	13.83
血浆蛋白结合率(马氏距离)	10.91

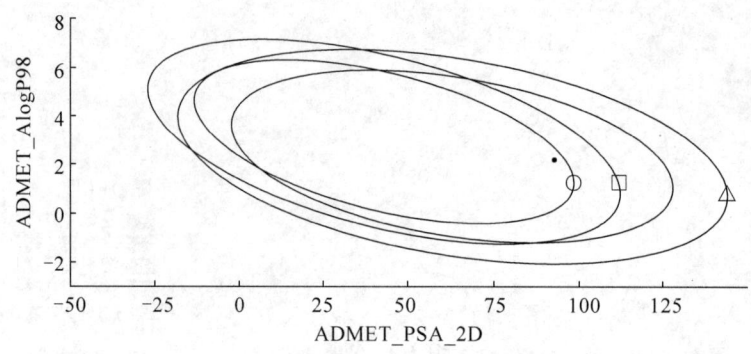

图 3.123　苏枋精 ADMET 范围图

【毒性】　苏枋精毒理学概率数据见表 3.185。

表 3.185　苏枋精毒理学概率表

毒理学性质	发生概率
致突变性	0
好氧生物降解性能	0
潜在发育毒性	1.000
皮肤刺激性	0.143
NTP 致癌性(雄大鼠)	1.000
NTP 致癌性(雌大鼠)	0.999
NTP 致癌性(雄小鼠)	0
NTP 致癌性(雌小鼠)	0

【药理】　苏枋精药理模型数据见表 3.186。

表 3.186　苏枋精药理模型数据表

模型 1	大鼠口服半数致死量
LD_{50}	9.300g/kg
95％的置信限下最小 LD_{50}	1.300g/kg
95％的置信限下最大 LD_{50}	10.00g/kg
模型 2	大鼠吸入半数致死浓度
LC_{50}	10.00g/(m^3 · h)
低于 95％置信限下的限量	10.00g/(m^3 · h)
高于 95％置信限下的限量	10.00g/(m^3 · h)

【苏枋精与抗炎受体环加氧酶-2(COX-2)作用的二维图】　苏枋精与抗炎受体环加氧酶-2(COX-2)作用的二维图见图 3.124。

【药理或临床作用】　本品具有消肿、抗菌、抗炎作用。

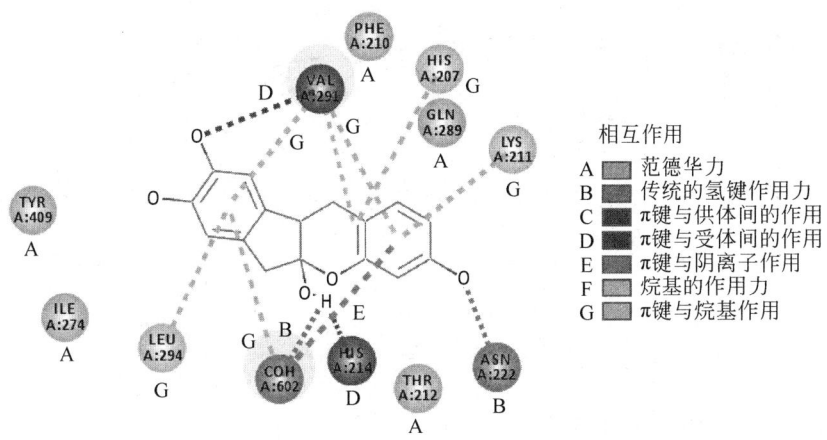

图 3.124　苏枋精与抗炎受体环加氧酶-2(COX-2)作用的二维图

香叶木素　Diosmetin

【化学结构】

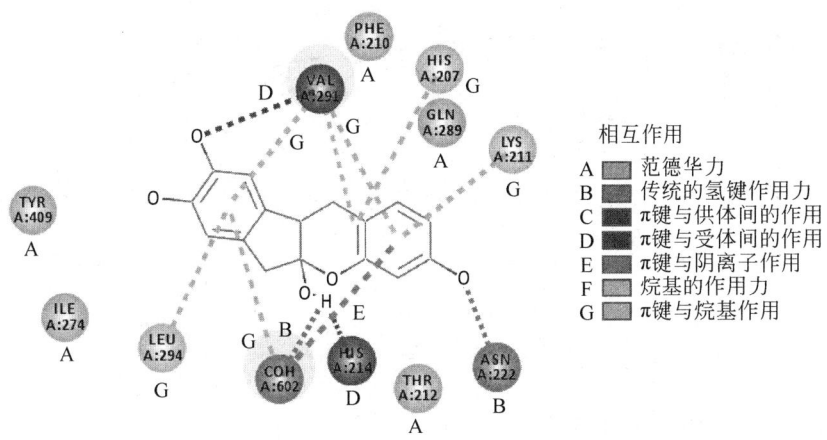

【主要来源】　来源于芸香科柑橘属柠檬[*Citrus limon*(L.)Burm. f.]的果皮。

【理化性质】　本品为黄色粉末,熔点为256.00~258.00℃。

【类药五原则数据】　相对分子质量300.3,脂水分配系数2.394,可旋转键数2,氢键受体数6,氢键给体数3。

【药物动力学数据】　香叶木素的吸收、分布、代谢、排泄、毒性数据见表3.187、图3.125。

表 3.187　香叶木素的吸收、分布、代谢、排泄、毒性数据表

25℃下水溶解度水平	3
血脑屏障通透水平	3
人类肠道吸收性水平	0
肝毒性(马氏距离)	9.453
细胞色素 P450 2D6 抑制性(马氏距离)	11.67
血浆蛋白结合率(马氏距离)	11.23

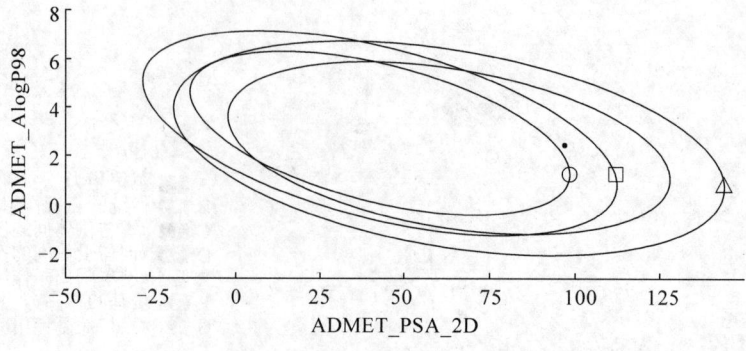

图 3.125 香叶木素 ADMET 范围图

【毒性】 香叶木素毒理学概率数据见表 3.188。

表 3.188 香叶木素毒理学概率表

毒理学性质	发生概率
致突变性	0.946
好氧生物降解性能	0
潜在发育毒性	1.000
皮肤刺激性	0
NTP 致癌性(雄大鼠)	1.000
NTP 致癌性(雌大鼠)	0
NTP 致癌性(雄小鼠)	1.000
NTP 致癌性(雌小鼠)	0.721

【药理】 香叶木素药理模型数据见表 3.189。

表 3.189 香叶木素药理模型数据表

模型 1	大鼠口服半数致死量
LD_{50}	409.8mg/kg
95%的置信限下最小 LD_{50}	71.50mg/kg
95%的置信限下最大 LD_{50}	2.300g/kg
模型 2	大鼠吸入半数致死浓度
LC_{50}	$10.00g/(m^3 \cdot h)$
低于 95%置信限下的限量	$10.00g/(m^3 \cdot h)$
高于 95%置信限下的限量	$10.00g/(m^3 \cdot h)$

【香叶木素与碳酸酐酶受体作用的二维图】 香叶木素与碳酸酐酶受体作用的二维图见图 3.126。

【药理或临床作用】 本品具有抗癌、抗氧化、抗感染、抗休克、利尿、降压作用。

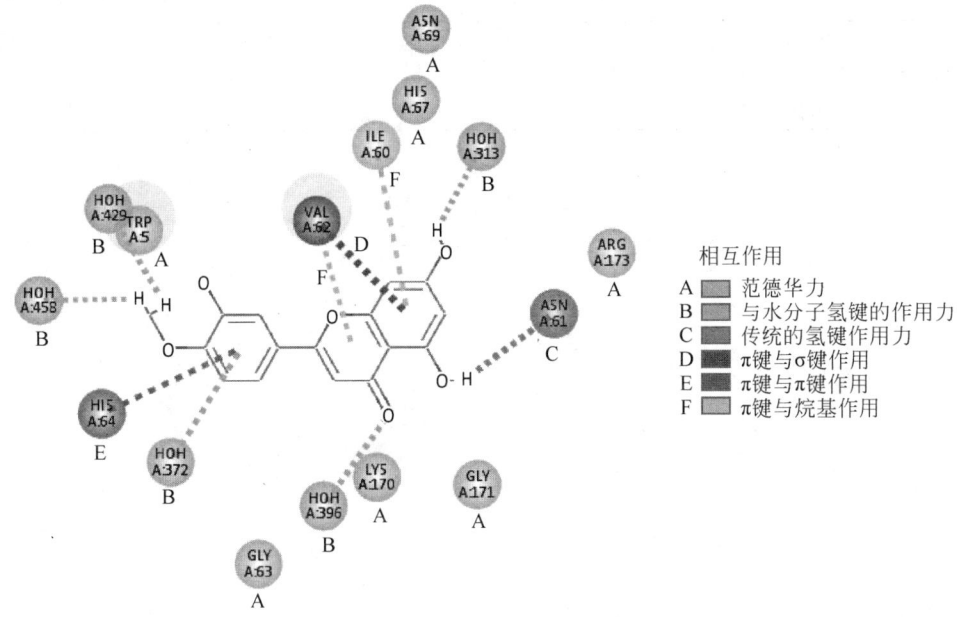

图 3.126　香叶木素与碳酸酐酶受体作用的二维图

相互作用
A ▢ 范德华力
B ▢ 与水分子氢键的作用力
C ▢ 传统的氢键作用力
D ▢ π键与σ键作用
E ▢ π键与π键作用
F ▢ π键与烷基作用

小构树醇 B　Kazinol B

【化学结构】

【主要来源】　来源于瑞香科荛花属革叶荛花(*Wikstroemia scytophylla* Diels)。

【理化性质】　本品为油状液体。

【类药五原则数据】　相对分子质量 392.5,脂水分配系数 6.116,可旋转键数 3,氢键受体数 4,氢键给体数 2。

【药物动力学数据】　小构树醇 B 的吸收、分布、代谢、排泄、毒性数据见表 3.190、图 3.127。

表 3.190　小构树醇 B 的吸收、分布、代谢、排泄、毒性数据表

25℃下水溶解度水平	1
血脑屏障通透水平	4
人类肠道吸收性水平	1

续表

肝毒性(马氏距离)	12.33
细胞色素 P450 2D6 抑制性(马氏距离)	13.34
血浆蛋白结合率(马氏距离)	13.35

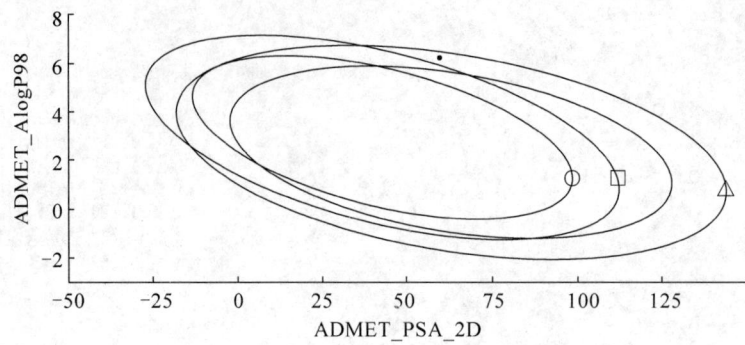

图 3.127 小构树醇 B ADMET 范围图

【毒性】 小构树醇 B 毒理学概率数据见表 3.191。

表 3.191 小构树醇 B 毒理学概率表

毒理学性质	发生概率
致突变性	1.000
好氧生物降解性能	0.520
潜在发育毒性	0.087
皮肤刺激性	1.000
NTP 致癌性(雄大鼠)	1.000
NTP 致癌性(雌大鼠)	1.000
NTP 致癌性(雄小鼠)	1.000
NTP 致癌性(雌小鼠)	0.931

【药理】 小构树醇 B 药理模型数据见表 3.192。

表 3.192 小构树醇 B 药理模型数据表

模型1	大鼠口服半数致死量
LD_{50}	227.5mg/kg
95%的置信限下最小 LD_{50}	26.90mg/kg
95%的置信限下最大 LD_{50}	1.900g/kg
模型2	大鼠吸入半数致死浓度
LC_{50}	$10.00g/(m^3 \cdot h)$
低于95%置信限下的限量	$10.00g/(m^3 \cdot h)$
高于95%置信限下的限量	$10.00g/(m^3 \cdot h)$

【小构树醇 B 与环加氧酶-2(COX-2)作用的二维图】 小构树醇 B 与环加氧酶-2(COX-2)作用的二维图见图 3.128。

【药理或临床作用】 本品具有抑菌、抗炎作用。

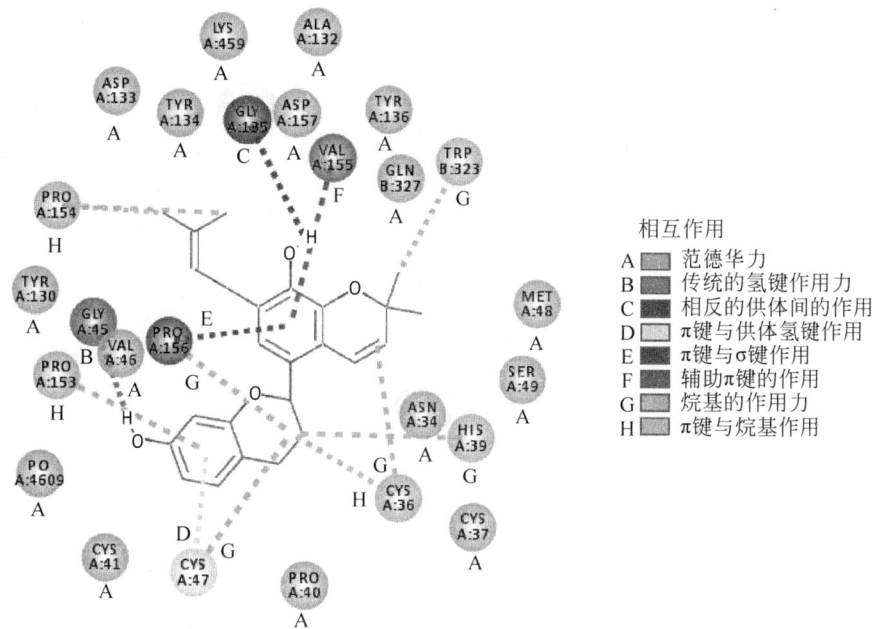

图 3.128　小构树醇 B 与环加氧酶-2(COX-2)作用的二维图

相互作用
A ▨ 范德华力
B ▨ 传统的氢键作用力
C ▨ 相反的供体间的作用
D ▨ π键与供体氢键作用
E ▨ π键与σ键作用
F ▨ 辅助π键的作用
G ▨ 烷基的作用力
H ▨ π键与烷基作用

新补骨脂异黄酮　Neobavaisoflavone

【化学结构】

【主要来源】　来源于豆科补骨脂属补骨脂(*Psoralea corylifolia* Linn.)。

【理化性质】　本品为白色结晶粉末,熔点 195.00～196.00℃,密度 1.28g/cm³,溶于甲醇、二甲基亚砜等有机溶剂。

【类药五原则数据】　相对分子质量 322.4,脂水分配系数 4.239,可旋转键数 3,氢键受体数 4,氢键给体数 2。

【药物动力学数据】　新补骨脂异黄酮的吸收、分布、代谢、排泄、毒性数据见表 3.193、图 3.129。

表 3.193　新补骨脂异黄酮的吸收、分布、代谢、排泄、毒性数据表

25℃下水溶解度水平	2
血脑屏障通透水平	1
人类肠道吸收性水平	0
肝毒性(马氏距离)	11.27
细胞色素 P450 2D6 抑制性(马氏距离)	11.18
血浆蛋白结合率(马氏距离)	10.50

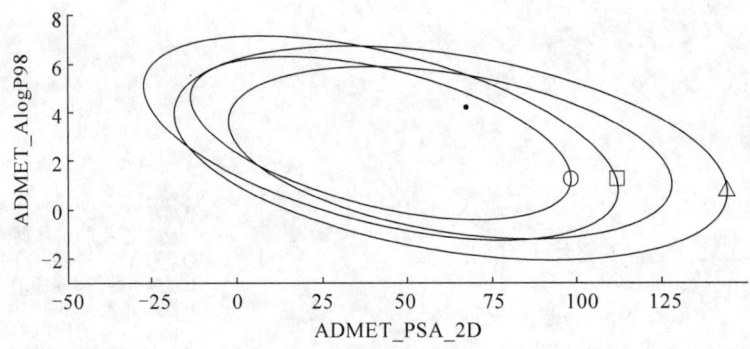

图 3.129　新补骨脂异黄酮 ADMET 范围图

【毒性】　新补骨脂异黄酮毒理学概率数据见表 3.194。

表 3.194　新补骨脂异黄酮毒理学概率表

毒理学性质	发生概率
致突变性	0
好氧生物降解性能	1.000
潜在发育毒性	1.000
皮肤刺激性	0.906
NTP 致癌性(雄大鼠)	1.000
NTP 致癌性(雌大鼠)	1.000
NTP 致癌性(雄小鼠)	1.000
NTP 致癌性(雌小鼠)	1.000

【药理】　新补骨脂异黄酮药理模型数据见表 3.195。

表 3.195　新补骨脂异黄酮药理模型数据表

模型 1	大鼠口服半数致死量
LD_{50}	1.100g/kg
95％的置信限下最小 LD_{50}	151.5mg/kg
95％的置信限下最大 LD_{50}	7.900g/kg
模型 2	大鼠吸入半数致死浓度
LC_{50}	10.00g/(m³·h)
低于 95％置信限下的限量	10.00g/(m³·h)
高于 95％置信限下的限量	10.00g/(m³·h)

【新补骨脂异黄酮与 TLR8 蛋白受体作用的二维图】　新补骨脂异黄酮与 TLR8 蛋白受体作用的二维图见图 3.130。

【药理或临床作用】　本品具有扩张冠状动脉,抗菌、抗衰老的作用。

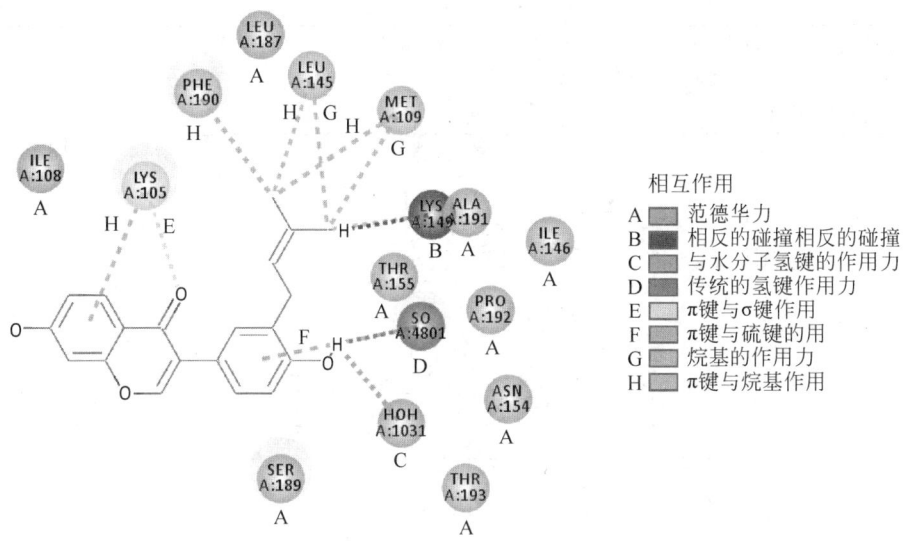

图 3.130 新补骨脂异黄酮与 TLR8 蛋白受体作用的二维图

萹苷 Avicularin

【化学结构】

【主要来源】 来源于蓼科蓼属扁蓄(*Polygonum aviculare* L.)的全草。

【理化性质】 本品为黄色针状晶体,熔点 207.00～208.00℃,无水物熔点为 222.00℃,可溶于二甲基亚砜、热甲醇,不溶于石油醚、三氯甲烷等溶剂。

【类药五原则数据】 相对分子质量 434.4,脂水分配系数 0.211,可旋转键数 4,氢键受体数 11,氢键给体数 7。

【药物动力学数据】 萹苷的吸收、分布、代谢、排泄、毒性数据见表 3.196、图 3.131。

表 3.196 萹苷的吸收、分布、代谢、排泄、毒性数据表

25℃下水溶解度水平	3
血脑屏障通透水平	4
人类肠道吸收性水平	3

续表

肝毒性(马氏距离)	10.01
细胞色素 P450 2D6 抑制性(马氏距离)	12.86
血浆蛋白结合率(马氏距离)	12.39

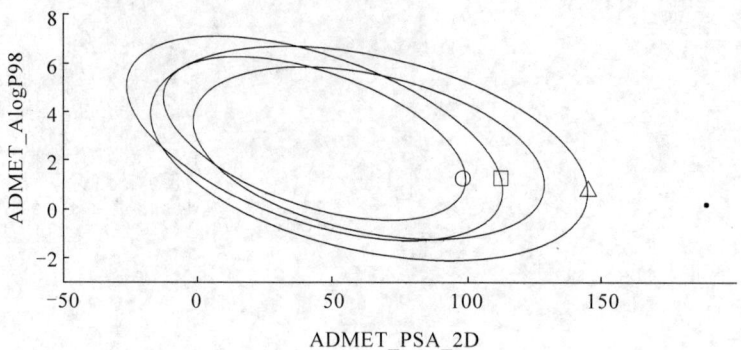

图 3.131　蓄苷 ADMET 范围图

【毒性】　蓄苷毒理学概率数据见表 3.197。

表 3.197　蓄苷毒理学概率表

毒理学性质	发生概率
致突变性	1.000
好氧生物降解性能	1.000
潜在发育毒性	1.000
皮肤刺激性	0.171
NTP 致癌性(雄大鼠)	0.319
NTP 致癌性(雌大鼠)	0
NTP 致癌性(雄小鼠)	1.000
NTP 致癌性(雌小鼠)	0.117

【药理】　蓄苷药理模型数据见表 3.198。

表 3.198　蓄苷药理模型数据表

模型 1	大鼠口服半数致死量
LD_{50}	794.7mg/kg
95％的置信限下最小 LD_{50}	95.30mg/kg
95％的置信限下最大 LD_{50}	6.600g/kg
模型 2	大鼠吸入半数致死浓度
LC_{50}	$2.900\mu g/(m^3 \cdot h)$
低于 95％置信限下的限量	$111.1pg/(m^3 \cdot h)$
高于 95％置信限下的限量	$75.50mg/(m^3 \cdot h)$

【蓄苷与碳酸酐酶作用的二维图】　蓄苷与碳酸酐酶作用的二维图见图 3.132。

【药理或临床作用】　本品具有利尿作用,对大鼠、犬有利胆作用,对麻醉犬有短暂降压作用。

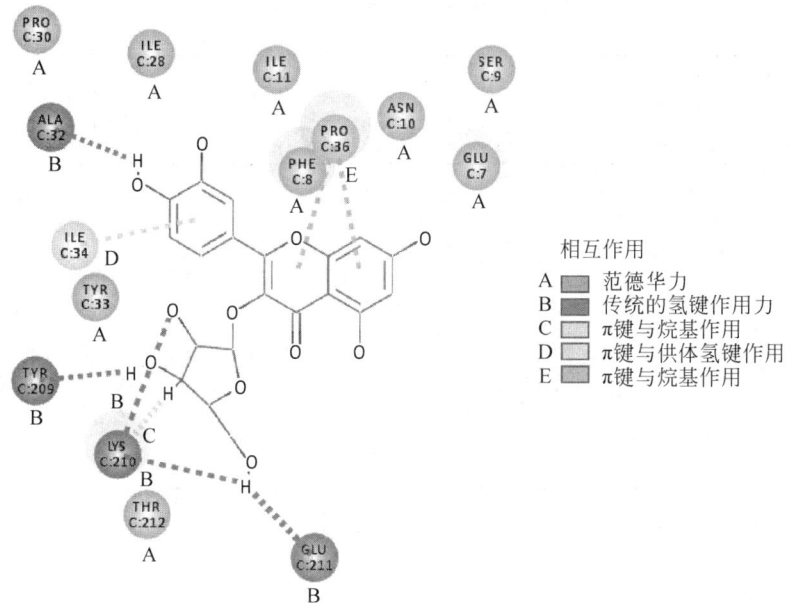

图 3.132　蓄苷与碳酸酐酶作用的二维图

杨梅素　Myricetin

【化学结构】

【主要来源】　来源于杨梅科杨梅属杨梅[*Myrica rubra*(Lour.)Sieb. et Zucc.]的果实、树叶、皮、根。

【理化性质】　本品熔点为 324.00～325.50℃，溶于甲醇、乙醇、丙酮、乙酸乙酯，微溶于水，难溶于三氯甲烷、石油醚。

【类药五原则数据】　相对分子质量 318.2，脂水分配系数 1.388，可旋转键数 1，氢键受体数 8，氢键给体数 6。

【药物动力学数据】　杨梅素的吸收、分布、代谢、排泄、毒性数据见表 3.199、图 3.133。

表 3.199　杨梅素的吸收、分布、代谢、排泄、毒性数据表

25℃下水溶解度水平	3
血脑屏障通透水平	4
人类肠道吸收性水平	3

续表

肝毒性（马氏距离）	8.735
细胞色素 P450 2D6 抑制性（马氏距离）	13.53
血浆蛋白结合率（马氏距离）	11.39

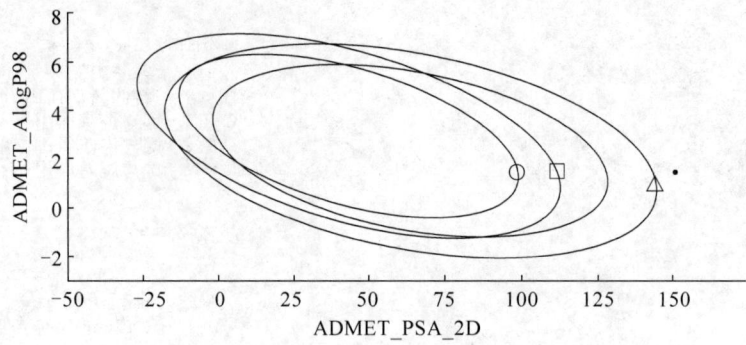

图 3.133 杨梅素 ADMET 范围图

【毒性】 杨梅素毒理学概率数据见表 3.200。

表 3.200 杨梅素毒理学概率表

毒理学性质	发生概率
致突变性	1.000
好氧生物降解性能	0
潜在发育毒性	0.614
皮肤刺激性	0
NTP 致癌性（雄大鼠）	1.000
NTP 致癌性（雌大鼠）	0.056
NTP 致癌性（雄小鼠）	1.000
NTP 致癌性（雌小鼠）	0.004

【药理】 杨梅素药理模型数据见表 3.201。

表 3.201 杨梅素药理模型数据表

模型 1	大鼠口服半数致死量
LD_{50}	351.0mg/kg
95% 的置信限下最小 LD_{50}	53.60mg/kg
95% 的置信限下最大 LD_{50}	2.300g/kg
模型 2	大鼠吸入半数致死浓度
LC_{50}	10.00g/（m^3 · h）
低于 95% 置信限下的限量	10.00g/（m^3 · h）
高于 95% 置信限下的限量	10.00g/（m^3 · h）

【杨梅素与环加氧酶-2（COX-2）作用的二维图】 杨梅素与环加氧酶-2（COX-2）作用的二维图见图 3.134。

【药理或临床作用】 本品具有降血糖、抗氧化、保护肝脏作用。

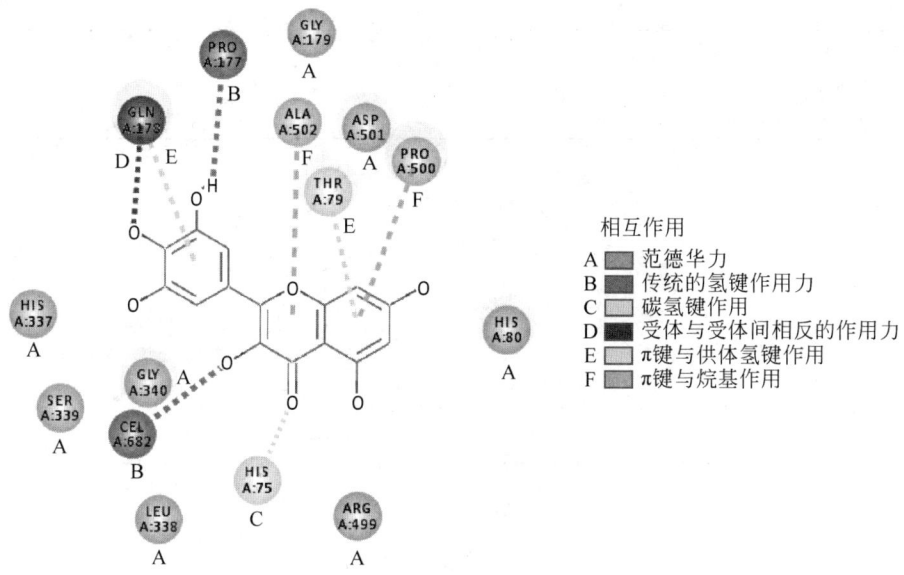

图 3.134　杨梅素与环加氧酶-2(COX-2)2 作用的二维图

洋槐黄素　Robinetin

【化学结构】

HO—... OH, OH, OH, OH, O

【主要来源】　来源于豆科刺槐属刺槐(*Robinia pseudoacacia*)的花。

【理化性质】　本品为黄色粉末,熔点 326.00～328.00℃,密度 1.80g/cm³,沸点 669.90℃。

【类药五原则数据】　相对分子质量 302.2,脂水分配系数 1.630,可旋转键数 1,氢键受体数 7,氢键给体数 5。

【药物动力学数据】　洋槐黄素的吸收、分布、代谢、排泄、毒性数据见表 3.202、图 3.135。

表 3.202　洋槐黄素的吸收、分布、代谢、排泄、毒性数据表

25℃下水溶解度水平	3
血脑屏障通透水平	4
人类肠道吸收性水平	1

续表

肝毒性(马氏距离)	7.575
细胞色素 P450 2D6 抑制性(马氏距离)	8.893
血浆蛋白结合率(马氏距离)	10.76

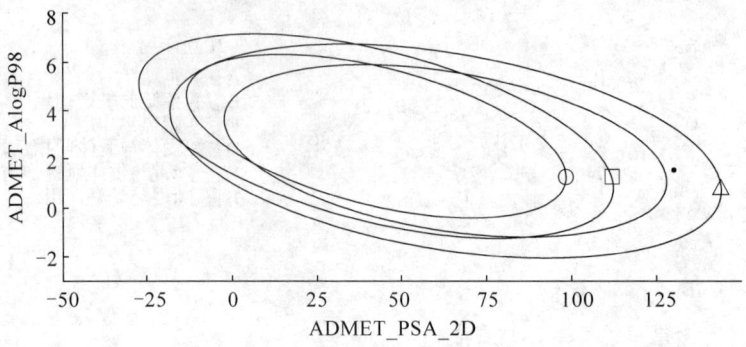

图 3.135　洋槐黄素 ADMET 范围图

【毒性】　洋槐黄素毒理学概率数据见表 3.203。

表 3.203　洋槐黄素毒理学概率表

毒理学性质	发生概率
致突变性	1.000
好氧生物降解性能	0
潜在发育毒性	0.896
皮肤刺激性	0
NTP 致癌性(雄大鼠)	0.999
NTP 致癌性(雌大鼠)	1.000
NTP 致癌性(雄小鼠)	1.000
NTP 致癌性(雌小鼠)	0

【药理】　洋槐黄素药理模型数据见表 3.204。

表 3.204　洋槐黄素药理模型数据表

模型 1	大鼠口服半数致死量
LD_{50}	285.4mg/kg
95%的置信限下最小 LD_{50}	46.70mg/kg
95%的置信限下最大 LD_{50}	1.700g/kg
模型 2	大鼠吸入半数致死浓度
LC_{50}	10.00g/(m^3・h)
低于 95%置信限下的限量	10.00g/(m^3・h)
高于 95%置信限下的限量	10.00g/(m^3・h)

【洋槐黄素与抗氧化受体 SOD 作用的二维图】　洋槐黄素与抗氧化受体 SOD 作用的二维图见图 3.136。

【药理或临床作用】　本品具有抗氧化作用。

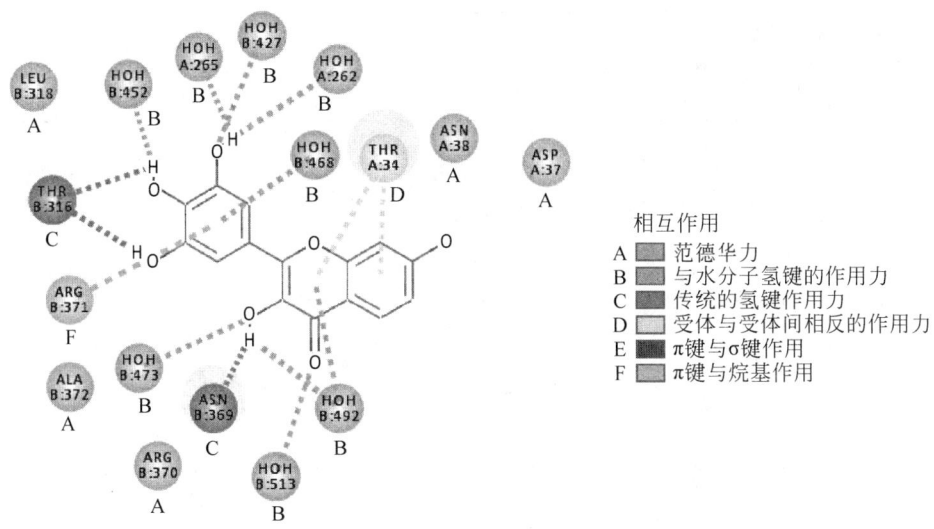

图 3.136 洋槐黄素与抗氧化受体 SOD 作用的二维图

相互作用
A ▢ 范德华力
B ▢ 与水分子氢键的作用力
C ▣ 传统的氢键作用力
D ▢ 受体与受体间相反的作用力
E ▣ π键与σ键作用
F ▢ π键与烷基作用

异杞果素 Isomangiferin

【化学结构】

【主要来源】 来源于漆树科杧果属杧果(*Mangifera indica* L.)。

【理化性质】 本品为微黄色小针晶,熔点约 240.00℃,溶于吡啶及乙醇,微溶于甲醇和乙酸乙酯,不溶于乙醚、石油醚及三氯甲烷等。

【类药五原则数据】 相对分子质量 422.3,脂水分配系数－0.396,可旋转键数 2,氢键受体数 11,氢键给体数 8。

【药物动力学数据】 异杞果素的吸收、分布、代谢、排泄、毒性数据见表 3.205、图 3.137。

表 3.205 异杞果素的吸收、分布、代谢、排泄、毒性数据表

25℃下水溶解度水平	3
血脑屏障通透水平	4
人类肠道吸收性水平	3

续表

肝毒性（马氏距离）	10.14
细胞色素 P450 2D6 抑制性（马氏距离）	18.77
血浆蛋白结合率（马氏距离）	13.36

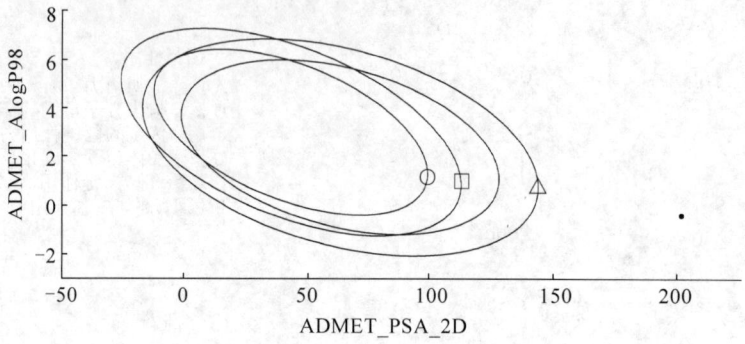

图 3.137　异杞果素 ADMET 范围图

【毒性】　异杞果素毒理学概率数据见表 3.206。

表 3.206　异杞果素毒理学概率表

毒理学性质	发生概率
致突变性	0.111
好氧生物降解性能	1.000
潜在发育毒性	1.000
皮肤刺激性	0.481
NTP 致癌性（雄大鼠）	0
NTP 致癌性（雌大鼠）	0
NTP 致癌性（雄小鼠）	1.000
NTP 致癌性（雌小鼠）	0.891

【药理】　异杞果素药理模型数据见表 3.207。

表 3.207　异杞果素药理模型数据表

模型 1	大鼠口服半数致死量
LD_{50}	1.300g/kg
95％的置信限下最小 LD_{50}	149.4mg/kg
95％的置信限下最大 LD_{50}	10.00g/kg
模型 2	大鼠吸入半数致死浓度
LC_{50}	13.90pg/(m³ · h)
低于 95％置信限下的限量	0pg/(m³ · h)
高于 95％置信限下的限量	29.10μg/(m³ · h)

【异杞果素与维甲酸蛋白受体作用的二维图】　异杞果素与维甲酸受体蛋白作用的二维图见图 3.138。

【药理或临床作用】　本品具有镇咳祛痰、强心、利尿、抗抑郁作用。

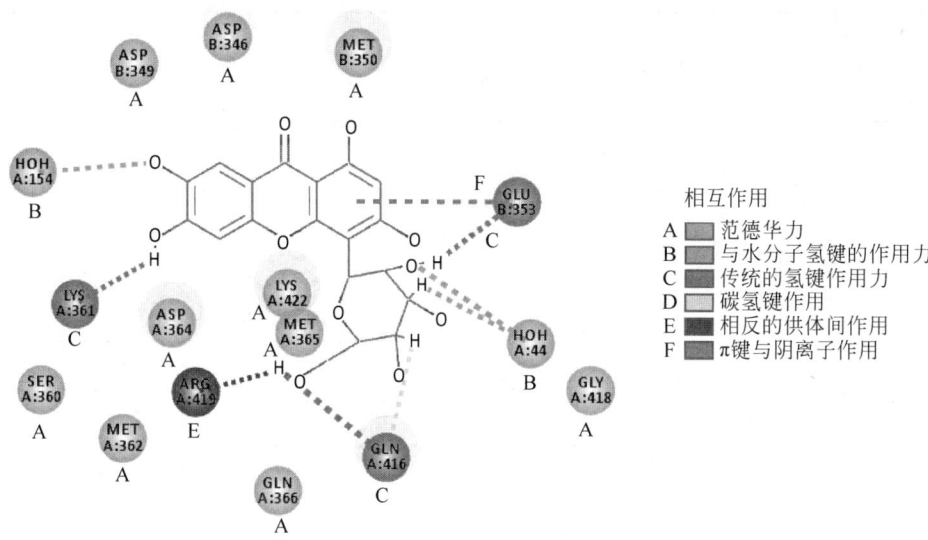

图 3.138　异杞果素与维甲酸受体蛋白受体作用的二维图

淫羊藿素　Icaritin

【化学结构】

【主要来源】　来源于小檗科淫羊藿属淫羊藿(*Epimedium brevicornu* Maxim.)的干燥茎叶。

【理化性质】　本品为黄色针状结晶(吡啶-水),熔点 225.00~226.00℃,易溶于吡啶,可溶于乙醇,难溶于水。

【类药五原则数据】　相对分子质量 368.4,脂水分配系数 3.954,可旋转键数 4,氢键受体数 6,氢键给体数 3。

【药物动力学数据】　淫羊藿素的吸收、分布、代谢、排泄、毒性数据见表 3.208、图 3.139。

表 3.208　淫羊藿素的吸收、分布、代谢、排泄、毒性数据表

25℃下水溶解度水平	2
血脑屏障通透水平	4
人类肠道吸收性水平	0

续表

肝毒性(马氏距离)	12.99
细胞色素 P450 2D6 抑制性(马氏距离)	12.95
血浆蛋白结合率(马氏距离)	12.13

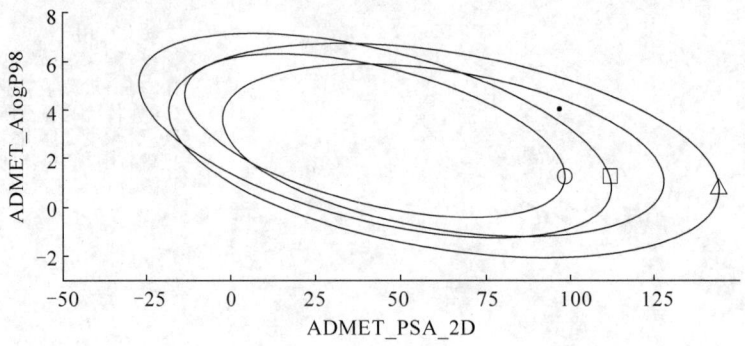

图 3.139　淫羊藿素 ADMET 范围图

【毒性】　淫羊藿素毒理学概率数据见表 3.209。

表 3.209　淫羊藿素毒理学概率表

毒理学性质	发生概率
致突变性	0.435
好氧生物降解性能	0
潜在发育毒性	1.000
皮肤刺激性	1.000
NTP 致癌性(雄大鼠)	1.000
NTP 致癌性(雌大鼠)	0.007
NTP 致癌性(雄小鼠)	1.000
NTP 致癌性(雌小鼠)	1.000

【药理】　淫羊藿素药理模型数据见表 3.210。

表 3.210　淫羊藿素药理模型数据表

模型 1	大鼠口服半数致死量
LD_{50}	341.0mg/kg
95％的置信限下最小 LD_{50}	46.90mg/kg
95％的置信限下最大 LD_{50}	2.500g/kg
模型 2	大鼠吸入半数致死浓度
LC_{50}	$10.00g/(m^3 \cdot h)$
低于 95％置信限下的限量	$1.800g/(m^3 \cdot h)$
高于 95％置信限下的限量	$10.00g/(m^3 \cdot h)$

【淫羊藿素与 B 淋巴细胞瘤-2(Bcl-2)蛋白作用的二维图】　淫羊藿素与 B 淋巴细胞瘤-2 (Bcl-2)蛋白作用的二维图见图 3.140。

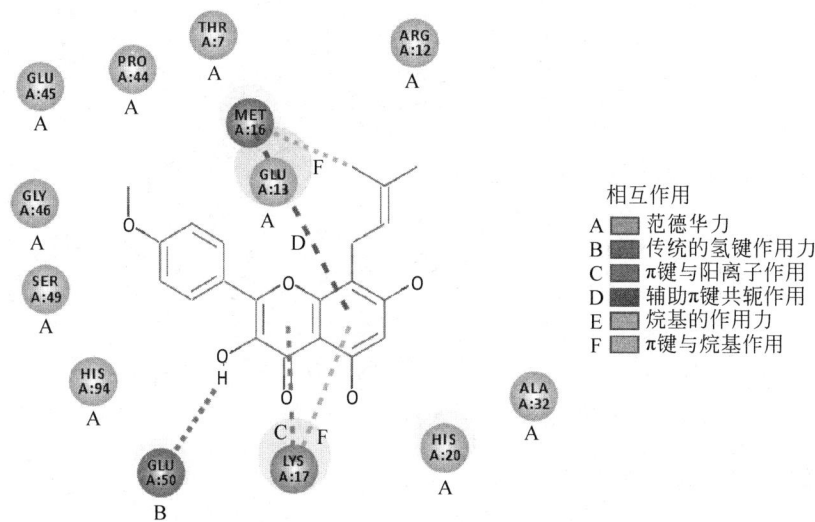

图 3.140　淫羊藿素与 B 淋巴细胞瘤-2(Bcl-2)蛋白作用的二维图

【药理或临床作用】　本品可抑制人肝癌 HepG2 细胞、人肺癌 A549、人肾癌细胞 786-O 等三种人肿瘤细胞增殖。

樱花亭　Sakuranetin

【化学结构】

【主要来源】　来源于蔷薇科樱属山樱花［*Cerasus serrulata*（Lindl.）G. Don ex London］的花。

【理化性质】　本品熔点为 153.00～154.00℃，密度 1.37g/cm³，沸点 555.90℃。

【类药五原则数据】　相对分子质量 286.3，脂水分配系数 2.599，可旋转键数 2，氢键受体数 5，氢键给体数 2。

【药物动力学数据】　樱花亭的吸收、分布、代谢、排泄、毒性数据见表 3.211、图 3.141。

表 3.211　樱花亭的吸收、分布、代谢、排泄、毒性数据表

25℃下水溶解度水平	3
血脑屏障通透水平	3
人类肠道吸收性水平	0
肝毒性（马氏距离）	11.59
细胞色素 P450 2D6 抑制性（马氏距离）	11.95
血浆蛋白结合率（马氏距离）	9.813

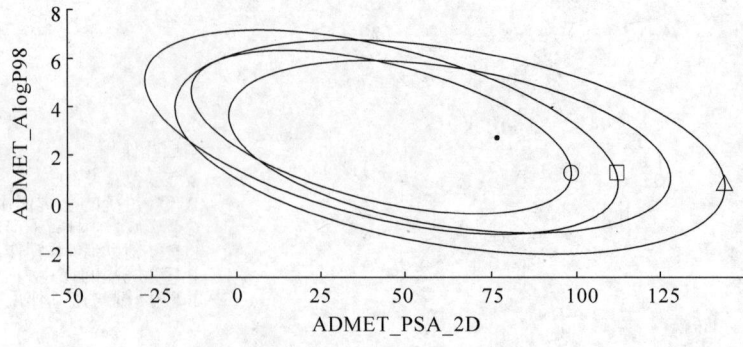

图 3.141　樱花亭 ADMET 范围图

【毒性】　樱花亭毒理学概率数据见表 3.212。

表 3.212　樱花亭毒理学概率表

毒理学性质	发生概率
致突变性	0
好氧生物降解性能	0
潜在发育毒性	0.942
皮肤刺激性	0.997
NTP 致癌性(雄大鼠)	0.335
NTP 致癌性(雌大鼠)	0.039
NTP 致癌性(雄小鼠)	1.000
NTP 致癌性(雌小鼠)	0

【药理】　樱花亭药理模型数据见表 3.213。

表 3.213　樱花亭药理模型数据表

模型 1	大鼠口服半数致死量
LD_{50}	6.600g/kg
95%的置信限下最小 LD_{50}	1.100g/kg
95%的置信限下最大 LD_{50}	10.00g/kg
模型 2	大鼠吸入半数致死浓度
LC_{50}	10.00g/($m^3 \cdot$ h)
低于 95%置信限下的限量	10.00g/($m^3 \cdot$ h)
高于 95%置信限下的限量	10.00g/($m^3 \cdot$ h)

【樱花亭与表皮生长因子受体(EGFR)靶点作用的二维图】　樱花亭与表皮生长因子受体(EGFR)靶点作用的二维图见图 3.142。

【药理或临床作用】　本品具有抗菌、抗癌、免疫调节作用。

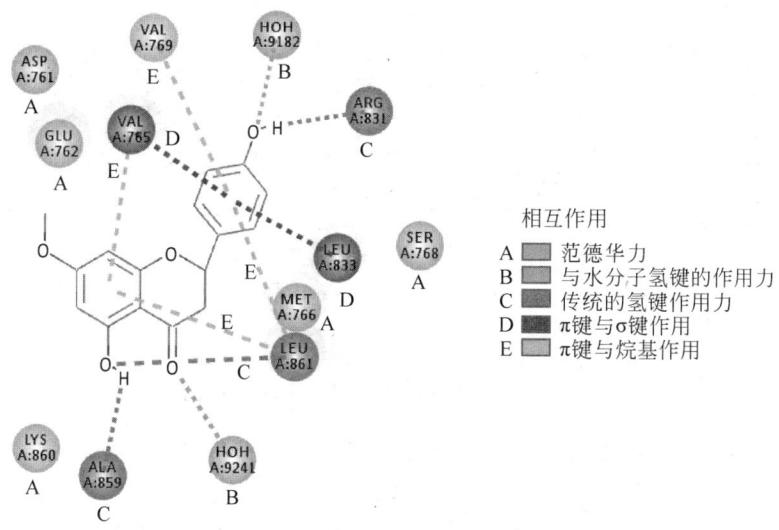

图 3.142　樱花亭与表皮生长因子受体(EGFR)作用的二维图

鹰嘴豆芽素 A　Blochanin A

【化学结构】

【主要来源】　来源于豆科鹰嘴豆属红鹰嘴豆(*cicer arietinum*)的胚芽部分。

【理化性质】　本品为黄色针状结晶(在甲醇中),熔点为 212.00~216.00℃,溶液棕色透明。

【类药五原则数据】　相对分子质量 284.3,脂水分配系数 2.336,可旋转键数 2,氢键受体数 5,氢键给体数 2。

【药物动力学数据】　鹰嘴豆芽素 A 的吸收、分布、代谢、排泄、毒性数据见表 3.214、图 3.143。

表 3.214　鹰嘴豆芽素 A 的吸收、分布、代谢、排泄、毒性数据表

25℃下水溶解度水平	3
血脑屏障通透水平	3
人类肠道吸收性水平	0
肝毒性(马氏距离)	9.651
细胞色素 P450 2D6 抑制性(马氏距离)	9.931
血浆蛋白结合率(马氏距离)	9.707

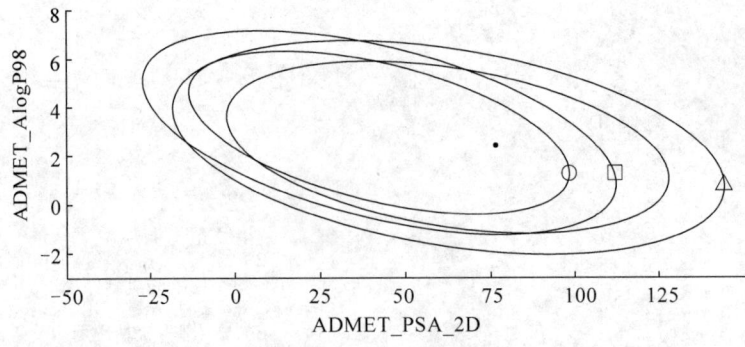

图 3.143　鹰嘴豆芽素 A ADMET 范围图

【毒性】　鹰嘴豆芽素 A 毒理学概率数据见表 3.215。

表 3.215　鹰嘴豆芽素 A 毒理学概率表

毒理学性质	发生概率
致突变性	0.331
好氧生物降解性能	0
潜在发育毒性	1.000
皮肤刺激性	0
NTP 致癌性（雄大鼠）	1.000
NTP 致癌性（雌大鼠）	0.006
NTP 致癌性（雄小鼠）	1.000
NTP 致癌性（雌小鼠）	0.839

【药理】　鹰嘴豆芽素 A 药理模型数据见表 3.216。

表 3.216　鹰嘴豆芽素 A 药理模型数据表

模型 1	大鼠口服半数致死量
LD_{50}	176.9mg/kg
95%的置信限下最小 LD_{50}	31.20mg/kg
95%的置信限下最大 LD_{50}	1.000g/kg
模型 2	大鼠吸入半数致死浓度
LC_{50}	10.00g/(m³·h)
低于 95%置信限下的限量	10.00g/(m³·h)
高于 95%置信限下的限量	10.00g/(m³·h)

【鹰嘴豆芽素 A 与人细胞周期蛋白依赖性激酶 2 受体作用的二维图】　鹰嘴豆芽素 A 与人细胞周期蛋白依赖性激酶 2 受体作用的二维图见图 3.144。

【药理或临床作用】　本品具有抗癌、解痉、降血脂的作用。

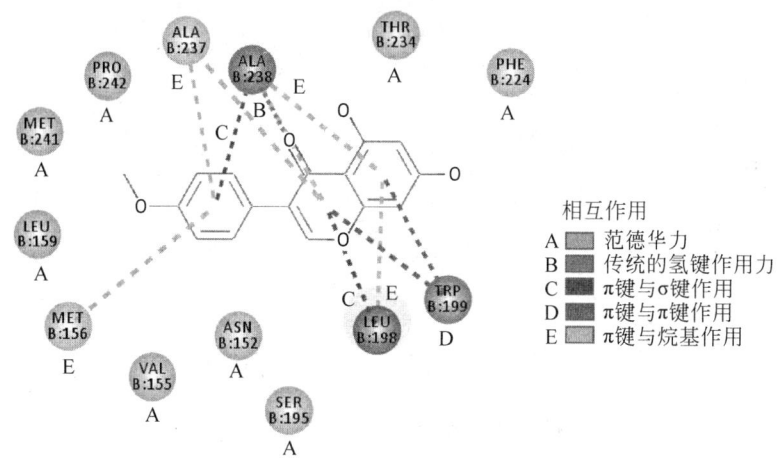

图 3.144　鹰嘴豆芽素 A 与人细胞周期蛋白依赖性激酶 2 受体作用的二维图

柚木柯因　Tectochrysin

【化学结构】

【主要来源】　来源于杨柳科杨属黑杨(*Populus nigra*)的冬芽。

【理化性质】　本品为淡黄色针状结晶,熔点 $166.00\sim168.00℃$,沸点 $487.40℃$。

【类药五原则数据】　相对分子质量 270.3,脂水分配系数 2.841,可旋转键数 2,氢键受体数 4,氢键给体数 1。

【药物动力学数据】　柚木柯因的吸收、分布、代谢、排泄、毒性数据见表 3.217、图 3.145。

表 3.217　柚木柯因的吸收、分布、代谢、排泄、毒性数据表

25℃下水溶解度水平	3
血脑屏障通透水平	2
人类肠道吸收性水平	0
肝毒性(马氏距离)	13.89
细胞色素 P450 2D6 抑制性(马氏距离)	13.50
血浆蛋白结合率(马氏距离)	10.17

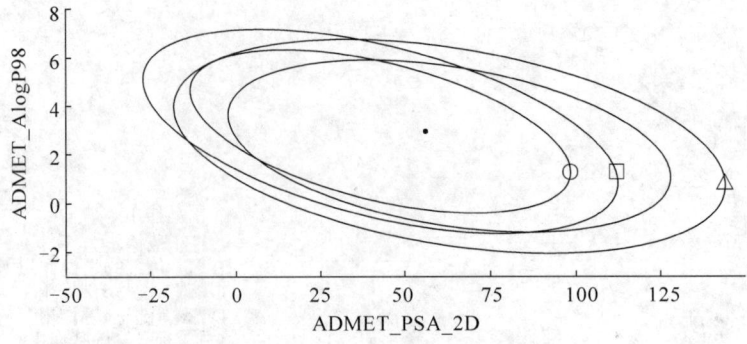

图 3.145 柚木柯因 ADMET 范围图

【毒性】 柚木柯因毒理学概率数据见表 3.218。

表 3.218 柚木柯因毒理学概率表

毒理学性质	发生概率
致突变性	0
好氧生物降解性能	0
潜在发育毒性	0.707
皮肤刺激性	0.954
NTP 致癌性(雄大鼠)	0.171
NTP 致癌性(雌大鼠)	0
NTP 致癌性(雄小鼠)	1.000
NTP 致癌性(雌小鼠)	0

【药理】 柚木柯因药理模型数据见表 3.219。

表 3.219 柚木柯因药理模型数据表

模型 1	大鼠口服半数致死量
LD_{50}	6.900g/kg
95% 的置信限下最小 LD_{50}	1.100g/kg
95% 的置信限下最大 LD_{50}	10.00g/kg
模型 2	大鼠吸入半数致死浓度
LC_{50}	$10.00g/(m^3 \cdot h)$
低于 95% 置信限下的限量	$10.00g/(m^3 \cdot h)$
高于 95% 置信限下的限量	$10.00g/(m^3 \cdot h)$

【柚木柯因与抗炎环氧酶-2(COX-2)作用的二维图】 柚木柯因与抗炎受体环加氧酶-2 (COX-2)作用的二维图见图 3.146。

【药理或临床作用】 本品具有抗炎、抗氧化、祛痰止咳的作用。

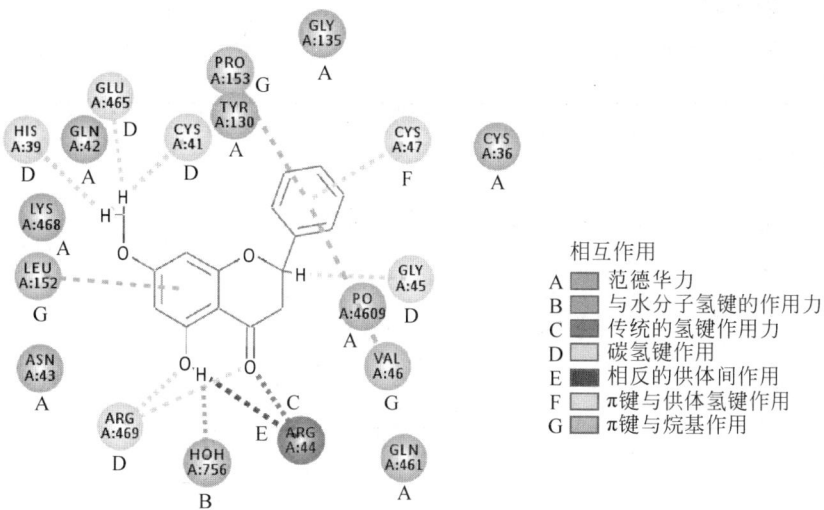

图 3.146　柚木柯因与抗炎受体环加氧酶-2(COX-2)作用的二维图

相互作用
A ▨ 范德华力
B ▨ 与水分子氢键的作用力
C ▨ 传统的氢键作用力
D ▨ 碳氢键作用
E ▨ 相反的供体间作用
F ▨ π键与供体氢键作用
G ▨ π键与烷基作用

鱼藤酮　Rotenone

【化学结构】

【主要来源】　来源于豆科鱼藤属鱼藤(*Derris trifoliata*)的根。

【理化性质】　本品为无色斜方片状结晶,熔点 165.00～166.00℃,溶于醇、丙酮、三氯甲烷、四氯化碳、乙醚等,不溶于水。

【类药五原则数据】　相对分子质量 394.4,脂水分配系数 3.930,可旋转键数 3,氢键受体数 6,氢键给体数 0。

【药物动力学数据】　鱼藤酮的吸收、分布、代谢、排泄、毒性数据见表 3.220、图 3.147。

表 3.220　鱼藤酮的吸收、分布、代谢、排泄、毒性数据表

25℃下水溶解度水平	2
血脑屏障通透水平	1
人类肠道吸收性水平	0

续表

肝毒性(马氏距离)	14.55
细胞色素 P450 2D6 抑制性(马氏距离)	16.79
血浆蛋白结合率(马氏距离)	13.63

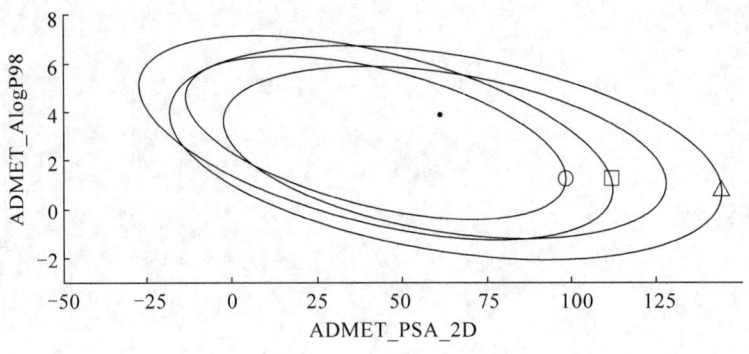

图 3.147　鱼藤酮 ADMET 范围图

【毒性】　鱼藤酮毒理学概率数据见表 3.221。

表 3.221　鱼藤酮毒理学概率表

毒理学性质	发生概率
致突变性	0
好氧生物降解性能	1.000
潜在发育毒性	1.000
皮肤刺激性	0
NTP 致癌性(雄大鼠)	1.000
NTP 致癌性(雌大鼠)	0
NTP 致癌性(雄小鼠)	0
NTP 致癌性(雌小鼠)	0

【药理】　鱼藤酮药理模型数据见表 3.222。

表 3.222　鱼藤酮药理模型数据表

模型 1	大鼠口服半数致死量
LD_{50}	204.6mg/kg
95％的置信限下最小 LD_{50}	32.70mg/kg
95％的置信限下最大 LD_{50}	1.300g/kg
模型 2	大鼠吸入半数致死浓度
LC_{50}	10.00g/(m³·h)
低于 95％置信限下的限量	10.00g/(m³·h)
高于 95％置信限下的限量	10.00g/(m³·h)

【鱼藤酮与丝裂原活化蛋白激酶(MAPK)靶点作用的二维图】　鱼藤酮与丝裂原活化蛋白激酶(MAPK)靶点作用的二维图见图 3.148。

【药理或临床作用】　本品可用作农用杀虫剂,也可防治人畜体外寄生虫及用于生化研究。

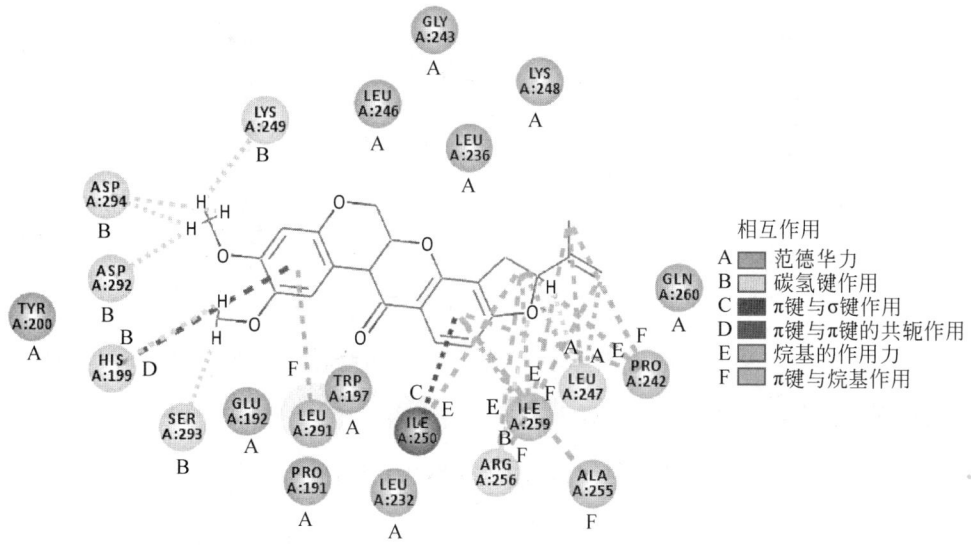

图 3.148　鱼藤酮与丝裂原活化蛋白激酶(MAPK)靶点作用的二维图

毡毛美洲茶素　Velutin

【化学结构】

【主要来源】　来源于马鞭草科紫珠属紫珠(*Callicarpa bodinieri* Levl.)。

【理化性质】　本品为黄色粉末,熔点 225.00～227.00℃,沸点 567.50℃。

【类药五原则数据】　相对分子质量 314.3,脂水分配系数 2.619,可旋转键数 3,氢键受体数 6,氢键给体数 2。

【药物动力学数据】　毡毛美洲茶素的吸收、分布、代谢、排泄、毒性数据见表 3.223、图 3.149。

表 3.223　毡毛美洲茶素的吸收、分布、代谢、排泄、毒性数据表

25℃下水溶解度水平	3
血脑屏障通透水平	3
人类肠道吸收性水平	0
肝毒性(马氏距离)	10.68
细胞色素 P450 2D6 抑制性(马氏距离)	9.847
血浆蛋白结合率(马氏距离)	10.96

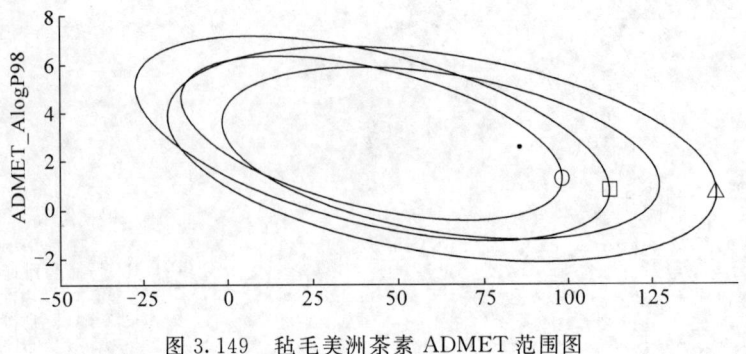

图 3.149　毡毛美洲茶素 ADMET 范围图

【毒性】　毡毛美洲茶素毒理学概率数据见表 3.224。

表 3.224　毡毛美洲茶素毒理学概率表

毒理学性质	发生概率
致突变性	0.042
好氧生物降解性能	0.004
潜在发育毒性	1.000
皮肤刺激性	0
NTP 致癌性（雄大鼠）	1.000
NTP 致癌性（雌大鼠）	0
NTP 致癌性（雄小鼠）	1.000
NTP 致癌性（雌小鼠）	0.147

【药理】　毡毛美洲茶素药理模型数据见表 3.225。

表 3.225　毡毛美洲茶素药理模型数据表

模型 1	大鼠口服半数致死量
LD_{50}	234.4mg/kg
95％的置信限下最小 LD_{50}	40.40mg/kg
95％的置信限下最大 LD_{50}	1.400g/kg
模型 2	大鼠吸入半数致死浓度
LC_{50}	10.00g/($m^3 \cdot$ h)
低于 95％置信限下的限量	10.00g/($m^3 \cdot$ h)
高于 95％置信限下的限量	10.00g/($m^3 \cdot$ h)

【毡毛美洲茶素与环加氧酶-2（COX-2）作用的二维图】　毡毛美洲茶素与环加氧酶-2（COX-2）作用的二维图见图 3.150。

【药理或临床作用】　本品具有抗炎、抗病毒、抗纤维化、抑制平滑肌收缩、降血脂等作用。

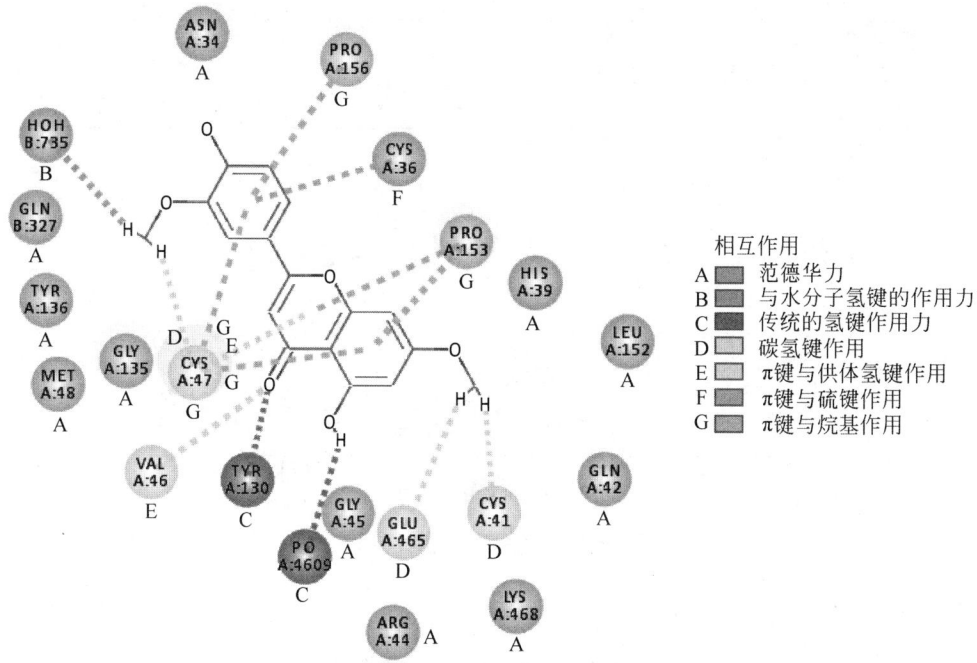

图 3.150　毡毛美洲茶素与环加氧酶-2(COX-2)作用的二维图

紫檀素　Santalin

【化学结构】

【主要来源】　来源于豆科紫檀属紫檀(*Pterocarpus indicus*)的根。

【理化性质】　本品为片状结晶,熔点 164.50℃,溶于热乙醇、三氯甲烷,几乎不溶于水、冷乙醇或乙醚。

【类药五原则数据】　相对分子质量 298.3,脂水分配系数 2.692,可旋转键数 1,氢键受体数 5,氢键给体数 0。

【药物动力学数据】　紫檀素的吸收、分布、代谢、排泄、毒性数据见表 3.226、图 3.151。

表 3.226　紫檀素的吸收、分布、代谢、排泄、毒性数据表

25℃下水溶解度水平	2
血脑屏障通透水平	2
人类肠道吸收性水平	0

续表

肝毒性(马氏距离)	8.666
细胞色素 P450 2D6 抑制性(马氏距离)	9.522
血浆蛋白结合率(马氏距离)	8.975

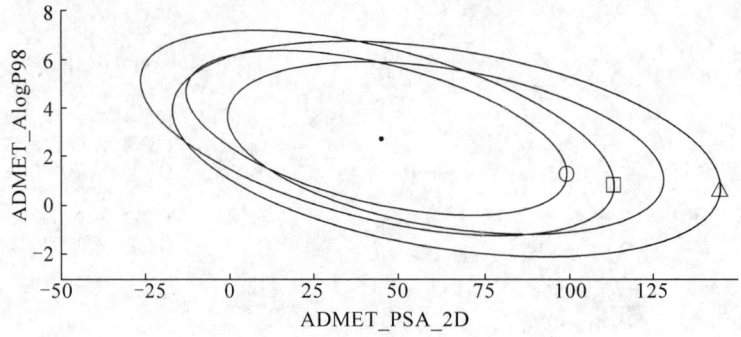

图 3.151　紫檀素 ADMET 范围图

【毒性】　紫檀素毒理学概率数据见表 3.227。

表 3.227　紫檀素毒理学概率表

毒理学性质	发生概率
致突变性	0
好氧生物降解性能	1.000
潜在发育毒性	0.990
皮肤刺激性	0
NTP 致癌性(雄大鼠)	0.943
NTP 致癌性(雌大鼠)	1.000
NTP 致癌性(雄小鼠)	0
NTP 致癌性(雌小鼠)	0.028

【药理】　紫檀素药理模型数据见表 3.228。

表 3.228　紫檀素药理模型数据表

模型 1	大鼠口服半数致死量
LD_{50}	20.00mg/kg
95%的置信限下最小 LD_{50}	2.300g/kg
95%的置信限下最大 LD_{50}	176.3mg/kg
模型 2	大鼠吸入半数致死浓度
LC_{50}	10.00g/(m³·h)
低于95%置信限下的限量	10.00g/(m³·h)
高于95%置信限下的限量	10.00g/(m³·h)

【紫檀素与环加氧酶-2(COX-2)作用的二维图】　紫檀素与环加氧酶-2(COX-2)作用的二维图见图 3.152。

【药理或临床作用】　本品具有镇心、安神、舒筋活血、消炎止痛等作用。

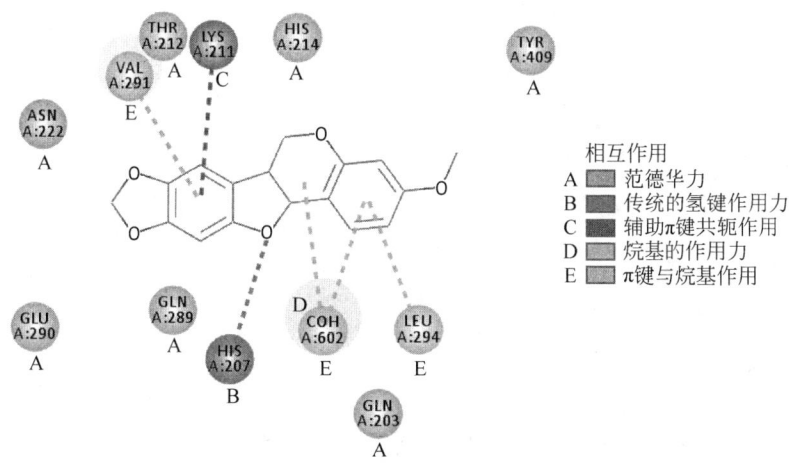

图 3.152 紫檀素与环加氧酶-2(COX-2)作用的二维图

2,3-二氢扁柏双黄酮 2,3-Dihydrohinokiflavone

【化学结构】

【主要来源】 来源于苏铁科苏铁属苏铁(*Cycas revoluta* Thunb.)的叶。

【理化性质】 本品为黄色粉末。

【类药五原则数据】 相对分子质量 540.5,脂水分配系数 4.756,可旋转键数 4,氢键受体数 10,氢键给体数 5。

【药物动力学数据】 2,3-二氢扁柏双黄酮的吸收、分布、代谢、排泄、毒性数据见表 3.229、图 3.153。

表 3.229 2,3-二氢扁柏双黄酮的吸收、分布、代谢、排泄、毒性数据表

25℃下水溶解度水平	1
血脑屏障通透水平	4
人类肠道吸收性水平	3
肝毒性(马氏距离)	11.66
细胞色素 P450 2D6 抑制性(马氏距离)	12.88
血浆蛋白结合率(马氏距离)	12.53

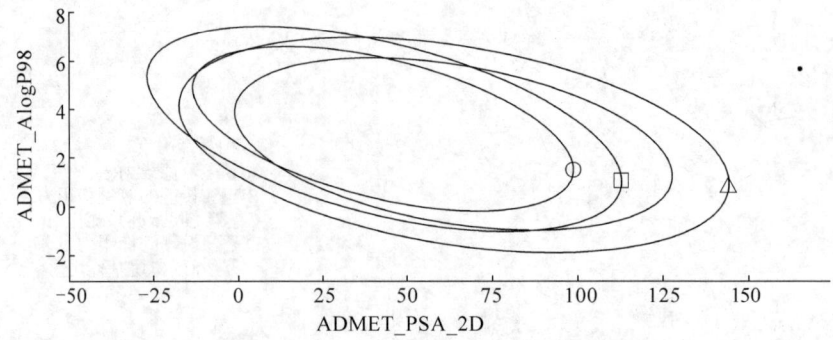

图 3.153 2,3-二氢扁柏双黄酮 ADMET 范围图

【毒性】 2,3-二氢扁柏双黄酮毒理学概率数据见表 3.230。

表 3.230 2,3-二氢扁柏双黄酮毒理学概率表

毒理学性质	发生概率
致突变性	0
好氧生物降解性能	0
潜在发育毒性	1.000
皮肤刺激性	0
NTP 致癌性(雄大鼠)	0.999
NTP 致癌性(雌大鼠)	0
NTP 致癌性(雄小鼠)	1.000
NTP 致癌性(雌小鼠)	0

【药理】 2,3-二氢扁柏双黄酮药理模型数据见表 3.231。

表 3.231 2,3-二氢扁柏双黄酮药理模型数据表

模型 1	大鼠口服半数致死量
LD_{50}	38.50mg/kg
95%的置信限下最小 LD_{50}	5.400mg/kg
95%的置信限下最大 LD_{50}	272.2mg/kg
模型 2	大鼠吸入半数致死浓度
LC_{50}	10.00g/(m³ · h)
低于95%置信限下的限量	10.00g/(m³ · h)
高于95%置信限下的限量	10.00g/(m³ · h)

【2,3-二氢扁柏双黄酮与周期蛋白依赖性激酶 4(CDK-4)作用的二维图】 2,3-二氢扁柏双黄酮与周期蛋白依赖性激酶 4(CDK-4)作用的二维图见图 3.154。

【药理或临床作用】 本品具有消肿解毒、止血、抗癌作用。

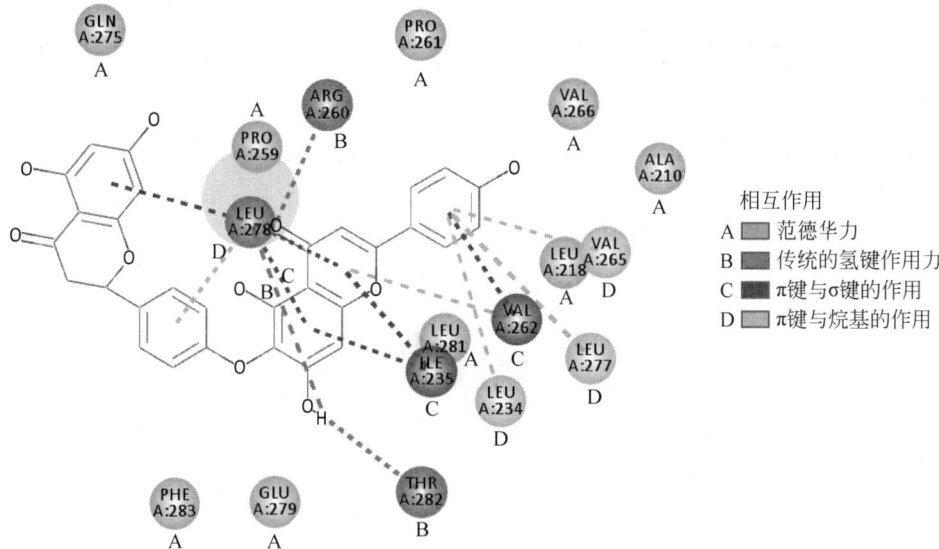

图 3.154　2,3-二氢扁柏双黄酮与周期蛋白依赖性激酶 4(CDK-4)作用的二维图

2,3-二氢异银杏双黄酮　2,3-Dihydroisoginkgetin

【化学结构】

【主要来源】　来源于银杏科银杏属银杏(*Ginkgo biloba* L.)的干燥叶。

【理化性质】　本品为黄色粉末。

【类药五原则数据】　相对分子质量 568.5,脂水分配系数 4.923,可旋转键数 5,氢键受体数 10,氢键给体数 4。

【药物动力学数据】　2,3-二氢异银杏双黄酮的吸收、分布、代谢、排泄、毒性数据见表 3.232、图 3.155。

表 3.232　2,3-二氢异银杏双黄酮的吸收、分布、代谢、排泄、毒性数据表

25℃下水溶解度水平	1
血脑屏障通透水平	4
人类肠道吸收性水平	3

肝毒性（马氏距离）	13.13
细胞色素 P450 2D6 抑制性（马氏距离）	10.54
血浆蛋白结合率（马氏距离）	12.09

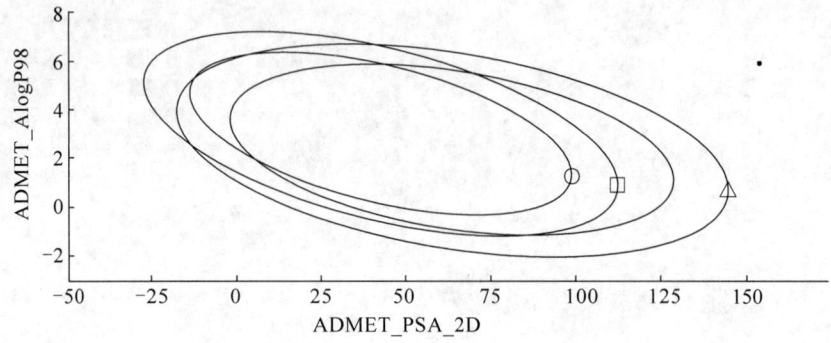

图 3.155　2,3-二氢异银杏双黄酮 ADMET 范围图

【毒性】　2,3-二氢异银杏双黄酮毒理学概率数据见表 3.233。

表 3.233　2,3-二氢异银杏双黄酮毒理学概率表

毒理学性质	发生概率
致突变性	0
好氧生物降解性能	0
潜在发育毒性	1.000
皮肤刺激性	0
NTP 致癌性（雄大鼠）	1.000
NTP 致癌性（雌大鼠）	0
NTP 致癌性（雄小鼠）	1.000
NTP 致癌性（雌小鼠）	0

【药理】　2,3-二氢异银杏双黄酮药理模型数据见表 3.234。

表 3.234　2,3-二氢异银杏双黄酮药理模型数据表

模型 1	大鼠口服半数致死量
LD_{50}	13.60mg/kg
95％的置信限下最小 LD_{50}	1.800mg/kg
95％的置信限下最大 LD_{50}	103.8mg/kg
模型 2	大鼠吸入半数致死浓度
LC_{50}	$10.00g/(m^3 \cdot h)$
低于 95％置信限下的限量	$10.00g/(m^3 \cdot h)$
高于 95％置信限下的限量	$10.00g/(m^3 \cdot h)$

【2,3-二氢异银杏双黄酮与扩张冠状动脉 β_2 受体作用的二维图】　2,3-二氢异银杏双黄酮与扩张冠状动脉 β_2 受体作用的二维图见图 3.156。

【药理或临床作用】　本品具有扩张冠脉血管的作用。

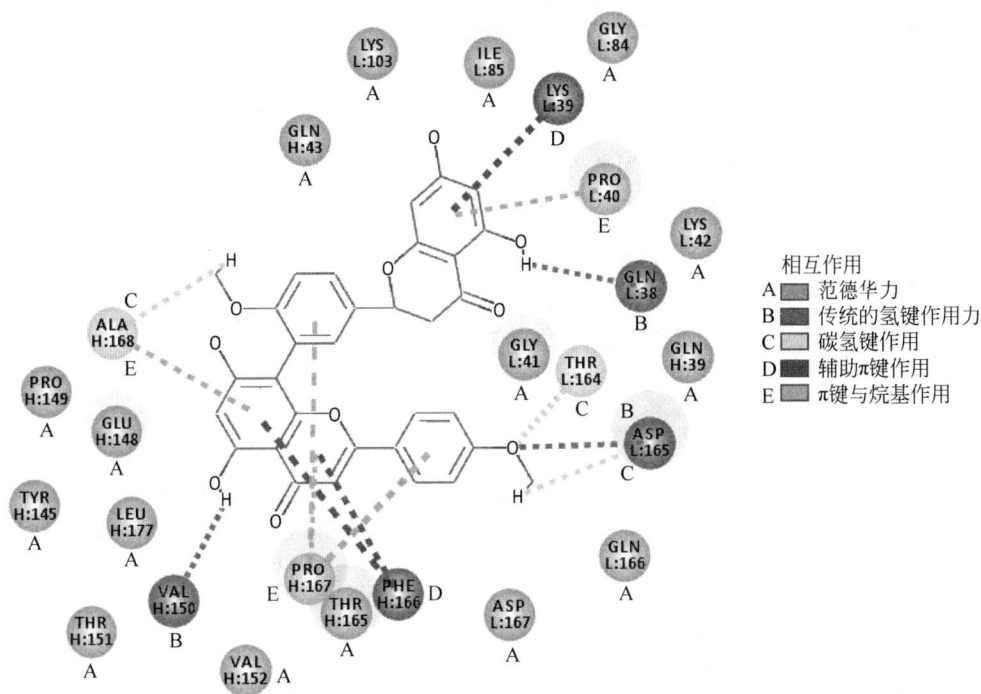

图 3.156 2,3-二氢异银杏双黄酮与扩张冠状动脉 β₂ 受体作用的二维图

3-O-甲基槲皮素 3-O-Methylquercetin

【化学结构】

【主要来源】 来源于毛茛科乌头属短柄乌头(*Aconitum brachypodum* Diels.)等的块根。

【理化性质】 本品为黄色粉末,熔点 196.00～198.00℃,易溶于沸乙醇,溶于苯、三氯甲烷、冰醋酸及丙酮等,极微溶于石油醚。

【类药五原则数据】 相对分子质量 316.3,脂水分配系数 1.856,可旋转键数 2,氢键受体数 7,氢键给体数 4。

【药物动力学数据】 3-O-甲基槲皮素的吸收、分布、代谢、排泄、毒性数据见表 3.235、图 3.157。

表 3.235 3-O-甲基槲皮素的吸收、分布、代谢、排泄、毒性数据表

25℃下水溶解度水平	3
血脑屏障通透水平	4
人类肠道吸收性水平	0
肝毒性(马氏距离)	9.698
细胞色素 P450 2D6 抑制性(马氏距离)	12.21
血浆蛋白结合率(马氏距离)	11.07

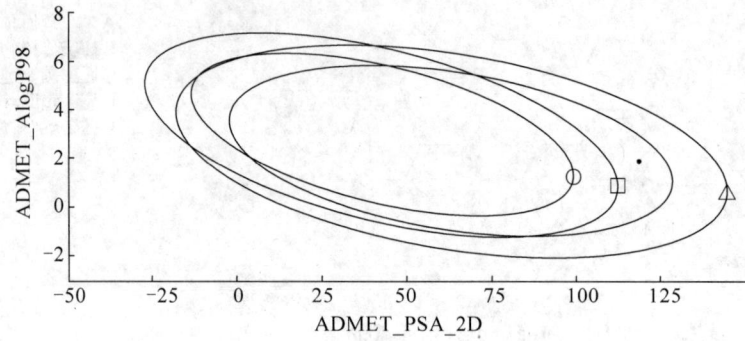

图 3.157 3-O-甲基槲皮素 ADMET 范围图

【毒性】 3-O-甲基槲皮素毒理学概率数据见表 3.236。

表 3.236 3-O-甲基槲皮素毒理学概率表

毒理学性质	发生概率
致突变性	1.000
好氧生物降解性能	0
潜在发育毒性	1.000
皮肤刺激性	0
NTP 致癌性(雄大鼠)	1.000
NTP 致癌性(雌大鼠)	0
NTP 致癌性(雄小鼠)	1.000
NTP 致癌性(雌小鼠)	0.422

【药理】 3-O-甲基槲皮素药理模型数据见表 3.237。

表 3.237 3-O-甲基槲皮素药理模型数据表

模型 1	大鼠口服半数致死量
LD_{50}	216.3mg/kg
95% 的置信限下最小 LD_{50}	36.10mg/kg
95% 的置信限下最大 LD_{50}	1.300g/kg
模型 2	大鼠吸入半数致死浓度
LC_{50}	10.00g/(m³ · h)
低于 95% 置信限下的限量	10.00g/(m³ · h)
高于 95% 置信限下的限量	10.00g/(m³ · h)

【3-O-甲基槲皮素与抗炎受体环加氧酶-2(COX-2)作用的二维图】　3-O-甲基槲皮素与抗炎受体环加氧酶-2(COX-2)作用的二维图见图 3.158。

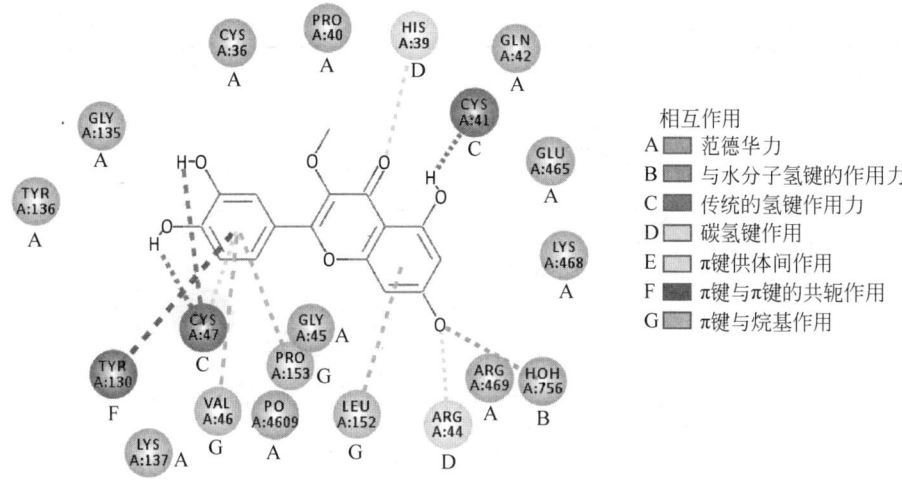

图 3.158　3-O-甲基槲皮素与抗炎受体环加氧酶-2(COX-2)作用的二维图

【药理或临床作用】　本品具有抗病毒、抗炎、抗氧化、调节免疫作用。

5,7-二乙酰氧基黄酮　5,7-Diacetoxyflavone

【化学结构】

【主要来源】　来源于紫葳科木蝴蝶属木蝴蝶[*Oroxylum indicum*(L.)Kurz]。

【理化性质】　本品为黄色结晶粉末,熔点 198.00~200.00℃。

【类药五原则数据】　相对分子质量 338.3,脂水分配系数 2.671,可旋转键数 5,氢键受体数 6,氢键给体数 0。

【药物动力学数据】　5,7-二乙酰氧基黄酮吸收、分布、代谢、排泄、毒性数据见表 3.238、图 3.159。

表 3.238　5,7-二乙酰氧基黄酮吸收、分布、代谢、排泄、毒性数据表

25℃下水溶解度水平	3
血脑屏障通透水平	3
人类肠道吸收性水平	0

续表

肝毒性(马氏距离)	12.07
细胞色素 P450 2D6 抑制性(马氏距离)	13.12
血浆蛋白结合率(马氏距离)	11.94

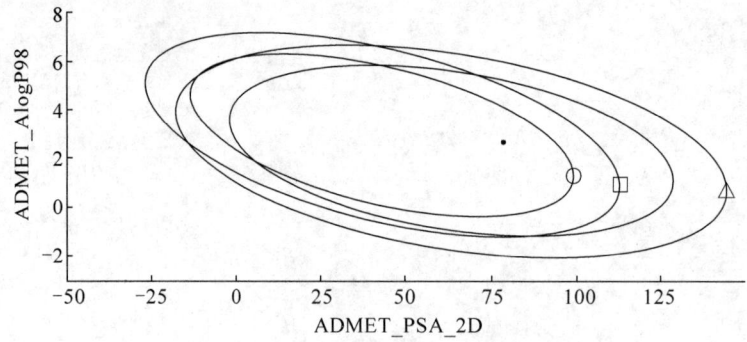

图 3.159　5,7-二乙酰氧基黄酮 ADMET 范围图

【毒性】　5,7-二乙酰氧基黄酮毒理学概率数据见表 3.239。

表 3.239　5,7-二乙酰氧基黄酮毒理学概率表

毒理学性质	发生概率
致突变性	0
好氧生物降解性能	1.000
潜在发育毒性	1.000
皮肤刺激性	0
NTP 致癌性(雄大鼠)	0.999
NTP 致癌性(雌大鼠)	0
NTP 致癌性(雄小鼠)	1.000
NTP 致癌性(雌小鼠)	0.001

【药理】　5,7-二乙酰氧基黄酮药理模型数据见表 3.240。

表 3.240　5,7-二乙酰氧基黄酮药理模型数据表

模型 1	大鼠口服半数致死量
LD_{50}	1.400g/kg
95%的置信限下最小 LD_{50}	224.5mg/kg
95%的置信限下最大 LD_{50}	8.700g/kg
模型 2	大鼠吸入半数致死浓度
LC_{50}	10.00g/(m³·h)
低于95%置信限下的限量	10.00g/(m³·h)
高于95%置信限下的限量	10.00g/(m³·h)

【5,7-二乙酰氧基黄酮与降血脂受体作用的二维图】　5,7-二乙酰氧基黄酮与降血脂受体作用的二维图见图 3.160。

【药理或临床作用】　本品具有抗氧化、降血脂作用。

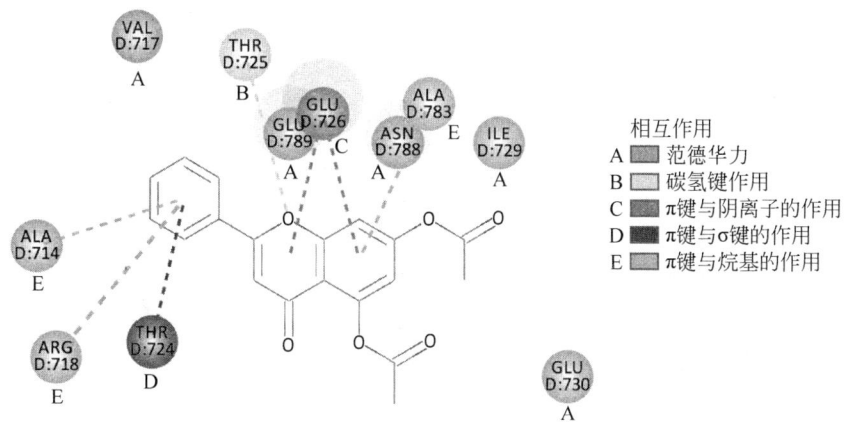

图 3.160　5,7-二乙酰氧基黄酮与降血脂受体作用的二维图

6,8-二异戊烯基金雀异黄素　6,8-Diprenylgenistein

【化学结构】

【主要来源】　来源于豆科山豆根属山豆根(*Euchresta japonica*)。

【理化性质】　本品为白色粉末,熔点为 142.00℃。

【类药五原则数据】　相对分子质量 406.5,脂水分配系数 5.853,可旋转键数 5,氢键受体数 5,氢键给体数 3。

【药物动力学数据】　6,8-二异戊烯基金雀异黄素的吸收、分布、代谢、排泄、毒性数据见表 3.241、图 3.161。

表 3.241　6,8-二异戊烯基金雀异黄素的吸收、分布、代谢、排泄、毒性数据表

25℃下水溶解度水平	2
血脑屏障通透水平	4
人类肠道吸收性水平	2
肝毒性(马氏距离)	11.52
细胞色素 P450 2D6 抑制性(马氏距离)	10.99
血浆蛋白结合率(马氏距离)	11.08

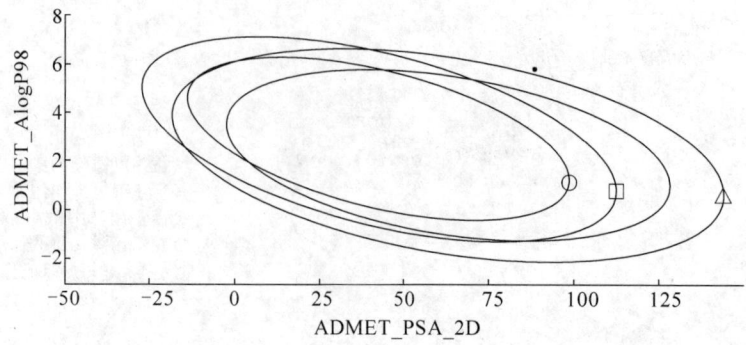

图 3.161　6,8-二异戊烯基金雀异黄素 ADMET 范围图

【毒性】　6,8-二异戊烯基金雀异黄素毒理学概率数据见表 3.242。

表 3.242　6,8-二异戊烯基金雀异黄素毒理学概率表

毒理学性质	发生概率
致突变性	0
好氧生物降解性能	1.000
潜在发育毒性	1.000
皮肤刺激性	1.000
NTP 致癌性(雄大鼠)	1.000
NTP 致癌性(雌大鼠)	1.000
NTP 致癌性(雄小鼠)	1.000
NTP 致癌性(雌小鼠)	0

【药理】　6,8-二异戊烯基金雀异黄素药理模型数据见表 3.243。

表 3.243　6,8-二异戊烯基金雀异黄素药理模型数据表

模型 1	大鼠口服半数致死量
LD_{50}	755.2mg/kg
95%的置信限下最小 LD_{50}	106.3mg/kg
95%的置信限下最大 LD_{50}	5.400g/kg
模型 2	大鼠吸入半数致死浓度
LC_{50}	10.00g/(m³·h)
低于 95%置信限下的限量	10.00g/(m³·h)
高于 95%置信限下的限量	10.00g/(m³·h)

【6,8-二异戊烯基金雀异黄素与周期蛋白依赖性激酶-4 作用的二维图】　6,8-二异戊烯基金雀异黄素与周期蛋白依赖性激酶-4 作用的二维图见图 3.162。

【药理或临床作用】　本品具有抗肿瘤、抗氧化、抗病毒作用。

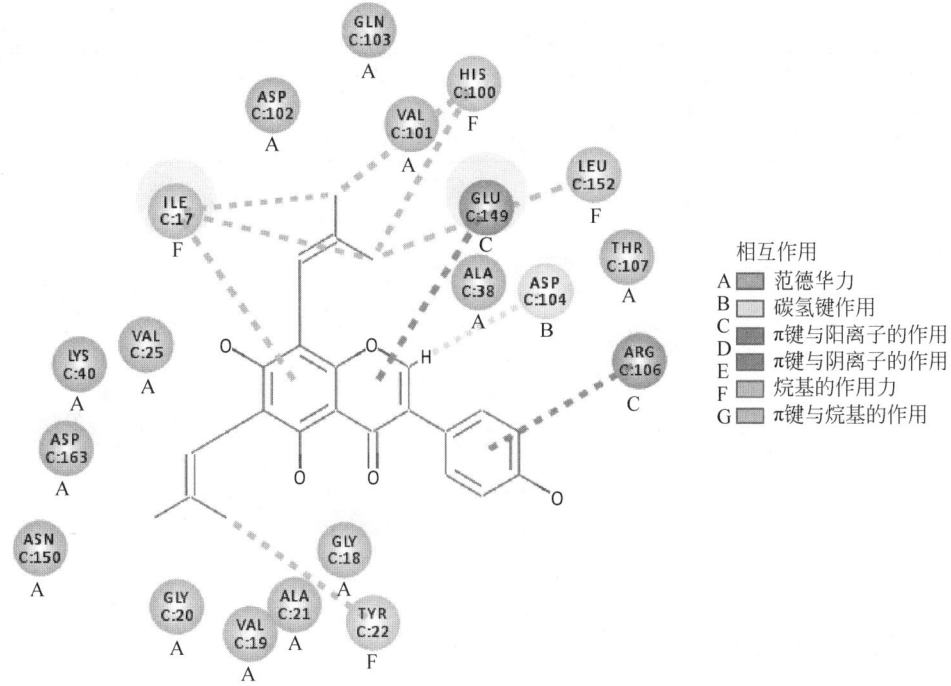

图 3.162　6,8-二异戊烯基金雀异黄素与周期蛋白依赖性激酶-4 作用的二维图

相互作用
A　范德华力
B　碳氢键作用
C　π键与阳离子的作用
D　π键与阴离子的作用
E
F　烷基的作用力
G　π键与烷基的作用

6-甲氧基柚皮素　6-Methoxynaringenin

【化学结构】

【主要来源】　来源于芸香科柑橘属柚[*Citrus maxima*(Burm.)Merr.]的皮。

【理化性质】　本品淡黄色粉末,熔点 282.00~286.00℃,溶于苯、甲苯,微溶于无水乙醇,几乎不溶于水。

【类药五原则数据】　相对分子质量302.3,脂水分配系数2.357,可旋转键数2,氢键受体数6,氢键给体数3。

【药物动力学数据】　6-甲氧基柚皮素的吸收、分布、代谢、排泄、毒性数据见表3.244、图3.163。

表 3.244　6-甲氧基柚皮素的吸收、分布、代谢、排泄、毒性数据表

25℃下水溶解度水平	3
血脑屏障通透水平	3
人类肠道吸收性水平	0

续表

肝毒性(马氏距离)	10.48
细胞色素 P450 2D6 抑制性(马氏距离)	15.14
血浆蛋白结合率(马氏距离)	10.14

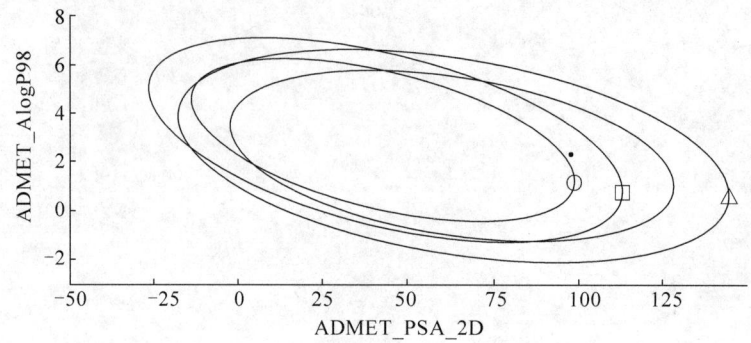

图 3.163　6-甲氧基柚皮素 ADMET 范围图

【毒性】　6-甲氧基柚皮素毒理学概率数据见表 3.245。

表 3.245　6-甲氧基柚皮素毒理学概率表

毒理学性质	发生概率
致突变性	0
好氧生物降解性能	0
潜在发育毒性	0.999
皮肤刺激性	1.000
NTP 致癌性(雄大鼠)	0.773
NTP 致癌性(雌大鼠)	0.985
NTP 致癌性(雄小鼠)	1.000
NTP 致癌性(雌小鼠)	0

【药理】　6-甲氧基柚皮素药理模型数据见表 3.246。

表 3.246　6-甲氧基柚皮素药理模型数据表

模型 1	大鼠口服半数致死量
LD_{50}	4.800g/kg
95％的置信限下最小 LD_{50}	734.8mg/kg
95％的置信限下最大 LD_{50}	10.00g/kg
模型 2	大鼠吸入半数致死浓度
LC_{50}	$10.00g/(m^3 \cdot h)$
低于 95％置信限下的限量	$10.00g/(m^3 \cdot h)$
高于 95％置信限下的限量	$10.00g/(m^3 \cdot h)$

【6-甲氧基柚皮素与抗炎受体环加氧酶-2(COX-2)作用的二维图】　6-甲氧基柚皮素与抗炎受体环加氧酶-2(COX-2)作用的二维图见图 3.164。

【药理或临床作用】　本具有抗炎、抗氧化、抗癌、抗肿瘤、抗病毒、抗纤维化等作用。

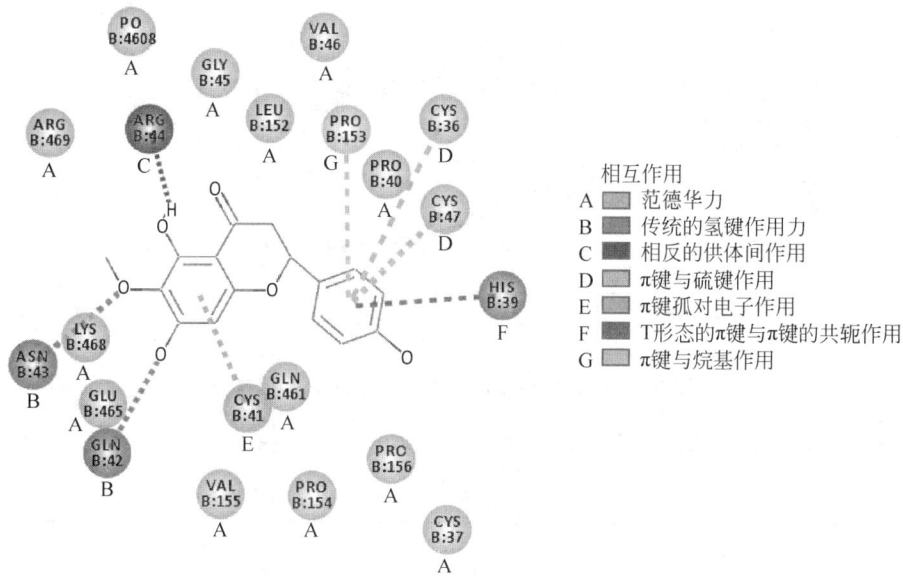

图 3.164　6-甲氧基柚皮素与抗炎受体环加氧酶-2(COX-2)作用的二维图

相互作用
A ▢ 范德华力
B ▢ 传统的氢键作用力
C ▢ 相反的供体间作用
D ▢ π键与硫键作用
E ▢ π键孤对电子作用
F ▢ T形态的π键与π键的共轭作用
G ▢ π键与烷基作用

8-异桑皮黄素水合物　8-Isomulberrin hydrate

【化学结构】

【主要来源】　来源于桑科桑属桑(*Morus alba* L.)。

【理化性质】　本品为黄色粉末,不溶于水。

【类药五原则数据】　相对分子质量 440.5,脂水分配系数 4.223,可旋转键数 4,氢键受体数 7,氢键给体数 4。

【药物动力学数据】　8-异桑皮黄素水合物的吸收、分布、代谢、排泄、毒性数据见表 3.247、图 3.165。

表 3.247　8-异桑皮黄素水合物的吸收、分布、代谢、排泄、毒性数据表

25℃下水溶解度水平	2
血脑屏障通透水平	4
人类肠道吸收性水平	1
肝毒性(马氏距离)	12.81
细胞色素 P450 2D6 抑制性(马氏距离)	14.19
血浆蛋白结合率(马氏距离)	12.57

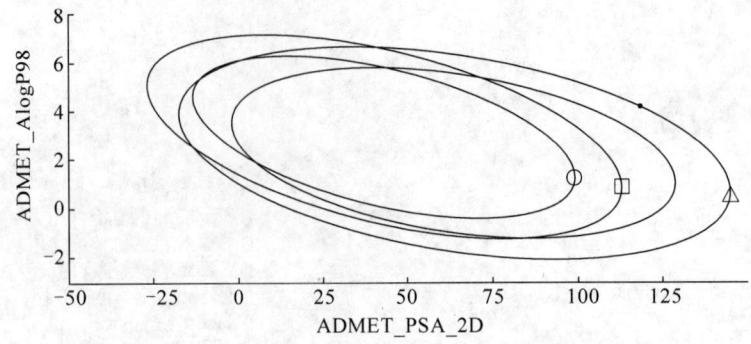

图 3.165　8-异桑皮黄素水合物 ADMET 范围图

【毒性】　8-异桑皮黄素水合物毒理学概率数据见表 3.248。

表 3.248　8-异桑皮黄素水合物毒理学概率表

毒理学性质	发生概率
致突变性	0
好氧生物降解性能	0
潜在发育毒性	0.998
皮肤刺激性	0.436
NTP 致癌性(雄大鼠)	1.000
NTP 致癌性(雌大鼠)	0
NTP 致癌性(雄小鼠)	1.000
NTP 致癌性(雌小鼠)	0

【药理】　8-异桑皮黄素水合物药理模型数据见表 3.249。

表 3.249　8-异桑皮黄素水合物药理模型数据表

模型 1	大鼠口服半数致死量
LD_{50}	20.60mg/kg
95%的置信限下最小 LD_{50}	2.900mg/kg
95%的置信限下最大 LD_{50}	147.6mg/kg
模型 2	大鼠吸入半数致死浓度
LC_{50}	10.00g/(m³ · h)
低于 95%置信限下的限量	2.700g/(m³ · h)
高于 95%置信限下的限量	10.00g/(m³ · h)

【8-异桑皮黄素水合物与人胰岛素受体作用的二维图】　8-异桑皮黄素水合物与人胰岛素受体作用的二维图见图 3.166。

【药理或临床作用】　本品具有抗微生物、降血糖作用。

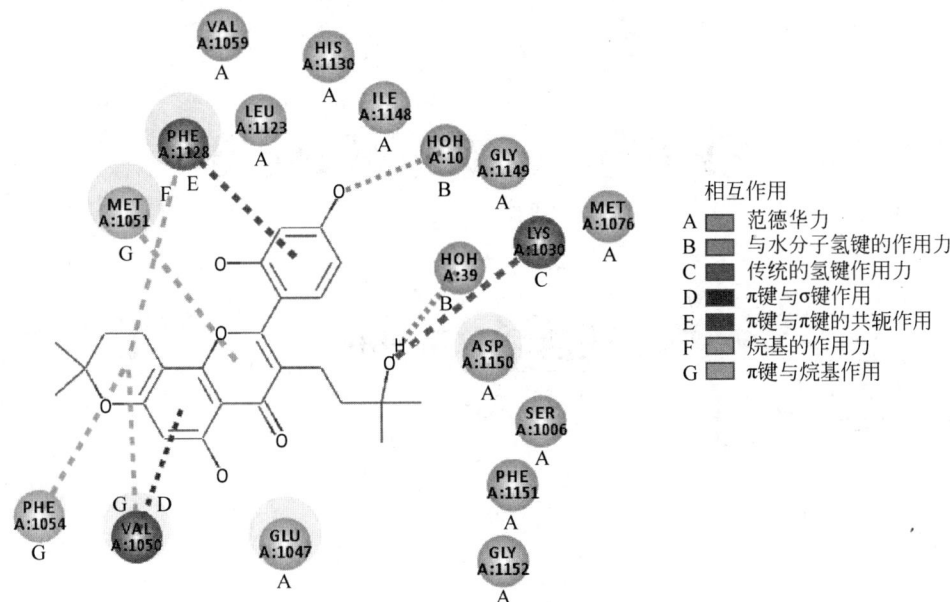

图 3.166　8-异桑皮黄素水合物与人胰岛素受体作用的二维图

第4章 挥发油和萜类

桉油精 Cineole

【化学结构】

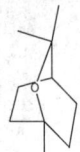

【主要来源】 来源于桃金娘科桉属桉(*Eucalyptus robusta* Smith)的油。

【理化性质】 本品为无色液体,味辛冷,有与樟脑相似的气味,沸点 176.00~178.00℃,熔点 1.50℃。溶于乙醇、三氯甲烷、乙醚及油,几乎不溶于水。

【类药五原则数据】 相对分子质量 154.2,脂水分配系数 2.147,可旋转键数 0,氢键受体数 1,氢键给体数 0。

【药物动力学数据】 桉油精的吸收、分布、代谢、排泄、毒性数据见表 4.1、图 4.1。

表 4.1 桉油精的吸收、分布、代谢、排泄、毒性数据表

25℃下水溶解度水平	3
血脑屏障通透水平	1
人类肠道吸收性水平	0
肝毒性(马氏距离)	9.169
细胞色素 P450 2D6 抑制性(马氏距离)	9.915
血浆蛋白结合率(马氏距离)	8.239

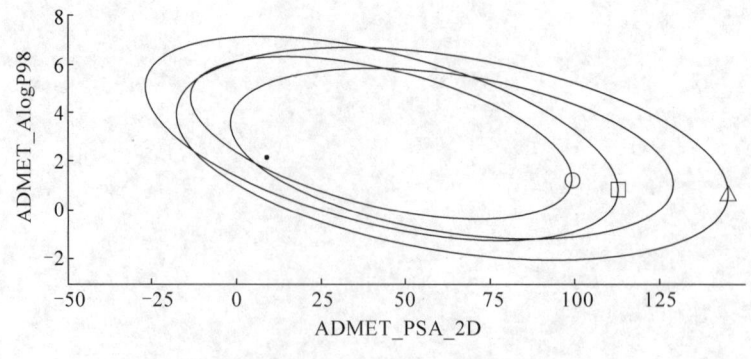

图 4.1 桉油精 ADMET 范围图

【毒性】 桉油精毒理学概率数据见表 4.2。

表 4.2 桉油精毒理学概率表

毒理学性质	发生概率
致突变性	0
好氧生物降解性能	1.000
潜在发育毒性	0.444
皮肤刺激性	0.815
NTP 致癌性(雄大鼠)	0.007
NTP 致癌性(雌大鼠)	0
NTP 致癌性(雄小鼠)	0
NTP 致癌性(雌小鼠)	0.001

【药理】 桉油精药理模型数据见表 4.3。

表 4.3 桉油精药理模型数据表

模型 1	大鼠口服半数致死量
LD_{50}	6.000g/kg
95%的置信限下最小 LD_{50}	1.200g/kg
95%的置信限下最大 LD_{50}	10.00g/kg
模型 2	大鼠吸入半数致死浓度
LC_{50}	10.00g/(m³ · h)
低于 95%置信限下的限量	7.500g/(m³ · h)
高于 95%置信限下的限量	10.00g/(m³ · h)

【桉油精与 α_2 肾上腺素受体作用的二维图】 桉油精与 α_2 肾上腺素受体作用的二维图见图 4.2。

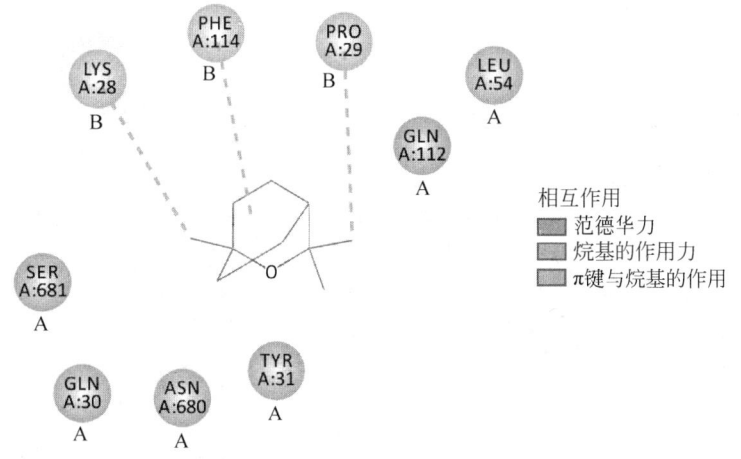

图 4.2 桉油精与 α_2 肾上腺素受体作用的二维图

【药理或临床作用】 本品可用于解热、消炎、抗菌、防腐、平喘及镇痛,与樟脑组成的复方临床上可用于治疗头痛,与补骨脂素的体外抗肿瘤活性具有协同作用。

白桦脂酸 Betulinic acid

【化学结构】

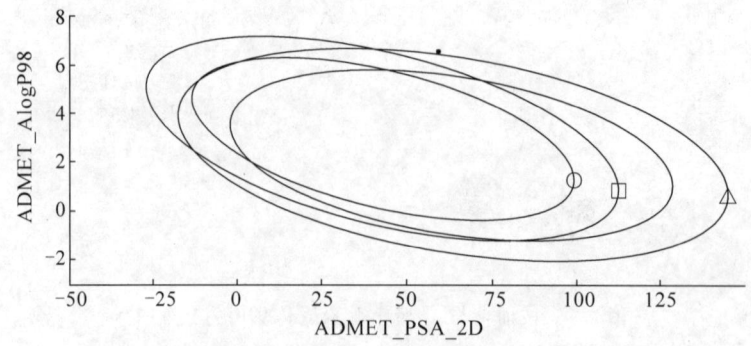

【主要来源】 来源于桦木科桦木属白桦(*Betula platyphylla* Suk.)的树皮。

【理化性质】 本品为白色结晶粉末,熔点 295.00～298.00℃,沸点 548.10℃,闪点 299.40℃,易溶于四氢呋喃、吡啶,微溶于甲醇、乙醇、丙酮,不溶于水。

【类药五原则数据】 相对分子质量 456.7,脂水分配系数 6.546,可旋转键数 2,氢键受体数 3,氢键给体数 2。

【药物动力学数据】 白桦脂酸的吸收、分布、代谢、排泄、毒性数据见表 4.4、图 4.3。

表 4.4 白桦脂酸的吸收、分布、代谢、排泄、毒性数据表

25℃下水溶解度水平	1
血脑屏障通透水平	4
人类肠道吸收性水平	2
肝毒性(马氏距离)	9.850
细胞色素 P450 2D6 抑制性(马氏距离)	12.56
血浆蛋白结合率(马氏距离)	10.11

图 4.3 白桦脂酸 ADMET 范围图

【毒性】 白桦脂酸毒理学概率数据见表 4.5。

表 4.5 白桦脂酸毒理学概率表

毒理学性质	发生概率
致突变性	0
好氧生物降解性能	0
潜在发育毒性	1.000
皮肤刺激性	1.000
NTP 致癌性(雄大鼠)	1.000
NTP 致癌性(雌大鼠)	1.000
NTP 致癌性(雄小鼠)	0
NTP 致癌性(雌小鼠)	0.001

【药理】 白桦脂酸药理模型数据见表 4.6。

表 4.6 白桦脂酸药理模型数据表

模型 1	大鼠口服半数致死量
LD_{50}	888.7mg/kg
95%的置信限下最小 LD_{50}	174.3mg/kg
95%的置信限下最大 LD_{50}	4.500g/kg
模型 2	大鼠吸入半数致死浓度
LC_{50}	19.30mg/($m^3 \cdot$ h)
低于 95%置信限下的限量	695.7μg/($m^3 \cdot$ h)
高于 95%置信限下的限量	535.3mg/($m^3 \cdot$ h)

【白桦脂酸与 nk-p30 蛋白作用的二维图】 白桦脂酸与 nk-p30 蛋白作用的二维图见图 4.4。

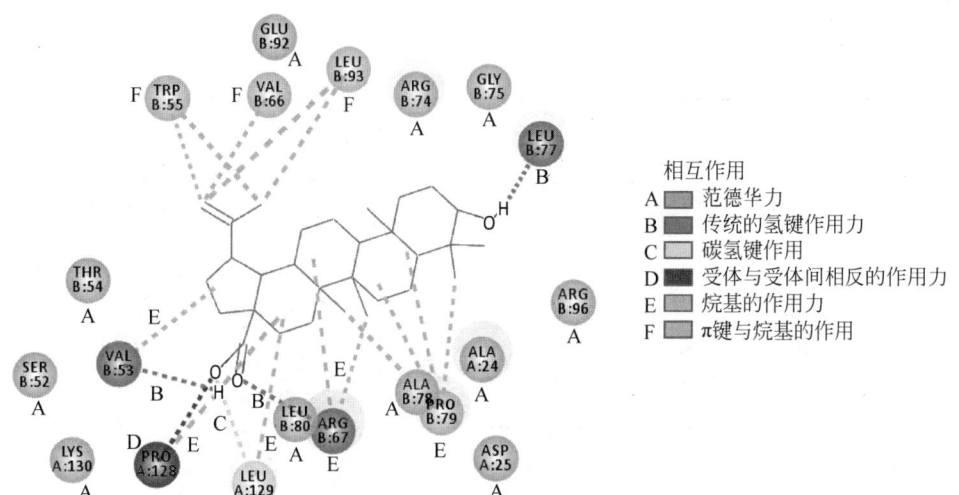

图 4.4 白桦脂酸与 nk-p30 蛋白作用的二维图

【药理或临床作用】 本品可用于抗炎抑菌、降血脂及抗疟疾，对黑素瘤、神经外胚层及恶性脑肿瘤等多种肿瘤有强烈的毒杀效应，而对正常细胞无杀伤力，同时其抗 HIV-1 病毒活性强于某些现有临床应用药物，也作为治疗艾滋病、肿瘤的新物质。

穿心莲内酯 Andrographolide

【化学结构】

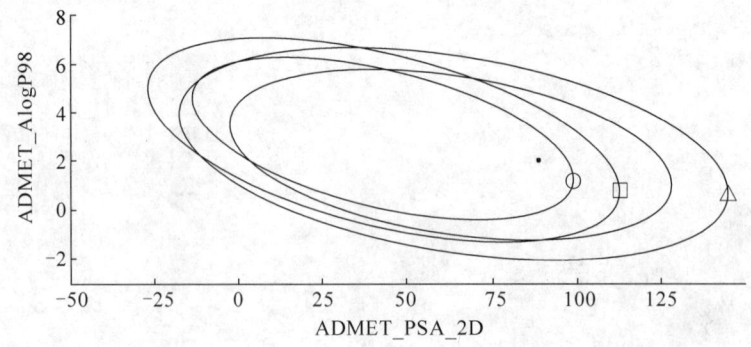

【主要来源】 来源于爵床科穿心莲属穿心莲[*Andrographis Paniculata*（Burm. f）Nees]的全草或叶。

【理化性质】 本品为无色结晶性粉末，无臭，味苦。熔点 230.00～231.00℃。在沸乙醇中溶解，在甲醇或乙醇中略溶，极微溶于三氯甲烷，在水或乙醚中几乎不溶。

【类药五原则数据】 相对分子质量 350.4，脂水分配系数 2.056，可旋转键数 3，氢键受体数 5，氢键给体数 3。

【药物动力学数据】 穿心莲内酯的吸收、分布、代谢、排泄、毒性数据见表 4.7、图 4.5。

表 4.7　穿心莲内酯的吸收、分布、代谢、排泄、毒性数据表

25℃下水溶解度水平	3
血脑屏障通透水平	3
人类肠道吸收性水平	0
肝毒性（马氏距离）	11.18
细胞色素 P450 2D6 抑制性（马氏距离）	11.01
血浆蛋白结合率（马氏距离）	12.00

图 4.5　穿心莲内酯 ADMET 范围图

【毒性】　穿心莲内酯毒理学概率数据见表 4.8。

表 4.8　穿心莲内酯毒理学概率表

毒理学性质	发生概率
致突变性	1.000
好氧生物降解性能	0
潜在发育毒性	0
皮肤刺激性	1.000
NTP 致癌性（雄大鼠）	0
NTP 致癌性（雌大鼠）	0
NTP 致癌性（雄小鼠）	0
NTP 致癌性（雌小鼠）	1.000

【药理】　穿心莲内酯药理模型数据见表 4.9。

表 4.9　穿心莲内酯药理模型数据表

模型 1	大鼠口服半数致死量
LD_{50}	9.600g/kg
95％的置信限下最小 LD_{50}	1.900g/kg
95％的置信限下最大 LD_{50}	10.00g/kg
模型 2	大鼠吸入半数致死浓度
LC_{50}	10.00g/(m³·h)
低于 95％置信限下的限量	7.100g/(m³·h)
高于 95％置信限下的限量	10.00g/(m³·h)

【穿心莲内酯与肿瘤坏死因子（tumor necrosis factor，TNF）作用的二维图】　穿心莲内酯与肿瘤坏死因子（TNF）作用的二维图见图 4.6。

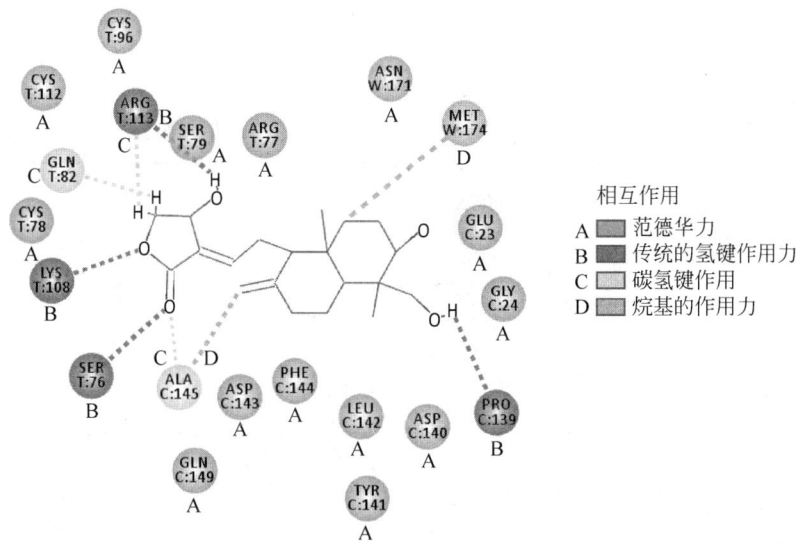

图 4.6　穿心莲内酯与肿瘤坏死因子（TNF）作用的二维图

【药理或临床作用】　本品可治疗菌痢、钩端螺旋体病、脑膜炎、肺炎、上呼吸道感染、咽喉肿痛、口舌生疮,也能增强肾上腺皮质功能。

大戟醇　Euphorbol

【化学结构】

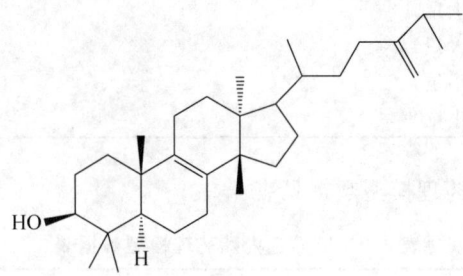

【主要来源】　来源于大戟科大戟属大戟(*Euphorbia pekinensis* Rupr.)乳液和树脂中。

【理化性质】　本品为结晶状,熔点 116.00℃,可溶于有机溶剂。

【类药五原则数据】　相对分子质量 440.7,脂水分配系数 8.425,可旋转键数 5,氢键受体数 1,氢键给体数 1。

【药物动力学数据】　大戟醇的吸收、分布、代谢、排泄、毒性数据见表 4.10、图 4.7。

表 4.10　大戟醇的吸收、分布、代谢、排泄、毒性数据表

25℃下水溶解度水平	0
血脑屏障通透水平	4
人类肠道吸收性水平	3
肝毒性(马氏距离)	9.010
细胞色素 P450 2D6 抑制性(马氏距离)	16.39
血浆蛋白结合率(马氏距离)	9.801

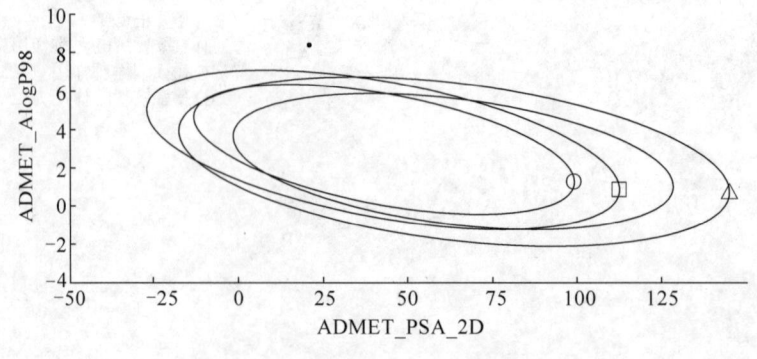

图 4.7　大戟醇 ADMET 范围图

【毒性】　大戟醇毒理学概率数据见表 4.11。

表 4.11　大戟醇毒理学概率表

毒理学性质	发生概率
致突变性	0.991
好氧生物降解性能	0.007
潜在发育毒性	1.000
皮肤刺激性	1.000
NTP 致癌性（雄大鼠）	0.992
NTP 致癌性（雌大鼠）	0
NTP 致癌性（雄小鼠）	0
NTP 致癌性（雌小鼠）	0.459

【药理】　大戟醇药理模型数据见表 4.12。

表 4.12　大戟醇药理模型数据表

模型 1	大鼠口服半数致死量
LD_{50}	10.00g/kg
95% 的置信限下最小 LD_{50}	1.400g/kg
95% 的置信限下最大 LD_{50}	10.00g/kg
模型 2	大鼠吸入半数致死浓度
LC_{50}	10.00g/(m^3·h)
低于 95% 置信限下的限量	10.00g/(m^3·h)
高于 95% 置信限下的限量	10.00g/(m^3·h)

【大戟醇与环加氧酶-2(COX-2)作用的二维图】　大戟醇与环加氧酶-2(COX-2)作用的二维图见图 4.8。

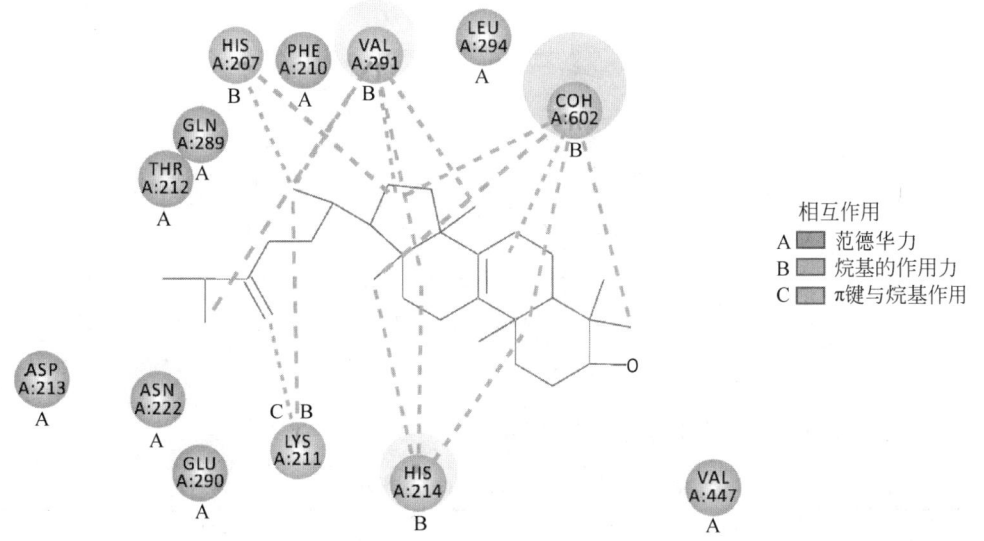

图 4.8　大戟醇与环加氧酶-2(COX-2)作用的二维图

【药理或临床作用】 本品具有抗炎、降压、抗癌作用。

大蒜素 Allicin

【化学结构】

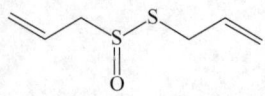

【主要来源】 来源于百合科葱属蒜(*Allium sativum*)的鳞茎。

【理化性质】 本品为透明的微黄色液体,沸点 248.60℃,闪光点 104.20℃,密度 1.148g/cm³,溶于乙醇、三氯甲烷或乙醚,难溶于水。

【类药五原则数据】 相对分子质量 162.3,脂水分配系数 2.005,可旋转键数 5,氢键受体数 2,氢键给体数 0。

【药物动力学数据】 大蒜素的吸收、分布、代谢、排泄、毒性数据见表 4.13、图 4.9。

表 4.13 大蒜素的吸收、分布、代谢、排泄、毒性数据表

25℃下水溶解度水平	4
血脑屏障通透水平	1
人类肠道吸收性水平	0
肝毒性(马氏距离)	10.20
细胞色素 P450 2D6 抑制性(马氏距离)	13.77
血浆蛋白结合率(马氏距离)	10.20

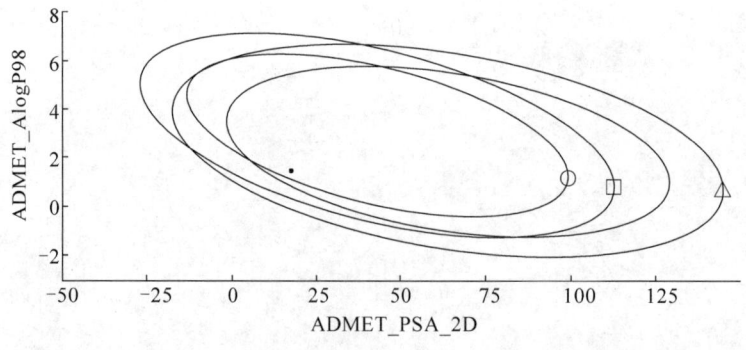

图 4.9 大蒜素 ADMET 范围图

【毒性】 大蒜素毒理学概率数据见表 4.14。

表 4.14 大蒜素毒理学概率表

毒理学性质	发生概率
致突变性	0.752
好氧生物降解性能	0

续表

毒理学性质	发生概率
潜在发育毒性	0
皮肤刺激性	1.000
NTP 致癌性(雄大鼠)	0
NTP 致癌性(雌大鼠)	0
NTP 致癌性(雄小鼠)	0
NTP 致癌性(雌小鼠)	0

【药理】 大蒜素药理模型数据见表 4.15。

表 4.15 大蒜素药理模型数据表

模型 1	大鼠口服半数致死量
LD_{50}	3.600g/kg
95%的置信限下最小 LD_{50}	538.3mg/kg
95%的置信限下最大 LD_{50}	10.00g/kg
模型 2	大鼠吸入半数致死浓度
LC_{50}	$7.100g/(m^3 \cdot h)$
低于 95%置信限下的限量	$293.2mg/(m^3 \cdot h)$
高于 95%置信限下的限量	$10.00g/(m^3 \cdot h)$

【大蒜素与环加氧酶-2(COX-2)作用的二维图】 大蒜素与环加氧酶-2(COX-2)作用的二维图见图 4.10。

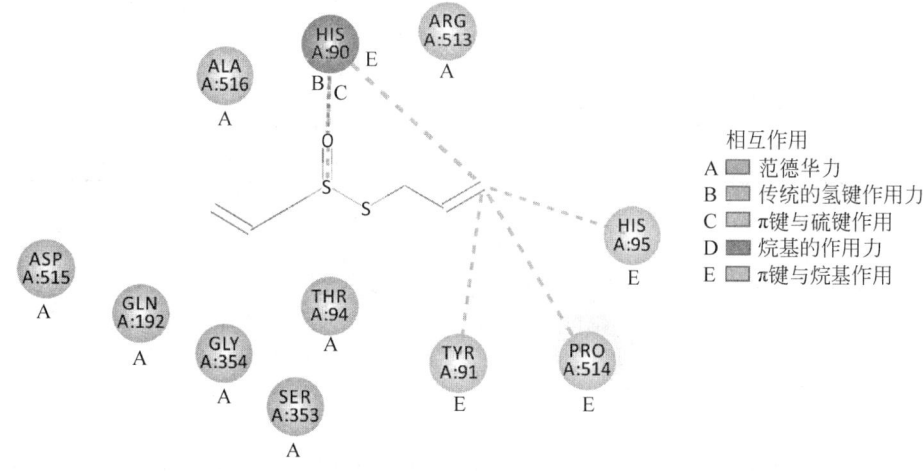

图 4.10 大蒜素与环加氧酶-2(COX-2)作用的二维图

【药理或临床作用】 本品临床上用于痢疾、百日咳、肺结核、头癣及阴道滴虫等症的治疗,在农业上可用作杀虫剂和杀菌剂。

当药苦苷 Swertiamarin

【化学结构】

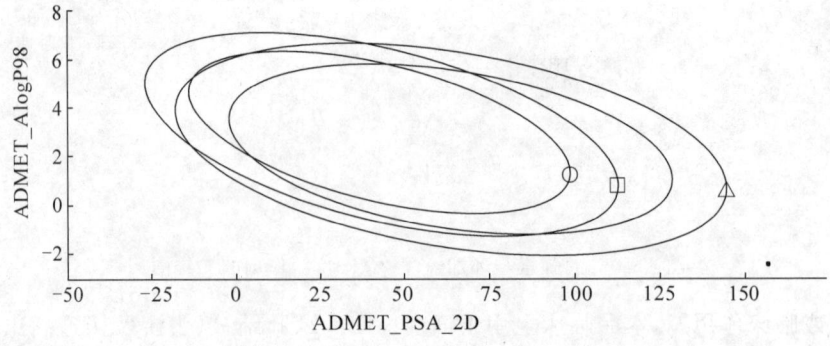

【主要来源】 来源于龙胆科獐牙菜属獐牙菜［*Swertia bimaculata*（Sieb. et Zucc.）Hook. f. et Thoms. ex C. B. Clarke］的全草。

【理化性质】 本品为白色结晶（正丁醇），味苦，熔点 113.00～114.00℃，易溶于甲醇、乙醇、水等，不溶于三氯甲烷、石油醚、乙醚等。

【类药五原则数据】 相对分子质量 374.3，脂水分配系数−2.381，可旋转键数 4，氢键受体数 10，氢键给体数 5。

【药物动力学数据】 当药苦苷的吸收、分布、代谢、排泄、毒性数据见表 4.16、图 4.11。

表 4.16 当药苦苷的吸收、分布、代谢、排泄、毒性数据表

25℃下水溶解度水平	4
血脑屏障通透水平	4
人类肠道吸收性水平	3
肝毒性（马氏距离）	10.75
细胞色素 P450 2D6 抑制性（马氏距离）	15.73
血浆蛋白结合率（马氏距离）	15.17

图 4.11 当药苦苷 ADMET 范围图

【毒性】 当药苦苷毒理学概率数据见表 4.17。

表 4.17 当药苦苷毒理学概率表

毒理学性质	发生概率
致突变性	0.002
好氧生物降解性能	1.000
潜在发育毒性	0
皮肤刺激性	0
NTP 致癌性(雄大鼠)	0
NTP 致癌性(雌大鼠)	0.820
NTP 致癌性(雄小鼠)	0
NTP 致癌性(雌小鼠)	1.000

【药理】 当药苦苷药理模型数据见表 4.18。

表 4.18 当药苦苷药理模型数据表

模型 1	大鼠口服半数致死量
LD_{50}	1.6g/kg
95%的置信限下最小 LD_{50}	98.6mg/kg
95%的置信限下最大 LD_{50}	10g/kg
模型 2	大鼠吸入半数致死浓度
LC_{50}	518.8μg/(m³·h)
低于 95%置信限下的限量	11.1μg/(m³·h)
高于 95%置信限下的限量	24.2mg/(m³·h)

【当药苦苷与 NA 受体作用的二维图】 当药苦苷与 NA 受体作用的二维图见图 4.12。

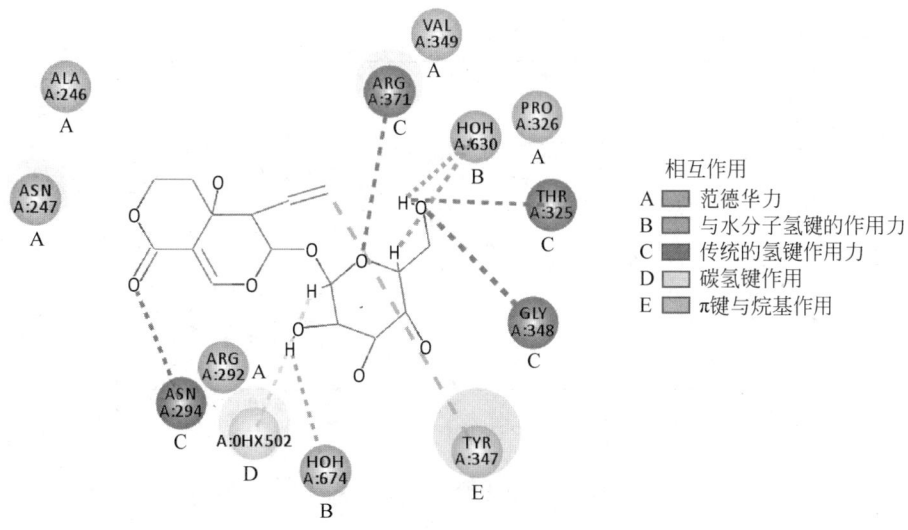

图 4.12 当药苦苷与 NA 受体作用的二维图

【药理或临床作用】 本品可用于治疗痉挛性胃痛、腹痛、胆囊炎等,还可提高皮肤组织的生化功能,动物实验显示具有抗炎和中枢抑制作用。

莪术醇 Curcumol

【化学结构】

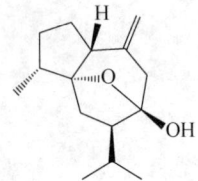

【主要来源】 来源于姜科姜黄属莪术[*Curcuma zedoaria*(Christm.)Rosc.]的根茎。

【理化性质】 本品为无色针状晶体,熔点 141.00~144.00℃,沸点 334.5℃,易溶于乙醚、三氯甲烷,溶于乙醇,微溶于石油醚,几乎不溶于水。

【类药五原则数据】 相对分子质量 236.3,脂水分配系数 2.786,可旋转键数 1,氢键受体数 2,氢键给体数 1。

【药物动力学数据】 莪术醇的吸收、分布、代谢、排泄、毒性数据见表 4.19、图 4.13。

表 4.19 莪术醇的吸收、分布、代谢、排泄、毒性数据表

25℃下水溶解度水平	3
血脑屏障通透水平	1
人类肠道吸收性水平	0
肝毒性(马氏距离)	10.41
细胞色素 P450 2D6 抑制性(马氏距离)	11.59
血浆蛋白结合率(马氏距离)	9.550

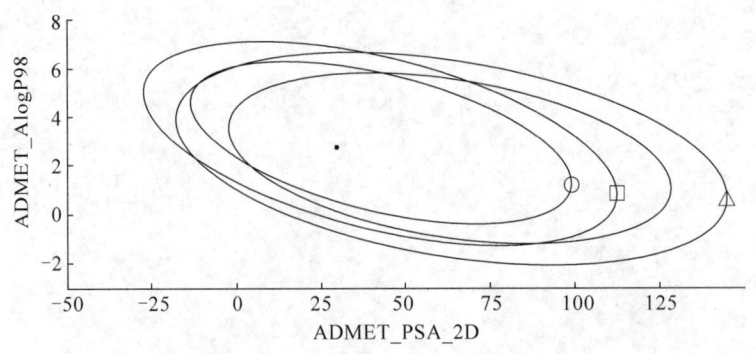

图 4.13 莪术醇 ADMET 范围图

【毒性】　莪术醇毒理学概率数据见表 4.20。

表 4.20　莪术醇毒理学概率表

毒理学性质	发生概率
致突变性	0
好氧生物降解性能	0
潜在发育毒性	0.848
皮肤刺激性	0
NTP 致癌性(雄大鼠)	0
NTP 致癌性(雌大鼠)	0
NTP 致癌性(雄小鼠)	0
NTP 致癌性(雌小鼠)	0.152

【药理】　莪术醇药理模型数据见表 4.21。

表 4.21　莪术醇药理模型数据表

模型 1	大鼠口服半数致死量
LD_{50}	10.00g/kg
95％的置信限下最小 LD_{50}	10.00g/kg
95％的置信限下最大 LD_{50}	10.00g/kg
模型 2	大鼠吸入半数致死浓度
LC_{50}	$10.00g/(m^3 \cdot h)$
低于 95％置信限下的限量	$10.00g/(m^3 \cdot h)$
高于 95％置信限下的限量	$10.00g/(m^3 \cdot h)$

【莪术醇与抗菌受体褪黑素(MT)作用的二维图】　莪术醇与抗菌受体褪黑素(MT)作用的二维图见图 4.14。

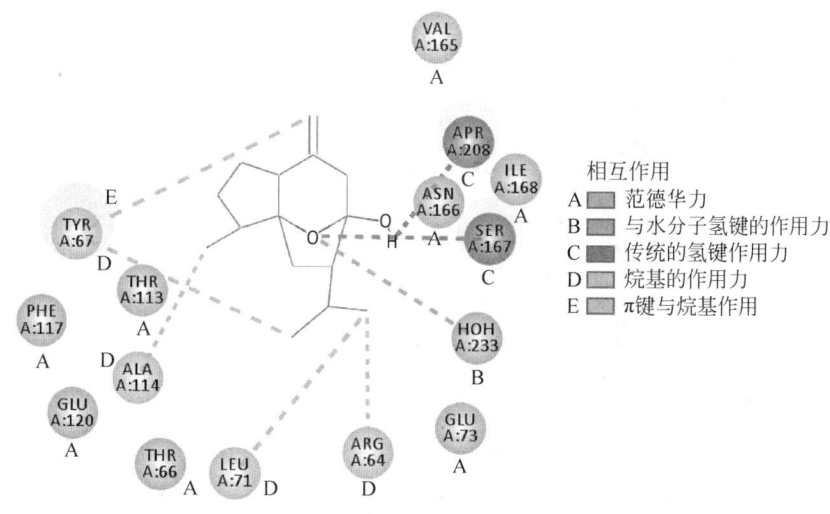

图 4.14　莪术醇与抗菌受体褪黑素(MT)作用的二维图

【药理或临床作用】　本品具有抗肿瘤、抗菌、抗病毒作用。

甘草皂苷 Glycyrrhizic acid

【化学结构】

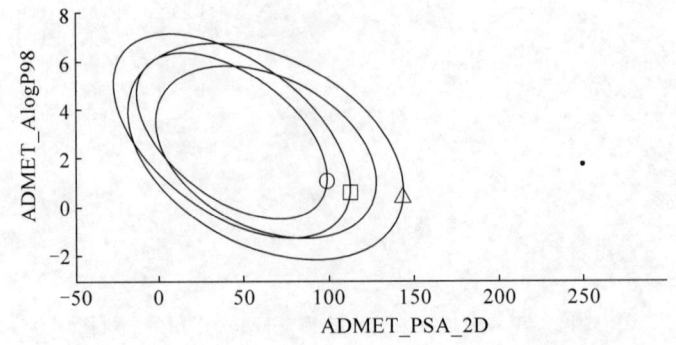

【主要来源】　来源于豆科甘草属甘草(*Glycyrrhiza uralensis* Fisch.)的根、根状茎。

【理化性质】　本品为白色结晶性粉末,无臭,有特殊甜味,易溶于热水、乙醇,几乎不溶于醚。

【类药五原则数据】　相对分子质量 806.9,脂水分配系数 2.439,可旋转键数 7,氢键受体数 15,氢键给体数 7。

【药物动力学数据】　甘草皂苷的吸收、分布、代谢、排泄、毒性数据见表 4.22、图 4.15。

表 4.22　甘草皂苷的吸收、分布、代谢、排泄、毒性数据表

25℃下水溶解度水平	2
血脑屏障通透水平	4
人类肠道吸收性水平	3
肝毒性(马氏距离)	13.75
细胞色素 P450 2D6 抑制性(马氏距离)	11.28
血浆蛋白结合率(马氏距离)	11.87

图 4.15　甘草皂苷 ADMET 范围图

【毒性】　甘草皂苷毒理学概率数据见表 4.23。

表 4.23　甘草皂苷毒理学概率表

毒理学性质	发生概率
致突变性	0
好氧生物降解性能	0
潜在发育毒性	0
皮肤刺激性	0
NTP 致癌性（雄大鼠）	0.113
NTP 致癌性（雌大鼠）	1.000
NTP 致癌性（雄小鼠）	1.000
NTP 致癌性（雌小鼠）	1.000

【药理】　甘草皂苷药理模型数据见表 4.24。

表 4.24　甘草皂苷药理模型数据表

模型 1	大鼠口服半数致死量
LD_{50}	347.9mg/kg
95% 的置信限下最小 LD_{50}	47.10mg/kg
95% 的置信限下最大 LD_{50}	2.600g/kg
模型 2	大鼠吸入半数致死浓度
LC_{50}	633.9mg/(m³·h)
低于 95% 置信限下的限量	204.6μg/(m³·h)
高于 95% 置信限下的限量	10.00g/(m³·h)

【甘草皂苷与抗炎靶点 TLR4 受体作用的二维图】　甘草皂苷与抗炎靶点 TLR4 受体作用的二维图见图 4.16。

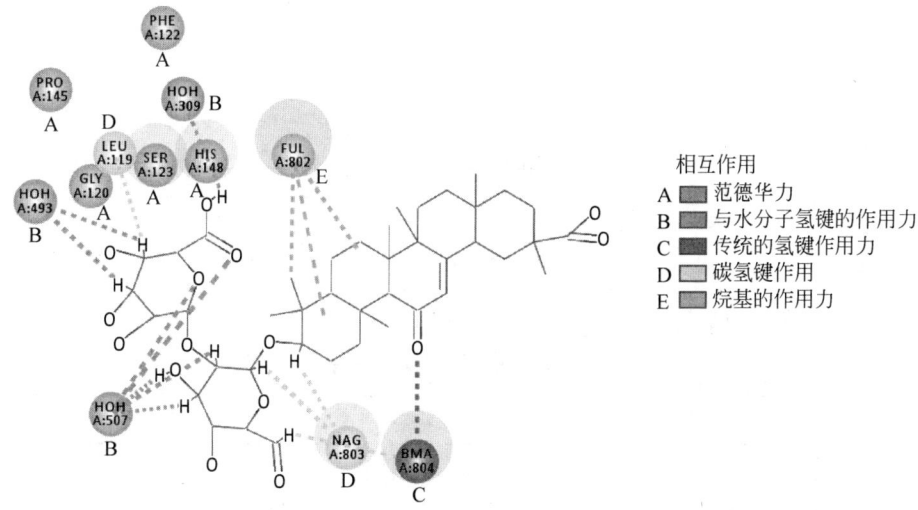

图 4.16　甘草皂苷与抗炎靶点 TLR4 受体作用的二维图

【药理或临床作用】　本品可用于急、慢性肝炎和肝中毒及早期肝硬化的治疗。

癸醛　Decanal

【化学结构】

【主要来源】　来源于蔷薇科蔷薇属玫瑰（*Rosa rugosa* Thunb.）油。

【理化性质】　本品为无色至淡黄色液体，熔点 7.00℃，沸点 208.00～209.00℃，溶于脂肪油、挥发油、矿物油及 80％醇，不溶于水及甘油。

【类药五原则数据】　相对分子质量 156.3，脂水分配系数 3.677，可旋转键数 8，氢键受体数 1，氢键给体数 0。

【药物动力学数据】　癸醛的吸收、分布、代谢、排泄、毒性数据见表 4.25、图 4.17。

表 4.25　癸醛的吸收、分布、代谢、排泄、毒性数据表

25℃下水溶解度水平	3
血脑屏障通透水平	0
人类肠道吸收性水平	0
肝毒性（马氏距离）	7.607
细胞色素 P450 2D6 抑制性（马氏距离）	10.64
血浆蛋白结合率（马氏距离）	8.431

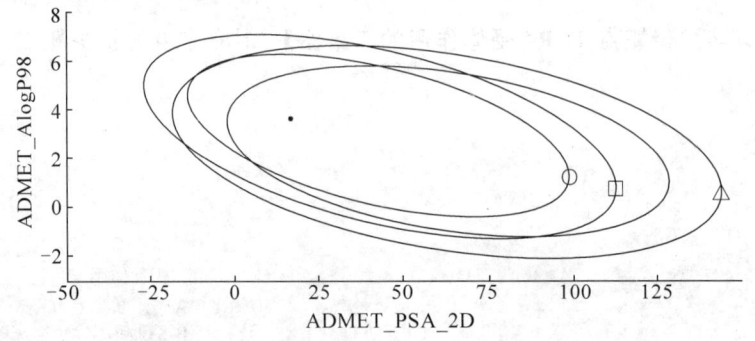

图 4.17　癸醛 ADMET 范围图

【毒性】　癸醛毒理学概率数据见表 4.26。

表 4.26　癸醛毒理学概率表

毒理学性质	发生概率
致突变性	0
好氧生物降解性能	1.000
潜在发育毒性	0
皮肤刺激性	0.768

续表

毒理学性质	发生概率
NTP 致癌性(雄大鼠)	0.701
NTP 致癌性(雌大鼠)	0
NTP 致癌性(雄小鼠)	0
NTP 致癌性(雌小鼠)	0.996

【药理】　癸醛药理模型数据见表 4.27。

表 4.27　癸醛药理模型数据表

模型 1	大鼠口服半数致死量
LD$_{50}$	7.300g/kg
95% 的置信限下最小 LD$_{50}$	2.200g/kg
95% 的置信限下最大 LD$_{50}$	10.00g/kg
模型 2	大鼠吸入半数致死浓度
LC$_{50}$	10.00g/(m³·h)
低于 95% 置信限下的限量	767.4mg/(m³·h)
高于 95% 置信限下的限量	10.00g/(m³·h)

【癸醛与抗炎受体环加氧酶-2（COX-2）作用的二维图】　癸醛与抗炎受体环加氧酶-2（COX-2）作用的二维图见图 4.18。

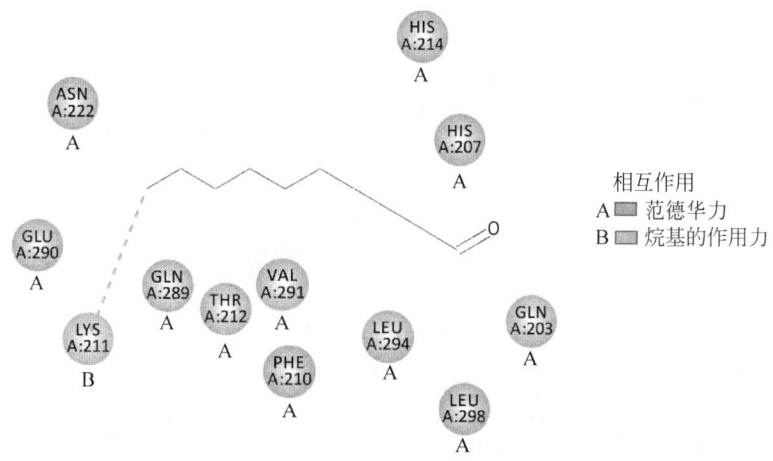

图 4.18　癸醛与抗炎受体环加氧酶-2(COX-2)作用的二维图

【药理或临床作用】　本品可用于柑橘类香精的配制,具有刺激性,会刺激眼睛、呼吸系统和皮肤。

桂皮醛 Trans-cinnamaldehyde

【化学结构】

【主要来源】　来源于樟科樟属肉桂（*Cinnamomum cassia* Presl）的树皮。

【理化性质】　本品为无色或淡黄色油状液体，有强肉桂气味，沸点 246.0℃，易溶于醇和醚，难溶于水、甘油和石油醚，能随水蒸气挥发。

【类药五原则数据】　相对分子质量 132.2，脂水分配系数 1.949，可旋转键数 2，氢键受体数 1，氢键给体数 0。

【药物动力学数据】　桂皮醛的吸收、分布、代谢、排泄、毒性数据见表 4.28、图 4.19。

表 4.28　桂皮醛的吸收、分布、代谢、排泄、毒性数据表

25℃下水溶解度水平	3
血脑屏障通透水平	1
人类肠道吸收性水平	0
肝毒性（马氏距离）	7.810
细胞色素 P450 2D6 抑制性（马氏距离）	10.14
血浆蛋白结合率（马氏距离）	10.88

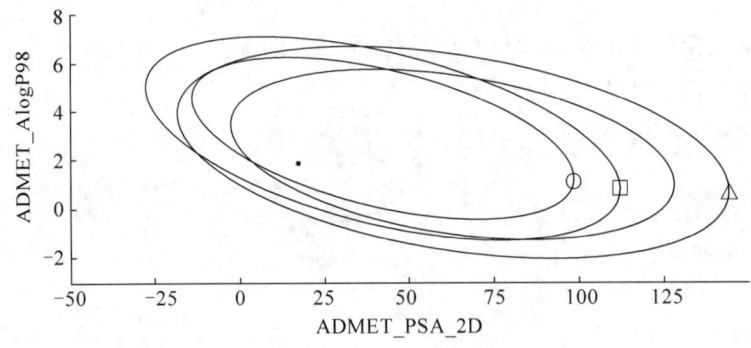

图 4.19　桂皮醛 ADMET 范围图

【毒性】　桂皮醛毒理学概率数据见表 4.29。

表 4.29　桂皮醛毒理学概率表

毒理学性质	发生概率
致突变性	0
好氧生物降解性能	0.995
潜在发育毒性	0.020
皮肤刺激性	0.010
NTP 致癌性（雄大鼠）	0.018
NTP 致癌性（雌大鼠）	0
NTP 致癌性（雄小鼠）	0.094
NTP 致癌性（雌小鼠）	1.000

【药理】 桂皮醛药理模型数据见表 4.30。

表 4.30 桂皮醛药理模型数据表

模型 1	大鼠口服半数致死量
LD_{50}	1.700g/kg
95% 的置信限下最小 LD_{50}	519.2mg/kg
95% 的置信限下最大 LD_{50}	5.600g/kg
模型 2	大鼠吸入半数致死浓度
LC_{50}	10.00g/(m³·h)
低于 95% 置信限下的限量	1.500g/(m³·h)
高于 95% 置信限下的限量	10.00g/(m³·h)

【桂皮醛与辣椒素受体(TRPV1)作用的二维图】 桂皮醛与辣椒素受体(TRPV1)作用的二维图见图 4.20。

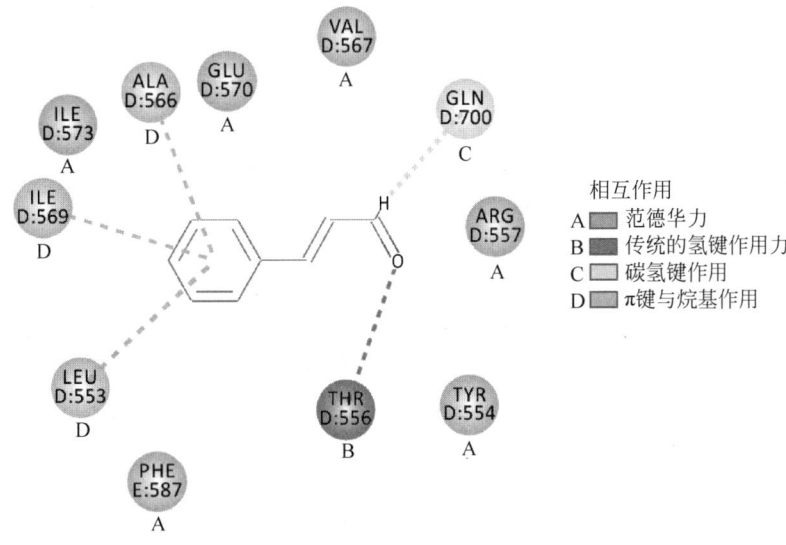

图 4.20 桂皮醛与辣椒素受体(TRPV1)作用的二维图

【药理或临床作用】 本品具有镇痛、抗肿瘤作用,对人工发热均有降温作用,可减少烟碱引起的强直性惊厥及死亡的发生率。

桂皮酸 Cinnamic acid

【化学结构】

【主要来源】　来源于樟科樟属肉桂(*Cinnamomum cassia* Presl)的树皮。

【理化性质】　本品为白色至淡黄色粉末,微有桂皮香气,熔点 133.00℃,沸点 300.00℃,易溶于苯、乙醚、丙酮、冰醋酸、二硫化碳及油类,溶于乙醇、甲醇、石油醚、三氯甲烷,微溶于水。

【类药五原则数据】　相对分子质量 148.2,脂水分配系数 1.927,可旋转键数 2,氢键受体数 2,氢键给体数 1。

【药物动力学数据】　桂皮酸的吸收、分布、代谢、排泄、毒性数据见表 4.31、图 4.21。

表 4.31　桂皮酸的吸收、分布、代谢、排泄、毒性数据表

25℃下水溶解度水平	4
血脑屏障通透水平	2
人类肠道吸收性水平	0
肝毒性(马氏距离)	8.382
细胞色素 P450 2D6 抑制性(马氏距离)	9.611
血浆蛋白结合率(马氏距离)	10.67

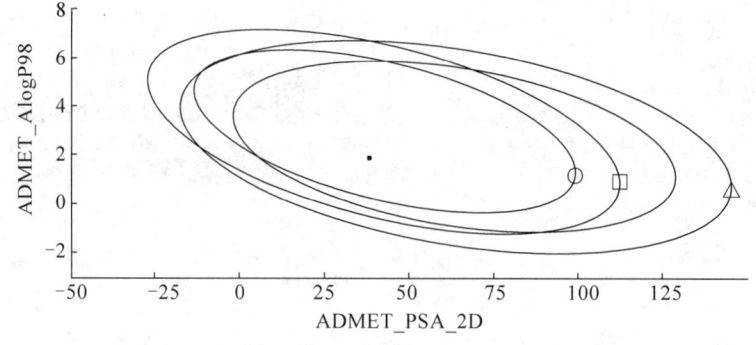

图 4.21　桂皮酸 ADMET 范围图

【毒性】　桂皮酸毒理学概率数据见表 4.32。

表 4.32　桂皮酸毒理学概率表

毒理学性质	发生概率
致突变性	0.964
好氧生物降解性能	1.000
潜在发育毒性	0.010
皮肤刺激性	0.011
NTP 致癌性(雄大鼠)	0.021
NTP 致癌性(雌大鼠)	0.998
NTP 致癌性(雄小鼠)	0.236
NTP 致癌性(雌小鼠)	0.002

【药理】 桂皮酸药理模型数据见表4.33。

表 4.33　桂皮酸药理模型数据表

模型 1	大鼠口服半数致死量
LD_{50}	1.500g/kg
95%的置信限下最小 LD_{50}	473.4mg/kg
95%的置信限下最大 LD_{50}	5.000g/kg
模型 2	大鼠吸入半数致死浓度
LC_{50}	10.00g/m³
低于95%置信限下的限量	4.800g/m³
高于95%置信限下的限量	10.00g/m³

【桂皮酸与环加氧酶-2(COX-2)作用的二维图】 桂皮酸与环加氧酶-2(COX-2)作用的二维图见图4.22。

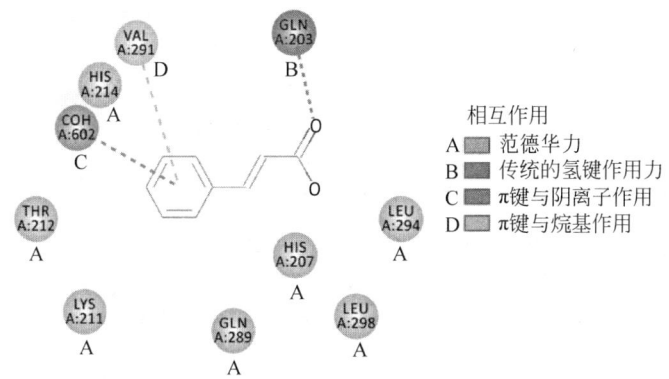

图 4.22　桂皮酸与环加氧酶-2(COX-2)作用的二维图

【药理或临床作用】 本品具有抗细菌及霉菌作用,临床上曾用于治疗结核病,有升白细胞、利胆等药理作用。

胡薄荷酮 p-Menthone

【化学结构】

【主要来源】 来源于唇形科薄荷属薄荷(*Mentha haplocalyx* Briq.)。

【理化性质】 本品有薄荷香气,沸点205.00℃。

【类药五原则数据】 相对分子质量154.3,脂水分配系数2.942,可旋转键数1,氢键受体数1,氢键给体数0。

【药物动力学数据】 胡薄荷酮的吸收、分布、代谢、排泄、毒性数据见表4.34、图4.23。

表 4.34　胡薄荷酮的吸收、分布、代谢、排泄、毒性数据表

25℃下水溶解度水平	3
血脑屏障通透水平	1
人类肠道吸收性水平	0
肝毒性(马氏距离)	7.123
细胞色素 P450 2D6 抑制性(马氏距离)	9.546
血浆蛋白结合率(马氏距离)	7.250

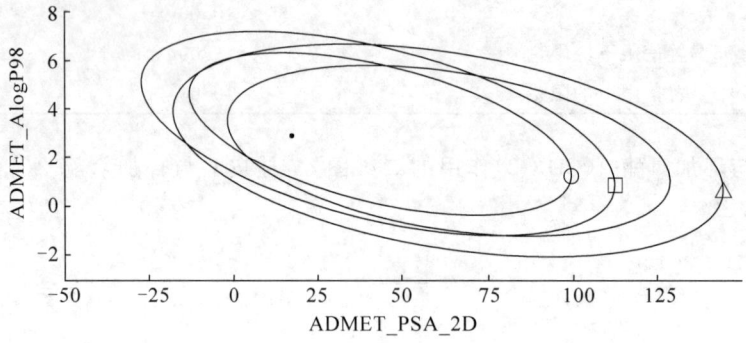

图 4.23　胡薄荷酮 ADMET 范围图

【毒性】　胡薄荷酮毒理学概率数据见表 4.35。

表 4.35　胡薄荷酮毒理学概率表

毒理学性质	发生概率
致突变性	0
好氧生物降解性能	0
潜在发育毒性	0
皮肤刺激性	0.985
NTP 致癌性(雄大鼠)	1.000
NTP 致癌性(雌大鼠)	0.001
NTP 致癌性(雄小鼠)	0
NTP 致癌性(雌小鼠)	0.001

【药理】　胡薄荷酮药理模型数据见表 4.36。

表 4.36　胡薄荷酮药理模型数据表

模型 1	大鼠口服半数致死量
LD_{50}	2.600g/kg
95％的置信限下最小 LD_{50}	541.1mg/kg
95％的置信限下最大 LD_{50}	10.00g/kg
模型 2	大鼠吸入半数致死浓度
LC_{50}	6.500g/(m³·h)
低于 95％置信限下的限量	540.6mg/(m³·h)
高于 95％置信限下的限量	10.00g/(m³·h)

【胡薄荷酮与抗炎受体环加氧酶-2(COX-2)作用的二维图】　胡薄荷酮与抗炎受体环加氧酶-2(COX-2)作用的二维图见图 4.24。

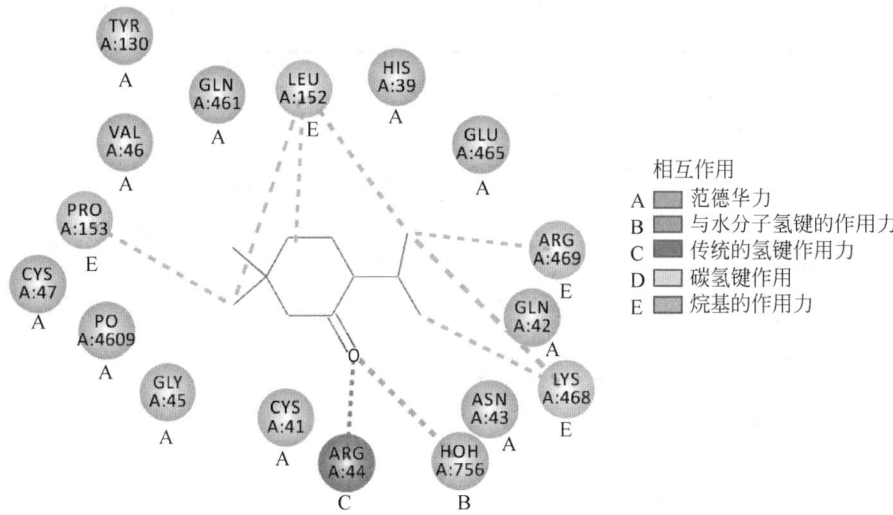

相互作用
A　范德华力
B　与水分子氢键的作用力
C　传统的氢键作用力
D　碳氢键作用
E　烷基的作用力

图 4.24　胡薄荷酮与抗炎受体环加氧酶-2(COX-2)作用的二维图

【药理或临床作用】　本品具有抗炎作用。

胡椒酮　Piperitone

【化学结构】

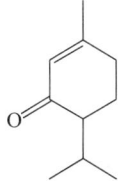

【主要来源】　来源于唇形科薄荷属薄荷(*Mentha haplocalyx* Briq.)油。

【理化性质】　本品为无色液体,具有类似樟脑和薄荷的香气,沸点 233.0℃,密度 0.93g/cm³,闪点 96℃,溶于油和醇,几乎不溶于水。

【类药五原则数据】　相对分子质量 152.2,脂水分配系数 2.908,可旋转键数 1,氢键受体数 1,氢键给体数 0。

【药物动力学数据】　胡椒酮的吸收、分布、代谢、排泄、毒性数据见表 4.37、图 4.25。

表 4.37　胡椒酮的吸收、分布、代谢、排泄、毒性数据表

25℃下水溶解度水平	3
血脑屏障通透水平	1
人类肠道吸收性水平	0

续表

肝毒性（马氏距离）	7.552
细胞色素 P450 2D6 抑制性（马氏距离）	9.380
血浆蛋白结合率（马氏距离）	8.812

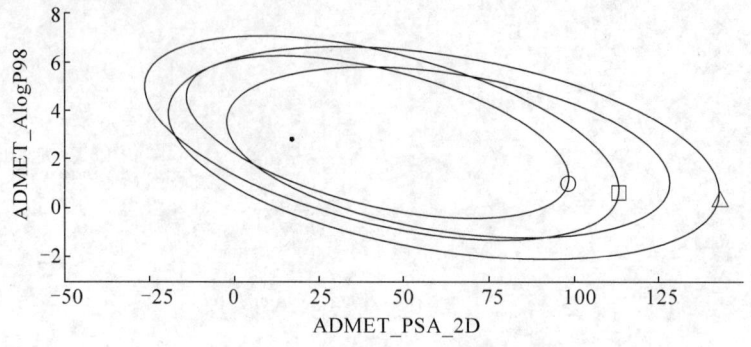

图 4.25　胡椒酮 ADMET 范围图

【毒性】　胡椒酮毒理学概率数据见表 4.38。

表 4.38　胡椒酮毒理学概率表

毒理学性质	发生概率
致突变性	0
好氧生物降解性能	0.090
潜在发育毒性	0
皮肤刺激性	0.995
NTP 致癌性（雄大鼠）	0.067
NTP 致癌性（雌大鼠）	0
NTP 致癌性（雄小鼠）	0
NTP 致癌性（雌小鼠）	0

【药理】　胡椒酮药理模型数据见表 4.39。

表 4.39　胡椒酮药理模型数据表

模型 1	大鼠口服半数致死量
LD_{50}	1.700g/kg
95% 的置信限下最小 LD_{50}	317.0mg/kg
95% 的置信限下最大 LD_{50}	8.700g/kg
模型 2	大鼠吸入半数致死浓度
LC_{50}	10.00g/(m³ · h)
低于 95% 置信限下的限量	2.100g/(m³ · h)
高于 95% 置信限下的限量	10.00g/(m³ · h)

【胡椒酮与治疗哮喘 β₁ 受体作用的二维图】　胡椒酮与治疗哮喘 β₁ 受体作用的二维图见图 4.26。

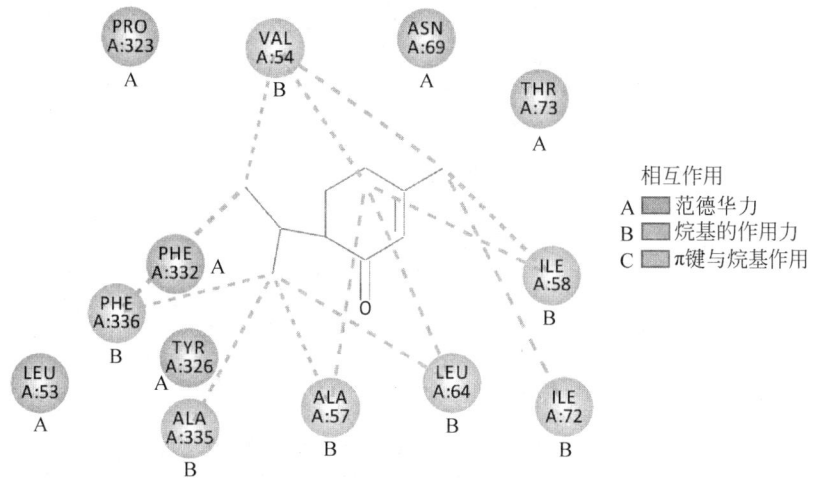

图 4.26　胡椒酮与治疗哮喘的 β₁ 受体作用的二维图

【药理或临床作用】　本品可用于哮喘的防治。

花椒油素　Xanthoxylin

【化学结构】

【主要来源】　来源于胡椒科胡椒属胡椒（*Piper nigrun L.*）。

【理化性质】　本品在甲醇中得棱柱状晶体，熔点 87.00～88.00℃，沸点 185.00℃，溶于有机溶剂。

【类药五原则数据】　相对分子质量 196.2，脂水分配系数 1.295，可旋转键数 3，氢键受体数 4，氢键给体数 1。

【药物动力学数据】　花椒油素的吸收、分布、代谢、排泄、毒性数据见表 4.40、图 4.27。

表 4.40　花椒油素的吸收、分布、代谢、排泄、毒性数据表

25℃下水溶解度水平	4
血脑屏障通透水平	3
人类肠道吸收性水平	0
肝毒性（马氏距离）	12.50
细胞色素 P450 2D6 抑制性（马氏距离）	14.06
血浆蛋白结合率（马氏距离）	9.888

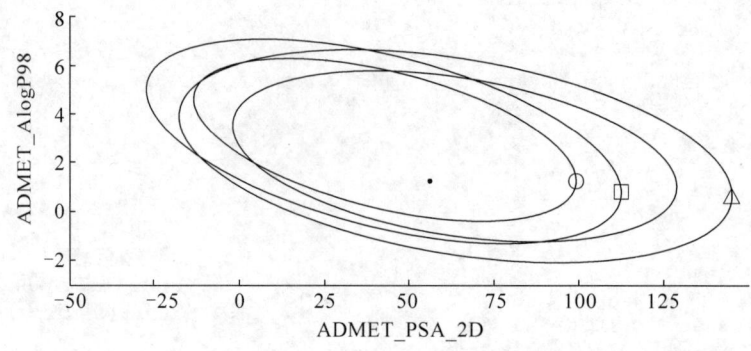

图 4.27　花椒油素 ADMET 范围图

【毒性】　花椒油素毒理学概率数据见表 4.41。

表 4.41　花椒油素毒理学概率表

毒理学性质	发生概率
致突变性	0.936
好氧生物降解性能	0.999
潜在发育毒性	0.510
皮肤刺激性	0.487
NTP 致癌性(雄大鼠)	0.966
NTP 致癌性(雌大鼠)	0
NTP 致癌性(雄小鼠)	0
NTP 致癌性(雌小鼠)	0.241

【药理】　花椒油素药理模型数据见表 4.42。

表 4.42　花椒油素药理模型数据表

模型 1	大鼠口服半数致死量
LD_{50}	1.300g/kg
95％的置信限下最小 LD_{50}	298.1mg/kg
95％的置信限下最大 LD_{50}	5.900g/kg
模型 2	大鼠吸入半数致死浓度
LC_{50}	$1.800g/(m^3 \cdot h)$
低于 95％置信限下的限量	$178.8mg/(m^3 \cdot h)$
高于 95％置信限下的限量	$5.900g/(m^3 \cdot h)$

【花椒油素与 ADP 受体作用的二维图】　花椒油素与 ADP 受体作用的二维图见图 4.28。

【药理或临床作用】　本品可用于杀菌、防霉，也有抑制血小板聚集的作用。

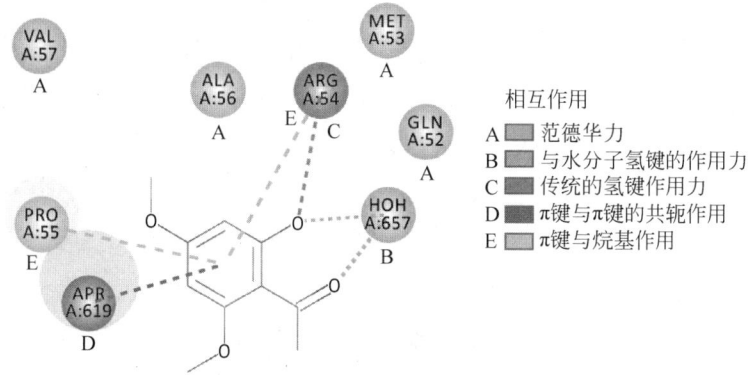

图 4.28　花椒油素与 ADP 受体作用的二维图

环黄芪醇 Cycloastragenol

【化学结构】

【主要来源】　来源于豆科黄耆属黄耆［*Astragalus membranaceus*（Fisch.）Bunge.］干燥根。

【理化性质】　本品为白色针状结晶,微溶于乙醇、正丁醇、乙酸乙酯,几乎不溶于水、石油醚。

【类药五原则数据】　相对分子质量 490.7,脂水分配系数 2.635,可旋转键数 2,氢键受体数 5,氢键给体数 4。

【药物动力学数据】　环黄芪醇的吸收、分布、代谢、排泄、毒性数据见表 4.43、图 4.29。

表 4.43　环黄芪醇的吸收、分布、代谢、排泄、毒性数据表

25℃下水溶解度水平	3
血脑屏障通透水平	3
人类肠道吸收性水平	0
肝毒性（马氏距离）	9.298
细胞色素 P450 2D6 抑制性（马氏距离）	11.95
血浆蛋白结合率（马氏距离）	8.873

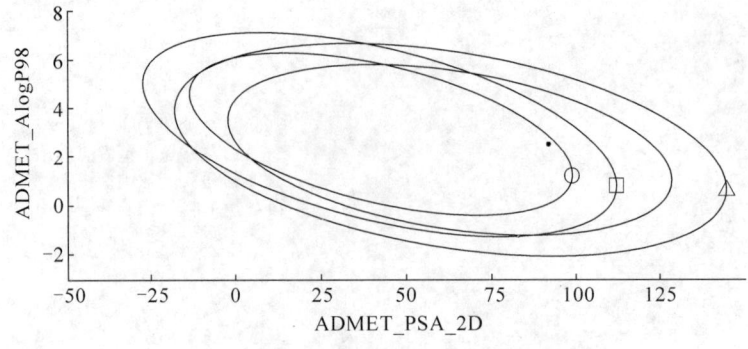

图 4.29 环黄芪醇 ADMET 范围图

【毒性】 环黄芪醇毒理学概率数据见表 4.44。

表 4.44 环黄芪醇毒理学概率表

毒理学性质	发生概率
致突变性	0
好氧生物降解性能	0
潜在发育毒性	1.000
皮肤刺激性	1.000
NTP 致癌性(雄大鼠)	0.042
NTP 致癌性(雌大鼠)	0.998
NTP 致癌性(雄小鼠)	1.000
NTP 致癌性(雌小鼠)	0.006

【药理】 环黄芪醇药理模型数据见表 4.45。

表 4.45 环黄芪醇药理模型数据表

模型 1	大鼠口服半数致死量
LD_{50}	10.00g/kg
95%的置信限下最小 LD_{50}	10.00g/kg
95%的置信限下最大 LD_{50}	10.00g/kg
模型 2	大鼠吸入半数致死浓度
LC_{50}	1.300g/(m³ · h)
低于 95%置信限下的限量	25.80mg/(m³ · h)
高于 95%置信限下的限量	10.00g/(m³ · h)

【环黄芪醇与肝细胞核因子(HNF-4)作用的二维图】 环黄芪醇与肝细胞核因子(HNF-4)作用的二维图见图 4.30。

【药理或临床作用】 本品可用作端粒酶激活剂,通过增加端粒酶从而延缓端粒变短,具有抗衰老作用。

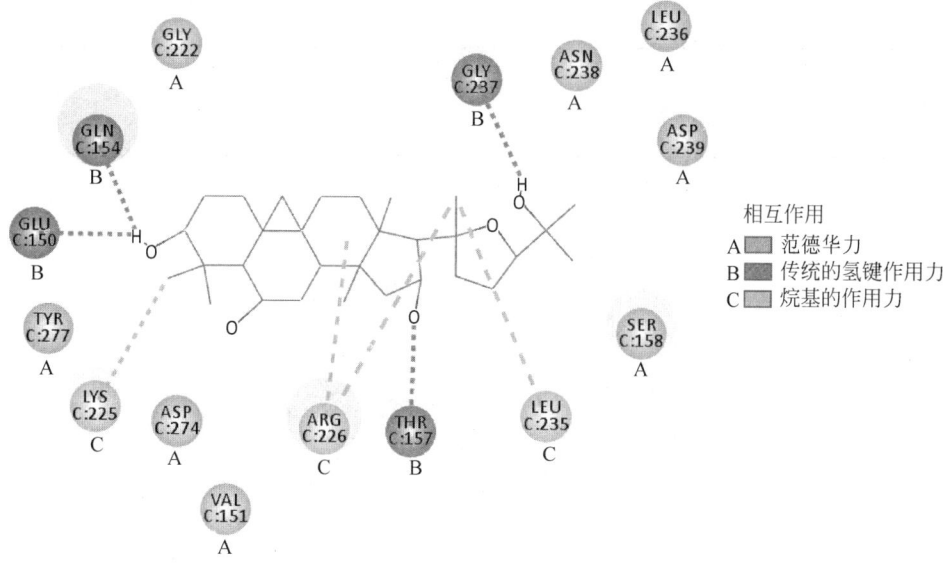

图 4.30　环黄芪醇与肝细胞核因子(HNF-4)作用的二维图

鸡矢藤苷　Paederoside

【化学结构】

【主要来源】　来源于茜草科鸡矢藤属鸡矢藤[*Paederia scandens*(Lour.)Merr.]的全草。

【理化性质】　本品为黄色粉末,熔点 122.00～123.00℃,沸点 696.30℃。

【类药五原则数据】　相对分子质量 446.4,脂水分配系数－1.162,可旋转键数 7,氢键受体数 12,氢键给体数 4。

【药物动力学数据】　鸡矢藤苷的吸收、分布、代谢、排泄、毒性数据见表 4.46、图 4.31。

表 4.46　鸡矢藤苷的吸收、分布、代谢、排泄、毒性数据表

25℃下水溶解度水平	4
血脑屏障通透水平	4
人类肠道吸收性水平	3

续表

肝毒性(马氏距离)	12.82
细胞色素 P450 2D6 抑制性(马氏距离)	16.67
血浆蛋白结合率(马氏距离)	14.95

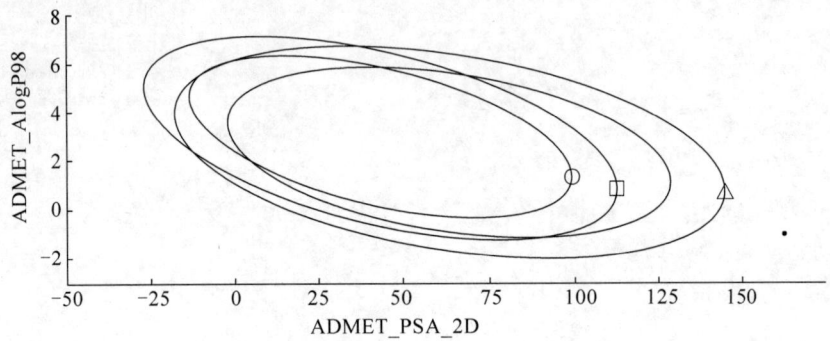

图 4.31　鸡矢藤苷 ADMET 范围图

【毒性】　鸡矢藤苷毒理学概率数据见表 4.47。

表 4.47　鸡矢藤苷毒理学概率表

毒理学性质	发生概率
致突变性	0.026
好氧生物降解性能	0
潜在发育毒性	0
皮肤刺激性	0
NTP 致癌性(雄大鼠)	0
NTP 致癌性(雌大鼠)	0
NTP 致癌性(雄小鼠)	0
NTP 致癌性(雌小鼠)	1.000

【药理】　鸡矢藤苷药理模型数据见表 4.48。

表 4.48　鸡矢藤苷药理模型数据表

模型 1	大鼠口服半数致死量
LD_{50}	4.900g/kg
95％的置信限下最小 LD_{50}	611.5mg/kg
95％的置信限下最大 LD_{50}	10.00g/kg
模型 2	大鼠吸入半数致死浓度
LC_{50}	1.100g/(m³ · h)
低于 95％置信限下的限量	13.10mg/(m³ · h)
高于 95％置信限下的限量	10.00g/(m³ · h)

【鸡矢藤苷与镇痛靶点辣椒素受体(TRPV1)作用的二维图】　鸡矢藤苷与镇痛靶点辣椒素受体(TRPV1)作用的二维图见图 4.32。

【药理或临床作用】　本品具有镇痛、镇静、抗炎作用。

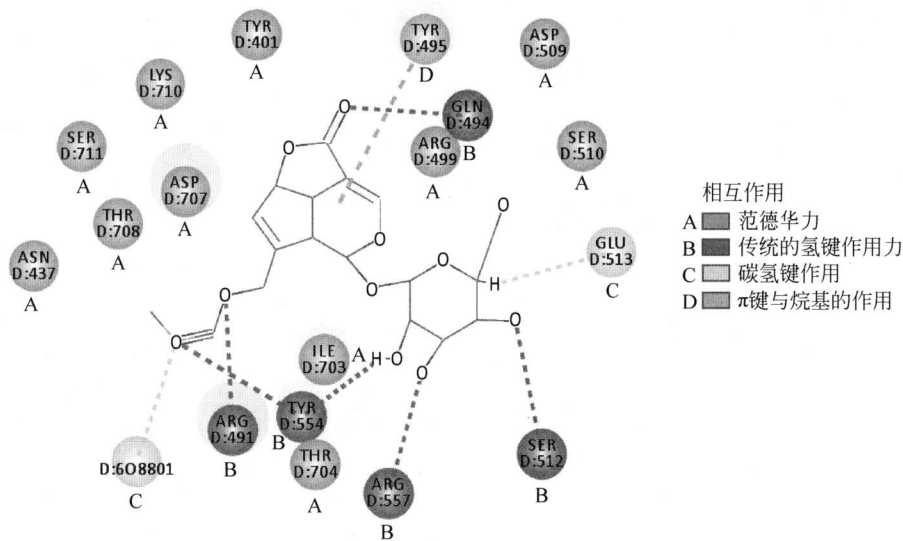

图 4.32 鸡矢藤苷与镇痛靶点辣椒素受体(TRPV1)作用的二维图

相互作用
A 范德华力
B 传统的氢键作用力
C 碳氢键作用
D π键与烷基的作用

积雪草酸 Asiatic acid

【化学结构】

【主要来源】 来源于伞形科积雪草属积雪草[*Centella asiatica*(L.)Urban]的干燥全草。

【理化性质】 本品为白色至乳白色粉末,熔点 325.00～330.00℃,可溶于二甲基亚砜、乙醇和二甲基甲酰胺。

【类药五原则数据】 相对分子质量 488.7,脂水分配系数 4.435,可旋转键数 2,氢键受体数 5,氢键给体数 4。

【药物动力学数据】 积雪草酸的吸收、分布、代谢、排泄、毒性数据表见表 4.49、图 4.33。

表 4.49 积雪草酸的吸收、分布、代谢、排泄、毒性数据表

25℃下水溶解度水平	2
血脑屏障通透水平	4
人类肠道吸收性水平	1

续表

肝毒性(马氏距离)	10.63
细胞色素 P450 2D6 抑制性(马氏距离)	13.08
血浆蛋白结合率(马氏距离)	10.69

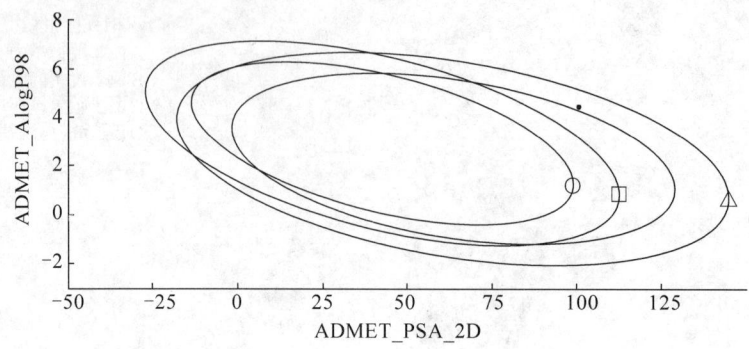

图 4.33　积雪草酸 ADMET 范围图

【毒性】　积雪草酸毒理学概率数据见表 4.50。

表 4.50　积雪草酸毒理学概率表

毒理学性质	发生概率
致突变性	0.008
好氧生物降解性能	0
潜在发育毒性	1.000
皮肤刺激性	1.000
NTP 致癌性(雄大鼠)	0.002
NTP 致癌性(雌大鼠)	1.000
NTP 致癌性(雄小鼠)	0.004
NTP 致癌性(雌小鼠)	1.000

【药理】　积雪草酸药理模型数据见表 4.51。

表 4.51　积雪草酸药理模型数据表

模型 1	大鼠口服半数致死量
LD_{50}	10.00g/kg
95％的置信限下最小 LD_{50}	10.00g/kg
95％的置信限下最大 LD_{50}	10.00g/kg
模型 2	大鼠吸入半数致死浓度
LC_{50}	$10.00g/(m^3 \cdot h)$
低于95％置信限下的限量	$2.300g/(m^3 \cdot h)$
高于95％置信限下的限量	$10.00g/(m^3 \cdot h)$

【积雪草酸与环加氧酶-2(COX-2)作用的二维图】　积雪草酸与环加氧酶-2(COX-2)作用的二维图见图 4.34。

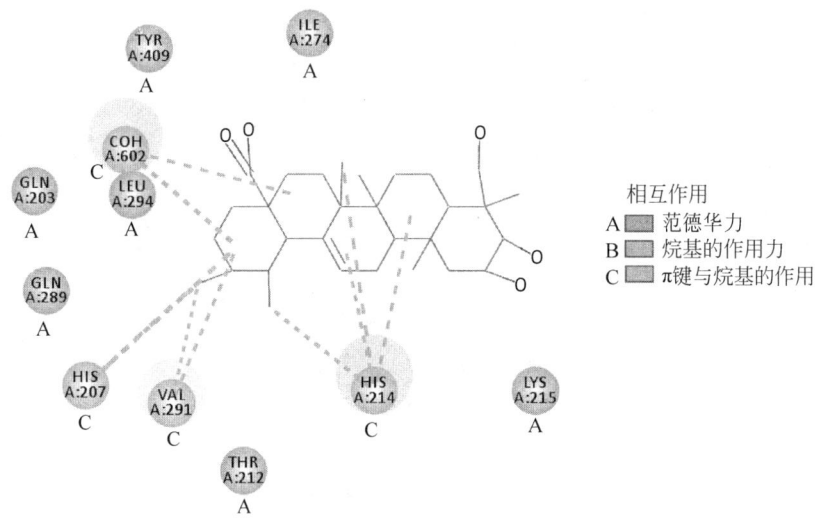

图 4.34 积雪草酸与环加氧酶-2(COX-2)作用的二维图

【药理或临床作用】 本品可用于美容化妆、抗炎、抗衰老,也可用于治疗各种皮肤病(包括麻风、结核)及烫伤。

吉马酮 Germacrone

【化学结构】

【主要来源】 来源于杜鹃花科杜鹃花属兴安杜鹃(*Rhododendron dauricum* L.)的叶。

【理化性质】 本品白色结晶性粉末,熔点为 55.00~56.00℃,沸点 330.30℃,密度 0.92g/cm³。

【类药五原则数据】 相对分子质量 218.3,脂水分配系数 4.468,可旋转键数 0,氢键受体数 1,氢键给体数 0。

【药物动力学数据】 吉马酮的吸收、分布、代谢、排泄、毒性数据加表 4.52、图 4.35。

表 4.52 吉马酮的吸收、分布、代谢、排泄、毒性数据表

25℃下水溶解度水平	2
血脑屏障通透水平	0
人类肠道吸收性水平	0
肝毒性(马氏距离)	8.728
细胞色素 P450 2D6 抑制性(马氏距离)	11.61
血浆蛋白结合率(马氏距离)	9.860

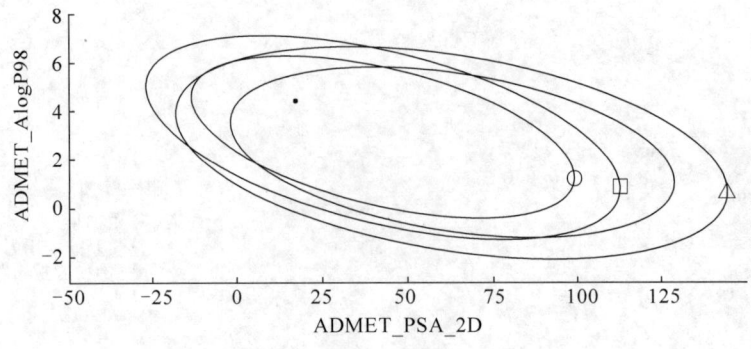

图 4.35   吉马酮 ADMET 范围图

【毒性】   吉马酮毒理学概率数据见表 4.53。

表 4.53   吉马酮毒理学概率表

毒理学性质	发生概率
致突变性	1.000
好氧生物降解性能	0.114
潜在发育毒性	0
皮肤刺激性	0.594
NTP 致癌性（雄大鼠）	0.001
NTP 致癌性（雌大鼠）	0
NTP 致癌性（雄小鼠）	0
NTP 致癌性（雌小鼠）	0.992

【药理】   吉马酮药理模型数据见表 4.54。

表 4.54   吉马酮药理模型数据表

模型 1	大鼠口服半数致死量
LD_{50}	8.000g/kg
95％的置信限下最小 LD_{50}	1.400g/kg
95％的置信限下最大 LD_{50}	10.00g/kg
模型 2	大鼠吸入半数致死浓度
LC_{50}	1.400g/(m³·h)
低于 95％置信限下的限量	55.60mg/(m³·h)
高于 95％置信限下的限量	10.00g/(m³·h)

【吉马酮与平喘 β_2 受体作用的二维图】   吉马酮与平喘 β_2 受体作用的二维图见图 4.36。

【药理或临床作用】   本品可用于止咳、平喘,但具有毒性。

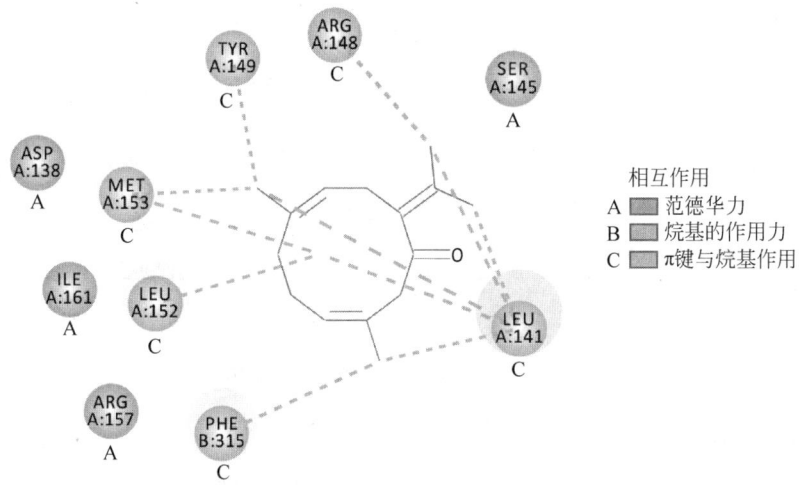

图 4.36　吉马酮与平喘 β_2 受体作用的二维图

甲基壬基甲酮　2-Undecanone

【化学结构】

【主要来源】　来源于三白草科蕺菜属蕺菜(*Houttuynia cordata* Thunb)的干燥地上部分。

【理化性质】　本品为无色至微黄色油状液体,熔点 12.00～13.00℃,沸点 228.00～230.00℃,溶于大多数有机溶剂,不溶于水。

【类药五原则数据】　相对分子质量 170.3,脂水分配系数 3.756,可旋转键数 8,氢键受体数 1,氢键给体数 0。

【药物动力学数据】　甲基壬基甲酮的吸收、分布、代谢、排泄、毒性数据见表 4.55、图 4.37。

表 4.55　甲基壬基甲酮的吸收、分布、代谢、排泄、毒性数据表

25℃下水溶解度水平	3
血脑屏障通透水平	0
人类肠道吸收性水平	0
肝毒性(马氏距离)	9.133
细胞色素 P450 2D6 抑制性(马氏距离)	10.50
血浆蛋白结合率(马氏距离)	9.244

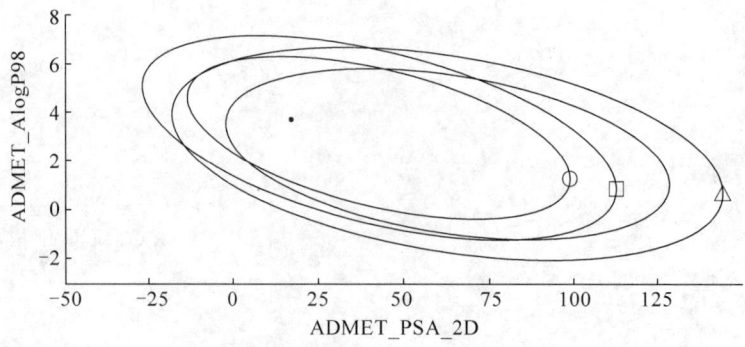

图 4.37 甲基壬基甲酮 ADMET 范围图

【毒性】 甲基壬基甲酮毒理学概率数据见表 4.56。

表 4.56 甲基壬基甲酮毒理学概率表

毒理学性质	发生概率
致突变性	0
好氧生物降解性能	1.000
潜在发育毒性	0
皮肤刺激性	0.221
NTP 致癌性(雄大鼠)	0.998
NTP 致癌性(雌大鼠)	0
NTP 致癌性(雄小鼠)	0
NTP 致癌性(雌小鼠)	0.001

【药理】 甲基壬基甲酮药理模型数据见表 4.57。

表 4.57 甲基壬基甲酮药理模型数据表

模型 1	大鼠口服半数致死量
LD_{50}	6.000g/kg
95% 的置信限下最小 LD_{50}	1.800g/kg
95% 的置信限下最大 LD_{50}	10.00g/kg
模型 2	大鼠吸入半数致死浓度
LC_{50}	10.00g/(m³ · h)
低于 95% 置信限下的限量	1.200g/(m³ · h)
高于 95% 置信限下的限量	10.00g/(m³ · h)

【甲基壬基甲酮与解毒 5-羟色胺(5-HT)受体作用的二维图】 甲基壬基甲酮与解毒 5-羟色胺(5-HT)受体作用的二维图见图 4.38。

【药理或临床作用】 本品具有清热解毒、消痈排脓、利尿通淋的作用。

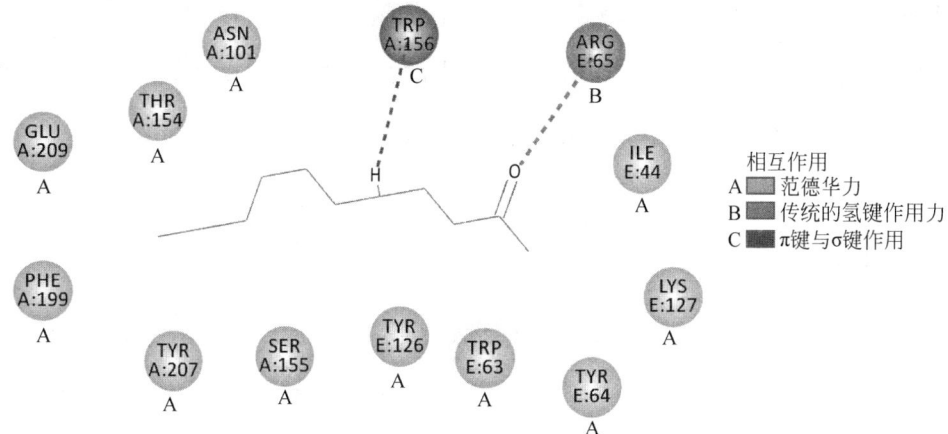

图 4.38　甲基壬基甲酮与解毒 5-羟色胺(5-HT)受体作用的二维图

京尼平苷　（＋）-Geniposide

【化学结构】

【主要来源】　来源于茜草科栀子属栀子（*Gardenia jasminoides* Ellis）的干燥成熟果实。

【理化性质】　本品为白色结晶，熔点 163.00～164.00℃，沸点 622.20℃，易溶于水，溶于乙醇，不溶于石油醚。

【类药五原则数据】　相对分子质量 388.4，脂水分配系数－2.066，可旋转键数 6，氢键受体数 10，氢键给体数 5。

【药物动力学数据】　京尼平苷的吸收、分布、代谢、排泄、毒性数据见表 4.58、图 4.39。

表 4.58　京尼平苷的吸收、分布、代谢、排泄、毒性数据表

25℃下水溶解度水平	4
血脑屏障通透水平	4
人类肠道吸收性水平	3
肝毒性（马氏距离）	12.29

续表

细胞色素 P450 2D6 抑制性（马氏距离）	14.50
血浆蛋白结合率（马氏距离）	13.08

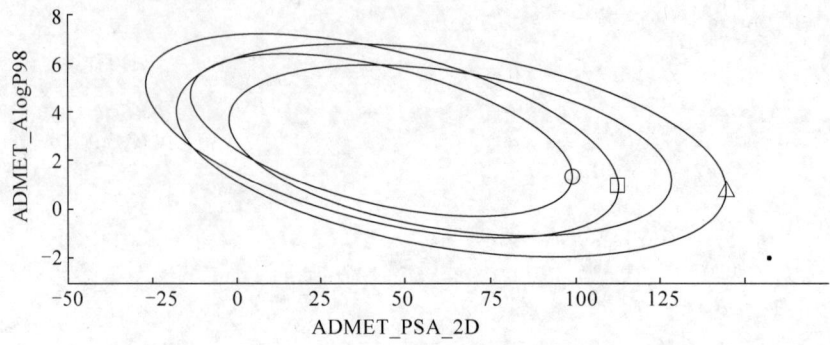

图 4.39　京尼平苷 ADMET 范围图

【毒性】　京尼平苷毒理学概率数据见表 4.59。

表 4.59　京尼平苷毒理学概率表

毒理学性质	发生概率
致突变性	0
好氧生物降解性能	1.000
潜在发育毒性	0
皮肤刺激性	0
NTP 致癌性（雄大鼠）	0
NTP 致癌性（雌大鼠）	1.000
NTP 致癌性（雄小鼠）	0
NTP 致癌性（雌小鼠）	1.000

【药理】　京尼平苷药理模型数据见表 4.60。

表 4.60　京尼平苷药理模型数据表

模型 1	大鼠口服半数致死量
LD_{50}	8.400g/kg
95％的置信限下最小 LD_{50}	1.500g/kg
95％的置信限下最大 LD_{50}	10.00g/kg
模型 2	大鼠吸入半数致死浓度
LC_{50}	254.5mg/($m^3 \cdot$ h)
低于 95％置信限下的限量	5.000mg/($m^3 \cdot$ h)
高于 95％置信限下的限量	10.00g/($m^3 \cdot$ h)

【京尼平苷与降血糖过氧化物酶体增殖剂激活受体作用的二维图】　京尼平苷与降血糖过氧化物酶增殖剂激活受体作用的二维图见图 4.40。

【药理或临床作用】　本品可用于抗炎和治疗软组织损伤,具有降血糖、调血脂、神经营养、保护神经、保肝利胆、抗氧化的作用。

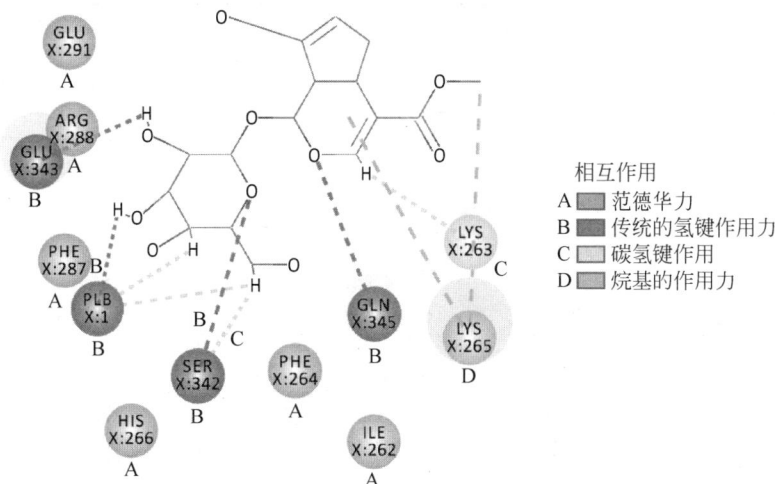

相互作用
A ▢ 范德华力
B ▢ 传统的氢键作用力
C ▢ 碳氢键作用
D ▢ 烷基的作用力

图 4.40　京尼平苷与降血糖过氧化物酶增殖剂激活受体作用的二维图

灵芝醇 A　Ganoderiol A

【化学结构】

【主要来源】　来源于多孔菌科灵芝属灵芝（*Ganoderma Lucidum* Karst.）的子实体。

【理化性质】　本品熔点 109.00～111.00℃，密度 1.04g/cm³，沸点 550.90℃，闪点 231.80℃。

【类药五原则数据】　相对分子质量 474.7，脂水分配系数 4.718，可旋转键数 6，氢键受体数 4，氢键给体数 4。

【药物动力学数据】　灵芝醇 A 的吸收、分布、代谢、排泄、毒性数据见表 4.61、图 4.41。

表 4.61　灵芝醇 A 的吸收、分布、代谢、排泄、毒性数据表

25℃下水溶解度水平	2
血脑屏障通透水平	4
人类肠道吸收性水平	0

续表

肝毒性(马氏距离)	11.43
细胞色素 P450 2D6 抑制性(马氏距离)	12.65
血浆蛋白结合率(马氏距离)	11.33

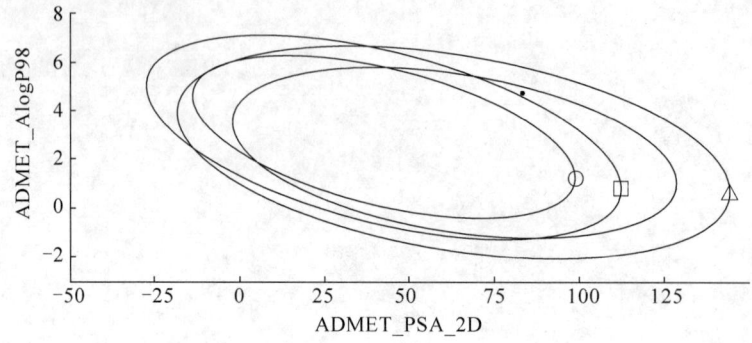

图 4.41　灵芝醇 A ADMET 范围图

【毒性】　灵芝醇 A 毒理学概率数据见表 4.62。

表 4.62　灵芝醇 A 毒理学概率表

毒理学性质	发生概率
致突变性	0
好氧生物降解性能	0.002
潜在发育毒性	1.000
皮肤刺激性	0.016
NTP 致癌性(雄大鼠)	0.002
NTP 致癌性(雌大鼠)	0
NTP 致癌性(雄小鼠)	0
NTP 致癌性(雌小鼠)	1.000

【药理】　灵芝醇 A 药理模型数据见表 4.63。

表 4.63　灵芝醇 A 药理模型数据表

模型 1	大鼠口服半数致死量
LD_{50}	3.100mg/kg
95%的置信限下最小 LD_{50}	271.2μg/kg
95%的置信限下最大 LD_{50}	36.10mg/kg
模型 2	大鼠吸入半数致死浓度
LC_{50}	10.00g/(m³ · h)
低于 95%置信限下的限量	10.00g/(m³ · h)
高于 95%置信限下的限量	10.00g/(m³ · h)

【灵芝醇 A 与血管紧张素转换酶(ACE)作用的二维图】　灵芝醇 A 与血管紧张素转换酶(ACE)作用的二维图见图 4.42。

【药理或临床作用】　本品可用作血管紧张素转化酶抑制剂。

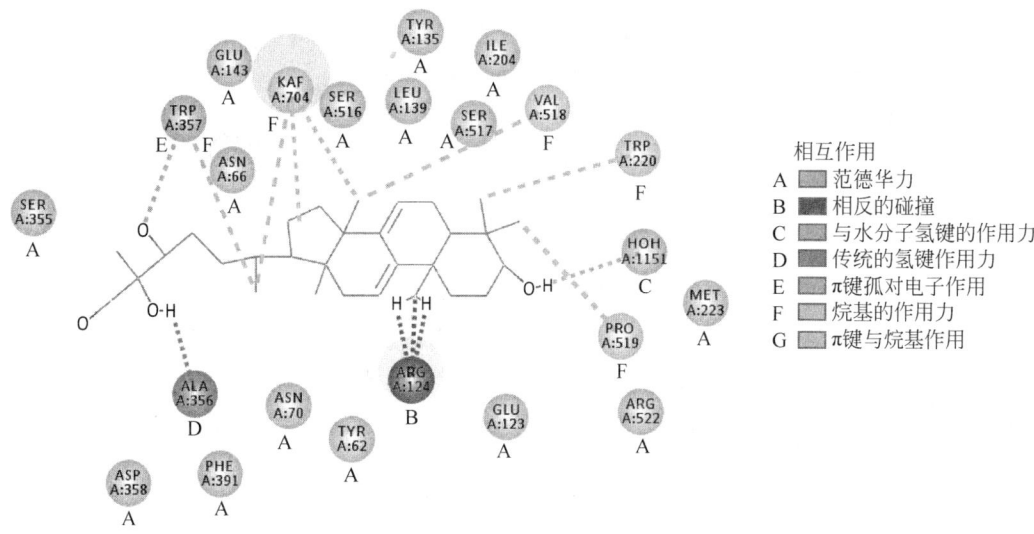

图 4.42 灵芝醇 A 与血管紧张素转换酶(ACE)作用的二维图

相互作用
A ▭ 范德华力
B ▭ 相反的碰撞
C ▭ 与水分子氢键的作用力
D ▭ 传统的氢键作用力
E ▭ π键孤对电子作用
F ▭ 烷基的作用力
G ▭ π键与烷基作用

芦竹素 **Arundoin**

【化学结构】

【主要来源】 来源于禾本科芦竹属芦竹(*Arundo donax*)的叶子。

【理化性质】 本品为白色粉末,熔点为 235.00~237.00℃。

【类药五原则数据】 相对分子质量 440.7,脂水分配系数 7.757,可旋转键数 2,氢键受体数 1,氢键给体数 0。

【药物动力学数据】 芦竹素的吸收、分布、代谢、排泄、毒性数据见表 4.64、图 4.43。

表 4.64 芦竹素的吸收、分布、代谢、排泄、毒性数据表

25℃下水溶解度水平	0
血脑屏障通透水平	4
人类肠道吸收性水平	3
肝毒性(马氏距离)	12.46
细胞色素 P450 2D6 抑制性(马氏距离)	16.22
血浆蛋白结合率(马氏距离)	10.35

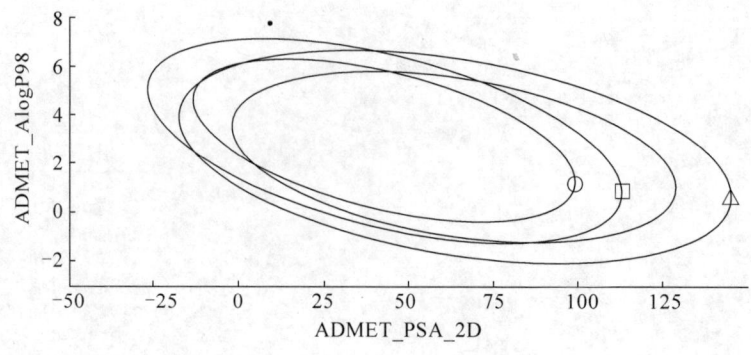

图 4.43 芦竹素 ADMET 范围图

【毒性】 芦竹素毒理学概率数据见表 4.65。

表 4.65 芦竹素毒理学概率表

毒理学性质	发生概率
致突变性	0
好氧生物降解性能	0
潜在发育毒性	0
皮肤刺激性	1.000
NTP 致癌性(雄大鼠)	1.000
NTP 致癌性(雌大鼠)	0.842
NTP 致癌性(雄小鼠)	0
NTP 致癌性(雌小鼠)	1.000

【药理】 芦竹素药理模型数据见表 4.66。

表 4.66 芦竹素药理模型数据表

模型 1	大鼠口服半数致死量
LD_{50}	10.00g/kg
95％的置信限下最小 LD_{50}	10.00g/kg
95％的置信限下最大 LD_{50}	10.00g/kg
模型 2	大鼠吸入半数致死浓度
LC_{50}	10.00g/(m³·h)
低于 95％置信限下的限量	10.00g/(m³·h)
高于 95％置信限下的限量	10.00g/(m³·h)

【芦竹素与抗炎受体环加氧酶-2(COX-2)作用的二维图】 芦竹素与抗炎受体环加氧酶-2(COX-2)作用的二维图见图 4.44。

【药理或临床作用】 本品可用于热病心烦、口舌生疮、牙龈肿痛、咽喉炎、小便热痛等的治疗,也可抑制 PC3 细胞的增殖并诱导其凋亡。

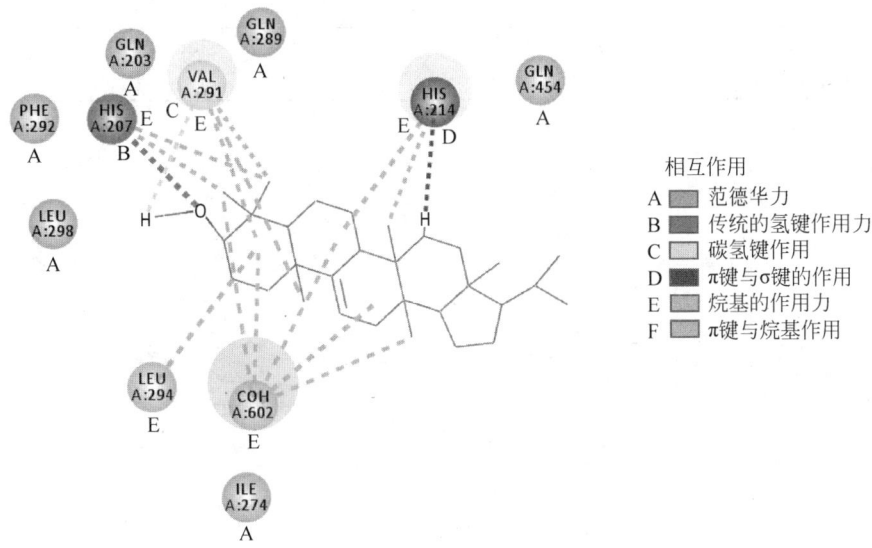

图 4.44　芦竹素与抗炎受体环加氧酶-2(COX-2)作用的二维图

莽草毒素　Anisatin

【化学结构】

【主要来源】　来源于禾本科芒属五节芒[*Miscanthus floridulus*(Lab.)Warb. ex Schum. et Laut.]。

【理化性质】　本品为晶体(乙醇-苯),熔点 227.00~228.00℃,沸点 251.20℃,易溶于乙醇、甲醇、三氯甲烷,略溶于苯,几乎不溶于水和石油醚。

【类药五原则数据】　相对分子质量 328.4,脂水分配系数－1.79,可旋转键数 0,氢键受体数 8,氢键给体数 4。

【药物动力学数据】　莽草毒素的吸收、分布、代谢、排泄、毒性数据见表 4.67、图 4.45。

表 4.67　莽草毒素的吸收、分布、代谢、排泄、毒性数据表

25℃下水溶解度水平	4
血脑屏障通透水平	4
人类肠道吸收性水平	2
肝毒性(马氏距离)	9.090

细胞色素 P450 2D6 抑制性(马氏距离)	11.80
血浆蛋白结合率(马氏距离)	12.04

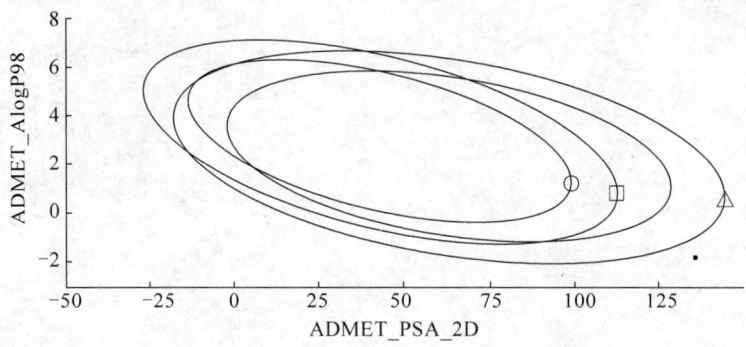

图 4.45　莽草毒素 ADMET 范围图

【毒性】　莽草毒素毒理学概率数据见表 4.68。

表 4.68　莽草毒素毒理学概率表

毒理学性质	发生概率
致突变性	1.000
好氧生物降解性能	0
潜在发育毒性	1.000
皮肤刺激性	1.000
NTP 致癌性(雄大鼠)	0
NTP 致癌性(雌大鼠)	0.435
NTP 致癌性(雄小鼠)	1.000
NTP 致癌性(雌小鼠)	0.003

【药理】　莽草毒素药理模型数据见表 4.69。

表 4.69　莽草毒素药理模型数据表

模型 1	大鼠口服半数致死量
LD_{50}	6.700g/kg
95%的置信限下最小 LD_{50}	638.2mg/kg
95%的置信限下最大 LD_{50}	10.00g/kg
模型 2	大鼠吸入半数致死浓度
LC_{50}	4,500mg/(m^3 · h)
低于 95%置信限下的限量	25.80μg/(m^3 · h)
高于 95%置信限下的限量	230.8mg/(m^3 · h)

【莽草毒素与 M_1 胆碱受体作用的二维图】　莽草毒素与 M_1 胆碱受体作用的二维图见图 4.46。

【药理或临床作用】　本品具有抗癌、止痛、退热、杀虫止痒的作用。

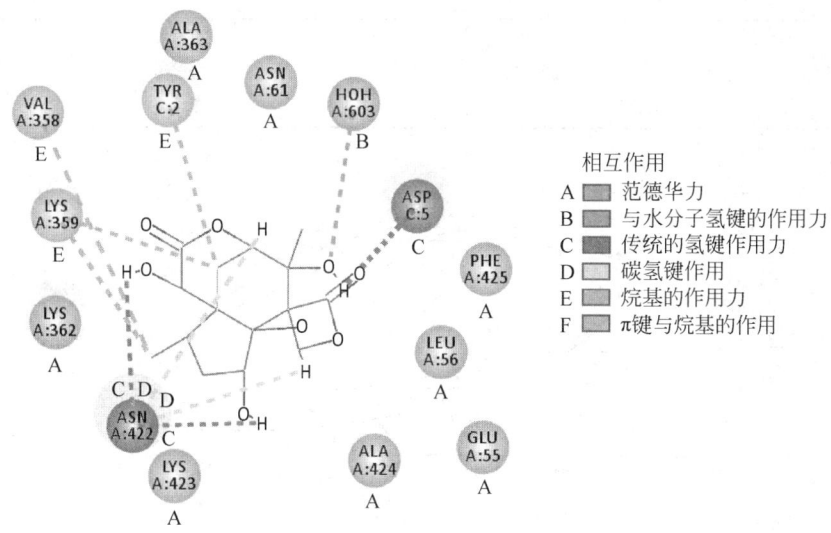

图 4.46 莽草毒素与 M_1 胆碱受体作用的二维图

相互作用
A ▨ 范德华力
B ▨ 与水分子氢键的作用力
C ▨ 传统的氢键作用力
D ▨ 碳氢键作用
E ▨ 烷基的作用力
F ▨ π键与烷基的作用

柠檬醛 Citral

【化学结构】

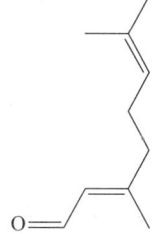

【主要来源】 来源于芸香科柑橘属柠檬[*citrus limon*(L.)Burm. f.]的油。

【理化性质】 本品为无色或微黄色液体,呈浓郁柠檬香味。顺式柠檬醛(橙花醛)沸点 118.00～119.00℃,反式柠檬醛(香叶醛)沸点 117.00～118.00℃。溶于油类、丙二醇和乙醇,不溶于甘油和水。

【类药五原则数据】 相对分子质量 152.2,脂水分配系数 3.190,可旋转键数 4,氢键受体数 1,氢键给体数 0。

【药物动力学数据】 柠檬醛的吸收、分布、代谢、排泄、毒性数据见表 4.70、图 4.47。

表 4.70 柠檬醛的吸收、分布、代谢、排泄、毒性数据表

25℃下水溶解度水平	3
血脑屏障通透水平	1
人类肠道吸收性水平	0

续表

肝毒性(马氏距离)	8.229
细胞色素 P450 2D6 抑制性(马氏距离)	11.97
血浆蛋白结合率(马氏距离)	9.045

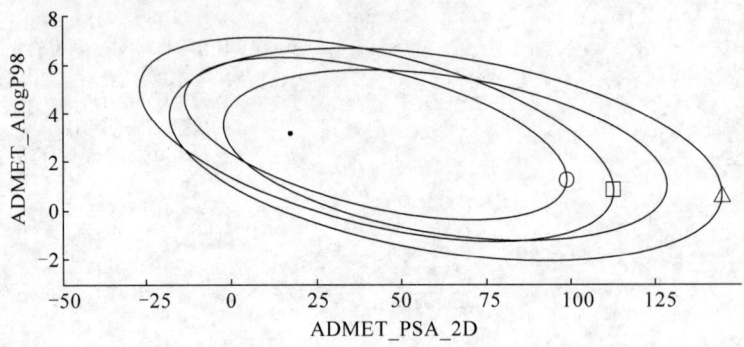

图 4.47　柠檬醛 ADMET 范围图

【毒性】　柠檬醛毒理学概率数据见表 4.71。

表 4.71　柠檬醛毒理学概率表

毒理学性质	发生概率
致突变性	0.004
好氧生物降解性能	1.000
潜在发育毒性	0
皮肤刺激性	0.996
NTP 致癌性(雄大鼠)	0.025
NTP 致癌性(雌大鼠)	1.000
NTP 致癌性(雄小鼠)	1.000
NTP 致癌性(雌小鼠)	1.000

【药理】　柠檬醛药理模型数据见表 4.72。

表 4.72　柠檬醛药理模型数据表

模型 1	大鼠口服半数致死量
LD_{50}	3.000g/kg
95%的置信限下最小 LD_{50}	909.8mg/kg
95%的置信限下最大 LD_{50}	9.800g/kg
模型 2	大鼠吸入半数致死浓度
LC_{50}	10.00g/(m³ · h)
低于 95%置信限下的限量	10.00g/(m³ · h)
高于 95%置信限下的限量	10.00g/(m³ · h)

【柠檬醛与抗菌受体褪黑素(MT)作用的二维图】　柠檬醛与抗菌受体褪黑素(MT)作用的二维图见图 4.48。

【药理或临床作用】　本品具有杀虫、驱虫作用,还有抑制、杀灭真菌的作用。

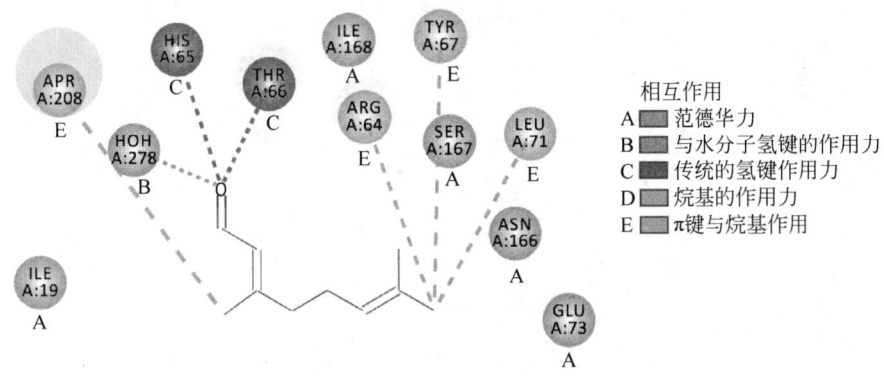

图 4.48　柠檬醛与抗菌受体褪黑素(MT)作用的二维图

齐墩果酸 Oleanic acid

【化学结构】

HO... ... ...OH (结构图)

【主要来源】　来源于木犀科女贞属女贞(*Ligustrum lucidum* Ait.)的果实。

【理化性质】　本品为白色针状结晶(乙醇),熔点 308.00~310.00℃,可溶于甲醇、乙醇、乙醚、丙酮和三氯甲烷,不溶于水。

【类药五原则数据】　相对分子质量 456.7,脂水分配系数 6.447,可旋转键数 1,氢键受体数 3,氢键给体数 2。

【药物动力学数据】　齐墩果酸的吸收、分布、代谢、排泄、毒性数据见表 4.73、图 4.49。

表 4.73　齐墩果酸的吸收、分布、代谢、排泄、毒性数据表

25℃下水溶解度水平	1
血脑屏障通透水平	4
人类肠道吸收性水平	1
肝毒性(马氏距离)	9.814
细胞色素 P450 2D6 抑制性(马氏距离)	10.83
血浆蛋白结合率(马氏距离)	9.086

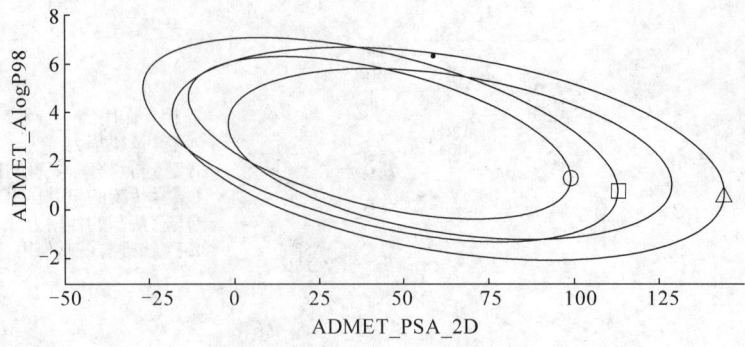

图 4.49 齐墩果酸 ADMET 范围图

【毒性】 齐墩果酸毒理学概率数据见表 4.74。

表 4.74 齐墩果酸毒理学概率表

毒理学性质	发生概率
致突变性	0
好氧生物降解性能	0
潜在发育毒性	0.986
皮肤刺激性	1.000
NTP 致癌性(雄大鼠)	0.997
NTP 致癌性(雌大鼠)	1.000
NTP 致癌性(雄小鼠)	0
NTP 致癌性(雌小鼠)	1.000

【药理】 齐墩果酸药理模型数据见表 4.75。

表 4.75 齐墩果酸药理模型数据表

模型 1	大鼠口服半数致死量
LD_{50}	10.00g/kg
95%的置信限下最小 LD_{50}	10.00g/kg
95%的置信限下最大 LD_{50}	10.00g/kg
模型 2	大鼠吸入半数致死浓度
LC_{50}	$10.00g/(m^3 \cdot h)$
低于 95%置信限下的限量	$10.00g/(m^3 \cdot h)$
高于 95%置信限下的限量	$10.00g/(m^3 \cdot h)$

【齐墩果酸与抗炎受体环加氧酶-2(COX-2)作用的二维图】 齐墩果酸与抗炎受体环加氧酶-2(COX-2)作用的二维图见图 4.50。

【药理或临床作用】 本品具有保肝、抗肿瘤、抗炎、降血糖的作用。

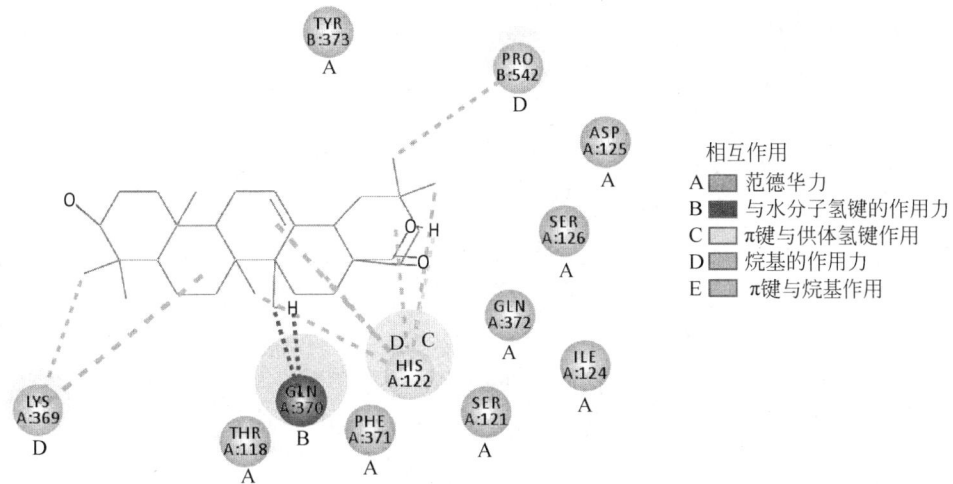

图 4.50　齐墩果酸与抗炎受体环加氧酶-2(COX-2)作用的二维图

青蒿琥酯　Artesunate

【化学机构】

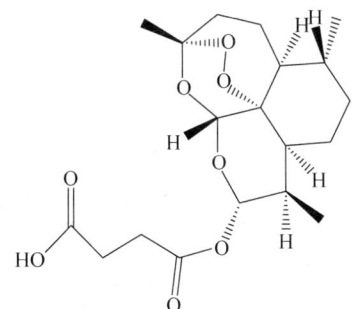

【主要来源】　来源于菊科蒿属黄花蒿(*Artemisia annua*)的叶。

【理化性质】　本品为白色结晶,无臭、味苦,熔点 1290.00~1400.00℃,在三氯甲烷中易溶,在丙酮中溶解,在甲醇或乙醇中略溶,在水中几乎不溶。

【类药五原则数据】　相对分子质量 384.4,脂水分配系数 1.845,可旋转键数 4,氢键受体数 8,氢键给体数 1。

【药物动力学数据】　青蒿琥酯的吸收、分布、代谢、排泄、毒性的数据见表 4.76、图 4.51。

表 4.76　青蒿琥酯的吸收、分布、代谢、排泄、毒性的数据表

25℃下水溶解度水平	2
血脑屏障通透水平	3
人类肠道吸收性水平	0
肝毒性(马氏距离)	11.48
细胞色素 P450 2D6 抑制性(马氏距离)	7.524
血浆蛋白结合率(马氏距离)	17.02

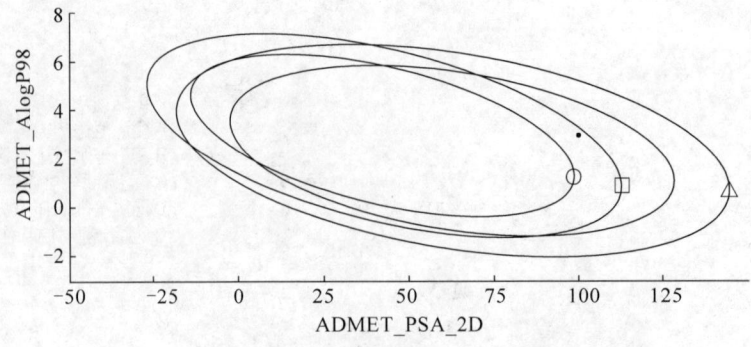

图 4.51　青蒿琥酯 ADMET 范围图

【毒性】　青蒿琥酯毒理学概率数据见表 4.77。

表 4.77　青蒿琥酯毒理学概率表

毒理学性质	发生概率
致突变性	0
好氧生物降解性能	0.998
潜在发育毒性	1.000
皮肤刺激性	0
NTP 致癌性（雄大鼠）	0
NTP 致癌性（雌大鼠）	0.451
NTP 致癌性（雄小鼠）	0
NTP 致癌性（雌小鼠）	0

【药理】　青蒿琥酯药理模型数据见表 4.78。

表 4.78　青蒿琥酯药理模型数据表

模型 1	大鼠口服半数致死量
LD_{50}	10.00g/kg
95％的置信限下最小 LD_{50}	1.800g/kg
95％的置信限下最大 LD_{50}	10.00g/kg
模型 2	大鼠吸入半数致死浓度
LC_{50}	$10.00g/(m^3 \cdot h)$
低于 95％置信限下的限量	$10.00g/(m^3 \cdot h)$
高于 95％置信限下的限量	$10.00g/(m^3 \cdot h)$

【青蒿琥酯与抗炎靶点 TLR4 受体作用的二维图】　青蒿琥酯与抗炎靶点 TLR4 受体作用的二维图见图 4.52。

【药理或临床作用】　本品可用于间日疟的治疗,恶性平均原虫转阴时间快于氯喹,临床治疗中未见毒副作用。

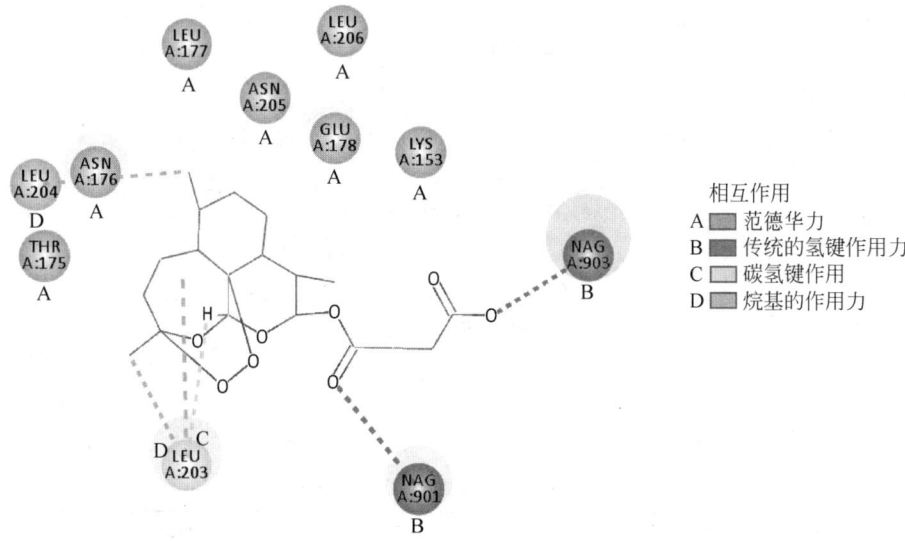

图 4.52　青蒿琥酯与抗炎靶点 TLR4 受体作用的二维图

人参炔醇　Panaxynol

【化学结构】

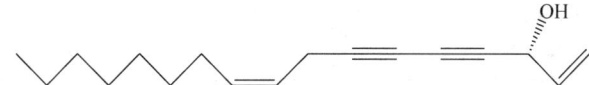

【主要来源】　来源于五加科人参属人参（*Panax ginseng* C. A. Mey.）。

【理化性质】　本品为油状,具有水溶性,可溶于甲醇、乙醇、二甲基亚砜等有机溶剂。

【类药五原则数据】　相对分子质量 244.4,脂水分配系数 5.680,可旋转键数 11,氢键受体数 1,氢键给体数 1。

【药物动力学数据】　人参炔醇的吸收、分布、代谢、排泄、毒性的数据见表 4.79、图 4.53。

表 4.79　人参炔醇的吸收、分布、代谢、排泄、毒性的数据表

25℃下水溶解度水平	2
血脑屏障通透水平	0
人类肠道吸收性水平	1
肝毒性（马氏距离）	8.764
细胞色素 P450 2D6 抑制性（马氏距离）	10.71
血浆蛋白结合率（马氏距离）	9.371

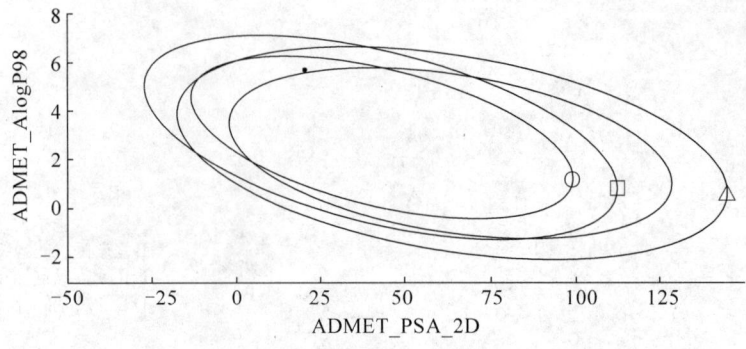

图 4.53　人参炔醇 ADNET 范围图

【毒性】　人参炔醇毒理学概率数据见表 4.80。

表 4.80　人参炔醇毒理学概率表

毒理学性质	发生概率
致突变性	0
好氧生物降解性能	0.925
潜在发育毒性	0
皮肤刺激性	0.309
NTP 致癌性(雄大鼠)	0
NTP 致癌性(雌大鼠)	0
NTP 致癌性(雄小鼠)	0
NTP 致癌性(雌小鼠)	0.869

【药理】　人参炔醇药理模型数据见表 4.81。

表 4.81　人参炔醇药理模型数据表

模型 1	大鼠口服半数致死量
LD_{50}	10.00g/kg
95％的置信限下最小 LD_{50}	10.00g/kg
95％的置信限下最大 LD_{50}	10.00g/kg
模型 2	大鼠吸入半数致死浓度
LC_{50}	$2.500g/(m^3 \cdot h)$
低于 95％置信限下的限量	$120.4mg/(m^3 \cdot h)$
高于 95％置信限下的限量	$10.00g/(m^3 \cdot h)$

【人参炔醇与抗炎受体环加氧酶-2(COX-2)作用的二维图】　人参炔醇与抗炎受体环加氧酶-2(COX-2)作用的二维图见图 4.54。

【药理或临床作用】　本品具有抗癌、抑菌、镇静、镇痛、降压、抗炎作用。

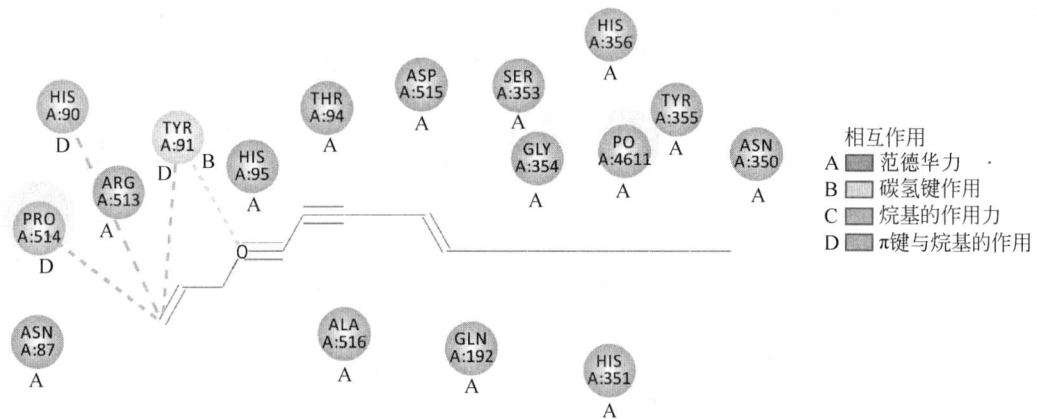

图 4.54　青蒿琥酯与抗炎受体 TLR4 作用的二维图

蛇孢假壳素 A　Ophiobolin A

【化学结构】

【主要来源】　来源于植物病原真菌。

【理化性质】　本品为结晶状,可溶于有机溶剂。

【类药五原则数据】　相对分子质量 400.6,脂水分配系数 3.527,可旋转键数 2,氢键受体数 4,氢键给体数 1。

【药物动力学数据】　蛇孢假壳素的吸收、分布、代谢、排泄、毒性的数据见表 4.82、图 4.55。

表 4.82　蛇孢假壳素的吸收、分布、代谢、排泄、毒性的数据表

25℃下水溶解度水平	2
血脑屏障通透水平	2
人类肠道吸收性水平	0
肝毒性(马氏距离)	11.74
细胞色素 P450 2D6 抑制性(马氏距离)	9.143
血浆蛋白结合率(马氏距离)	11.01

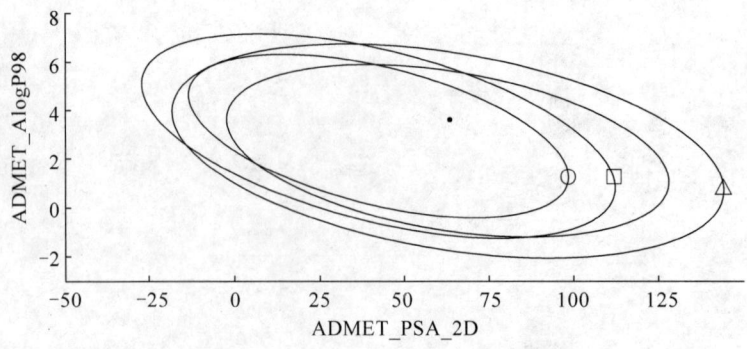

图 4.55　蛇孢假壳素 ADMET 范围图

【毒性】　蛇孢假壳素毒理学概率数据见表 4.83。

表 4.83　蛇孢假壳素毒理学概率表

毒理学性质	发生概率
致突变性	0
好氧生物降解性能	0
潜在发育毒性	1.000
皮肤刺激性	0.989
NTP 致癌性(雄大鼠)	0.996
NTP 致癌性(雌大鼠)	0.745
NTP 致癌性(雄小鼠)	1.000
NTP 致癌性(雌小鼠)	1.000

【药理】　蛇孢假壳素药理模型数据见表 4.84。

表 4.84　蛇孢假壳素药理模型数据表

模型 1	大鼠口服半数致死量
LD_{50}	1.700g/kg
95％的置信限下最小 LD_{50}	287.7mg/kg
95％的置信限下最大 LD_{50}	10.00g/kg
模型 2	大鼠吸入半数致死浓度
LC_{50}	280.5mg/(m^3 · h)
低于 95％置信限下的限量	9.900mg/(m^3 · h)
高于 95％置信限下的限量	7.900g/(m^3 · h)

【蛇孢假壳素与抗菌受体褪黑素(MT)作用的二维图】　蛇孢假壳素与抗菌受体褪黑素(MT)作用的二维图见图 4.56。

【药理或临床作用】　本品具有杀线虫、抗真菌、抗细菌、抗肿瘤等作用。

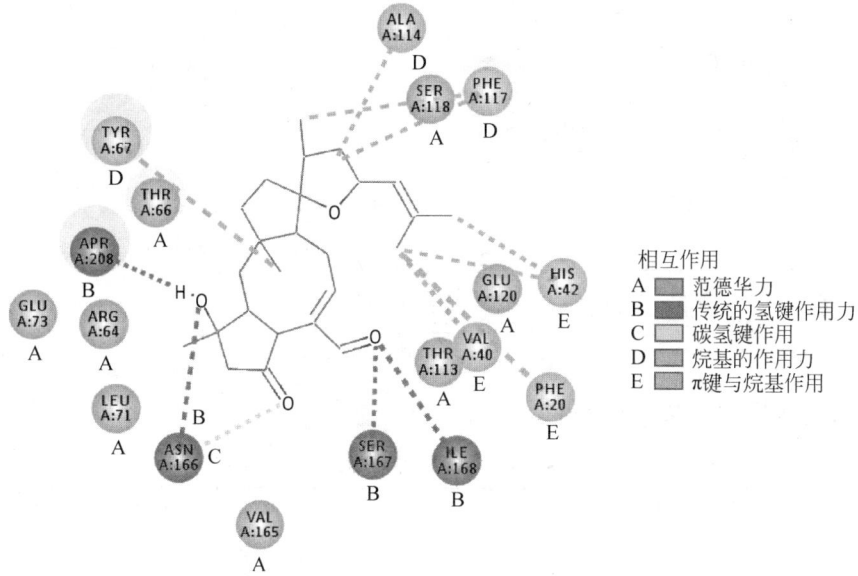

图 4.56 蛇孢假壳素与抗菌受体褪黑素(MT)作用的二维图

石松醇 Lycoclavanol

【化学结构】

【主要来源】 来源于天南星科石柑属石柑子(*Pothos chinensis*)的全草。

【理化性质】 本品为白色粉末,熔点 308.00～310.00℃。

【类药五原则数据】 相对分子质量 458.7,脂水分配系数 5.361,可旋转键数 1,氢键受体数 3,氢键给体数 3。

【药物动力学数据】 石松醇的吸收、分布、代谢、排泄、毒性的数据见表 4.85、图 4.57。

表 4.85 石松醇的吸收、分布、代谢、排泄、毒性的数据表

25℃下水溶解度水平	2
血脑屏障通透水平	1
人类肠道吸收性水平	0
肝毒性(马氏距离)	10.15
细胞色素 P450 2D6 抑制性(马氏距离)	15.14
血浆蛋白结合率(马氏距离)	10.48

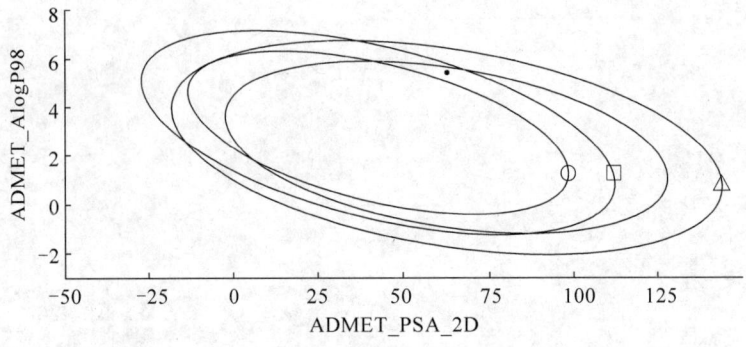

图 4.57　石松醇 ADMET 范围图

【毒性】　石松醇毒理学概率数据见表 4.86。

表 4.86　石松醇毒理学概率表

毒理学性质	发生概率
致突变性	0
好氧生物降解性能	0
潜在发育毒性	0.922
皮肤刺激性	1.000
NTP 致癌性（雄大鼠）	0.168
NTP 致癌性（雌大鼠）	0.438
NTP 致癌性（雄小鼠）	0
NTP 致癌性（雌小鼠）	1.000

【药理】　石松醇药理模型数据见表 4.87。

表 4.87　石松醇药理模型数据表

模型 1	大鼠口服半数致死量
LD_{50}	3.100g/kg
95％的置信限下最小 LD_{50}	327.9mg/kg
95％的置信限下最大 LD_{50}	10.00g/kg
模型 2	大鼠吸入半数致死浓度
LC_{50}	$10.00g/(m^3 \cdot h)$
低于 95％置信限下的限量	$10.00g/(m^3 \cdot h)$
高于 95％置信限下的限量	$10.00g/(m^3 \cdot h)$

【石松醇与抗炎受体环加氧酶-2（COX-2）作用的二维图】　石松醇与抗炎受体环加氧酶-2（COX-2）作用的二维图见图 4.58。

【药理或临床作用】　本品具有祛风除湿、通经活络、消肿止痛的作用，可用于风湿腰腿痛、关节疼痛、屈伸不利、跌打损伤、刀伤、烫火伤的治疗。

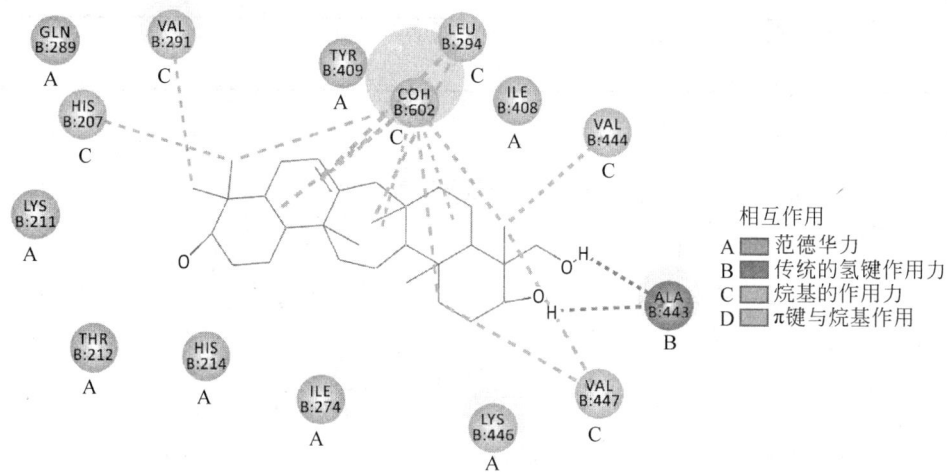

图 4.58　石松醇与抗炎受体环加氧酶-2(COX-2)作用的二维图

松香酸　Abietic acid

【化学结构】

【主要来源】　来源于松科松属马尾松（*Pinus massoniana* Lamb.）树脂除去挥发油后，所留存的固体树脂。

【理化性质】　本品为微黄至黄红色玻璃状固体，熔点 139.00～142.00℃，沸点 300.00℃（常压），易溶于乙醇、乙醚、丙酮、苯、二氯乙烷、二硫化碳、松节油、石油醚、汽油等有机溶剂，并溶于油类和碱溶液，微溶于热水，不溶于水。

【类药五原则数据】　相对分子质量 302.5，脂水分配系数 5.093，可旋转键数 2，氢键受体数 2，氢键给体数。

【药物动力学数据】　松香酸的吸收、分布、代谢、排泄、毒性的数据见表 4.88、图 4.59。

表 4.88　松香酸的吸收、分布、代谢、排泄、毒性的数据表

25℃下水溶解度水平	2
血脑屏障通透水平	0
人类肠道吸收性水平	0
肝毒性（马氏距离）	9.393

续表

细胞色素 P450 2D6 抑制性（马氏距离）	9.131
血浆蛋白结合率（马氏距离）	8.194

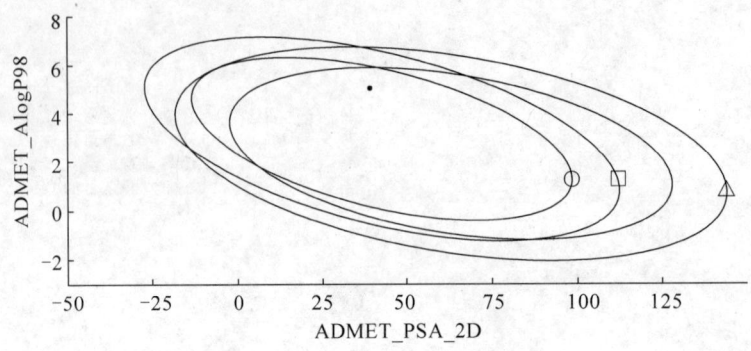

图 4.59　松香酸 ADMET 范围图

【毒性】　松香酸的毒理学概率数据见表 4.89。

表 4.89　松香酸的毒理学概率表

毒理学性质	发生概率
致突变性	0
好氧生物降解性能	0
潜在发育毒性	0
皮肤刺激性	0.734
NTP 致癌性（雄大鼠）	0.999
NTP 致癌性（雌大鼠）	0.004
NTP 致癌性（雄小鼠）	0
NTP 致癌性（雌小鼠）	0.889

【药理】　松香酸药理模型数据见表 4.90。

表 4.90　松香酸药理模型数据表

模型 1	大鼠口服半数致死量
LD_{50}	10.00g/kg
95% 的置信限下最小 LD_{50}	5.000g/kg
95% 的置信限下最大 LD_{50}	10.00g/kg
模型 2	大鼠吸入半数致死浓度
LC_{50}	10.00g/(m³ · h)
低于 95% 置信限下的限量	2.400g/(m³ · h)
高于 95% 置信限下的限量	10.00g/(m³ · h)

【松香酸与抗菌受体褪黑素（MT）作用的二维图】　松香酸与抗菌受体褪黑素（MT）作用的二维图见图 4.60。

【药理或临床作用】　本品可用于辅助乳酸菌和丁酸菌的生长，也可用于抗菌，可有效抑制链球菌属细菌活性。

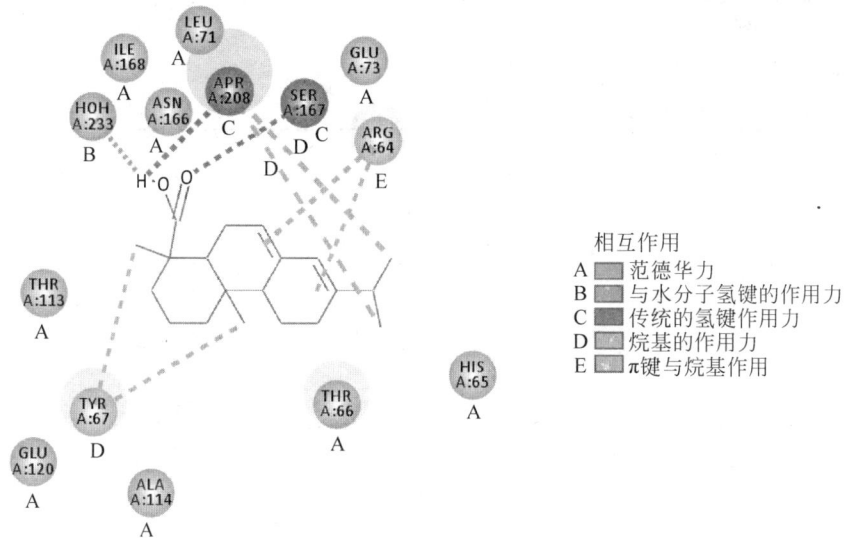

图 4.60　松香酸与抗菌受体褪黑素(MT)作用的二维图

松油烯-4-醇　Terpinen-4-ol

【化学结构】

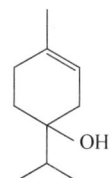

【主要来源】　来源于菊科菊蒿属菊蒿(*Tanacetum vulgare* L.)。

【理化性质】　本品为无色油状液体,沸点 212℃,溶于醇类和油类,微溶于水。

【类药五原则数据】　相对分子质量 154.2,脂水分配系数 2.550,可旋转键数 1,氢键受体数 1,氢键给体数 1。

【药物动力学数据】　松油烯-4-醇的吸收、分布、代谢、排泄、毒性的数据见表 4.91、图 4.61。

表 4.91　松油烯-4-醇的吸收、分布、代谢、排泄、毒性的数据表

25℃下水溶解度水平	3
血脑屏障通透水平	1
人类肠道吸收性水平	0

续表

肝毒性（马氏距离）	9.975
细胞色素 P450 2D6 抑制性（马氏距离）	8.835
血浆蛋白结合率（马氏距离）	8.663

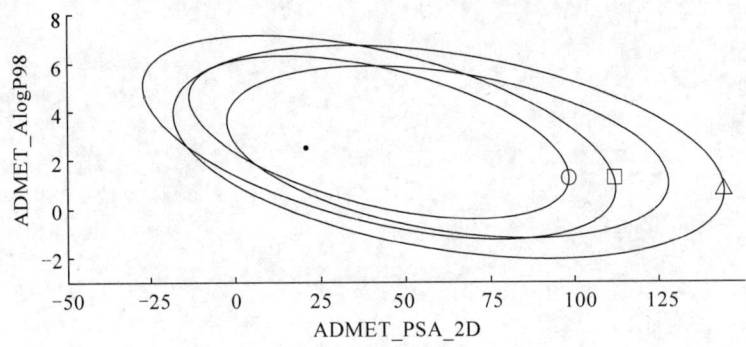

图 4.61　松油烯-4-醇 ADMET 范围图

【毒性】　松油烯-4-醇毒理学概率数据见表 4.92。

表 4.92　松油烯-4-醇毒理学概率表

毒理学性质	发生概率
致突变性	0
好氧生物降解性能	0
潜在发育毒性	0
皮肤刺激性	1.000
NTP 致癌性（雄大鼠）	0.487
NTP 致癌性（雌大鼠）	0
NTP 致癌性（雄小鼠）	0
NTP 致癌性（雌小鼠）	0

【药理】　松油烯-4-醇药理模型数据见表 4.93。

表 4.93　松油烯-4-醇药理模型数据表

模型 1	大鼠口服半数致死量
LD_{50}	4.100g/kg
95%的置信限下最小 LD_{50}	749.1mg/kg
95%的置信限下最大 LD_{50}	10.00g/kg
模型 2	大鼠吸入半数致死浓度
LC_{50}	10.00g/($m^3 \cdot h$)
低于 95%置信限下的限量	3.200g/($m^3 \cdot h$)
高于 95%置信限下的限量	10.00/($m^3 \cdot h$)

【松油烯-4-醇与抗菌受体褪黑素(MT)作用的二维图】 松油烯-4-醇与抗菌受体褪黑素
(MT)作用的二维图见图 4.62。

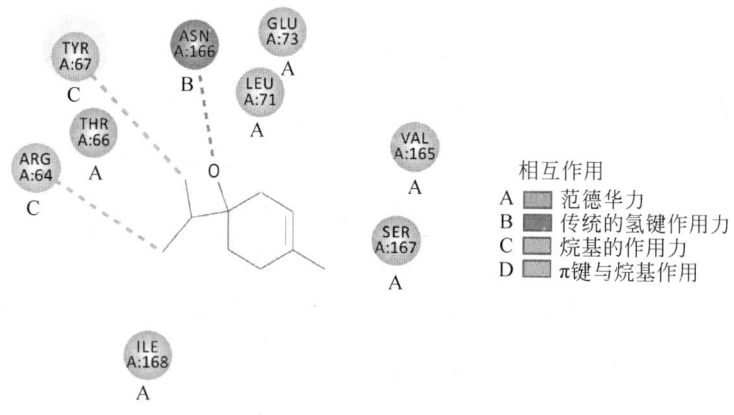

图 4.62 松油烯-4-醇与抗菌受体褪黑素(MT)作用的二维图

【药理或临床作用】 本品具有抑菌作用。

酸枣仁皂苷元 Jujubogenin

【化学结构】

【主要来源】 来源于鼠李科枣属酸枣[*Ziziphus jujuba* Mill. *var. spinosa* (Bunge) Hu
ex H. F. Chow.]的成熟干燥种子。

【理化性质】 本品为白色粉末,熔点为 222.00～225.00℃ 。

【类药五原则数据】 相对分子质量 472.7,脂水分配系数 4.392,可旋转键数 1,氢键受
体数 4,氢键给体数 2。

【药物动力学数据】 酸枣仁皂苷元的吸收、分布、代谢、排泄、毒性的数据见表 4.94、
图 4.63。

表 4.94 酸枣仁皂苷元的吸收、分布、代谢、排泄、毒性的数据表

25℃下水溶解度水平	1
血脑屏障通透水平	1
人类肠道吸收性水平	0
肝毒性(马氏距离)	11.38
细胞色素 P450 2D6 抑制性(马氏距离)	12.05
血浆蛋白结合率(马氏距离)	10.97

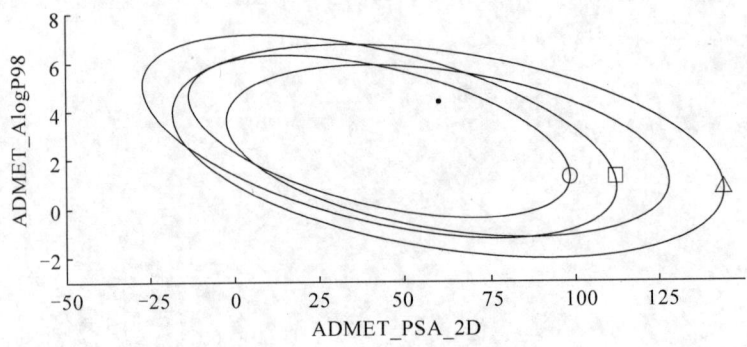

图 4.63　酸枣仁皂苷元 ADMET 范围图

【毒性】　酸枣仁皂苷元的毒理学概率数据见表 4.95。

表 4.95　酸枣仁皂苷元的毒理学概率表

毒理学性质	发生概率
致突变性	0
好氧生物降解性能	0
潜在发育毒性	0.453
皮肤刺激性	1.000
NTP 致癌性(雄大鼠)	1.000
NTP 致癌性(雌大鼠)	1.000
NTP 致癌性(雄小鼠)	1.000
NTP 致癌性(雌小鼠)	1.000

【药理】　酸枣仁皂苷元药理模型数据见表 4.96。

表 4.96　酸枣仁皂苷元药理模型数据表

模型 1	大鼠口服半数致死量
LD_{50}	7.600g/kg
95%的置信限下最小 LD_{50}	1.300g/kg
95%的置信限下最大 LD_{50}	10.00g/kg
模型 2	大鼠吸入半数致死浓度
LC_{50}	245.0mg/($m^3 \cdot h$)
低于95%置信限下的限量	5.700mg/($m^3 \cdot h$)
高于95%置信限下的限量	10.00g/($m^3 \cdot h$)

【酸枣仁皂苷元与 γ-氨基丁酸 A 型受体作用的二维图】　酸枣仁皂苷元与 γ-氨基丁酸 A 型受体作用的二维图见图 4.64。

【药理或临床作用】　本品具有镇静、催眠、镇痛和抗惊厥作用。

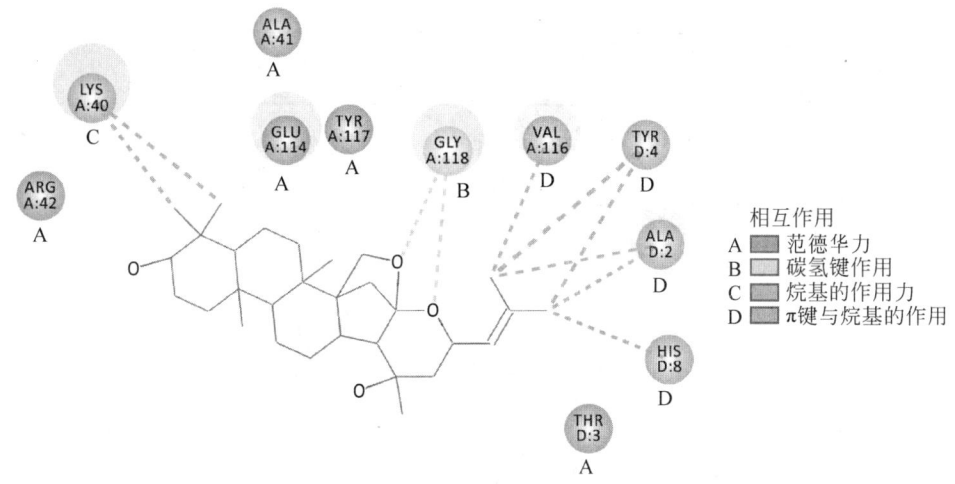

图 4.64 酸枣仁皂苷元与 γ-氨基丁酸 A 型受体作用的二维图

桃叶珊瑚苷 Aucubin

【化学结构】

【主要来源】 来源于车前科车前属平车前(p *Plantago depressa Willd.*)的全草。

【理化性质】 本品为白色针状结晶(乙醇),熔点 181.00℃(乙醇-乙醚),溶于水、乙醇及甲醇,几乎不溶于三氯甲烷、乙醚及石油醚。

【类药五原则数据】 相对分子质量 346.3,脂水分配系数－2.916,可旋转键数 4,氢键受体数 9,氢键给体数 6。

【药物动力学数据】 桃叶珊瑚苷的吸收、分布、代谢、排泄、毒性的数据见表 4.97、图 4.65。

表 4.97 桃叶珊瑚苷的吸收、分布、代谢、排泄、毒性的数据表

25℃下水溶解度水平	5
血脑屏障通透水平	4
人类肠道吸收性水平	3
肝毒性(马氏距离)	11.99

续表

细胞色素 P450 2D6 抑制性（马氏距离）	13.73
血浆蛋白结合率（马氏距离）	13.14

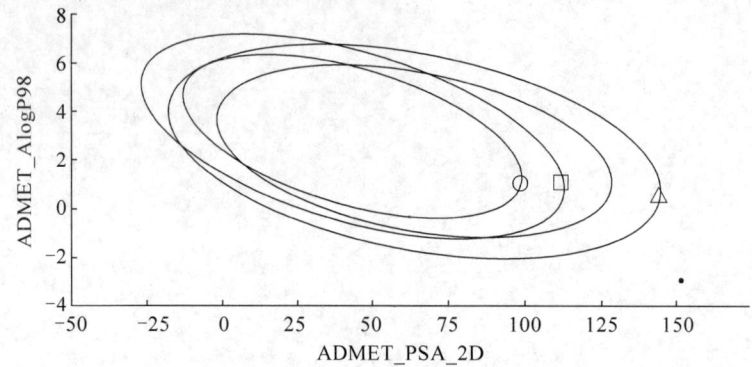

图 4.65　桃叶珊瑚苷 ADMET 范围图

【毒性】　桃叶珊瑚苷毒理学概率数据见表 4.98。

表 4.98　桃叶珊瑚苷毒理学概率表

毒理学性质	发生概率
致突变性	0
好氧生物降解性能	1.000
潜在发育毒性	0
皮肤刺激性	0
NTP 致癌性（雄大鼠）	0
NTP 致癌性（雌大鼠）	0.999
NTP 致癌性（雄小鼠）	0
NTP 致癌性（雌小鼠）	0.998

【药理】　桃叶珊瑚苷药理模型数据见表 4.99。

表 4.99　桃叶珊瑚苷药理模型数据表

模型 1	大鼠口服半数致死量
LD_{50}	10.00g/kg
95％的置信限下最小 LD_{50}	10.00g/kg
95％的置信限下最大 LD_{50}	10.00g/kg
模型 2	大鼠吸入半数致死浓度
LC_{50}	7.800mg/(m^3 · h)
低于 95％置信限下的限量	205.7μg/(m^3 · h)
高于 95％置信限下的限量	294.3mg/(m^3 · h)

【桃叶珊瑚苷与血管紧张素转换酶（ACE）作用的二维图】　桃叶珊瑚苷与血管紧张素转换酶（ACE）作用的二维图见图 4.66。

【药理或临床作用】　本品具有清湿热、利小便、镇痛、降压、保肝护肝、抗肿瘤等作用。

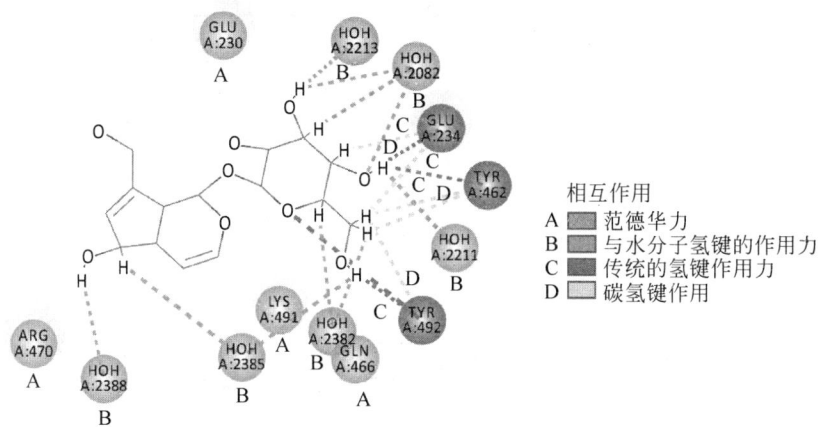

图 4.66 桃叶珊瑚苷与血管紧张素转换酶(ACE)作用的二维图

土荆酸丙 Pseudolaric acid C

【化学结构】

【主要来源】 来源于松科金钱松属金钱松[*Pseudolarix amabilis*(Nelson)Rehd]的干燥根皮或近根树皮。

【理化性质】 本品为无色针状结晶(甲醇),熔点 198.00~200.00℃,密度 1.31g/cm³,易溶于有机溶剂,难溶于水。

【类药五原则数据】 相对分子质量 390.4,脂水分配系数 2.181,可旋转键数 5,氢键受体数 7,氢键给体数 2。

【药物动力学数据】 土荆酸丙的吸收、分布、代谢、排泄、毒性的数据见表 4.100、图 4.67。

表 4.100 土荆酸丙的吸收、分布、代谢、排泄、毒性的数据表

25℃下水溶解度水平	3
血脑屏障通透水平	4
人类肠道吸收性水平	0

续表

肝毒性(马氏距离)	11.68
细胞色素 P450 2D6 抑制性(马氏距离)	10.27
血浆蛋白结合率(马氏距离)	13.25

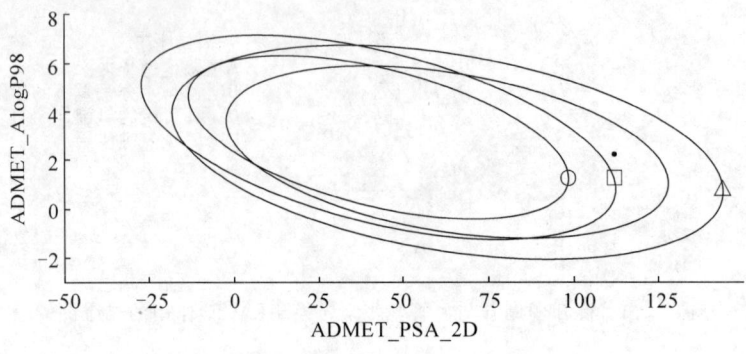

图 4.67　土荆酸丙 ADMET 范围图

【毒性】　土荆酸丙毒理学概率数据见表 4.101。

表 4.101　土荆酸丙毒理学概率表

毒理学性质	发生概率
致突变性	0
好氧生物降解性能	0
潜在发育毒性	1.000
皮肤刺激性	0
NTP 致癌性(雄大鼠)	1.000
NTP 致癌性(雌大鼠)	1.000
NTP 致癌性(雄小鼠)	0.259
NTP 致癌性(雌小鼠)	1.000

【药理】　土荆酸丙药理模型数据见表 4.102。

表 4.102　土荆酸丙药理模型数据表

模型 1	大鼠口服半数致死量
LD_{50}	376.9mg/kg
95%的置信限下最小 LD_{50}	59.70mg/kg
95%的置信限下最大 LD_{50}	2.400g/kg
模型 2	大鼠吸入半数致死浓度
LC_{50}	$10.00g/(m^3 \cdot h)$
低于 95%置信限下的限量	$10.00g/(m^3 \cdot h)$
高于 95%置信限下的限量	$10.00g/(m^3 \cdot h)$

【土荆酸丙与抗真菌 β1,3 葡聚糖合成酶作用的二维图】　土荆酸丙与抗真菌 β1,3 葡聚糖合成酶作用的二维图见图 4.68。

【药理或临床作用】　本品具可用于抗真菌,对白色念珠菌、黄曲霉、烟曲霉和新型隐球

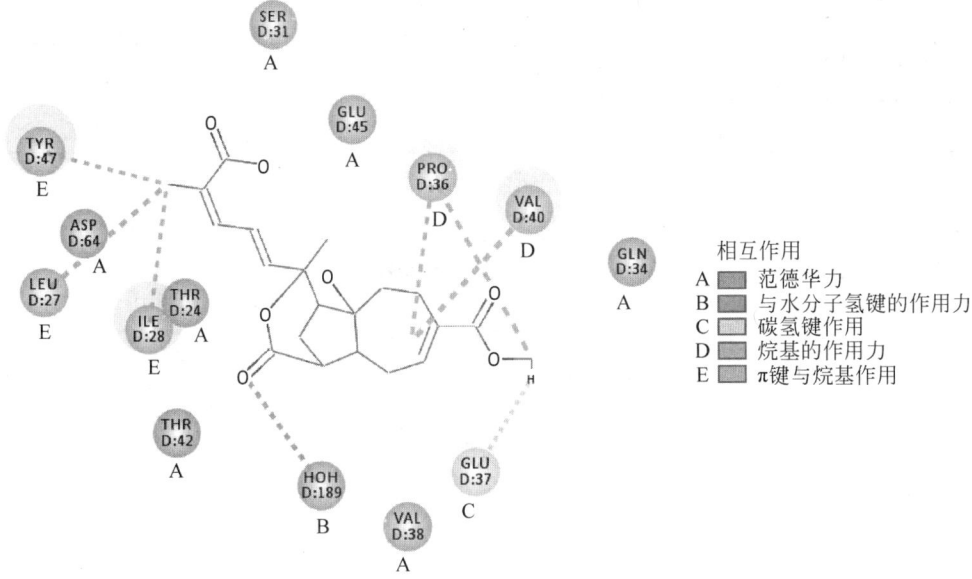

图 4.68　土荆酸丙与抗真菌 β1,3 葡聚糖合成酶作用的二维图

酵母菌有弱的抗菌活性。

土荆酸甲　Pseudolaric acid A

【化学结构】

【主要来源】　来源于松科金钱松属金钱松［*Pseudolarix amabilis*（Nelson）Rehd］的干燥根皮或近根树皮。

【理化性质】　本品为结晶状,熔点 206.00～207.00℃,可溶于有机溶剂,不溶于水。

【类药五原则数据】　相对分子质量 388.5,脂水分配系数 3.424,可旋转键数 5,氢键受体数 6,氢键给体数 1。

【药物动力学数据】　土荆酸甲的吸收、分布、代谢、排泄、毒性的数据见表 4.103、图 4.69。

表 4.103　土荆酸甲的吸收、分布、代谢、排泄、毒性的数据表

25℃下水溶解度水平	2
血脑屏障通透水平	3
人类肠道吸收性水平	0

续表

肝毒性(马氏距离)	9.769
细胞色素 P450 2D6 抑制性(马氏距离)	7.933
血浆蛋白结合率(马氏距离)	11.78

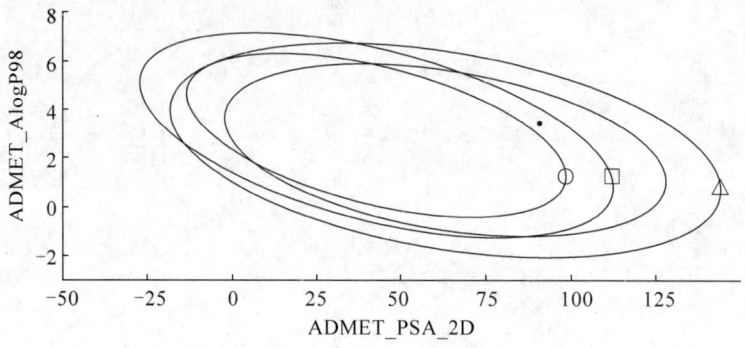

图 4.69　土荆酸甲 ADMET 范围图

【毒性】　土荆酸甲毒理学概率数据见表 4.104。

表 4.104　土荆酸甲毒理学概率表

毒理学性质	发生概率
致突变性	0
好氧生物降解性能	0
潜在发育毒性	1.000
皮肤刺激性	0
NTP 致癌性(雄大鼠)	0.988
NTP 致癌性(雌大鼠)	0.017
NTP 致癌性(雄小鼠)	0.999
NTP 致癌性(雌小鼠)	0.976

【药理】　土荆酸甲药理模型数据见表 4.105。

表 4.105　土荆酸甲药理模型数据表

模型 1	大鼠口服半数致死量
LD_{50}	1.000g/kg
95%的置信限下最小 LD_{50}	181.6mg/kg
95%的置信限下最大 LD_{50}	5.800g/kg
模型 2	大鼠吸入半数致死浓度
LC_{50}	10.00g/($m^3 \cdot$ h)
低于 95%置信限下的限量	10.00g/($m^3 \cdot$ h)
高于 95%置信限下的限量	10.00g/($m^3 \cdot$ h)

【土荆酸甲与抗真菌 β1,3 葡聚糖合成酶作用的二维图】　土荆酸甲与抗真菌 β1,3 葡聚糖合成酶作用的二维图见图 4.70。

【药理或临床作用】　本品具有抗真菌作用。

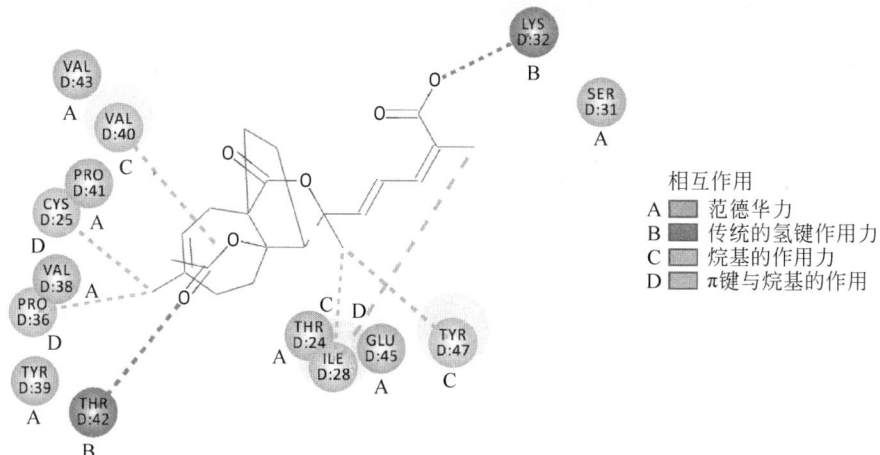

图 4.70　土荆酸甲与抗真菌 β1,3 葡聚糖合成酶作用的二维图

乌苏酸 Ursolic acid

【化学结构】

【主要来源】　来源于唇形科夏枯草属夏枯草（*Prunella vulgaris* L.）的全草。

【理化性质】　本品为大而有光泽的棱晶（无水乙醇），细得像毛似的针晶（稀乙醇），熔点 285.00～288.00℃，易溶于丙酮，可溶于热的冰醋酸和 2％氢氧化钠乙醇溶液，不溶于水和石油醚。

【类药五原则数据】　相对分子质量 456.7，脂水分配系数，6.492 可旋转键数 1，氢键受体数 3，氢键给体数 2。

【药物动力学数据】　乌苏酸的吸收、分布、代谢、排泄、毒性的数据见表 4.106、图 4.71。

表 4.106　乌苏酸的吸收、分布、代谢、排泄、毒性的数据表

25℃下水溶解度水平	1
血脑屏障通透水平	4
人类肠道吸收性水平	1
肝毒性（马氏距离）	9.832

续表

细胞色素 P450 2D6 抑制性（马氏距离）	10.83
血浆蛋白结合率（马氏距离）	9.104

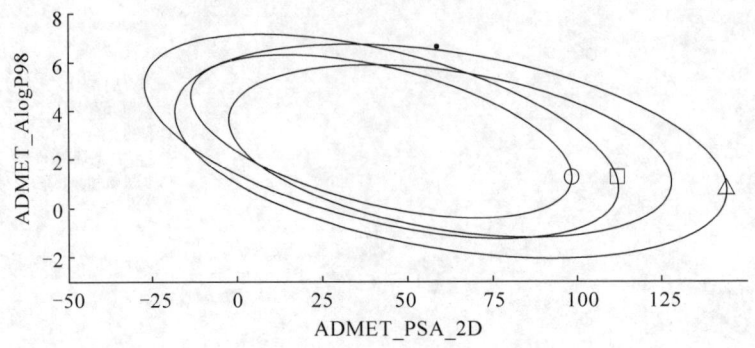

图 4.71　乌苏酸 ADDMET 范围图

【毒性】　乌苏酸毒理学概率数据见表 4.107。

表 4.107　乌苏酸毒理学概率表

毒理学性质	发生概率
致突变性	0
好氧生物降解性能	0
潜在发育毒性	1.000
皮肤刺激性	0.073
NTP 致癌性（雄大鼠）	0.856
NTP 致癌性（雌大鼠）	1.000
NTP 致癌性（雄小鼠）	0
NTP 致癌性（雌小鼠）	1.000

【药理】　乌苏酸药理模型数据见表 4.108。

表 4.108　乌苏酸药理模型数据表

模型 1	大鼠口服半数致死量
LD_{50}	10.00g/kg
95％的置信限下最小 LD_{50}	10.00g/kg
95％的置信限下最大 LD_{50}	10.00g/kg
模型 2	大鼠吸入半数致死浓度
LC_{50}	10.00g/(m³·h)
低于 95％置信限下的限量	10.00g/(m³·h)
高于 95％置信限下的限量	10.00g/(m³·h)

【乌苏酸与抗炎受体环加氧酶-2（COX-2）作用的二维图】　乌苏酸与抗炎受体环加氧酶-2（COX-2）作用的二维图见图 4.72。

【药理或临床作用】　本品具有镇静、抗炎、抗菌、抗糖尿病、抗溃疡、降低血糖等作用，亦可作为药物、食品的乳化剂，还被广泛地用作医药和化妆品原料。

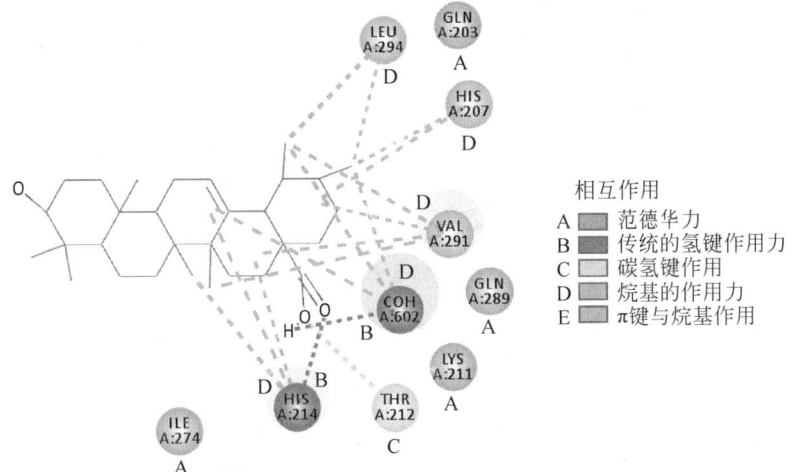

图 4.72　乌苏酸与抗炎受体环加氧酶-2(COX-2)作用的二维图

去乙酰西地兰　Deslanoside

【化学结构】

【主要来源】　来源于玄参科毛地黄属毛地黄（*Digitalis purpurea* L.）。

【理化性质】　本品为无色或白色结晶或结晶性粉末,无臭,味苦,有引湿性,置空气中能吸收约 7% 的水分,可溶于甲醇、吡啶,稍溶于乙醇。

【类药五原则数据】　相对分子质量 943.1,脂水分配系数 0.252,可旋转键数 10,氢键受体数 19,氢键给体数 0。

【药物动力学数据】　去乙酰西地兰的吸收、分布、代谢、排泄、毒性的数据见表 4.109、图 4.73。

表 4.109　去乙酰西地兰的吸收、分布、代谢、排泄、毒性的数据表

25℃下水溶解度水平	3
血脑屏障通透水平	4
人类肠道吸收性水平	3
肝毒性(马氏距离)	14.16

续表

细胞色素 P450 2D6 抑制性（马氏距离）	14.90
血浆蛋白结合率（马氏距离）	10.26

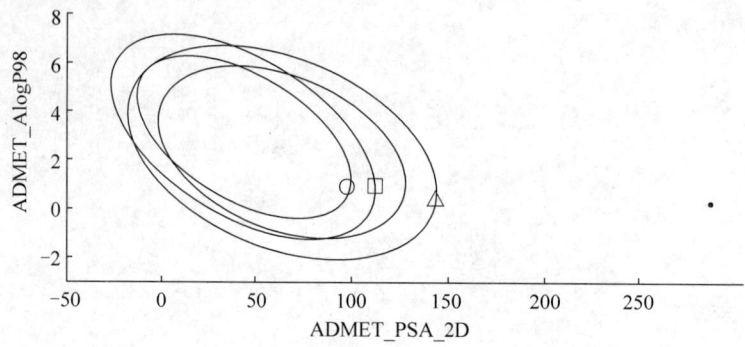

图 4.73　去乙酰西地兰 ADMET 范围图

【毒性】　去乙酰西地兰毒理学概率数据见表 4.110。

表 4.110　去乙酰西地兰毒理学概率表

毒理学性质	发生概率
致突变性	0
好氧生物降解性能	0
潜在发育毒性	0
皮肤刺激性	0
NTP 致癌性（雄大鼠）	0
NTP 致癌性（雌大鼠）	1.000
NTP 致癌性（雄小鼠）	1.000
NTP 致癌性（雌小鼠）	0

【药理】　去乙酰西地兰药理模型数据见表 4.111。

表 4.111　去乙酰西地兰药理模型数据表

模型 1	大鼠口服半数致死量
LD_{50}	10.00g/kg
95% 的置信限下最小 LD_{50}	10.00g/kg
95% 的置信限下最大 LD_{50}	10.00g/kg
模型 2	大鼠吸入半数致死浓度
LC_{50}	$3.400\mu g/(m^3 \cdot h)$
低于 95% 置信限下的限量	$8.200ng/(m^3 \cdot h)$
高于 95% 置信限下的限量	$1.400mg/(m^3 \cdot h)$

【去乙酰西地兰与强心 β_2 受体作用的二维图】　去乙酰西地兰与强心 β_2 受体作用的二维图见图 4.74。

【药理或临床作用】　本品可用作强心药,用于慢性心力衰竭、心房颤动和阵发性室上性心动过速的治疗。

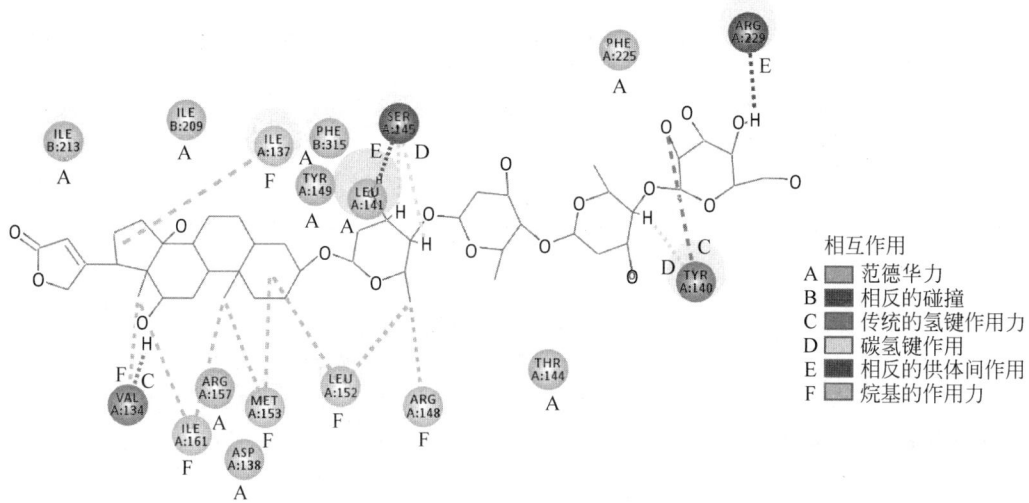

图 4.74 去乙酰西地兰与强心 β_2 受体作用的二维图

香茶菜甲素 A Amethystoidin A

【化学结构】

【**主要来源**】 来源于唇形科香茶菜属香茶菜［*Rabdosia amethystoides*（Benth.）Hara］全草。

【**理化性质**】 本品为结晶状，溶于有机溶剂。

【**类药五原则数据**】 相对分子质量 348.4，脂水分配系数 0.613，可旋转键数 1，氢键受体数 5，氢键给体数 3。

【**药物动力学数据**】 香茶菜甲素 A 的吸收、分布、代谢、排泄、毒性的数据见表 4.112、图 4.75。

表 4.112 香茶菜甲素 A 的吸收、分布、代谢、排泄、毒性的数据表

25℃下水溶解度水平	3
血脑屏障通透水平	3
人类肠道吸收性水平	0
肝毒性（马氏距离）	9.184
细胞色素 P450 2D6 抑制性（马氏距离）	11.76
血浆蛋白结合率（马氏距离）	9.811

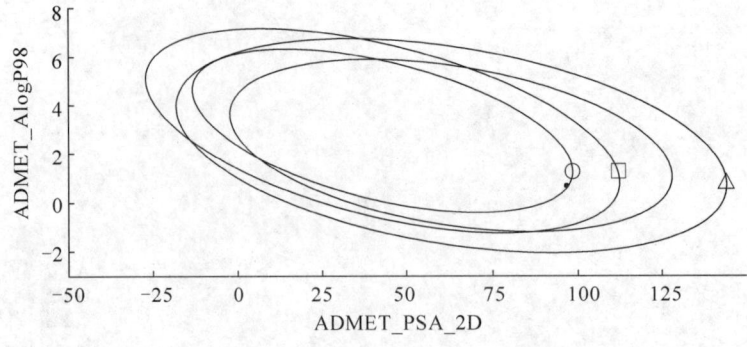

图 4.75 香茶菜甲素 A ADMET 范围图

【毒性】 香茶菜甲素 A 毒理学概率数据见表 4.113。

表 4.113 香茶菜甲素 A 毒理学概率表

毒理学性质	发生概率
致突变性	0
好氧生物降解性能	0
潜在发育毒性	1.000
皮肤刺激性	0
NTP 致癌性(雄大鼠)	0.437
NTP 致癌性(雌大鼠)	0
NTP 致癌性(雄小鼠)	0
NTP 致癌性(雌小鼠)	0.001

【药理】 香茶菜甲素 A 药理模型数据见表 4.114。

表 4.114 香茶菜甲素 A 药理模型数据表

模型 1	大鼠口服半数致死量
LD_{50}	928.6ng/kg
95%的置信限下最小 LD_{50}	89.50ng/kg
95%的置信限下最大 LD_{50}	9.600μg/kg
模型 2	大鼠吸入半数致死浓度
LC_{50}	11.00mg/(m^3 · h)
低于 95%置信限下的限量	614.6μg/(m^3 · h)
高于 95%置信限下的限量	195.5mg/(m^3 · h)

【香茶菜甲素与抗菌受体褪黑素(MT)作用的二维图】 香茶菜甲素与抗菌受体褪黑素作用的二维图见图 4.76。

【药理或临床作用】 本品具有抗癌、抗菌、抗肿瘤作用,对四氯化碳肝损伤有保护作用。

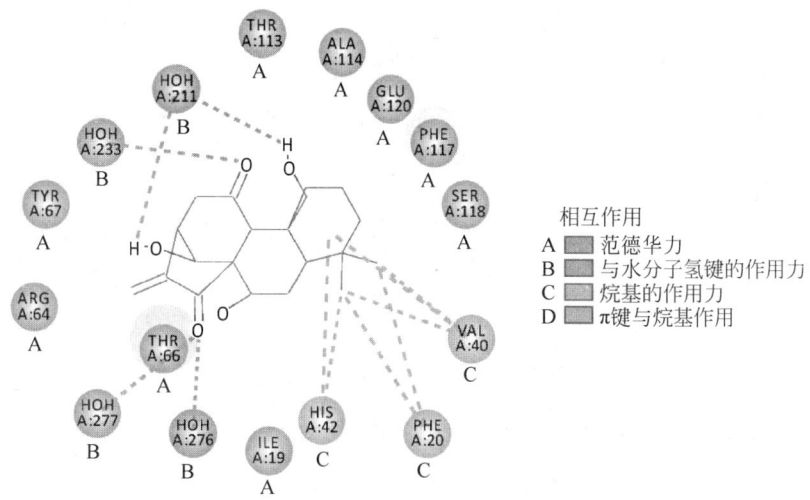

图 4.76　香茶菜甲素与抗菌受体褪黑素作用的二维图

相互作用
A　范德华力
B　与水分子氢键的作用力
C　烷基的作用力
D　π键与烷基作用

香茅醇 Citronellol

【化学结构】

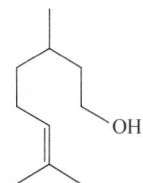

【主要来源】　来源于芸香科九里香属九里香（*Murraya exotica* L.）的叶。

【理化性质】　本品为无色液体,具有甜玫瑰香,熔点 77.00～83.00℃,沸点 225.00℃,溶于乙醇和乙醚,略微溶于水,不溶于甘油。

【类药五原则数据】　相对分子质量 156.2,脂水分配系数 3.049,可旋转键数 5,氢键受体数 1,氢键给体数 1。

【药物动力学数据】　香茅醇的吸收、分布、代谢、排泄、毒性的数据见表 4.115、图 4.77。

表 4.115　香茅醇的吸收、分布、代谢、排泄、毒性的数据表

25℃下水溶解度水平	3
血脑屏障通透水平	1
人类肠道吸收性水平	0
肝毒性（马氏距离）	8.682
细胞色素 P450 2D6 抑制性（马氏距离）	10.32
血浆蛋白结合率（马氏距离）	9.145

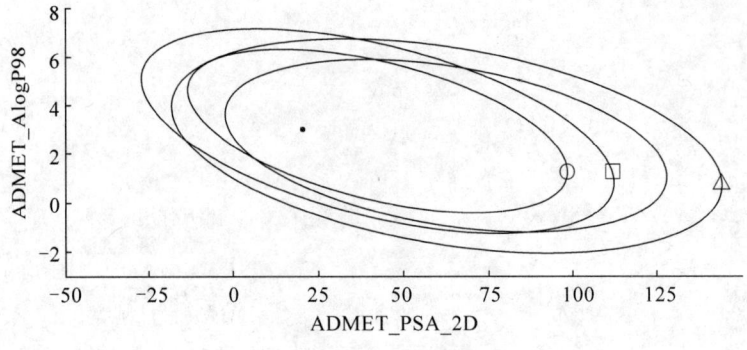

图 4.77　香茅醇 ADMET 范围图

【毒性】　香茅醇毒理学概率数据见表 4.116。

表 4.116　香茅醇毒理学概率表

毒理学性质	发生概率
致突变性	0
好氧生物降解性能	1.000
潜在发育毒性	0
皮肤刺激性	0.935
NTP 致癌性(雄大鼠)	0.336
NTP 致癌性(雌大鼠)	0.999
NTP 致癌性(雄小鼠)	1.000
NTP 致癌性(雌小鼠)	1.000

【药理】　香茅醇药理模型数据见表 4.117。

表 4.117　香茅醇药理模型数据表

模型 1	大鼠口服半数致死量
LD_{50}	3.600g/kg
95%的置信限下最小 LD_{50}	1.100g/kg
95%的置信限下最大 LD_{50}	10.00g/kg
模型 2	大鼠吸入半数致死浓度
LC_{50}	10.00g/($m^3 \cdot$ h)
低于95%置信限下的限量	6.400g/($m^3 \cdot$ h)
高于95%置信限下的限量	10.00g/($m^3 \cdot$ h)

【香茅醇与抗菌受体褪黑素(MT)作用的二维图】　香茅醇与抗菌受体褪黑素(MT)作用的二维图见图 4.78。

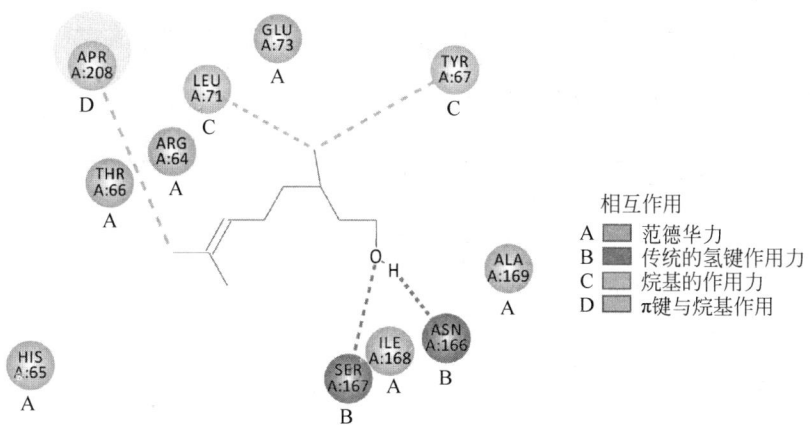

图 4.78 香茅醇与抗菌受体褪黑素(MT)作用的二维图

【药理或临床作用】 本品可用作杀虫剂,可抑制金黄色葡萄及伤寒杆菌活性,用于抗菌。

熊果酸乙酸酯 Ursolic acid acetate

【化学结构】

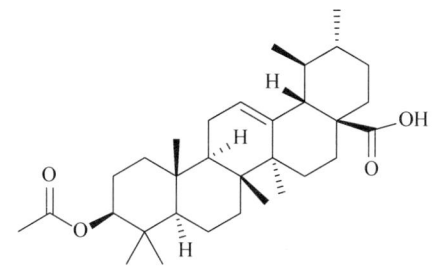

【主要来源】 来源于木犀科女贞属女贞(*Ligustrum lucidum* Ait.)的叶。

【理化性质】 本品为针状结晶,熔点 285.00℃,沸点 567.6℃,闪点 171.7℃,不溶于水。

【类药五原则数据】 相对分子质量 498.7,脂水分配系数 6.872,可旋转键数 3,氢键受体数 4,氢键给体数 1。

【药物动力学数】 熊果酸乙酸酯的吸收、分布、代谢、排泄、毒性的数据见表 4.118、图 4.79。

表 4.118 熊果酸乙酸酯的吸收、分布、代谢、排泄、毒性的数据表

25℃下水溶解度水平	0
血脑屏障通透水平	4
人类肠道吸收性水平	2

续表

肝毒性（马氏距离）	9.195
细胞色素 P450 2D6 抑制性（马氏距离）	10.34
血浆蛋白结合率（马氏距离）	10.97

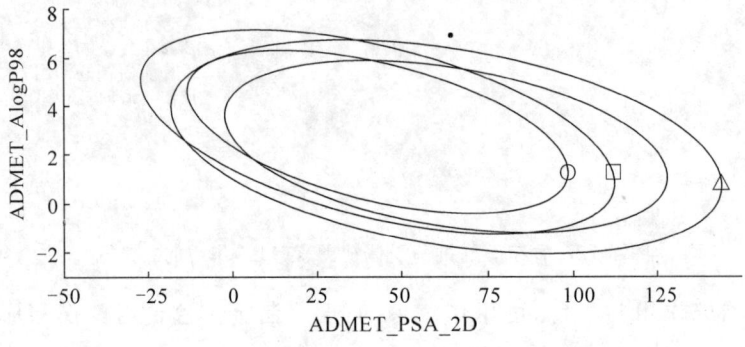

图 4.79　熊果酸乙酸酯的 ADMET 范围图

【毒性】　熊果酸乙酸酯毒理学概率数据见表 4.119。

表 4.119　熊果酸乙酸酯毒理学概率表

毒理学性质	发生概率
致突变性	0
好氧生物降解性能	0
潜在发育毒性	1.000
皮肤刺激性	0.698
NTP 致癌性（雄大鼠）	0.997
NTP 致癌性（雌大鼠）	1.000
NTP 致癌性（雄小鼠）	0
NTP 致癌性（雌小鼠）	0.981

【药理】　熊果酸乙酸酯药理模型数据见表 4.120。

表 4.120　熊果酸乙酸酯药理模型数据表

模型 1	大鼠口服半数致死量
LD_{50}	10.00g/kg
95％的置信限下最小 LD_{50}	10.00g/kg
95％的置信限下最大 LD_{50}	10.00g/kg
模型 2	大鼠吸入半数致死浓度
LC_{50}	$10.00g/(m^3 \cdot h)$
低于 95％置信限下的限量	$10.00g/(m^3 \cdot h)$
高于 95％置信限下的限量	$10.00g/(m^3 \cdot h)$

【熊果酸乙酸酯与抗炎受体环加氧酶-2(COX-2)作用的二维图】　熊果酸乙酸酯与抗炎受体环加氧酶-2(COX-2)作用的二维图见图 4.80。

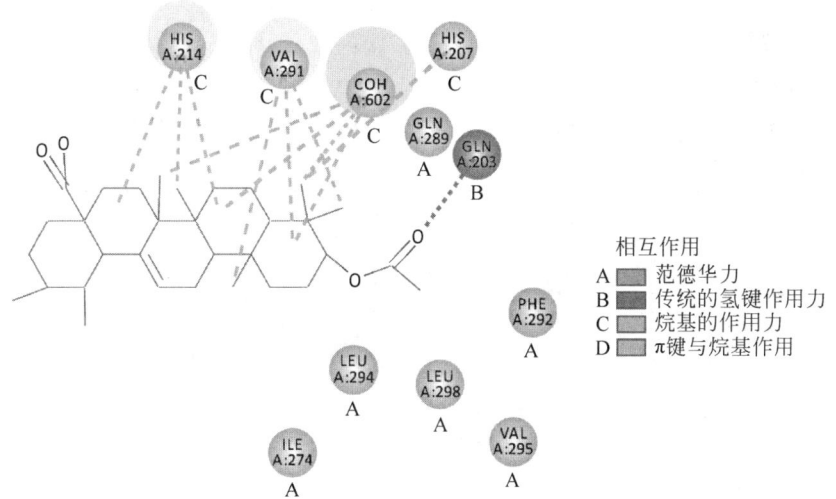

相互作用
A　范德华力
B　传统的氢键作用力
C　烷基的作用力
D　π键与烷基作用

图 4.80　熊果酸乙酸酯与抗炎受体环加氧酶-2(COX-2)作用的二维图

【药理或临床作用】　本品可用于抗癌、抗菌、抗炎、降血清转氨酶、降温和安定。

乙酸羽扇豆醇酯　Lupeol acetate

【化学结构】

【主要来源】　来源于夹竹桃科黄花夹竹桃属黄花夹竹桃〔*Thevetia peruviana*(Pers.) K. Schum.〕的树皮及枝、叶。

【理化性质】　本品熔点 217.00～218.00℃,不溶于水。

【类药五原则数据】　相对分子质量 468.8,脂水分配系数 7.782,可旋转键数 3,氢键受体数 2,氢键给体数 0。

【药物动力学数据】　乙酸羽扇豆醇酯的吸收、分布、代谢、排泄、毒性的数据见表 4.121、图 4.81。

表 4.121　乙酸羽扇豆醇酯的吸收、分布、代谢、排泄、毒性的数据表

25℃下水溶解度水平	0
血脑屏障通透水平	4
人类肠道吸收性水平	3
肝毒性（马氏距离）	9.977
细胞色素 P450 2D6 抑制性（马氏距离）	13.38
血浆蛋白结合率（马氏距离）	10.25

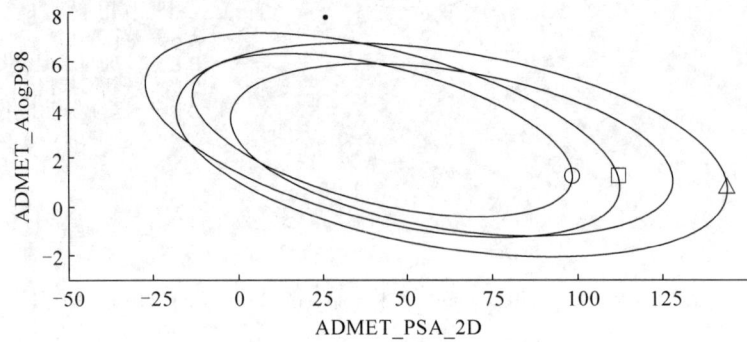

图 4.81　乙酸羽扇豆醇酯的 ADMET 范围图

【毒性】　乙酸羽扇豆醇酯毒理学概率数据见表 4.122。

表 4.122　乙酸羽扇豆醇酯毒理学概率表

毒理学性质	发生概率
致突变性	0
好氧生物降解性能	0
潜在发育毒性	0
皮肤刺激性	1.000
NTP 致癌性（雄大鼠）	1.000
NTP 致癌性（雌大鼠）	0
NTP 致癌性（雄小鼠）	0
NTP 致癌性（雌小鼠）	0

【药理】　乙酸羽扇豆醇酯药理模型数据见表 4.123。

表 4.123　乙酸羽扇豆醇酯药理模型数据表

模型 1	大鼠口服半数致死量
LD_{50}	2.500g/kg
95％的置信限下最小 LD_{50}	486.4mg/kg
95％的置信限下最大 LD_{50}	10.00g/kg

续表

模型 2	大鼠吸入半数致死浓度
LC$_{50}$	140.4mg/(m^3·h)
低于 95％置信限下的限量	869.5μg/(m^3·h)
高于 95％置信限下的限量	10.00g/(m^3·h)

【乙酸羽扇豆醇酯与抗肿瘤靶点 Bax 蛋白作用的二维图】　乙酸羽扇豆醇酯与抗肿瘤靶点 Bax 蛋白作用的二维图见图 4.82。

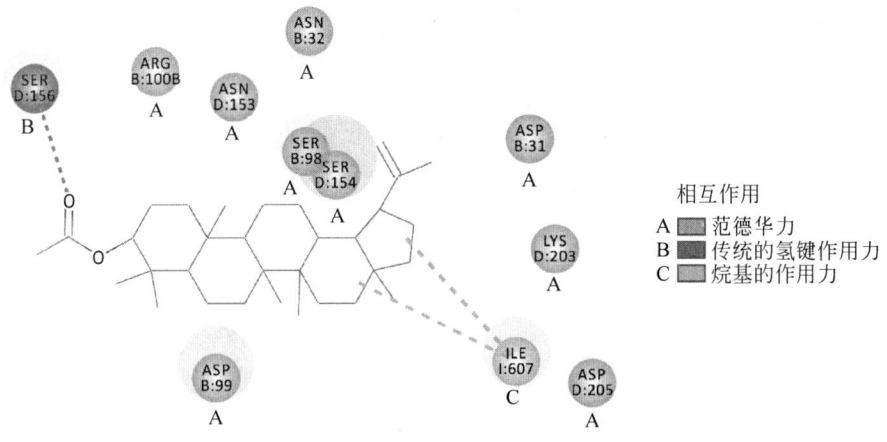

图 4.82　乙酸羽扇豆醇酯与抗肿瘤靶点 Bax 蛋白作用的二维图

【药理或临床作用】　本品具有抗肿瘤、降血糖作用。

银杏叶内酯 A　Ginkgolide A

【化学结构】

【主要来源】　来源于银杏科银杏属银杏(*Ginkgo biloba* L.)的干燥叶。

【理化性质】　本品为白色针晶,熔点 330.00～332.00℃,沸点 710.1℃,溶解于乙酸乙酯、甲醇、乙醇、二甲亚砜等溶剂。

【类药五原则数据】　相对分子质量 408.4,脂水分配系数－0.022,可旋转键数 1,氢键受体数 9,氢键给体数 2。

【药物动力学数据】　银杏叶内酯 A 的吸收、分布、代谢、排泄、毒性的数据见表 4.124、图 4.83。

表 4.124　银杏叶内酯 A 的吸收、分布、代谢、排泄、毒性的数据表

25℃下水溶解度水平	3
血脑屏障通透水平	4
人类肠道吸收性水平	1
肝毒性（马氏距离）	9.638
细胞色素 P450 2D6 抑制性（马氏距离）	8.898
血浆蛋白结合率（马氏距离）	20.23

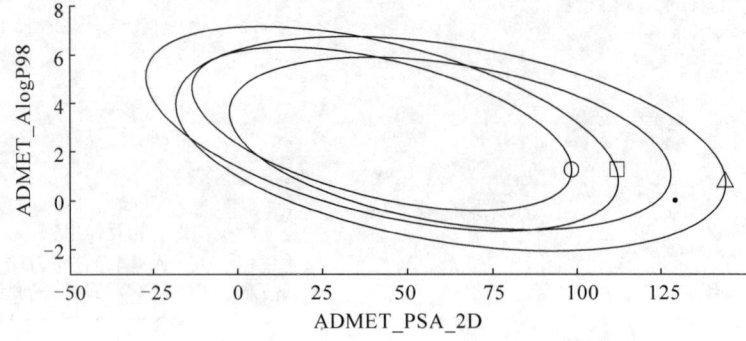

图 4.83　银杏叶内酯 A 的 ADMET 范围图

【毒性】　银杏叶内酯 A 毒理学概率数据见表 4.125。

表 4.125　银杏叶内酯 A 毒理学概率表

毒理学性质	发生概率
致突变性	1.000
好氧生物降解性能	1.000
潜在发育毒性	0.999
皮肤刺激性	1.000
NTP 致癌性（雄大鼠）	0.001
NTP 致癌性（雌大鼠）	0
NTP 致癌性（雄小鼠）	1.000
NTP 致癌性（雌小鼠）	0.002

【药理】　银杏叶内酯 A 药理模型数据见表 4.126。

表 4.126　银杏叶内酯 A 药理模型数据表

模型 1	大鼠口服半数致死量
LD_{50}	166.5μg/kg
95％的置信限下最小 LD_{50}	8.600μg/kg
95％的置信限下最大 LD_{50}	3.200mg/kg
模型 2	大鼠吸入半数致死浓度
LC_{50}	1.800mg/(m³ · h)
低于 95％置信限下的限量	47.50μg/(m³ · h)
高于 95％置信限下的限量	71.50mg/(m³ · h)

【银杏叶内酯 A 与蛋白激酶 C(PKC)作用的二维图】 银杏叶内酯 A 与蛋白激酶 C(PKC)作用的二维图见图 4.84。

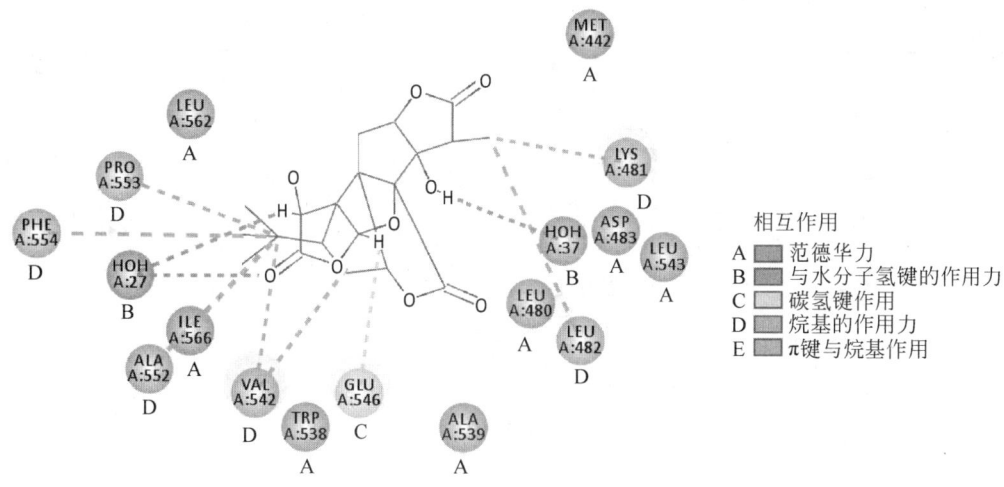

图 4.84 银杏叶内酯 A 与蛋白激酶 C(PKC)作用的二维图

【药理或临床作用】 本品可用于预防应激性溃疡,对胆碱能损伤记忆功能具有恢复作用,能防止 ChAT 活力降低,缓解和改善心肌缺血作用,可阻抑 DAD 的发生,并有抗焦虑作用。

银杏叶内酯 C Ginkgolide C

【化学结构】

【主要来源】 来源于银杏科银杏属银杏(*Ginkgo biloba* L.)叶提取物。

【理化性质】 本品为白色结晶,熔点 300.00~301.00℃,密度 1.72g/cm³,可溶于热水。

【类药五原则数据】 相对分子质量 440.4,脂水分配系数-1.753,可旋转键数 1,氢键受体数 1,氢键给体数 4。

【药物动力学数据】 银杏叶内酯 C 吸收、分布、代谢、排泄、毒性的数据见表 4.127、图 4.85。

表 4.127 银杏叶内酯 C 吸收、分布、代谢、排泄、毒性的数据表

25℃下水溶解度水平	3
血脑屏障通透水平	4
人类肠道吸收性水平	3

续表

肝毒性(马氏距离)	10.28
细胞色素 P450 2D6 抑制性(马氏距离)	10.02
血浆蛋白结合率(马氏距离)	20.53

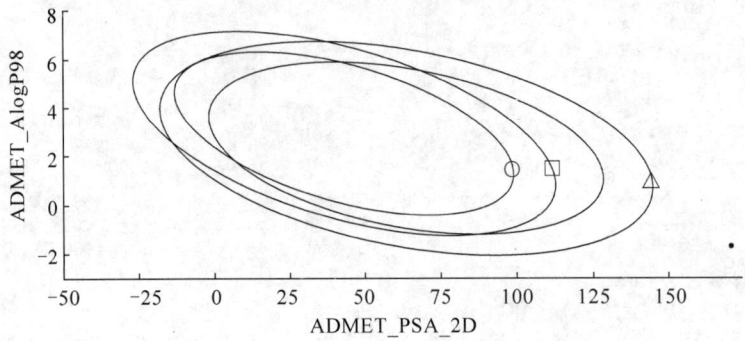

图 4.85　银杏叶内酯 C 的 ADMET 范围图

【毒性】　银杏叶内酯 C 的毒理学概率数据见表 4.128。

表 4.128　银杏叶内酯 C 的毒理学概率表

毒理学性质	发生概率
致突变性	0.998
好氧生物降解性能	1.000
潜在发育毒性	1.000
皮肤刺激性	1.000
NTP 致癌性(雄大鼠)	0
NTP 致癌性(雌大鼠)	0.863
NTP 致癌性(雄小鼠)	1.000
NTP 致癌性(雌小鼠)	0.997

【药理】　银杏叶内酯 C 的药理模型数据见表 4.129。

表 4.129　银杏叶内酯 C 的药理模型数据表

模型 1	大鼠口服半数致死量
LD_{50}	$11.70\mu g/kg$
95%的置信限下最小 LD_{50}	$182.9ng/kg$
95%的置信限下最大 LD_{50}	$745.6\mu g/kg$
模型 2	大鼠吸入半数致死浓度
LC_{50}	$746.2ng/(m^3 \cdot h)$
低于 95%置信限下的限量	$8.000ng/(m^3 \cdot h)$
高于 95%置信限下的限量	$69.30\mu g/(m^3 \cdot h)$

【银杏叶内酯 C 与血小板活化因子(PAF)作用的二维图】　银杏叶内酯 C 与血小板活化因子(PAF)作用的二维图见图 4.86。

【药理或临床作用】　本品可用于心脑血管疾病的治疗。

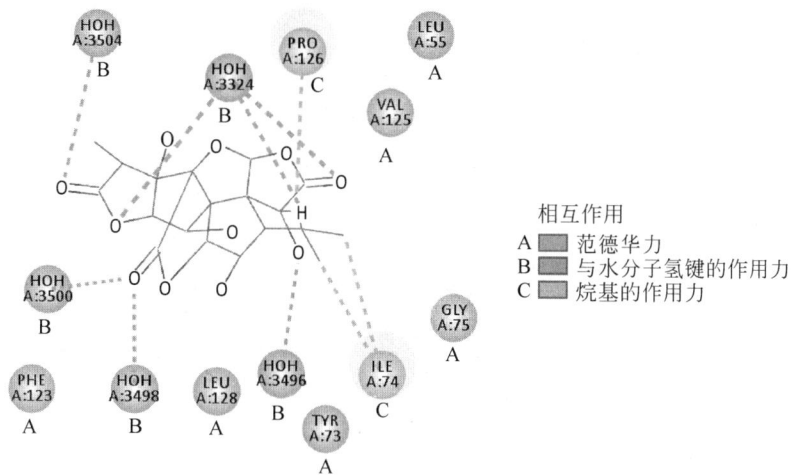

图 4.86　银杏叶内酯 C 与血小板活化因子作用的二维图

银杏叶内酯 J　Ginkgolide J

【化学结构】

【主要来源】　来源于银杏科银杏属银杏(*Ginkgo biloba* L.)的果实等。

【理化性质】　本品为白色针状结晶,熔点 322.00℃,沸点 760.40℃,密度 1.64g/cm³,闪点 273.6℃,易溶于有机溶剂。

【类药五原则数据】　相对分子质量 408.4,脂水分配系数－1.706,可旋转键数 0,氢键受体数 10,氢键给体数 2。

【药物动力学数据】　银杏叶内酯 J 的吸收、分布、代谢、排泄、毒性的数据见表 4.130、图 4.87。

表 4.130　银杏叶内酯 J 的吸收、分布、代谢、排泄、毒性的数据表

25℃下水溶解度水平	3
血脑屏障通透水平	4
人类肠道吸收性水平	2
肝毒性(马氏距离)	10.14
细胞色素 P450 2D6 抑制性(马氏距离)	10.34
血浆蛋白结合率(马氏距离)	20.54

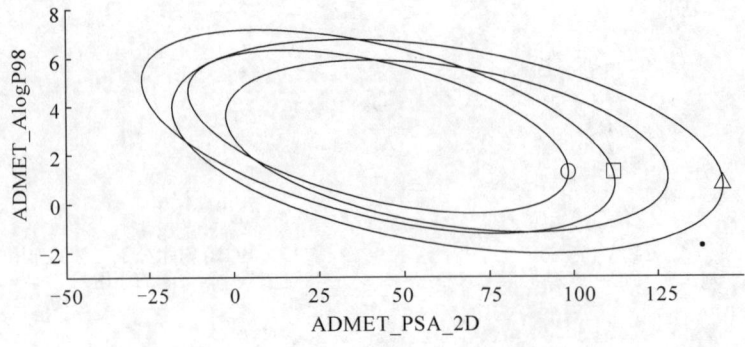

图 4.87　银杏叶内酯 J 的 ADMET 范围图

【毒性】　银杏叶内酯 J 毒理学概率数据见表 4.131。

表 4.131　银杏叶内酯 J 毒理学概率表

毒理学性质	发生概率
致突变性	1.000
好氧生物降解性能	0
潜在发育毒性	0.302
皮肤刺激性	0.997
NTP 致癌性（雄大鼠）	0.276
NTP 致癌性（雌大鼠）	0.093
NTP 致癌性（雄小鼠）	1.000
NTP 致癌性（雌小鼠）	0.003

【药理】　银杏叶内酯 J 药理模型数据见表 4.132。

表 4.132　银杏叶内酯 J 药理模型数据表

模型 1	大鼠口服半数致死量
LD_{50}	1.300g/kg
95%的置信限下最小 LD_{50}	32.30mg/kg
95%的置信限下最大 LD_{50}	10.00g/kg
模型 2	大鼠吸入半数致死浓度
LC_{50}	96.70μg/(m^3・h)
低于 95%置信限下的限量	1,800μg/(m^3・h)
高于 95%置信限下的限量	5.200mg/(m^3・h)

【银杏叶内酯 J 与抗菌受体褪黑素（MT）作用的二维图】　银杏叶内酯 J 与抗菌受体褪黑素作用的二维图见图 4.88。

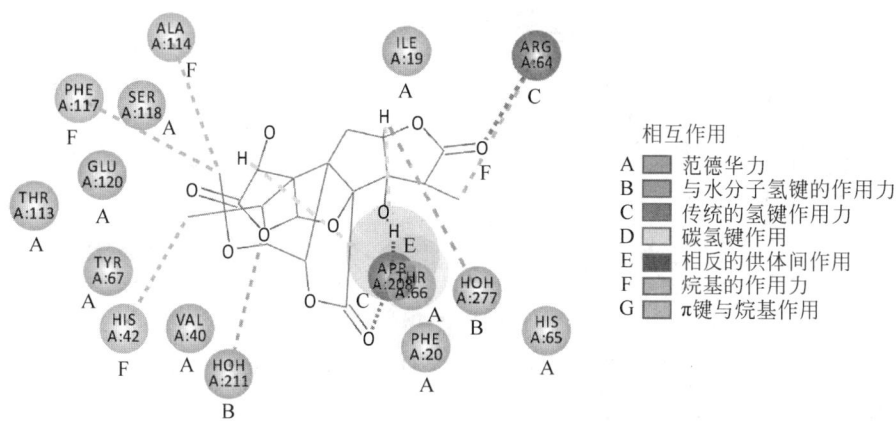

图 4.88　银杏叶内酯 J 与抗菌受体褪黑素作用的二维图

【药理或临床作用】　本品可用于杀菌或抑菌,对枯草杆菌、大肠杆菌、酵母菌、金黄色葡萄球菌、痢疾杆菌、绿脓杆菌等均有作用。

银杏叶内酯 M　Ginkgolide M

【化学结构】

【主要来源】　来源于银杏科银杏属银杏(*Ginkgo biloba* L.)的叶。

【理化性质】　本品为棕黄色粉末,密度 1.63g/cm³,易溶于有机溶剂。

【类药五原则数据】　相对分子质量 424.4,脂水分配系数 -1.139,可旋转键数 1,氢键受体数 10,氢键给体数 3。

【药物动力学数据】　银杏叶内酯 M 的吸收、分布、代谢、排泄、毒性的数据见表 4.133、图 4.89。

表 4.133　银杏叶内酯 M 的吸收、分布、代谢、排泄、毒性的数据表

25℃下水溶解度水平	3
血脑屏障通透水平	4
人类肠道吸收性水平	3
肝毒性(马氏距离)	9.264
细胞色素 P450 2D6 抑制性(马氏距离)	9.393
血浆蛋白结合率(马氏距离)	20.40

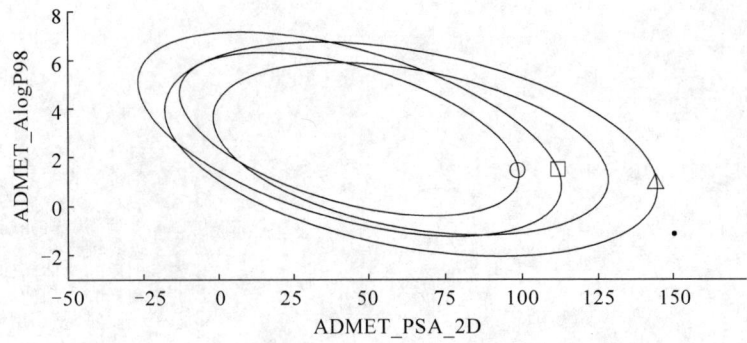

图 4.89　银杏叶内酯 M 的 ADMET 范围图

【毒性】　银杏叶内酯 M 毒理学概率数据见表 4.134。

表 4.134　银杏叶内酯 M 毒理学概率表

毒理学性质	发生概率
致突变性	0.001
好氧生物降解性能	1.000
潜在发育毒性	1.000
皮肤刺激性	1.000
NTP 致癌性(雄大鼠)	0
NTP 致癌性(雌大鼠)	0.004
NTP 致癌性(雄小鼠)	1.000
NTP 致癌性(雌小鼠)	0.940

【药理】　银杏叶内酯 M 药理模型数据见表 4.135。

表 4.135　银杏叶内酯 M 药理模型数据表

模型 1	大鼠口服半数致死量
LD_{50}	202.3mg/kg
95% 的置信限下最小 LD_{50}	339.2μg/kg
95% 的置信限下最大 LD_{50}	10.00g/kg
模型 2	大鼠吸入半数致死浓度
LC_{50}	4.300μg/(m³ · h)
低于 95% 置信限下的限量	65.60ng/(m³ · h)
高于 95% 置信限下的限量	275.6μg/(m³ · h)

【银杏叶内酯 M 与血小板活化因子(PAF)作用的二维图】　银杏叶内酯 M 与血小板活化因子作用的二维图见图 4.90。

【药理或临床作用】　本品可用于血小板活化因子所致疾病的防治,如各种休克。

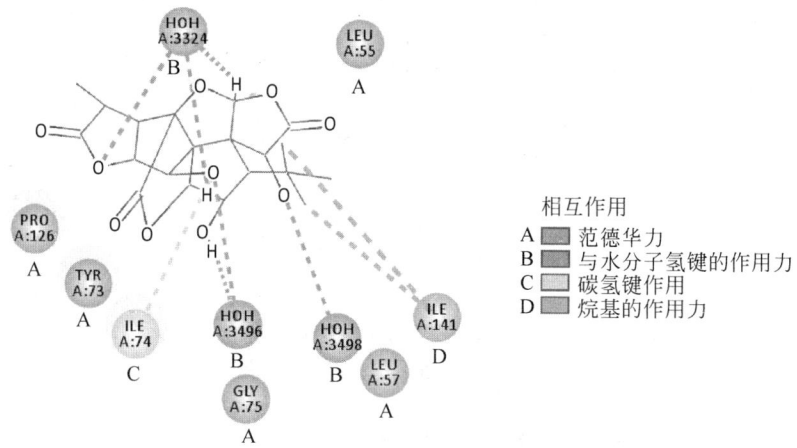

图 4.90　银杏叶内酯 M 与血小板活化因子作用的二维图

鹰爪甲素　Yingzhaosu A

【化学结构】

【主要来源】　来源于番荔枝科鹰爪属鹰爪花(*Artabotrys hexapetalus*)的根。

【理化性质】　本品为黏稠状液体,不易挥发。

【类药五原则数据】　相对分子质量 270.4,脂水分配系数 1.759,可旋转键数 3,氢键受体数 4,氢键给体数 2。

【药物动力学数据】　鹰爪甲素的吸收、分布、代谢、排泄、毒性的数据见表 4.136、图 4.91。

表 4.136　鹰爪甲素的吸收、分布、代谢、排泄、毒性的数据表

25℃下水溶解度水平	3
血脑屏障通透水平	2
人类肠道吸收性水平	0
肝毒性(马氏距离)	10.60
细胞色素 P450 2D6 抑制性(马氏距离)	9.773
血浆蛋白结合率(马氏距离)	11.54

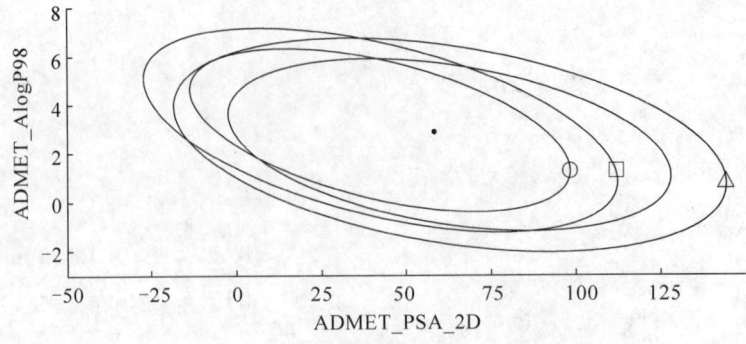

图 4.91　鹰爪甲素的 ADMET 范围图

【毒性】　鹰爪甲素的毒理学概率数据见表 4.137。

表 4.137　鹰爪甲素的毒理学概率表

毒理学性质	发生概率
致突变性	0
好氧生物降解性能	0
潜在发育毒性	1.000
皮肤刺激性	0
NTP 致癌性(雄大鼠)	0.097
NTP 致癌性(雌大鼠)	0
NTP 致癌性(雄小鼠)	0
NTP 致癌性(雌小鼠)	0.032

【药理】　鹰爪甲素药理模型数据见表 4.138。

表 4.138　鹰爪甲素药理模型数据表

模型 1	大鼠口服半数致死量
LD_{50}	75.40mg/kg
95％的置信限下最小 LD_{50}	13.80mg/kg
95％的置信限下最大 LD_{50}	411.4mg/kg
模型 2	大鼠吸入半数致死浓度
LC_{50}	10.00g/(m³·h)
低于 95％置信限下的限量	10.00g/(m³·h)
高于 95％置信限下的限量	10.00g/(m³·h)

【鹰爪甲素与抗疟疾二氢叶酸合成酶作用的二维图】　鹰爪甲素与抗疟疾二氢叶酸合成酶作用的二维图见图 4.92。

【药理或临床作用】　本品可用于抗疟,对鼠疟原虫的生长有很强的抑制作用。

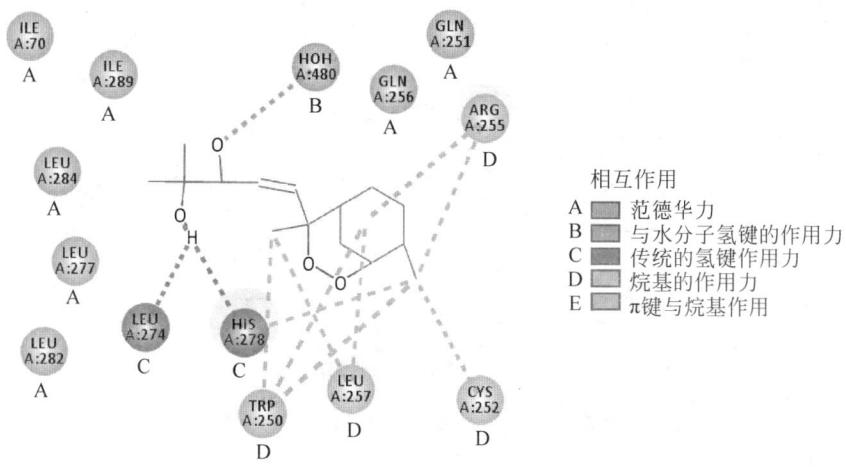

图 4.92　鹰爪甲素与抗疟疾二氢叶酸合成酶作用的二维图

羽扇豆醇 Lupeol

【化学结构】

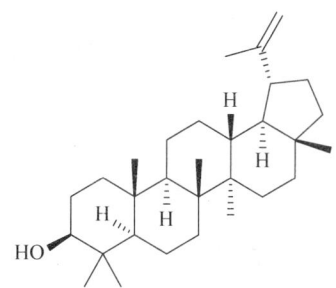

【主要来源】　来源于豆科羽扇豆属羽扇豆（*Lupinus micranthus*）种子皮。

【理化性质】　本品为白色或类白色粉末或结晶，熔点 215.00℃，沸点 488.10℃，密度 0.98g/cm³，与乙醚、苯、石油醚、热乙醇可互溶，不溶于水。

【类药五原则数据】　相对分子质量 426.7，脂水分配系数 7.403，可旋转键数 1，氢键受体数 1，氢键给体数 1。

【药物动力学数据】　羽扇豆醇的吸收、分布、代谢、排泄、毒性的数据见表 4.139、图 4.93。

表 4.139　羽扇豆醇的吸收、分布、代谢、排泄、毒性的数据表

25℃下水溶解度水平	0
血脑屏障通透水平	4
人类肠道吸收性水平	3
肝毒性（马氏距离）	10.11
细胞色素 P450 2D6 抑制性（马氏距离）	16.74
血浆蛋白结合率（马氏距离）	10.05

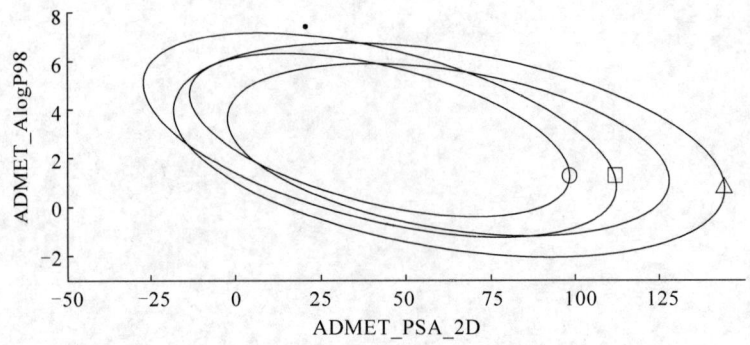

图 4.93　羽扇豆醇的 ADMET 的范围图

【毒性】　羽扇豆醇毒理学概率数据见表 4.140。

表 4.140　羽扇豆醇毒理学概率表

毒理学性质	发生概率
致突变性	0
好氧生物降解性能	0
潜在发育毒性	0.023
皮肤刺激性	1.000
NTP 致癌性(雄大鼠)	1.000
NTP 致癌性(雌大鼠)	0
NTP 致癌性(雄小鼠)	0
NTP 致癌性(雌小鼠)	0

【药理】　羽扇豆醇药理模型数据见表 4.141。

表 4.141　羽扇豆醇药理模型数据表

模型 1	大鼠口服半数致死量
LD_{50}	2.100g/kg
95%的置信限下最小 LD_{50}	400.0mg/kg
95%的置信限下最大 LD_{50}	10.00g/kg
模型 2	大鼠吸入半数致死浓度
LC_{50}	7.500mg/(m^3 • h)
低于 95%置信限下的限量	30.70μg/(m^3 • h)
高于 95%置信限下的限量	1.900g/(m^3 • h)

【羽扇豆醇与抗肿瘤靶点 Bax 蛋白作用的二维图】　羽扇豆醇与抗肿瘤靶点 Bax 蛋白作用的二维图见图 4.94。

【药理作】　本品具有抗肿瘤、抗癌、降血压、降血糖作用。

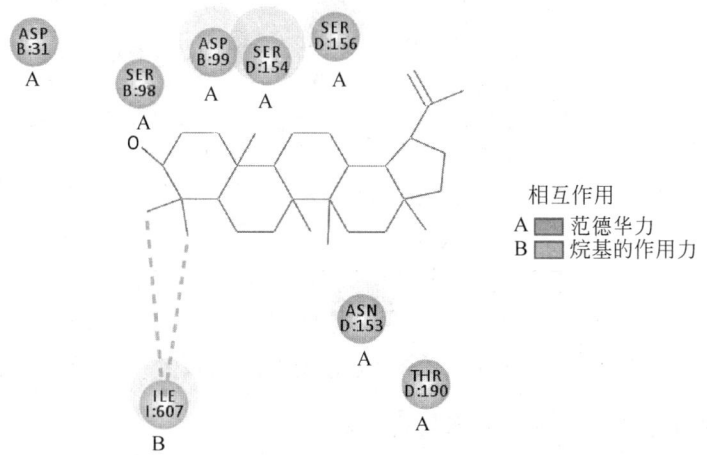

图 4.94　羽扇豆醇与抗肿瘤靶点 Bax 蛋白作用的二维图

郁金二酮　Curcumadione

【化学结构】

【主要来源】　来源于姜科姜黄属温郁金（*Curcuma aromatica* Salisb.'Wenyujin'）。

【理化性质】　本品为结晶状,可溶于有机溶剂。

【类药五原则数据】　相对分子质量 234.3,脂水分配系数 3.085,可旋转键数 3,氢键受体数 2,氢键给体数 0。

【药物动力学数据】　郁金二醇的吸收、分布、代谢、排泄、毒性的数据见表 4.142、图 4.95。

表 4.142　郁金二醇的吸收、分布、代谢、排泄、毒性的数据表

25℃下水溶解度水平	3
血脑屏障通透水平	1
人类肠道吸收性水平	0
肝毒性(马氏距离)	10.84
细胞色素 P450 2D6 抑制性(马氏距离)	10.33
血浆蛋白结合率(马氏距离)	9.205

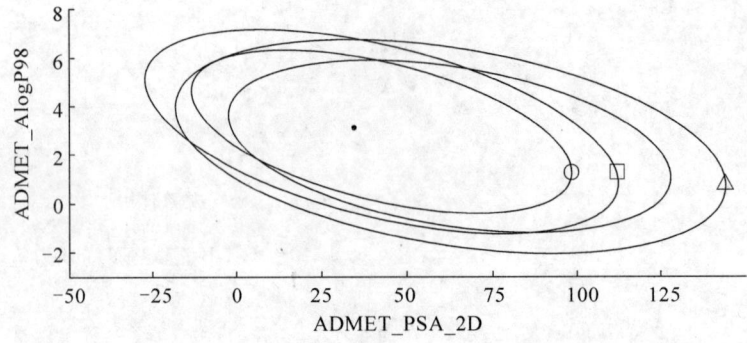

图 4.95 郁金二醇的 ADMET 范围图

【毒性】 郁金二醇的毒理学概率数据见表 4.143。

表 4.143 郁金二醇的毒理学概率表

毒理学性质	发生概率
致突变性	1.000
好氧生物降解性能	1.000
潜在发育毒性	0
皮肤刺激性	0.007
NTP 致癌性(雄大鼠)	0.111
NTP 致癌性(雌大鼠)	0
NTP 致癌性(雄小鼠)	0
NTP 致癌性(雌小鼠)	0

【药理】 郁金二醇的药理模型数据见表 4.144。

表 4.144 郁金二醇的药理模型数据表

模型 1	大鼠口服半数致死量
LD_{50}	238.1mg/kg
95% 的置信限下最小 LD_{50}	41.10mg/kg
95% 的置信限下最大 LD_{50}	1.400g/kg
模型 2	大鼠吸入半数致死浓度
LC_{50}	247.4mg/(m³ · h)
低于 95% 置信限下的限量	7.400mg/(m³ · h)
高于 95% 置信限下的限量	8.300g/(m³ · h)

【郁金二酮与 γ-氨基丁酸 A 型受体作用的二维图】 郁金二酮与 γ-氨基丁酸 A 型受体作用的二维图见图 4.96。

【药理或临床作用】 本品可抑制中枢神经。

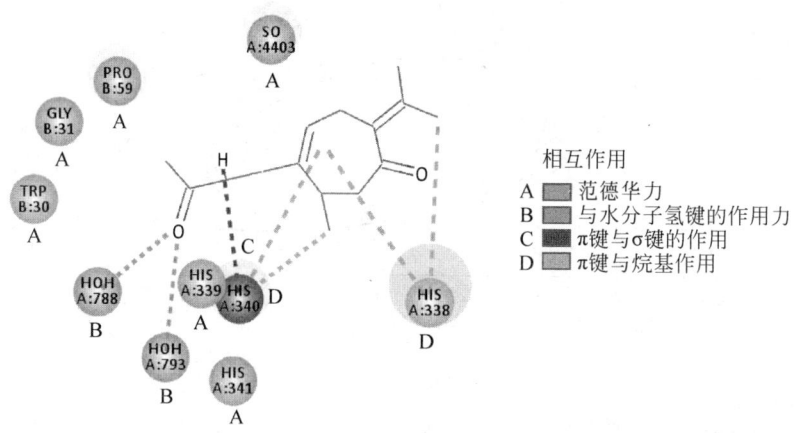

图 4.96　郁金二酮与 γ-氨基丁酸 A 型受体作用的二维图

愈创醇　Guaiol

【化学结构】

OH

【主要来源】　来源于桃金娘科桉属柠檬桉(*Eucalyptus citriodora* Hook.f.)的叶。

【理化性质】　本品为三角形棱锥晶体,熔点 91.00℃,沸点 288.00℃,溶于乙醇、乙醚,不溶于水。

【类药五原则数据】　相对分子质量 222.4,脂水分配系数 3.905,可旋转键数 1,氢键受体数 1,氢键给体数 1。

【药物动力学数据】　愈创醇的吸收、分布、代谢、排泄、毒性的数据见表 4.145、图 4.97。

表 4.145　愈创醇的吸收、分布、代谢、排泄、毒性的数据表

25℃下水溶解度水平	2
血脑屏障通透水平	0
人类肠道吸收性水平	0
肝毒性(马氏距离)	8.563
细胞色素 P450 2D6 抑制性(马氏距离)	12.12
血浆蛋白结合率(马氏距离)	8.012

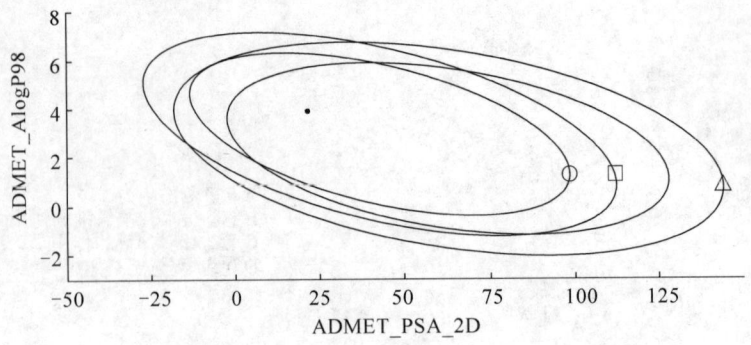

图 4.97　愈创醇的 ADMET 范围图

【毒性】　愈创醇的毒理学概率数据见表 4.146。

表 4.146　愈创醇的毒理学概率表

毒理学性质	发生概率
致突变性	0
好氧生物降解性能	0.379
潜在发育毒性	1.000
皮肤刺激性	0
NTP 致癌性(雄大鼠)	0
NTP 致癌性(雌大鼠)	0
NTP 致癌性(雄小鼠)	0
NTP 致癌性(雌小鼠)	0.007

【药理】　愈创醇的药理模型数据见表 4.147。

表 4.147　愈创醇的药理模型数据表

模型 1	大鼠口服半数致死量
LD_{50}	596.1mg/kg
95% 的置信限下最小 LD_{50}	88.60mg/kg
95% 的置信限下最大 LD_{50}	4.000g/kg
模型 2	大鼠吸入半数致死浓度
LC_{50}	$10.00g/(m^3 \cdot h)$
低于 95% 置信限下的限量	$10.00g/(m^3 \cdot h)$
高于 95% 置信限下的限量	$10.00g/(m^3 \cdot h)$

【愈创醇与镇咳 β_2 受体作用的二维图】　愈创醇与镇咳 β_2 受体作用的二维图见图 4.98。

【药理或临床作用】　本品可用于镇咳、祛痰,临床用于支气管炎的治疗。

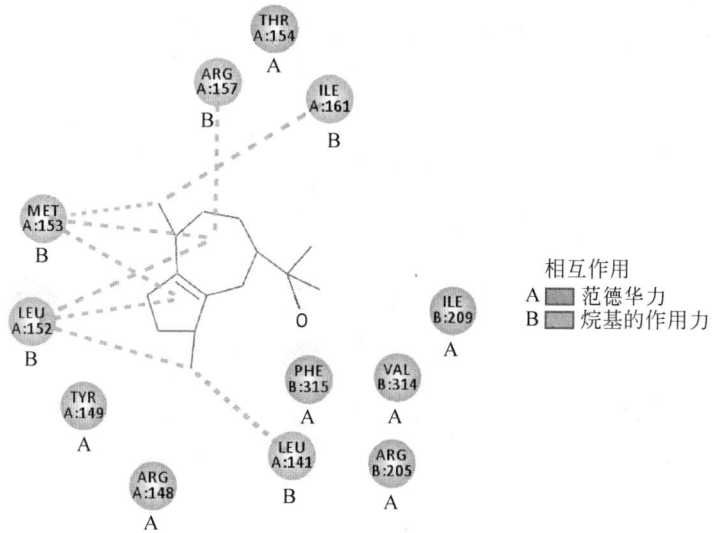

图 4.98　愈创醇与镇咳 β_2 受体作用的二维图

相互作用
A ▮ 范德华力
B ▮ 烷基的作用力

芫花酯甲　Yuanhuacin

【化学结构】

【主要来源】　来源于瑞香科瑞香属芫花（*Daphne genkwa* Sieb. et Zucc.）的根。

【理化性质】　本品为白色棱柱状结晶,熔点 204.00～206.00℃,易溶于三氯甲烷、乙酸乙酯,微溶于乙醇,不溶于水。

【类药五原则数据】　相对分子质量 648.7,脂水分配系数 4.738,可旋转键数 11,氢键受体数 10,氢键给体数 3。

【药物动力学数据】　芫花酯甲的吸收、分布、代谢、排泄、毒性的数据见表 4.148、图 4.99。

表 4.148　芫花酯甲的吸收、分布、代谢、排泄、毒性的数据表

25℃下水溶解度水平	2
血脑屏障通透水平	4

续表

人类肠道吸收性水平	2
肝毒性(马氏距离)	14.69
细胞色素 P450 2D6 抑制性(马氏距离)	11.49
血浆蛋白结合率(马氏距离)	16.27

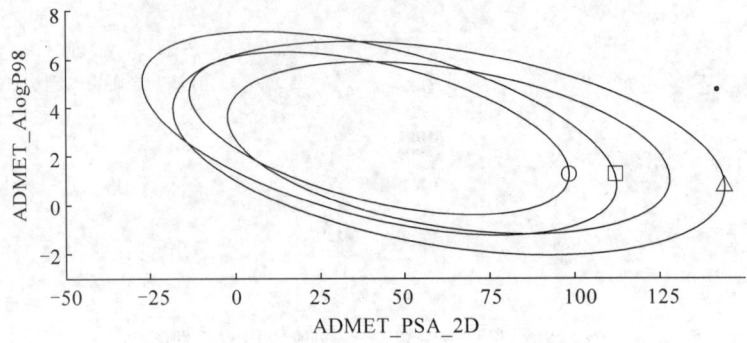

图 4.99   芫花酯甲的 ADMET 范围图

【毒性】   芫花酯甲的毒理学概率数据见表 4.149。

表 4.149   芫花酯甲的毒理学概率表

毒理学性质	发生概率
致突变性	0.023
好氧生物降解性能	1.000
潜在发育毒性	1.000
皮肤刺激性	1.000
NTP 致癌性(雄大鼠)	0.001
NTP 致癌性(雌大鼠)	0
NTP 致癌性(雄小鼠)	0
NTP 致癌性(雌小鼠)	1.000

【药理】   芫花酯甲药理模型数据见表 4.150。

表 4.150   芫花酯甲药理模型数据表

模型 1	大鼠口服半数致死量
LD_{50}	1.800g/kg
95% 的置信限下最小 LD_{50}	233.4mg/kg
95% 的置信限下最大 LD_{50}	10.00g/kg
模型 2	大鼠吸入半数致死浓度
LC_{50}	$1.650\mu g/(m^3 \cdot h)$
低于 95% 置信限下的限量	$5.800ng/(m^3 \cdot h)$
高于 95% 置信限下的限量	$426.9\mu g/(m^3 \cdot h)$

【芫花酯甲与聚腺苷二磷酸-核糖聚合酶作用的二维图】　芫花酯甲与聚腺苷二磷酸-核糖聚合酶作用的二维图见图 4.100。

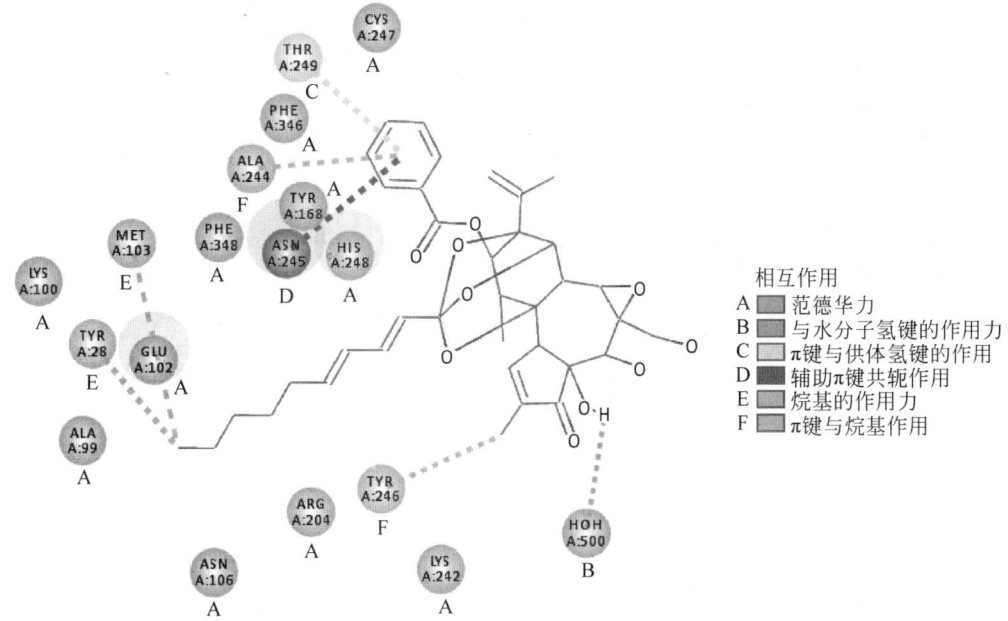

相互作用
A ▓ 范德华力
B ▓ 与水分子氢键的作用力
C ▓ π键与供体氢键的作用
D ▓ 辅助π键共轭作用
E ▓ 烷基的作用力
F ▓ π键与烷基作用

图 4.100　芫花酯甲与聚腺苷二磷酸-核糖聚合酶作用的二维图

【药理或临床作用】　本品可用于中期妊娠引产、抗癌。

圆叶泽兰苦内酯 Eupatundin

【化学结构】

【主要来源】　来源于菊科泽兰属白头婆(*Eupatorium japonicum* Thunb.)。

【理化性质】　本品为晶体,密度为 1.35g/cm³,沸点 580.30℃,闪光点 206.40℃,熔点 188.00~189.00℃。

【类药五原则数据】　相对分子质量 376.4,脂水分配系数 1.05,可旋转键数 3,氢键受体数 7,氢键给体数 2。

【药物动力学数据】　圆叶泽兰苦内酯的吸收、分布、代谢、排泄、毒性的数据见表 4.151、图 4.101。

表 4.151　圆叶泽兰苦内酯的吸收、分布、代谢、排泄、毒性的数据表

25℃下水溶解度水平	3
血脑屏障通透水平	3
人类肠道吸收性水平	0
肝毒性(马氏距离)	11.04
细胞色素 P450 2D6 抑制性(马氏距离)	11.26
血浆蛋白结合率(马氏距离)	12.16

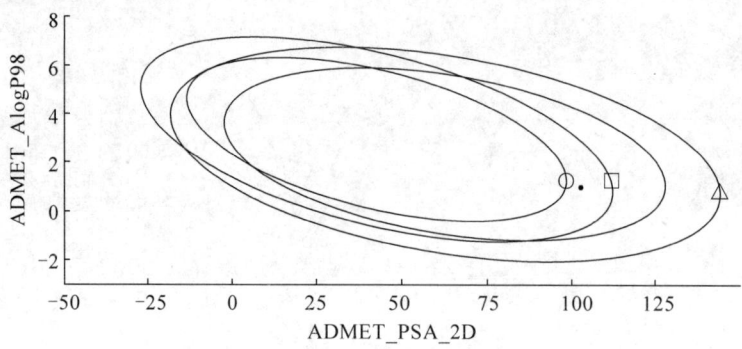

图 4.101　圆叶泽兰苦内酯的 ADMET 的范围图

【毒性】　圆叶泽兰苦内酯的毒理学概率数据见表 4.152。

表 4.152　圆叶泽兰苦内酯的毒理学概率表

毒理学性质	发生概率
致突变性	0
好氧生物降解性能	0
潜在发育毒性	0.001
皮肤刺激性	0
NTP 致癌性(雄大鼠)	0.055
NTP 致癌性(雌大鼠)	0.004
NTP 致癌性(雄小鼠)	0.024
NTP 致癌性(雌小鼠)	1.000

【药理】　圆叶泽兰苦内酯的药理模型数据见表 4.153。

表 4.153　圆叶泽兰苦内酯的药理模型数据表

模型 1	大鼠口服半数致死量
LD_{50}	10.00g/kg
95％的置信限下最小 LD_{50}	3.300g/kg
95％的置信限下最大 LD_{50}	10.00g/kg
模型 2	大鼠吸入半数致死浓度
LC_{50}	$1.800g/(m^3 \cdot h)$
低于 95％置信限下的限量	$93.40mg/(m^3 \cdot h)$
高于 95％置信限下的限量	$10.00g/(m^3 \cdot h)$

【圆叶泽兰苦内酯与抗肿瘤靶点 **Bax** 蛋白作用的二维图】　圆叶泽兰苦内酯与抗肿瘤靶点 Bax 蛋白作用的二维图见图 4.102。

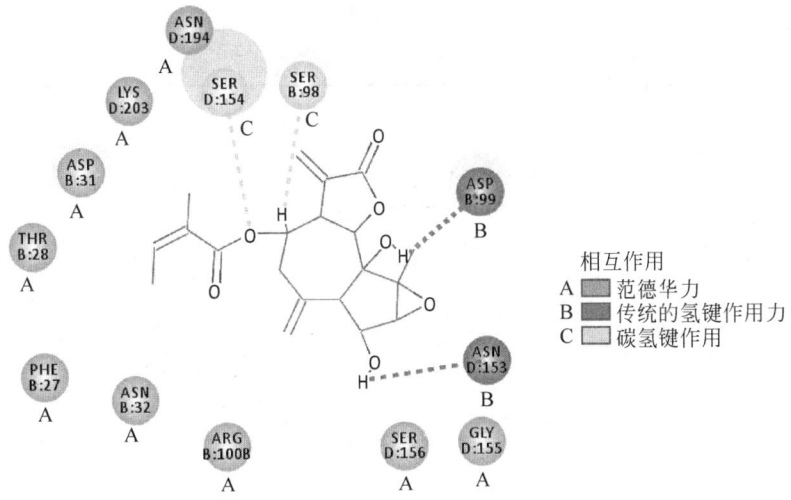

图 4.102　圆叶泽兰苦内酯与抗肿瘤靶点 Bax 蛋白作用的二维图

【药理或临床作用】　本品可用于抗肿瘤,具有细胞毒作用。

泽泻醇 B　Alisol B

【化学结构】

【主要来源】　来源于泽泻科泽泻属泽泻(*Alisma plantago-aquatica* Linn.)根茎。

【理化性质】　本品为无色棱晶(乙酸乙酯),熔点 166.00～168.00℃,密度 1.12g/cm³,沸点 575.1℃。

【类药五原则数据】　相对分子质量 472.7,脂水分配系数 4.782,可旋转键数 4,氢键受体数 4,氢键给体数 2。

【药物动力学数据】　泽泻醇 B 的吸收、分布、代谢、排泄、毒性的数据见表 4.154、图 4.103。

表 4.154　泽泻醇 B 的吸收、分布、代谢、排泄、毒性的数据表

25℃下水溶解度水平	2
血脑屏障通透水平	1

续表

人类肠道吸收性水平	0
肝毒性(马氏距离)	11.30
细胞色素 P450 2D6 抑制性(马氏距离)	10.78
血浆蛋白结合率(马氏距离)	8.264

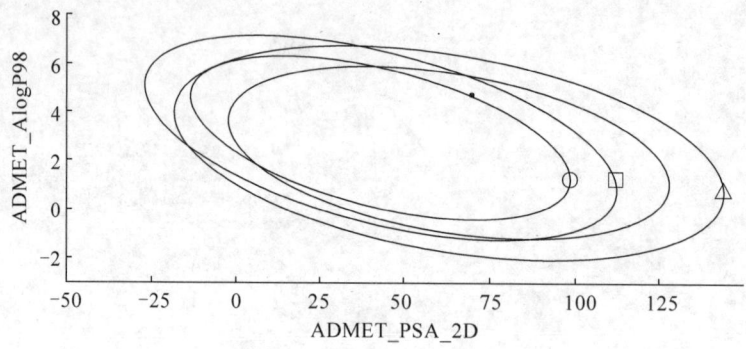

图 4.103　泽泻醇 B 的 ADMET 范围图

【毒性】　泽泻醇 B 的毒理学概率数据见表 4.155。

表 4.155　泽泻醇 B 的毒理学概率表

毒理学性质	发生概率
致突变性	0.851
好氧生物降解性能	0
潜在发育毒性	0
皮肤刺激性	0.051
NTP 致癌性(雄大鼠)	0.878
NTP 致癌性(雌大鼠)	0
NTP 致癌性(雄小鼠)	0
NTP 致癌性(雌小鼠)	0.243

【药理】　泽泻醇 B 的药理模型数据见表 4.156。

表 4.156　泽泻醇 B 的药理模型数据表

模型 1	大鼠口服半数致死量
LD_{50}	10.00g/kg
95％的置信限下最小 LD_{50}	850.6mg/kg
95％的置信限下最大 LD_{50}	10.00g/kg
模型 2	大鼠吸入半数致死浓度
LC_{50}	10.00g/(m³·h)
低于 95％置信限下的限量	10.00g/(m³·h)
高于 95％置信限下的限量	10.00g/(m³·h)

【泽泻醇 B 与抗过敏组胺受体 H_1 作用的二维图】　泽泻醇 B 与抗过敏组胺受体 H_1 作用的二维图见图 4.104。

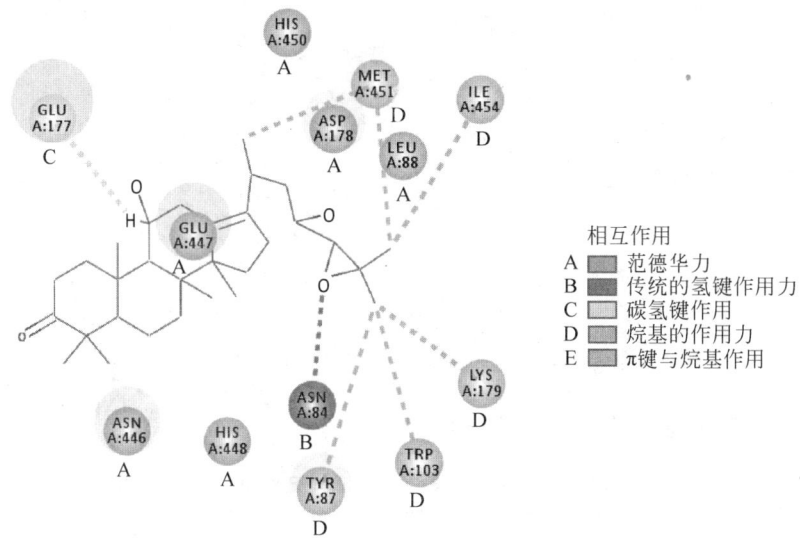

图 4.104　泽泻醇 B 与抗过敏组胺受体 H_1 作用的二维图

【药理或临床作用】　本品具有抗过敏、利尿作用。

樟脑　Camphor

【化学结构】

【主要来源】　来源于樟科樟属樟[*Cinnamomum camphora*(L.)Presl]。

【理化性质】　本品为无色或白色晶体，颗粒状或易破碎的块状，有刺激性芳香味，室温下慢慢地挥发，熔点 179.75℃，沸点 204.00℃，溶于乙醇、乙醚、三氯甲烷、二硫化碳、溶剂石脑油及挥发或不挥发的油类，微溶于水。

【类药五原则数据】　相对分子质量 152.2，脂水分配系数 2.075，可旋转键数 0，氢键受体数 1，氢键给体数 0。

【药物动力学数据】　樟脑的吸收、分布、代谢、排泄、毒性的数据见表 4.157、图 4.105。

表 4.157　樟脑的吸收、分布、代谢、排泄、毒性的数据表

25℃下水溶解度水平	3
血脑屏障通透水平	1
人类肠道吸收性水平	0
肝毒性（马氏距离）	7.122
细胞色素 P450 2D6 抑制性（马氏距离）	9.607
血浆蛋白结合率（马氏距离）	7.021

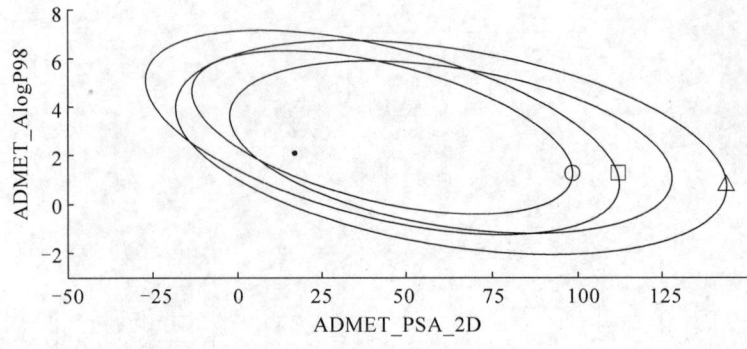

图 4.105　樟脑的 ADMET 范围图

【毒性】　樟脑的毒理学概率数据见表 4.158。

表 4.158　樟脑的毒理学概率表

毒理学性质	发生概率
致突变性	0
好氧生物降解性能	1.000
潜在发育毒性	0
皮肤刺激性	0
NTP 致癌性（雄大鼠）	0.003
NTP 致癌性（雌大鼠）	0
NTP 致癌性（雄小鼠）	0
NTP 致癌性（雌小鼠）	0.001

【药理】　樟脑的药理模型数据见表 4.159。

表 4.159　樟脑的药理模型数据表

模型 1	大鼠口服半数致死量
LD_{50}	6.600g/kg
95% 的置信限下最小 LD_{50}	1.300g/kg
95% 的置信限下最大 LD_{50}	10.00g/kg
模型 2	大鼠吸入半数致死浓度
LC_{50}	$10.00g/(m^3 \cdot h)$
低于 95% 置信限下的限量	$7.500g/(m^3 \cdot h)$
高于 95% 置信限下的限量	$10.00g/(m^3 \cdot h)$

【樟脑与镇痛靶点辣椒素受体（TRPV1）作用的二维图】　樟脑与镇痛靶点辣椒素受体（TRPV1）作用的二维图见图 4.106。

【药理或临床作用】　本品可用于防虫、防蛀、防臭，有镇痛、止痒作用，涂于皮肤有温和的刺激及防腐作用，还具有轻度的局部麻醉作用，可兴奋中枢神经系统，有刺激胃肠道黏膜的作用，使胃部感到舒适及温暖。

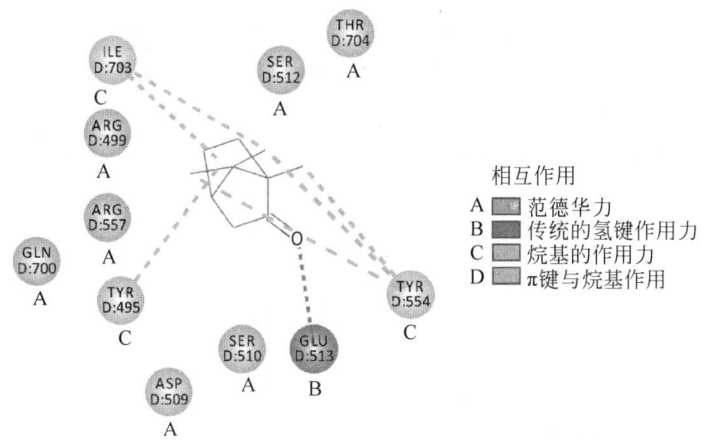

图 4.106 樟脑与镇痛靶点辣椒素受体(TRPV1)作用的二维图

相互作用
A ▢ 范德华力
B ▢ 传统的氢键作用力
C ▢ 烷基的作用力
D ▢ π键与烷基作用

紫苏醛 Perilla aldehyde

【化学结构】

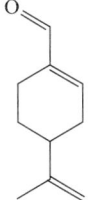

【主要来源】 来源于唇形科紫苏属紫苏[*Perilla frutescens*(L.)Britt]叶的挥发油。

【理化性质】 本品为透明淡黄色液体,有紫苏、桂醛和枯茗醛等香气味,香气辛香,熔点 102.00℃,沸点 238.00℃,闪点 95.60℃,溶于乙醇、三氯甲烷、苯和石油醚,不溶于水。

【类药五原则数据】 相对分子质量 150.2,脂水分配系数 2.668,可旋转键数 2,氢键受体数 1,氢键给体数 0。

【药物动力学数据】 紫苏醛的吸收、分布、代谢、排泄、毒性的数据见表 4.160、图 4.107。

表 4.160 紫苏醛的吸收、分布、代谢、排泄、毒性的数据表

25℃下水溶解度水平	3
血脑屏障通透水平	1
人类肠道吸收性水平	0
肝毒性(马氏距离)	8.729
细胞色素 P450 2D6 抑制性(马氏距离)	11.79
血浆蛋白结合率(马氏距离)	9.470

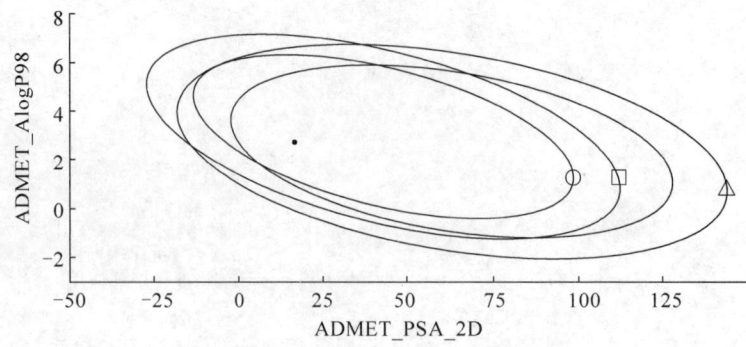

图 4.107 紫苏醛的 ADMET 的范围图

【毒性】 紫苏醛的毒理学概率数据见表 4.161。

表 4.161 紫苏醛的毒理学概率表

毒理学性质	发生概率
致突变性	0.026
好氧生物降解性能	0
潜在发育毒性	0.121
皮肤刺激性	0.999
NTP 致癌性(雄大鼠)	1.000
NTP 致癌性(雌大鼠)	0
NTP 致癌性(雄小鼠)	0
NTP 致癌性(雌小鼠)	1.000

【药理】 紫苏醛的药理模型数据见表 4.162。

表 4.162 紫苏醛的药理模型数据表

模型 1	大鼠口服半数致死量
LD_{50}	1.800g/kg
95% 的置信限下最小 LD_{50}	353.9mg/kg
95% 的置信限下最大 LD_{50}	9.200g/kg
模型 2	大鼠吸入半数致死浓度
LC_{50}	194.0mg/(m³·h)
低于 95% 置信限下的限量	5.900mg/(m³·h)
高于 95% 置信限下的限量	6.400g/(m³·h)

【紫苏醛与镇痛 M_1 受体作用的二维图】 紫苏醛与镇痛 M_1 受体作用的二维图见图 4.108。

【药理或临床作用】 本品具有扩血管、镇静作用。

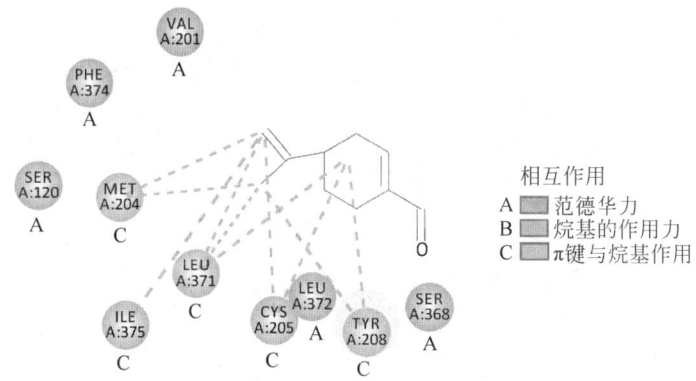

图 4.108　紫苏醛与镇痛 M_1 受体作用的二维图

相互作用
A ▢ 范德华力
B ▢ 烷基的作用力
C ▢ π键与烷基作用

左旋薄荷酮 （一）-Menthone

【化学结构】

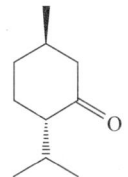

【主要来源】　来源于唇形科薄荷属欧薄荷[*Mentha longifolia*(Linn.)Huds.]的精油。

【理化性质】　本品为无色油状液体,有清新的薄荷香气,常温下为液体,熔点-6℃,沸点 210℃,溶于有机溶剂,微溶于水。

【类药五原则数据】　相对分子质量 154.2,脂水分配系数 2.736,可旋转键数 1,氢键受体数 1,氢键给体数 0。

【药物动力学数据】　左旋薄荷酮的吸收、分布、代谢、排泄、毒性的数据见表 4.163、图 4.109。

表 4.163　左旋薄荷酮的吸收、分布、代谢、排泄、毒性的数据表

25℃下水溶解度水平	3
血脑屏障通透水平	1
人类肠道吸收性水平	0
肝毒性（马氏距离）	7.145
细胞色素 P450 2D6 抑制性（马氏距离）	9.392
血浆蛋白结合率（马氏距离）	7.260

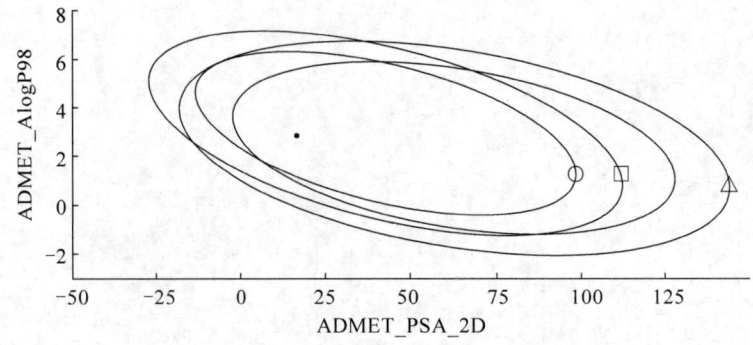

图 4.109　左旋薄荷酮的 ADMET 范围图

【毒性】　左旋薄荷酮的毒理学概率数据见表 4.164。

表 4.164　左旋薄荷酮的毒理学概率表

毒理学性质	发生概率
致突变性	0
好氧生物降解性能	0
潜在发育毒性	0.841
皮肤刺激性	0.002
NTP 致癌性(雄大鼠)	0.015
NTP 致癌性(雌大鼠)	0
NTP 致癌性(雄小鼠)	0
NTP 致癌性(雌小鼠)	0.001

【药理】　左旋薄荷酮药理模型数据见表 4.165。

表 4.165　左旋薄荷酮药理模型数据表

模型 1	大鼠口服半数致死量
LD_{50}	2.200g/kg
95% 的置信限下最小 LD_{50}	459.1mg/kg
95% 的置信限下最大 LD_{50}	10.00g/kg
模型 2	大鼠吸入半数致死浓度
LC_{50}	$10.00g/(m^3 \cdot h)$
低于 95% 置信限下的限量	$2.100g/(m^3 \cdot h)$
高于 95% 置信限下的限量	$10.00g/(m^3 \cdot h)$

【左旋薄荷酮与 5-羟色胺(5-HT)受体作用的二维图】　左旋薄荷酮与 5-羟色胺(5-HT)受体作用的二维图见图 4.110。

【药理或临床作用】　本品具有清凉、镇痛、止痒、抗抑郁作用。

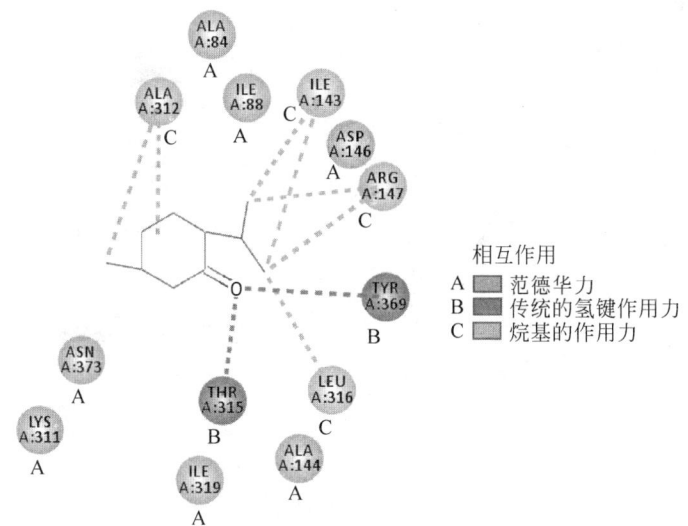

图 4.110 左旋薄荷酮与 5-羟色胺(5-HT)受体作用的二维图

2,3-环氧鲨烯 2,3-Oxidosqualene

【化学结构】

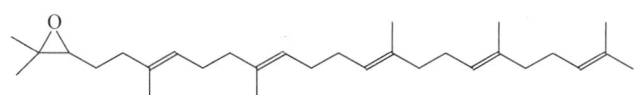

【主要来源】 来源于鲨烯经鲨烯环加氧酶(催化石)的产物。

【理化性质】 本品为油状液体。

【类药五原则数据】 相对分子质量 426.7,脂水分配系数 10.03,可旋转键数 15,氢键受体数 1,氢键给体数 0。

【药物动力学数据】 2,3-环氧鲨烯的吸收、分布、代谢、排泄、毒性的数据见表 4.166、图 4.111。

表 4.166 2,3-环氧鲨烯的吸收、分布、代谢、排泄、毒性的数据表

25℃下水溶解度水平	0
血脑屏障通透水平	4
人类肠道吸收性水平	3
肝毒性(马氏距离)	13.52
细胞色素 P450 2D6 抑制性(马氏距离)	14.90
血浆蛋白结合率(马氏距离)	12.49

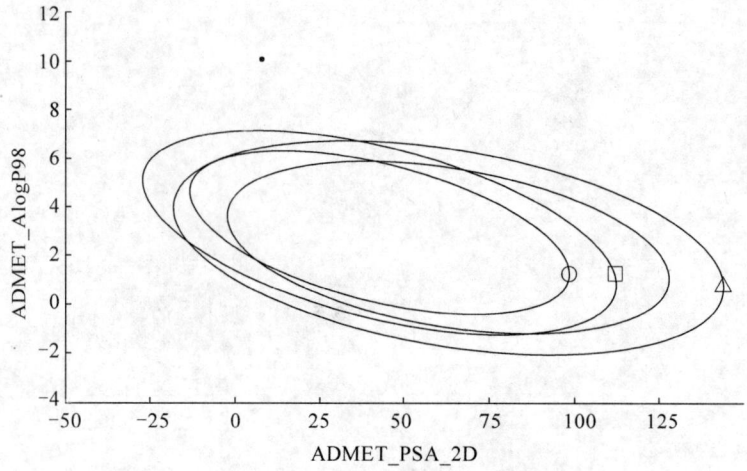

图 4.111　2,3-环氧鲨烯的 ADMET 范围图

【毒性】　2,3-环氧鲨烯的毒理学概率数据见表 4.167。

表 4.167　2,3-环氧鲨烯的毒理学概率表

毒理学性质	发生概率
致突变性	0.017
好氧生物降解性能	0
潜在发育毒性	0
皮肤刺激性	1.000
NTP 致癌性(雄大鼠)	0
NTP 致癌性(雌大鼠)	1.000
NTP 致癌性(雄小鼠)	1.000
NTP 致癌性(雌小鼠)	0

【药理】　2,3-环氧鲨烯的药理模型数据见表 4.168。

表 4.168　2,3-环氧鲨烯的药理模型数据表

模型 1	大鼠口服半数致死量
LD_{50}	232.2μg/kg
95％的置信限下最小 LD_{50}	366.4ng/kg
95％的置信限下最大 LD_{50}	147.2mg/kg
模型 2	大鼠吸入半数致死浓度
LC_{50}	163.2pg/(m³ · h)
低于 95％置信限下的限量	0pg/(m³ · h)
高于 95％置信限下的限量	1.600mg/(m³ · h)

【2,3-环氧鲨烯与去甲肾上腺素受体作用的二维图】 2,3-环氧鲨烯与去甲肾上腺素受体作用的二维图见图 4.112。

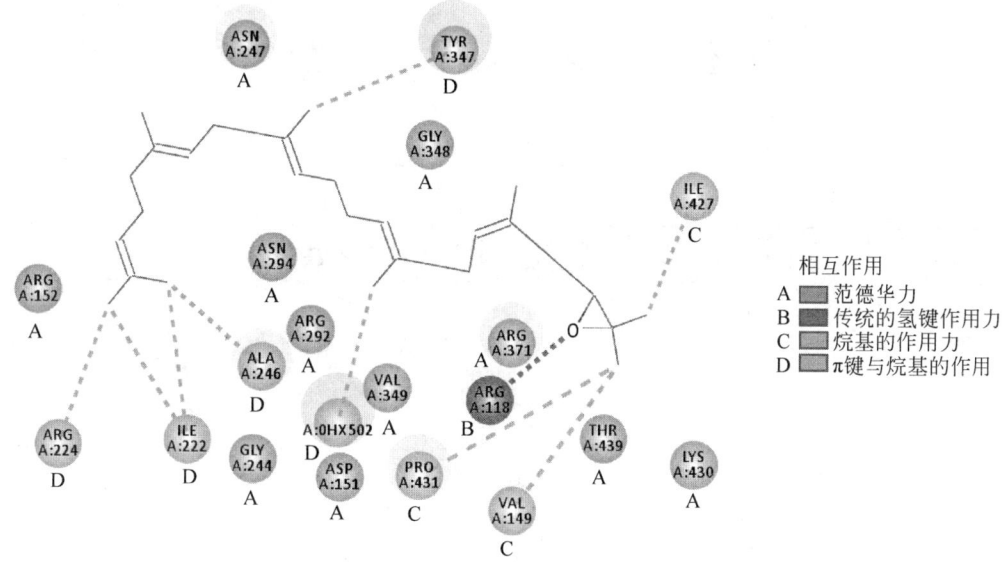

图 4.112 2,3-环氧鲨烯与 NA 受体作用的二维图

【药理或临床作用】 本品具有抑制中枢神经和安神作用。

第 5 章 醌 类

白花丹醌 Plumbagin

【化学结构】

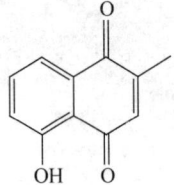

【主要来源】 来源于白花丹科白花丹属紫雪丹(*Plumbago indica* Linn.)的全草。

【理化性质】 本品为黄色针状结晶(稀乙醇),熔点 78.00～79.00℃,溶于乙醇、丙酮、三氯甲烷、苯和醋酸,微溶于热水。

【类药五原则数据】 相对分子质量 188.2,脂水分配系数 1.962,可旋转键数 0,氢键受体数 3,氢键给体数 1。

【药物动力学数据】 白花丹醌的吸收、分布、代谢、排泄、毒性的数据见表 5.1、图 5.1。

表 5.1 白花丹醌的吸收、分布、代谢、排泄、毒性的数据表

25℃下水溶解度水平	3
血脑屏障通透水平	2
人类肠道吸收性水平	0
肝毒性(马氏距离)	9.368
细胞色素 P450 2D6 抑制性(马氏距离)	10.14
血浆蛋白结合率(马氏距离)	10.56

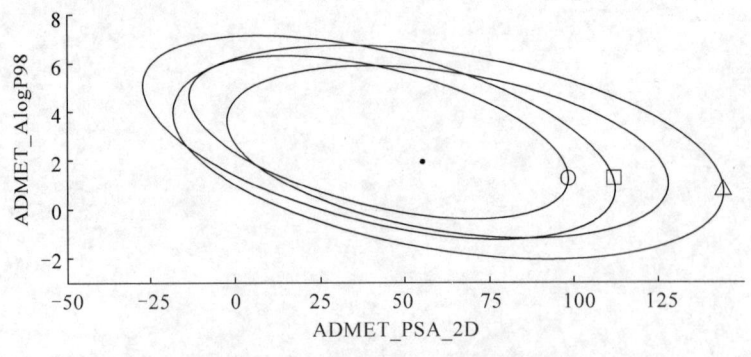

图 5.1 白花丹醌的 ADMET 范围图

【毒性】　白花丹醌的毒理学概率数据见表 5.2。

表 5.2　白花丹醌的毒理学概率表

毒理学性质	发生概率
致突变性	1.000
好氧生物降解性能	1.000
潜在发育毒性	0.005
皮肤刺激性	0.990
NTP 致癌性(雄大鼠)	0.030
NTP 致癌性(雌大鼠)	0
NTP 致癌性(雄小鼠)	0.003
NTP 致癌性(雌小鼠)	0.446

【药理】　白花丹醌的药理模型数据见表 5.3。

表 5.3　白花丹醌的药理模型数据表

模型 1	大鼠口服半数致死量
LD_{50}	402.8mg/kg
95% 的置信限下最小 LD_{50}	133.7mg/kg
95% 的置信限下最大 LD_{50}	1.200g/kg
模型 2	大鼠吸入半数致死浓度
LC_{50}	19.50mg/(m³ · h)
低于 95% 置信限下的限量	1.600mg/(m³ · h)
高于 95% 置信限下的限量	238.4mg/(m³ · h)

【白花丹醌与抗感染蛋白作用的二维图】　白花丹醌与抗感染蛋白作用的二维图见图 5.2。

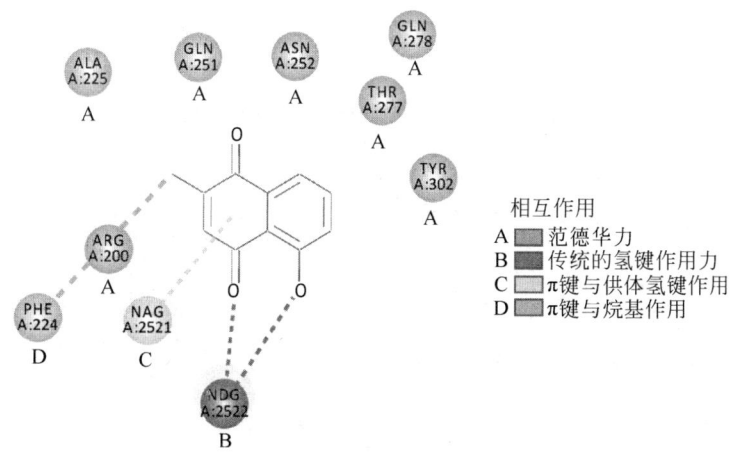

图 5.2　白花丹醌与抗感染蛋白作用的二维图

【药理或临床作用】　本品具有显著的抗菌及抗病毒作用,临床曾用于痤疮和细菌感染引起的疖的治疗,本品还有降血压、抗凝血及祛痰等多种生物活性作用。

白鹤灵芝素 Rhinacanthin

【化学结构】

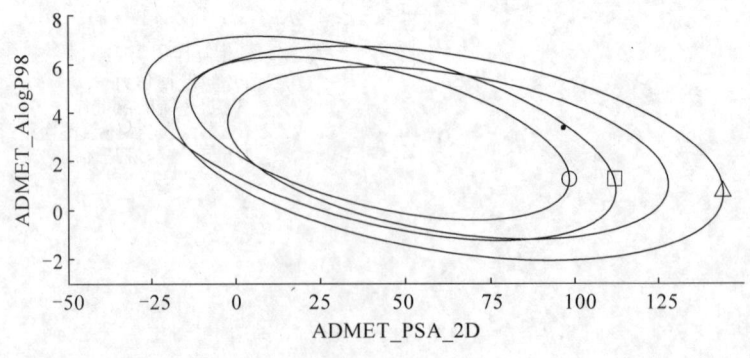

【主要来源】 来源于爵床科灵芝草属灵芝草[*Rhinacanthus nasutus*(L.)Kurz]的枝或叶,全年可采鲜用或晒干。

【理化性质】 本品为棕黄色的粉末,熔点 74.00~75.00℃。易溶于水、乙醇、乙醚,微溶于苯和二氯乙烷,不溶于石油醚。

【类药五原则数据】 442.47,脂水分配系数 3.474,可旋转键数 9,氢键受体数 9,氢键给体数 0。

【药物动力学数据】 白鹤灵芝素的吸收、分布、代谢、排泄、毒性数据见表5.4、图5.3。

表 5.4　白鹤灵芝素的吸收、分布、代谢、排泄、毒性数据表

25℃下水溶解度水平	2
血脑屏障通透水平	3
人类肠道吸收性水平	0
肝毒性(马氏距离)	12.27
细胞色素 P450 2D6 抑制性(马氏距离)	14.83
血浆蛋白结合率(马氏距离)	13.70

图 5.3　白鹤灵芝素的 ADMET 范围图

【毒性】 白鹤灵芝素的毒理学概率数据见表5.5。

表 5.5　白鹤灵芝素的毒理学概率表

毒理学性质	发生概率
致突变性	0.027
好氧生物降解性能	1.000
潜在发育毒性	0.986
皮肤刺激性	1.000
NTP 致癌性（雄大鼠）	0.978
NTP 致癌性（雌大鼠）	1.000
NTP 致癌性（雄小鼠）	1.000
NTP 致癌性（雌小鼠）	0.769

【药理】　白鹤灵芝素的药理模型数据见表 5.6。

表 5.6　白鹤灵芝素的药理模型数据表

模型 1	大鼠口服半数致死量
LD_{50}	11.90mg/kg
95％的置信限下最小 LD_{50}	1.200mg/kg
95％的置信限下最大 LD_{50}	121.7mg/kg
模型 2	大鼠吸入半数致死浓度
LC_{50}	256.5μg/(m³ · h)
低于 95％置信限下的限量	13.00μg/(m³ · h)
高于 95％置信限下的限量	5.100μg/(m³ · h)

【白鹤灵芝素与表皮生长因子受体（EGFR）作用的二维图】　白鹤灵芝素与表皮生长因子受体（EGFR）作用的二维图见图 5.4。

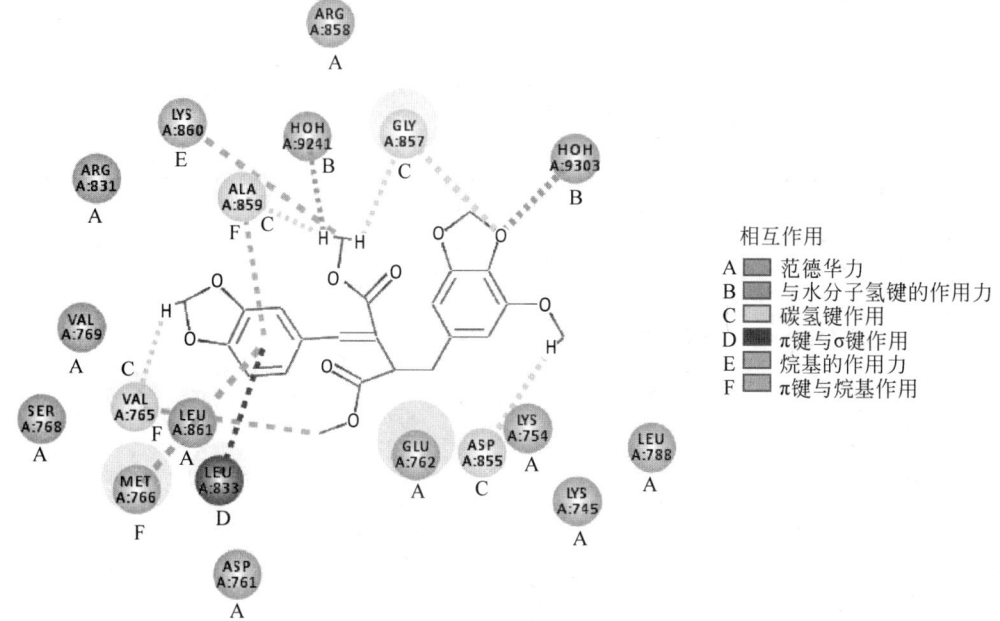

图 5.4　白鹤灵芝素与表皮生长因子受体（EGFR）作用的二维图

【药理或临床作用】　本品具有抗癌、清肝解毒以及养肝、护肝功效；外用可治体癣、湿疹。

橙黄决明素　Aurantio-obtusin

【化学结构】

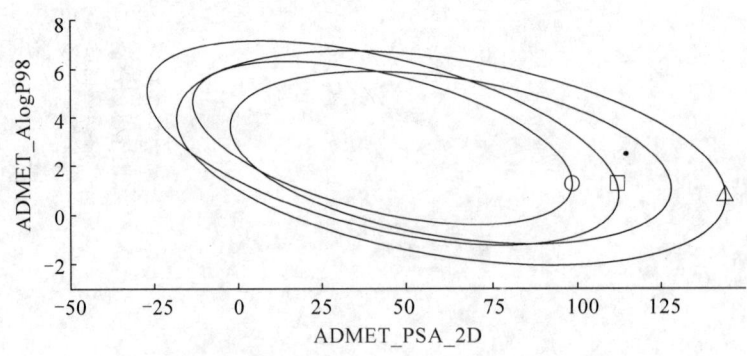

【主要来源】　来源于豆科决明属决明（*Cassia tora* Linn.）的干燥成熟种子。

【理化性质】　本品为黄色结晶粉末，熔点 265.00～266.00℃，可用于甲醇、乙醇。

【类药五原则数据】　相对分子质量 330.3，脂水分配系数 2.535，可旋转键数 2，氢键受体数 7，氢键给体数 3。

【药物动力学数据】　橙黄决明素的吸收、分布、代谢、排泄、毒性数据见表 5.7、图 5.5。

表 5.7　橙黄决明素的吸收、分布、代谢、排泄、毒性数据表

25℃下水溶解度水平	3
血脑屏障通透水平	4
人类肠道吸收性水平	0
肝毒性（马氏距离）	9.131
细胞色素 P450 2D6 抑制性（马氏距离）	12.85
血浆蛋白结合率（马氏距离）	10.02

图 5.5　橙黄决明素的 ADMET 的范围图

【毒性】　橙黄决明素的毒理学概率数据见表 5.8。

表 5.8 橙黄决明素的毒理学概率表

毒理学性质	发生概率
致突变性	1.000
好氧生物降解性能	0
潜在发育毒性	1.000
皮肤刺激性	0.983
NTP 致癌性(雄大鼠)	1.000
NTP 致癌性(雌大鼠)	1.000
NTP 致癌性(雄小鼠)	1.000
NTP 致癌性(雌小鼠)	0

【药理】 橙黄决明素的药理模型数据见表 5.9。

表 5.9 橙黄决明素的药理模型数据表

模型 1	大鼠口服半数致死量
LD_{50}	4.800g/kg
95%的置信限下最小 LD_{50}	816.5mg/kg
95%的置信限下最大 LD_{50}	10.00g/kg
模型 2	大鼠吸入半数致死浓度
LC_{50}	$10.00g/(m^3 \cdot h)$
低于 95%置信限下的限量	$10.00g/(m^3 \cdot h)$
高于 95%置信限下的限量	$10.00g/(m^3 \cdot h)$

【橙黄决明素与血管紧张素Ⅱ作用的二维图】 橙黄决明素与血管紧张素Ⅱ作用的二维图见图 5.6。

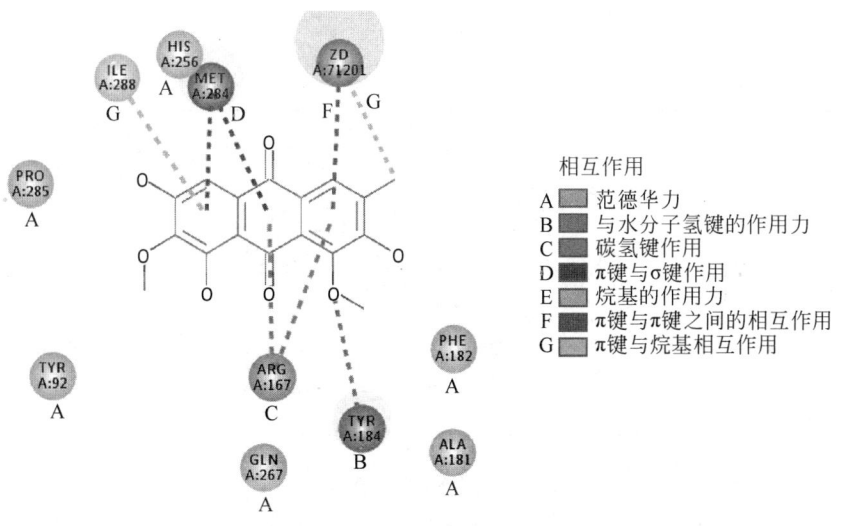

图 5.6 橙黄决明素与血管紧张素Ⅱ作用的二维图

【药理或临床作用】 本品具有降血脂作用。

大黄酚　Chrysophanol

【化学结构】

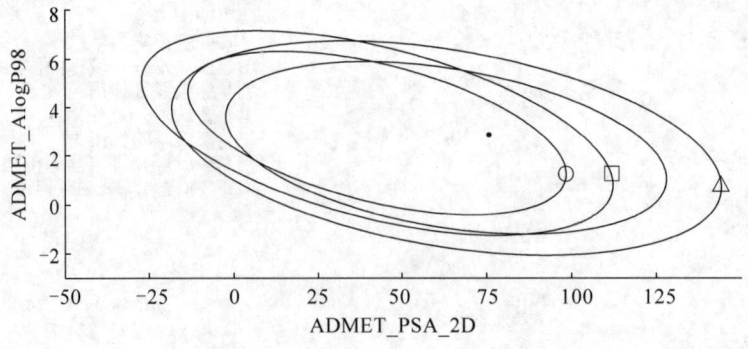

【主要来源】　来源于蓼科大黄属掌叶大黄（*Rheum palmatum* L.）的根。

【理化性质】　本品为六方形结晶，熔点 194.00～198.00℃，易溶于沸乙醇，溶于苯、三氯甲烷、乙醚、冰醋酸及丙酮，略微溶于冷乙醇，几乎不溶于水。

【类药五原则数据】　相对分子质量 254.2，脂水分配系数 2.810，可旋转键数 0，氢键受体数 4，氢键给体数 2。

【药物动力学数据】　大黄酚的吸收、分布、代谢、排泄、毒性的数据见表 5.10、图 5.7。

表 5.10　大黄酚的吸收、分布、代谢、排泄、毒性的数据表

25℃下水溶解度水平	3
血脑屏障通透水平	2
人类肠道吸收性水平	0
肝毒性（马氏距离）	10.08
细胞色素 P450 2D6 抑制性（马氏距离）	11.35
血浆蛋白结合率（马氏距离）	9.663

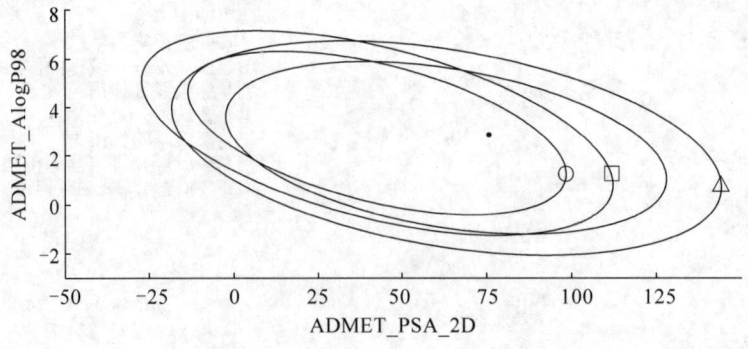

图 5.7　大黄酚的 ADMET 的范围图

【毒性】　大黄酚的毒理学概率数据见表 5.11。

表 5.11　大黄酚的毒理学概率表

毒理学性质	发生概率
致突变性	1.000
好氧生物降解性能	0.001
潜在发育毒性	0.998
皮肤刺激性	0
NTP 致癌性(雄大鼠)	0.928
NTP 致癌性(雌大鼠)	1.000
NTP 致癌性(雄小鼠)	0.960
NTP 致癌性(雌小鼠)	0

【药理】　大黄酚的药理模型数据见表 5.12。

表 5.12　大黄酚的药理模型数据表

模型 1	大鼠口服半数致死量
LD_{50}	2.500g/kg
95％的置信限下最小 LD_{50}	467.2mg/kg
95％的置信限下最大 LD_{50}	10.00g/kg
模型 2	大鼠吸入半数致死浓度
LC_{50}	10.00g/(m^3 · h)
低于 95％置信限下的限量	10.00g/(m^3 · h)
高于 95％置信限下的限量	10.00g/(m^3 · h)

【大黄酚与抗感染蛋白作用的二维图】　大黄酚与抗感染蛋白作用的二维图见图 5.8。

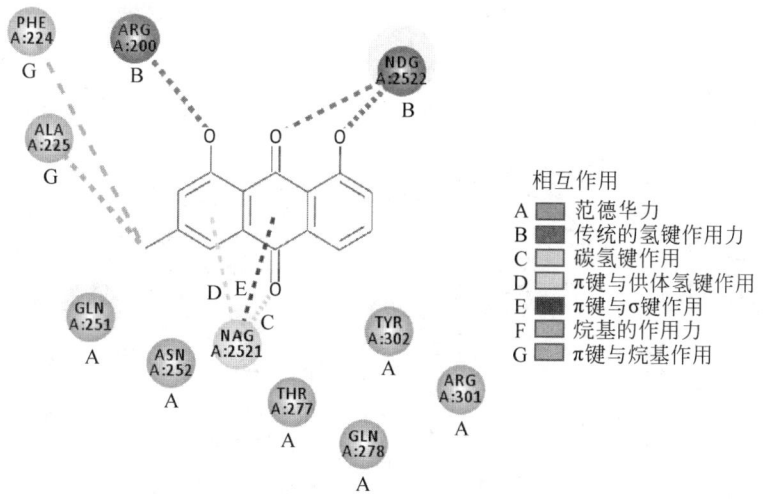

相互作用
A ▨ 范德华力
B ▨ 传统的氢键作用力
C ▨ 碳氢键作用
D ▨ π键与供体氢键作用
E ▨ π键与σ键作用
F ▨ 烷基的作用力
G ▨ π键与烷基作用

图 5.8　大黄酚与抗感染蛋白作用的二维图

【药理或临床作用】　本品具有抗菌活性。

大黄素　Emodin

【化学结构】

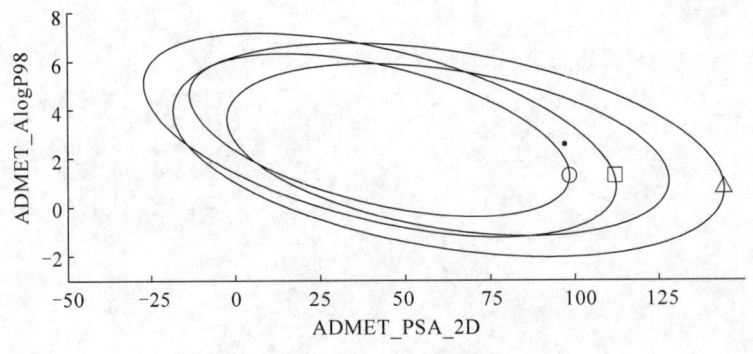

【主要来源】　来源于蓼科大黄属掌叶大黄(*Rheam palmatum* L.)的干燥根茎和根。

【理化性质】　本品为橙色针状结晶,熔点 256.00～257.00℃,溶于乙醇,略溶于乙醚、三氯甲烷、苯,不溶于水。

【类药五原则数据】　相对分子质量 270.2,脂水分配系数 2.568,可旋转键数 0,氢键受体数 5,氢键给体数 3。

【药物动力学数据】　大黄素的吸收、分布、代谢、排泄、毒性的数据见表 5.13、图 5.9。

表 5.13　大黄素的吸收、分布、代谢、排泄、毒性的数据表

25℃下水溶解度水平	3
血脑屏障通透水平	3
人类肠道吸收性水平	0
肝毒性(马氏距离)	8.611
细胞色素 P450 2D6 抑制性(马氏距离)	12.62
血浆蛋白结合率(马氏距离)	9.702

图 5.9　大黄素的 ADMET 范围图

【毒性】　大黄素的毒理学概率数据见表 5.14。

表 5.14　大黄素的毒理学概率表

毒理学性质	发生概率
致突变性	1.000
好氧生物降解性能	0
潜在发育毒性	1.000
皮肤刺激性	0
NTP 致癌性(雄大鼠)	0.980
NTP 致癌性(雌大鼠)	1.000
NTP 致癌性(雄小鼠)	0.976
NTP 致癌性(雌小鼠)	0

【药理】　大黄素的药理模型数据见表 5.15。

表 5.15　大黄素的药理模型数据表

模型 1	大鼠口服半数致死量
LD_{50}	2.100g/kg
95% 的置信限下最小 LD_{50}	377.0mg/kg
95% 的置信限下最大 LD_{50}	10.00g/kg
模型 2	大鼠吸入半数致死浓度
LC_{50}	10.00g/(m^3 · h)
低于 95% 置信限下的限量	10.00g/(m^3 · h)
高于 95% 置信限下的限量	10.00g/(m^3 · h)

【大黄素与丝裂原活化蛋白激酶(MAPK)作用的二维图】　大黄素与丝裂原活化蛋白激酶(MAPK)作用的二维图见图 5.10。

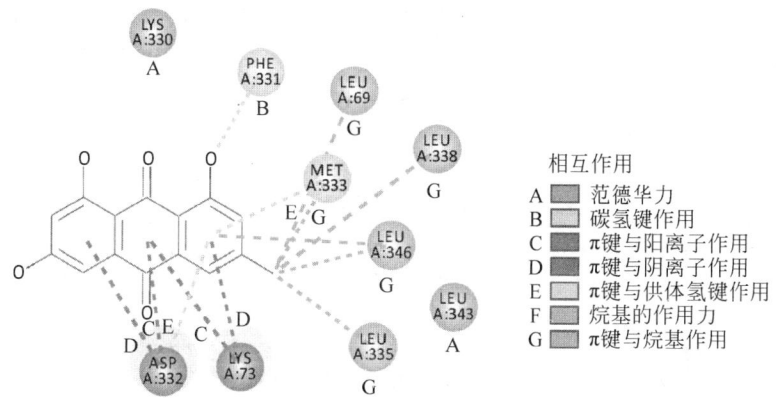

图 5.10　大黄素与丝裂原活化蛋白激酶(MAPK)作用的二维图

【药理或临床作用】　本品具有泻下、利尿、解痉、止咳作用,还具有抗肿瘤活性。

大黄素甲醚 Physcion

【化学结构】

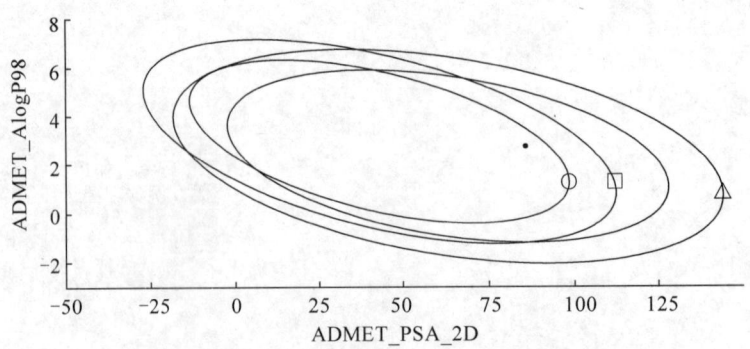

【主要来源】 来源于蓼科大黄属掌叶大黄（*Rheum palmatum* L.）的根。

【理化性质】 本品为砖红色单斜针状结晶，熔点 203.00～207.00℃，溶于苯、三氯甲烷、吡啶、甲苯及氢氧化钠水溶液，微溶于醋酸乙酯、乙酸、甲醇、乙醚，几乎不溶于水。

【类药五原则数据】 相对分子质量 284.3，脂水分配系数 2.794，可旋转键数 1，氢键受体数 5，氢键给体数 2。

【药物动力学数据】 大黄素甲醚吸收、分布、代谢、排泄、毒性数据见表 5.16、图 5.11。

表 5.16　大黄素甲醚吸收、分布、代谢、排泄、毒性数据表

25℃下水溶解度水平	3
血脑屏障通透水平	3
人类肠道吸收性水平	0
肝毒性（马氏距离）	11.54
细胞色素 P450 2D6 抑制性（马氏距离）	13.28
血浆蛋白结合率（马氏距离）	9.534

图 5.11　大黄素甲醚的 ADNET 范围图

【毒性】　大黄素甲醚的毒理学概率数据见表 5.17。

表 5.17　大黄素甲醚的毒理学概率表

毒理学性质	发生概率
致突变性	1.000
好氧生物降解性能	0
潜在发育毒性	1.000
皮肤刺激性	0.845
NTP 致癌性（雄大鼠）	1.000
NTP 致癌性（雌大鼠）	1.000
NTP 致癌性（雄小鼠）	1.000
NTP 致癌性（雌小鼠）	0

【药理】　大黄素甲醚的药理模型数据见表 5.18。

表 5.18　大黄素甲醚的药理模型数据表

模型 1	大鼠口服半数致死量
LD_{50}	3.500g/kg
95% 的置信限下最小 LD_{50}	638.2mg/kg
95% 的置信限下最大 LD_{50}	10.00g/kg
模型 2	大鼠吸入半数致死浓度
LC_{50}	$10.00g/(m^3 \cdot h)$
低于 95% 置信限下的限量	$10.00g/(m^3 \cdot h)$
高于 95% 置信限下的限量	$10.00g/(m^3 \cdot h)$

【大黄素甲醚与抗感染蛋白作用的二维图】　大黄素甲醚与抗感染蛋白作用的二维图见图 5.12。

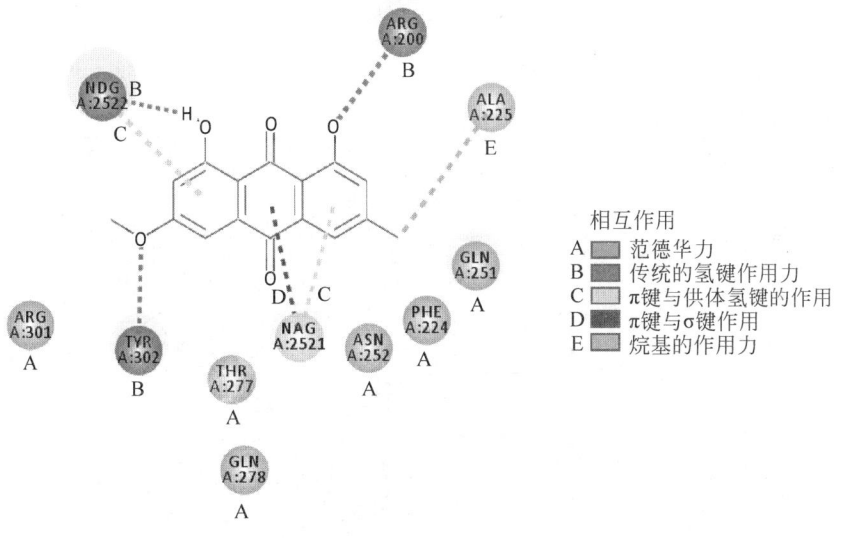

相互作用
A ■ 范德华力
B ■ 传统的氢键作用力
C ■ π键与供体氢键的作用
D ■ π键与σ键作用
E ■ 烷基的作用力

图 5.12　大黄素甲醚与抗感染蛋白作用的二维图

【药理或临床作用】　本品对金黄色葡萄球菌、大肠杆菌、绿脓杆菌、链球菌和痢疾杆菌等 26 种细菌均有抑制作用,对人体宫颈癌 Hela 细胞生长抑制作用较强,具有抗菌作用,可用作泻药等。

大黄酸　Rhein

【化学结构】

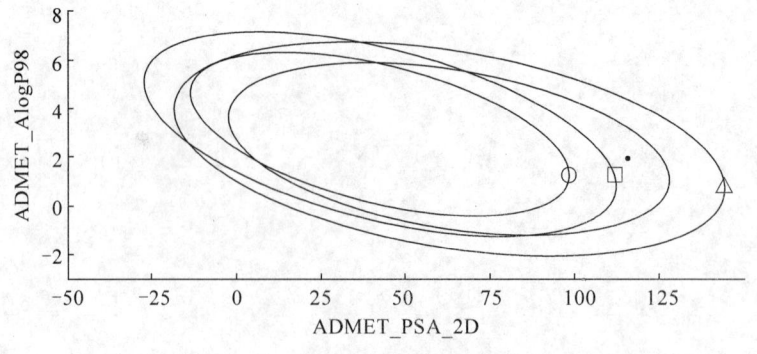

【主要来源】　来源于蓼科大黄属掌叶大黄(*Rheum palmatum* L.)的根茎。

【理化性质】　本品为咖啡色针晶,熔点 321.00～322.00℃,溶于吡啶、碱溶液,微溶于乙醇、苯、氯仿、乙醚和石油醚,不溶于水。

【类药五原则数据】　相对分子质量 284.2,脂水分配系数 1.954,可旋转键数 1,氢键受体数 6,氢键给体数 3。

【药物动力学数据】　大黄酸吸收、分布、代谢、排泄、毒性数据见表 5.19、图 5.13。

表 5.19　大黄酸吸收、分布、代谢、排泄、毒性数据表

25℃下水溶解度水平	3
血脑屏障通透水平	4
人类肠道吸收性水平	0
肝毒性(马氏距离)	8.504
细胞色素 P450 2D6 抑制性(马氏距离)	10.66
血浆蛋白结合率(马氏距离)	10.23

图 5.13　大黄酸的 ADMET 范围图

【毒性】　大黄酸的毒理学概率数据见表5.20。

表 5.20　大黄酸的毒理学概率表

毒理学性质	发生概率
致突变性	0.992
好氧生物降解性能	0.096
潜在发育毒性	1.000
皮肤刺激性	0.984
NTP致癌性(雄大鼠)	0.787
NTP致癌性(雌大鼠)	1.000
NTP致癌性(雄小鼠)	0.009
NTP致癌性(雌小鼠)	0

【药理】　大黄酸的药理模型数据见表5.21。

表 5.21　大黄酸的药理模型数据表

模型 1	大鼠口服半数致死量
LD_{50}	1.100g/kg
95%的置信限下最小 LD_{50}	184.8mg/kg
95%的置信限下最大 LD_{50}	6.500g/kg
模型 2	大鼠吸入半数致死浓度
LC_{50}	10.00g/(m^3 · h)
低于95%置信限下的限量	10.00g/(m^3 · h)
高于95%置信限下的限量	10.00g/(m^3 · h)

【大黄酸与环氧加酶-2(COX-2)作用的二维图】　大黄酸与环氧加酶-2(COX-2)作用的二维图见图5.14。

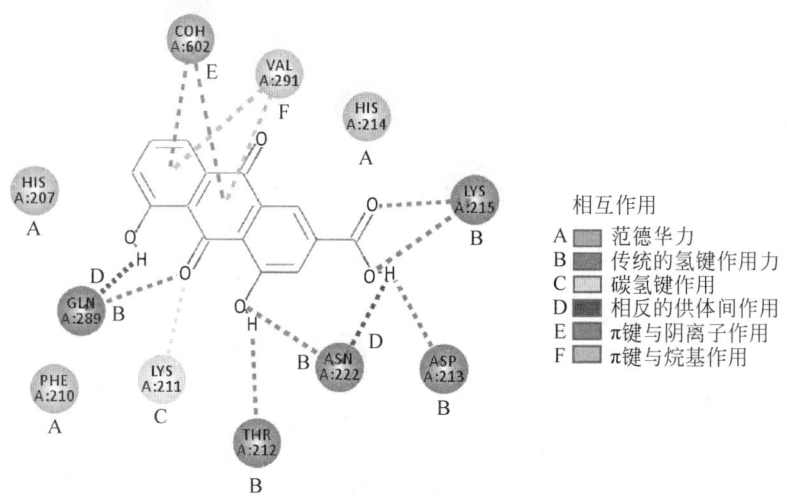

图 5.14　大黄酸与环氧加酶-2(COX-2)作用的二维图

【药理或临床作用】　本品具有抗炎、抗菌、利尿、泻下等作用,还具有抗肿瘤作用。

丹参酮ⅡA　Tanshinone ⅡA

【化学结构】

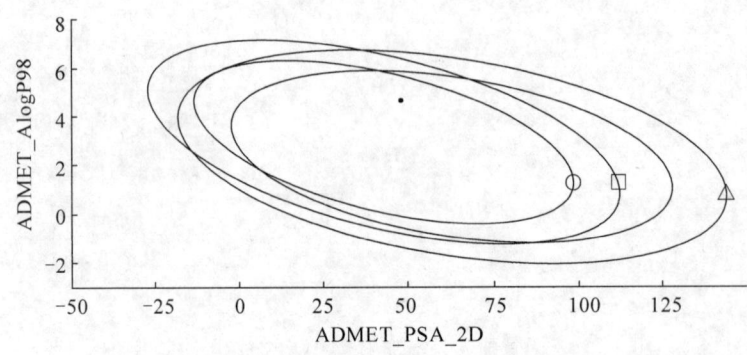

【主要来源】　来源于唇形科鼠尾草属丹参(*Salvia miltiorrhiza* Bunge.)的干燥根及根茎。

【理化性质】　本品为橘红色针状结晶,熔点 209.00～210.00℃,易溶于乙醇、丙酮、乙醚、苯等有机溶剂,微溶于水。

【类药五原则数据】　相对分子质量 294.3,脂水分配系数 4.660,可旋转键数 0,氢键受体数 2,氢键给体数 0。

【药物动力学数据】　丹参酮ⅡA 的吸收、分布、代谢、排泄、毒性数据见表 5.22、图 5.15。

表 5.22　丹参酮ⅡA 的吸收、分布、代谢、排泄、毒性数据表

25℃下水溶解度水平	1
血脑屏障通透水平	1
人类肠道吸收性水平	0
肝毒性(马氏距离)	10.26
细胞色素 P450 2D6 抑制性(马氏距离)	12.76
血浆蛋白结合率(马氏距离)	9.474

图 5.15　丹参酮ⅡA 的 ADMET 范围图

【毒性】　丹参酮ⅡA的毒理学概率数据见表5.23。

表 5.23　丹参酮ⅡA的毒理学概率表

毒理学性质	发生概率
致突变性	0
好氧生物降解性能	0
潜在发育毒性	0.435
皮肤刺激性	0.107
NTP致癌性(雄大鼠)	1.000
NTP致癌性(雌大鼠)	0.007
NTP致癌性(雄小鼠)	1.000
NTP致癌性(雌小鼠)	0

【药理】　丹参酮ⅡA的药理模型数据见表5.24。

表 5.24　丹参酮ⅡA的药理模型数据表

模型 1	大鼠口服半数致死量
LD_{50}	531.5mg/kg
95％的置信限下最小 LD_{50}	73.60mg/kg
95％的置信限下最大 LD_{50}	3.800g/kg
模型 2	大鼠吸入半数致死浓度
LC_{50}	$10.00g/(m^3 \cdot h)$
低于95％置信限下的限量	$10.00g/(m^3 \cdot h)$
高于95％置信限下的限量	$10.00g/(m^3 \cdot h)$

【丹参酮ⅡA与血管紧张素Ⅰ转化酶(ACE)作用的二维图】　丹参酮ⅡA与血管紧张素Ⅰ转化酶(ACE)作用的二维图见图5.16。

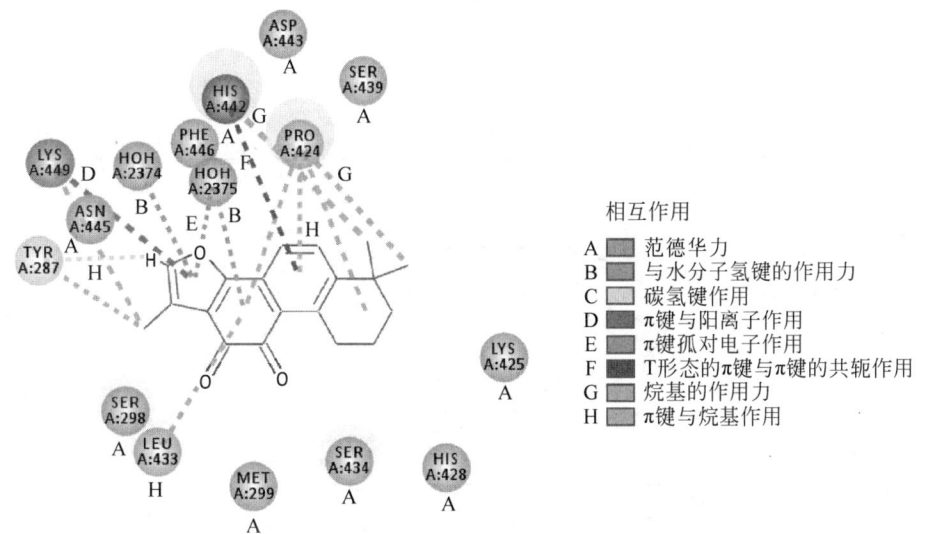

图 5.16　丹参酮ⅡA与血管紧张素Ⅰ转化酶(ACE)作用的二维图

【药理或临床作用】 本品主要用于心血管病的治疗,具有扩展血管、降压、抗栓的作用,对治疗冠心病、心绞痛、心律过速有显著疗效。

甲基异茜草素 Rubiadin

【化学结构】

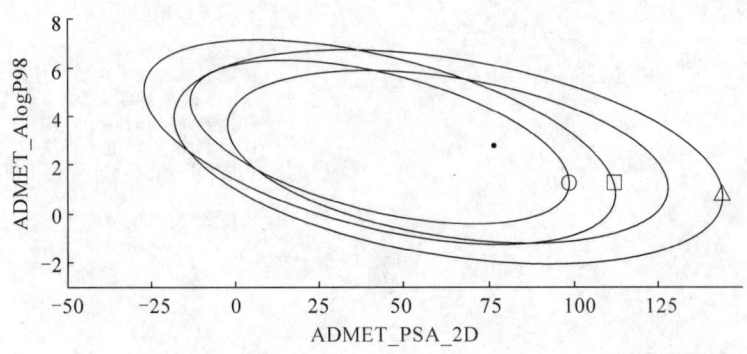

【主要来源】 来源于茜草科巴戟天属巴戟天(*Morinda officinalis* How)的干燥根。

【理化性质】 本品为白色粉末,熔点 290.00℃。

【类药五原则数据】 相对分子质量 254.2,脂水分配系数 2.810,可旋转键数 0,氢键受体数 4,氢键给体数 2。

【药物动力学数据】 甲基异茜草素的吸收、分布、代谢、排泄、毒性数据见表 5.25、图 5.17。

表 5.25 甲基异茜草素的吸收、分布、代谢、排泄、毒性数据表

25℃下水溶解度水平	3
血脑屏障通透水平	2
人类肠道吸收性水平	0
肝毒性(马氏距离)	10.26
细胞色素 P450 2D6 抑制性(马氏距离)	13.70
血浆蛋白结合率(马氏距离)	9.223

图 5.17 甲基异茜草素的 ADMET 的范围图

【毒性】 甲基异茜草素的毒理学概率数据见表5.26。

表 5.26 甲基异茜草素的毒理学概率表

毒理学性质	发生概率
致突变性	1.000
好氧生物降解性能	0.005
潜在发育毒性	0.991
皮肤刺激性	0.001
NTP 致癌性(雄大鼠)	0.884
NTP 致癌性(雌大鼠)	0.001
NTP 致癌性(雄小鼠)	0.914
NTP 致癌性(雌小鼠)	0

【药理】 甲基异茜草素的药理模型数据见表5.27。

表 5.27 甲基异茜草素的药理模型数据表

模型 1	大鼠口服半数致死量
LD_{50}	2.600g/kg
95%的置信限下最小 LD_{50}	487.6mg/kg
95%的置信限下最大 LD_{50}	10.00g/kg
模型 2	大鼠吸入半数致死浓度
LC_{50}	$10.00g/(m^3 \cdot h)$
低于95%置信限下的限量	$10.00g/(m^3 \cdot h)$
高于95%置信限下的限量	$10.00g/(m^3 \cdot h)$

【甲基异茜草素与 β1,3 葡聚糖合成酶作用的二维图】 甲基异茜草素与 β1,3 葡聚糖合成酶作用的二维图见图 5.18。

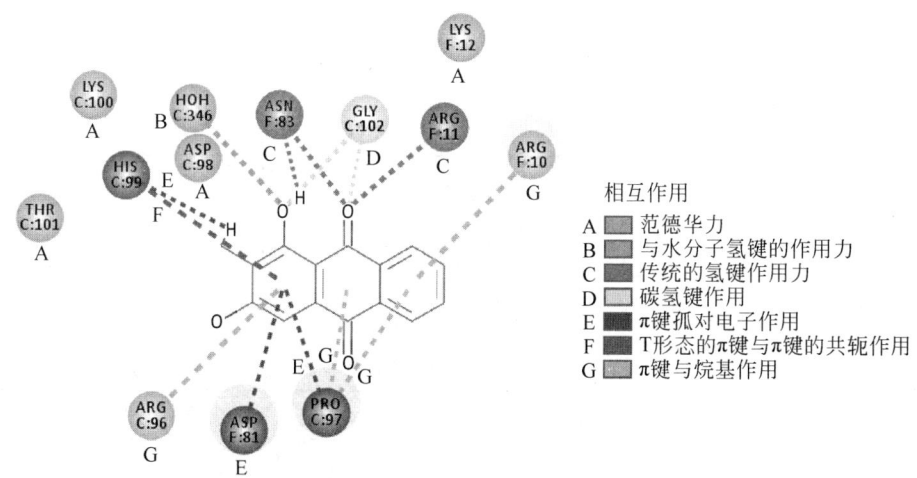

图 5.18 甲基异茜草素与 β1,3 葡聚糖合成酶作用的二维图

【药理或临床作用】 本品具有抗结核菌、抗真菌、抗癌、抗骨质疏松等作用。

决明蒽醌　Obtusifolin

【化学结构】

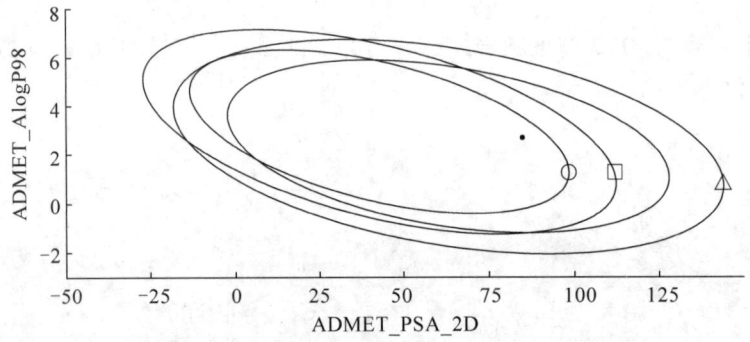

【主要来源】　来源于豆科决明属决明子(*Cassia tora* Linn.)的种子。

【理化性质】　本品为黄色粉末,熔点 202.10℃,溶于甲醇。

【类药五原则数据】　相对分子质量 284.3,脂水分配系数 2.794,可旋转键数 1,氢键受体数 5,氢键给体数 2。

【药物动力学数据】　决明蒽醌吸收、分布、代谢、排泄、毒性数据见表 5.28、图 5.19。

表 5.28　决明蒽醌吸收、分布、代谢、排泄、毒性数据表

25℃下水溶解度水平	3
血脑屏障通透水平	0
人类肠道吸收性水平	3
肝毒性(马氏距离)	11.31
细胞色素 P450 2D6 抑制性(马氏距离)	13.00
血浆蛋白结合率(马氏距离)	10.71

图 5.19　决明蒽醌的 ADMET 的范围图

【毒性】　决明蒽醌毒理学概率数据见表 5.29。

表 5.29　决明蒽醌毒理学概率表

毒理学性质	发生概率
致突变性	0.998
好氧生物降解性能	0
潜在发育毒性	1.000
皮肤刺激性	0.994
NTP 致癌性(雄大鼠)	1.000

续表

毒理学性质	发生概率
NTP 致癌性（雌大鼠）	1.000
NTP 致癌性（雄小鼠）	0.999
NTP 致癌性（雌小鼠）	0

【药理】　决明蒽醌的药理模型数据见表 5.30。

表 5.30　决明蒽醌的药理模型数据表

模型 1	大鼠口服半数致死量
LD$_{50}$	4.200g/kg
95% 的置信限下最小 LD$_{50}$	794.5mg/kg
95% 的置信限下最大 LD$_{50}$	10.00g/kg
模型 2	大鼠吸入半数致死浓度
LC$_{50}$	10.00g/(m^3·h)
低于 95% 置信限下的限量	10.00g/(m^3·h)
高于 95% 置信限下的限量	10.00g/(m^3·h)

【决明蒽醌与环加氧酶-2（COX-2）作用的二维图】　决明蒽醌与环加氧酶-2（COX-2）作用的二维图见图 5.20。

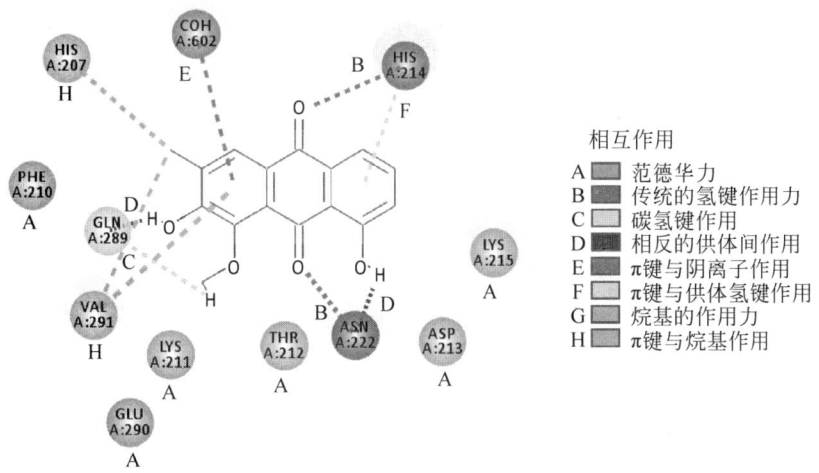

图 5.20　决明蒽醌与环加氧酶-2（COX-2）作用的二维图

【药理或临床作用】　本品具有一定消炎、抗菌作用。

芦荟大黄素　Aloe-Emodine

【化学结构】

【主要来源】　来源于蓼科大黄属掌叶大黄(*Rheum palmatum* L.)的根茎。

【理化性质】　本品橙色针状结晶(甲苯),熔点 223.00～224.00℃,溶于乙醛、苯、热乙醇、稀氨水、碳酸钠和氢氧化钠水溶液。

【类药五原则数据】　相对分子质量 270.2,脂水分配系数 1.719,可旋转键数 1,氢键受体数 5,氢键给体数 3。

【药物动力学数据】　芦荟大黄素吸收、分布、代谢、排泄、毒性数据见表 5.31、图 5.21。

表 5.31　芦荟大黄素吸收、分布、代谢、排泄、毒性数据表

25℃下水溶解度水平	3
血脑屏障通透水平	3
人类肠道吸收性水平	0
肝毒性(马氏距离)	9.468
细胞色素 P450 2D6 抑制性(马氏距离)	11.78
血浆蛋白结合率(马氏距离)	9.492

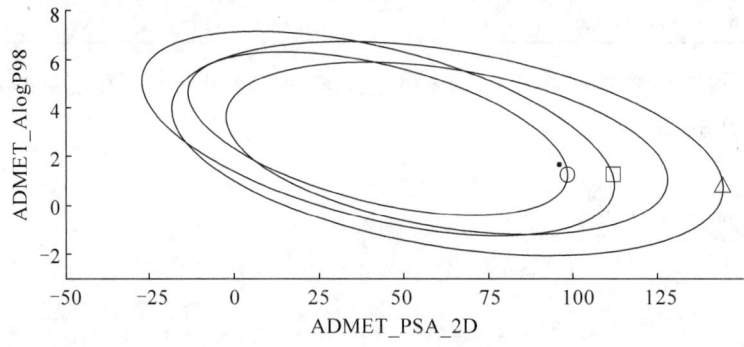

图 5.21　芦荟大黄的 ADMET 范围图

【毒性】　芦荟大黄素的毒理学概率数据见表 5.32。

表 5.32　芦荟大黄素的毒理学概率表

毒理学性质	发生概率
致突变性	1.000
好氧生物降解性能	0.996
潜在发育毒性	1.000
皮肤刺激性	0
NTP 致癌性(雄大鼠)	0.809
NTP 致癌性(雌大鼠)	1.000
NTP 致癌性(雄小鼠)	0.890
NTP 致癌性(雌小鼠)	0

【药理】　芦荟大黄素的药理模型数据见表 5.33。

表 5.33　芦荟大黄素的药理模型数据表

模型 1	大鼠口服半数致死量
LD_{50}	2.200g/kg
95％的置信限下最小 LD_{50}	417.2mg/kg
95％的置信限下最大 LD_{50}	10.00g/kg

续表

模型 2	大鼠吸入半数致死浓度
LC$_{50}$	10.00g/(m^3 · h)
低于95%置信限下的限量	10.00g/(m^3 · h)
高于95%置信限下的限量	10.00g/(m^3 · h)

【芦荟大黄素与抗感染蛋白作用的二维图】 芦荟大黄素与抗感染蛋白作用的二维图见图5.22。

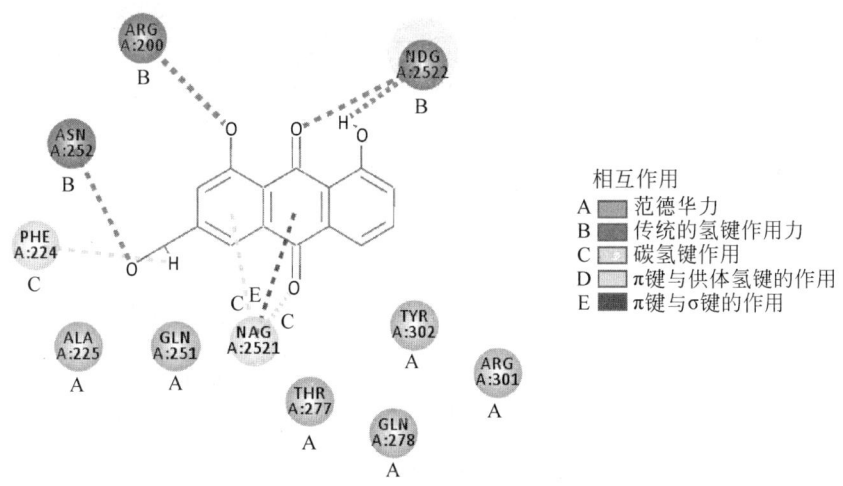

相互作用
A ▢ 范德华力
B ▢ 传统的氢键作用力
C ▢ 碳氢键作用
D ▢ π键与供体氢键的作用
E ▢ π键与σ键的作用

图5.22 芦荟大黄素与抗感染蛋白作用的二维图

【药理或临床作用】 本品具有抗菌作用,对葡萄球菌、链球菌、白喉、枯草、痢疾等杆菌均有抑制作用,还有泻下作用。

茜草素 Alizarin

【化学结构】

【主要来源】 来源于茜草科茜草属茜草(*Rubia cordifolia* L.)的根。

【理化性质】 本品为橘红色晶体或赭黄色粉末,熔点289.00～290.00℃,易溶于热甲醇,能溶于苯、冰醋酸、吡啶、二硫化碳,微溶于水。

【类药五原则数据】 相对分子质量240.2,脂水分配系数2.324,可旋转键数0,氢键受体数4,氢键给体数2。

【药物动力学数据】 茜草素吸收、分布、代谢、排泄、毒性数据见表5.34、图5.23。

表 5.34 茜草素吸收、分布、代谢、排泄、毒性数据表

25℃下水溶解度水平	3
血脑屏障通透水平	3
人类肠道吸收性水平	0
肝毒性(马氏距离)	8.637
细胞色素 P450 2D6 抑制性(马氏距离)	9.625
血浆蛋白结合率(马氏距离)	9.756

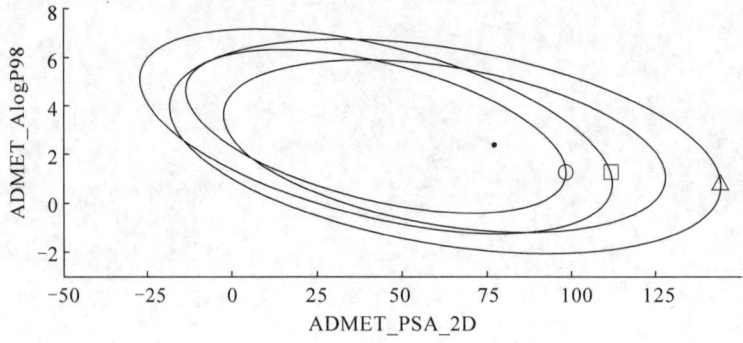

图 5.23 茜草素的 ADMET 范围图

【毒性】 茜草素的毒理学概率数据见表 5.35。

表 5.35 茜草素的毒理学概率表

毒理学性质	发生概率
致突变性	1.000
好氧生物降解性能	0
潜在发育毒性	0.995
皮肤刺激性	0
NTP 致癌性(雄大鼠)	0.881
NTP 致癌性(雌大鼠)	0.061
NTP 致癌性(雄小鼠)	0.937
NTP 致癌性(雌小鼠)	0

【药理】 茜草素的药理模型数据见表 5.36。

表 5.36 茜草素的药理模型数据表

模型 1	大鼠口服半数致死量
LD_{50}	2.100g/kg
95%的置信限下最小 LD_{50}	389.2mg/kg
95%的置信限下最大 LD_{50}	10.00g/kg
模型 2	大鼠吸入半数致死浓度
LC_{50}	1.000g/(m³ · h)
低于 95%置信限下的限量	10.00g/(m³ · h)
高于 95%置信限下的限量	10.00g/(m³ · h)

【茜草素与环加氧酶-2(COX-2)作用的二维图】 茜草素与环加氧酶-2(COX-2)作用的二维图见图 5.24。

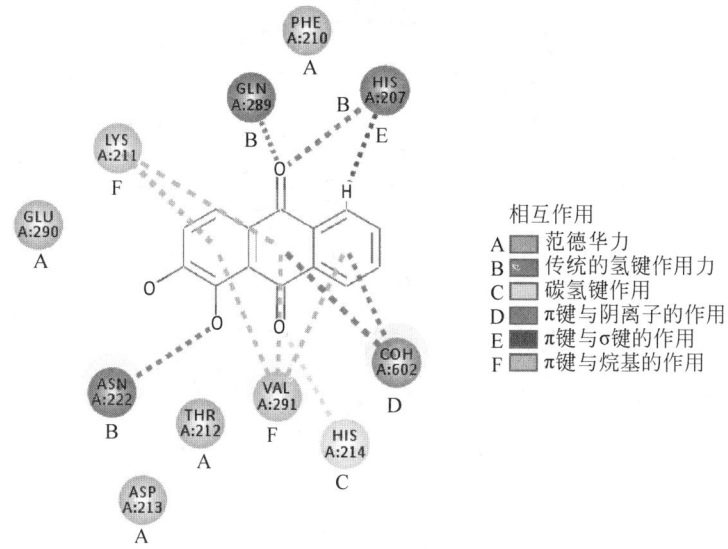

相互作用
A ▨ 范德华力
B ▨ 传统的氢键作用力
C ▢ 碳氢键作用
D ▨ π键与阴离子的作用
E ▨ π键与σ键的作用
F ▨ π键与烷基的作用

图 5.24 茜草素与环加氧酶-2(COX-2)作用的二维图

【药理或临床作用】 本品对金黄色葡萄球菌的生长有抑制作用,可能有抗炎作用。

羟基茜草素 Purpurin

【化学结构】

【主要来源】 来源于茜草科茜草属茜草(*Rubia cordifolia* L.)的根茎。

【理化性质】 本品为橙红色结晶粉末,可溶于甲醇、乙醇、二甲亚砜等有机溶剂。

【类药五原则数据】 相对分子质量 256.2,脂水分配系数 2.082,可旋转键数 0,氢键受体数 5,氢键给体数 3。

【药物动力学数据】 羟基茜草素吸收、分布、代谢、排泄、毒性数据见表 5.37、图 5.25。

表 5.37 羟基茜草素吸收、分布、代谢、排泄、毒性数据表

25℃下水溶解度水平	3
血脑屏障通透水平	3
人类肠道吸收性水平	0
肝毒性(马氏距离)	9.738
细胞色素 P450 2D6 抑制性(马氏距离)	13.58
血浆蛋白结合率(马氏距离)	10.61

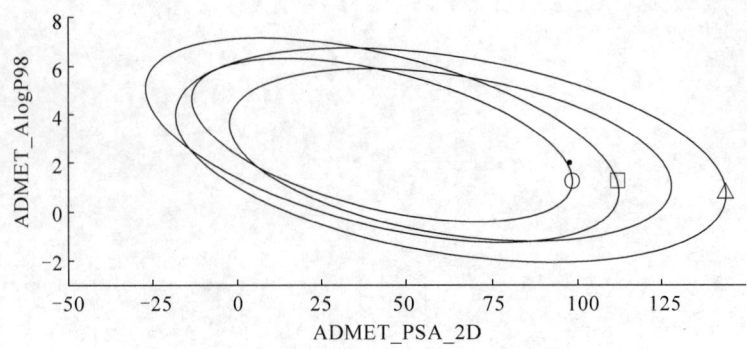

图 5.25　羟基茜草素的 ADMET 范围图

【毒性】　羟基茜草素的毒理学概率数据见表 5.38。

表 5.38　羟基茜草素的毒理学概率表

毒理学性质	发生概率
致突变性	1.000
好氧生物降解性能	0
潜在发育毒性	1.000
皮肤刺激性	0
NTP 致癌性（雄大鼠）	0.979
NTP 致癌性（雌大鼠）	1.000
NTP 致癌性（雄小鼠）	0.969
NTP 致癌性（雌小鼠）	0

【药理】　羟基茜草素的药理模型数据见表 5.39。

表 5.39　羟基茜草素的药理模型数据表

模型 1	大鼠口服半数致死量
LD_{50}	1.700g/kg
95％的置信限下最小 LD_{50}	292.4mg/kg
95％的置信限下最大 LD_{50}	9.500g/kg
模型 2	大鼠吸入半数致死浓度
LC_{50}	$10.00g/(m^3 \cdot h)$
低于 95％置信限下的限量	$10.00g/(m^3 \cdot h)$
高于 95％置信限下的限量	$10.00g/(m^3 \cdot h)$

【羟基茜草素与环加氧酶-2（COX-2）作用的二维图】　羟基茜草素与环加氧酶-2（COX-2）作用的二维图见图 5.26。

【药理或临床作用】　本品具有抗菌、抗炎的作用。

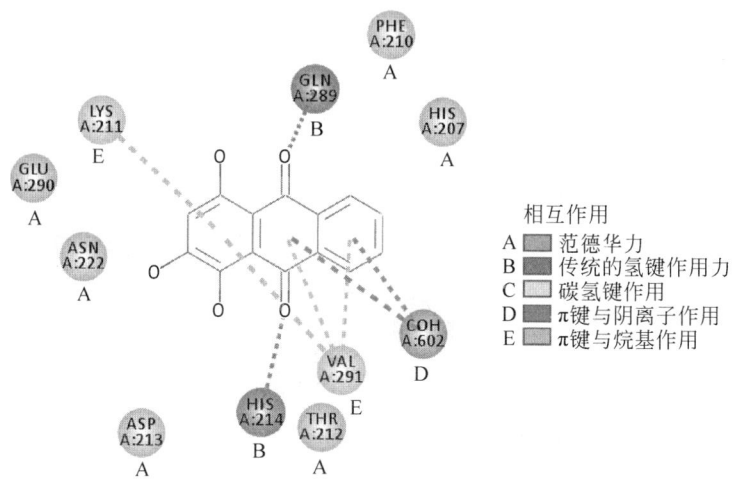

图 5.26　羟基茜草素与环加氧酶-2(COX-2)作用的二维图

去氧紫草素　Deoxyshikonin

【化学结构】

【主要来源】　来源于紫草科紫草属紫草(*Lithospermum erythrorhizon* Sieb. et Zucc.)的干燥根。

【理化性质】　本品为红色粉末,熔点 91.00℃,可溶于甲醇、乙醇。

【类药五原则数据】　相对分子质量 272.3,脂水分配系数 2.777,可旋转键数 2,氢键受体数 6,氢键给体数 2。

【药物动力学数据】　去氧紫草素吸收、分布、代谢、排泄、毒性数据见表 5.40、图 5.27。

表 5.40　去氧紫草素吸收、分布、代谢、排泄、毒性数据表

25℃下水溶解度水平	3
血脑屏障通透水平	3
人类肠道吸收性水平	0
肝毒性(马氏距离)	9.095
细胞色素 P450 2D6 抑制性(马氏距离)	12.48
血浆蛋白结合率(马氏距离)	9.597

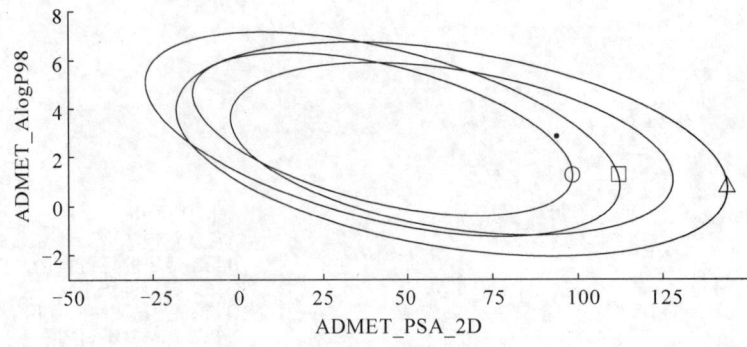

图 5.27　去氧紫草素的 ADMET 的范围图

【毒性】　去氧紫草素的毒理学概率数据见表 5.41。

表 5.41　去氧紫草素的毒理学概率表

毒理学性质	发生概率
致突变性	1.000
好氧生物降解性能	0
潜在发育毒性	1.000
皮肤刺激性	0.999
NTP 致癌性(雄大鼠)	1.000
NTP 致癌性(雌大鼠)	1.000
NTP 致癌性(雄小鼠)	1.000
NTP 致癌性(雌小鼠)	0

【药理】　去氧紫草素药理模型数据见表 5.42。

表 5.42　去氧紫草素药理模型数据表

模型 1	大鼠口服半数致死量
LD_{50}	7.700g/kg
95% 的置信限下最小 LD_{50}	1.400g/kg
95% 的置信限下最大 LD_{50}	10.00g/kg
模型 2	大鼠吸入半数致死浓度
LC_{50}	10.00g/(m³ · h)
低于 95% 置信限下的限量	10.00g/(m³ · h)
高于 95% 置信限下的限量	10.00g/(m³ · h)

【去氧紫草素与环加氧酶-2(COX-2)作用的二维图】　去氧紫草素与环加氧酶-2(COX-2)作用的二维图见图 5.28。

【药理或临床作用】　本品具有抗菌、抗病毒、抗炎、镇痛、抗肿瘤作用。

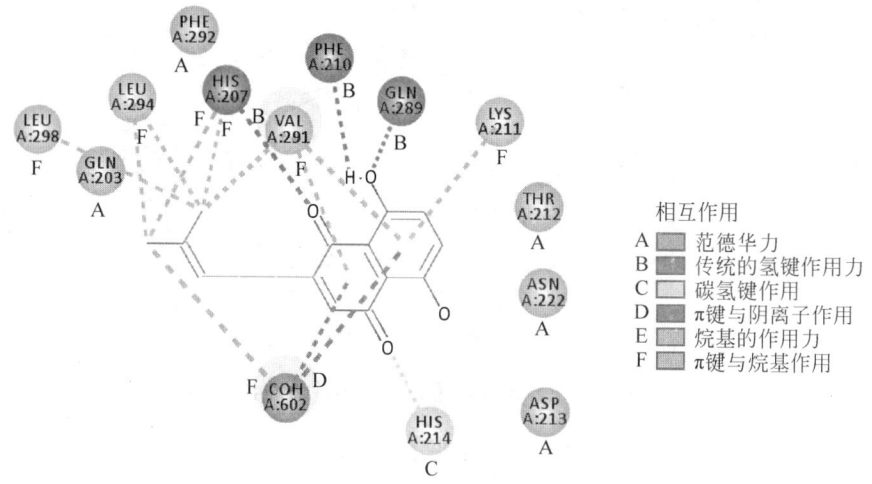

相互作用
A ▦ 范德华力
B ▦ 传统的氢键作用力
C ▢ 碳氢键作用
D ▦ π键与阴离子作用
E ▦ 烷基的作用力
F ▦ π键与烷基作用

图 5.28 去氧紫草素与环加氧酶-2(COX-2)作用的二维图

乙酰紫草素 Acetyl Shikonin

【化学结构】

【主要来源】 来源于紫草科紫草属紫草(*Lithospermum erythrorhizon* Sieb. et Zucc.)。

【理化性质】 本品为红色结晶粉末,熔点 86.00℃,可溶于甲醇、乙醇。

【类药五原则数据】 相对分子质量 330.3,脂水分配系数 2.824,可旋转键数 5,氢键受体数 6,氢键给体数 2。

【药物动力学数据】 乙酰紫草素吸收、分布、代谢、排泄、毒性数据见表 5.43、图 5.29。

表 5.43 乙酰紫草素吸收、分布、代谢、排泄、毒性数据表

25℃下水溶解度水平	3
血脑屏障通透水平	3
人类肠道吸收性水平	0
肝毒性(马氏距离)	12.70
细胞色素 P450 2D6 抑制性(马氏距离)	12.76
血浆蛋白结合率(马氏距离)	11.88

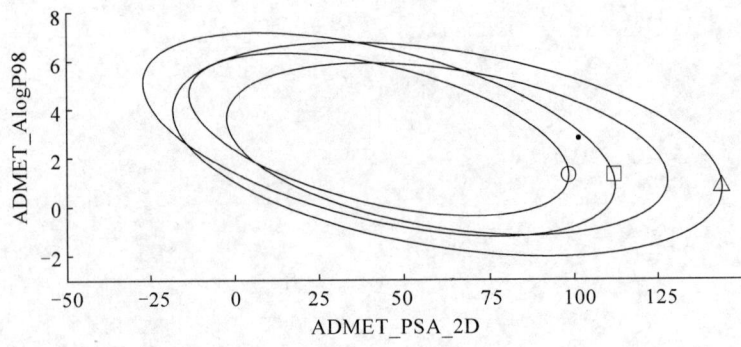

图 5.29　乙酰紫草素的 ADMET 范围图

【毒性】　乙酰紫草素的毒理学概率数据见表 5.44。

表 5.44　乙酰紫草素的毒理学概率表

毒理学性质	发生概率
致突变性	0
好氧生物降解性能	0.323
潜在发育毒性	1.000
皮肤刺激性	1.000
NTP 致癌性(雄大鼠)	0.998
NTP 致癌性(雌大鼠)	1.000
NTP 致癌性(雄小鼠)	1.000
NTP 致癌性(雌小鼠)	0

【药理】　乙酰紫草素药理模型数据见表 5.45。

表 5.45　乙酰紫草素药理模型数据表

模型 1	大鼠口服半数致死量
LD_{50}	65.90mg/kg
95％的置信限下最小 LD_{50}	19.40mg/kg
95％的置信限下最大 LD_{50}	224.1mg/kg
模型 2	大鼠吸入半数致死浓度
LC_{50}	7.400mg/(m^3 · h)
低于 95％置信限下的限量	17.30μg/(m^3 · h)
高于 95％置信限下的限量	3.200g/(m^3 · h)

【乙酰紫草素与环加氧酶-2(COX-2)作用的二维图】　乙酰紫草素与环加氧酶-2(COX-2)作用的二维图见图 5.30。

【药理或临床作用】　本品为具有抗炎、抗肿瘤、保肝和免疫调节、抗生育、降血糖、杀菌抗病毒等作用。

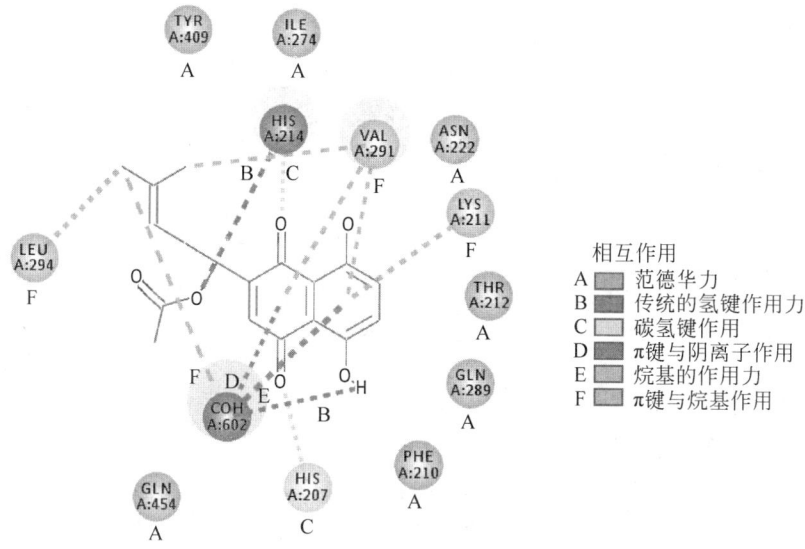

图 5.30　乙酰紫草素与环加氧酶-2(COX-2)作用的二维图

相互作用
A ▨ 范德华力
B ▨ 传统的氢键作用力
C ▨ 碳氢键作用
D ▨ π键与阴离子作用
E ▨ 烷基的作用力
F ▨ π键与烷基作用

翼核果素 Ventilagolin

【化学结构】

【主要来源】　来源于鼠李科翼核果属翼核果(*Ventilago leiocarpa* Benth.)的根。

【理化性质】　本品为红色针晶,熔点为 166.00~167.00℃。

【类药五原则数据】　相对分子质量 332.3,脂水分配系数 1.219,可旋转键数 2,氢键受体数 7,氢键给体数 2。

【药物动力学数据】　翼核果素吸收、分布、代谢、排泄、毒性数据见表 5.46、图 5.31。

表 5.46　翼核果素吸收、分布、代谢、排泄、毒性数据表

25℃下水溶解度水平	3
血脑屏障通透水平	3
人类肠道吸收性水平	0
肝毒性(马氏距离)	12.97
细胞色素 P450 2D6 抑制性(马氏距离)	18.59
血浆蛋白结合率(马氏距离)	12.93

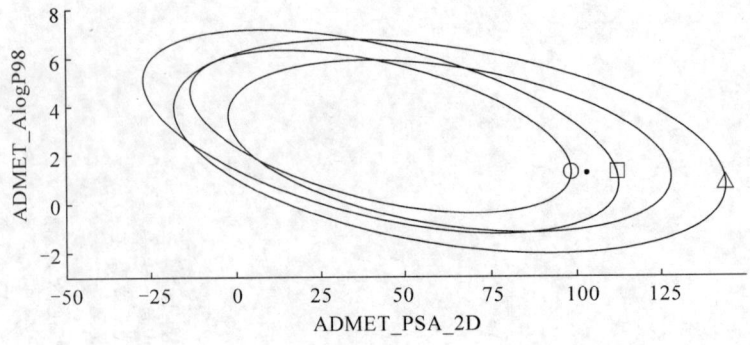

图 5.31 翼核果素的 ADMET 的范围图

【毒性】 翼核果素的毒理学概率数据见表 5.47。

表 5.47 翼核果素的毒理学概率表

毒理学性质	发生概率
致突变性	0
好氧生物降解性能	1.000
潜在发育毒性	0.780
皮肤刺激性	0.673
NTP 致癌性(雄大鼠)	0.980
NTP 致癌性(雌大鼠)	1.000
NTP 致癌性(雄小鼠)	1.000
NTP 致癌性(雌小鼠)	0

【药理】 翼核果素的药理模型数据见表 5.48。

表 5.48 翼核果素的药理模型数据表

模型 1	大鼠口服半数致死量
LD_{50}	318.4mg/kg
95％的置信限下最小 LD_{50}	101.0mg/kg
95％的置信限下最大 LD_{50}	1.000g/kg
模型 2	大鼠吸入半数致死浓度
LC_{50}	$1.100\mu g/(m^3 \cdot h)$
低于 95％置信限下的限量	$19.60ng/(m^3 \cdot h)$
高于 95％置信限下的限量	$57.00\mu g/(m^3 \cdot h)$

【翼核果素与表皮生长因子受体(EGFR)作用的二维图】 翼核果素与表皮生长因子受体(EGFR)作用的二维图见图 5.32。

【药理或临床作用】 用于制备抗肿瘤药物。

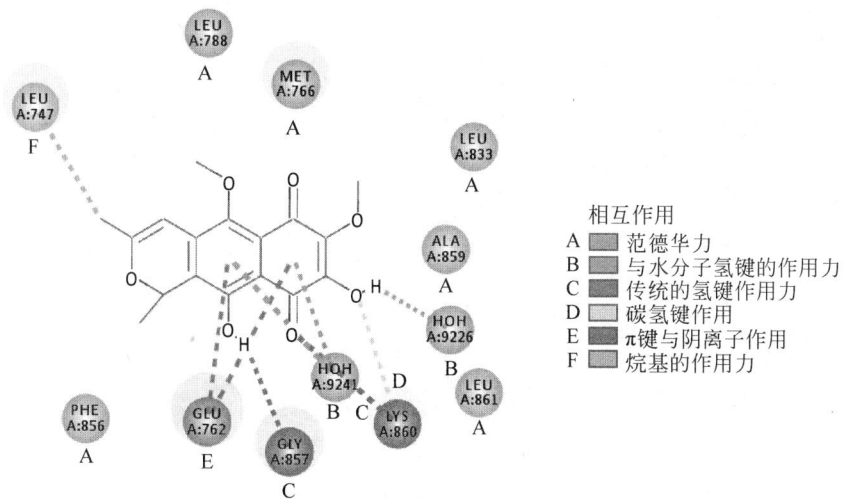

图 5.32　翼核果素与表皮生长因子受体(EGFR)作用的二维图

隐丹参酮 Cryptotanshinone

【化学结构】

【主要来源】　来源于唇形科鼠尾草属丹参(*Salvia miltiorrhiza* Bunge.)的干燥根及根茎。

【理化性质】　本品为橙色针状结晶,熔点 184.00～185.00℃,易溶于三氯甲烷、甲醇、乙醇等有机溶剂,微溶于水。

【类药五原则数据】　相对分子质量 296.4,脂水分配系数 3.761,可旋转键数 0,氢键受体数 3,氢键给体数 0。

【药物动力学数据】　隐丹参酮的吸收、分布、代谢、排泄、毒性数据见表 5.49、图 5.33。

表 5.49　隐丹参酮的吸收、分布、代谢、排泄、毒性数据表

25℃下水溶解度水平	2
血脑屏障通透水平	1
人类肠道吸收性水平	0
肝毒性(马氏距离)	10.35
细胞色素 P450 2D6 抑制性(马氏距离)	11.69
血浆蛋白结合率(马氏距离)	10.96

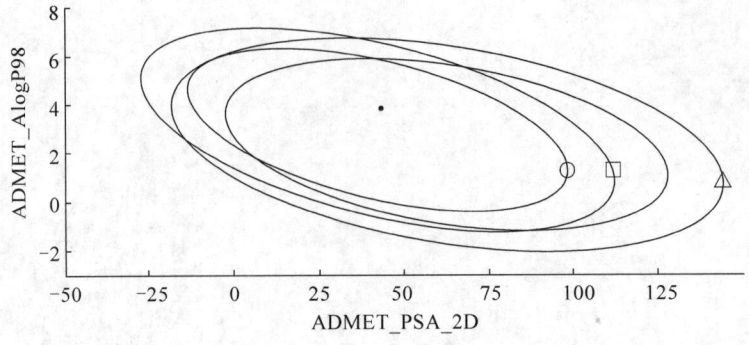

图 5.33　隐丹参酮的 ADMET 范围图

【毒性】　隐丹参酮的毒理学概率数据见表 5.50。

表 5.50　隐丹参酮的毒理学概率表

毒理学性质	发生概率
致突变性	0
好氧生物降解性能	1.000
潜在发育毒性	0.644
皮肤刺激性	0
NTP 致癌性(雄大鼠)	1.000
NTP 致癌性(雌大鼠)	0.407
NTP 致癌性(雄小鼠)	0.228
NTP 致癌性(雌小鼠)	0.930

【药理】　隐丹参酮的药理模型数据见表 5.51。

表 5.51　隐丹参酮的药理模型数据表

模型 1	大鼠口服半数致死量
LD_{50}	229.1mg/kg
95％的置信限下最小 LD_{50}	72.40mg/kg
95％的置信限下最大 LD_{50}	724.6mg/kg
模型 2	大鼠吸入半数致死浓度
LC_{50}	$10.00g/(m^3 \cdot h)$
低于 95％置信限下的限量	$6.900g/(m^3 \cdot h)$
高于 95％置信限下的限量	$10.00g/(m^3 \cdot h)$

【隐丹参酮与抗氧化酶作用的二维图】　隐丹参酮与抗氧化酶作用的二维图见图 5.34。

【药理或临床作用】　本品具有抗氧化、抗衰老功能,对冠心病、心绞痛、心肌损伤有一定疗效,而且还有一定的抑菌作用。

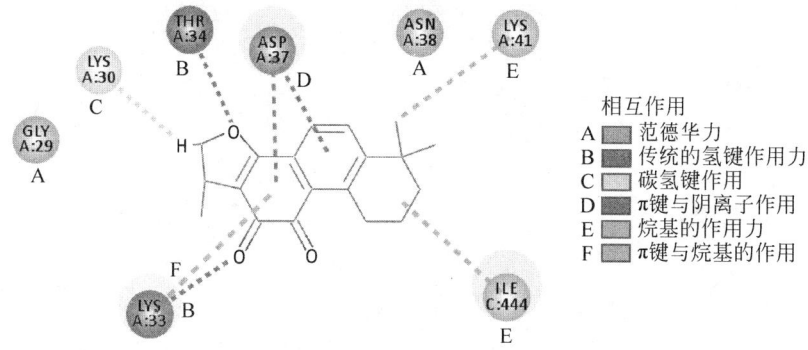

图 5.34　隐丹参酮与抗氧化酶作用的二维图

紫草素 Shikonin

【化学结构】

【主要来源】　来源于紫草科紫草属紫草(*Lithospermum erythrorhizon* Sieb. et Zucc.)。

【理化性质】　本品为紫色片状结晶或结晶性粉末,熔点 147.00～149.00℃,溶于醇、有机溶剂和植物油,不溶于水。

【类药五原则数据】　相对分子质量 288.3,脂水分配系数 2.444,可旋转键数 3,氢键受体数 5,氢键给体数 3。

【药物动力学数据】　紫草素吸收、分布、代谢、排泄、毒性数据见表 5.52、图 5.35。

表 5.52　紫草素吸收、分布、代谢、排泄、毒性数据表

25℃下水溶解度水平	3
血脑屏障通透水平	3
人类肠道吸收性水平	0
肝毒性(马氏距离)	12.43
细胞色素 P450 2D6 抑制性(马氏距离)	11.93
血浆蛋白结合率(马氏距离)	11.00

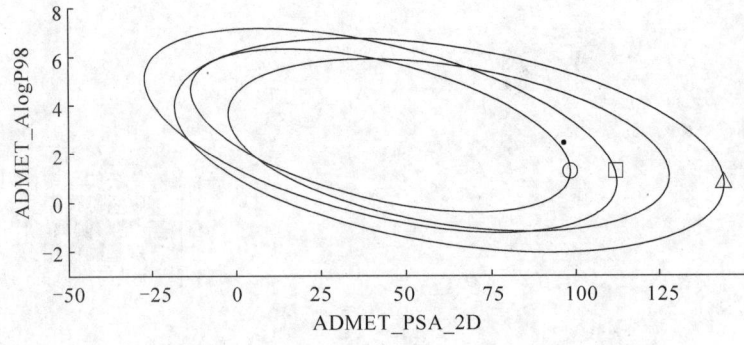

图 5.35　紫草素的 ADMET 的范围图

【毒性】　紫草素的毒理学概率数据见表 5.53。

表 5.53　紫草素的毒理学概率表

毒理学性质	发生概率
致突变性	0
好氧生物降解性能	0.978
潜在发育毒性	1.000
皮肤刺激性	1.000
NTP 致癌性(雄大鼠)	0.999
NTP 致癌性(雌大鼠)	0.397
NTP 致癌性(雄小鼠)	1.000
NTP 致癌性(雌小鼠)	0.003

【药理】　紫草素的药理模型数据见表 5.54。

表 5.54　紫草素的药理模型数据表

模型 1	大鼠口服半数致死量
LD_{50}	400.5mg/kg
95%的置信限下最小 LD_{50}	129.1mg/kg
95%的置信限下最大 LD_{50}	1.200g/kg
模型 2	大鼠吸入半数致死浓度
LC_{50}	15.00mg/(m^3 · h)
低于 95%置信限下的限量	47.80μg/(m^3 · H)
高于 95%置信限下的限量	4.700g/(m^3 · h)

【紫草素与表皮生长因子受体(EGFR)作用的二维图】　紫草素与表皮生长因子受体(EGFR)作用的二维图见图 5.36。

【药理或临床作用】　本品具有抗肿瘤作用。

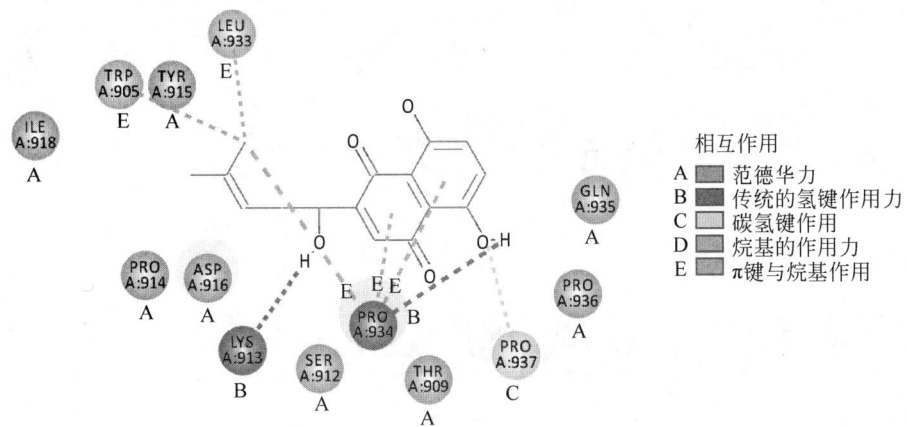

图 5.36 紫草素与表皮生长因子受体(EGFR)作用的二维图

第6章 糖 类

D-甘露糖 D-Mannose

【化学结构】

CH_2OH

【主要来源】 游离态存在于棕榈科椰子属椰子(*Cocos nucifera* L.)外壳。

【理化性质】 本品为白色结晶或粉末,熔点 133.00～140.00℃,易溶于水,难溶于乙醇,不溶于乙醚。

【类药五原则数据】 相对分子质量 180.2,脂水分配系数－2.514,可旋转键数 1,氢键受体数 6,氢键给体数 5。

【药物动力学数据】 D-甘露糖的吸收、分布、代谢、排泄、毒性的数据见表 6.1、图 6.1。

表 6.1　D-甘露糖的吸收、分布、代谢、排泄、毒性的数据表

25℃下水溶解度水平	5
血脑屏障通透水平	4
人类肠道吸收性水平	3
肝毒性(马氏距离)	6.295
细胞色素 P450 2D6 抑制性(马氏距离)	12.64
血浆蛋白结合率(马氏距离)	10.55

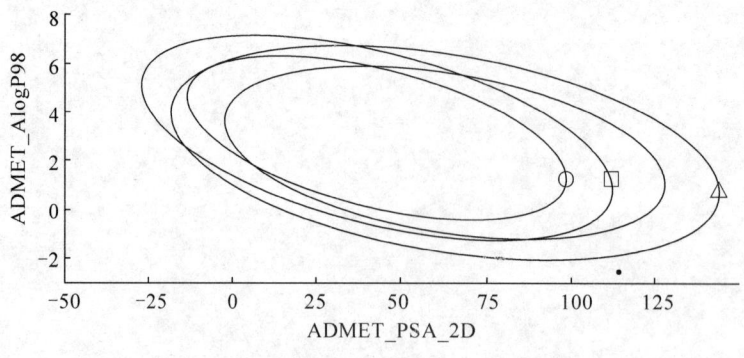

图 6.1　D-甘露糖的 ADMET 范围图

【毒性】　D-甘露糖的毒理学概率数据见表 6.2。

表 6.2　D-甘露糖的毒理学概率表

毒理学性质	发生概率
致突变性	1.000
好氧生物降解性能	1.000
潜在发育毒性	0.028
皮肤刺激性	0.996
NTP 致癌性(雄大鼠)	0
NTP 致癌性(雌大鼠)	0.632
NTP 致癌性(雄小鼠)	0
NTP 致癌性(雌小鼠)	0.371

【药理】　D-甘露糖的药理模型数据见表 6.3。

表 6.3　D-甘露糖的药理模型数据表

模型 1	大鼠口服半数致死量
LD_{50}	10.00g/kg
95% 的置信限下最小 LD_{50}	3.500g/kg
95% 的置信限下最大 LD_{50}	10.00g/kg
模型 2	大鼠吸入半数致死浓度
LC_{50}	114.0mg/(m^3 · h)
低于 95% 置信限下的限量	5.800mg/(m^3 · h)
高于 95% 置信限下的限量	2.200g/(m^3 · h)

【D-甘露糖与环加氧酶-2(COX-2)作用的二维图】　D-甘露糖与环加氧酶-2(COX-2)作用的二维图见图 6.2。

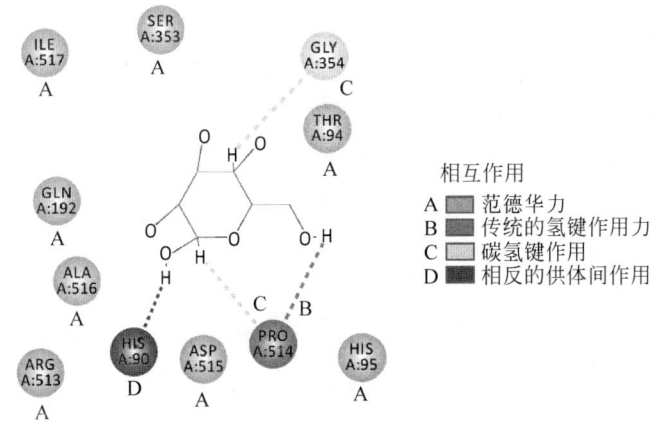

图 6.2　D-甘露糖与环加氧酶-2(COX-2)作用的二维图

【药理或临床作用】　本品具有抗炎作用,能抑制伤口愈合的炎症反应。

D-木糖 D-Xylose

【化学结构】

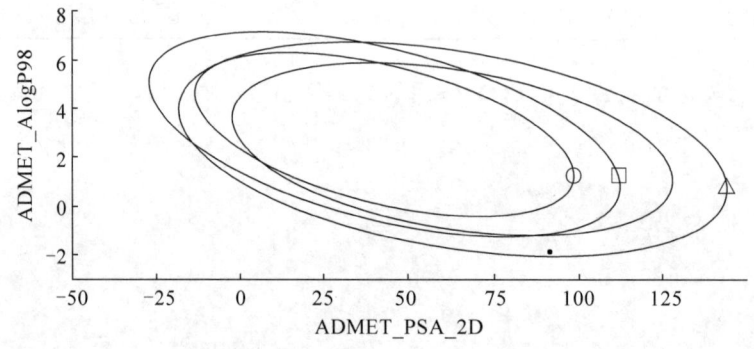

【主要来源】 来源于成熟的水果中。

【理化性质】 本品为无色至白色结晶或白色结晶性粉末,熔点 148.00～153.00℃,易溶于水和热乙醇,不溶于乙醇和乙醚。

【类药五原则数据】 相对分子质量 150.1,脂水分配系数－2.003,可旋转键数 1,氢键受体数 5,氢键给体数 4。

【药物动力学数据】 D-木糖吸收、分布、代谢、排泄、毒性数据见表 6.4、图 6.3。

表 6.4 D-木糖吸收、分布、代谢、排泄、毒性数据表

25℃下水溶解度水平	5
血脑屏障通透水平	4
人类肠道吸收性水平	1
肝毒性(马氏距离)	6.41
细胞色素 P450 2D6 抑制性(马氏距离)	12.41
血浆蛋白结合率(马氏距离)	11.06

图 6.3 D-木糖的 ADMET 范围图

【毒性】 D-木糖的毒理学概率数据见表 6.5。

表 6.5 D-木糖的毒理学概率表

毒理学性质	发生概率
致突变性	1.000
好氧生物降解性能	1.000
潜在发育毒性	0
皮肤刺激性	0

毒理学性质	发生概率
NTP 致癌性(雄大鼠)	0
NTP 致癌性(雌大鼠)	0.041
NTP 致癌性(雄小鼠)	0
NTP 致癌性(雌小鼠)	0.214

【药理】 D-木糖的药理模型数据见表 6.6。

表 6.6 D-木糖的药理模型数据表

模型 1	大鼠口服半数致死量
LD_{50}	10.00g/kg
95%的置信限下最小 LD_{50}	2.600g/kg
95%的置信限下最大 LD_{50}	10.00g/kg
模型 2	大鼠吸入半数致死浓度
LC_{50}	$322.5mg/(m^3 \cdot h)$
低于 95%置信限下的限量	$21.30mg/(m^3 \cdot h)$
高于 95%置信限下的限量	$4.900g/(m^3 \cdot h)$

【D-木糖与 α 受体作用的二维图】 D-木糖与 α 受体作用的二维图见图 6.4。

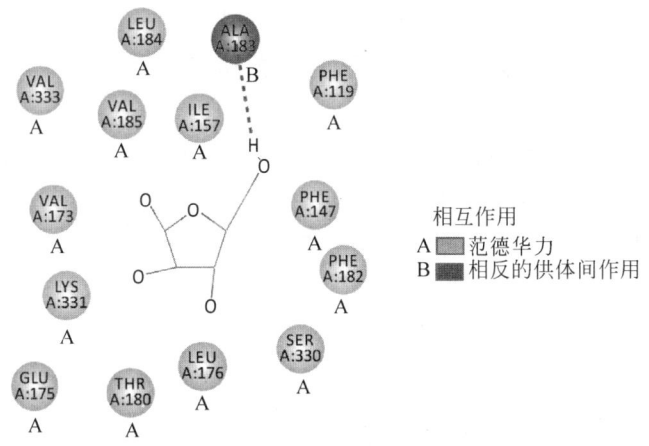

图 6.4 D-木糖与 α 受体作用的二维图

【药理或临床作用】 D-木糖对高脂血症有调节作用。

D-葡萄糖 D-Glucose

【化学结构】

【主要来源】 以游离态存在于葡萄、蜂蜜、甜水果、动物的血液、脊髓液和淋巴液等中，也以多糖的组分及糖苷的形式广泛存在于自然界中。

【理化性质】 本品为白色结晶性粉末，α-D 葡萄糖的熔点 146.00℃，溶于水，微溶于乙醇。

【类药五原则数据】 相对分子质量 180.2，脂水分配系数－2.514，可旋转键数 1，氢键受体数 6，氢键给体数 5。

【药物动力学数据】 D-葡萄糖吸收、分布、代谢、排泄、毒性数据见表 6.7、图 6.5。

表 6.7 D-葡萄糖吸收、分布、代谢、排泄、毒性数据表

25℃下水溶解度水平	5
血脑屏障通透水平	4
人类肠道吸收性水平	3
肝毒性（马氏距离）	6.295
细胞色素 P450 2D6 抑制性（马氏距离）	12.64
血浆蛋白结合率（马氏距离）	10.55

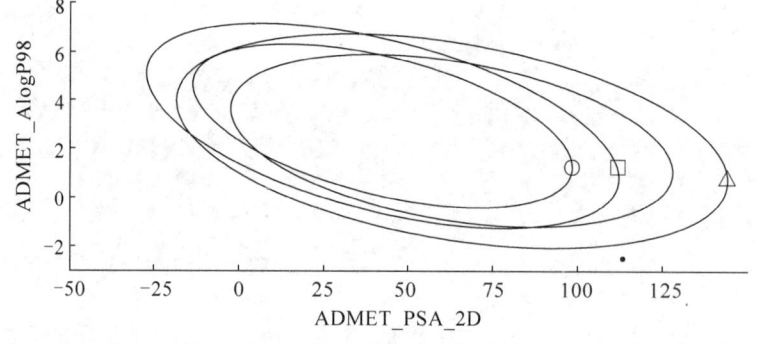

图 6.5 D-葡萄糖的 ADMET 范围图

【毒性】 D-葡萄糖的毒理学概率数据见表 6.8。

表 6.8 D-葡萄糖的毒理学概率表

毒理学性质	发生概率
致突变性	1.000
好氧生物降解性能	1.000
潜在发育毒性	0.028
皮肤刺激性	0.996
NTP 致癌性（雄大鼠）	0
NTP 致癌性（雌大鼠）	0.632
NTP 致癌性（雄小鼠）	0
NTP 致癌性（雌小鼠）	0.371

【药理】　D-葡萄糖的药理模型数据见表 6.9。

表 6.9　D-葡萄糖的药理模型数据表

模型 1	大鼠口服半数致死量
LD_{50}	10.00g/kg
95％的置信限下最小 LD_{50}	3.500g/kg
95％的置信限下最大 LD_{50}	10.00g/kg
模型 2	大鼠吸入半数致死浓度
LC_{50}	114.0mg/(m³·h)
低于 95％置信限下的限量	5.800mg/(m³·h)
高于 95％置信限下的限量	2.200g/(m³·h)

【D-葡萄糖与血管紧张素Ⅱ（ATⅡ）受体作用的二维图】　D-葡萄糖与血管紧张素Ⅱ（ATⅡ）受体作用的二维图见图 6.6。

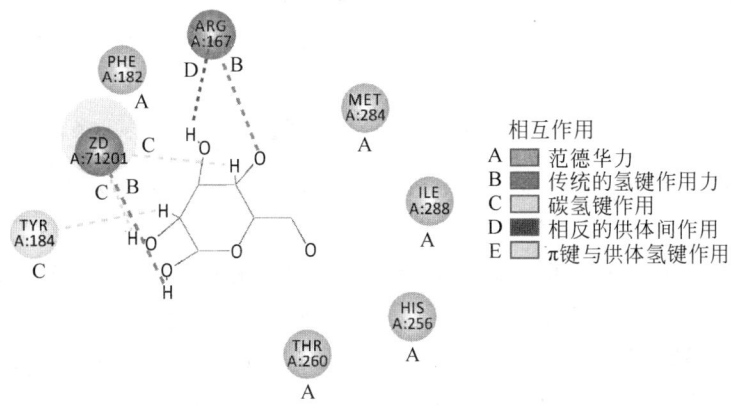

图 6.6　D-葡萄糖与血管紧张素Ⅱ（ATⅡ）受体作用的二维图

【药理或临床作用】　本品在医药上用作营养剂，有利尿、解毒和强心等作用，用于维生素 C、葡萄糖酸钙等的制作。

第7章 生物碱类

【化学结构】

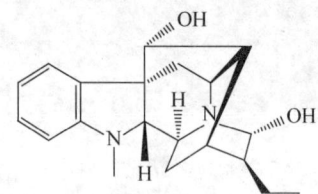

【主要来源】 来源于夹竹桃科萝芙木属萝芙木[*Rauvolfia verticillata*(Lour.)Bail.]的根。

【理化性质】 本品的甲醇合物为淡琥珀色的四方棱柱结晶,熔点 158.00~160.00℃（含 1mol 甲醇）,其无水物熔点 205.00~207.00℃,溶于甲醇、乙醇、乙醚和氯仿,微溶于水。

【类药五原则数据】 相对分子质量 326.4,脂水分配系数 1.932,可旋转键数 1,氢键受体数 4,氢键给体数 2。

【药物动力学数据】 阿义吗啉吸收、分布、代谢、排泄、毒性的数据见表 7.1、图 7.1。

表 7.1 阿义吗啉吸收、分布、代谢、排泄、毒性的数据表

25℃下水溶解度水平	3
血脑屏障通透水平	2
人类肠道吸收性水平	0
肝毒性（马氏距离）	8.840
细胞色素 P450 2D6 抑制性（马氏距离）	13.61
血浆蛋白结合率（马氏距离）	12.78

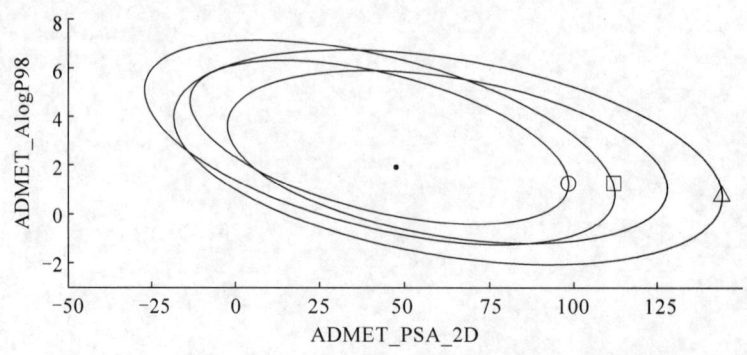

图 7.1 阿义吗啉的 ADMET 范围表

【毒性】　阿义吗啉的毒理学概率数据见表7.2。

表 7.2　阿义吗啉的毒理学概率表

毒理学性质	发生概率
致突变性	0
好氧生物降解性能	0
潜在发育毒性	0
皮肤刺激性	0
NTP 致癌性（雄大鼠）	0
NTP 致癌性（雌大鼠）	0
NTP 致癌性（雄小鼠）	0
NTP 致癌性（雌小鼠）	0

【药理】　阿义吗啉的药理模型数据见表7.3。

表 7.3　阿义吗啉的药理模型数据表

模型 1	大鼠口服半数致死量
LD_{50}	38.20mg/kg
95％的置信限下最小 LD_{50}	9.300mg/kg
95％的置信限下最大 LD_{50}	156.5mg/kg
模型 2	大鼠吸入半数致死浓度
LC_{50}	$10.00g/(m^3 \cdot h)$
低于95％置信限下的限量	$10.00g/(m^3 \cdot h)$
高于95％置信限下的限量	$10.00g/(m^3 \cdot h)$

【阿义吗啉与 β_1 受体作用的二维图】　阿义吗啉与 β_1 受体作用的二维图见图 7.2。

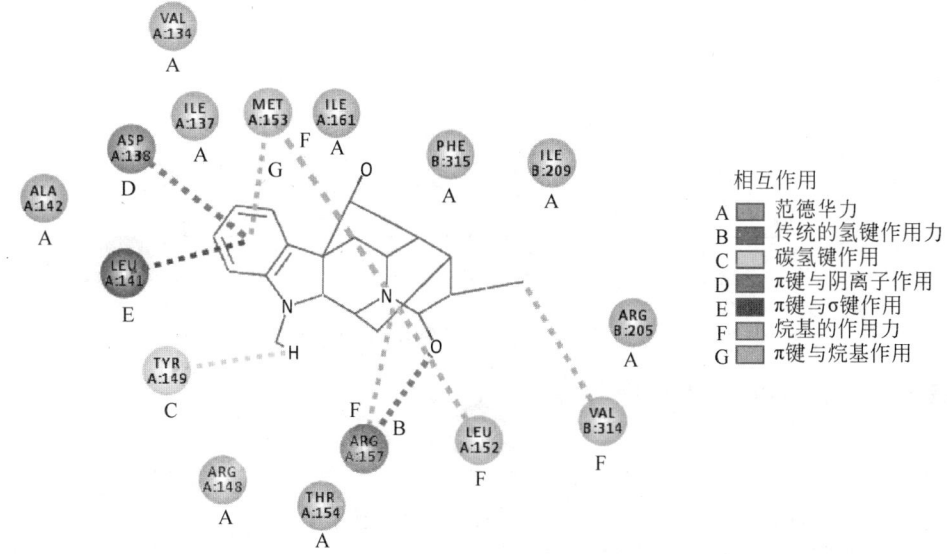

图 7.2　阿义吗啉与 β_1 受体作用的二维图

【药理或临床作用】　本品主要用于阵发性心动过速、心房颤动的治疗。

阿托品 Atropine

【化学结构】

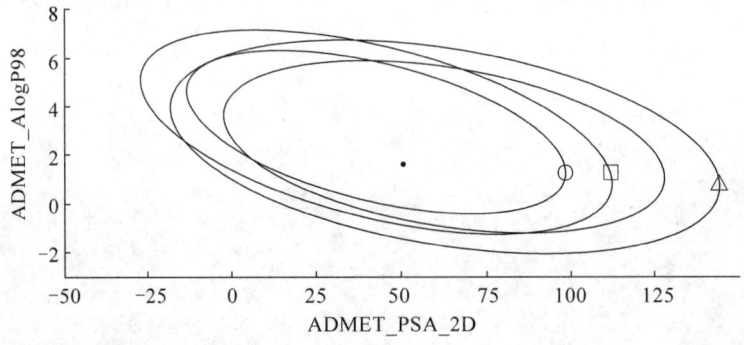

【主要来源】 来源于茄科天仙子属天仙子（*Hyoscyamus niger* L.）的叶和种子。

【理化性质】 本品为无色结晶或白色晶性粉末，无臭，味苦；熔点 190.00～194.00℃，极易溶于水，易溶于乙醇，不溶于乙醚或三氯甲烷。

【类药五原则数据】 相对分子质量 289.4，脂水分配系数 1.721，可旋转键数 5，氢键受体数 4，氢键给体数 1。

【药物动力学数据】 阿托品吸收、分布、代谢、排泄、毒性数据见表 7.4、图 7.3。

表 7.4　阿托品吸收、分布、代谢、排泄、毒性数据表

25℃下水溶解度水平	3
血脑屏障通透水平	2
人类肠道吸收性水平	0
肝毒性（马氏距离）	8.291
细胞色素 P450 2D6 抑制性（马氏距离）	9.568
血浆蛋白结合率（马氏距离）	9.576

图 7.3　阿托品的 ADMET 范围图

【毒性】 阿托品的毒理学概率数据见表 7.5。

表 7.5　阿托品的毒理学概率表

毒理学性质	发生概率
致突变性	0
好氧生物降解性能	0.001
潜在发育毒性	1.000
皮肤刺激性	0
NTP 致癌性（雄大鼠）	0

毒理学性质	发生概率
NTP 致癌性(雌大鼠)	0
NTP 致癌性(雄小鼠)	0
NTP 致癌性(雌小鼠)	0

【药理】　阿托品的药理模型数据见表 7.6。

表 7.6　阿托品的药理模型数据表

模型 1	大鼠口服半数致死量
LD$_{50}$	602.7mg/kg
95% 的置信限下最小 LD$_{50}$	173.0mg/kg
95% 的置信限下最大 LD$_{50}$	2.100g/kg
模型 2	大鼠吸入半数致死浓度
LC$_{50}$	1.500g/(m^3 · h)
低于 95% 置信限下的限量	49.70mg/(m^3 · h)
高于 95% 置信限下的限量	10.00g/(m^3 · h)

【阿托品 M$_1$ 受体作用的二维图】　阿托品 M$_1$ 受体作用的二维图见图 7.4。

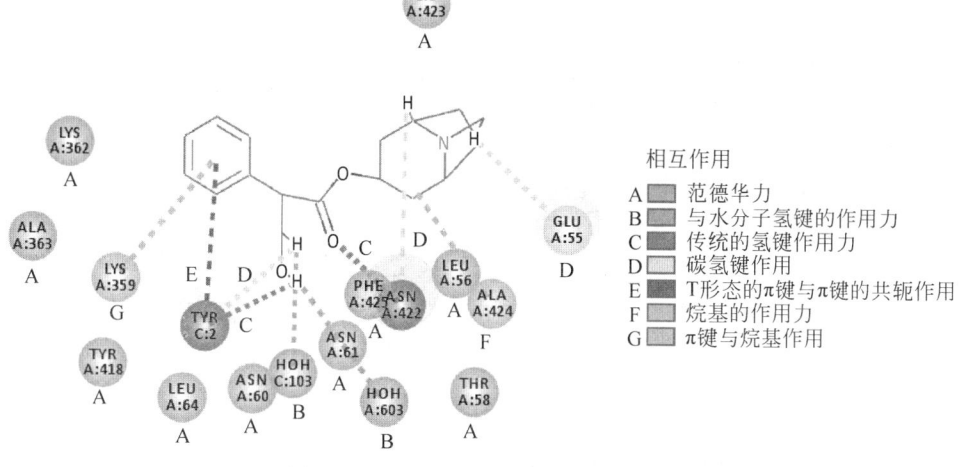

图 7.4　阿托品 M$_1$ 受体作用的二维图

【药理或临床作用】　本品用于感染中毒性休克、有机磷农药中毒的抢救,具有缓解内脏绞痛、减少支气管黏液分泌等作用。

巴马汀　Palmatine

【化学结构】

【主要来源】　来源于棕榈科黄藤属黄藤［*Daemonorops margaritae*（Hance）Becc.］的根或茎。

【理化性质】　本品氯化物为黄色针状结晶（水），熔点 198.00～201.00℃（分解），味极苦，易溶于热水，略溶于水，微溶于乙醇和三氯甲烷，几乎不溶于乙醚。

【类药五原则数据】　相对分子质量 352.4，脂水分配系数 4.161，可旋转键数 4，氢键受体数 4，氢键给体数 0。

【药物动力学数据】　巴马汀吸收、分布、代谢、排泄、毒性数据见表 7.7、图 7.5。

表 7.7　巴马汀吸收、分布、代谢、排泄、毒性数据表

25℃下水溶解度水平	2
血脑屏障通透水平	1
人类肠道吸收性水平	0
肝毒性（马氏距离）	14.75
细胞色素 P450 2D6 抑制性（马氏距离）	16.66
血浆蛋白结合率（马氏距离）	11.96

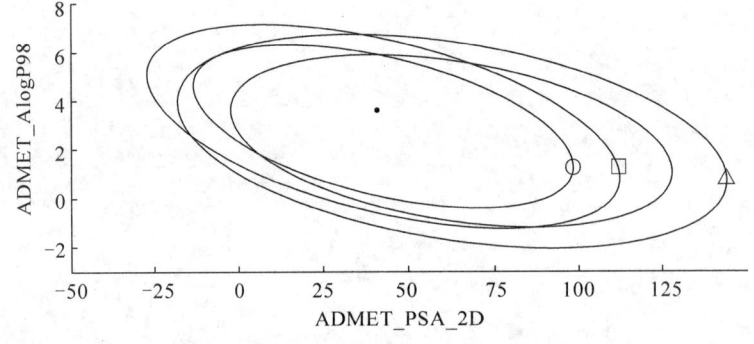

图 7.5　巴马汀的 ADMET 范围图

【毒性】　巴马汀的毒理学概率数据见表 7.8。

表 7.8　巴马汀的毒理学概率表

毒理学性质	发生概率
致突变性	0.008
好氧生物降解性能	1.000
潜在发育毒性	1.000
皮肤刺激性	1.000
NTP 致癌性（雄大鼠）	0.186
NTP 致癌性（雌大鼠）	1.000
NTP 致癌性（雄小鼠）	0.999
NTP 致癌性（雌小鼠）	1.000

【药理】 巴马汀的药理模型数据见表7.9。

表 7.9　巴马汀的药理模型数据表

模型 1	大鼠口服半数致死量
LD_{50}	13.60mg/kg
95%的置信限下最小 LD_{50}	1.800mg/kg
95%的置信限下最大 LD_{50}	103.8mg/kg
模型 2	大鼠吸入半数致死浓度
LC_{50}	585.4mg/(m³·h)
低于95%置信限下的限量	43.80mg/(m³·h)
高于95%置信限下的限量	7.800g/(m³·h)

【巴马汀与环加氧酶-2(COX-2)作用的二维图】 巴马汀与环加氧酶-2(COX-2)作用的二维图见图7.6。

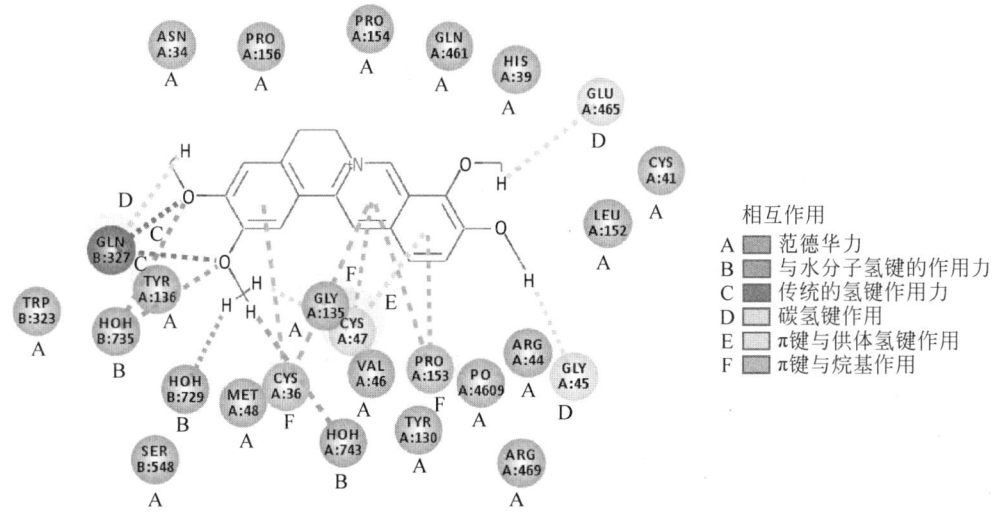

图 7.6　巴马汀与环加氧酶-2(COX-2)作用的二维图

【药理或临床作用】 本品用于广谱抑菌抗病毒作用、明显增加白细胞吞噬细菌的多重药理作用、良好的抗炎和增强机体免疫力作用。

白屈菜碱 Chelidonine

【化学结构】

【主要来源】 来源于罂粟科白屈菜属白屈菜(*Chelidonium majus* L.)的全草。

【理化性质】 本品为白色晶体或结晶性粉末,熔点 135.00～140.00℃,溶于乙醇、乙醚、三氯甲烷,不溶于水。

【类药五原则数据】 相对分子质量 353.4,脂水分配系数 2.329,可旋转键数 0,氢键受体数 6,氢键给体数 1。

【药物动力学数据】 白屈菜碱吸收、分布、代谢、排泄、毒性数据见表 7.10、图 7.7。

表 7.10　白屈菜碱吸收、分布、代谢、排泄、毒性数据表

25℃下水溶解度水平	2
血脑屏障通透水平	2
人类肠道吸收性水平	0
肝毒性(马氏距离)	10.56
细胞色素 P450 2D6 抑制性(马氏距离)	14.76
血浆蛋白结合率(马氏距离)	11.80

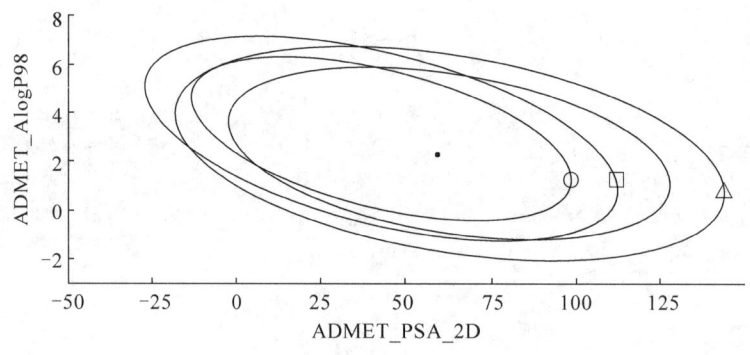

图 7.7　白屈菜碱的 ADMET 范围图

【毒性】 白屈菜碱的毒理学概率数据见表 7.11。

表 7.11　白屈菜碱的毒理学概率表

毒理学性质	发生概率
致突变性	0.005
好氧生物降解性能	1.000
潜在发育毒性	1.000
皮肤刺激性	0
NTP 致癌性(雄大鼠)	1.000
NTP 致癌性(雌大鼠)	0.990
NTP 致癌性(雄小鼠)	0
NTP 致癌性(雌小鼠)	0

【药理】　白屈菜碱的药理模型数据见表 7.12。

表 7.12　白屈菜碱的药理模型数据表

模型 1	大鼠口服半数致死量
LD_{50}	386.2mg/kg
95％的置信限下最小 LD_{50}	34.20mg/kg
95％的置信限下最大 LD_{50}	4.400g/kg
模型 2	大鼠吸入半数致死浓度
LC_{50}	12.30mg/(m^3 · h)
低于95％置信限下的限量	949.1μg/(m^3 · h)
高于95％置信限下的限量	160.6mg/(m^3 · h)

【白屈菜碱与阿片受体作用的二维图】　白屈菜碱与阿片受体作用的二维图见图 7.8。

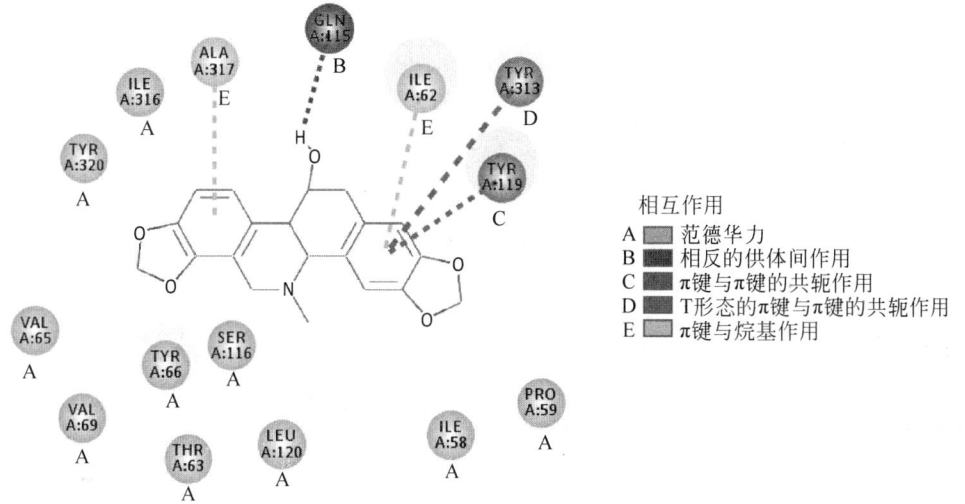

图 7.8　白屈菜碱与阿片受体作用的二维图

【药理或临床作用】　本品具有抗肿瘤、镇痛、抗菌、解痉作用。

白叶藤碱　Cryptolepine

【化学结构】

【主要来源】　来源于萝藦科白叶藤属白叶藤［*Cryptolepis sinensis*（Lour.）Merr.］的根。

【理化性质】　本品为微黄色,熔点 264.00～265.00℃（96％甲醇）。

【类药五原则数据】　相对分子质量 232.3,脂水分配系数 4.143,可旋转键数 0,氢键受

体数 1,氢键给体数 0。

【药物动力学数据】 白叶藤碱的吸收、分布、代谢、排泄、毒性数据见表 7.13、图 7.9。

表 7.13 白叶藤碱的吸收、分布、代谢、排泄、毒性数据表

25℃下水溶解度水平	1
血脑屏障通透水平	0
人类肠道吸收性水平	0
肝毒性(马氏距离)	9.175
细胞色素 P450 2D6 抑制性(马氏距离)	9.890
血浆蛋白结合率(马氏距离)	10.34

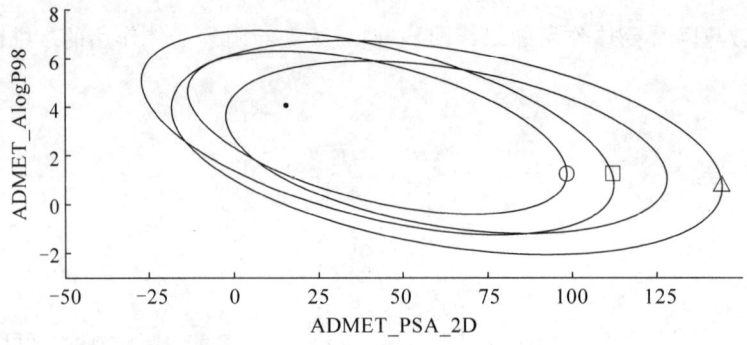

图 7.9 白叶藤碱的 ADMET 范围图

【毒性】 白叶藤碱的毒理学概率数据见表 7.14。

表 7.14 白叶藤碱的毒理学概率表

毒理学性质	发生概率
致突变性	1.000
好氧生物降解性能	0
潜在发育毒性	0
皮肤刺激性	0
NTP 致癌性(雄大鼠)	0.002
NTP 致癌性(雌大鼠)	1.000
NTP 致癌性(雄小鼠)	1.000
NTP 致癌性(雌小鼠)	0.994

【药理】 白叶藤碱的药理模型数据见表 7.15。

表 7.15 白叶藤碱的药理模型数据表

模型 1	大鼠口服半数致死量
LD_{50}	794.9mg/kg
95%的置信限下最小 LD_{50}	133.6mg/kg
95%的置信限下最大 LD_{50}	4.700g/kg

续表

模型 2	大鼠吸入半数致死浓度
LC_{50}	565.7mg/(m^3 · h)
低于 95％置信限下的限量	54.60mg/(m^3 · h)
高于 95％置信限下的限量	5.900g/(m^3 · h)

【白叶藤碱与血管紧张素转换酶（ACE）作用的二维图】　白叶藤碱与血管紧张素转换酶（ACE）作用的二维图见图 7.10。

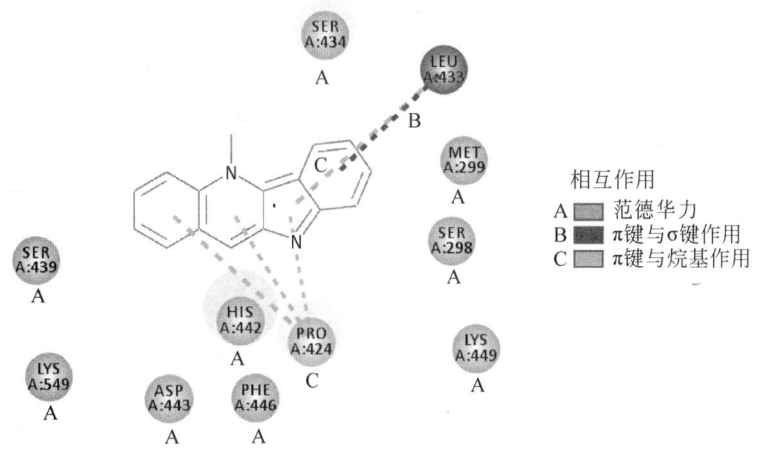

相互作用
A ▢ 范德华力
B ▩ π键与σ键作用
C ▨ π键与烷基作用

图 7.10　白叶藤碱与血管紧张素转换酶（ACE）作用的二维图

【药理或临床作用】　本品具有降压作用。

蝙蝠葛林　Menisperine

【化学结构】

【主要来源】　来源于防己科蝙蝠葛属蝙蝠葛（*Menispermum dauricum* DC.）的根茎。

【理化性质】　本品氯化物为无色针状结晶（甲醇-丙酮），熔点 219.00℃；碘化物为白色结晶（甲醇），熔点 223.00～224.00℃。

【类药五原则数据】　相对分子质量 356.4，脂水分配系数 1.954，可旋转键数 3，氢键受体数 4，氢键给体数 1。

【药物动力学数据】　蝙蝠葛林吸收、分布、代谢、排泄、毒性数据见表 7.16、图 7.11。

表 7.16　蝙蝠葛林吸收、分布、代谢、排泄、毒性数据表

25℃下水溶解度水平	3
血脑屏障通透水平	2
人类肠道吸收性水平	0
肝毒性(马氏距离)	9.353
细胞色素 P450 2D6 抑制性(马氏距离)	14.07
血浆蛋白结合率(马氏距离)	9.596

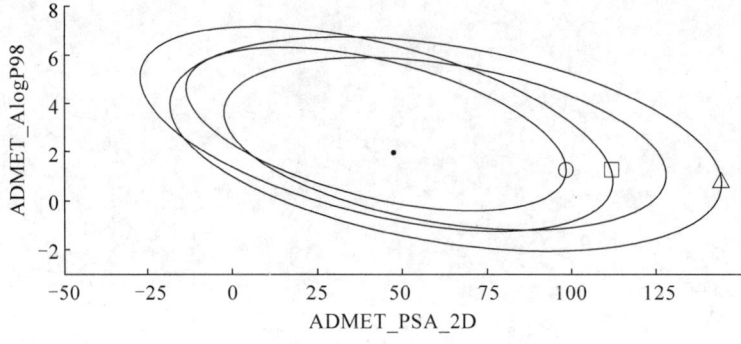

图 7.11　蝙蝠葛林的 ADMET 范围图

【毒性】　蝙蝠葛林的毒理学概率数据见表 7.17。

表 7.17　蝙蝠葛林的毒理学概率表

毒理学性质	发生概率
致突变性	0
好氧生物降解性能	1.000
潜在发育毒性	1.000
皮肤刺激性	0.947
NTP 致癌性(雄大鼠)	1.000
NTP 致癌性(雌大鼠)	0
NTP 致癌性(雄小鼠)	0
NTP 致癌性(雌小鼠)	0.280

【药理】　蝙蝠葛林的药理模型数据见表 7.18。

表 7.18　蝙蝠葛林的药理模型数据表

模型 1	大鼠口服半数致死量
LD_{50}	487.0mg/kg
95%的置信限下最小 LD_{50}	54.90mg/kg
95%的置信限下最大 LD_{50}	4.300g/kg
模型 2	大鼠吸入半数致死浓度
LC_{50}	10.00g/(m³ · h)
低于95%置信限下的限量	9.000g/(m³ · h)
高于95%置信限下的限量	10.00g/(m³ · h)

【蝙蝠葛林与 Bax 蛋白作用的二维图】 蝙蝠葛林与 Bax 蛋白作用的二维图见图 7.12。

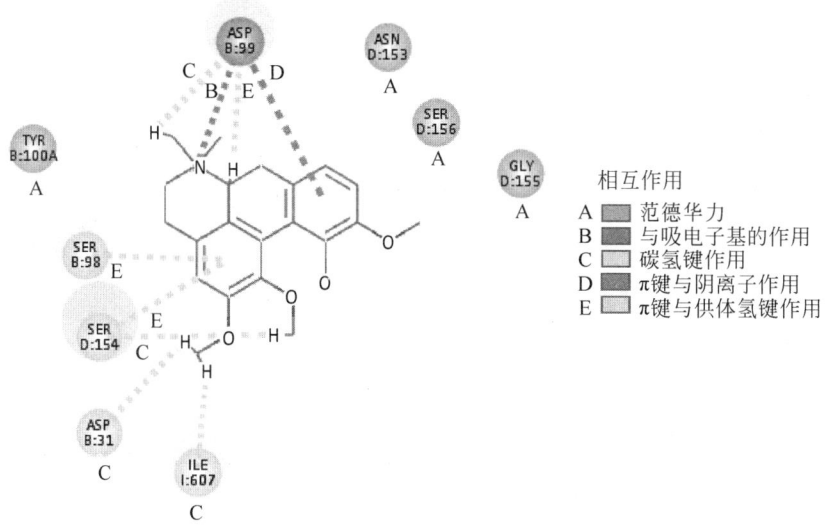

图 7.12 蝙蝠葛林与 Bax 蛋白作用的二维图

【药理或临床作用】 本品具有抗肿瘤作用,可稳定细胞的膜性结构,维持细胞的代谢功能。

表千金藤碱 Epistephanine

【化学结构】

【主要来源】 来源于防己科千金藤属千金藤[*Stephania japonica* (Thunb.) Miers]的根或茎叶。

【理化性质】 本品为无色针状结晶(甲醇),熔点 203.00℃。

【类药五原则数据】 相对分子质量 612.8,脂水分配系数 6.957,可旋转键数 4,氢键受体数 8,氢键给体数 0。

【药物动力学数据】 表千金藤碱吸收、分布、代谢、排泄、毒性数据见表 7.19、图 7.13。

表 7.19　表千金藤碱吸收、分布、代谢、排泄、毒性数据表

25℃下水溶解度水平	0
血脑屏障通透水平	4
人类肠道吸收性水平	2
肝毒性（马氏距离）	13.06
细胞色素 P450 2D6 抑制性（马氏距离）	20.70
血浆蛋白结合率（马氏距离）	14.27

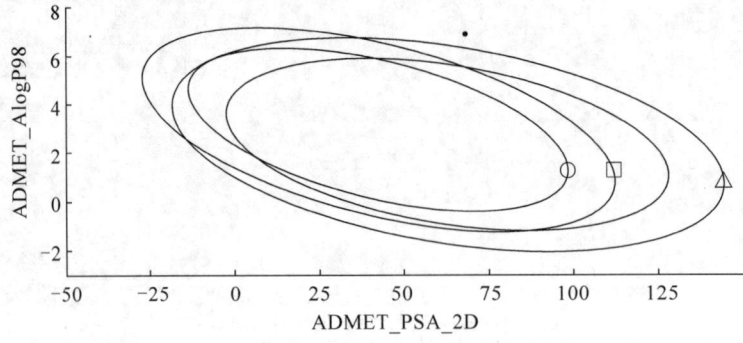

图 7.13　表千金藤碱的 ADMET 范围图

【毒性】　表千金藤碱的毒理学概率数据见表 7.20。

表 7.20　表千金藤碱的毒理学概率表

毒理学性质	发生概率
致突变性	0.033
好氧生物降解性能	1.000
潜在发育毒性	0.108
皮肤刺激性	1.000
NTP 致癌性（雄大鼠）	1.000
NTP 致癌性（雌大鼠）	1.000
NTP 致癌性（雄小鼠）	0
NTP 致癌性（雌小鼠）	0

【药理】　表千金藤碱的药理模型数据见表 7.21。

表 7.21　表千金藤碱的药理模型数据表

模型 1	大鼠口服半数致死量
LD_{50}	4.800g/kg
95％的置信限下最小 LD_{50}	361.7mg/kg
95％的置信限下最大 LD_{50}	10.00g/kg
模型 2	大鼠吸入半数致死浓度
LC_{50}	6.200g/(m³ · h)
低于 95％置信限下的限量	239.1mg/(m³ · h)
高于 95％置信限下的限量	10.00g/(m³ · h)

【表千金藤碱与 β₂ 受体作用的二维图】　表千金藤碱与 β₂ 受体作用的二维图见图 7.14。

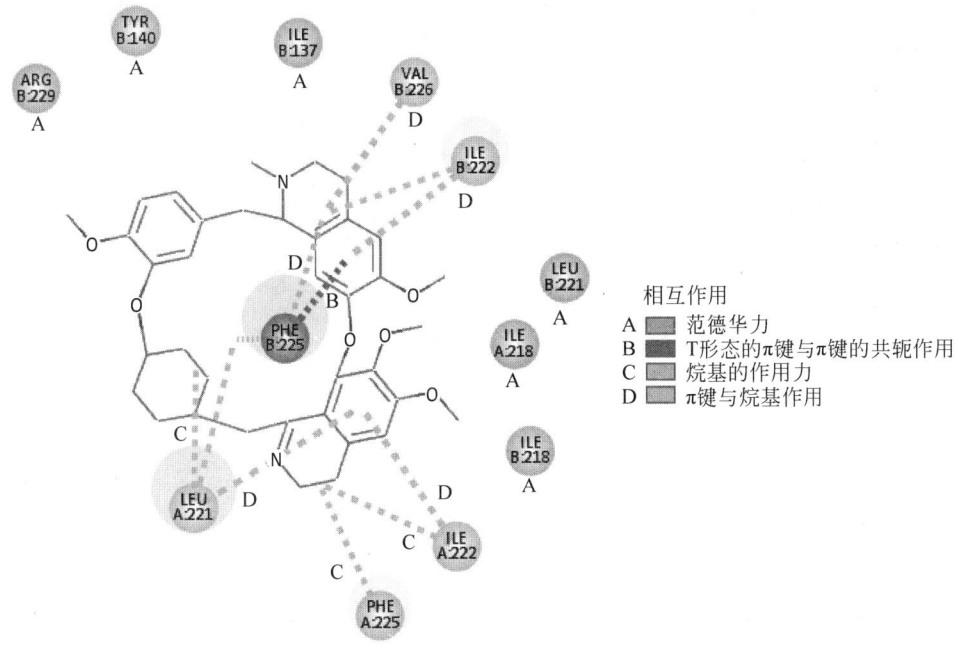

相互作用
A　范德华力
B　T形态的π键与π键的共轭作用
C　烷基的作用力
D　π键与烷基作用

图 7.14　表千金藤碱与 β₂ 受体作用的二维图

【药理或临床作用】　本品具有肾上腺素能神经细胞阻断作用。

波尔定碱 Boldine

【化学结构】

【主要来源】　来源于樟科新木姜子属鸭公树（*Neolitsea chuii* Merr.）。

【理化性质】　本品为白色粉末，熔点 162.00～164.00℃，溶于乙醇、三氯甲烷、稀酸。

【类药五原则数据】　相对分子质量 327.4，脂水分配系数 3.083，可旋转键数 2，氢键受体数 5，氢键给体数 2。

【药物动力学数据】　波尔定碱吸收、分布、代谢、排泄、毒性数据见表 7.22、图 7.15。

表 7.22　波尔定碱吸收、分布、代谢、排泄、毒性数据表

25℃下水溶解度水平	2
血脑屏障通透水平	2
人类肠道吸收性水平	0
肝毒性（马氏距离）	9.659
细胞色素 P450 2D6 抑制性（马氏距离）	10.09
血浆蛋白结合率（马氏距离）	9.990

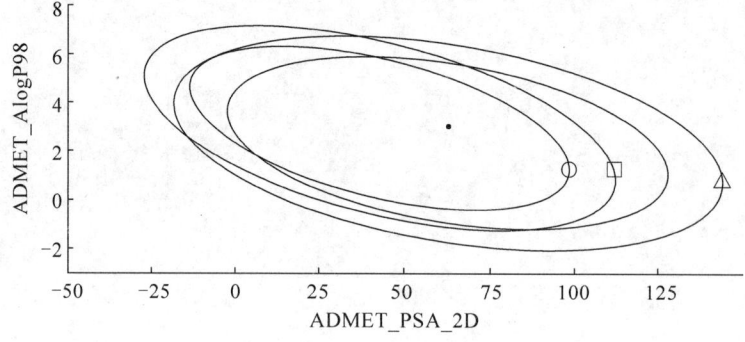

图 7.15　波尔定碱的 ADMET 范围图

【毒性】　波尔定碱的毒理学概率数据见表 7.23。

表 7.23　波尔定碱的毒理学概率表

毒理学性质	发生概率
致突变性	1.000
好氧生物降解性能	0.258
潜在发育毒性	1.000
皮肤刺激性	0.012
NTP 致癌性（雄大鼠）	1.000
NTP 致癌性（雌大鼠）	0
NTP 致癌性（雄小鼠）	0
NTP 致癌性（雌小鼠）	0

【药理】　波尔定碱的药理模型数据见表 7.24。

表 7.24　波尔定碱的药理模型数据表

模型 1	大鼠口服半数致死量
LD_{50}	279.5mg/kg
95％的置信限下最小 LD_{50}	35.10mg/kg
95％的置信限下最大 LD_{50}	2.200g/kg
模型 2	大鼠吸入半数致死浓度
LC_{50}	9.700g/(m³ · h)
低于 95％置信限下的限量	633.9mg/(m³ · h)
高于 95％置信限下的限量	10.00g/(m³ · h)

【波尔定碱与 β₂ 受体作用的二维图】 波尔定碱与 β₂ 受体作用的二维图见图 7.16。

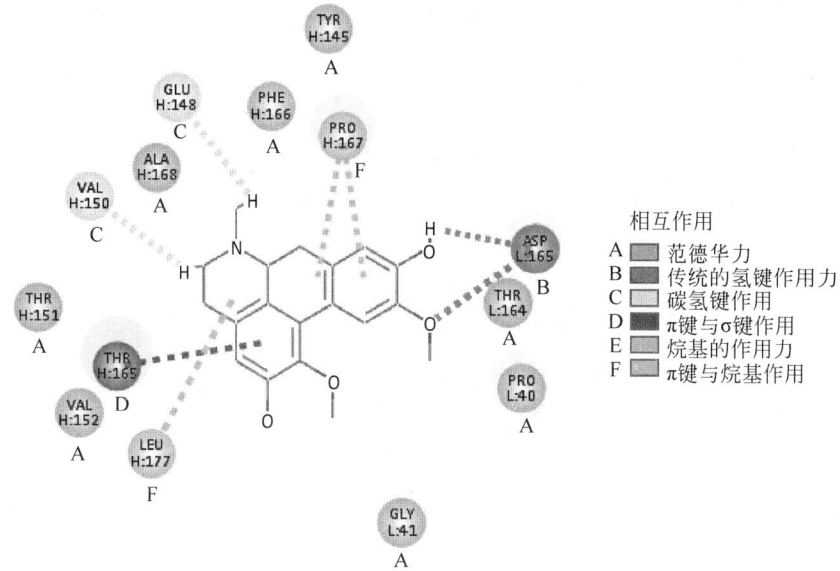

图 7.16 波尔定碱与 β₂ 受体作用的二维图

【药理或临床作用】 本品具有利尿、抑制大鼠变态反应作用,用作利尿剂、抗过敏剂。

臭梧桐碱 Trichotomine

【化学结构】

【主要来源】 来源于马鞭草科大青属海州常山（*Clerodendrum trichotomum* Thunb.）的果实。

【理化性质】 本品为蓝色粉末,熔点＞300.00℃,二甲酯为针状结晶(甲醇),熔点 285.00～287.00℃。

【类药五原则数据】 相对分子质量 532.5,脂水分配系数 2.955,可旋转键数 2,氢键受体数 6,氢键给体数 4。

【药物动力学数据】 臭梧桐碱吸收、分布、代谢、排泄、毒性数据见表 7.25、图 7.17。

表 7.25 臭梧桐碱吸收、分布、代谢、排泄、毒性数据表

25℃下水溶解度水平	2
血脑屏障通透水平	4
人类肠道吸收性水平	2
肝毒性(马氏距离)	12.77
细胞色素 P450 2D6 抑制性(马氏距离)	13.95
血浆蛋白结合率(马氏距离)	15.96

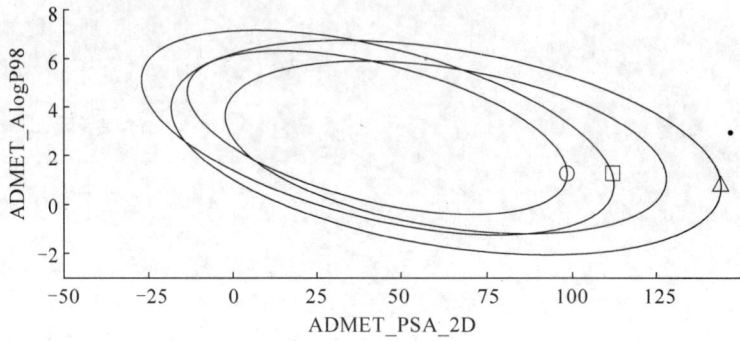

图 7.17 臭梧桐碱的 ADMET 范围图

【毒性】 臭梧桐碱的毒理学概率数据见表 7.26。

表 7.26 臭梧桐碱的毒理学概率表

毒理学性质	发生概率
致突变性	0
好氧生物降解性能	0
潜在发育毒性	1.000
皮肤刺激性	1.000
NTP 致癌性(雄大鼠)	1.000
NTP 致癌性(雌大鼠)	1.000
NTP 致癌性(雄小鼠)	0.008
NTP 致癌性(雌小鼠)	1.000

【药理】 臭梧桐碱的药理模型数据见表 7.27。

表 7.27 臭梧桐碱的药理模型数据表

模型 1	大鼠口服半数致死量
LD_{50}	10.00g/kg
95%的置信限下最小 LD_{50}	1.900g/kg
95%的置信限下最大 LD_{50}	10.00g/kg
模型 2	大鼠吸入半数致死浓度
LC_{50}	10.00g/(m³·h)
低于 95%置信限下的限量	2.500g/(m³·h)
高于 95%置信限下的限量	10.00g/(m³·h)

【臭梧桐碱与肾上腺素受体 β₂ 作用的二维图】　臭梧桐碱与肾上腺素受体 β₂ 作用的二维图见图 7.18。

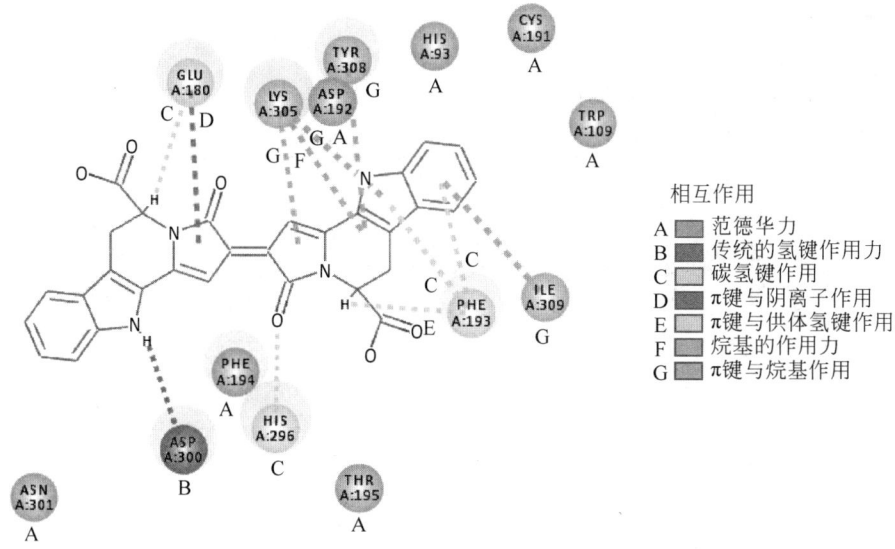

图 7.18　臭梧桐碱与肾上腺素受体 β₂ 作用的二维图

【药理或临床作用】　本品具有降压作用。

刺檗碱 Oxyacanthine

【化学结构】

【主要来源】　来源于小檗科十大功劳属十大功劳［*Mahonia fortunei*（Lindl.）Fedde］的茎。

【理化性质】　本品为白色晶体，熔点 216.00～217.00℃，溶于乙醇、三氯甲烷、乙醚、稀酸，几乎不溶于水。

【类药五原则数据】　相对分子质量 608.7，脂水分配系数 6.992，可旋转键数 3，氢键受体数 8，氢键给体数 1。

【药物动力学数据】　刺檗碱的吸收、分布、代谢、排泄、毒性数据见表 7.28、图 7.19。

表 7.28 刺檗碱的吸收、分布、代谢、排泄、毒性数据表

25℃下水溶解度水平	0
血脑屏障通透水平	4
人类肠道吸收性水平	2
肝毒性(马氏距离)	11.18
细胞色素 P450 2D6 抑制性(马氏距离)	15.24
血浆蛋白结合率(马氏距离)	11.33

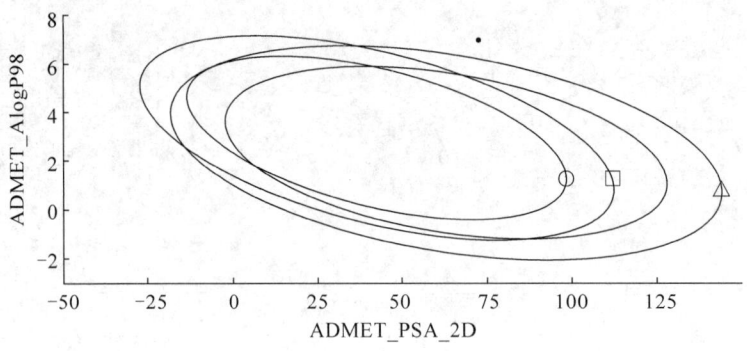

图 7.19 刺檗碱 ADMET 范围图

【毒性】 刺檗碱毒理学概率数据见表 7.29。

表 7.29 刺檗碱毒理学概率表

毒理学性质	发生概率
致突变性	0.159
好氧生物降解性能	1.000
潜在发育毒性	0.994
皮肤刺激性	0
NTP 致癌性(雄大鼠)	1.000
NTP 致癌性(雌大鼠)	0
NTP 致癌性(雄小鼠)	0
NTP 致癌性(雌小鼠)	0

【药理】 刺檗碱药理模型数据见表 7.30。

表 7.30 刺檗碱药理模型数据表

模型 1	大鼠口服半数致死量
LD_{50}	33.50mg/kg
95%的置信限下最小 LD_{50}	2.700mg/kg
95%的置信限下最大 LD_{50}	417.2mg/kg
模型 2	大鼠吸入半数致死浓度
LC_{50}	21.00mg/(m³ · h)
低于 95%置信限下的限量	338.9μg/(m³ · h)
高于 95%置信限下的限量	1.300g/(m³ · h)

【刺檗碱与 β₁ 受体作用的二维图】 刺檗碱与 β₁ 受体作用的二维图见图 7.20。

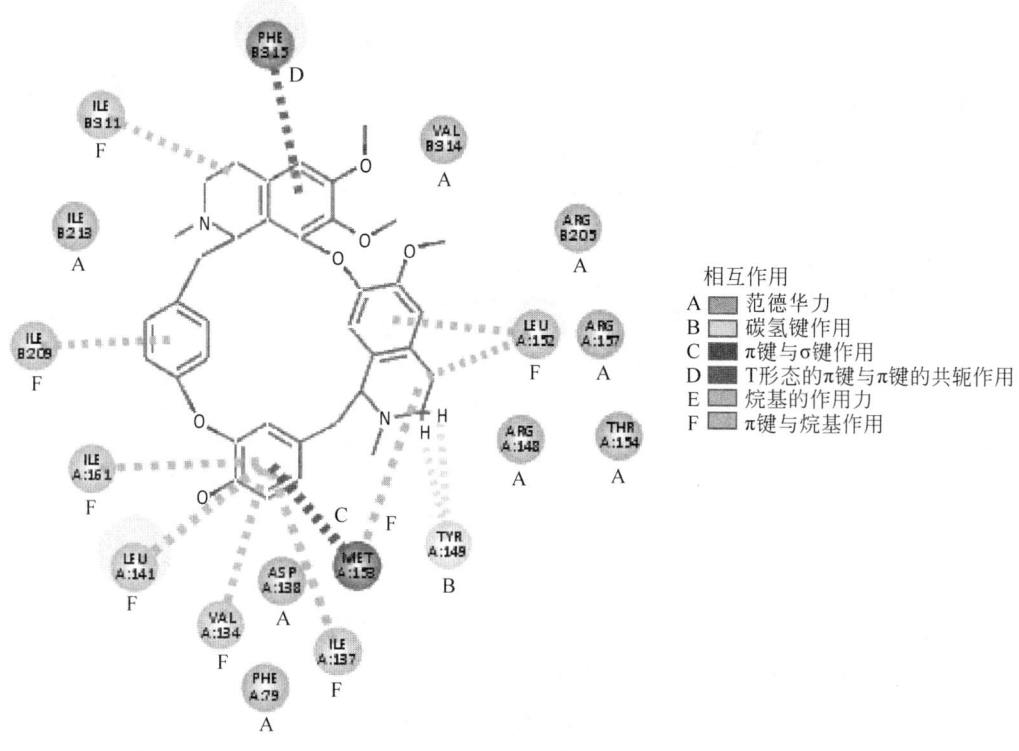

图 7.20 刺檗碱与 β₁ 受体作用的二维图

【药理或临床作用】 本品具有抗癌、抗菌、降压、利胆作用。

刺凌德草碱 Indicin

【化学结构】

【主要来源】 来源于紫草科琉璃草属倒提壶(*Cynoglossum amabile* Stapf *et* Drumm.)的全草。

【理化性质】 本品游离碱为无定形体,熔点 109.00～110.00℃。

【类药五原则数据】 相对分子质量 299.4,脂水分配系数 0.196,可旋转键数 6,氢键受体数 6,氢键给体数 3。

【药物动力学数据】 刺凌德草碱的吸收、分布、代谢、排泄、毒性数据见表 7.31、图 7.21。

表 7.31　刺凌德草碱的吸收、分布、代谢、排泄、毒性数据表

25℃下水溶解度水平	4
血脑屏障通透水平	3
人类肠道吸收性水平	0
肝毒性(马氏距离)	7.834
细胞色素 P450 2D6 抑制性(马氏距离)	13.22
血浆蛋白结合率(马氏距离)	13.03

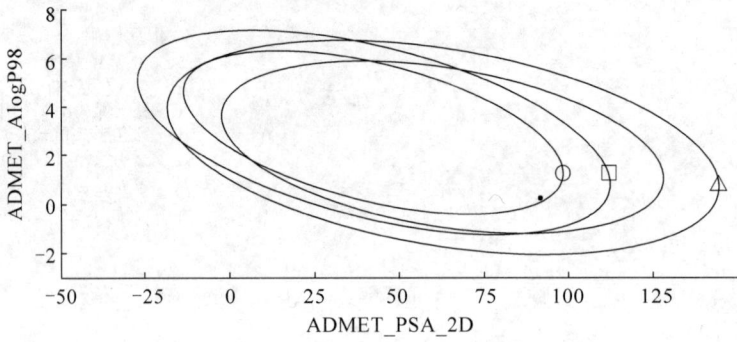

图 7.21　刺凌德草碱 ADMET 范围图

【毒性】　刺凌德草碱毒理学概率数据见表 7.32。

表 7.32　刺凌德草碱毒理学概率表

毒理学性质	发生概率
致突变性	0.014
好氧生物降解性能	0.998
潜在发育毒性	1.000
皮肤刺激性	0
NTP 致癌性(雄大鼠)	0.014
NTP 致癌性(雌大鼠)	0
NTP 致癌性(雄小鼠)	0
NTP 致癌性(雌小鼠)	1.000

【药理】　刺凌德草碱药理模型数据见表 7.33。

表 7.33　刺凌德草碱药理模型数据表

模型 1	大鼠口服半数致死量
LD_{50}	15.60mg/kg
95%的置信限下最小 LD_{50}	2.700mg/kg
95%的置信限下最大 LD_{50}	89.30mg/kg
模型 2	大鼠吸入半数致死浓度
LC_{50}	30.40mg/(m³·h)
低于 95%置信限下的限量	870.6μg/(m³·h)
高于 95%置信限下的限量	1.100g/(m³·h)

【刺凌德草碱与神经节阻断受体 N1 作用的二维图】　刺凌德草碱与神经节阻断受体 N1 作用的二维图见图 7.22。

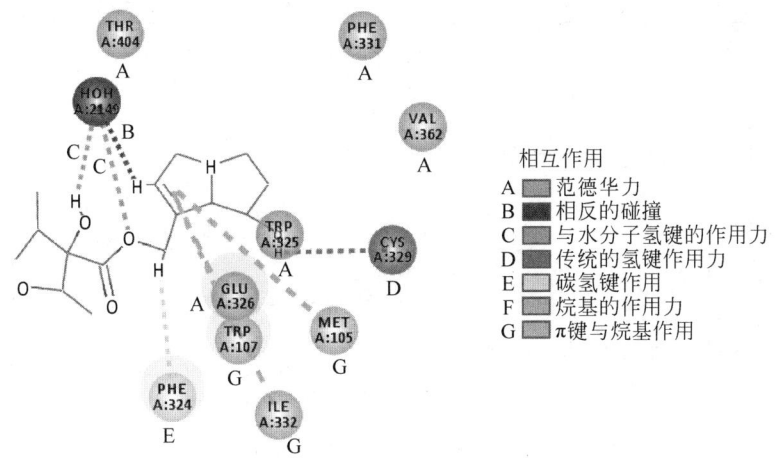

图 7.22　刺凌德草碱与神经节阻断受体 N1 作用的二维图

【药理或临床作用】　本品具有神经节阻断作用,能增强肾上腺素的升压作用。也具有扩张离体兔耳血管、降低离体兔小肠的收缩张力作用。

党参碱　Codonopsine

【化学结构】

【主要来源】　来源于桔梗科党参属党参[*Codonopsis pilosula*(Franch.)Nannf.]的地上部分。

【理化性质】　熔点 150.00～151.00℃,沸点 412.0℃。

【类药五原则数据】　相对分子质量 267.3,脂水分配系数 1.074,可旋转键数 3,氢键受体数 5,氢键给体数 2。

【药物动力学数据】　党参碱的吸收、分布、代谢、排泄、毒性数据见表 7.34、图 7.23。

表 7.34　党参碱的吸收、分布、代谢、排泄、毒性数据表

25℃下水溶解度水平	4
血脑屏障通透水平	3
人类肠道吸收性水平	0

续表

肝毒性(马氏距离)	9.237
细胞色素 P450 2D6 抑制性(马氏距离)	12.69
血浆蛋白结合率(马氏距离)	9.343

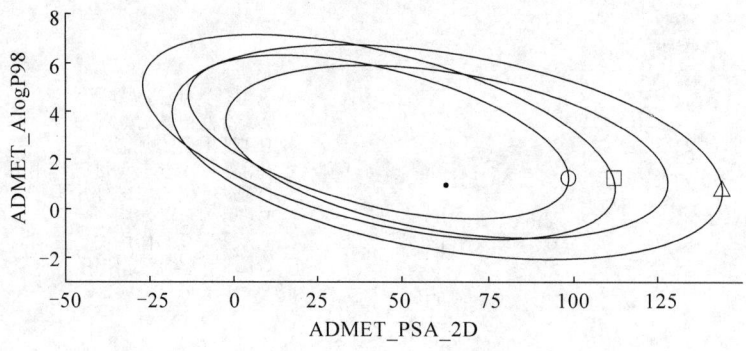

图 7.23　党参碱 ADMET 范围图

【毒性】　党参碱毒理学概率数据见表 7.35。

表 7.35　党参碱毒理学概率表

毒理学性质	发生概率
致突变性	0
好氧生物降解性能	0.112
潜在发育毒性	0.027
皮肤刺激性	0
NTP 致癌性(雄大鼠)	0
NTP 致癌性(雌大鼠)	0
NTP 致癌性(雄小鼠)	0
NTP 致癌性(雌小鼠)	0

【药理】　党参碱药理模型数据见表 7.36。

表 7.36　党参碱药理模型数据表

模型 1	大鼠口服半数致死量
LD_{50}	10.00g/kg
95％的置信限下最小 LD_{50}	1.800g/kg
95％的置信限下最大 LD_{50}	10.00g/kg
模型 2	大鼠吸入半数致死浓度
LC_{50}	$2.300g/(m^3 \cdot h)$
低于 95％置信限下的限量	$157.2mg/(m^3 \cdot h)$
高于 95％置信限下的限量	$10.00g/(m^3 \cdot h)$

【党参碱与降血压受体 AMPK 蛋白激酶作用的二维图】　党参碱与降血压受体 AMPK 蛋白激酶作用的二维图见图 7.24。

【药理或临床作用】　本品主要用于降血压。

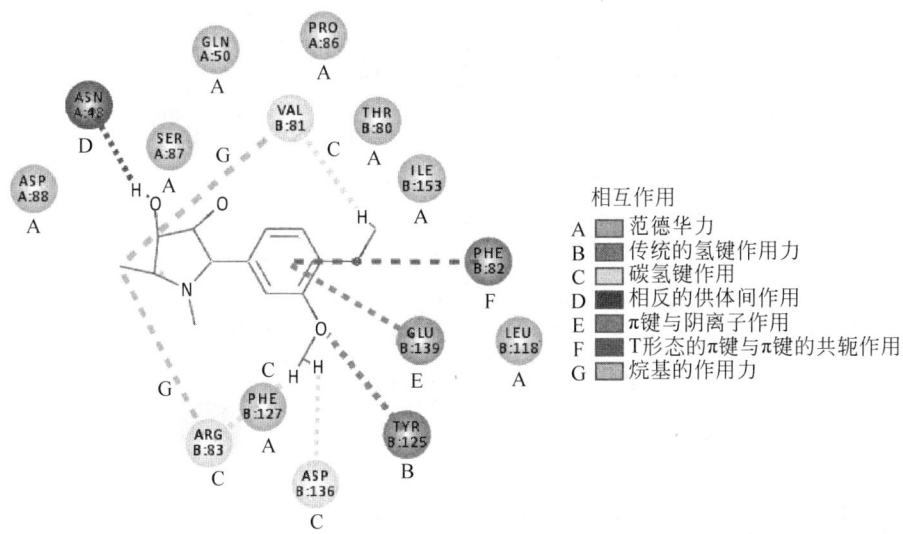

图 7.24　党参碱与降血压受体 AMPK 蛋白激酶作用的二维图

蒂巴因　Thebaine

【化学结构】

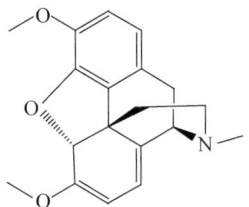

【主要来源】　来源于罂粟科罂粟属罂粟（*Papaver somniferum* L.）的种子。

【理化性质】　本品为无色斜方矩形片状结晶（乙醇），熔点 183.00～186.00℃，溶于苯、三氯甲烷、吡啶、乙醇，稍溶于乙醚、石油醚，几乎不溶于水。

【类药五原则数据】　相对分子质量 311.4，脂水分配系数 2.110，可旋转键数 2，氢键受体数 4，氢键给体数 0。

【药物动力学数据】　蒂巴因的吸收、分布、代谢、排泄、毒性数据见表 7.37、图 7.25。

表 7.37　蒂巴因的吸收、分布、代谢、排泄、毒性数据表

25℃下水溶解度水平	2
血脑屏障通透水平	1
人类肠道吸收性水平	0
肝毒性（马氏距离）	14.27
细胞色素 P450 2D6 抑制性（马氏距离）	14.53
血浆蛋白结合率（马氏距离）	14.73

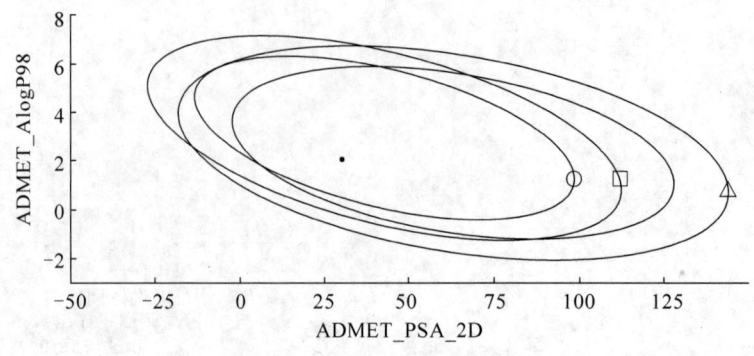

图 7.25　蒂巴因 ADMET 范围图

【毒性】　蒂巴因毒理学概率数据见表 7.38。

表 7.38　蒂巴因毒理学概率表

毒理学性质	发生概率
致突变性	0
好氧生物降解性能	0.004
潜在发育毒性	0
皮肤刺激性	0
NTP 致癌性（雄大鼠）	0.989
NTP 致癌性（雌大鼠）	0
NTP 致癌性（雄小鼠）	0
NTP 致癌性（雌小鼠）	0

【药理】　蒂巴因药理模型数据见表 7.39。

表 7.39　蒂巴因药理模型数据表

模型 1	大鼠口服半数致死量
LD_{50}	140.7mg/kg
95% 的置信限下最小 LD_{50}	42.00mg/kg
95% 的置信限下最大 LD_{50}	472.0mg/kg
模型 2	大鼠吸入半数致死浓度
LC_{50}	1.200mg/($m^3 \cdot h$)
低于 95% 置信限下的限量	8.300μg/($m^3 \cdot h$)
高于 95% 置信限下的限量	179.0mg/($m^3 \cdot h$)

【蒂巴因与 γ-氨基丁酸受体作用的二维图】　蒂巴因与 γ-氨基丁酸受体作用的二维图见图 7.26。

【药理或临床作用】　本品小剂量时有中枢抑制作用，而大剂量则产生痉挛和呼吸麻痹。

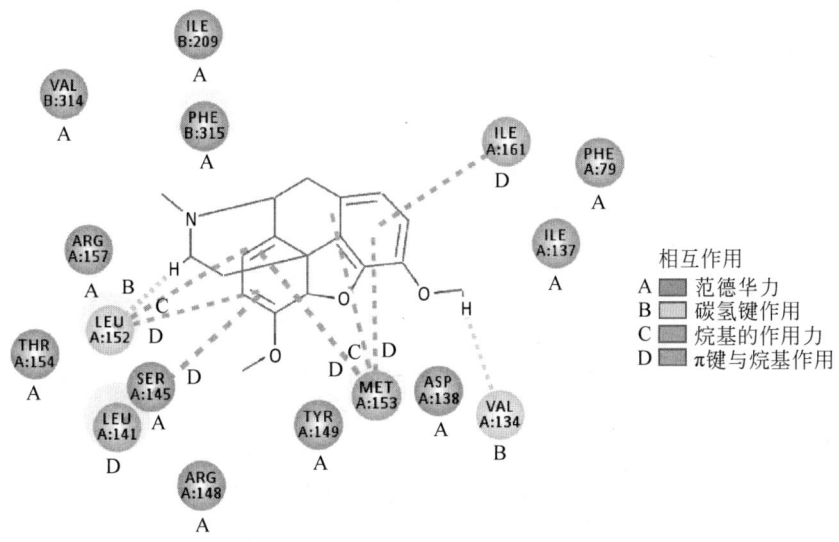

图 7.26 蒂巴因与 γ-氨基丁酸受体作用的二维图

东莨菪碱 Scopolamine

【化学结构】

【主要来源】 来源于茄科赛莨菪属赛莨菪（*Scopolia carniolicoides* C. Y. Wu et C. Chen，ex C. Chen et C. L. Chen）的根茎。

【理化性质】 本品为黏稠糖浆状液体，味苦而辛辣，易溶于乙醇、乙醚、三氯甲烷、丙酮和热水，微溶于苯和石油醚，与氯化汞反应生成白色沉淀。

【类药五原则数据】 相对分子质量 303.4，脂水分配系数 0.823，可旋转键数 5，氢键受体数 5，氢键给体数 1。

【药物动力学数据】 东莨菪碱的吸收、分布、代谢、排泄、毒性数据见表 7.40、图 7.27。

表 7.40 东莨菪碱的吸收、分布、代谢、排泄、毒性数据表

25℃下水溶解度水平	3
血脑屏障通透水平	3
人类肠道吸收性水平	0
肝毒性（马氏距离）	8.535
细胞色素 P450 2D6 抑制性（马氏距离）	9.982
血浆蛋白结合率（马氏距离）	9.680

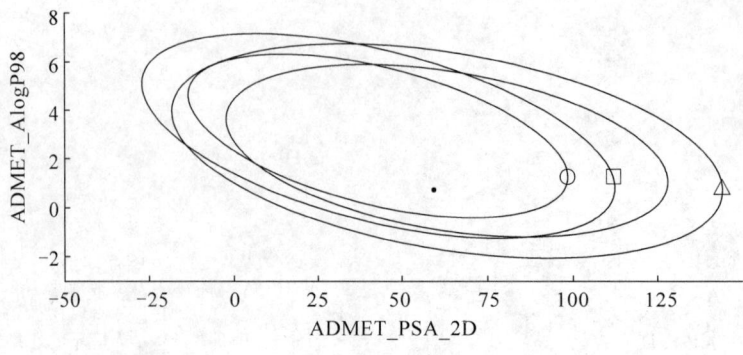

图 7.27　东莨菪碱 ADMET 范围图

【毒性】　东莨菪碱毒理学概率数据见表 7.41。

表 7.41　东莨菪碱毒理学概率表

毒理学性质	发生概率
致突变性	0
好氧生物降解性能	0.025
潜在发育毒性	0.993
皮肤刺激性	0
NTP 致癌性（雄大鼠）	0
NTP 致癌性（雌大鼠）	0
NTP 致癌性（雄小鼠）	0
NTP 致癌性（雌小鼠）	0

【药理】　东莨菪碱药理模型数据见表 7.42。

表 7.42　东莨菪碱药理模型数据表

模型 1	大鼠口服半数致死量
LD_{50}	2.700g/kg
95%的置信限下最小 LD_{50}	764.3mg/kg
95%的置信限下最大 LD_{50}	9.800g/kg
模型 2	大鼠吸入半数致死浓度
LC_{50}	1.100g/(m³·h)
低于 95%置信限下的限量	73.20mg/(m³·h)
高于 95%置信限下的限量	10.00g/(m³·h)

【东莨菪碱与单胺氧化酶（MAO）作用的二维图】　东莨菪碱与单胺氧化酶（MAO）作用的二维图见图 7.28。

【药理或临床作用】　本品对呼吸中枢具兴奋作用，还有扩张毛细血管、改善微循环以及抗晕船、晕车等作用。

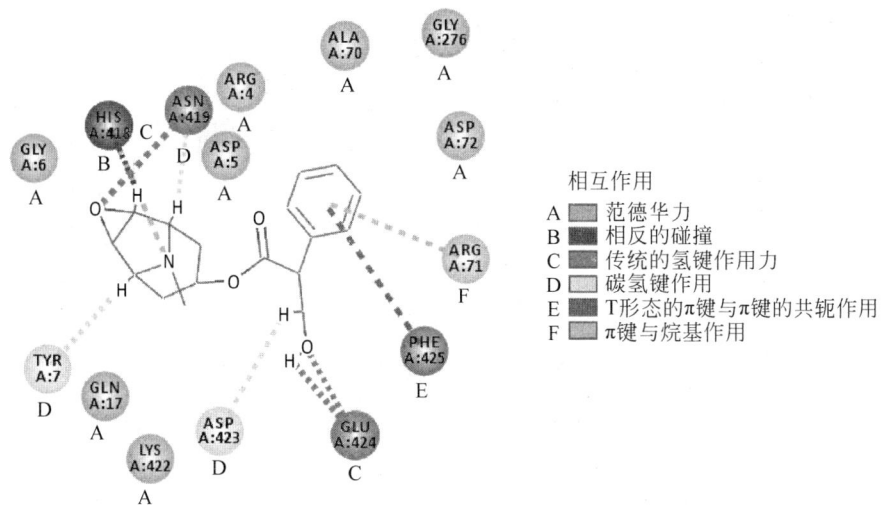

图 7.28 东莨菪碱与单胺氧化酶(MAO)作用的二维图

杜宾定 Dubinidine

【化学结构】

【主要来源】 来源于芸香科拟芸香属北芸香[*Haplophyllum dauricum* (L.) G. Don] 的叶。

【理化性质】 本品熔点 132.00~133.00℃(丙酮),盐酸盐熔点 195.00~196.00℃,硝酸盐熔点 176.00~177.00℃。

【类药五原则数据】 相对分子质量 275.3,脂水分配系数 1.780,可旋转键数 3,氢键受体数 5,氢键给体数 2。

【药物动力学数据】 杜宾定的吸收、分布、代谢、排泄、毒性数据见表 7.43、图 7.29。

表 7.43 杜宾定的吸收、分布、代谢、排泄、毒性数据表

25℃下水溶解度水平	3
血脑屏障通透水平	3
人类肠道吸收性水平	0
肝毒性(马氏距离)	13.06
细胞色素 P450 2D6 抑制性(马氏距离)	17.15
血浆蛋白结合率(马氏距离)	11.87

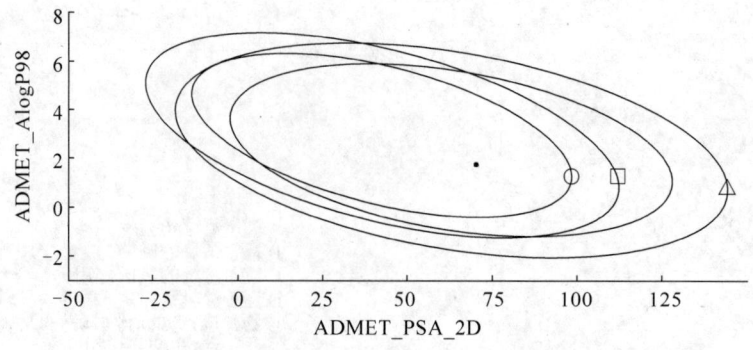

图 7.29 杜宾定 ADMET 范围图

【毒性】 杜宾定毒理学概率数据见表 7.44。

表 7.44 杜宾定毒理学概率表

毒理学性质	发生概率
致突变性	0
好氧生物降解性能	1.000
潜在发育毒性	0
皮肤刺激性	1.000
NTP 致癌性（雄大鼠）	0.991
NTP 致癌性（雌大鼠）	0.994
NTP 致癌性（雄小鼠）	1.000
NTP 致癌性（雌小鼠）	0

【药理】 杜宾定药理模型数据见表 7.45。

表 7.45 杜宾定药理模型数据表

模型 1	大鼠口服半数致死量
LD_{50}	19.40mg/kg
95％的置信限下最小 LD_{50}	2.400mg/kg
95％的置信限下最大 LD_{50}	158.2mg/kg
模型 2	大鼠吸入半数致死浓度
LC_{50}	7.600mg/(m³ · h)
低于 95％置信限下的限量	215.4μg/(m³ · h)
高于 95％置信限下的限量	267.5mg/(m³ · h)

【杜宾定与抗炎受体环加氧酶-2（COX-2）作用的二维图】 杜宾定与抗炎受体环加氧酶-2（COX-2）作用的二维图见图 7.30。

【药理或临床作用】 本品具有镇静和解热作用,还有抗利尿作用。

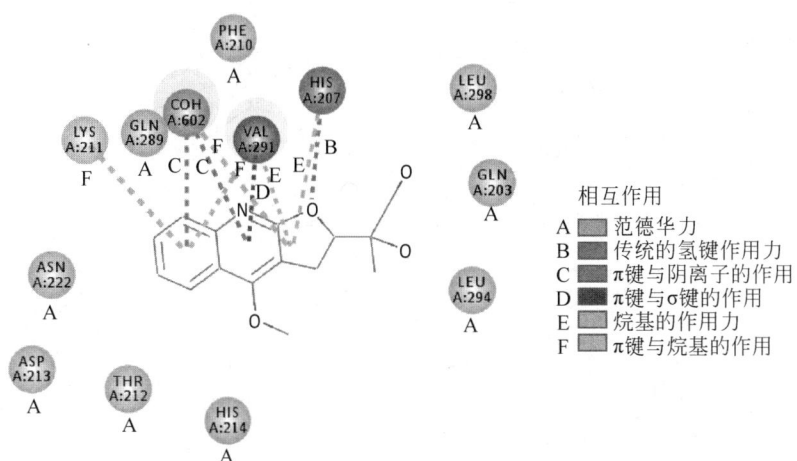

图 7.30　杜宾定与抗炎受体环加氧酶-2(COX-2)作用的二维图

短颈苔碱　Brevicolline

【化学结构】

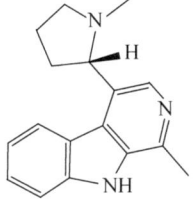

【主要来源】　来源于莎草科薹草属短颈苔(*Carex brevicollis* DC.)。

【理化性质】　本品熔点为 224.00～226.00℃,可溶于丙酮和三氯烷。

【类药五原则数据】　相对分子质量 265.4,脂水分配系数 3.018,可旋转键数 1,氢键受体数 2,氢键给体数 1。

【药物动力学数据】　短颈苔碱的吸收、分布、代谢、排泄、毒性数据见表 7.46、图 7.31。

表 7.46　短颈苔碱的吸收、分布、代谢、排泄、毒性数据表

25℃下水溶解度水平	2
血脑屏障通透水平	1
人类肠道吸收性水平	0
肝毒性(马氏距离)	10.46
细胞色素 P450 2D6 抑制性(马氏距离)	12.84
血浆蛋白结合率(马氏距离)	11.11

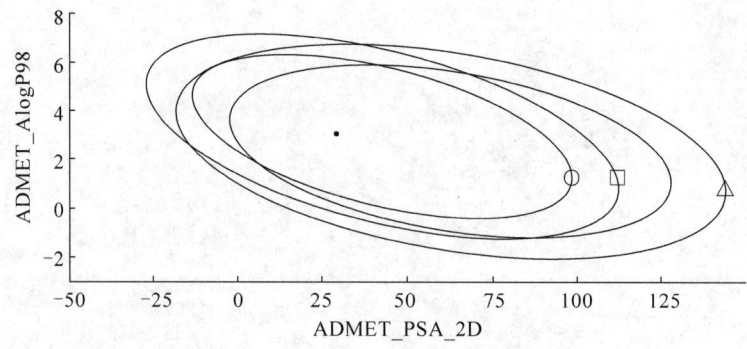

图 7.31　短颈苔碱 ADMET 范围图

【毒性】　短颈苔碱毒理学概率数据见表 7.47。

表 7.47　短颈苔碱毒理学概率表

毒理学性质	发生概率
致突变性	0.996
好氧生物降解性能	0
潜在发育毒性	0.155
皮肤刺激性	0
NTP 致癌性（雄大鼠）	0
NTP 致癌性（雌大鼠）	0
NTP 致癌性（雄小鼠）	0.001
NTP 致癌性（雌小鼠）	0

【药理】　短颈苔碱药理模型数据见表 7.48。

表 7.48　短颈苔碱药理模型数据表

模型 1	大鼠口服半数致死量
LD_{50}	37.40mg/kg
95% 的置信限下最小 LD_{50}	4.700mg/kg
95% 的置信限下最大 LD_{50}	299.6mg/kg
模型 2	大鼠吸入半数致死浓度
LC_{50}	22.30mg/($m^3 \cdot h$)
低于 95% 置信限下的限量	1.900mg/($m^3 \cdot h$)
高于 95% 置信限下的限量	264.9mg/($m^3 \cdot h$)

【短颈苔碱与 G 蛋白偶联受体激酶 6 作用的二维图】　短颈苔碱与 G 蛋白偶联受体激酶 6 作用的二维图见图 7.32。

【药理或临床作用】　本品盐酸盐用作宫缩无力的催产剂。

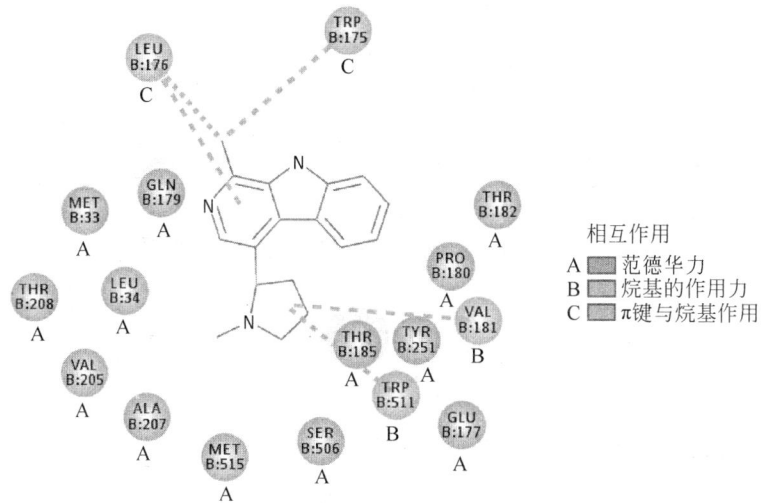

图 7.32　短颈苔碱与 G 蛋白偶联受体激酶 6 作用的二维图

恩其明　Ungeremine

【化学结构】

【主要来源】　来源于石蒜科石蒜属石蒜［*Lycoris radiata*（L'Her）Herb.］。

【理化性质】　熔点为 270.00～272.00℃，其乙酸盐为红色针状结晶（乙醇），熔点 215.00℃。

【类药五原则数据】　相对分子质量 266.3，脂水分配系数 3.143，可旋转键数 0，氢键受体数 3，氢键给体数 1。

【药物动力学数据】　恩其明的吸收、分布、代谢、排泄、毒性数据见表 7.49、图 7.33。

表 7.49　恩其明的吸收、分布、代谢、排泄、毒性数据表

25℃下水溶解度水平	2
血脑屏障通透水平	2
人类肠道吸收性水平	0
肝毒性（马氏距离）	16.35
细胞色素 P450 2D6 抑制性（马氏距离）	20.01
血浆蛋白结合率（马氏距离）	13.15

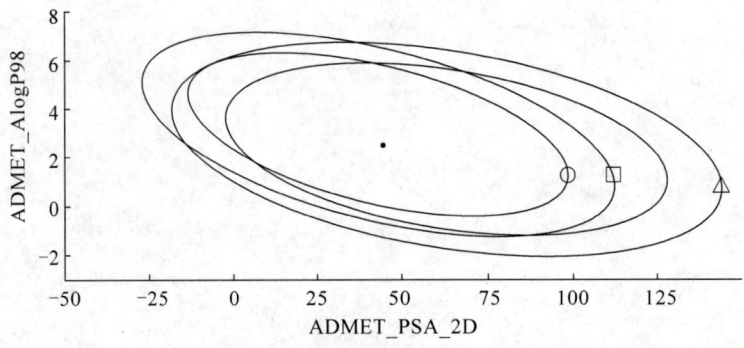

图 7.33　恩其明 ADMET 范围图

【毒性】　恩其明毒理学概率数据见表 7.50。

表 7.50　恩其明毒理学概率表

毒理学性质	发生概率
致突变性	1.000
好氧生物降解性能	1.000
潜在发育毒性	0
皮肤刺激性	1.000
NTP 致癌性（雄大鼠）	0.912
NTP 致癌性（雌大鼠）	1.000
NTP 致癌性（雄小鼠）	0.999
NTP 致癌性（雌小鼠）	1.000

【药理】　恩其明药理模型数据见表 7.51。

表 7.51　恩其明药理模型数据表

模型 1	大鼠口服半数致死量
LD_{50}	1.800g/kg
95％的置信限下最小 LD_{50}	256.9mg/kg
95％的置信限下最大 LD_{50}	10.00g/kg
模型 2	大鼠吸入半数致死浓度
LC_{50}	1.200g/(m³ · h)
低于 95％置信限下的限量	137.4mg/(m³ · h)
高于 95％置信限下的限量	9.900g/(m³ · h)

【恩其明与抗肿瘤靶点作用的二维图】　恩其明与抗肿瘤靶点作用的二维图见图 7.34。

【药理或临床作用】　本品具有抗肿瘤作用。

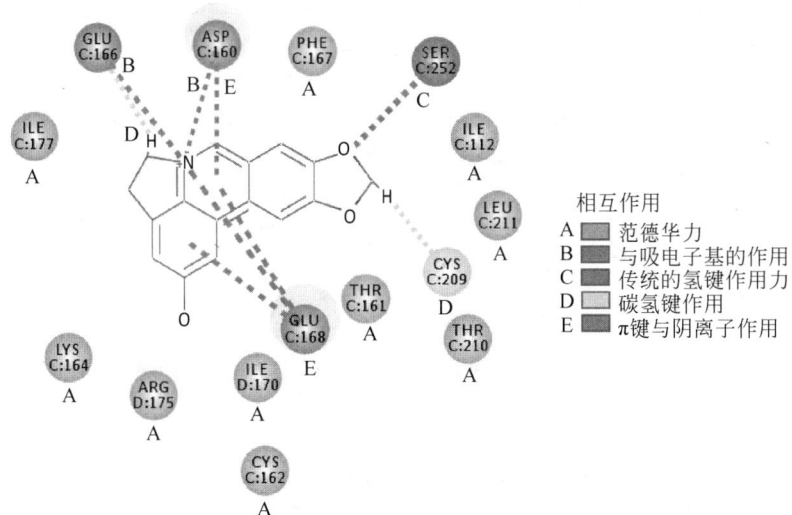

图 7.34　恩其明与抗肿瘤靶点作用的二维图

二氢吴茱萸新碱　Dihydroevocarpine

【化学结构】

【主要来源】　来源于芸香科吴茱萸属吴茱萸[*Evodia rutaecarpa*(Juss.)Benth]。

【理化性质】　本品为白色结晶粉末,熔点 68.00～69.00℃,可溶于甲醇、乙醇等有机溶剂。

【类药五原则数据】　相对分子质量 341.5,脂水分配系数 7.622,可旋转键数 12,氢键受体数 2,氢键给体数 0。

【药物动力学数据】　二氢吴茱萸新碱的吸收、分布、代谢、排泄、毒性数据见表 7.52、图 7.35。

表 7.52　二氢吴茱萸新碱的吸收、分布、代谢、排泄、毒性数据表

25℃下水溶解度水平	1
血脑屏障通透水平	4
人类肠道吸收性水平	3
肝毒性(马氏距离)	11.99
细胞色素 P450 2D6 抑制性(马氏距离)	12.61
血浆蛋白结合率(马氏距离)	12.32

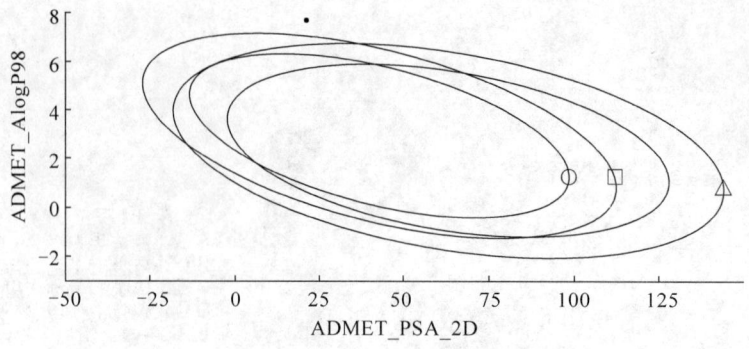

图 7.35 二氢吴茱萸新碱 ADMET 范围图

【毒性】 二氢吴茱萸新碱毒理学概率数据见表 7.53。

表 7.53 二氢吴茱萸新碱毒理学概率表

毒理学性质	发生概率
致突变性	0
好氧生物降解性能	0
潜在发育毒性	1.000
皮肤刺激性	1.000
NTP 致癌性(雄大鼠)	1.000
NTP 致癌性(雌大鼠)	0
NTP 致癌性(雄小鼠)	0
NTP 致癌性(雌小鼠)	0

【药理】 二氢吴茱萸新碱药理模型数据见表 7.54。

表 7.54 二氢吴茱萸新碱药理模型数据表

模型 1	大鼠口服半数致死量
LD_{50}	$105.3\mu g/kg$
95%的置信限下最小 LD_{50}	$3.800\mu g/kg$
95%的置信限下最大 LD_{50}	$2.900mg/kg$
模型 2	大鼠吸入半数致死浓度
LC_{50}	$10.00g/(m^3 \cdot h)$
低于 95%置信限下的限量	$10.00g/(m^3 \cdot h)$
高于 95%置信限下的限量	$10.00g/(m^3 \cdot h)$

【二氢吴茱萸新碱与 γ-氨基丁酸受体作用的二维图】 二氢吴茱萸新碱与 γ-氨基丁酸受体作用的二维图见图 7.36。

【药理或临床作用】 本品具有镇静作用。

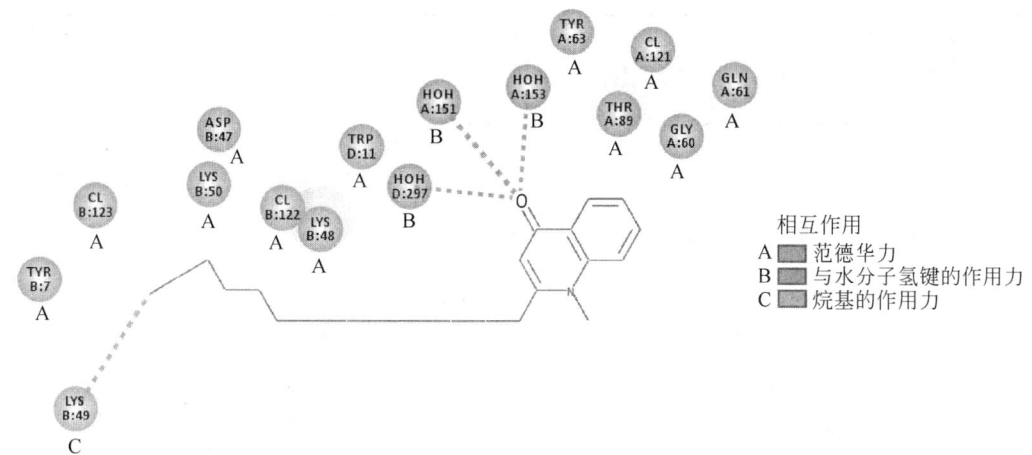

图 7.36　二氢吴茱萸新碱与 γ-氨基丁酸受体作用的二维图

防己诺林碱 Fangchinoline

【化学结构】

【主要来源】　来源于防己科千金藤属粉防己(*Stephania tetrandra*)的根。

【理化性质】　本品为棕色棱状粉末,熔点 237.00~238.00℃(丙酮),可溶于甲醇、乙醇等有机溶剂。

【类药五原则数据】　相对分子质量 608.7,脂水分配系数 6.992,可旋转键数 3,氢键受体数 8,氢键给体数 1。

【药物动力学数据】　防己诺林碱的吸收、分布、代谢、排泄、毒性数据见表 7.55、图 7.37。

表 7.55　防己诺林碱的吸收、分布、代谢、排泄、毒性数据表

25℃下水溶解度水平	0
血脑屏障通透水平	4
人类肠道吸收性水平	2

续表

肝毒性(马氏距离)	11.18
细胞色素 P450 2D6 抑制性(马氏距离)	15.24
血浆蛋白结合率(马氏距离)	11.33

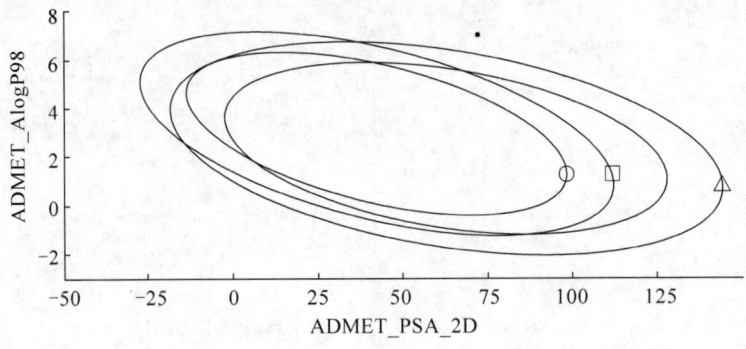

图 7.37　防己诺林碱 ADMET 范围图

【毒性】　防己诺林碱毒理学概率数据见表 7.56。

表 7.56　防己诺林碱毒理学概率表

毒理学性质	发生概率
致突变性	0.080
好氧生物降解性能	1.000
潜在发育毒性	0.998
皮肤刺激性	0
NTP 致癌性(雄大鼠)	1.000
NTP 致癌性(雌大鼠)	0
NTP 致癌性(雄小鼠)	0
NTP 致癌性(雌小鼠)	0

【药理】　防己诺林碱药理模型数据见表 7.57。

表 7.57　防己诺林碱药理模型数据表

模型 1	大鼠口服半数致死量
LD_{50}	28.80mg/kg
95％的置信限下最小 LD_{50}	2.400mg/kg
95％的置信限下最大 LD_{50}	349.2mg/kg
模型 2	大鼠吸入半数致死浓度
LC_{50}	35.50mg/(m³·h)
低于 95％置信限下的限量	619.5μg/(m³·h)
高于 95％置信限下的限量	2.000g/(m³·h)

【防己诺林碱与抗炎受体环加氧酶-2(COX-2)作用的二维图】　防己诺林碱与抗炎受体环加氧酶-2(COX-2)作用的二维图见图 7.38。

【药理或临床作用】　本品具有抗炎、镇痛、降血压、抗肿瘤、抗凝血作用。

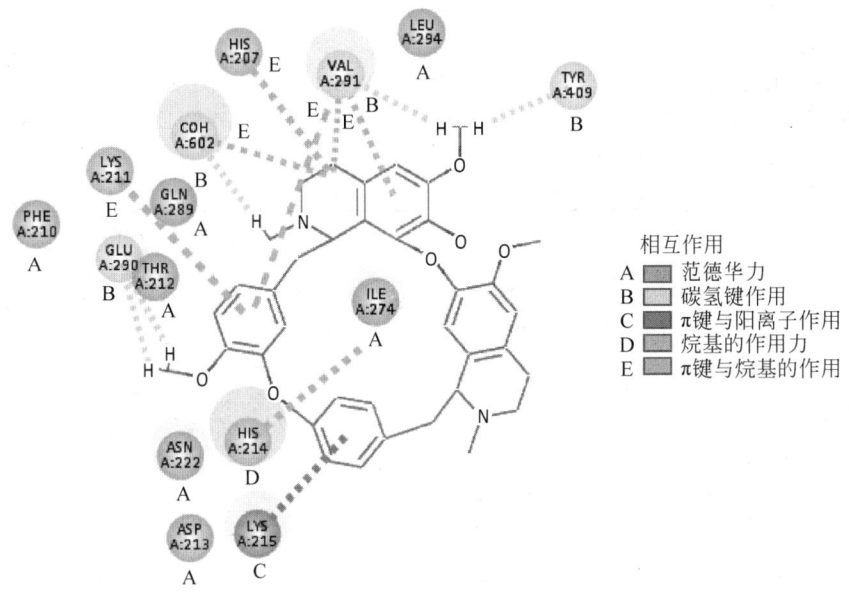

图 7.38 防己诺林碱与抗炎受体环加氧酶-2(COX-2)作用的二维图

非替定碱 Fetidine

【化学结构】

【主要来源】 来源于毛茛科唐松草属腺毛唐松草(*Thalictrum foetidum* L.)的地上部分。

【理化性质】 本品为结晶体,熔点 132.00~135.00℃(乙酸乙酯)。

【类药五原则数据】 相对分子质量 682.8,脂水分配系数 6.901,可旋转键数 10,氢键受体数 10,氢键给体数 1。

【药物动力学数据】 非替定碱的吸收、分布、代谢、排泄、毒性数据见表 7.58、图 7.39。

表 7.58　非替定碱的吸收、分布、代谢、排泄、毒性数据表

25℃下水溶解度水平	1
血脑屏障通透水平	4
人类肠道吸收性水平	2
肝毒性(马氏距离)	11.48
细胞色素 P450 2D6 抑制性(马氏距离)	13.27
血浆蛋白结合率(马氏距离)	11.77

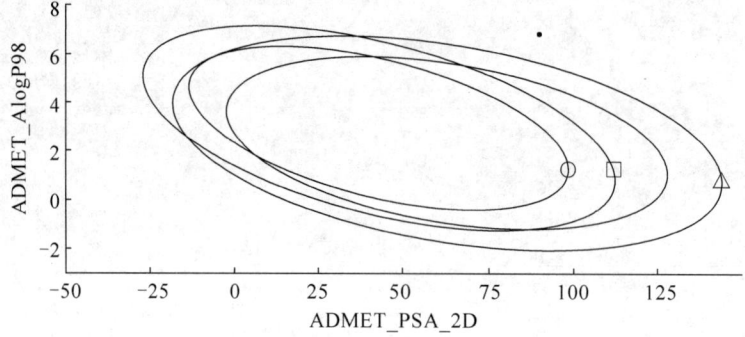

图 7.39　非替定碱 ADMET 范围图

【毒性】　非替定碱毒理学概率数据见表 7.59。

表 7.59　非替定碱毒理学概率表

毒理学性质	发生概率
致突变性	1.000
好氧生物降解性能	1.000
潜在发育毒性	1.000
皮肤刺激性	0
NTP 致癌性(雄大鼠)	1.000
NTP 致癌性(雌大鼠)	0
NTP 致癌性(雄小鼠)	0
NTP 致癌性(雌小鼠)	0

【药理】　非替定碱药理模型数据见表 7.60。

表 7.60　非替定碱药理模型数据表

模型 1	大鼠口服半数致死量
LD_{50}	5.700g/kg
95%的置信限下最小 LD_{50}	519.6mg/kg
95%的置信限下最大 LD_{50}	10.00g/kg
模型 2	大鼠吸入半数致死浓度
LC_{50}	27.10mg/(m³·h)
低于 95%置信限下的限量	257.7μg/(m³·h)
高于 95%置信限下的限量	2.800g/(m³·h)

【非替定碱与 β₂ 受体作用的二维图】　非替定碱与 β₂ 受体作用的二维图见图 7.40。

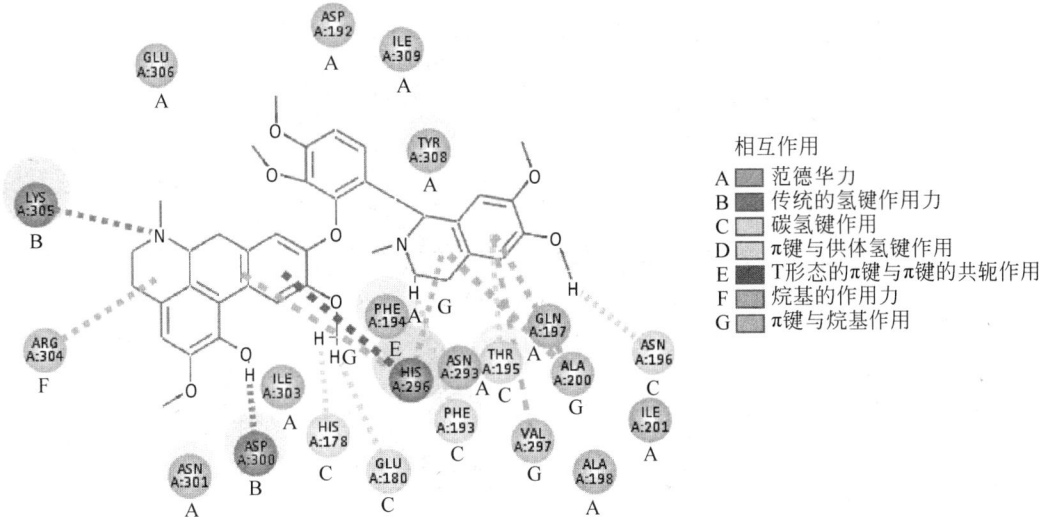

图 7.40　非替定碱与 β₂ 受体作用的二维图

【药理或临床作用】　本品有降压作用。

非洲防己碱　Columbamine

【化学结构】

【主要来源】　来源于茄科茄属番茄(*Lycopersicon esculentum* Mill.)的根茎。

【理化性质】　本品为橙黄色针状结晶,熔点 224.00℃,溶于水和乙醇。

【类药五原则数据】　相对分子质量 338.4,脂水分配系数 3.936,可旋转键数 3,氢键受体数 4,氢键给体数 1。

【药物动力学数据】　非洲防己碱的吸收、分布、代谢、排泄、毒性数据见表 7.61、图 7.41。

表 7.61　非洲防己碱的吸收、分布、代谢、排泄、毒性数据表

25℃下水溶解度水平	2
血脑屏障通透水平	1
人类肠道吸收性水平	0
肝毒性(马氏距离)	15.36
细胞色素 P450 2D6 抑制性(马氏距离)	16.66
血浆蛋白结合率(马氏距离)	12.83

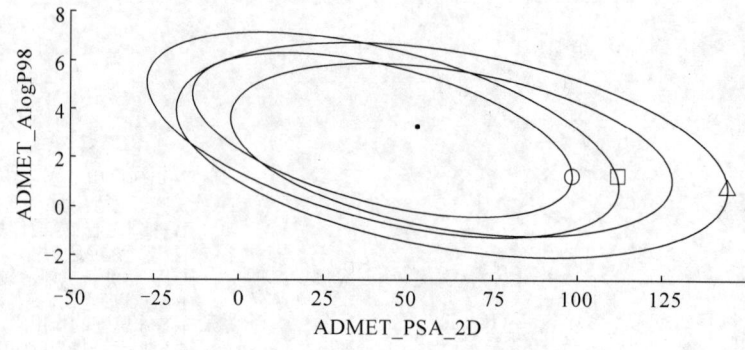

图 7.41　非洲防己碱 ADMET 范围图

【毒性】　非洲防己碱毒理学概率数据见表 7.62。

表 7.62　非洲防己碱毒理学概率表

毒理学性质	发生概率
致突变性	0.014
好氧生物降解性能	1.000
潜在发育毒性	1.000
皮肤刺激性	1.000
NTP 致癌性（雄大鼠）	0.414
NTP 致癌性（雌大鼠）	0.985
NTP 致癌性（雄小鼠）	0.968
NTP 致癌性（雌小鼠）	1.000

【药理】　非洲防己碱药理模型数据见表 7.63。

表 7.63　非洲防己碱药理模型数据表

模型 1	大鼠口服半数致死量
LD_{50}	29.10mg/kg
95%的置信限下最小 LD_{50}	4.200mg/kg
95%的置信限下最大 LD_{50}	202.7mg/kg
模型 2	大鼠吸入半数致死浓度
LC_{50}	$10.00g/(m^3 \cdot h)$
低于 95%置信限下的限量	$908.2mg/(m^3 \cdot h)$
高于 95%置信限下的限量	$10.00g/(m^3 \cdot h)$

【非洲防己碱与环加氧酶-2（COX-2）作用的二维图】　非洲防己碱与环加氧酶-2（COX-2）作用的二维图见图 7.42。

【药理或临床作用】　本品具有抗菌、抗炎、强心、抗癌作用。

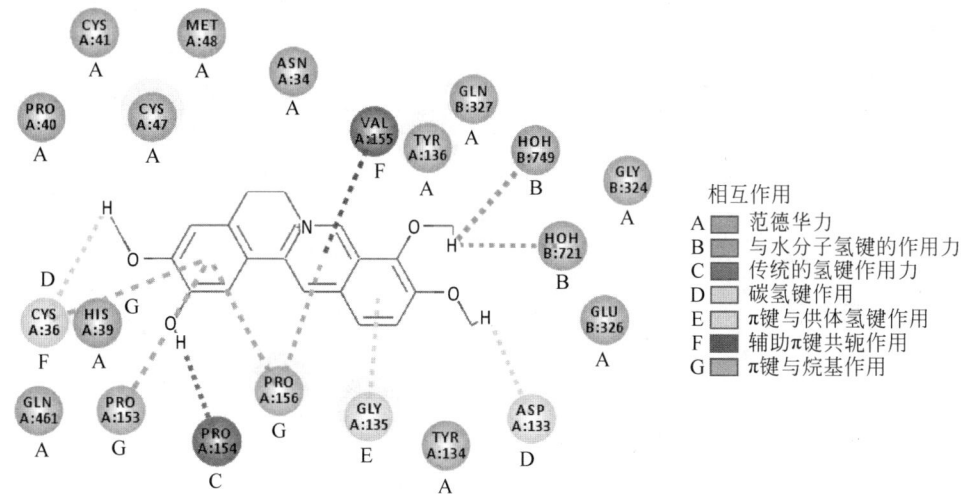

图 7.42　非洲防己碱与环加氧酶-2(COX-2)作用的二维图

相互作用
A ▨ 范德华力
B ▨ 与水分子氢键的作用力
C ▨ 传统的氢键作用力
D ▨ 碳氢键作用
E ▨ π键与供体氢键作用
F ▨ 辅助π键共轭作用
G ▨ π键与烷基作用

粉防己碱　Tetrandrine

【化学结构】

【主要来源】　来源于防己科千金藤属粉防己(*Stephania tetrandra*)的根。

【理化性质】　本品为无色针状结晶(乙醚),熔点 215.00～217.00℃,易溶于乙醇、丙酮、乙酸乙酯、乙醚和氯仿等有机溶剂及稀酸水中,可溶于苯,不溶于水和石油醚。

【类药五原则数据】　相对分子质量 622.7,脂水分配系数 7.218,可旋转键数 4,氢键受体数 8,氢键给体数 0。

【药物动力学数据】　粉防己碱的吸收、分布、代谢、排泄、毒性数据见表 7.64、图 7.43。

表 7.64　粉防己碱的吸收、分布、代谢、排泄、毒性数据表

25℃下水溶解度水平	0
血脑屏障通透水平	4
人类肠道吸收性水平	3

续表

肝毒性(马氏距离)	10.81
细胞色素 P450 2D6 抑制性(马氏距离)	15.34
血浆蛋白结合率(马氏距离)	10.56

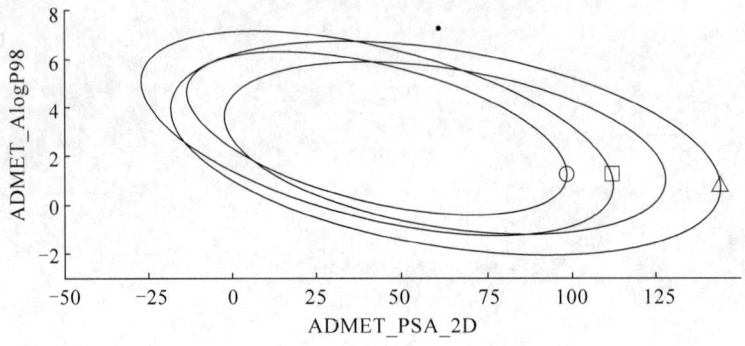

图 7.43　粉防己碱 ADMET 范围图

【毒性】　粉防己碱毒理学概率数据见表 7.65。

表 7.65　粉防己碱毒理学概率表

毒理学性质	发生概率
致突变性	0.982
好氧生物降解性能	1.000
潜在发育毒性	0.501
皮肤刺激性	0
NTP 致癌性(雄大鼠)	1.000
NTP 致癌性(雌大鼠)	0.062
NTP 致癌性(雄小鼠)	0
NTP 致癌性(雌小鼠)	0

【药理】　粉防己碱药理模型数据见表 7.66。

表 7.66　粉防己碱药理模型数据表

模型 1	大鼠口服半数致死量
LD_{50}	51.70mg/kg
95%的置信限下最小 LD_{50}	3.600mg/kg
95%的置信限下最大 LD_{50}	738.9mg/kg
模型 2	大鼠吸入半数致死浓度
LC_{50}	872.3μg/$(m^3 \cdot h)$
低于 95%置信限下的限量	12.70μg/$(m^3 \cdot h)$
高于 95%置信限下的限量	59.80mg/$(m^3 \cdot h)$

【粉防己碱与阿片受体作用的二维图】　粉防己碱与阿片受体作用的二维图见图 7.44。

【药理或临床作用】　本品用于早期轻度高血压、风湿痛、关节痛、神经痛等。

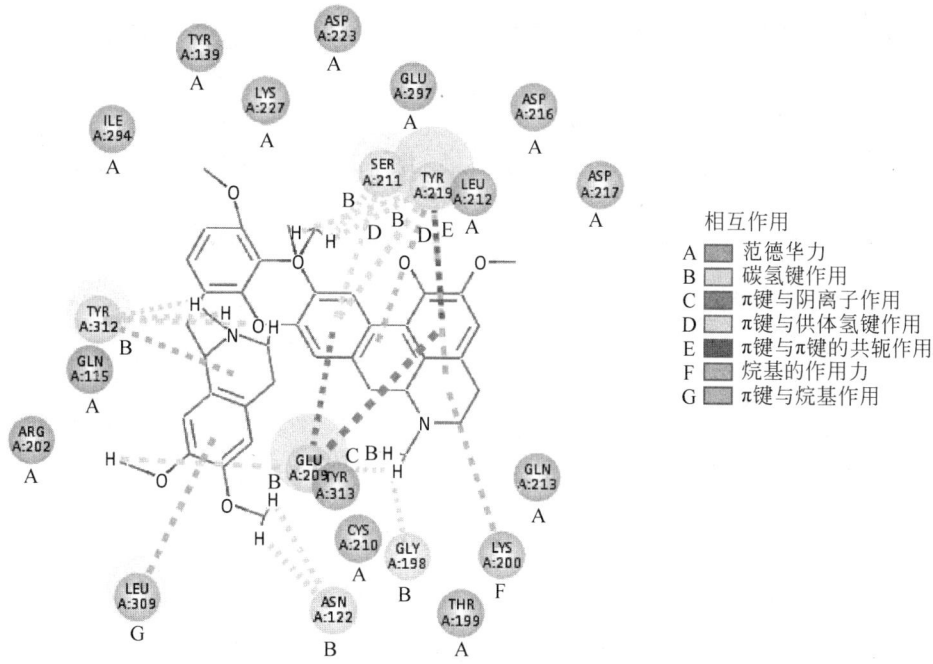

图 7.44 粉防己碱与阿片受体作用的二维图

相互作用
A ▢ 范德华力
B ▢ 碳氢键作用
C ▢ π键与阴离子作用
D ▢ π键与供体氢键作用
E ▢ π键与π键的共轭作用
F ▢ 烷基的作用力
G ▢ π键与烷基作用

钩藤碱 Rhynchophylline

【化学结构】

【主要来源】 来源于茜草科钩藤属钩藤［*Uncaria rhynchophylla*（Miq.）Miq. ex Havil.］的带钩枝条。

【理化性质】 本品为无色针状结晶,熔点 208.00～209.00℃,溶于乙醇、三氯甲烷、丙酮,微溶于乙醚,几乎不溶于石油醚。

【类药五原则数据】 相对分子质量 384.5,脂水分配系数 2.103,可旋转键数 5,氢键受体数 5,氢键给体数 1。

【药物动力学数据】 钩藤碱的吸收、分布、代谢、排泄、毒性数据见表 7.67、图 7.45。

表 7.67 钩藤碱的吸收、分布、代谢、排泄、毒性数据表

25℃下水溶解度水平	2
血脑屏障通透水平	3

续表

人类肠道吸收性水平	0
肝毒性(马氏距离)	11.56
细胞色素 P450 2D6 抑制性(马氏距离)	15.67
血浆蛋白结合率(马氏距离)	13.57

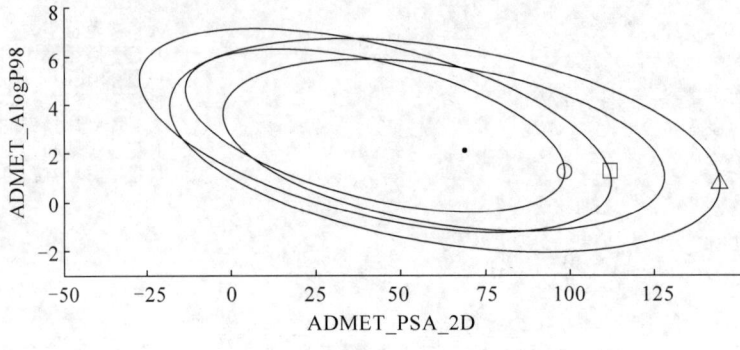

图 7.45　钩藤碱 ADMET 范围图

【毒性】　钩藤碱毒理学概率数据见表 7.68。

表 7.68　钩藤碱毒理学概率表

毒理学性质	发生概率
致突变性	0
好氧生物降解性能	0.014
潜在发育毒性	0.009
皮肤刺激性	0
NTP 致癌性(雄大鼠)	0
NTP 致癌性(雌大鼠)	0
NTP 致癌性(雄小鼠)	1.000
NTP 致癌性(雌小鼠)	1.000

【药理】　钩藤碱药理模型数据见表 7.69。

表 7.69　钩藤碱药理模型数据表

模型 1	大鼠口服半数致死量
LD_{50}	302.7mg/kg
95%的置信限下最小 LD_{50}	89.0mg/kg
95%的置信限下最大 LD_{50}	1.000g/kg
模型 2	大鼠吸入半数致死浓度
LC_{50}	10.00g/(m³·h)
低于 95%置信限下的限量	8.100g/(m³·h)
高于 95%置信限下的限量	10.00g/(m³·h)

【钩藤碱与抗血小板酶 ADP 作用的二维图】　钩藤碱与抗血小板酶 ADP 作用的二维图见图 7.46。

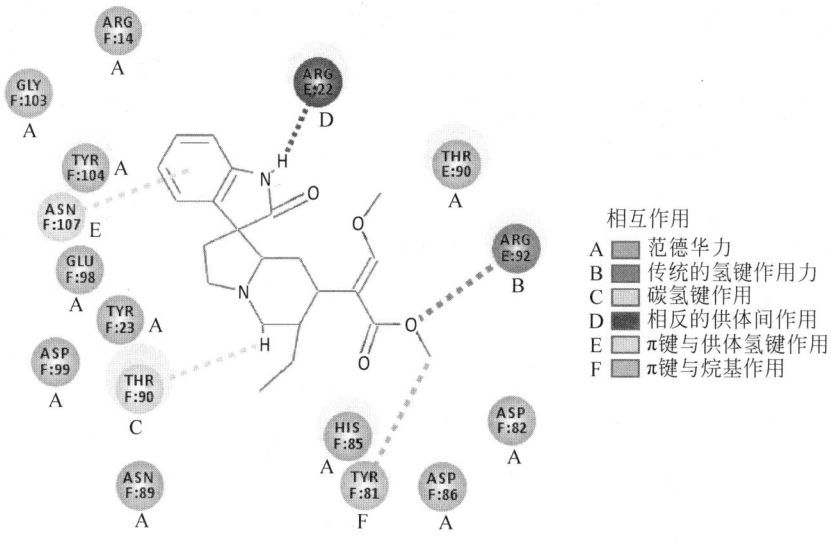

图 7.46　钩藤碱与抗血小板酶 ADP 作用的二维图

相互作用
A　范德华力
B　传统的氢键作用力
C　碳氢键作用
D　相反的供体间作用
E　π键与供体氢键作用
F　π键与烷基作用

【药理或临床作用】　本品能够抑制外周血管收缩,使血管阻力降低,血压降低,同时有抗血小板聚集和抗血栓的作用。

海罂粟碱　Glaucine

【化学结构】

【主要来源】　来源于罂粟科海罂粟属海罂粟(*Glaucium fimbrilligerum* Boiss.)的块茎。

【理化性质】　本品为斜方片针状结晶(乙酸乙酯或乙醚),熔点 120.00℃,溶于丙酮、乙醇、三氯甲烷和乙酸乙酯,尚溶于乙醚及石油醚,不溶于水及苯。

【类药五原则数据】　相对分子质量 355.4,脂水分配系数 3.534,可旋转键数 4,氢键受体数 5,氢键给体数 0。

【药物动力学数据】　海罂粟碱的吸收、分布、代谢、排泄、毒性数据见表 7.70、图 7.47。

表 7.70　海罂粟碱的吸收、分布、代谢、排泄、毒性数据表

25℃下水溶解度水平	2
血脑屏障通透水平	1

续表

人类肠道吸收性水平	0
肝毒性(马氏距离)	8.679
细胞色素 P450 2D6 抑制性(马氏距离)	10.20
血浆蛋白结合率(马氏距离)	9.117

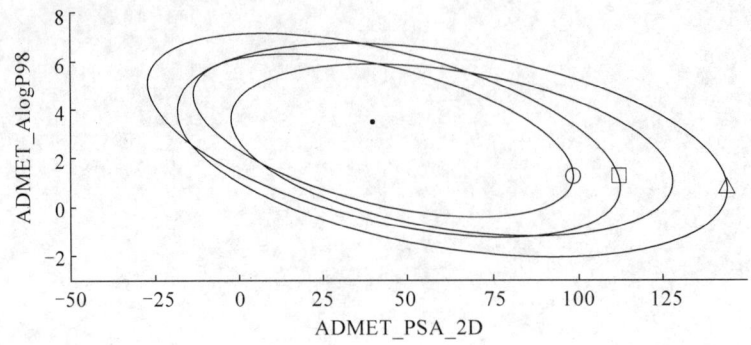

图 7.47　海罂粟碱 ADMET 范围图

【毒性】　海罂粟碱毒理学概率数据见表 7.71。

表 7.71　海罂粟碱毒理学概率表

毒理学性质	发生概率
致突变性	1.000
好氧生物降解性能	1.000
潜在发育毒性	1.000
皮肤刺激性	0.001
NTP 致癌性(雄大鼠)	1.000
NTP 致癌性(雌大鼠)	0
NTP 致癌性(雄小鼠)	0
NTP 致癌性(雌小鼠)	0

【药理】　海罂粟碱药理模型数据见表 7.72。

表 7.72　海罂粟碱药理模型数据表

模型 1	大鼠口服半数致死量
LD_{50}	393.6mg/kg
95%的置信限下最小 LD_{50}	40.00mg/kg
95%的置信限下最大 LD_{50}	3.900g/kg
模型 2	大鼠吸入半数致死浓度
LC_{50}	18.20mg/(m³·h)
低于 95%置信限下的限量	1.100mg/(m³·h)
高于 95%置信限下的限量	298.0mg/(m³·h)

【海罂粟碱与环加氧酶-2(COX-2)受体作用的二维图】　海罂粟碱与环加氧酶-2(COX-2)受体作用的二维图见图 7.48。

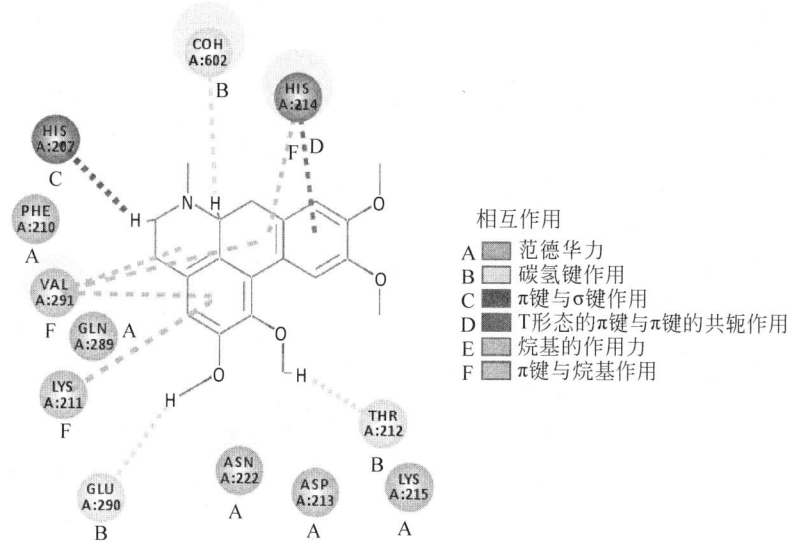

图 7.48　海罂粟碱与环加氧酶-2(COX-2)受体作用的二维图

相互作用
A　■　范德华力
B　□　碳氢键作用
C　■　π键与σ键作用
D　■　T形态的π键与π键的共轭作用
E　□　烷基的作用力
F　□　π键与烷基作用

【药理或临床作用】　本品具有抗炎、镇痛作用,还可用于松弛横纹肌和止咳。

轮环藤酚碱　Cyclanoline

【化学结构】

【主要来源】　来源于防己科千金藤属粉防己(*Stephania tetrandra*)的根和地上部分。

【理化性质】　本品氯化水合物为无色正八面体结晶,从甲醇或乙醇重结晶可转为针状结晶,熔点 211.00～212.00℃,易溶于水、甲醇、乙醇,难溶于苯、醚等非极性溶剂。

【类药五原则数据】　相对分子质量 342.4,脂水分配系数 1.793,可旋转键数 2,氢键受体数 4,氢键给体数 2。

【药物动力学数据】　轮环藤酚碱的吸收、分布、代谢、排泄、毒性数据见表 7.73、图 7.49。

表 7.73　轮环藤酚碱的吸收、分布、代谢、排泄、毒性数据表

25℃下水溶解度水平	3
血脑屏障通透水平	3
人类肠道吸收性水平	0

续表

肝毒性(马氏距离)	9.129
细胞色素 P450 2D6 抑制性(马氏距离)	13.9803
血浆蛋白结合率(马氏距离)	9.412

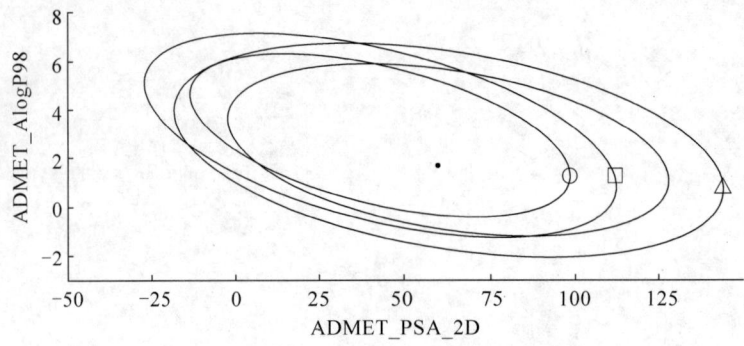

图 7.49 轮环藤酚碱 ADMET 范围图

【毒性】 轮环藤酚碱毒理学概率数据见表 7.74。

表 7.74 轮环藤酚碱毒理学概率表

毒理学性质	发生概率
致突变性	0
好氧生物降解性能	0.059
潜在发育毒性	1.000
皮肤刺激性	0.127
NTP 致癌性(雄大鼠)	1.000
NTP 致癌性(雌大鼠)	0.722
NTP 致癌性(雄小鼠)	0
NTP 致癌性(雌小鼠)	0.013

【药理】 轮环藤酚碱药理模型数据见表 7.75。

表 7.75 轮环藤酚碱药理模型数据表

模型 1	大鼠口服半数致死量
LD_{50}	10.00g/kg
95%的置信限下最小 LD_{50}	2.000g/kg
95%的置信限下最大 LD_{50}	10.00g/kg
模型 2	大鼠吸入半数致死浓度
LC_{50}	$10.00g/(m^3 \cdot h)$
低于 95%置信限下的限量	$10.00g/(m^3 \cdot h)$
高于 95%置信限下的限量	$10.00g/(m^3 \cdot h)$

【轮环藤酚碱与人血管紧张素转化酶作用的二维图】 轮环藤酚碱与人血管紧张素转化酶作用的二维图见图 7.50。

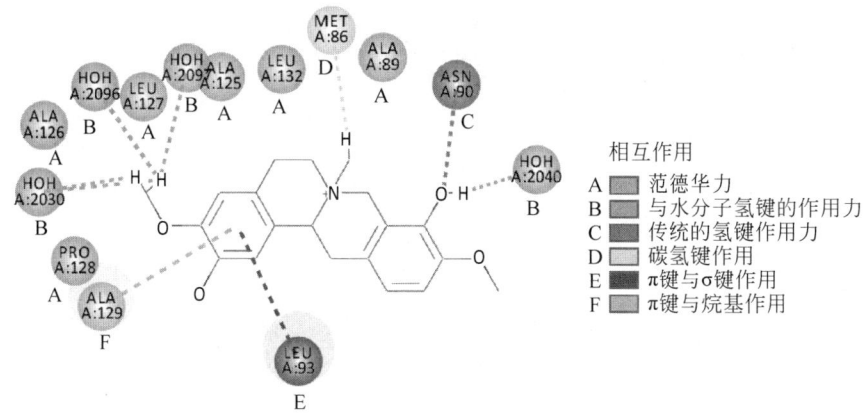

图 7.50　轮环藤酚碱与人血管紧张素转化酶作用的二维图

【药理或临床作用】　本品有阻断神经节、降低血压等作用,其氯化物具有肌肉松弛作用。

和乌胺　Higenamine

【化学结构】

HO—（苯环）—OH
—CH2—
HO、HO—（异喹啉环）—NH

【主要来源】　来源于毛茛科乌头属乌头(*Aconitum carmichaelii* Debx.)的子根。

【理化性质】　本品为无色板状结晶,熔点 260.00℃,在一般的溶剂中不稳定。

【类药五原则数据】　相对分子质量 271.3,脂水分配系数 2.649,可旋转键数 2,氢键受体数 4,氢键给体数 4。

【药物动力学数据】　和乌胺的吸收、分布、代谢、排泄、毒性数据见表 7.76、图 7.51。

表 7.76　和乌胺的吸收、分布、代谢、排泄、毒性数据表

25℃下水溶解度水平	3
血脑屏障通透水平	3
人类肠道吸收性水平	0
肝毒性(马氏距离)	7.358
细胞色素 P450 2D6 抑制性(马氏距离)	10.39
血浆蛋白结合率(马氏距离)	8.559

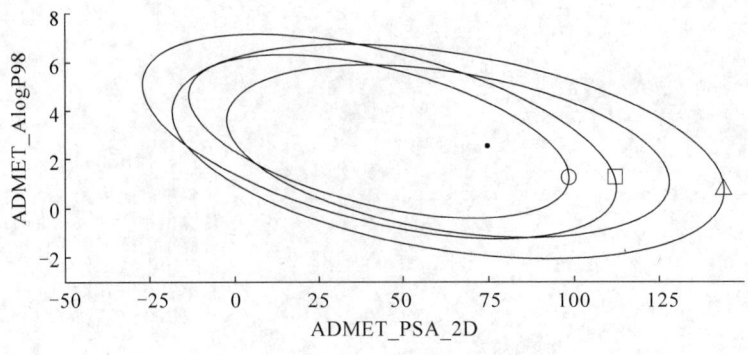

图 7.51　和乌胺 ADMET 范围图

【毒性】　和乌胺毒理学概率数据见表 7.77。

表 7.77　和乌胺毒理学概率表

毒理学性质	发生概率
致突变性	0.002
好氧生物降解性能	1.000
潜在发育毒性	1.000
皮肤刺激性	0.991
NTP 致癌性（雄大鼠）	0.001
NTP 致癌性（雌大鼠）	1.000
NTP 致癌性（雄小鼠）	0
NTP 致癌性（雌小鼠）	0.980

【药理】　和乌胺药理模型数据见表 7.78。

表 7.78　和乌胺药理模型数据表

模型 1	大鼠口服半数致死量
LD_{50}	367.8mg/kg
95％的置信限下最小 LD_{50}	63.60mg/kg
95％的置信限下最大 LD_{50}	2.100g/kg
模型 2	大鼠吸入半数致死浓度
LC_{50}	10.00g/(m³·h)
低于 95％置信限下的限量	10.00g/(m³·h)
高于 95％置信限下的限量	10.00g/(m³·h)

【和乌胺与 β_2 受体作用的二维图】　和乌胺与 β_2 受体作用的二维图见图 7.52。

【药理或临床作用】　本品可用于心力衰竭等心脏病的治疗。

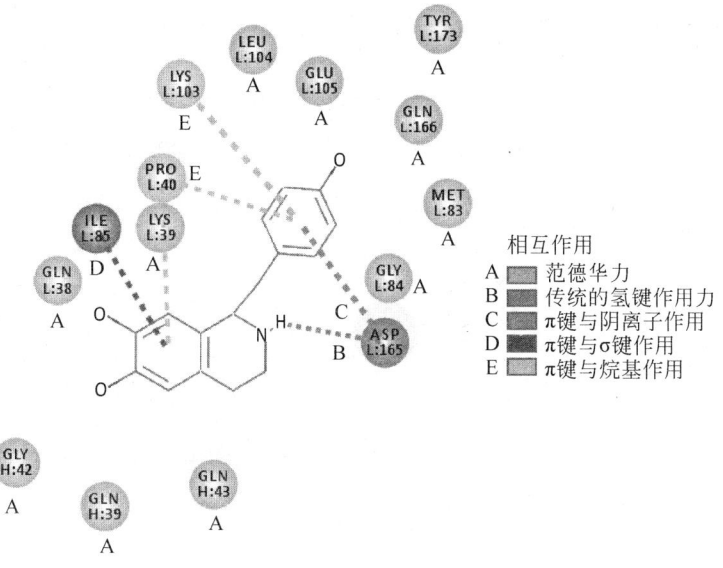

图 7.52　和乌胺与 β_2 受体作用的二维图

相互作用
A　范德华力
B　传统的氢键作用力
C　π键与阴离子作用
D　π键与σ键作用
E　π键与烷基作用

褐绿白坚木碱　Olivacine

【化学结构】

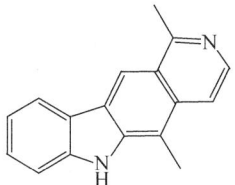

【主要来源】　来源于夹竹桃科白坚木属褐绿白坚木（*Aspidosperma olivaceum* Müll Arg.）的茎。

【理化性质】　本品为黄色细针状结晶（稀甲醇），黄色棱柱结晶（甲醇），熔点 318.00～326.00℃，在甲醇、丙酮、氯仿、四氯化碳、二硫化碳、四氢呋喃和二氧六环中的溶解度小于 1%。

【类药五原则数据】　相对分子质量 246.3，脂水分配系数 3.849，可旋转键数 0，氢键受体数 1，氢键给体数 1。

【药物动力学数据】　褐绿白坚木碱的吸收、分布、代谢、排泄、毒性数据见表 7.79、图 7.53。

表 7.79　褐绿白坚木碱的吸收、分布、代谢、排泄、毒性数据表

25℃下水溶解度水平	3
血脑屏障通透水平	3
人类肠道吸收性水平	0
肝毒性（马氏距离）	13.11

续表

细胞色素 P450 2D6 抑制性(马氏距离)	16.16
血浆蛋白结合率(马氏距离)	13.52

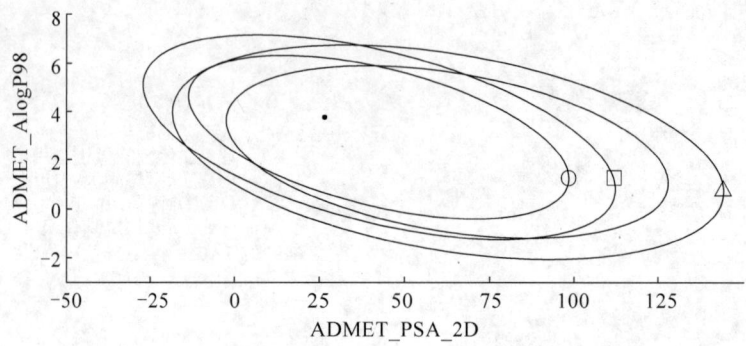

图 7.53　褐绿白坚木碱 ADMET 范围图

【毒性】　褐绿白坚木碱毒理学概率数据见表 7.80。

表 7.80　褐绿白坚木碱毒理学概率表

毒理学性质	发生概率
致突变性	1.000
好氧生物降解性能	0
潜在发育毒性	0.187
皮肤刺激性	0
NTP 致癌性(雄大鼠)	0
NTP 致癌性(雌大鼠)	0.004
NTP 致癌性(雄小鼠)	0.011
NTP 致癌性(雌小鼠)	0.609

【药理】　褐绿白坚木碱药理模型数据见表 7.81。

表 7.81　褐绿白坚木碱药理模型数据表

模型 1	大鼠口服半数致死量
LD_{50}	200.8mg/kg
95%的置信限下最小 LD_{50}	34.40mg/kg
95%的置信限下最大 LD_{50}	1.200g/kg
模型 2	大鼠吸入半数致死浓度
LC_{50}	52.20mg/(m³·h)
低于 95%置信限下的限量	4.000mg/(m³·h)
高于 95%置信限下的限量	674.5mg/(m³·h)

【褐绿白坚木碱与 NF-κB 靶点蛋白作用的二维图】　褐绿白坚木碱与 NF-κB 靶点蛋白作用的二维图见图 7.54。

【药理或临床作用】　本品对人类癌细胞及白血病患者有细胞毒性。

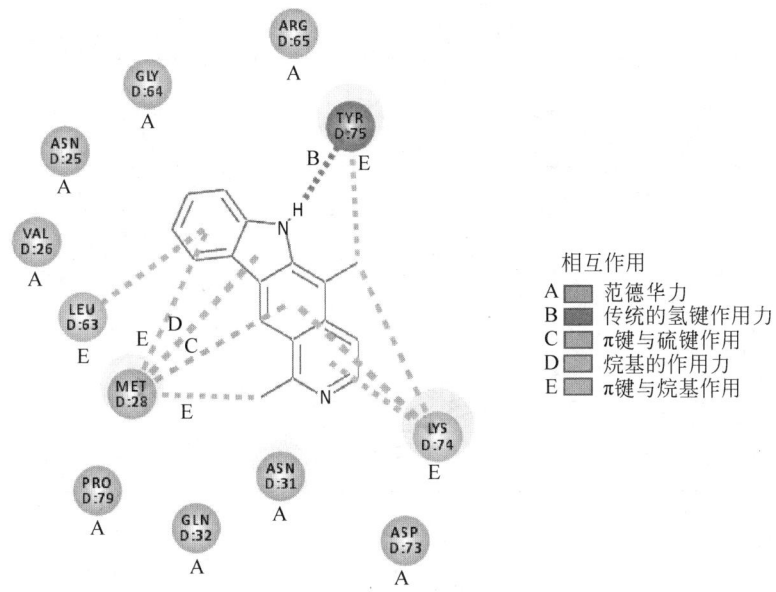

图 7.54 褐绿白坚木碱与 NF-κB 靶点蛋白作用的二维图

相互作用
A 范德华力
B 传统的氢键作用力
C π键与硫键作用
D 烷基的作用力
E π键与烷基作用

厚果唐松草次碱 Thalidasine

【化学结构】

【主要来源】 来源于毛茛科唐松草属多叶唐松草(*Thalictrum foliolosum* DC.)的根。

【理化性质】 本品为淡黄色粉末,熔点 105.00～110.00℃ 。

【类药五原则数据】 相对分子质量 652.8,脂水分配系数 7.201,可旋转键数 5,氢键受体数 9,氢键给体数 0。

【药物动力学数据】 厚果唐松草次碱的吸收、分布、代谢、排泄、毒性数据见表 7.82、图 7.55。

表 7.82 厚果唐松草次碱的吸收、分布、代谢、排泄、毒性数据表

25℃下水溶解度水平	0
血脑屏障通透水平	4
人类肠道吸收性水平	3

续表

肝毒性(马氏距离)	11.01
细胞色素 P450 2D6 抑制性(马氏距离)	15.13
血浆蛋白结合率(马氏距离)	10.72

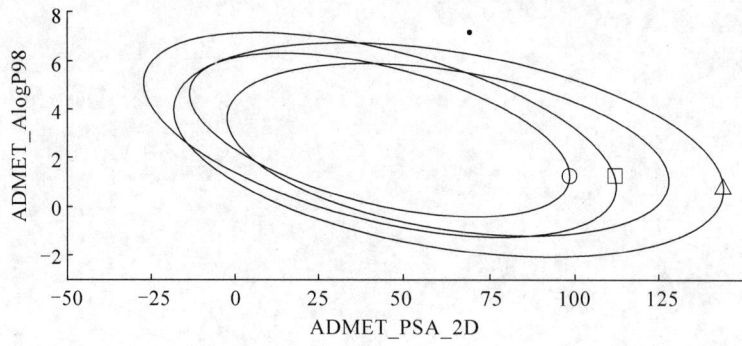

图 7.55　厚果唐松草次碱 ADMET 范围图

【毒性】　厚果唐松草次碱毒理学概率数据见表 7.83。

表 7.83　厚果唐松草次碱毒理学概率表

毒理学性质	发生概率
致突变性	0.961
好氧生物降解性能	1.000
潜在发育毒性	0.992
皮肤刺激性	0
NTP 致癌性(雄大鼠)	1.000
NTP 致癌性(雌大鼠)	0
NTP 致癌性(雄小鼠)	0
NTP 致癌性(雌小鼠)	0

【药理】　厚果唐松草次碱药理模型数据见表 7.84。

表 7.84　厚果唐松草次碱药理模型数据表

模型 1	大鼠口服半数致死量
LD_{50}	71.30mg/kg
95%的置信限下最小 LD_{50}	4.800mg/kg
95%的置信限下最大 LD_{50}	1.100g/kg
模型 2	大鼠吸入半数致死浓度
LC_{50}	1.500mg/(m³·h)
低于 95%置信限下的限量	15.00μg/(m³·h)
高于 95%置信限下的限量	144.8mg/(m³·h)

【厚果唐松草次碱与环加氧酶-2(COX-2)作用的二维图】　厚果唐松草次碱与环加氧酶-2 (COX-2)作用的二维图见图 7.56。

【药理或临床作用】　本品具有抗癌活性。

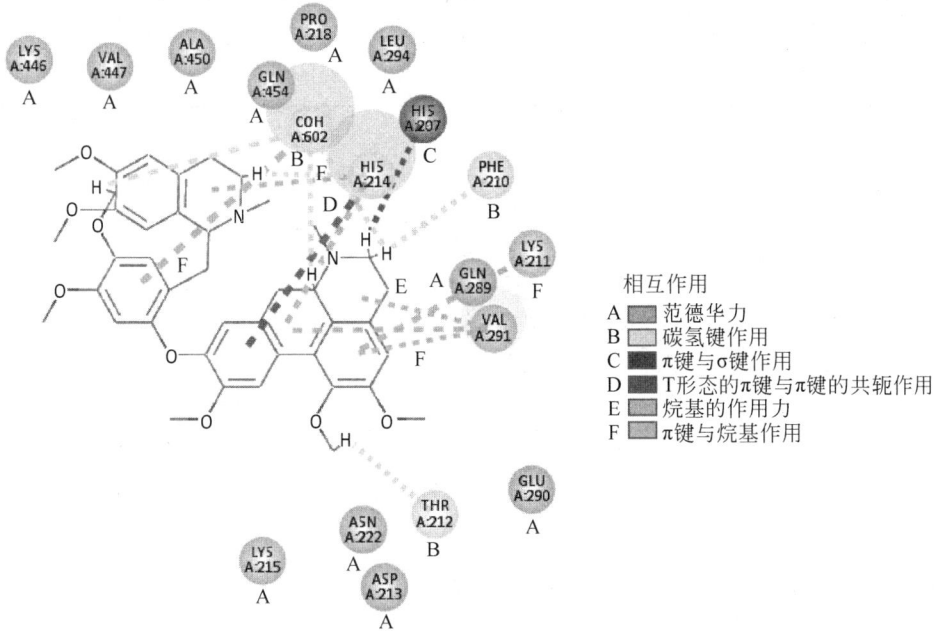

图 7.56 厚果唐松草次碱与环加氧酶-2(COX-2)作用的二维图

花椒碱 γ-Fagarine

【化学结构】

【主要来源】 来源于芸香科花椒属花椒(*Zanthoxylum bungeanum* Maxim.)。

【理化性质】 本品为棱柱状结晶(乙醇),熔点 142.00℃,溶于三氯甲烷、苯、乙醚,微溶于水和石油醚。

【类药五原则数据】 相对分子质量 229.2,脂水分配系数 2.486,可旋转键数 2,氢键受体数 3,氢键给体数 0。

【药物动力学数据】 花椒碱的吸收、分布、代谢、排泄、毒性数据见表 7.85、图 7.57。

表 7.85 花椒碱的吸收、分布、代谢、排泄、毒性数据表

25℃下水溶解度水平	3
血脑屏障通透水平	2
人类肠道吸收性水平	0

续表

肝毒性(马氏距离)	10.73
细胞色素 P450 2D6 抑制性(马氏距离)	24.86
血浆蛋白结合率(马氏距离)	9.372

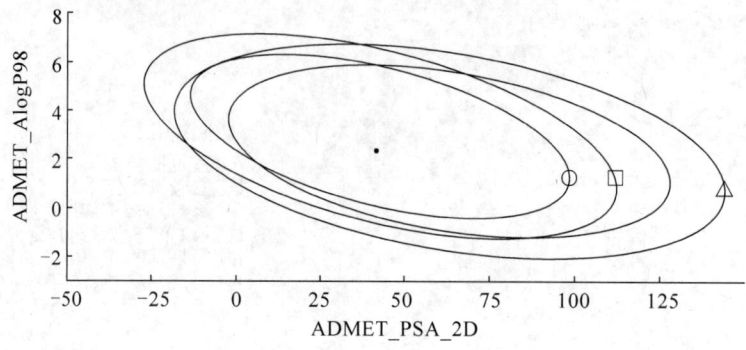

图 7.57　花椒碱 ADMET 范围图

【毒性】　花椒碱毒理学概率数据见表 7.86。

表 7.86　花椒碱毒理学概率表

毒理学性质	发生概率
致突变性	1.000
好氧生物降解性能	0.016
潜在发育毒性	0
皮肤刺激性	0
NTP 致癌性(雄大鼠)	0.434
NTP 致癌性(雌大鼠)	0
NTP 致癌性(雄小鼠)	1.000
NTP 致癌性(雌小鼠)	0.788

【药理】　花椒碱药理模型数据见表 7.87。

表 7.87　花椒碱药理模型数据表

模型 1	大鼠口服半数致死量
LD_{50}	367.7mg/kg
95％的置信限下最小 LD_{50}	65.00mg/kg
95％的置信限下最大 LD_{50}	2.100g/kg
模型 2	大鼠吸入半数致死浓度
LC_{50}	10.00g/(m³ · h)
低于 95％置信限下的限量	1.400g/(m³ · h)
高于 95％置信限下的限量	10.00g/(m³ · h)

【花椒碱与 M_3 受体作用的二维图】　花椒碱与 M_3 受体作用的二维图见图 7.58。

【药理或临床作用】　本品具有解痉、抗细菌和抗真菌作用。

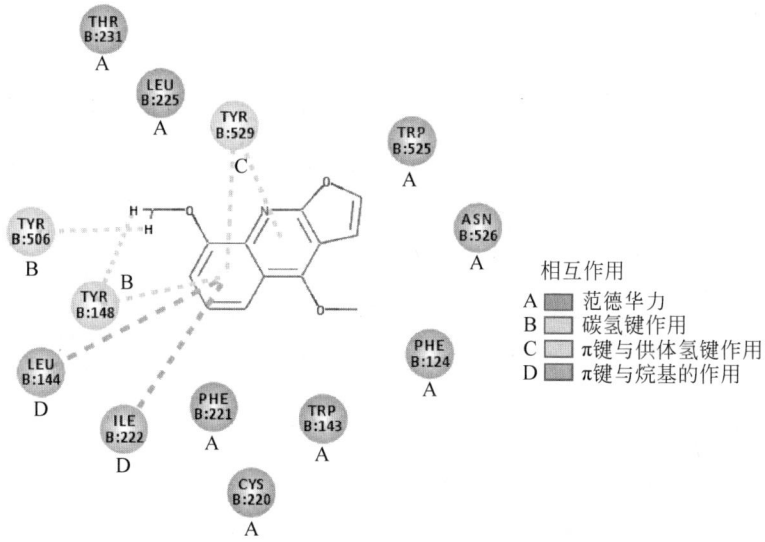

图 7.58　花椒碱与 M₃ 受体作用的二维图

相互作用
A □ 范德华力
B □ 碳氢键作用
C □ π键与供体氢键作用
D □ π键与烷基的作用

环毛穗胡椒碱　Cyclostachine

【化学结构】

【主要来源】　来源于胡椒科胡椒属粗穗胡椒(*Piper tsangyuanense* P. S. Chen et P. C. Zhu)的茎。

【理化性质】　本品为无色立方结晶,熔点 136.00~138.00℃(乙醚-己烷)。

【类药五原则数据】　相对分子质量 353.5,脂水分配系数 3.818,可旋转键数 2,氢键受体数 3,氢键给体数 0。

【药物动力学数据】　环毛穗胡椒碱的吸收、分布、代谢、排泄、毒性数据见表 7.88、图 7.59。

表 7.88　环毛穗胡椒碱的吸收、分布、代谢、排泄、毒性数据表

25℃下水溶解度水平	2
血脑屏障通透水平	1
人类肠道吸收性水平	0
肝毒性(马氏距离)	10.76
细胞色素 P450 2D6 抑制性(马氏距离)	15.60
血浆蛋白结合率(马氏距离)	11.38

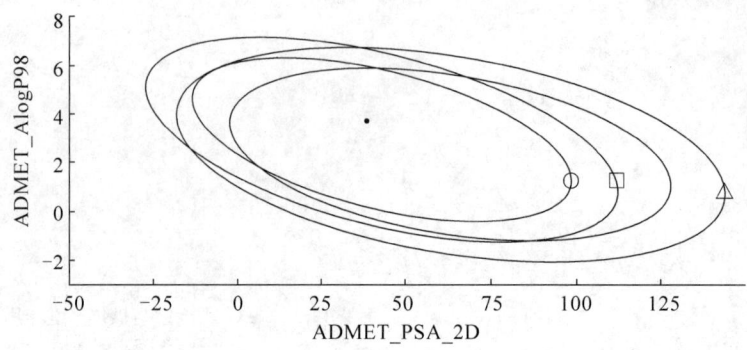

图 7.59　环毛穗胡椒碱 ADMET 范围图

【毒性】　环毛穗胡椒碱毒理学概率数据见表 7.89。

表 7.89　环毛穗胡椒碱毒理学概率表

毒理学性质	发生概率
致突变性	0
好氧生物降解性能	0
潜在发育毒性	0.091
皮肤刺激性	0
NTP 致癌性(雄大鼠)	0.025
NTP 致癌性(雌大鼠)	1.000
NTP 致癌性(雄小鼠)	0
NTP 致癌性(雌小鼠)	0

【药理】　环毛穗胡椒碱药理模型数据见表 7.90。

表 7.90　环毛穗胡椒碱药理模型数据表

模型 1	大鼠口服半数致死量
LD_{50}	193.8mg/kg
95％的置信限下最小 LD_{50}	53.50mg/kg
95％的置信限下最大 LD_{50}	104.4mg/kg
模型 2	大鼠吸入半数致死浓度
LC_{50}	225.2μg/(m³ · h)
低于 95％置信限下的限量	2.500μg/(m³ · h)
高于 95％置信限下的限量	20.70mg/(m³ · h)

【环毛穗胡椒碱与 γ-氨基丁酸受体作用的二维图】　环毛穗胡椒碱与 γ-氨基丁酸受体作用的二维图见图 7.60。

【药理或临床作用】　本品具有镇静、抗惊厥、抑制细菌和真菌生长的作用。

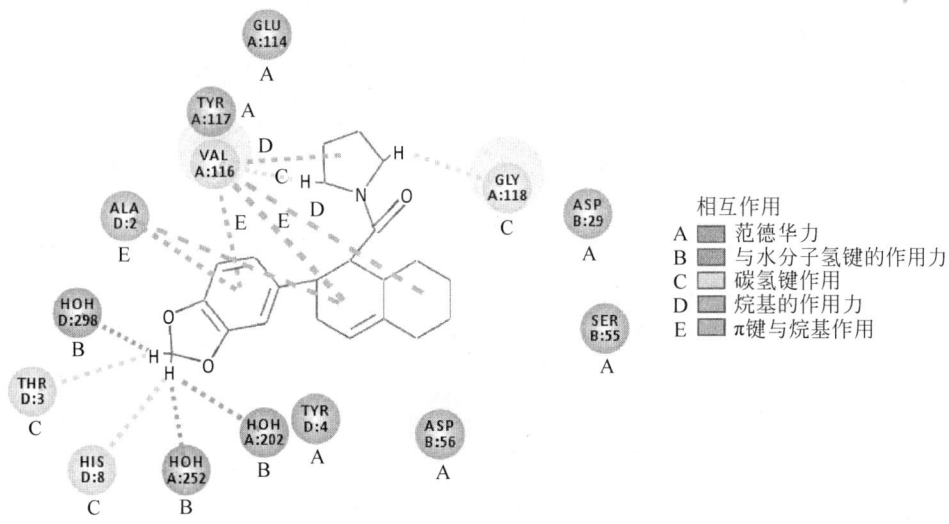

图 7.60　环毛穗胡椒碱与 γ-氨基丁酸受体作用的二维图

相互作用
A 范德华力
B 与水分子氢键的作用力
C 碳氢键作用
D 烷基的作用力
E π键与烷基作用

黄常山碱乙　Febrifugine

【化学结构】

【主要来源】　来源于虎耳草科常山属常山（*Dichroa febrifuga* Lour.）的干燥根。

【理化性质】　本品有两种结晶形状：针状结晶（乙醇），熔点 139.00～140.00℃；熔点 154.00～156.00℃（氯仿），易溶于甲醇-氯仿及水-乙醇，略微溶于水、乙醇、丙酮和氯仿，几乎不溶于乙醚、苯及石油醚。

【类药五原则数据】　相对分子质量 301.3，脂水分配系数 0.235，可旋转键数 4，氢键受体数 5，氢键给体数 2

【药物动力学数据】　黄常山碱乙的吸收、分布、代谢、排泄、毒性数据见表 7.91、图 7.61。

表 7.91　黄常山碱乙的吸收、分布、代谢、排泄、毒性数据表

25℃下水溶解度水平	4
血脑屏障通透水平	3
人类肠道吸收性水平	0
肝毒性（马氏距离）	12.69
细胞色素 P450 2D6 抑制性（马氏距离）	13.16
血浆蛋白结合率（马氏距离）	12.91

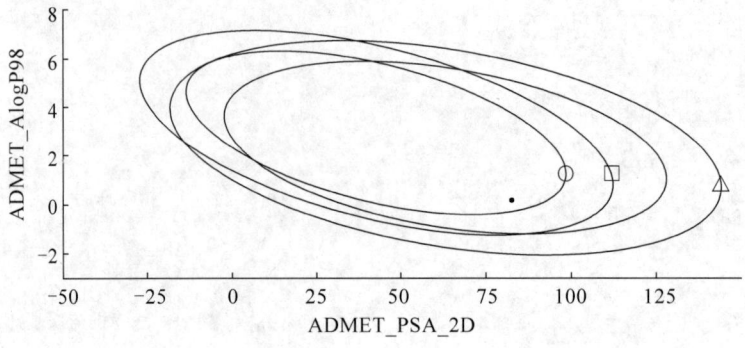

图 7.61　黄常山碱乙 ADMET 范围图

【毒性】　黄常山碱乙毒理学概率数据见表 7.92。

表 7.92　黄常山碱乙毒理学概率表

毒理学性质	发生概率
致突变性	0.776
好氧生物降解性能	1.000
潜在发育毒性	1.000
皮肤刺激性	0.780
NTP 致癌性(雄大鼠)	0.997
NTP 致癌性(雌大鼠)	0
NTP 致癌性(雄小鼠)	0
NTP 致癌性(雌小鼠)	1.000

【药理】　黄常山碱乙药理模型数据见表 7.93。

表 7.93　黄常山碱乙药理模型数据表

模型 1	大鼠口服半数致死量
LD_{50}	419.7mg/kg
95% 的置信限下最小 LD_{50}	70.40mg/kg
95% 的置信限下最大 LD_{50}	2.500g/kg
模型 2	大鼠吸入半数致死浓度
LC_{50}	127.1mg/(m³ · h)
低于 95% 置信限下的限量	12.70mg/(m³ · h)
高于 95% 置信限下的限量	1.300g/(m³ · h)

【黄常山碱乙与抗炎受体环加氧酶-2(COX-2)作用的二维图】　黄常山碱乙与抗炎受体环加氧酶-2(COX-2)作用的二维图见图 7.62。

【药理或临床作用】　本品具有解热、抗疟、兴奋子宫、降血压、抗阿米巴原虫、催吐等作用。

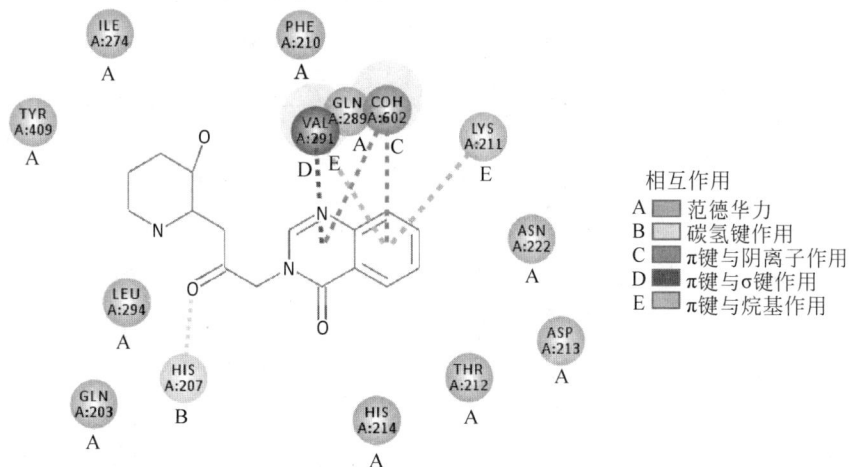

图 7.62　黄常山碱乙与抗炎受体环加氧酶-2(COX-2)作用的二维图

黄小檗碱　Obaberine

【化学结构】

【主要来源】　来源于小檗科小檗属鲜黄小檗(*Berberis diaphana* Maxin.)的茎。

【理化性质】　本品为无色针状结晶(乙醚-石油醚),熔点 139.00～140.00℃,易溶于甲醇、乙醇、三氯甲烷,溶于丙酮,难溶于乙醚。

【类药五原则数据】　相对分子质量 622.7,脂水分配系数 7.218,可旋转键数 4,氢键受体数 8,氢键给体数 0。

【药物动力学数据】　黄小檗碱的吸收、分布、代谢、排泄、毒性数据见表 7.94、图 7.63。

表 7.94　黄小檗碱的吸收、分布、代谢、排泄、毒性数据表

25℃下水溶解度水平	0
血脑屏障通透水平	4
人类肠道吸收性水平	3

续表

肝毒性(马氏距离)	10.81
细胞色素 P450 2D6 抑制性(马氏距离)	15.34
血浆蛋白结合率(马氏距离)	10.56

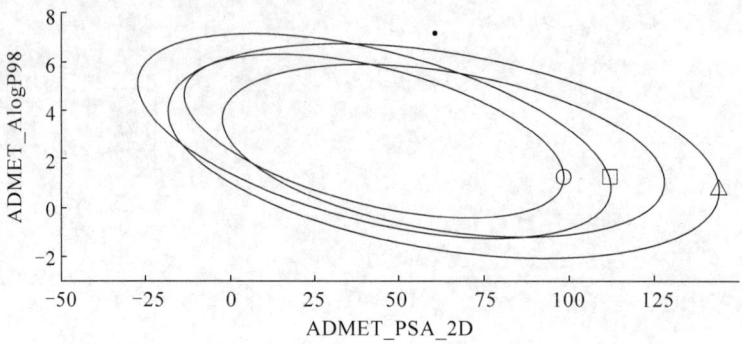

图 7.63　黄小檗碱 ADMET 范围图

【毒性】　黄小檗碱毒理学概率数据见表 7.95。

表 7.95　黄小檗碱毒理学概率表

毒理学性质	发生概率
致突变性	0.983
好氧生物降解性能	1.000
潜在发育毒性	0.411
皮肤刺激性	0
NTP 致癌性(雄大鼠)	1.000
NTP 致癌性(雌大鼠)	0.053
NTP 致癌性(雄小鼠)	0
NTP 致癌性(雌小鼠)	0

【药理】　黄小檗碱药理模型数据见表 7.96。

表 7.96　黄小檗碱药理模型数据表

模型 1	大鼠口服半数致死量
LD_{50}	52.10mg/kg
95% 的置信限下最小 LD_{50}	3.600mg/kg
95% 的置信限下最大 LD_{50}	746.4mg/kg
模型 2	大鼠吸入半数致死浓度
LC_{50}	837.6μg/(m³·h)
低于 95% 信限下的限量	12.20μg/(m³·h)
高于 95% 置信限下的限量	57.60mg/(m³·h)

【黄小檗碱与环加氧酶-2(COX-2)作用的二维图】　黄小檗碱与环加氧酶-2(COX-2)作用的二维图见图 7.64。

【药理或临床作用】　本品具有抗炎降压作用。

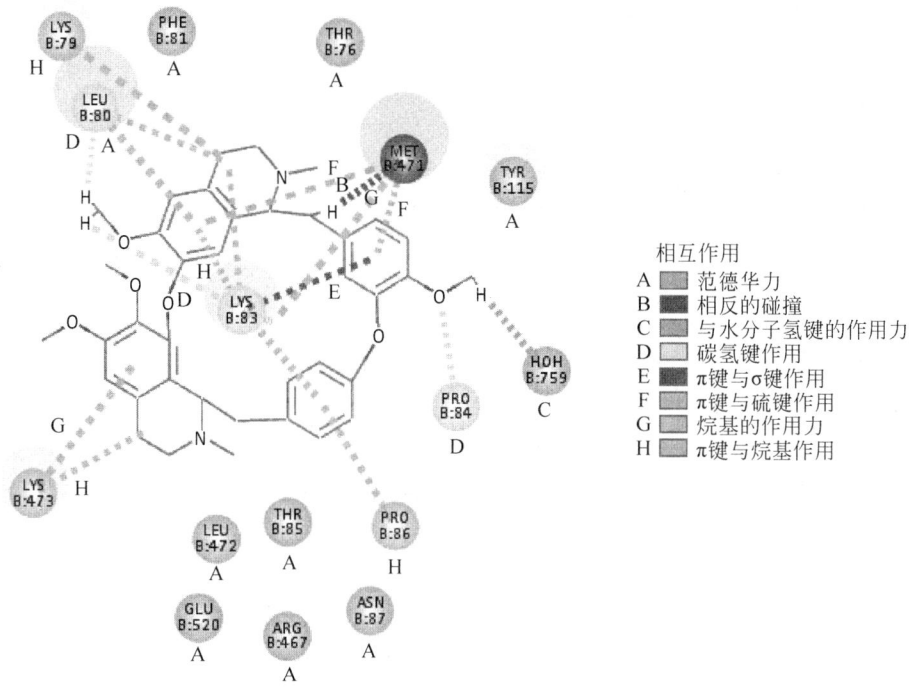

图 7.64　黄小檗碱与环加氧酶-2(COX-2)作用的二维图

黄小檗树碱　Obamegine

【化学结构】

【主要来源】　来源于小檗科小檗属鲜黄小檗(*Berberis diaphana* Maxin.)的茎。

【理化性质】　本品为无色针状结晶(乙醚),熔点 164.00~166.00℃,溶于甲醇。

【类药五原则数据】　相对分子质量 594.7,脂水分配系数 6.767,可旋转键数 2,氢键受体数 8,氢键给体数 2。

【药物动力学数据】　黄小檗树碱的吸收、分布、代谢、排泄、毒性数据见表 7.97、图 7.65。

表 7.97　黄小檗树碱的吸收、分布、代谢、排泄、毒性数据表

25℃下水溶解度水平	0
血脑屏障通透水平	4
人类肠道吸收性水平	2
肝毒性(马氏距离)	10.92
细胞色素 P450 2D6 抑制性(马氏距离)	15.42
血浆蛋白结合率(马氏距离)	11.47

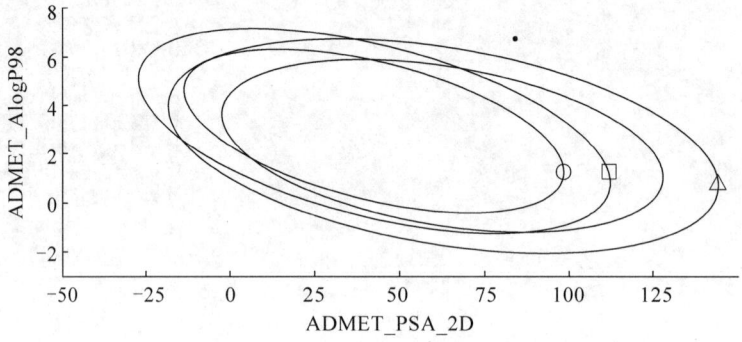

图 7.65　黄小檗树碱 ADMET 范围图

【毒性】　黄小檗树碱毒理学概率数据见表 7.98。

表 7.98　黄小檗树碱毒理学概率表

毒理学性质	发生概率
致突变性	0
好氧生物降解性能	1.000
潜在发育毒性	1.000
皮肤刺激性	0
NTP 致癌性(雄大鼠)	1.000
NTP 致癌性(雌大鼠)	0.163
NTP 致癌性(雄小鼠)	0
NTP 致癌性(雌小鼠)	0

【药理】　黄小檗树碱药理模型数据见表 7.99。

表 7.99　黄小檗树碱药理模型概率表

模型 1	大鼠口服半数致死量
LD_{50}	18.60mg/kg
95％的置信限下最小 LD_{50}	1.700mg/kg
95％的置信限下最大 LD_{50}	200.8mg/kg
模型 2	大鼠吸入半数致死浓度
LC_{50}	890.2mg/(m³ · h)
低于 95％置信限下的限量	15.60mg/(m³ · h)
高于 95％置信限下的限量	10.00g/(m³ · h)

【黄小檗树碱与 β1 受体作用的二维图】　黄小檗树碱与 β₁ 受体作用的二维图见图 7.66。

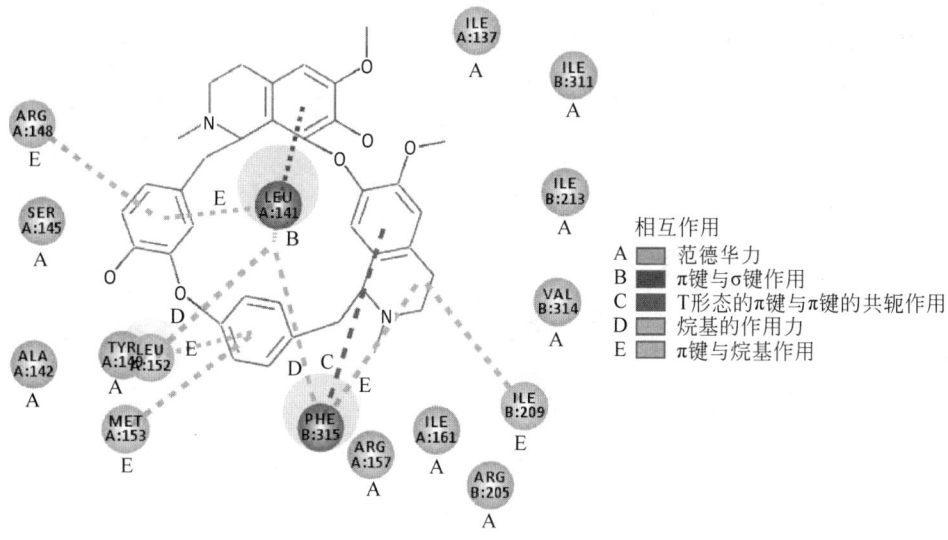

【相互作用】
A　范德华力
B　π键与σ键作用
C　T形态的π键与π键的共轭作用
D　烷基的作用力
E　π键与烷基作用

图 7.66　黄小檗树碱与 β1 受体作用的二维图

【药理或临床作用】　本品具有抗菌和降血压作用。

拟芸香定碱　Haplophyllidine

【化学结构】

【主要来源】　来源于芸香科拟芸香属大叶芸香［Haplophyllum perforatum（M. B.）Kar. et Kir.］的全草。

【理化性质】　熔点 176.00℃。

【类药五原则数据】　相对分子质量 317.4,脂水分配系数 3.089,可旋转键数 4,氢键受体数 4,氢键给体数 1。

【药物动力学数据】　拟芸香定碱的吸收、分布、代谢、排泄、毒性数据见表 7.100、图 7.67。

表 7.100　拟芸香定碱的吸收、分布、代谢、排泄、毒性数据表

25℃下水溶解度水平	3
血脑屏障通透水平	2
人类肠道吸收性水平	0

续表

肝毒性(马氏距离)	17.47
细胞色素 P450 2D6 抑制性(马氏距离)	24.49
血浆蛋白结合率(马氏距离)	14.35

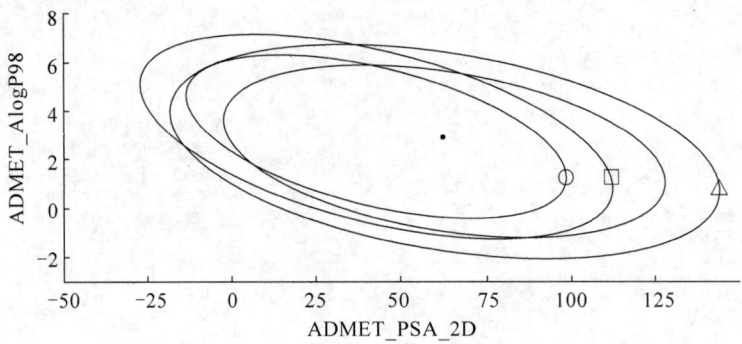

图 7.67　拟芸香定碱 ADMET 范围图

【毒性】　拟芸香定碱毒理学概率数据见表 7.101。

表 7.101　拟芸香定碱毒理学概率表

毒理学性质	发生概率
致突变性	0
好氧生物降解性能	1.000
潜在发育毒性	0
皮肤刺激性	0.967
NTP 致癌性(雄大鼠)	0.999
NTP 致癌性(雌大鼠)	1.000
NTP 致癌性(雄小鼠)	1.000
NTP 致癌性(雌小鼠)	1.000

【药理】　拟芸香定碱药理模型数据见表 7.102。

表 7.102　拟芸香定碱药理模型数据表

模型 1	大鼠口服半数致死量
LD_{50}	558.6mg/kg
95% 的置信限下最小 LD_{50}	67.60mg/kg
95% 的置信限下最大 LD_{50}	4.600g/kg
模型 2	大鼠吸入半数致死浓度
LC_{50}	16.00mg/(m³ · h)
低于 95% 置信限下的限量	1.400mg/(m³ · h)
高于 95% 置信限下的限量	183.6mg/(m³ · h)

【拟芸香定碱与 γ-氨基丁酸 A 型受体作用的二维图】　拟芸香定碱与 γ-氨基丁酸 A 型受体作用的二维图见图 7.68。

【药理或临床作用】　本品有催眠增效作用。

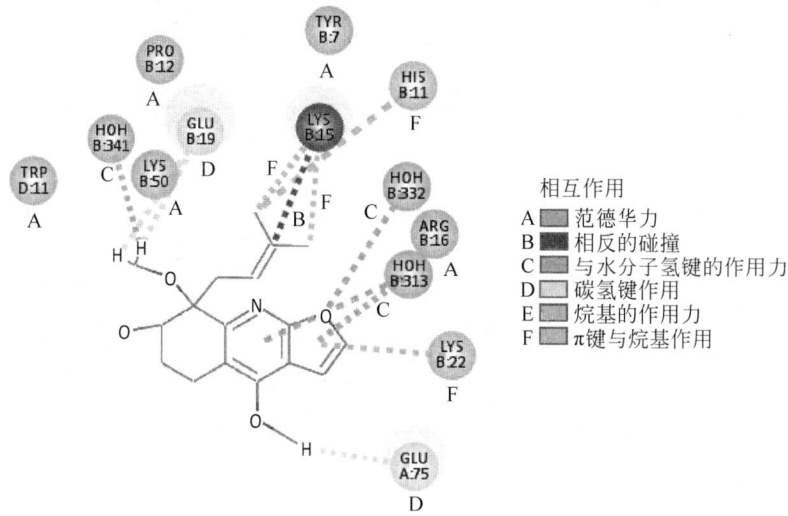

图 7.68 拟芸香定碱与 γ-氨基丁酸 A 型受体作用的二维图

金鸡宁 Cinchonine

【化学结构】

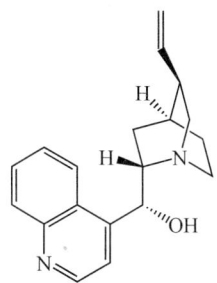

【主要来源】 来源于茜草科金鸡纳属金鸡纳树[*Cinchona ledgeriana*(Howard)Moens ex Trim.]的树皮。

【理化性质】 本品为白色棱柱状或针状结晶(由乙醇或乙醚中结晶),熔点 260.00～263.00℃,易溶于热乙醇,溶于乙醇、三氯甲烷、乙醚,不溶于水。

【类药五原则数据】 相对分子质量 294.4,脂水分配系数 2.750,可旋转键数 3,氢键受体数 3,氢键给体数 1。

【药物动力学数据】 金鸡宁的吸收、分布、代谢、排泄、毒性数据见表 7.103、图 7.69。

表 7.103　金鸡宁的吸收、分布、代谢、排泄、毒性数据表

25℃下水溶解度水平	3
血脑屏障通透水平	1
人类肠道吸收性水平	0

续表

肝毒性(马氏距离)	12.27
细胞色素 P450 2D6 抑制性(马氏距离)	6.712
血浆蛋白结合率(马氏距离)	11.95

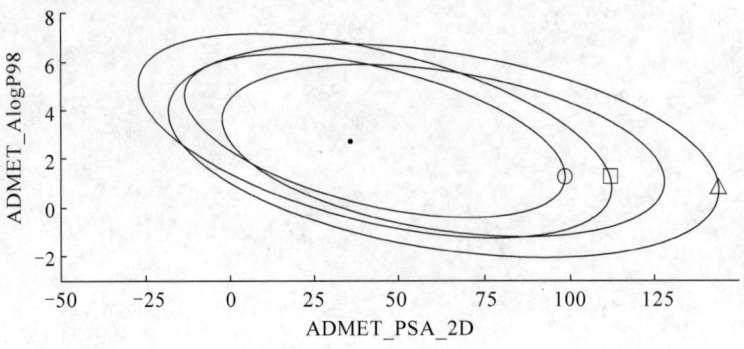

图 7.69　金鸡宁 ADMET 范围图

【毒性】　金鸡宁毒理学概率数据见表 7.104。

表 7.104　金鸡宁毒理学概率表

毒理学性质	发生概率
致突变性	0
好氧生物降解性能	0.002
潜在发育毒性	1.000
皮肤刺激性	0
NTP 致癌性(雄大鼠)	0
NTP 致癌性(雌大鼠)	0
NTP 致癌性(雄小鼠)	0.434
NTP 致癌性(雌小鼠)	1.000

【药理】　金鸡宁药理模型数据见表 7.105。

表 7.105　金鸡宁药理模型数据表

模型 1	大鼠口服半数致死量
LD_{50}	$988.2\mu g/kg$
95% 的置信限下最小 LD_{50}	$78.60\mu g/kg$
95% 的置信限下最大 LD_{50}	$12.40mg/kg$
模型 2	大鼠吸入半数致死浓度
LC_{50}	$10.00g/(m^3 \cdot h)$
低于 95% 置信限下的限量	$2.100g/(m^3 \cdot h)$
高于 95% 置信限下的限量	$10.00g/(m^3 \cdot h)$

【金鸡宁与抗炎环加氧酶-2(COX-2)作用的二维图】　金鸡宁与抗炎环加氧酶-2(COX-2)作用的二维图见图 7.70。

【药理或临床作用】　本品具有抗疟原虫和解热作用。

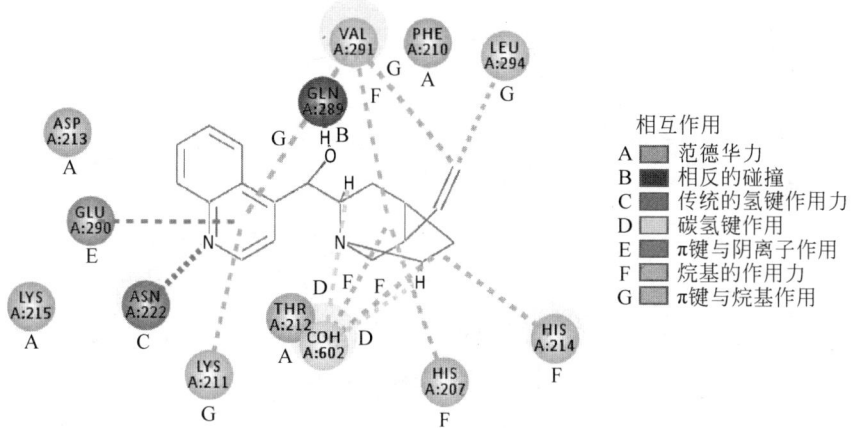

图 7.70　金鸡宁与抗炎环加氧酶-2(COX-2)作用的二维图

金链花猪屎豆碱　Anacrotine

【化学结构】

【主要来源】　来源于豆科猪屎豆属金链花猪屎豆(*Crotalaria laburnifolia* L.)的种子。

【理化性质】　熔点 194.00~196.00℃。

【类药五原则数据】　相对分子质量 351.4,脂水分配系数 1.231,可旋转键数 0,氢键受体数 7,氢键给体数 2。

【药物动力学数据】　金链花猪屎豆碱的吸收、分布、代谢、排泄、毒性数据见表 7.106、图 7.71。

表 7.106　金链花猪屎豆碱的吸收、分布、代谢、排泄、毒性数据表

25℃下水溶解度水平	3
血脑屏障通透水平	3
人类肠道吸收性水平	0
肝毒性(马氏距离)	8.53
细胞色素 P450 2D6 抑制性(马氏距离)	10.58
血浆蛋白结合率(马氏距离)	15.79

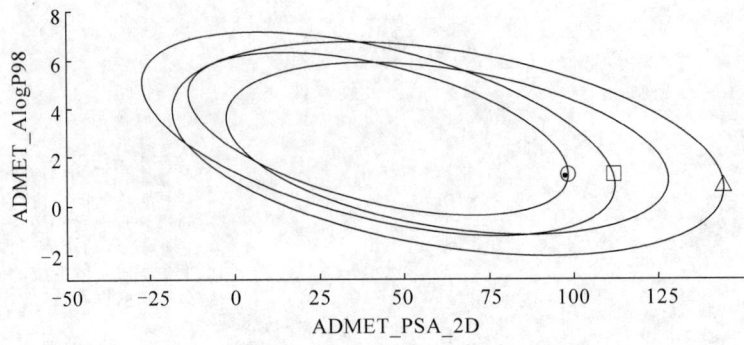

图 7.71　金链花猪屎豆碱 ADMET 范围图

【毒性】　金链花猪屎豆碱毒理学概率数据见表 7.107。

表 7.107　金链花猪屎豆碱毒理学概率表

毒理学性质	发生概率
致突变性	0.642
好氧生物降解性能	0
潜在发育毒性	1.000
皮肤刺激性	0.162
NTP 致癌性（雄大鼠）	0
NTP 致癌性（雌大鼠）	0
NTP 致癌性（雄小鼠）	1.000
NTP 致癌性（雌小鼠）	1.000

【药理】　金链花猪屎豆碱药理模型数据见表 7.108。

表 7.108　金链花猪屎豆碱药理模型数据表

模型 1	大鼠口服半数致死量
LD_{50}	71.00mg/kg
95％的置信限下最小 LD_{50}	11.10mg/kg
95％的置信限下最大 LD_{50}	455.5mg/kg
模型 2	大鼠吸入半数致死浓度
LC_{50}	1.000mg/(m³ · h)
低于 95％置信限下的限量	45.80μg/(m³ · h)
高于 95％置信限下的限量	23.60mg/(m³ · h)

【金链花猪屎豆碱与环加氧酶-2(COX-2)作用的二维图】　金链花猪屎豆碱与环加氧酶-2(COX-2)作用的二维图见图 7.72。

【药理或临床作用】　本品用于抗炎。

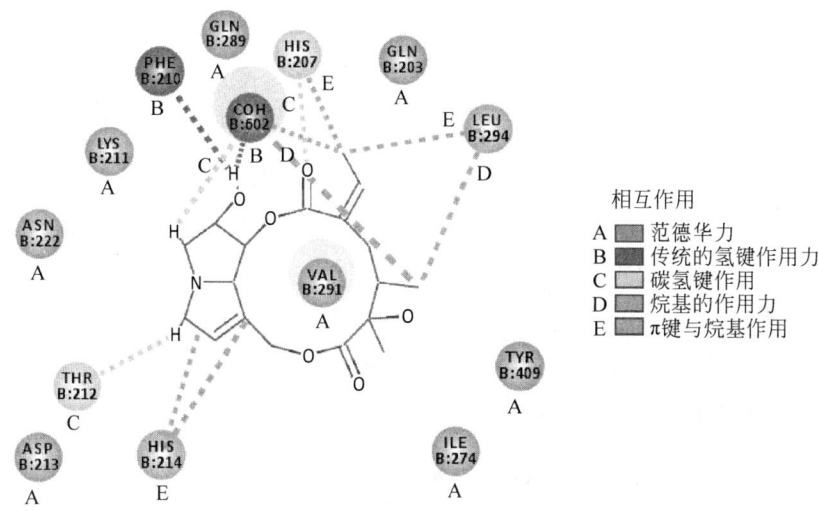

图 7.72　金链花猪屎豆碱与环加氧酶-2(COX-2)作用的二维图

可待因　Codeine

【化学结构】

【主要来源】　来源于罂粟科罂粟属罂粟(*Papaver somniferum* L.)。

【理化性质】　本品为白色细小结晶,熔点 156.00～158.00℃,可溶于沸水或乙醚,易溶于乙醇。

【类药五原则数据】　相对分子质量 299.4,脂水分配系数 1.637,可旋转键数 1,氢键受体数 4,氢键给体数 1。

【药物动力学数据】　可待因的吸收、分布、代谢、排泄、毒性数据见表 7.109、图 7.73。

表 7.109　可待因的吸收、分布、代谢、排泄、毒性数据表

25℃下水溶解度水平	3
血脑屏障通透水平	2
人类肠道吸收性水平	0
肝毒性(马氏距离)	10.03
细胞色素 P450 2D6 抑制性(马氏距离)	15.26
血浆蛋白结合率(马氏距离)	10.87

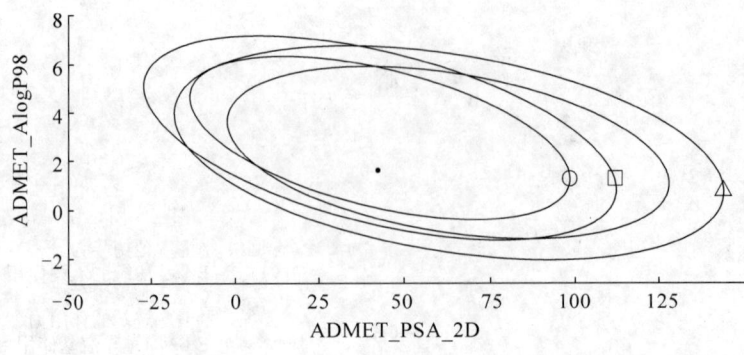

图 7.73 可待因 ADMET 范围图

【毒性】 可待因毒理学概率数据见表 7.110。

表 7.110 可待因毒理学概率表

毒理学性质	发生概率
致突变性	0
好氧生物降解性能	0
潜在发育毒性	0
皮肤刺激性	0
NTP 致癌性(雄大鼠)	0.953
NTP 致癌性(雌大鼠)	0
NTP 致癌性(雄小鼠)	0
NTP 致癌性(雌小鼠)	0

【药理】 可待因药理模型数据见表 7.111。

表 7.111 可待因药理模型数据表

模型 1	大鼠口服半数致死量
LD_{50}	366.3mg/kg
95％的置信限下最小 LD_{50}	114.8mg/kg
95％的置信限下最大 LD_{50}	1.200g/kg
模型 2	大鼠吸入半数致死浓度
LC_{50}	$10.00g/(m^3 \cdot h)$
低于 95％置信限下的限量	$10.00g/(m^3 \cdot h)$
高于 95％置信限下的限量	$10.00g/(m^3 \cdot h)$

【可待因与阿片受体作用的二维图】 可待因与阿片受体作用的二维图见图 7.74。

【药理或临床作用】 本品用于各种原因引起的剧烈干咳的治疗、中度以上疼痛时的镇痛、局部麻醉(或全身麻醉)时的镇静。

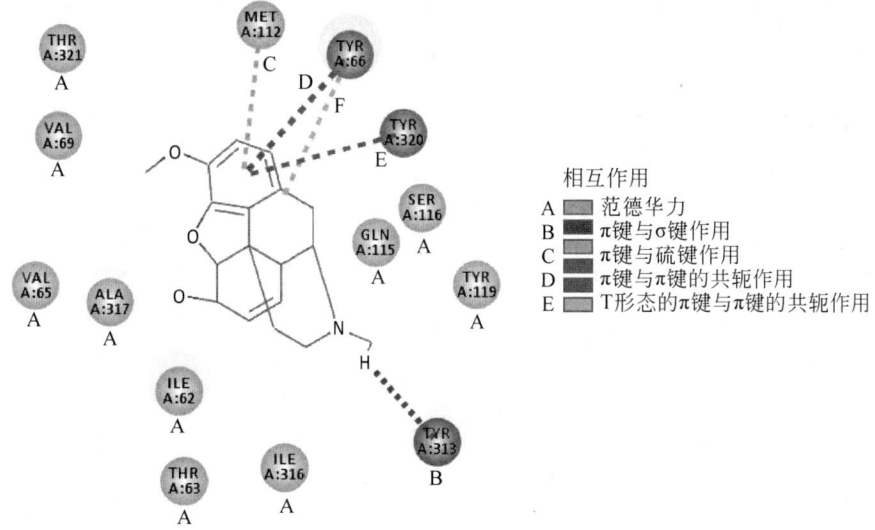

图 7.74　可待因与阿片受体作用的二维图

相互作用
A　□ 范德华力
B　■ π键与σ键作用
C　■ π键与硫键作用
D　■ π键与π键的共轭作用
E　■ T形态的π键与π键的共轭作用

古柯碱　Cocaine

【化学结构】

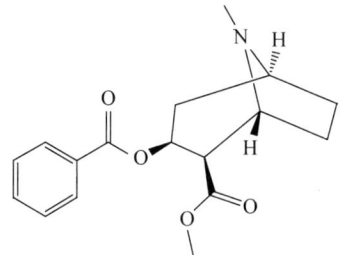

【主要来源】　来源于古柯科古柯属古柯[*Erythroxylum novogranatense*（Morris）Hier.]灌木的叶。

【理化性质】　本品为无色无臭的单斜形晶体，味先苦而后麻，熔点 98.00℃，可溶于乙醇、乙醚等有机溶剂，几乎不溶于水，但其盐酸盐易溶于水。

【类药五原则数据】　相对分子质量 301.4，脂水分配系数 2.613，可旋转键数 5，氢键受体数 4，氢键给体数 0。

【药物动力学数据】　古柯碱的吸收、分布、代谢、排泄、毒性数据见表 7.112、图 7.75。

表 7.112　古柯碱的吸收、分布、代谢、排泄、毒性数据表

25℃下水溶解度水平	3
血脑屏障通透水平	1
人类肠道吸收性水平	0

续表

肝毒性（马氏距离）	11.51
细胞色素 P450 2D6 抑制性（马氏距离）	13.31
血浆蛋白结合率（马氏距离）	11.47

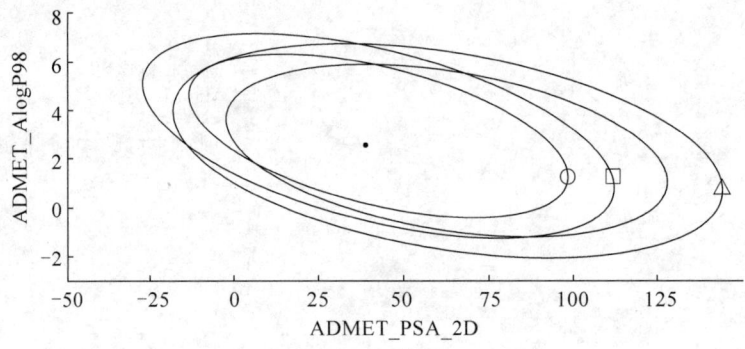

图 7.75　古柯碱 ADMET 范围图

【毒性】　古柯碱毒理学概率数据见表 7.113。

表 7.113　古柯碱毒理学概率表

毒理学性质	发生概率
致突变性	0
好氧生物降解性能	0.057
潜在发育毒性	0
皮肤刺激性	0
NTP 致癌性（雄大鼠）	0.725
NTP 致癌性（雌大鼠）	0
NTP 致癌性（雄小鼠）	0
NTP 致癌性（雌小鼠）	0

【药理】　古柯碱药理模型数据见表 7.114。

表 7.114　古柯碱药理模型数据表

模型 1	大鼠口服半数致死量
LD_{50}	154.7mg/kg
95％的置信限下最小 LD_{50}	43.70mg/kg
95％的置信限下最大 LD_{50}	547.4mg/kg
模型 2	大鼠吸入半数致死浓度
LC_{50}	648.9mg/(m³ · h)
低于 95％置信限下的限量	11.00mg/(m³ · h)
高于 95％置信限下的限量	10.00g/(m³ · h)

【古柯碱与多巴胺转运体作用的二维图】　古柯碱与多巴胺转运体作用的二维图见图 7.76。

【药理或临床作用】　本品可用作局部麻醉剂、血管收缩剂。

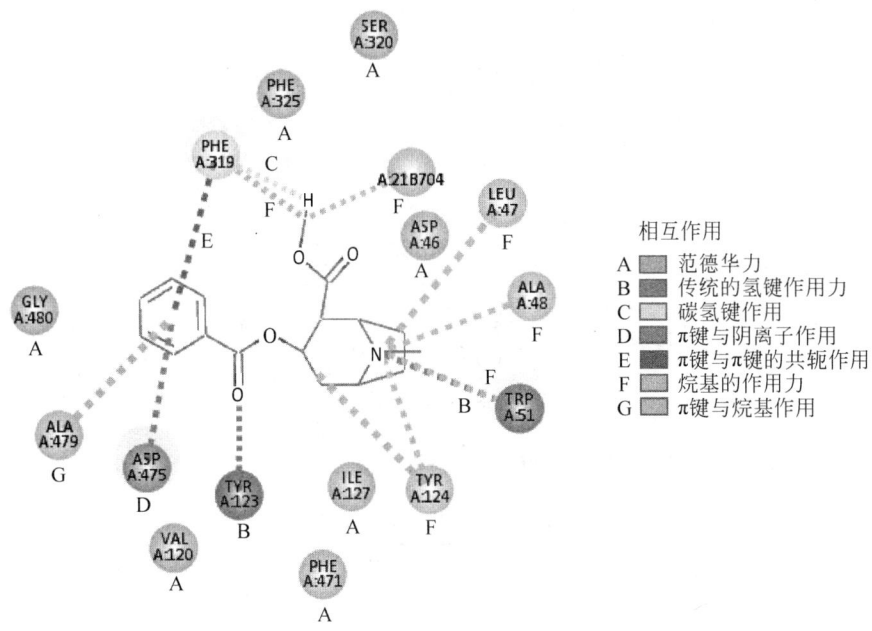

图 7.76 古柯碱与多巴胺转运体作用的二维图

苦木酮 Nigakinone

【化学结构】

【主要来源】 来源于卫矛科南蛇藤属苦皮藤(*Celastrus angulatus* Maxim.)的心材。

【理化性质】 本品为黄色棱柱状结晶(氯仿-甲醇),熔点 220.00～224.00℃。

【类药五原则数据】 相对分子质量 266.3,脂水分配系数 2.043,可旋转键数 1,氢键受体数 4,氢键给体数 1。

【药物动力学数据】 苦木酮的吸收、分布、代谢、排泄、毒性数据见表 7.115、图 7.77。

表 7.115 苦木酮的吸收、分布、代谢、排泄、毒性数据表

25℃下水溶解度水平	3
血脑屏障通透水平	3
人类肠道吸收性水平	0
肝毒性(马氏距离)	13.11
细胞色素 P450 2D6 抑制性(马氏距离)	16.16
血浆蛋白结合率(马氏距离)	13.52

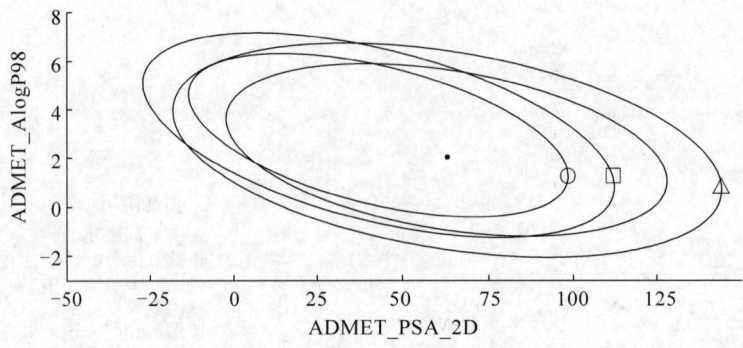

图 7.77 苦木酮 ADMET 范围图

【毒性】 苦木酮毒理学概率数据见表 7.116。

表 7.116 苦木酮毒理学概率表

毒理学性质	发生概率
致突变性	1.000
好氧生物降解性能	0
潜在发育毒性	0.538
皮肤刺激性	0.998
NTP 致癌性(雄大鼠)	1.000
NTP 致癌性(雌大鼠)	0
NTP 致癌性(雄小鼠)	1.000
NTP 致癌性(雌小鼠)	0.010

【药理】 苦木酮药理模型数据见表 7.117。

表 7.117 苦木酮药理模型数据表

模型 1	大鼠口服半数致死量
LD_{50}	231.7mg/kg
95% 的置信限下最小 LD_{50}	35.40mg/kg
95% 的置信限下最大 LD_{50}	1.500g/kg
模型 2	大鼠吸入半数致死浓度
LC_{50}	$47.50mg/(m^3 \cdot h)$
低于 95% 置信限下的限量	$2.700mg/(m^3 \cdot h)$
高于 95% 置信限下的限量	$828.0mg/(m^3 \cdot h)$

【苦木酮与 BRCA1 蛋白作用的二维图】 苦木酮与 BRCA1 蛋白作用的二维图见图 7.78。

【药理或临床作用】 本品具有抗菌作用,对肺炎双球菌、溶血性乙型链球菌和枯草杆菌有一定抑制的作用。

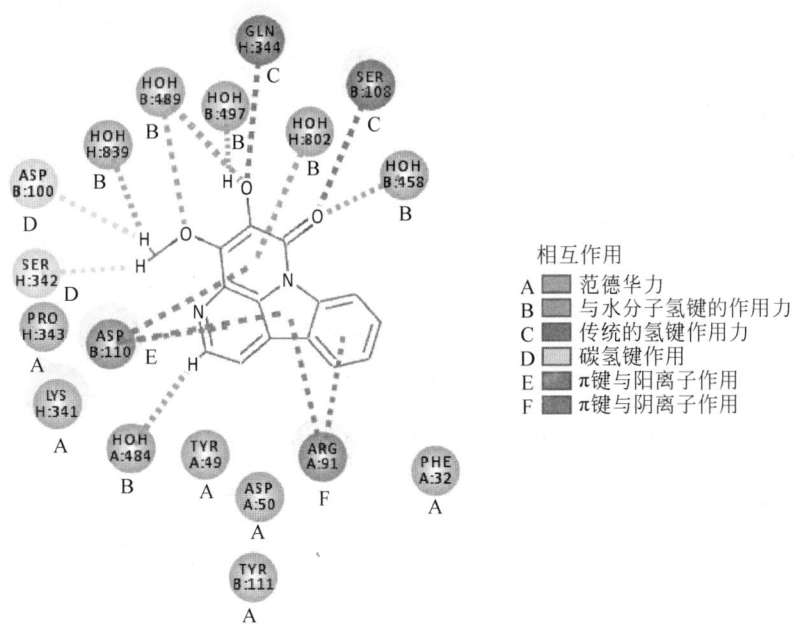

图 7.78　苦木酮与 BRCA1 蛋白作用的二维图

蓝刺头碱　Echinopsine

【化学结构】

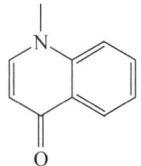

【主要来源】　来源于菊科蓝刺头属蓝刺头（*Echinops sphaerocephalus* L.）的种子。

【理化性质】　本品熔点 152.00℃，沸点 255.0℃。

【类药五原则数据】　相对分子质量 159.2，脂水分配系数 1.566，可旋转键数 0，氢键受体数 2，氢键给体数 0。

【药物动力学数据】　蓝刺头碱的吸收、分布、代谢、排泄、毒性数据见表 7.118、图 7.79。

表 7.118　蓝刺头碱的吸收、分布、代谢、排泄、毒性数据表

25℃下水溶解度水平	3
血脑屏障通透水平	1
人类肠道吸收性水平	0
肝毒性（马氏距离）	8.611
细胞色素 P450 2D6 抑制性（马氏距离）	9.379
血浆蛋白结合率（马氏距离）	9.390

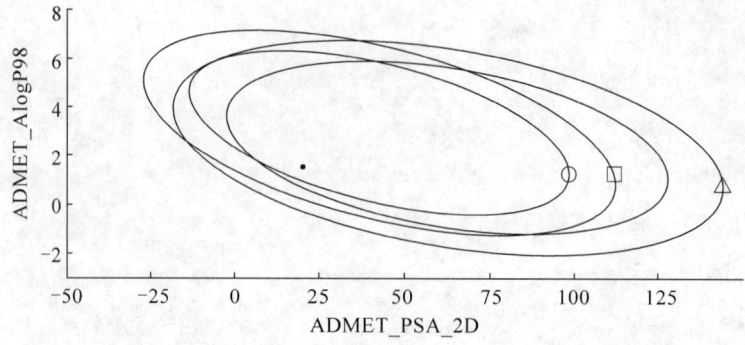

图 7.79　蓝刺头碱 ADMET 范围图

【毒性】　蓝刺头碱毒理学概率数据见表 7.119。

表 7.119　蓝刺头碱毒理学概率表

毒理学性质	发生概率
致突变性	0
好氧生物降解性能	0
潜在发育毒性	1.000
皮肤刺激性	0
NTP 致癌性（雄大鼠）	1.000
NTP 致癌性（雌大鼠）	0.031
NTP 致癌性（雄小鼠）	0
NTP 致癌性（雌小鼠）	0.119

【化学结构】　蓝刺头碱药理模型数据见表 7.120。

表 7.120　蓝刺头碱药理模型数据表

模型 1	大鼠口服半数致死量
LD_{50}	593.9mg/kg
95% 的置信限下最小 LD_{50}	90.70mg/kg
95% 的置信限下最大 LD_{50}	3.900g/kg
模型 2	大鼠吸入半数致死浓度
LC_{50}	10.00g/(m³·h)
低于 95% 置信限下的限量	10.00g/(m³·h)
高于 95% 置信限下的限量	10.00g/(m³·h)

【蓝刺头碱与中枢兴奋受体 MAO-N-D_3 作用的二维图】　蓝刺头碱与中枢兴奋受体 MAO-N-D_3 作用的二维图见图 7.80。

【药理或临床作用】　本品为中枢神经系统兴奋剂。

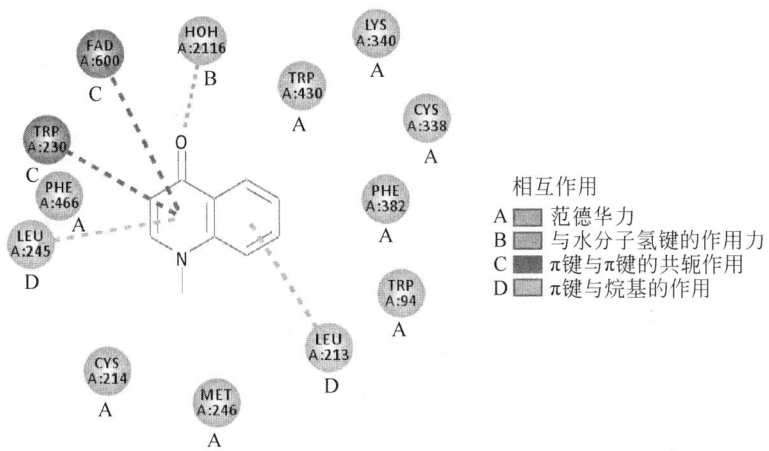

图 7.80 蓝刺头碱与中枢兴奋受体 MAO-N-D3 作用的二维图

利血平 Reserpine

【化学结构】

【主要来源】 来源于夹竹桃科萝芙木属萝芙木[*Rauvolfia uerticillata*(Lour.)Baill.]的根。

【理化性质】 本品为白色结晶性粉末,熔点 264.00~265.00℃,易溶于三氯甲烷、二氯甲烷、冰醋酸,能溶于苯、乙酸乙酯,稍溶于丙酮、甲醇、乙醇、乙醚、乙酸和柠檬酸的稀水溶液。

【类药五原则数据】 相对分子质量 608.7,脂水分配系数 4.242,可旋转键数 10,氢键受体数 10,氢键给体数 1。

【药物动力学数据】 利血平的吸收、分布、代谢、排泄、毒性数据见表 7.121、图 7.81。

表 7.121 利血平的吸收、分布、代谢、排泄、毒性数据表

25℃下水溶解度水平	2
血脑屏障通透水平	4
人类肠道吸收性水平	1
肝毒性(马氏距离)	12.92
细胞色素 P450 2D6 抑制性(马氏距离)	19.95
血浆蛋白结合率(马氏距离)	15.07

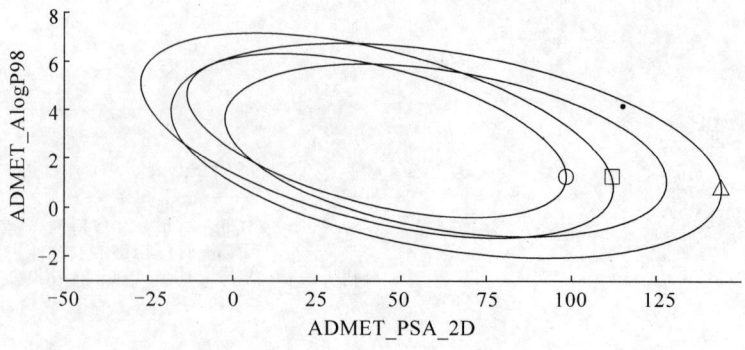

图 7.81 利血平 ADMET 范围图

【毒性】 利血平毒理学概率数据见表 7.122。

表 7.122 利血平毒理学概率表

毒理学性质	发生概率
致突变性	0
好氧生物降解性能	1.000
潜在发育毒性	1.000
皮肤刺激性	1.000
NTP 致癌性(雄大鼠)	0.988
NTP 致癌性(雌大鼠)	0
NTP 致癌性(雄小鼠)	1.000
NTP 致癌性(雌小鼠)	1.000

【药理】 利血平药理模型数据见表 7.123。

表 7.123 利血平药理模型数据表

模型 1	大鼠口服半数致死量
LD_{50}	481.8mg/kg
95% 的置信限下最小 LD_{50}	66.50mg/kg
95% 的置信限下最大 LD_{50}	3.500g/kg
模型 2	大鼠吸入半数致死浓度
LC_{50}	$1.800g/(m^3 \cdot h)$
低于 95% 置信限下的限量	$44.80mg/(m^3 \cdot h)$
高于 95% 置信限下的限量	$10.00g/(m^3 \cdot h)$

【利血平与 β_2 受体作用的二维图】 利血平与 β_2 受体作用的二维图见图 7.82。

【药理或临床作用】 本品具有抗高血压、中枢镇静作用。

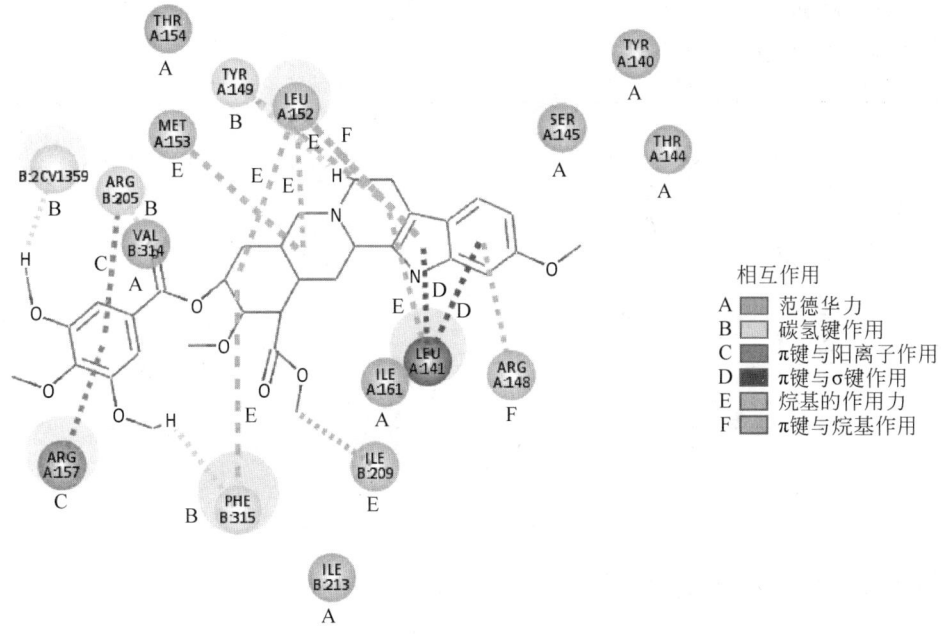

图 7.82　利血平与 β_2 受体作用的二维图

莨菪碱　Hyoscyamine

【化学结构】

【主要来源】　来源于茄科颠茄属颠茄(*Atropa belladonna* L.)的全草。

【理化性质】　本品白色结晶性粉末,易消旋,水溶液呈碱性;熔点 108.00℃,本品极易溶于乙醇和稀酸,易溶于氯仿,可溶于水、乙醚和苯。

【类药五原则数据】　相对分子质量 289.4,脂水分配系数 1.721,可旋转键数 5,氢键受体数 4,氢键给体数 1。

【药物动力学数据】　莨菪碱的吸收、分布、代谢、排泄、毒性数据见表 7.124、图 7.83。

表 7.124　莨菪碱的吸收、分布、代谢、排泄、毒性数据表

25℃下水溶解度水平	3
血脑屏障通透水平	2
人类肠道吸收性水平	0

肝毒性（马氏距离）	8.291
细胞色素 P450 2D6 抑制性（马氏距离）	9.568
血浆蛋白结合率（马氏距离）	9.576

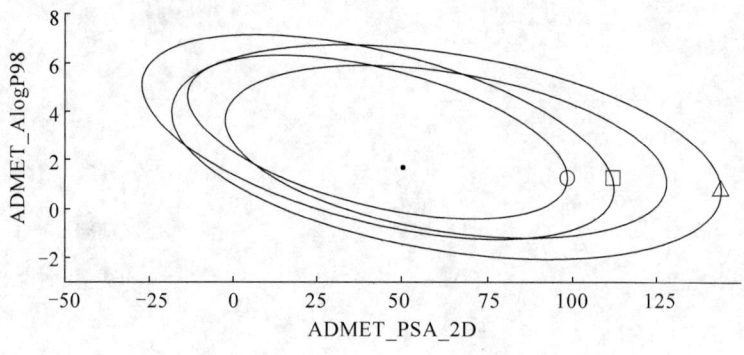

图 7.83　莨菪碱 ADMET 范围图

【毒性】　莨菪碱毒理学概率数据见表 7.125。

表 7.125　莨菪碱毒理学概率表

毒理学性质	发生概率
致突变性	0
好氧生物降解性能	0.001
潜在发育毒性	1.000
皮肤刺激性	0
NTP 致癌性（雄大鼠）	0
NTP 致癌性（雌大鼠）	0
NTP 致癌性（雄小鼠）	0
NTP 致癌性（雌小鼠）	0

【药理】　莨菪碱药理模型数据见表 7.126。

表 7.126　莨菪碱药理模型数据表

模型 1	大鼠口服半数致死量
LD_{50}	602.7mg/kg
95％的置信限下最小 LD_{50}	173.0mg/kg
95％的置信限下最大 LD_{50}	2.100g/kg
模型 2	大鼠吸入半数致死浓度
LC_{50}	1.500g/($m^3 \cdot h$)
低于 95％置信限下的限量	49.70mg/($m^3 \cdot h$)
高于 95％置信限下的限量	10.00g/($m^3 \cdot h$)

【莨菪碱与 M_3 受体作用的二维图】　莨菪碱与 M_3 受体作用的二维图见图 7.84。

【药理或临床作用】　本品具有止痛解痉功能，对坐骨神经痛有较好的疗效。

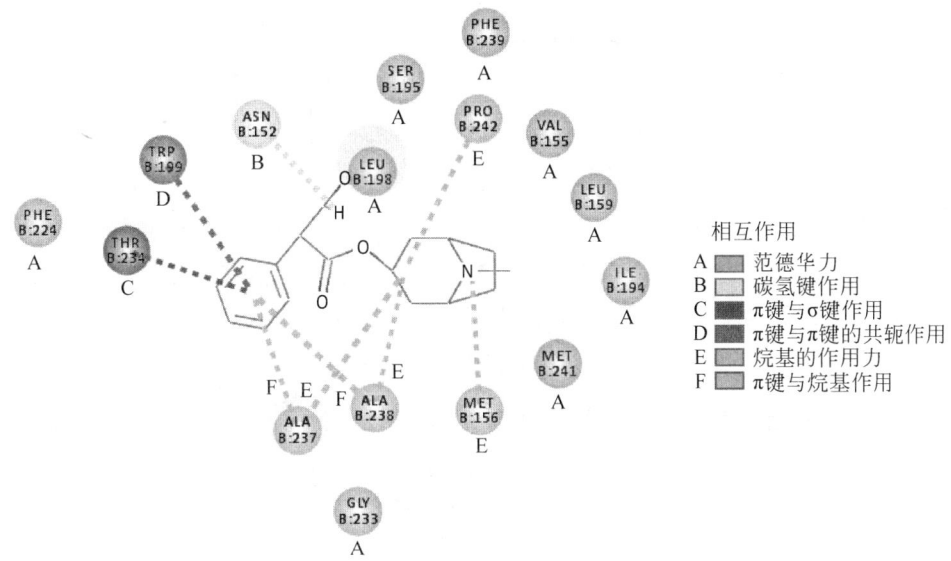

图 7.84　莨菪碱与 M_3 受体作用的二维图

相互作用
A □ 范德华力
B □ 碳氢键作用
C ■ π键与σ键作用
D ■ π键与π键的共轭作用
E □ 烷基的作用力
F □ π键与烷基作用

两面针碱　Nitidine

【化学结构】

【主要来源】　来源于芸香科花椒属两面针 [*Zanthoxylum nitidum* (Roxb.) DC.] 的根。

【理化性质】　熔点 215.00～218.00℃，易溶于甲醇、乙醇和水；氯化物为亮黄色针状结晶，碘化物为黄色针状结晶。

【类药五原则数据】　相对分子质量 348.4，脂水分配系数 4.186，可旋转键数 2，氢键受体数 4，氢键给体数 0。

【药物动力学数据】　两面针碱的吸收、分布、代谢、排泄、毒性数据见表 7.127、图 7.85。

表 7.127　两面针碱的吸收、分布、代谢、排泄、毒性数据表

25℃下水溶解度水平	1
血脑屏障通透水平	1
人类肠道吸收性水平	0
肝毒性（马氏距离）	15.47
细胞色素 P450 2D6 抑制性（马氏距离）	17.66
血浆蛋白结合率（马氏距离）	12.12

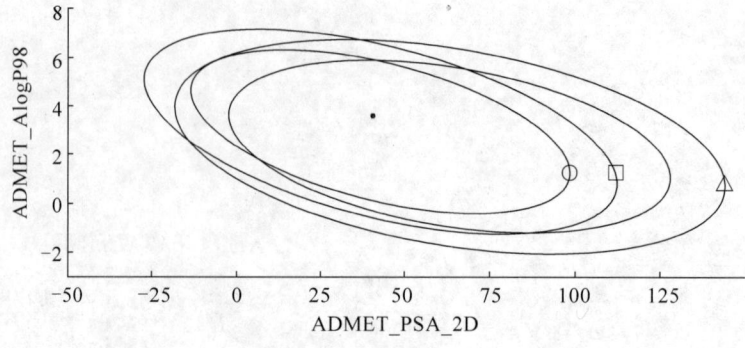

图 7.85　两面针碱 ADMET 范围图

【毒性】　两面针碱毒理学概率数据见表 7.128。

表 7.128　两面针碱毒理学概率表

毒理学性质	发生概率
致突变性	0.022
好氧生物降解性能	1.000
潜在发育毒性	0
皮肤刺激性	0
NTP 致癌性（雄大鼠）	0.167
NTP 致癌性（雌大鼠）	1.000
NTP 致癌性（雄小鼠）	0.948
NTP 致癌性（雌小鼠）	0

【药理】　两面针碱药理模型数据见表 7.129。

表 7.129　两面针碱药理模型数据表

模型 1	大鼠口服半数致死量
LD_{50}	2.800g/kg
95％的置信限下最小 LD_{50}	376.3mg/kg
95％的置信限下最大 LD_{50}	10.00g/kg
模型 2	大鼠吸入半数致死浓度
LC_{50}	121.7mg/(m³·h)
低于 95％置信限下的限量	6.900mg/(m³·h)
高于 95％置信限下的限量	2.200g/(m³·h)

【两面针碱与肿瘤靶点 Bax 蛋白作用的二维图】　两面针碱与肿瘤靶点 Bax 蛋白作用的二维图见图 7.86。

【药理或临床作用】　本品氯化物具有抗肿瘤作用。

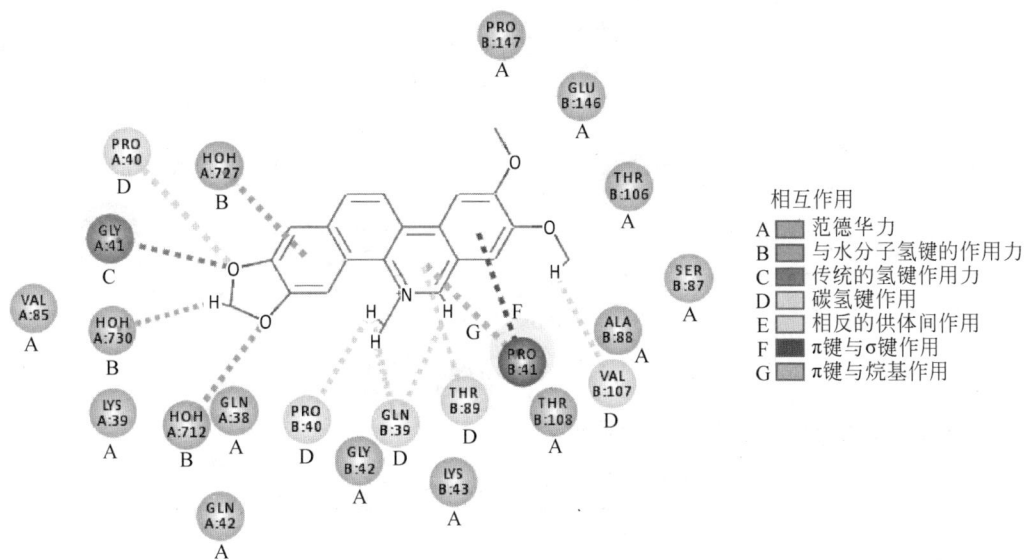

图 7.86　两面针碱与肿瘤靶点 Bax 蛋白作用的二维图

骆驼蓬酚　Harmalol

【化学结构】

【主要来源】　来源于蒺藜科骆驼蓬属骆驼蓬（*Peganum harmala* L.）的全草。

【理化性质】　熔点为 150.00℃，可溶解于酸、碱水。

【类药五原则数据】　相对分子质量 198.2，脂水分配系数 2.213，可旋转键数 0，氢键受体数 2，氢键给体数 2。

【药物动力学数据】　骆驼蓬酚的吸收、分布、代谢、排泄、毒性数据见表 7.130、图 7.87。

表 7.130　骆驼蓬酚的吸收、分布、代谢、排泄、毒性数据表

25℃下水溶解度水平	3
血脑屏障通透水平	2
人类肠道吸收性水平	0
肝毒性（马氏距离）	10.95
细胞色素 P450 2D6 抑制性（马氏距离）	10.85
血浆蛋白结合率（马氏距离）	10.84

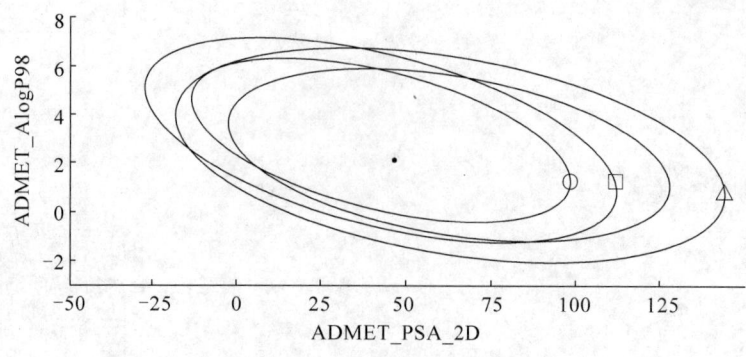

图 7.87 骆驼蓬酚 ADMET 范围图

【毒性】 骆驼蓬酚毒理学概率数据见表 7.131。

表 7.131 骆驼蓬酚毒理学概率表

毒理学性质	发生概率
致突变性	1.000
好氧生物降解性能	0.004
潜在发育毒性	0.087
皮肤刺激性	0
NTP 致癌性(雄大鼠)	0
NTP 致癌性(雌大鼠)	0.956
NTP 致癌性(雄小鼠)	0
NTP 致癌性(雌小鼠)	0.005

【药理】 骆驼蓬酚药理模型数据见表 7.132。

表 7.132 骆驼蓬酚药理模型数据表

模型 1	大鼠口服半数致死量
LD_{50}	966.7mg/kg
95% 的置信限下最小 LD_{50}	174.7mg/kg
95% 的置信限下最大 LD_{50}	5.400g/kg
模型 2	大鼠吸入半数致死浓度
LC_{50}	4.500g/(m³ · h)
低于 95% 置信限下的限量	600.3mg/(m³ · h)
高于 95% 置信限下的限量	10.00g/(m³ · h)

【骆驼蓬酚与表皮生长因子受体(EGFR)作用的二维图】 骆驼蓬酚与表皮生长因子受体(EGFR)作用的二维图见图 7.88。

【药理或临床作用】 本品具有抗癌作用。

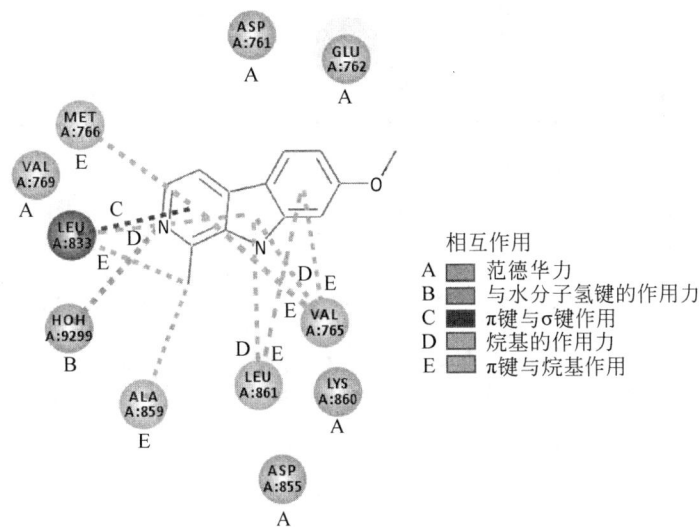

图 7.88　骆驼蓬酚与表皮生长因子受体(EGFR)作用的二维图

相互作用

A　范德华力
B　与水分子氢键的作用力
C　π键与σ键作用
D　烷基的作用力
E　π键与烷基作用

毛果天芥菜碱　Lasiocarpine

【化学结构】

【主要来源】　来源于紫草科天芥菜属毛果天芥菜[*Heliotropium europaeum* L. var. *lasiocarpum*(Fisch. et Mey.)Kazmi]的全草。

【理化性质】　本品为无色片状结晶(石油醚),熔点 94.00~95.00℃,溶于乙醚、乙醇、苯,难溶于水。

【类药五原则数据】　相对分子质量 411.5,脂水分配系数 1.381,可旋转键数 10,氢键受体数 8,氢键给体数 2。

【药物动力学数据】　毛果天芥菜碱的吸收、分布、代谢、排泄、毒性数据见表 7.133、图 7.89。

表 7.133　毛果天芥菜碱的吸收、分布、代谢、排泄、毒性数据表

25℃下水溶解度水平	3
血脑屏障通透水平	3
人类肠道吸收性水平	0

续表

肝毒性(马氏距离)	11.29
细胞色素 P450 2D6 抑制性(马氏距离)	16.86
血浆蛋白结合率(马氏距离)	16.29

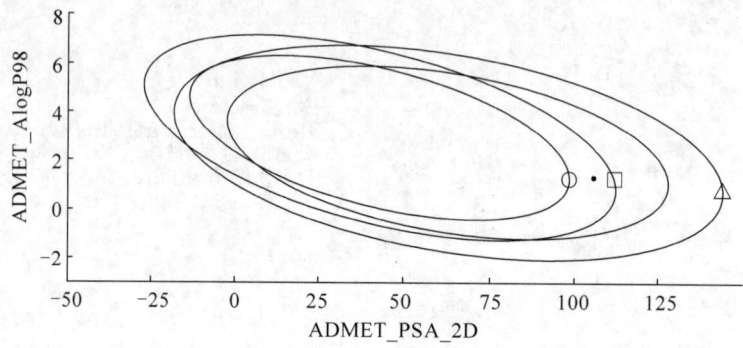

图 7.89　毛果天芥菜碱 ADMET 范围图

【毒性】　毛果天芥菜碱毒理学概率数据见表 7.134。

表 7.134　毛果天芥菜碱毒理学概率表

毒理学性质	发生概率
致突变性	0
好氧生物降解性能	1.000
潜在发育毒性	0.999
皮肤刺激性	0
NTP 致癌性(雄大鼠)	0.996
NTP 致癌性(雌大鼠)	1.000
NTP 致癌性(雄小鼠)	1.000
NTP 致癌性(雌小鼠)	0.981

【药理】　毛果天芥菜碱药理模型数据见表 7.135。

表 7.135　毛果天芥菜碱药理模型数据表

模型 1	大鼠口服半数致死量
LD_{50}	125.8mg/kg
95% 的置信限下最小 LD_{50}	21.70mg/kg
95% 的置信限下最大 LD_{50}	729.8mg/kg
模型 2	大鼠吸入半数致死浓度
LC_{50}	16.90mg/(m^3 · h)
低于 95% 置信限下的限量	365.7μg/(m^3 · h)
高于 95% 置信限下的限量	781.4mg/(m^3 · h)

【毛果天芥菜碱与 M_3 受体作用的二维图】　毛果天芥菜碱与 M_3 受体作用的二维图见图 7.90。

【药理或临床作用】　本品具有抗肿瘤作用,还具有解痉、抗微生物等作用。

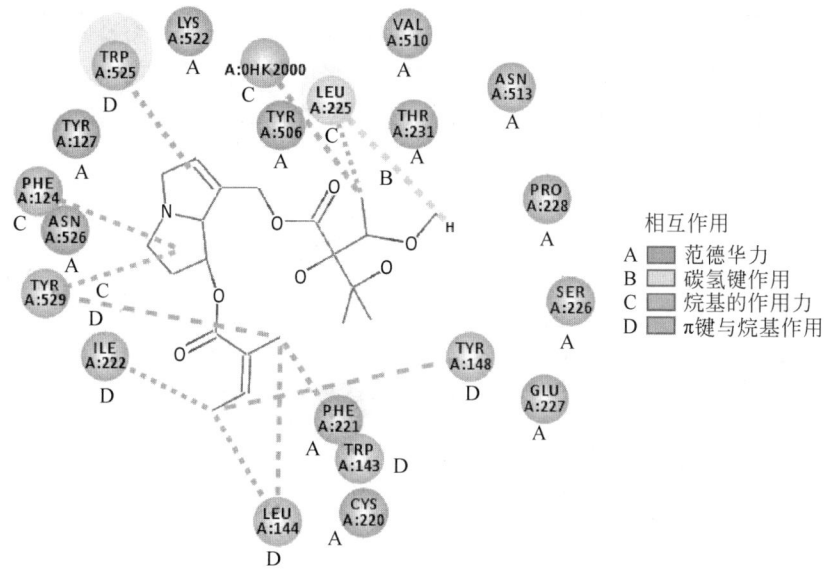

图 7.90 毛果天芥菜碱与 M₃ 受体作用的二维图

相互作用
A 范德华力
B 碳氢键作用
C 烷基的作用力
D π键与烷基作用

木兰花碱 Magnoflorine

【化学结构】

【主要来源】 来源于毛茛科唐松草属唐松草（*Thalictrum aquilegifolium* Linn. var. *sibiricum* Regel et Tiling）的根中。

【理化性质】 本品为浅褐色结晶粉末,熔点 252.00℃,可溶于甲醇、乙醇等有机溶剂。

【类药五原则数据】 相对分子质量 342.4,脂水分配系数 1.728,可旋转键数 2,氢键受体数 4,氢键给体数 2。

【药物动力学数据】 木兰花碱的吸收、分布、代谢、排泄、毒性数据见表 7.136、图 7.91。

表 7.136 木兰花碱的吸收、分布、代谢、排泄、毒性数据表

25℃下水溶解度水平	3
血脑屏障通透水平	3
人类肠道吸收性水平	0

续表

肝毒性(马氏距离)	9.143
细胞色素 P450 2D6 抑制性(马氏距离)	14.04
血浆蛋白结合率(马氏距离)	9.433

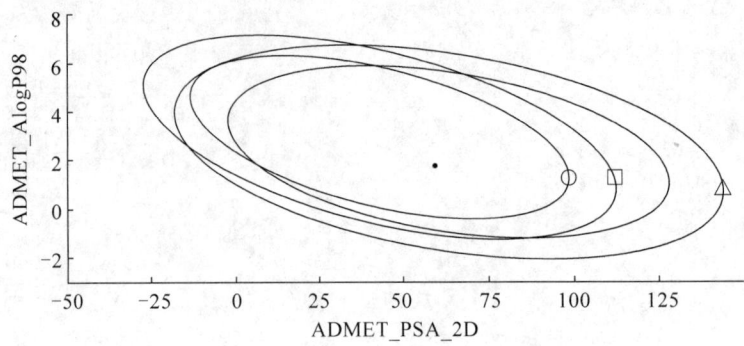

图 7.91　木兰花碱 ADMET 范围图

【毒性】　木兰花碱毒理学概率数据见表 7.137。

表 7.137　木兰花碱毒理学概率表

毒理学性质	发生概率
致突变性	0
好氧生物降解性能	0.001
潜在发育毒性	1.000
皮肤刺激性	0.955
NTP 致癌性(雄大鼠)	1.000
NTP 致癌性(雌大鼠)	0
NTP 致癌性(雄小鼠)	0
NTP 致癌性(雌小鼠)	0.019

【药理】　木兰花碱药理模型数据见表 7.138。

表 7.138　木兰花碱药理模型数据表

模型 1	大鼠口服半数致死量
LD_{50}	$10.00g/(m^3 \cdot h)$
95％的置信限下最小 LD_{50}	$10.00g/(m^3 \cdot h)$
95％的置信限下最大 LD_{50}	$10.00g/(m^3 \cdot h)$
模型 2	大鼠吸入半数致死浓度
LC_{50}	523.6mg/kg
低于 95％置信限下的限量	69.90mg/kg
高于 95％置信限下的限量	3.900g/kg

【木兰花碱与抗炎受体环加氧酶-2(COX-2)作用的二维图】　木兰花碱与抗炎受体环加氧酶-2(COX-2)作用的二维图见图 7.92。

【药理或临床作用】　本品具有抗炎、降压、抗生育等作用。

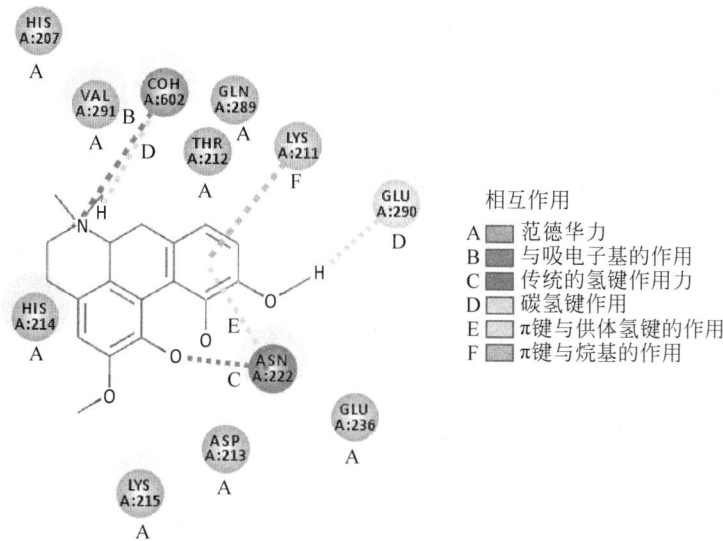

图 7.92 木兰花碱与抗炎受体环加氧酶-2(COX-2)作用的二维图

相互作用
A ■ 范德华力
B ■ 与吸电子基的作用
C ■ 传统的氢键作用力
D ■ 碳氢键作用
E ■ π键与供体氢键的作用
F ■ π键与烷基的作用

木兰箭毒碱 Magnocurarine

【化学结构】

【主要来源】 来源于木兰科木兰属厚朴(*Magnolia officinalis* Rehd. et Wils.)的树皮。

【理化性质】 本品为无色细棱柱状结晶,熔点 199.00～200.00℃,易溶于水,不溶于有机溶剂。

【类药五原则数据】 相对分子质量 314.4,脂水分配系数 2.056,可旋转键数 3,氢键受体数 3,氢键给体数 2。

【药物动力学数据】 木兰箭毒碱的吸收、分布、代谢、排泄、毒性数据见表 7.139、图 7.93。

表 7.139 木兰箭毒碱的吸收、分布、代谢、排泄、毒性数据表

25℃下水溶解度水平	3
血脑屏障通透水平	2
人类肠道吸收性水平	0
肝毒性(马氏距离)	9.129

续表

| 细胞色素 P450 2D6 抑制性(马氏距离) | 13.89 |
| 血浆蛋白结合率(马氏距离) | 8.911 |

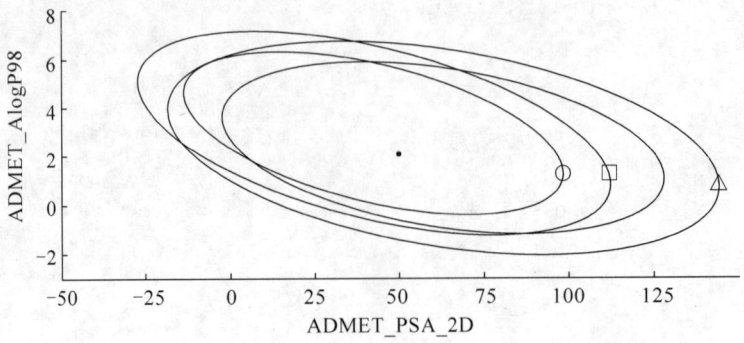

图 7.93　木兰箭毒碱 ADMET 范围图

【毒性】　木兰箭毒碱毒理学概率数据见表 7.140。

表 7.140　木兰箭毒碱毒理学概率表

毒理学性质	发生概率
致突变性	0
好氧生物降解性能	0
潜在发育毒性	1.000
皮肤刺激性	0.008
NTP 致癌性(雄大鼠)	0.001
NTP 致癌性(雌大鼠)	1.000
NTP 致癌性(雄小鼠)	0
NTP 致癌性(雌小鼠)	0.998

【药理】　木兰箭毒碱药理模型数据见表 7.141。

表 7.141　木兰箭毒碱药理模型数据表

模型 1	大鼠口服半数致死量
LD_{50}	1.400g/kg
95%的置信限下最小 LD_{50}	239.8mg/kg
95%的置信限下最大 LD_{50}	7.900g/kg
模型 2	大鼠吸入半数致死浓度
LC_{50}	10.00g/(m³·h)
低于 95%置信限下的限量	10.00g/(m³·h)
高于 95%置信限下的限量	10.00g/(m³·h)

【木兰箭毒碱与降血压肾上腺素受体作用的二维图】　木兰箭毒碱与降血压肾上腺素受体作用的二维图见图 7.94。

【药理或临床作用】　本品具有舒张血管、降血压、松弛横纹肌等作用。

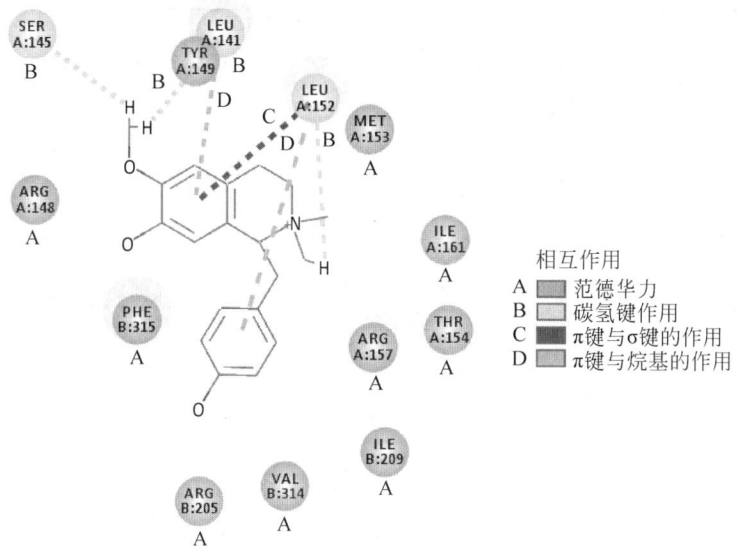

图 7.94　木兰箭毒碱与降血压肾上腺素受体作用的二维图

南天竹种碱　Domesticine

【化学结构】

【主要来源】　来源于小檗科南天竹属南天竹(*Nandina domestica* Thunb.)的果实和茎。

【理化性质】　本品熔点为 115.00～116.00℃(甲醇-水),熔点 84.00～85.00℃(无水甲醇或苯),极易溶于三氯甲烷,溶于热醇、乙酸乙酯、醋酸及碱,略微溶于乙醚,几乎不溶于水。

【类药五原则数据】　相对分子质量 325.4,脂水分配系数 3.109,可旋转键数 1,氢键受体数 5,氢键给体数 1。

【药物动力学数据】　南天竹种碱的吸收、分布、代谢、排泄、毒性数据见表 7.142、图 7.95。

表 7.142　南天竹种碱的吸收、分布、代谢、排泄、毒性数据表

25℃下水溶解度水平	2
血脑屏障通透水平	1
人类肠道吸收性水平	0

续表

肝毒性(马氏距离)	9.667
细胞色素 P450 2D6 抑制性(马氏距离)	10.08
血浆蛋白结合率(马氏距离)	9.868

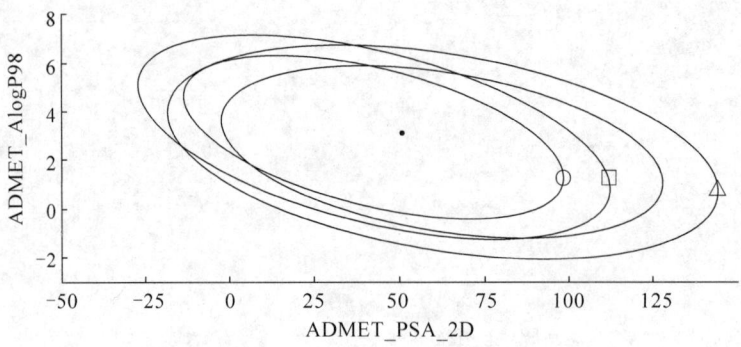

图 7.95　南天竹种碱 ADMET 范围图

【毒性】　南天竹种碱毒理学概率数据见表 7.143。

表 7.143　南天竹种碱毒理学概率表

毒理学性质	发生概率
致突变性	1.000
好氧生物降解性能	1.000
潜在发育毒性	1.000
皮肤刺激性	0
NTP 致癌性(雄大鼠)	1.000
NTP 致癌性(雌大鼠)	0.279
NTP 致癌性(雄小鼠)	0
NTP 致癌性(雌小鼠)	0

【药理】　南天竹种碱药理模型数据见表 7.144。

表 7.144　南天竹种碱药理模型数据表

模型 1	大鼠口服半数致死量
LD_{50}	13.80mg/kg
95%的置信限下最小 LD_{50}	1.500mg/kg
95%的置信限下最大 LD_{50}	124.1mg/kg
模型 2	大鼠吸入半数致死浓度
LC_{50}	574.4mg/(m^3 · h)
低于 95%置信限下的限量	40.30mg/(m^3 · h)
高于 95%置信限下的限量	8.200g/(m^3 · h)

【南天竹种碱与 γ-氨基丁酸受体作用的二维图】　南天竹种碱与 γ-氨基丁酸受体作用的二维图见图 7.96。

【药理或临床作用】　本品可用作中枢神经抑制剂、心脏抑制剂。

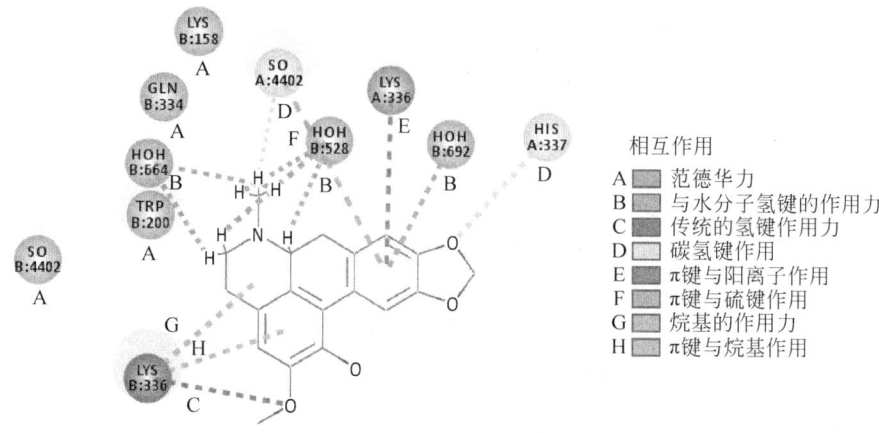

图 7.96 南天竹种碱与 γ-氨基丁酸受体作用的二维图

尿囊素 Allantoin

【化学结构】

【主要来源】 来源于马兜铃科马兜铃属马兜铃(*Aristolochia debilis* Sieb. et Zucc.)。

【理化性质】 本品为白色结晶粉末,熔点 226.00～240.00℃,易溶于热水、热醇和稀氢氧化钠溶液,微溶于常温的水和醇,难溶于乙醚和三氯甲烷等有机溶剂。

【类药五原则数据】 相对分子质量 158.1,脂水分配系数－1.760,可旋转键数 1,氢键受体数 3,氢键给体数 4。

【药物动力学数据】 尿囊素的吸收、分布、代谢、排泄、毒性数据见表 7.145、图 7.97。

表 7.145 尿囊素的吸收、分布、代谢、排泄、毒性数据表

25℃下水溶解度水平	5
血脑屏障通透水平	4
人类肠道吸收性水平	1
肝毒性(马氏距离)	9.270
细胞色素 P450 2D6 抑制性(马氏距离)	14.97
血浆蛋白结合率(马氏距离)	11.19

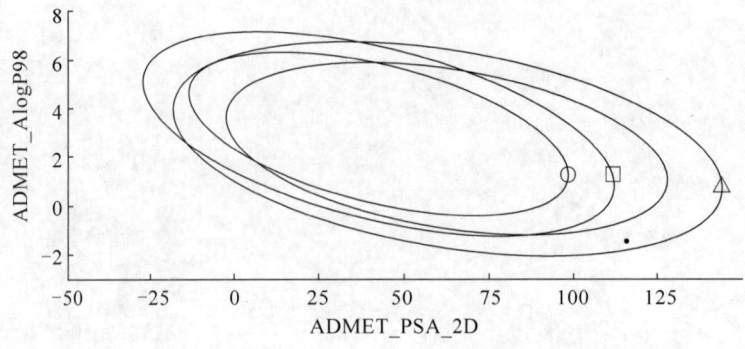

图 7.97 尿囊素 ADMET 范围图

【毒性】 尿囊素毒理学概率数据见表 7.146。

表 7.146 尿囊素毒理学概率表

毒理学性质	发生概率
致突变性	1.000
好氧生物降解性能	1.000
潜在发育毒性	1.000
皮肤刺激性	0
NTP 致癌性（雄大鼠）	0
NTP 致癌性（雌大鼠）	0
NTP 致癌性（雄小鼠）	0.932
NTP 致癌性（雌小鼠）	0.981

【药理】 尿囊素药理模型数据见表 7.147。

表 7.147 尿囊素药理模型数据表

模型 1	大鼠口服半数致死量
LD_{50}	1.100g/kg
95% 的置信限下最小 LD_{50}	216.6mg/kg
95% 的置信限下最大 LD_{50}	5.100g/kg
模型 2	大鼠吸入半数致死浓度
LC_{50}	1.900g/($m^3 \cdot h$)
低于 95% 置信限下的限量	92.80mg/($m^3 \cdot h$)
高于 95% 置信限下的限量	10.00g/($m^3 \cdot h$)

【尿囊素与 γ-氨基丁酸 A 型受体作用的二维图】 尿囊素与 γ-氨基丁酸 A 型受体作用的二维图见图 7.98。

【药理或临床作用】 本品具有消炎、止痛和较弱的局部麻醉作用。

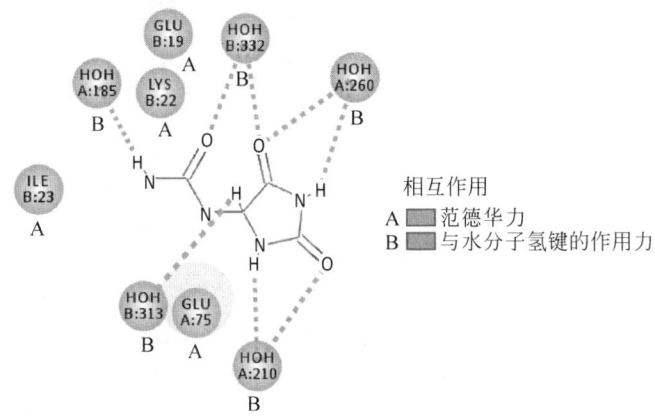

图 7.98 尿囊素与 γ-氨基丁酸 A 型受体作用的二维图

千里光菲灵碱 Seneciphylline

【化学结构】

【主要来源】 来源于菊科千里光属欧洲千里光(*Senecio vulgaris*)的根。

【理化性质】 本品为小菱形片状结晶,熔点 217.00℃,易溶于三氯甲烷、氯乙烯,微溶于乙醇、丙酮,难溶于乙醚、石油醚。

【类药五原则数据】 相对分子质量 333.4,脂水分配系数 1.676,可旋转键数 0,氢键受体数 6,氢键给体数 1。

【药物动力学数据】 千里光菲灵碱的吸收、分布、代谢、排泄、毒性数据见表 7.148、图 7.99。

表 7.148 千里光菲灵碱的吸收、分布、代谢、排泄、毒性数据表

25℃下水溶解度水平	3
血脑屏障通透水平	3
人类肠道吸收性水平	0
肝毒性(马氏距离)	8.373
细胞色素 P450 2D6 抑制性(马氏距离)	13.27
血浆蛋白结合率(马氏距离)	15.24

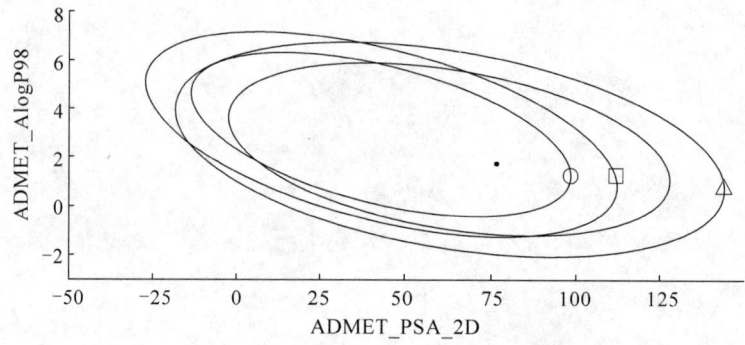

图 7.99　千里光菲灵碱 ADMET 范围图

【毒性】　千里光菲灵碱毒理学概率数据见表 7.149。

表 7.149　千里光菲灵碱毒理学概率表

毒理学性质	发生概率
致突变性	1.000
好氧生物降解性能	0
潜在发育毒性	0.113
皮肤刺激性	0
NTP 致癌性(雄大鼠)	0
NTP 致癌性(雌大鼠)	0
NTP 致癌性(雄小鼠)	1.000
NTP 致癌性(雌小鼠)	1.000

【药理】　千里光菲灵碱药理模型数据见表 7.150。

表 7.150　千里光菲灵碱药理模型数据表

模型 1	大鼠口服半数致死量
LD_{50}	39.90mg/kg
95%的置信限下最小 LD_{50}	6.800mg/kg
95%的置信限下最大 LD_{50}	235.1mg/kg
模型 2	大鼠吸入半数致死浓度
LC_{50}	$16.90\mu g/(m^3 \cdot h)$
低于 95%置信限下的限量	$479.2ng/(m^3 \cdot h)$
高于 95%置信限下的限量	$598.8\mu g/(m^3 \cdot h)$

【千里光菲灵碱与 M_3 受体作用的二维图】　千里光菲灵碱与 M_3 受体作用的二维图见图 7.100。

【药理或临床作用】　本品具有解痉作用。

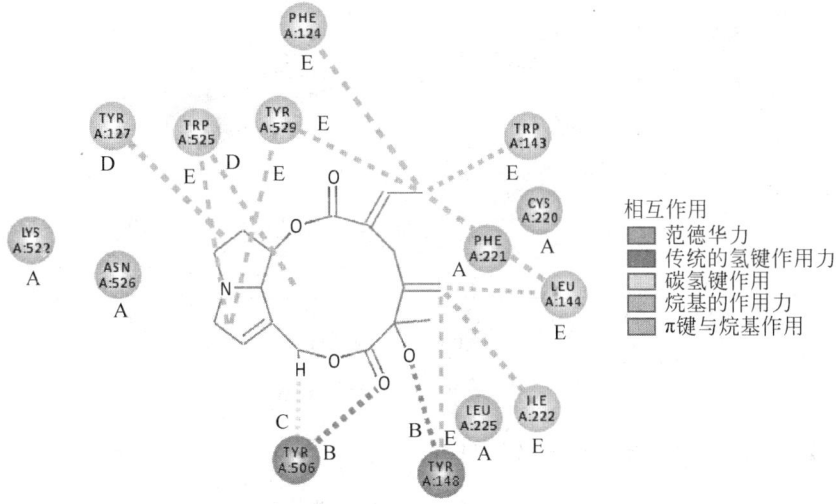

图 7.100 千里光菲灵碱与 M₃ 受体作用的二维图

千里光碱 Senecionine

【化学结构】

【主要来源】 来源于菊科千里光属欧洲千里光(*Senecio vulgaris*)的全草。

【理化性质】 本品为苦味片状结晶,熔点 236.00℃,易溶于三氯甲烷,微溶于乙醇和乙醚,几乎不溶于水。

【类药五原则数据】 相对分子质量 335.4,脂水分配系数 1.804,可旋转键数 0,氢键受体数 6,氢键给体数 1。

【药物动力学数据】 千里光碱的吸收、分布、代谢、排泄、毒性数据见表 7.151、图 7.101。

表 7.151 千里光碱的吸收、分布、代谢、排泄、毒性数据表

25℃下水溶解度水平	3
血脑屏障通透水平	3
人类肠道吸收性水平	0
肝毒性(马氏距离)	7.778
细胞色素 P450 2D6 抑制性(马氏距离)	10.49
血浆蛋白结合率(马氏距离)	16.08

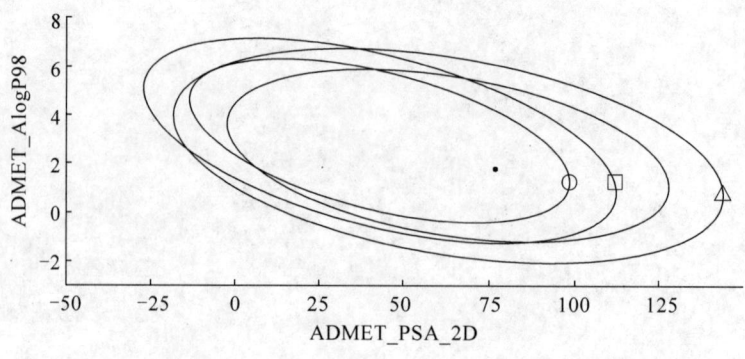

图 7.101　千里光碱 ADMET 范围图

【毒性】　千里光碱毒理学概率数据见表 7.152。

表 7.152　千里光碱毒理学概率表

毒理学性质	发生概率
致突变性	1.000
好氧生物降解性能	0
潜在发育毒性	0.983
皮肤刺激性	0.215
NTP 致癌性（雄大鼠）	0.001
NTP 致癌性（雌大鼠）	0
NTP 致癌性（雄小鼠）	1.000
NTP 致癌性（雌小鼠）	1.000

【药理】　千里光碱药理模型数据见表 7.153。

表 7.153　千里光碱药理模型数据表

模型 1	大鼠口服半数致死量
LD_{50}	73.00mg/kg
95% 的置信限下最小 LD_{50}	12.60mg/kg
95% 的置信限下最大 LD_{50}	423.1mg/kg
模型 2	大鼠吸入半数致死浓度
LC_{50}	5.100mg/(m^3·h)
低于 95% 置信限下的限量	265.1μg/(m^3·h)
高于 95% 置信限下的限量	98.50mg/(m^3·h)

【千里光碱与 M_1 受体作用的二维图】　千里光碱与 M_1 受体作用的二维图见图 7.102。
【药理或临床作用】　本品对肠平滑肌有解痉作用。

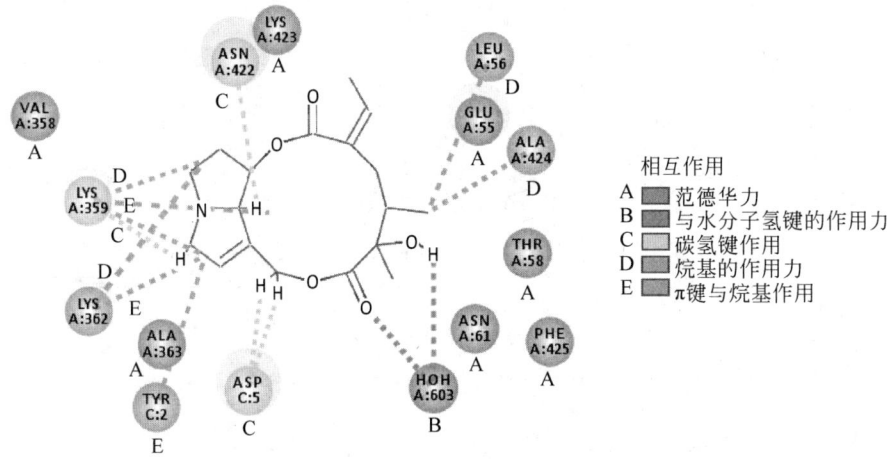

图 7.102 千里光碱与 M_1 受体作用的二维图

相互作用
A ■ 范德华力
B ■ 与水分子氢键的作用力
C ■ 碳氢键作用
D ■ 烷基的作用力
E ■ π键与烷基作用

球紫堇碱 Bullocapnine

【化学结构】

【主要来源】 来源于罂粟科紫堇属夏天无[*Corydalis decumbens*(Thunb.)Pers.]的块茎。

【理化性质】 本品为柱状结晶,熔点 213.00～214.00℃,溶于乙醇、三氯甲烷,几乎不溶于水。

【类药五原则数据】 相对分子质量 325.4,脂水分配系数 3.109,可旋转键数 1,氢键受体数 5,氢键给体数 1。

【药物动力学数据】 球紫堇碱的吸收、分布、代谢、排泄、毒性数据见表 7.154、图 7.103。

表 7.154 球紫堇碱的吸收、分布、代谢、排泄、毒性数据表

25℃下水溶解度水平	2
血脑屏障通透水平	1
人类肠道吸收性水平	0
肝毒性(马氏距离)	9.067
细胞色素 P450 2D6 抑制性(马氏距离)	12.42
血浆蛋白结合率(马氏距离)	9.382

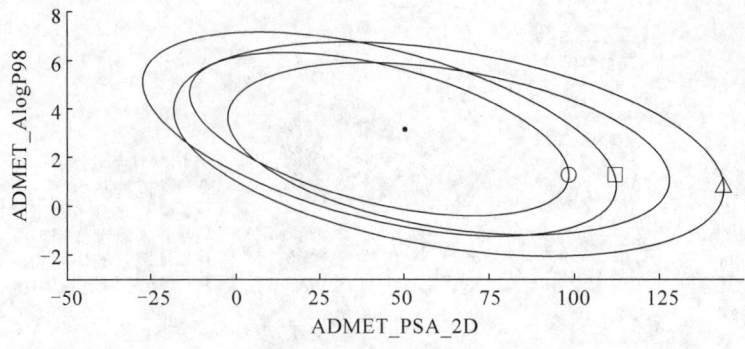

图 7.103　球紫堇碱 ADMET 范围图

【毒性】　球紫堇碱毒理学概率数据见表 7.155。

表 7.155　球紫堇碱毒理学概率表

毒理学性质	发生概率
致突变性	0
好氧生物降解性能	1.000
潜在发育毒性	1.000
皮肤刺激性	0
NTP 致癌性(雄大鼠)	1.000
NTP 致癌性(雌大鼠)	0
NTP 致癌性(雄小鼠)	0
NTP 致癌性(雌小鼠)	0

【药理】　球紫堇碱药理模型数据见表 7.156。

表 7.156　球紫堇碱药理模型数据表

模型 1	大鼠口服半数致死量
LD_{50}	8.800mg/kg
95% 的置信限下最小 LD_{50}	979.8μg/kg
95% 的置信限下最大 LD_{50}	78.20mg/kg
模型 2	大鼠吸入半数致死浓度
LC_{50}	737.3mg/(m³·h)
低于 95% 置信限下的限量	45.40mg/(m³·h)
高于 95% 置信限下的限量	10.00g/(m³·h)

【球紫堇碱与 M 受体作用的二维图】　球紫堇碱与 M 受体作用的二维图见图 7.104。

【药理或临床作用】　本品具有周围多巴胺受体阻碍活性,能扩张血管,消除血管收缩性反射,对胃泌素乙酰胆碱有对抗作用。

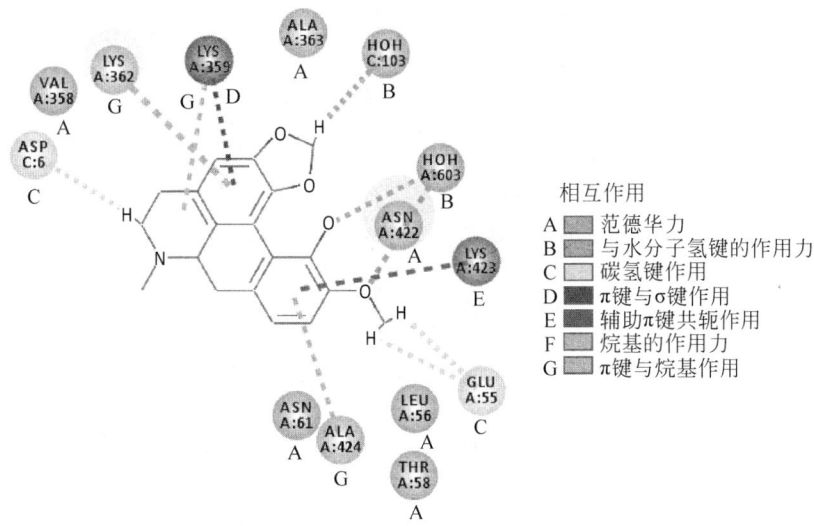

图 7.104　球紫堇碱与 M 受体作用的二维图

相互作用
A 范德华力
B 与水分子氢键的作用力
C 碳氢键作用
D π键与σ键作用
E 辅助π键共轭作用
F 烷基的作用力
G π键与烷基作用

去甲莨菪碱　Norhyoscyamine

【化学结构】

【主要来源】　来源于茄科曼陀罗属洋金花（*Datura metel* L.）的花。

【理化性质】　本品为白色针状结晶，熔点 112.00～114.00℃，溶于乙醇和三氯甲烷，微溶于水和乙醚，其盐酸盐为针状结晶。

【类药五原则数据】　相对分子质量 275.3，脂水分配系数 1.185，可旋转键数 5，氢键受体数 4，氢键给体数 2。

【药物动力学数据】　去甲莨菪碱的吸收、分布、代谢、排泄、毒性数据见表 7.157、图 7.105。

表 7.157　去甲莨菪碱的吸收、分布、代谢、排泄、毒性数据表

25℃下水溶解度水平	3
血脑屏障通透水平	3
人类肠道吸收性水平	0
肝毒性（马氏距离）	8.045
细胞色素 P450 2D6 抑制性（马氏距离）	10.46
血浆蛋白结合率（马氏距离）	10.31

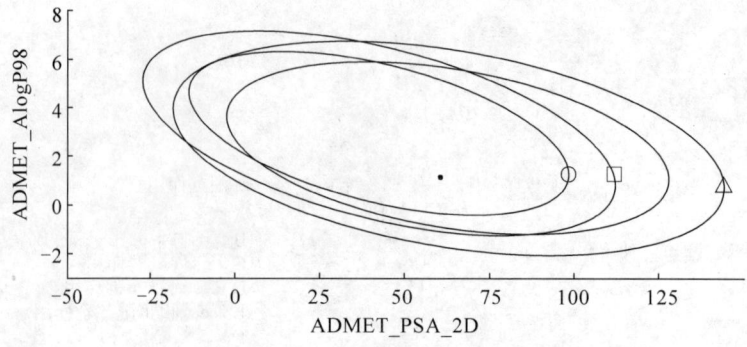

图 7.105　去甲莨菪碱 ADMET 范围图

【毒性】　去甲莨菪碱毒理学概率数据见表 7.158。

表 7.158　去甲莨菪碱毒理学概率表

毒理学性质	发生概率
致突变性	0.302
好氧生物降解性能	0
潜在发育毒性	0.999
皮肤刺激性	0
NTP 致癌性（雄大鼠）	0
NTP 致癌性（雌大鼠）	0.957
NTP 致癌性（雄小鼠）	0
NTP 致癌性（雌小鼠）	0

【药理】　去甲莨菪碱药理模型数据见表 7.159。

表 7.159　去甲莨菪碱药理模型数据表

模型 1	大鼠口服半数致死量
LD_{50}	1.100g/kg
95％的置信限下最小 LD_{50}	299.2mg/kg
95％的置信限下最大 LD_{50}	4.000g/kg
模型 2	大鼠吸入半数致死浓度
LC_{50}	1.000g/(m³·h)
低于 95％置信限下的限量	62.80mg/(m³·h)
高于 95％置信限下的限量	10.00g/(m³·h)

【去甲莨菪碱与 M_3 受体作用的二维图】　去甲莨菪碱与 M_3 受体作用的二维图见图 7.106。

【药理或临床作用】　本品具有解痉、镇痛及扩瞳作用。

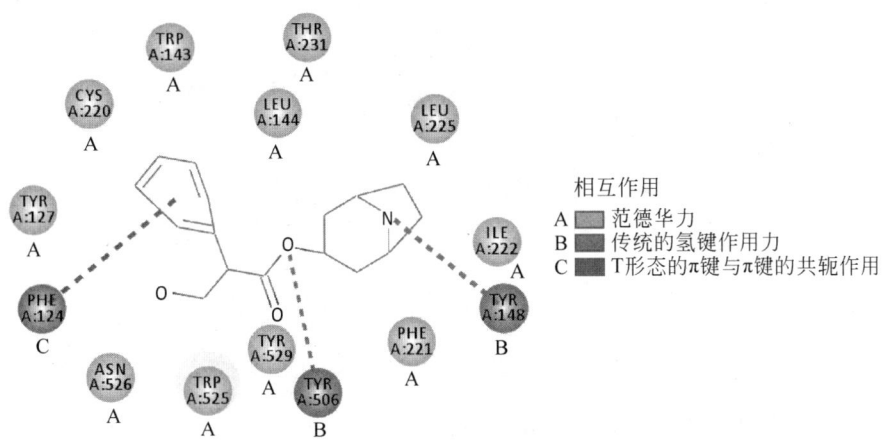

图 7.106 去甲莨菪碱与 M_3 受体作用的二维图

相互作用
A ▢ 范德华力
B ▢ 传统的氢键作用力
C ▢ T形态的π键与π键的共轭作用

去水阿托品 Apoatropine

【化学结构】

【主要来源】 来源于茄科颠茄属颠茄(*Atropa belladonna* L.)。

【理化性质】 本品为棱形结晶(氯仿),熔点 62.00℃,沸点 389.1℃,极易溶于乙醇、乙醚、三氯甲烷、苯及二硫化碳,微溶于石油醚和异戊醇。

【类药五原则数据】 相对分子质量 271.4,脂水分配系数 2.826,可旋转键数 4,氢键受体数 3,氢键给体数 0。

【药物动力学数据】 去水阿托品的吸收、分布、代谢、排泄、毒性数据见表 7.160、图 7.107。

表 7.160 去水阿托品的吸收、分布、代谢、排泄、毒性数据表

25℃下水溶解度水平	3
血脑屏障通透水平	1
人类肠道吸收性水平	0
肝毒性(马氏距离)	10.30
细胞色素 P450 2D6 抑制性(马氏距离)	11.71
血浆蛋白结合率(马氏距离)	11.80

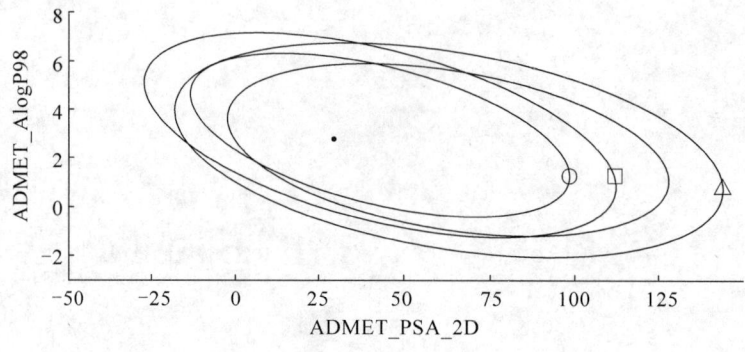

图 7.107　去水阿托品 ADMET 范围图

【毒性】　去水阿托品毒理学概率数据见表 7.161。

表 7.161　去水阿托品毒理学概率表

毒理学性质	发生概率
致突变性	0.550
好氧生物降解性能	0.032
潜在发育毒性	0
皮肤刺激性	0
NTP 致癌性(雄大鼠)	0
NTP 致癌性(雌大鼠)	0
NTP 致癌性(雄小鼠)	0.001
NTP 致癌性(雌小鼠)	0

【药理】　去水阿托品药理模型数据见表 7.162。

表 7.162　去水阿托品药理模型数据表

模型 1	大鼠口服半数致死量
LD_{50}	268.4mg/kg
95%的置信限下最小 LD_{50}	79.30mg/kg
95%的置信限下最大 LD_{50}	908.2mg/kg
模型 2	大鼠吸入半数致死浓度
LC_{50}	422.3mg/(m³ · h)
低于 95%置信限下的限量	10.80mg/(m³ · h)
高于 95%置信限下的限量	10.00g/(m³ · h)

【去水阿托品与 M_3 受体作用的二维图】　去水阿托品与 M_3 受体作用的二维图见图 7.108。

【药理或临床作用】　本品具有解痉作用,用作解痉剂。

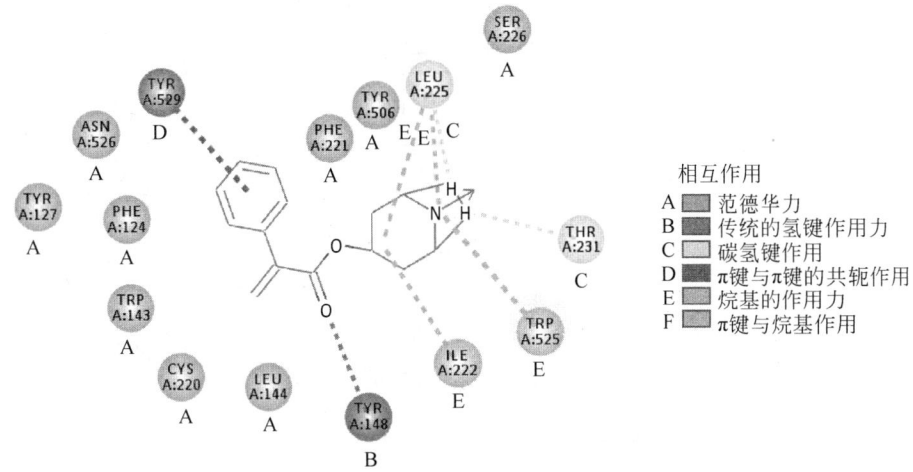

图 7.108　去水阿托品与 M₃ 受体作用的二维图

相互作用
A ▦ 范德华力
B ▦ 传统的氢键作用力
C ▢ 碳氢键作用
D ▦ π键与π键的共轭作用
E ▦ 烷基的作用力
F ▦ π键与烷基作用

三尖杉碱　Cephalotaxine

【化学结构】

【主要来源】　来源于三尖杉科三尖杉属三尖杉（*Cephalotaxus fortunei* Hook. f. ）的种子和枝叶。

【理化性质】　本品为星状结晶，熔点 131.00～132.00℃，可与盐酸和高氯酸等生成结晶盐；遇浓硫酸呈红色转深紫红色，加水则成绿色溶液。

【类药五原则数据】　相对分子质量 315.4，脂水分配系数 1.515，可旋转键数 1，氢键受体数 5，氢键给体数 1。

【药物动力学数据】　三尖杉碱的吸收、分布、代谢、排泄、毒性数据见表 7.163、图 7.109。

表 7.163　三尖杉碱的吸收、分布、代谢、排泄、毒性数据表

25℃下水溶解度水平	3
血脑屏障通透水平	2
人类肠道吸收性水平	0
肝毒性（马氏距离）	14.65
细胞色素 P450 2D6 抑制性（马氏距离）	17.91
血浆蛋白结合率（马氏距离）	13.78

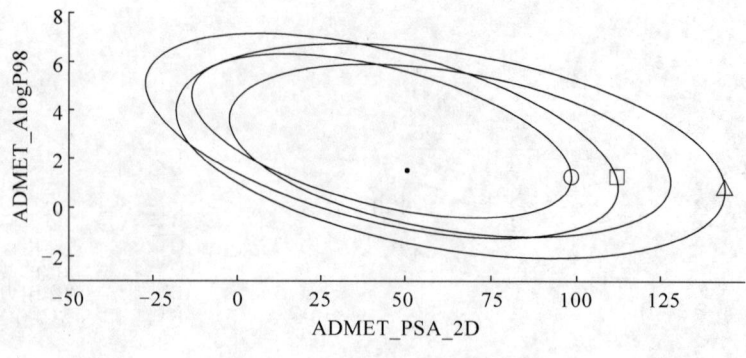

图 7.109　三尖杉碱 ADMET 范围图

【毒性】　三尖杉碱毒理学概率数据见表 7.164。

表 7.164　三尖杉碱毒理学概率表

毒理学性质	发生概率
致突变性	0
好氧生物降解性能	0.341
潜在发育毒性	1.000
皮肤刺激性	0
NTP 致癌性（雄大鼠）	1.000
NTP 致癌性（雌大鼠）	1.000
NTP 致癌性（雄小鼠）	0
NTP 致癌性（雌小鼠）	0.194

【药理】　三尖杉碱药理模型数据见表 7.165。

表 7.165　三尖杉碱药理模型数据表

模型 1	大鼠口服半数致死量
LD_{50}	10.00g/kg
95% 的置信限下最小 LD_{50}	3.900g/kg
95% 的置信限下最大 LD_{50}	10.00g/kg
模型 2	大鼠吸入半数致死浓度
LC_{50}	10.00g/(m³ · h)
低于 95% 置信限下的限量	3.800g/(m³ · h)
高于 95% 置信限下的限量	10.00g/(m³ · h)

【三尖杉碱与 Mcl-1 靶点蛋白作用的二维图】　三尖杉碱与 Mcl-1 靶点蛋白作用的二维图见图 7.110。

【药理或临床作用】　本品在临床上对恶性淋巴瘤和淋巴性白血病有显著疗效。

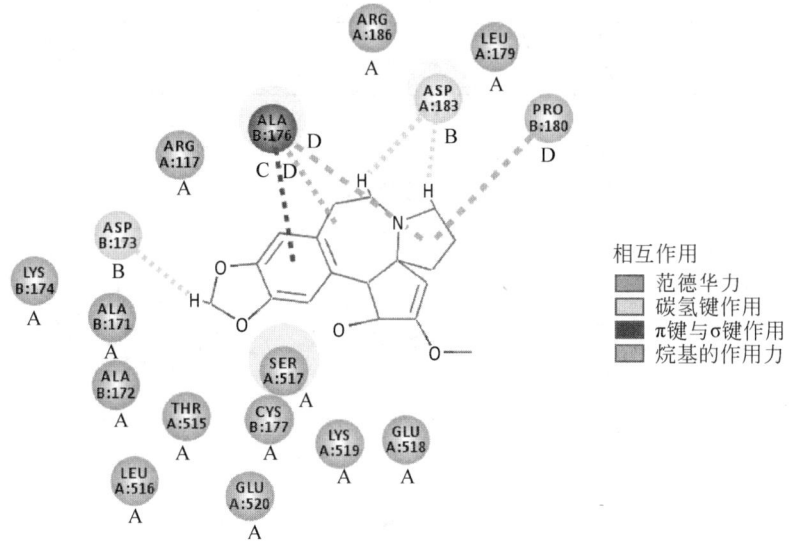

图 7.110　三尖杉碱与 Mcl-1 靶点蛋白作用的二维图

高三尖杉酯碱　Harringtonine

【化学结构】

【主要来源】　来源于三尖杉科三尖杉属三尖杉(*Cephalotaxus fortunei* Hook.f.)。

【理化性质】　本品为白色粉末,熔点 73.00~75.00℃,可溶于甲醇、乙醇等有机溶剂,难溶于水。

【类药五原则数据】　相对分子质量 531.6,脂水分配系数 1.961,可旋转键数 10,氢键受体数 10,氢键给体数 2。

【药物动力学数据】　高三尖杉酯碱的吸收、分布、代谢、排泄、毒性数据见表 7.166、图 7.111。

表 7.166　高三尖杉酯碱的吸收、分布、代谢、排泄、毒性数据表

25℃下水溶解度水平	3
血脑屏障通透水平	4
人类肠道吸收性水平	0
肝毒性(马氏距离)	13.11

续表

细胞色素 P450 2D6 抑制性(马氏距离)	21.10
血浆蛋白结合率(马氏距离)	15.32

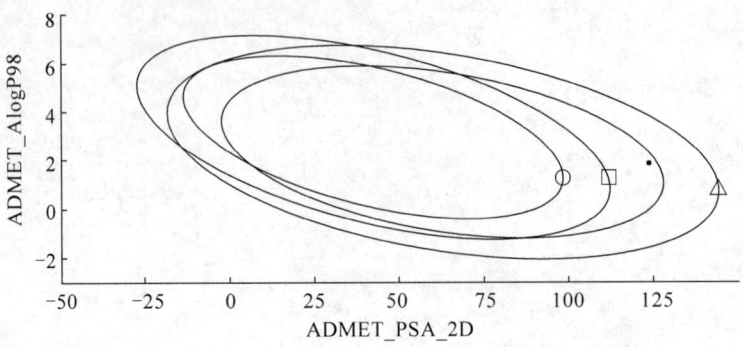

图 7.111　高三尖杉酯碱 ADMET 范围图

【毒性】　高三尖杉酯碱毒理学概率数据见表 7.167。

表 7.167　高三尖杉酯碱毒理学概率表

毒理学性质	发生概率
致突变性	0
好氧生物降解性能	1.000
潜在发育毒性	1.000
皮肤刺激性	0
NTP 致癌性(雄大鼠)	1.000
NTP 致癌性(雌大鼠)	1.000
NTP 致癌性(雄小鼠)	0
NTP 致癌性(雌小鼠)	0

【药理】　高三尖杉酯碱药理模型数据见表 7.168。

表 7.168　高三尖杉酯碱药理模型数据表

模型 1	大鼠口服半数致死量
LD_{50}	9.100g/kg
95%的置信限下最小 LD_{50}	2.700g/kg
95%的置信限下最大 LD_{50}	10.00g/kg
模型 2	大鼠吸入半数致死浓度
LC_{50}	5.600mg/(m³ · h)
低于 95%置信限下的限量	843.5ng/(m³ · h)
高于 95%置信限下的限量	10.00g/(m³ · h)

【高三尖杉酯碱与 Mcl-1 靶点蛋白作用的二维图】　高三尖杉酯碱与 Mcl-1 靶点蛋白作用的二维图见图 7.112。

【药理或临床作用】　本品用于治疗急性早幼粒细胞白血病、急性单核细胞性白血病、急性粒细胞性白血病及恶性淋巴瘤等。

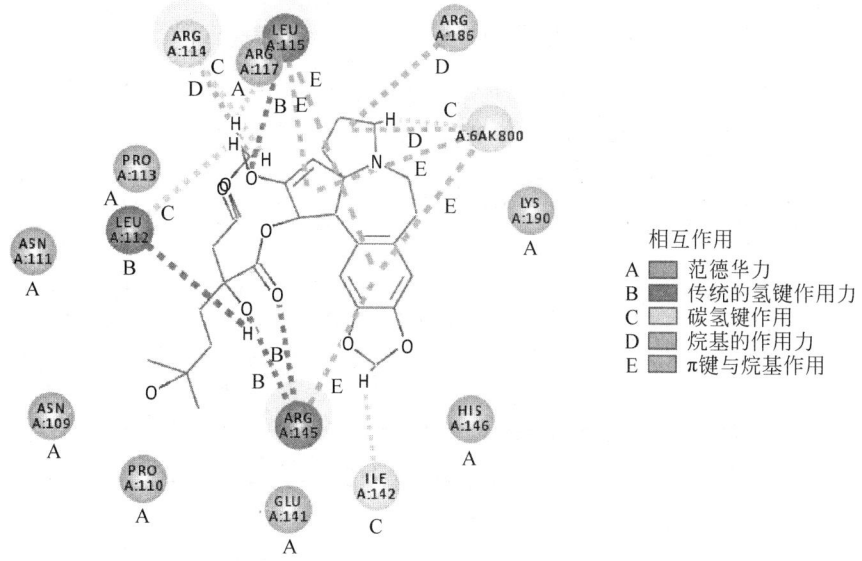

图 7.112　高三尖杉酯碱与 Mcl-1 靶点蛋白作用的二维图

色胺酮　Tryptanthrin

【化学结构】

【主要来源】　来源于菊科马兰属马兰[*Kalimeris indica*(L.)Sch.-Bip.]的鲜叶。

【理化性质】　本品为黄色针状晶体(氯仿-醋酸乙酯),熔点 267.00℃。

【类药五原则数据】　相对分子质量 248.2,脂水分配系数 2.331,可旋转键数 0,氢键受体数 3,氢键给体数 0。

【药物动力学数据】　色胺酮的吸收、分布、代谢、排泄、毒性数据见表 7.169、图 7.113。

表 7.169　色胺酮的吸收、分布、代谢、排泄、毒性数据表

25℃下水溶解度水平	2
血脑屏障通透水平	2
人类肠道吸收性水平	0
肝毒性(马氏距离)	9.381
细胞色素 P450 2D6 抑制性(马氏距离)	10.54
血浆蛋白结合率(马氏距离)	11.27

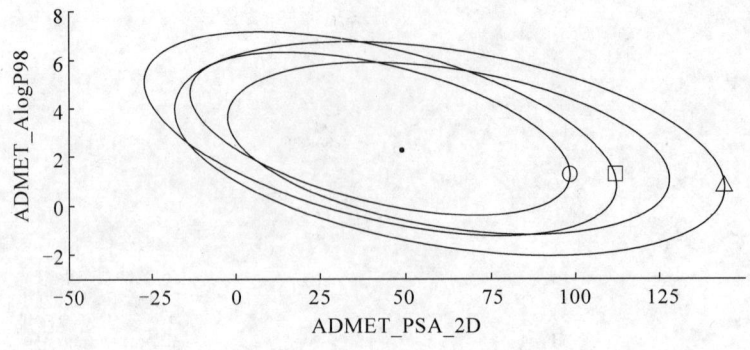

图 7.113   色胺酮 ADMET 范围图

【毒性】   色胺酮毒理学概率数据见表 7.170。

表 7.170   色胺酮毒理学概率表

毒理学性质	发生概率
致突变性	0.987
好氧生物降解性能	0
潜在发育毒性	1.000
皮肤刺激性	0.122
NTP 致癌性(雄大鼠)	1.000
NTP 致癌性(雌大鼠)	0
NTP 致癌性(雄小鼠)	0.997
NTP 致癌性(雌小鼠)	0.992

【药理】   色胺酮药理模型数据见表 7.171。

表 7.171   色胺酮药理模型数据表

模型 1	大鼠口服半数致死量
LD_{50}	2.700g/kg
95%的置信限下最小 LD_{50}	405.9mg/kg
95%的置信限下最大 LD_{50}	10.00g/kg
模型 2	大鼠吸入半数致死浓度
LC_{50}	234.1mg/(m³ · h)
低于 95%置信限下的限量	26.20mg/(m³ · h)
高于 95%置信限下的限量	2.100g/(m³ · h)

【色胺酮与抗炎受体环加氧酶-2(COX-2)作用的二维图】   色胺酮与抗炎受体环加氧酶-2(COX-2)作用的二维图见图 7.114。

【药理或临床作用】   本品具有抗肿瘤、抗菌、抗炎症作用。

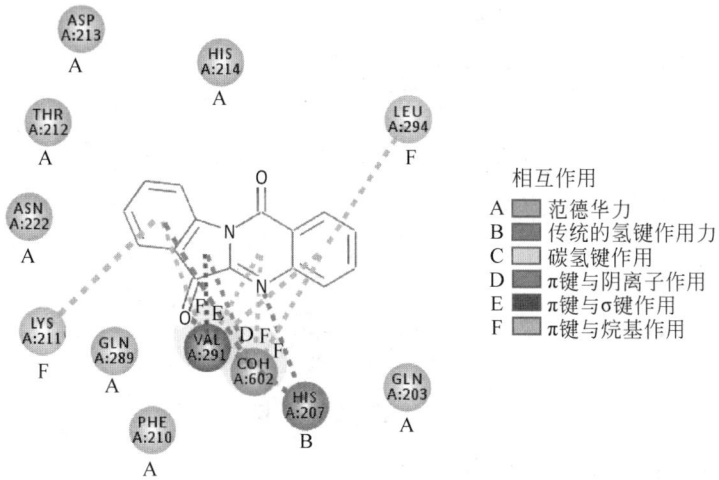

图 7.114 色胺酮与抗炎受体环加氧酶-2(COX-2)作用的二维图

相互作用
A ▢ 范德华力
B ▢ 传统的氢键作用力
C ▢ 碳氢键作用
D ▢ π键与阴离子作用
E ▢ π键与σ键作用
F ▢ π键与烷基作用

山莨菪碱 Anisodamine

【化学结构】

【主要来源】 来源于茄科山莨菪属山莨菪[*Anisodus tanguticus*(Maxim.)Pascher]的根和种子。

【理化性质】 本品为无色针状结晶,熔点 62.00～64.00℃,能溶于水及乙醇;其氢溴酸盐为白色针状结晶,熔点 162.00～163.00℃,易溶于水。

【类药五原则数据】 相对分子质量 305.4,脂水分配系数 0.630,可旋转键数 5,氢键受体数 5,氢键给体数 2。

【药物动力学数据】 山莨菪碱的吸收、分布、代谢、排泄、毒性数据见表 7.172、图 7.115。

表 7.172 山莨菪碱的吸收、分布、代谢、排泄、毒性数据表

25℃下水溶解度水平	4
血脑屏障通透水平	3
人类肠道吸收性水平	0
肝毒性(马氏距离)	8.296
细胞色素 P450 2D6 抑制性(马氏距离)	9.946
血浆蛋白结合率(马氏距离)	9.590

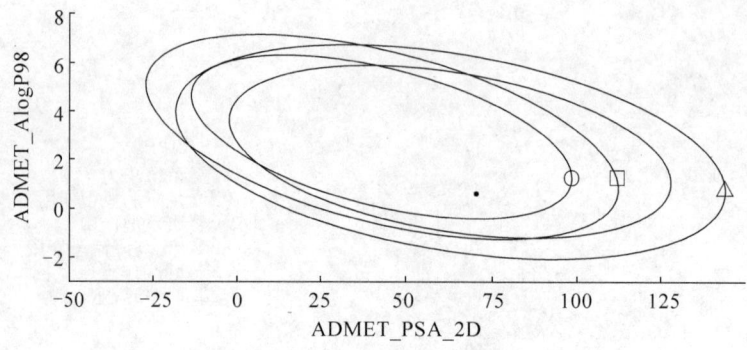

图 7.115　山莨菪碱 ADMET 范围图

【毒性】　山莨菪碱毒理学概率数据见表 7.173。

表 7.173　山莨菪碱毒理学概率表

毒理学性质	发生概率
致突变性	0
好氧生物降解性能	0.002
潜在发育毒性	1.000
皮肤刺激性	0
NTP 致癌性(雄大鼠)	0
NTP 致癌性(雌大鼠)	0
NTP 致癌性(雄小鼠)	0
NTP 致癌性(雌小鼠)	0

【药理】　山莨菪碱药理模型数据见表 7.174。

表 7.174　山莨菪碱药理模型数据表

模型 1	大鼠口服半数致死量
LD_{50}	2.200g/kg
95％的置信限下最小 LD_{50}	560.0mg/kg
95％的置信限下最大 LD_{50}	8.500g/kg
模型 2	大鼠吸入半数致死浓度
LC_{50}	412.5mg/(m³ · h)
低于 95％置信限下的限量	29.70mg/(m³ · h)
高于 95％置信限下的限量	5.700g/(m³ · h)

【山莨菪碱与 M_3 受体作用的二维图】　山莨菪碱与 M_3 受体作用的二维图见图 7.116。

【药理或临床作用】　本品有明显的外周抗胆碱作用,能对抗乙酰胆碱引起的肠及膀胱平滑肌收缩和血压下降,作用强度与阿托品近似。

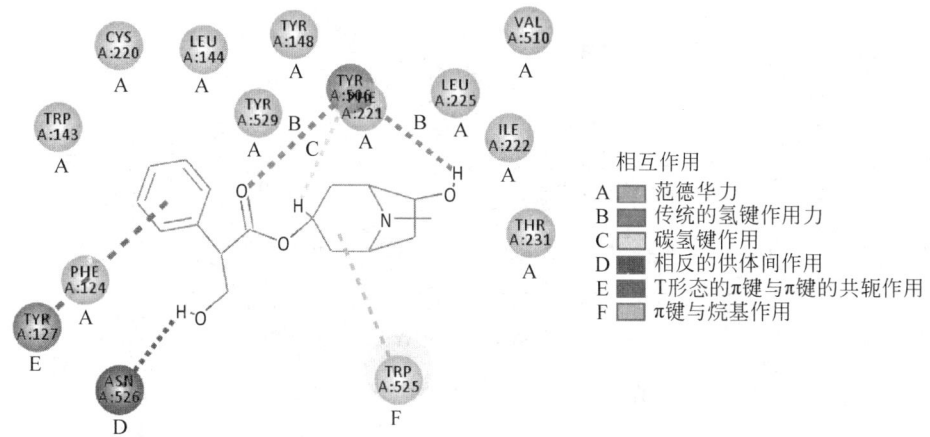

图 7.116 山莨菪碱与 M_3 受体作用的二维图

松叶菊碱 Mesembrine

【化学结构】

【主要来源】 来源于番杏科日中花属美丽日中花(*Mesembryanthemum spectabile* Haw.)的地上部分。

【理化性质】 本品为白色或微黄色粉末,熔点 90.00℃,易溶于乙醇、氯仿和丙酮,略溶于乙醚,几乎不溶于苯、石油醚和碱。

【类药五原则数据】 相对分子质量 289.4,脂水分配系数 2.071,可旋转键数 3,氢键受体数 4,氢键给体数 0。

【药物动力学数据】 松叶菊碱的吸收、分布、代谢、排泄、毒性数据见表 7.175、图 7.117。

表 7.175 松叶菊碱的吸收、分布、代谢、排泄、毒性数据表

25℃下水溶解度水平	3
血脑屏障通透水平	2
人类肠道吸收性水平	0
肝毒性(马氏距离)	9.205
细胞色素 P450 2D6 抑制性(马氏距离)	14.11
血浆蛋白结合率(马氏距离)	9.387

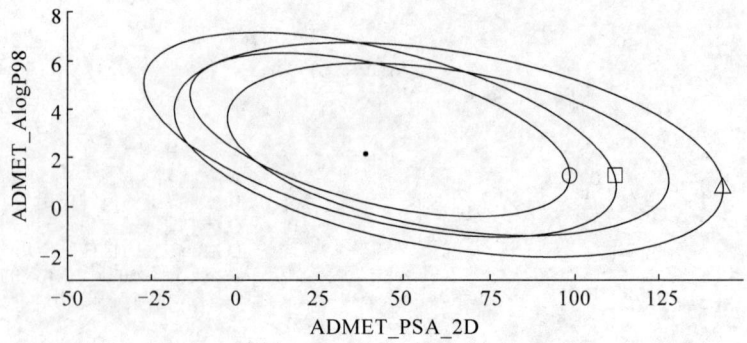

图 7.117   松叶菊碱 ADMET 范围图

【毒性】   松叶菊碱毒理学概率数据见表 7.176。

表 7.176   松叶菊碱毒理学概率表

毒理学性质	发生概率
致突变性	0.981
好氧生物降解性能	0.001
潜在发育毒性	0.999
皮肤刺激性	0
NTP 致癌性（雄大鼠）	0.029
NTP 致癌性（雌大鼠）	0
NTP 致癌性（雄小鼠）	0
NTP 致癌性（雌小鼠）	0

【药理】   松叶菊碱药理模型数据见表 7.177。

表 7.177   松叶菊碱药理模型数据表

模型 1	大鼠口服半数致死量
LD_{50}	4.100g/kg
95％的置信限下最小 LD_{50}	443.5mg/kg
95％的置信限下最大 LD_{50}	10.00g/kg
模型 2	大鼠吸入半数致死浓度
LC_{50}	$2.400g/(m^3 \cdot h)$
低于 95％置信限下的限量	$42.30mg/(m^3 \cdot h)$
高于 95％置信限下的限量	$10.00g/(m^3 \cdot h)$

【松叶菊碱与中枢兴奋受体 MAO-N-D3 作用的二维图】   松叶菊碱与中枢兴奋受体 MAO-N-D3 作用的二维图见图 7.118。

【药理或临床作用】   本品具有中枢神经兴奋作用。

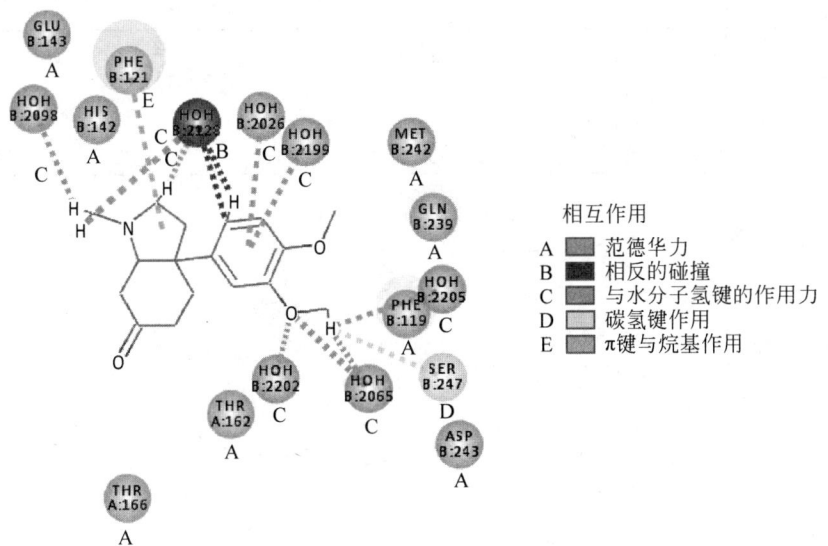

图 7.118　松叶菊碱与中枢兴奋受体 MAO-N-D3 作用的二维图

唐松草舒平　Thalisopine

【化学结构】

【主要来源】　来源于毛茛科唐松草属亚欧唐松草(*Thalictrum minus* L.)的种子。

【理化性质】　本品为无色针状结晶(水-甲醇),熔点 151.00~153.00℃。

【类药五原则数据】　相对分子质量 638.7,脂水分配系数 6.976,可旋转键数 4,氢键受体数 9,氢键给体数 1。

【药物动力学数据】　唐松草舒平的吸收、分布、代谢、排泄、毒性数据见表 7.178、图 7.119。

表 7.178　唐松草舒平的吸收、分布、代谢、排泄、毒性数据表

25℃下水溶解度水平	0
血脑屏障通透水平	4

续表

人类肠道吸收性水平	2
肝毒性(马氏距离)	11.33
细胞色素 P450 2D6 抑制性(马氏距离)	14.91
血浆蛋白结合率(马氏距离)	11.49

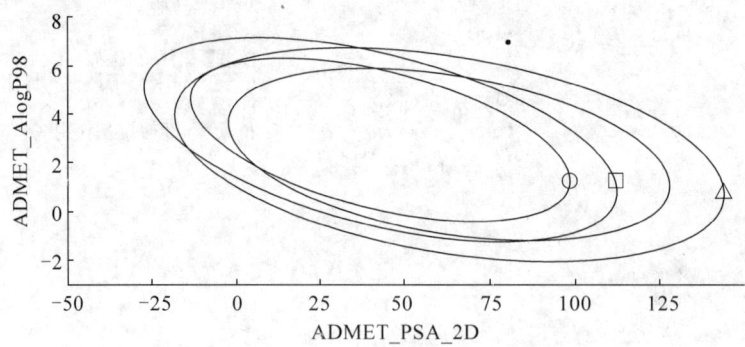

图 7.119　唐松草舒平 ADMET 范围图

【毒性】　唐松草舒平毒理学概率数据见表 7.179。

表 7.179　唐松草舒平毒理学概率表

毒理学性质	发生概率
致突变性	0.846
好氧生物降解性能	1.000
潜在发育毒性	0.122
皮肤刺激性	0.002
NTP 致癌性(雄大鼠)	1.000
NTP 致癌性(雌大鼠)	0
NTP 致癌性(雄小鼠)	0
NTP 致癌性(雌小鼠)	0

【药理】　唐松草舒平药理模型数据见表 7.180。

表 7.180　唐松草舒平药理模型数据表

模型 1	大鼠口服半数致死量
LD_{50}	43.90mg/kg
95%的置信限下最小 LD_{50}	3.400mg/kg
95%的置信限下最大 LD_{50}	565.7mg/kg
模型 2	大鼠吸入半数致死浓度
LC_{50}	92.80mg/($m^3 \cdot h$)
低于 95%置信限下的限量	1.100mg/($m^3 \cdot h$)
高于 95%置信限下的限量	7.500g/($m^3 \cdot h$)

【唐松草舒平与 β_1 受体作用的二维图】　唐松草舒平与 β_1 受体作用的二维图见图 7.120。

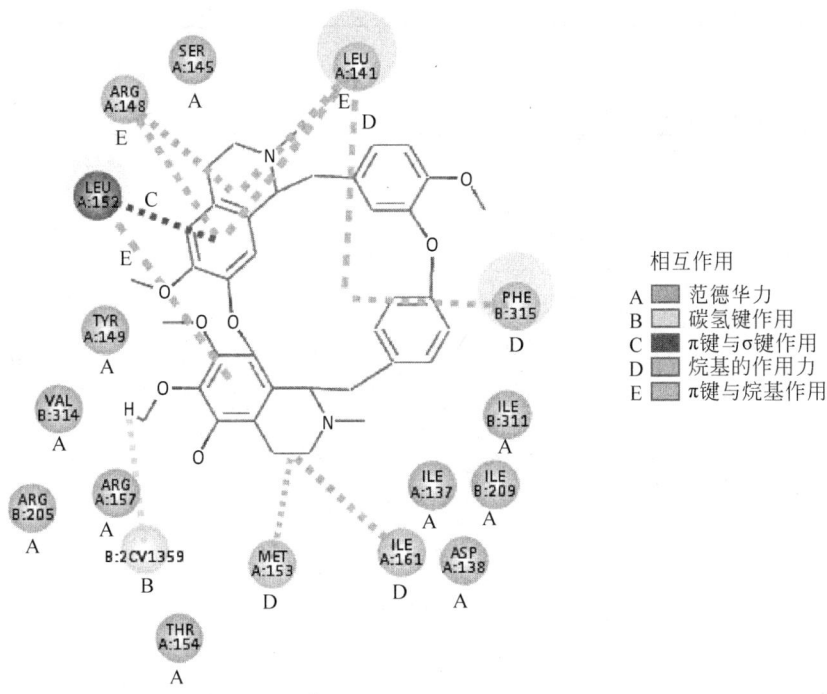

图 7.120 唐松草舒平与 β₁ 受体作用的二维图

【药理或临床作用】 本品具有很强的抗心律失常作用,也有降压和解痉活性。

天芥菜碱 Heliotrine

【化学结构】

【主要来源】 来源于紫草科天芥菜属天芥菜(*Heliotropium europaeum* L.)。

【理化性质】 熔点 125.00~126.00℃。

【类药五原则数据】 相对分子质量 313.4,脂水分配系数 0.605,可旋转键数 7,氢键受体数 6,氢键给体数 2。

【药物动力学数据】 天芥菜碱的吸收、分布、代谢、排泄、毒性数据见表 7.181、图 7.121。

表 7.181 天芥菜碱的吸收、分布、代谢、排泄、毒性数据表

25℃下水溶解度水平	4
血脑屏障通透水平	3
人类肠道吸收性水平	0

续表

肝毒性（马氏距离）	10.68
细胞色素 P450 2D6 抑制性（马氏距离）	15.09
血浆蛋白结合率（马氏距离）	14.13

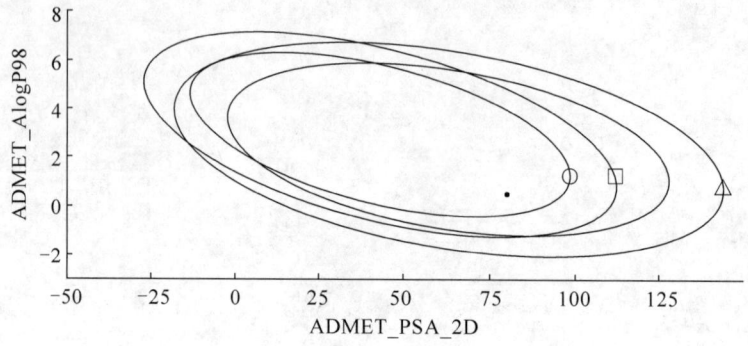

图 7.121　天芥菜碱 ADMET 范围图

【毒性】　天芥菜碱毒理学概率数据见表 7.182。

表 7.182　天芥菜碱毒理学概率表

毒理学性质	发生概率
致突变性	0.024
好氧生物降解性能	0.101
潜在发育毒性	0.976
皮肤刺激性	0
NTP 致癌性（雄大鼠）	0.160
NTP 致癌性（雌大鼠）	0
NTP 致癌性（雄小鼠）	1.000
NTP 致癌性（雌小鼠）	0.103

【药理】　天芥菜碱药理模型数据见表 7.183。

表 7.183　天芥菜碱药理模型数据表

模型 1	大鼠口服半数致死量
LD_{50}	373.3mg/kg
95％的置信限下最小 LD_{50}	65.40mg/kg
95％的置信限下最大 LD_{50}	2.100g/kg
模型 2	大鼠吸入半数致死浓度
LC_{50}	115.9mg/(m³ · h)
低于 95％置信限下的限量	4.300mg/(m³ · h)
高于 95％置信限下的限量	3.200g/(m³ · h)

【天芥菜碱与 M_3 受体作用的二维图】　天芥菜碱与 M_3 受体作用的二维图见图 7.122。

【药理或临床作用】　本品具有解痉作用、抗肿瘤活性。

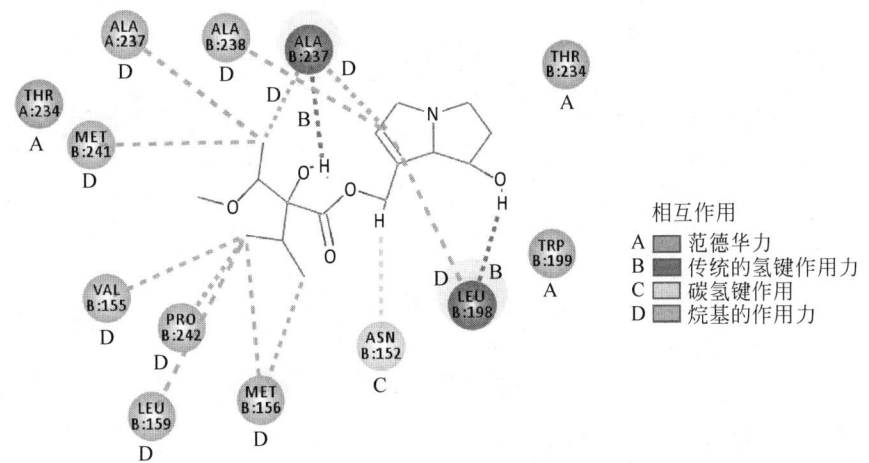

图 7.122 天芥菜碱与 M₃ 受体作用的二维图

相互作用
A ▨ 范德华力
B ▨ 传统的氢键作用力
C ▨ 碳氢键作用
D ▨ 烷基的作用力

喜树碱 Camptothecin

【化学结构】

【主要来源】 来源于蓝果树科喜树属喜树（*Camptotheca acuminata* Decne.）的种子或根皮。

【理化性质】 本品为淡黄色针状结晶,熔点 264.00～267.00℃,溶于三氯甲烷、甲醇、乙醇中,不溶于水。

【类药五原则数据】 相对分子质量 348.4,脂水分配系数 1.746,可旋转键数 1,氢键受体数 5,氢键给体数 1。

【药物动力学数据】 喜树碱的吸收、分布、代谢、排泄、毒性数据见表 7.184、图 7.123。

表 7.184 喜树碱的吸收、分布、代谢、排泄、毒性数据表

25℃下水溶解度水平	3
血脑屏障通透水平	3
人类肠道吸收性水平	0
肝毒性(马氏距离)	14.35
细胞色素 P450 2D6 抑制性(马氏距离)	15.59
血浆蛋白结合率(马氏距离)	14.65

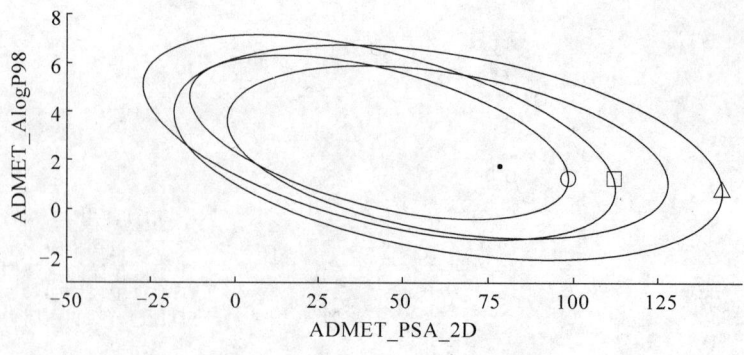

图 7.123　喜树碱 ADMET 范围图

【毒性】　喜树碱毒理学概率数据见表 7.185。

表 7.185　喜树碱毒理学概率表

毒理学性质	发生概率
致突变性	1.000
好氧生物降解性能	0
潜在发育毒性	0.015
皮肤刺激性	0
NTP 致癌性（雄大鼠）	1.000
NTP 致癌性（雌大鼠）	1.000
NTP 致癌性（雄小鼠）	1.000
NTP 致癌性（雌小鼠）	1.000

【药理】　喜树碱药理模型数据见表 7.186。

表 7.186　喜树碱药理模型数据表

模型 1	大鼠口服半数致死量
LD_{50}	2.900g/kg
95％的置信限下最小 LD_{50}	348.0mg/kg
95％的置信限下最大 LD_{50}	10.00g/kg
模型 2	大鼠吸入半数致死浓度
LC_{50}	1.900mg/(m^3 · h)
低于 95％置信限下的限量	27.80μg/(m^3 · h)
高于 95％置信限下的限量	133.7mg/(m^3 · h)

【喜树碱与拓扑异构酶 I 作用的二维图】　喜树碱与拓扑异构酶 I 作用的二维图见图 7.124。

【药理或临床作用】　本品用于恶性肿瘤、银屑病、急慢性白血病以及血吸虫病引起的肝脾肿大等的治疗。

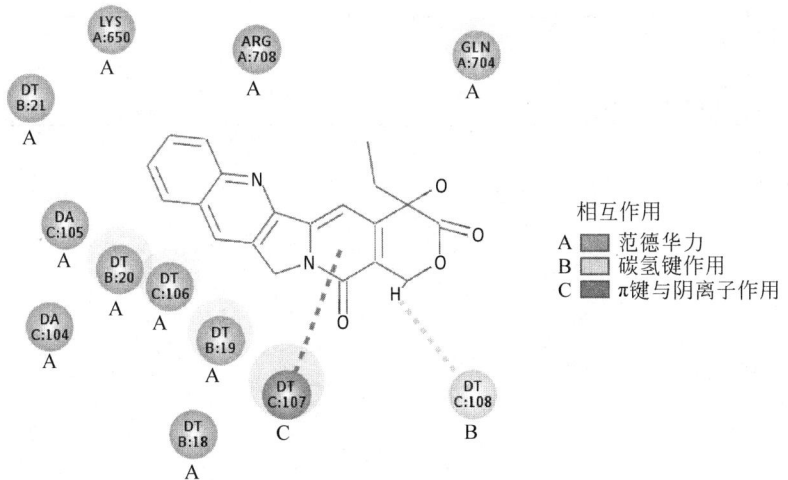

图 7.124　喜树碱与拓扑异构酶Ⅰ作用的二维图

千金藤素　Cepharanthine

【化学结构】

【主要来源】　来源于防己科千金藤属地不容(*Stephania epigaea* Lo)。

【理化性质】　本品为黄色粉末,熔点 145.00~155.00℃,除石油醚外,溶于其他常用有机溶剂。

【类药五原则数据】　相对分子质量 606.7,脂水分配系数 7.019,可旋转键数 2,氢键受体数 8,氢键给体数 0。

【药物动力学数据】　千金藤素的吸收、分布、代谢、排泄、毒性数据见表 7.187、图 7.125。

表 7.187　千金藤素的吸收、分布、代谢、排泄、毒性数据表

25℃下水溶解度水平	0
血脑屏障通透水平	4
人类肠道吸收性水平	3

续表

肝毒性(马氏距离)	10.96
细胞色素 P450 2D6 抑制性(马氏距离)	16.05
血浆蛋白结合率(马氏距离)	10.99

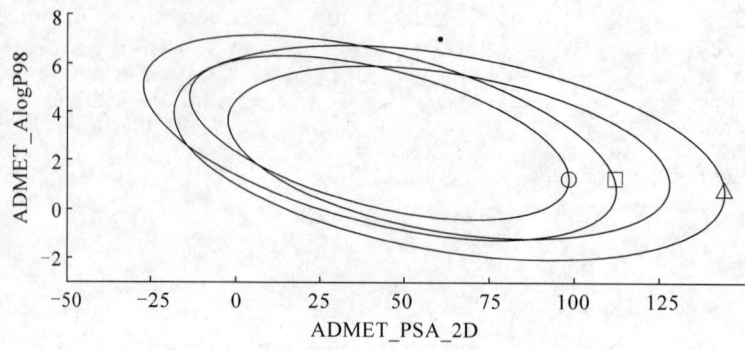

图 7.125　千金藤素 ADMET 范围图

【毒性】　千金藤素毒理学概率数据见表 7.188。

表 7.188　千金藤素毒理学概率表

毒理学性质	发生概率
致突变性	0.165
好氧生物降解性能	1.000
潜在发育毒性	0.998
皮肤刺激性	0
NTP 致癌性(雄大鼠)	1.000
NTP 致癌性(雌大鼠)	1.000
NTP 致癌性(雄小鼠)	0
NTP 致癌性(雌小鼠)	0

【药理】　千金藤素药理模型数据见表 7.189。

表 7.189　千金藤素药理模型数据表

模型 1	大鼠口服半数致死量
LD_{50}	$185.0 \mu g/kg$
95％的置信限下最小 LD_{50}	$5.200 \mu g/kg$
95％的置信限下最大 LD_{50}	$6.500 mg/kg$
模型 2	大鼠吸入半数致死浓度
LC_{50}	$259.1 \mu g/(m^3 \cdot h)$
低于 95％置信限下的限量	$3.900 \mu g/(m^3 \cdot h)$
高于 95％置信限下的限量	$17.30 mg/(m^3 \cdot h)$

【千金藤素与肾上腺素受体作用的二维图】　千金藤素与肾上腺素受体作用的二维图见图 7.126。

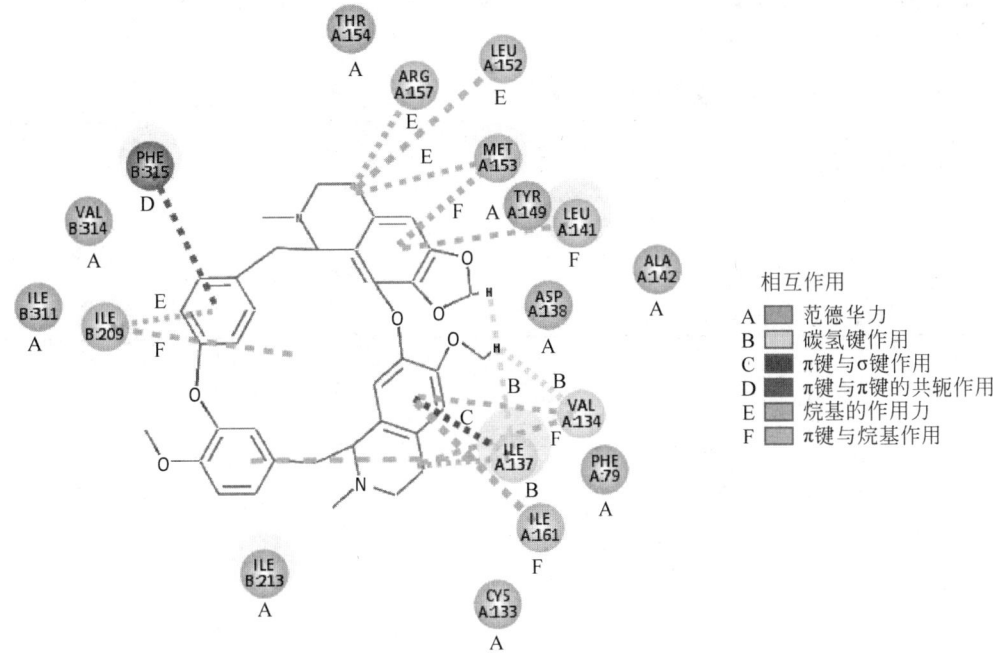

图 7.126　千金藤素与肾上腺素受体作用的二维图

【药理或临床作用】　本品具有抗癌、抗菌、消炎、降血压、肌肉松弛、调节免疫、抑制过敏性休克等药理作用。

异三叶木防己碱 Isotrilobine

【化学结构】

【主要来源】　来源于防己科木防己属木防己［*Cocculus orbiculatus*(L.)DC.］的根。

【理化性质】　本品为无色棱柱状结晶(丙酮-乙醚)，熔点 212.00℃ 。

【类药五原则数据】　相对分子质量 576.7,脂水分配系数 6.981,可旋转键数 2,氢键受体数 7,氢键给体数 0。

【药物动力学数据】 异三叶木防己碱的吸收、分布、代谢、排泄、毒性数据见表 7.190、图 7.127。

表 7.190　异三叶木防己碱的吸收、分布、代谢、排泄、毒性数据表

25℃下水溶解度水平	0
血脑屏障通透水平	4
人类肠道吸收性水平	2
肝毒性(马氏距离)	10.70
细胞色素 P450 2D6 抑制性(马氏距离)	15.8
血浆蛋白结合率(马氏距离)	10.64

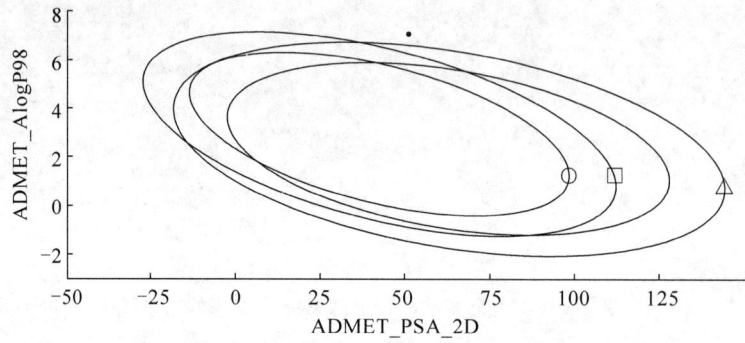

图 7.127　异三叶木防己碱 ADMET 范围图

【毒性】 异三叶木防己碱毒理学概率数据见表 7.191。

表 7.191　异三叶木防己碱毒理学概率表

毒理学性质	发生概率
致突变性	0.018
好氧生物降解性能	1.000
潜在发育毒性	0.997
皮肤刺激性	0
NTP 致癌性(雄大鼠)	1.000
NTP 致癌性(雌大鼠)	0.997
NTP 致癌性(雄小鼠)	0
NTP 致癌性(雌小鼠)	0

【药理】 异三叶木防己碱药理模型数据见表 7.192。

表 7.192　异三叶木防己碱药理模型数据表

模型 1	大鼠口服半数致死量
LD_{50}	24.10mg/kg
95%的置信限下最小 LD_{50}	1.700mg/kg
95%的置信限下最大 LD_{50}	339.6mg/kg

续表

模型 2	大鼠吸入半数致死浓度
LC$_{50}$	175.2μg/(m^3 · h)
低于 95％置信限下的限量	2.500μg/(m^3 · h)
高于 95％置信限下的限量	12.40mg/(m^3 · h)

【**异三叶木防己碱与抗炎受体环加氧酶-2(COX-2)作用的二维图**】　异三叶木防己碱与抗炎受体环加氧酶-2(COX-2)作用的二维图见图 7.128。

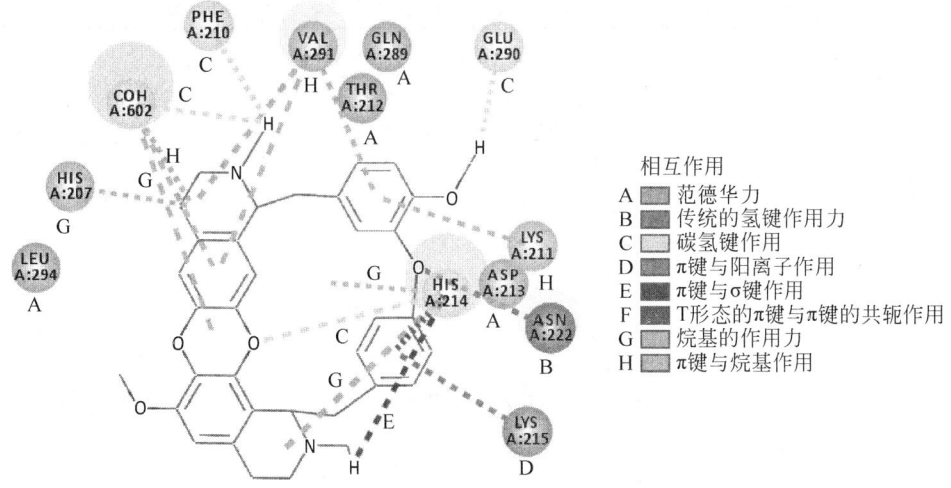

图 7.128　异三叶木防己碱与抗炎受体环加氧酶-2(COX-2)作用的二维图

【**药理或临床作用**】　本品具有抗菌、抗肿瘤、抗炎作用。

樟柳碱　Anisodine

【**化学结构**】

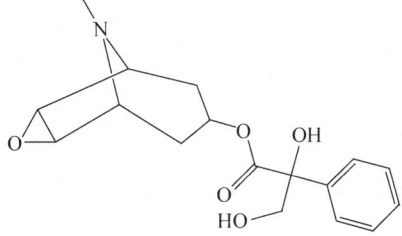

【**主要来源**】　来源于茄科山莨菪属山莨菪［*Anisodus tanguticus*(Maxim.)Pascher］的根。

【**理化性质**】　本品氢溴酸熔点 126.00～128.00℃,可溶于三氯甲烷、丙酮、乙醇、甲醇、水和氢溴酸(成盐)。

【**类药五原则数据**】　相对分子质量 319.4,脂水分配系数 0.223,可旋转键数 5,氢键受体数 6,氢键给体数 2。

【**药物动力学数据**】 樟柳碱的吸收、分布、代谢、排泄、毒性数据见表 7.193、图 7.129。

表 7.193　樟柳碱的吸收、分布、代谢、排泄、毒性数据表

25℃下水溶解度水平	4
血脑屏障通透水平	3
人类肠道吸收性水平	0
肝毒性(马氏距离)	8.619
细胞色素 P450 2D6 抑制性(马氏距离)	10.56
血浆蛋白结合率(马氏距离)	9.833

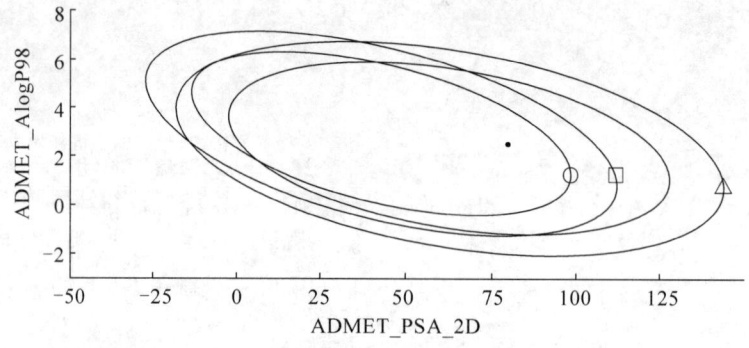

图 7.129　樟柳碱 ADMET 范围图

【**毒性**】 樟柳碱毒理学概率数据见表 7.194。

表 7.194　樟柳碱毒理学概率表

毒理学性质	发生概率
致突变性	0
好氧生物降解性能	0.435
潜在发育毒性	0
皮肤刺激性	0
NTP 致癌性(雄大鼠)	0
NTP 致癌性(雌大鼠)	0
NTP 致癌性(雄小鼠)	0
NTP 致癌性(雌小鼠)	0

【**药理**】 樟柳碱药理模型数据见表 7.195。

表 7.195　樟柳碱药理模型数据表

模型 1	大鼠口服半数致死量
LD_{50}	6.100g/kg
95%的置信限下最小 LD_{50}	1.600g/kg
95%的置信限下最大 LD_{50}	10.00g/kg

模型 2	大鼠吸入半数致死浓度
LC_{50}	2.800mg/(m³·h)
低于 95% 置信限下的限量	33.60μg/(m³·h)
高于 95% 置信限下的限量	238.1mg/(m³·h)

【樟柳碱与 M_3 受体作用的二维图】 樟柳碱与 M_3 受体作用的二维图见图 7.130。

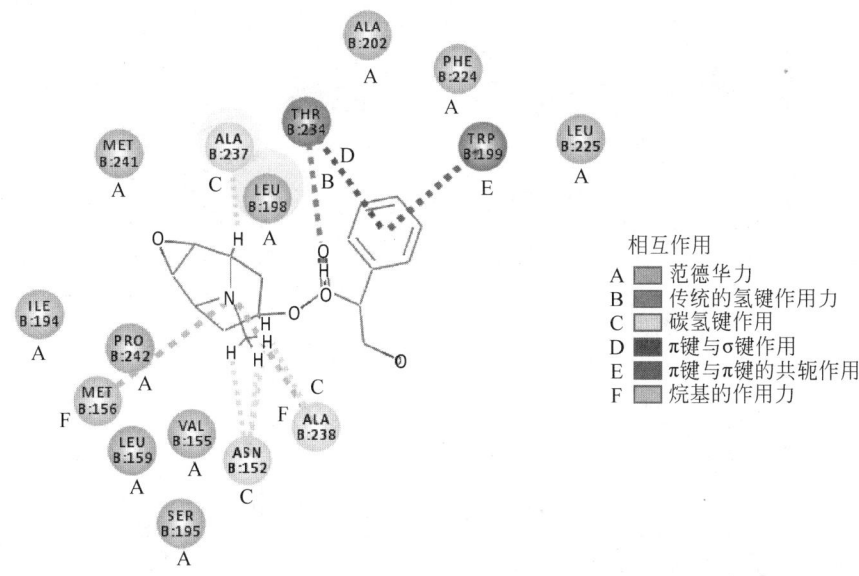

图 7.130 樟柳碱与 M_3 受体作用的二维图

【药理或临床作用】 本品临床上用于血管性头痛、一氧化碳中毒所致的中枢功能障碍、震颤、麻痹、支气管哮喘、晕动病和有机磷农药中毒的治疗。

猪毛菜定碱 Satsolidine

【化学结构】

【主要来源】 来源于藜科猪毛菜属猪毛菜(*Salsola collina* Pall.)的种子。

【理化性质】 本品为片状结晶(水),熔点 69.00~70.00℃,盐酸盐为白色或微黄色结晶性粉末,熔点 235.00~236.00℃,可溶于水。

【类药五原则数据】 相对分子质量 207.3,脂水分配系数 1.787,可旋转键数 2,氢键受体数 3,氢键给体数 1。

【药物动力学数据】 猪毛菜定碱的吸收、分布、代谢、排泄、毒性数据见表 7.196、图 7.131。

表 7.196　猪毛菜定碱的吸收、分布、代谢、排泄、毒性数据表

25℃下水溶解度水平	3
血脑屏障通透水平	2
人类肠道吸收性水平	0
肝毒性(马氏距离)	8.985
细胞色素 P450 2D6 抑制性(马氏距离)	10.42
血浆蛋白结合率(马氏距离)	9.197

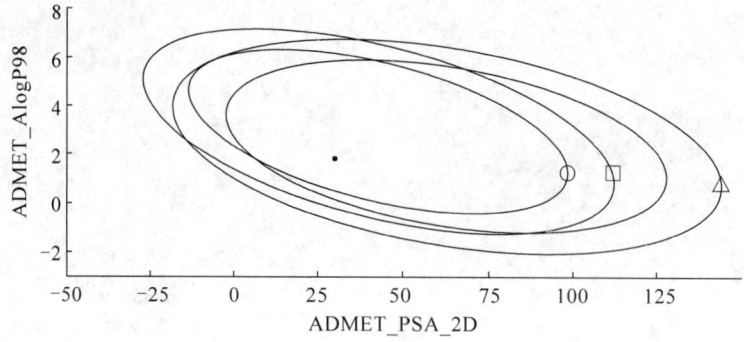

图 7.131　猪毛菜定碱 ADMET 范围图

【毒性】　猪毛菜定碱毒理学概率数据见表 7.197。

表 7.197　猪毛菜定碱毒理学概率表

毒理学性质	发生概率
致突变性	0
好氧生物降解性能	0
潜在发育毒性	1.000
皮肤刺激性	1.000
NTP 致癌性(雄大鼠)	0.006
NTP 致癌性(雌大鼠)	1.000
NTP 致癌性(雄小鼠)	0.001
NTP 致癌性(雌小鼠)	1.000

【药理】　猪毛菜定碱药理模型数据见表 7.198。

表 7.198　猪毛菜定碱药理模型数据表

模型 1	大鼠口服半数致死量
LD_{50}	639.9mg/kg
95％的置信限下最小 LD_{50}	191.3mg/kg
95％的置信限下最大 LD_{50}	2.100g/kg
模型 2	大鼠吸入半数致死浓度
LC_{50}	10.00g/(m³ · h)
低于 95％置信限下的限量	10.00g/(m³ · h)
高于 95％置信限下的限量	10.00g/(m³ · h)

【猪毛菜定碱与肾上腺素受体作用的二维图】　猪毛菜定碱与肾上腺素受体作用的二维图见图 7.132。

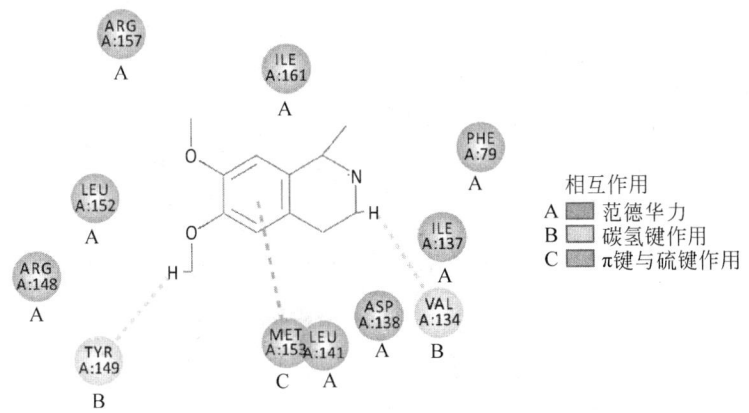

图 7.132　猪毛菜定碱与肾上腺素受体作用的二维图

【药理或临床作用】　本品能抑制延髓血管运动中枢,致使血压下降。

猪毛菜酚　Salsolinol

【化学结构】

【主要来源】　来源于藜科猪毛菜属猪毛菜(*Salsola collina* Pall.)的种子。

【理化性质】　本品氢溴酸为棱柱状结晶(乙醇-乙醚),熔点 195.00～198.00℃。

【类药五原则数据】　相对分子质量 179.2,脂水分配系数 1.335,可旋转键数 0,氢键受体数 3,氢键给体数 3。

【药物动力学数据】　猪毛菜酚的吸收、分布、代谢、排泄、毒性数据见表 7.199、图 7.133。

表 7.199　猪毛菜酚的吸收、分布、代谢、排泄、毒性数据表

25℃下水溶解度水平	4
血脑屏障通透水平	3
人类肠道吸收性水平	0
肝毒性(马氏距离)	9.022
细胞色素 P450 2D6 抑制性(马氏距离)	13.71
血浆蛋白结合率(马氏距离)	9.464

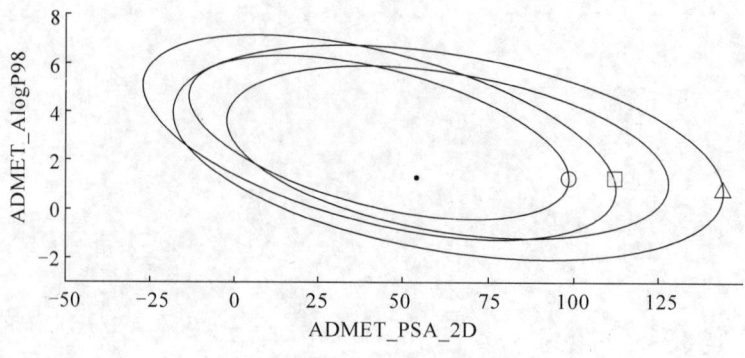

图 7.133　猪毛菜酚 ADMET 范围图

【毒性】　猪毛菜酚毒理学概率数据见表 7.200。

表 7.200　猪毛菜酚毒理学概率表

毒理学性质	发生概率
致突变性	1.000
好氧生物降解性能	0
潜在发育毒性	0.978
皮肤刺激性	1.000
NTP 致癌性(雄大鼠)	0
NTP 致癌性(雌大鼠)	0.783
NTP 致癌性(雄小鼠)	0
NTP 致癌性(雌小鼠)	0.879

【药理】　猪毛菜酚药理模型数据见表 7.201。

表 7.201　猪毛菜酚药理模型数据表

模型 1	大鼠口服半数致死量
LD_{50}	699.0mg/kg
95%的置信限下最小 LD_{50}	215.1mg/kg
95%的置信限下最大 LD_{50}	2.300g/kg
模型 2	大鼠吸入半数致死浓度
LC_{50}	10.00g/(m³·h)
低于 95%置信限下的限量	10.00g/(m³·h)
高于 95%置信限下的限量	10.00g/(m³·h)

【猪毛菜酚与 β_1 受体作用的二维图】　猪毛菜酚与 β_1 受体作用的二维图见图 7.134。

【药理或临床作用】　本品是一种弱 β-肾上腺素能的兴奋剂,有升压、镇痛及弱的强心作用。

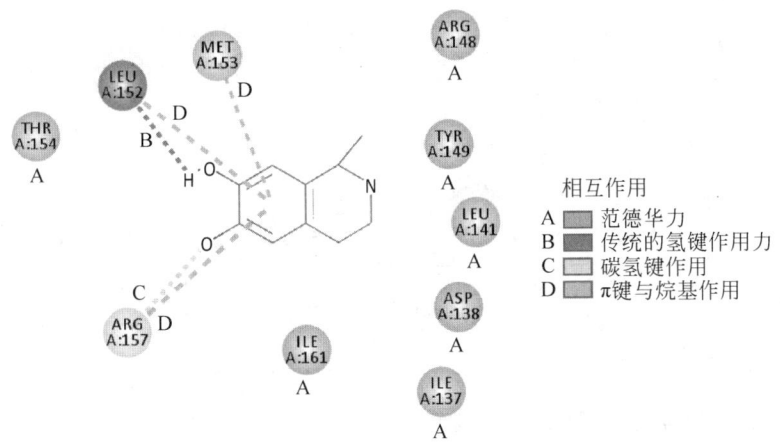

图 7.134 猪毛菜酚与 β₁ 受体作用的二维图

猪毛菜碱 Salsoline

【化学结构】

【主要来源】 来源于藜科猪毛菜属猪毛菜(*Salsola collina* Pall.)的全草。

【理化性质】 本品为晶体(乙醇),熔点 221.00℃,溶于氯仿、热乙醇、稀氢氧化钠,微溶于水、苯,几乎不溶于乙醚、石油醚。

【类药五原则数据】 相对分子质量 193.2,脂水分配系数 1.561,可旋转键数 1,氢键受体数 3,氢键给体数 2。

【药物动力学数据】 猪毛菜碱的吸收、分布、代谢、排泄、毒性数据见表 7.202、图 7.135。

表 7.202 猪毛菜碱的吸收、分布、代谢、排泄、毒性数据表

25℃下水溶解度水平	3
血脑屏障通透水平	2
人类肠道吸收性水平	0
肝毒性(马氏距离)	10.05
细胞色素 P450 2D6 抑制性(马氏距离)	10.29
血浆蛋白结合率(马氏距离)	9.870

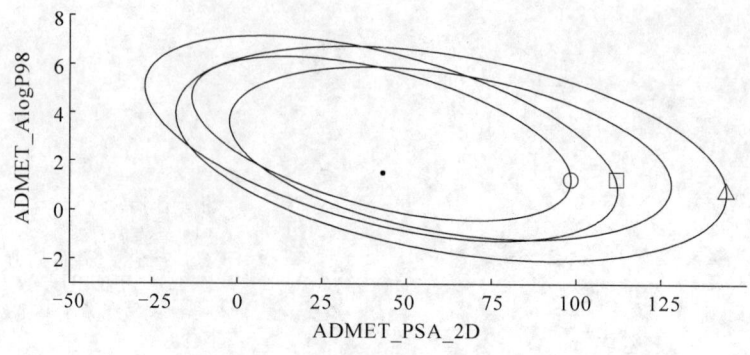

图 7.135　猪毛菜碱 ADMET 范围图

【毒性】　猪毛菜碱毒理学概率数据见表 7.203。

表 7.203　猪毛菜碱毒理学概率表

毒理学性质	发生概率
致突变性	1.000
好氧生物降解性能	0
潜在发育毒性	0.996
皮肤刺激性	1.000
NTP 致癌性（雄大鼠）	0.015
NTP 致癌性（雌大鼠）	0.962
NTP 致癌性（雄小鼠）	0
NTP 致癌性（雌小鼠）	1.000

【药理】　猪毛菜碱药理模型数据见表 7.204。

表 7.204　猪毛菜碱药理模型数据表

模型 1	大鼠口服半数致死量
LD_{50}	672.4mg/kg
95% 的置信限下最小 LD_{50}	203.7mg/kg
95% 的置信限下最大 LD_{50}	2.200g/kg
模型 2	大鼠吸入半数致死浓度
LC_{50}	$10.00g/(m^3 \cdot h)$
低于 95% 置信限下的限量	$10.00g/(m^3 \cdot h)$
高于 95% 置信限下的限量	$10.00g/(m^3 \cdot h)$

【猪毛菜碱与降血压肾上腺素受体作用的二维图】　猪毛菜碱与降血压肾上腺素受体作用的二维图见图 7.136。

【药理或临床作用】　本品具有扩张血管及使血压下降的作用，也有镇静作用。临床用于治疗轻、中度高血压症、脑血管痉挛，高血压引起的头疼头晕、心绞痛等。

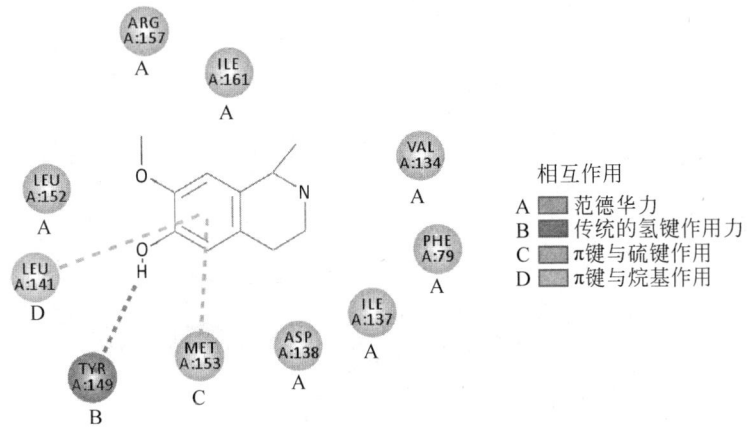

图 7.136 猪毛菜碱与降血压肾上腺素受体作用的二维图

延胡索碱甲 Corydaline

【化学结构】

【**主要来源**】 来源于罂粟科紫堇属延胡索（*Corydalis yanhusuo* W. T. Wang ex Z. Y. Su et C. Y. Wu）的干燥块茎。

【**理化性质**】 本品为棱柱结晶（乙醇），熔点 135.00℃，溶于三氯甲烷、乙醚，微溶于甲醇和乙醇，实际不溶于水。

【**类药五原则数据**】 相对分子质量 369.5，脂水分配系数 3.918，可旋转键数 4，氢键受体数 5，氢键给体数 0。

【**药物动力学数据**】 延胡索碱甲的吸收、分布、代谢、排泄、毒性数据见表 7.205、图 7.137。

表 7.205 延胡索碱甲的吸收、分布、代谢、排泄、毒性数据表

25℃下水溶解度水平	2
血脑屏障通透水平	1
人类肠道吸收性水平	0
肝毒性（马氏距离）	8.789
细胞色素 P450 2D6 抑制性（马氏距离）	11.41
血浆蛋白结合率（马氏距离）	9.218

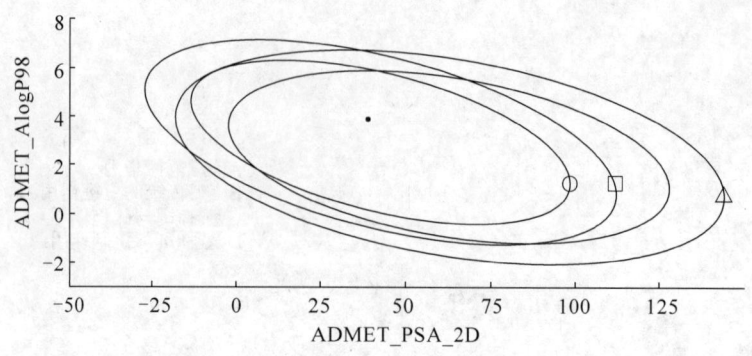

图 7.137 延胡索碱甲 ADMET 范围图

【毒性】 延胡索碱甲毒理学概率数据见表 7.206。

表 7.206 延胡索碱甲毒理学概率表

毒理学性质	发生概率
致突变性	0
好氧生物降解性能	1.000
潜在发育毒性	0.674
皮肤刺激性	1.000
NTP 致癌性（雄大鼠）	1.000
NTP 致癌性（雌大鼠）	0
NTP 致癌性（雄小鼠）	1.000
NTP 致癌性（雌小鼠）	0

【药理】 延胡索碱甲药理模型数据见表 7.207。

表 7.207 延胡索碱甲药理模型数据表

模型 1	大鼠口服半数致死量
LD_{50}	10.00g/kg
95%的置信限下最小 LD_{50}	10.00g/kg
95%的置信限下最大 LD_{50}	10.00g/kg
模型 2	大鼠吸入半数致死浓度
LC_{50}	$10.00g/(m^3 \cdot h)$
低于 95%置信限下的限量	$1.900g/(m^3 \cdot h)$
高于 95%置信限下的限量	$10.00g/(m^3 \cdot h)$

【延胡索碱甲与阿片受体作用的二维图】 延胡索碱甲与阿片受体作用的二维图见图 7.138。

【药理或临床作用】 本品具有镇痛、镇静、催眠作用。

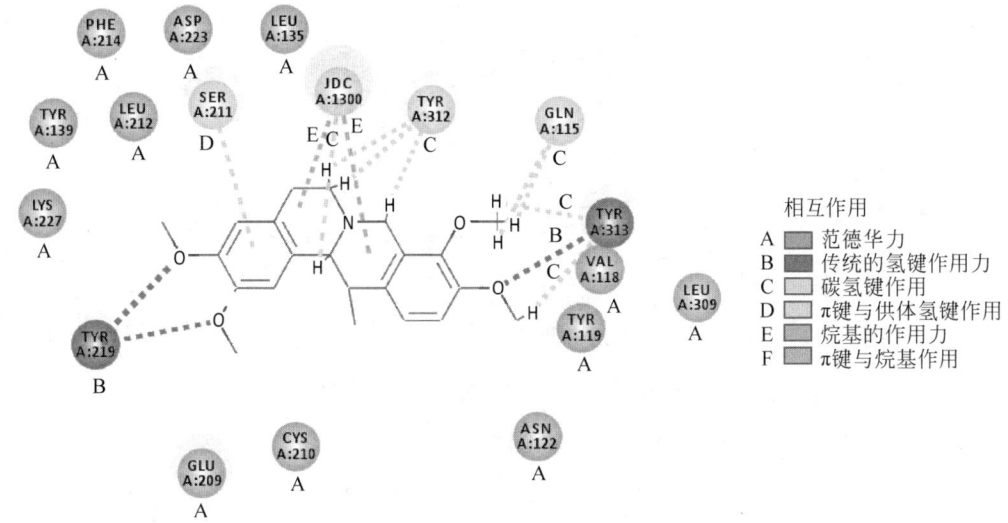

图 7.138　延胡索碱甲与阿片受体作用的二维图

9-甲氧基喜树碱　9-Methoxycamptothecin

【化学结构】

【主要来源】　来源于蓝果树科喜树属喜树(*Camptotheca acuminata* Decne.)的果实。

【理化性质】　本品为淡黄色结晶粉末,熔点 254.00～255.00℃,可溶于甲醇、乙醇等有机溶剂。

【类药五原则数据】　相对分子质量 378.4,脂水分配系数 1.729,可旋转键数 2,氢键受体数 6,氢键给体数 1。

【药物动力学数据】　9-甲氧基喜树碱的吸收、分布、代谢、排泄、毒性数据见表 7.208、图 7.139。

表 7.208　9-甲氧基喜树碱的吸收、分布、代谢、排泄、毒性数据表

25℃下水溶解度水平	3
血脑屏障通透水平	3
人类肠道吸收性水平	0
肝毒性(马氏距离)	14.77
细胞色素 P450 2D6 抑制性(马氏距离)	21.81
血浆蛋白结合率(马氏距离)	15.23

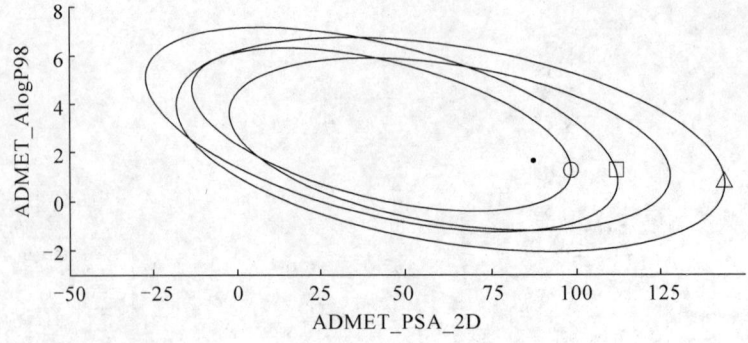

图 7.139　9-甲氧基喜树碱 ADMET 范围图

【毒性】　9-甲氧基喜树碱毒理学概率数据见表 7.209。

表 7.209　9-甲氧基喜树碱毒理学概率表

毒理学性质	发生概率
致突变性	0.841
好氧生物降解性能	0
潜在发育毒性	0.069
皮肤刺激性	0
NTP 致癌性(雄大鼠)	1.000
NTP 致癌性(雌大鼠)	1.000
NTP 致癌性(雄小鼠)	1.000
NTP 致癌性(雌小鼠)	1.000

【药理】　9-甲氧基喜树碱药理模型数据见表 7.210。

表 7.210　9-甲氧基喜树碱药理模型数据表

模型 1	大鼠口服半数致死量
LD_{50}	3.900g/kg
95% 的置信限下最小 LD_{50}	473.9mg/kg
95% 的置信限下最大 LD_{50}	10.00g/kg
模型 2	大鼠吸入半数致死浓度
LC_{50}	$1.400mg/(m^3 \cdot h)$
低于 95% 置信限下的限量	$19.50\mu g/(m^3 \cdot h)$
高于 95% 置信限下的限量	$99.30mg/(m^3 \cdot h)$

【9-甲氧基喜树碱与拓扑异构酶 I 作用的二维图】　9-甲氧基喜树碱与拓扑异构酶 I 作用的二维图见图 7.140。

【药理或临床作用】　本品具有抗癌作用。

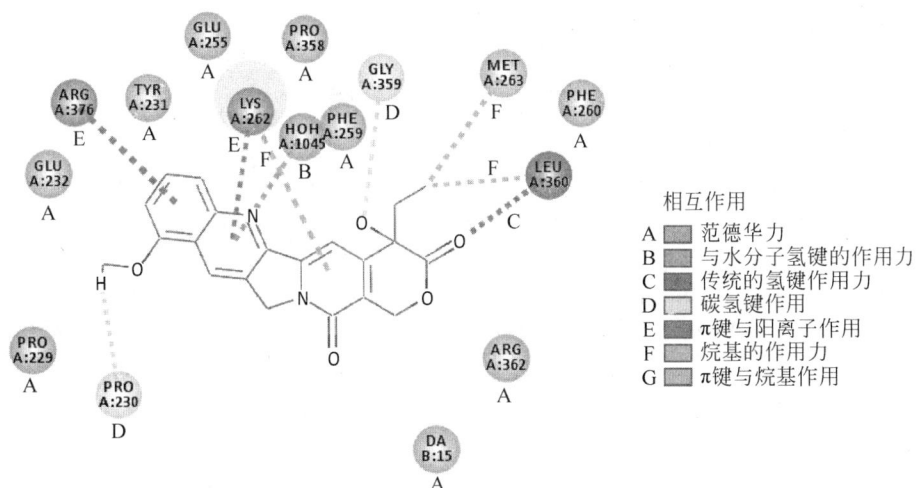

图 7.140　9-甲氧基喜树碱与拓扑异构酶Ⅰ作用的二维图

10-甲氧基喜树碱　10-Methoxycamptothecin

【化学结构】

【主要来源】　来源于蓝果树科喜树属喜树（*Camptotheca acuminata* Decne.）的果实。

【理化性质】　本品外观为黄色,熔点 255.00~256.00℃。

【类药五原则数据】　相对分子质量 378.4,脂水分配系数 1.729,可旋转键数 2,氢键受体数 6,氢键给体数 1。

【药物动力学数据】　10-甲氧基喜树碱的吸收、分布、代谢、排泄、毒性数据见表 7.211、图 7.141。

表 7.211　10-甲氧基喜树碱的吸收、分布、代谢、排泄、毒性数据表

25℃下水溶解度水平	3
血脑屏障通透水平1	3
人类肠道吸收性水平	0
肝毒性（马氏距离）	14.90
细胞色素 P450 2D6 抑制性（马氏距离）	16.49
血浆蛋白结合率（马氏距离）	14.87

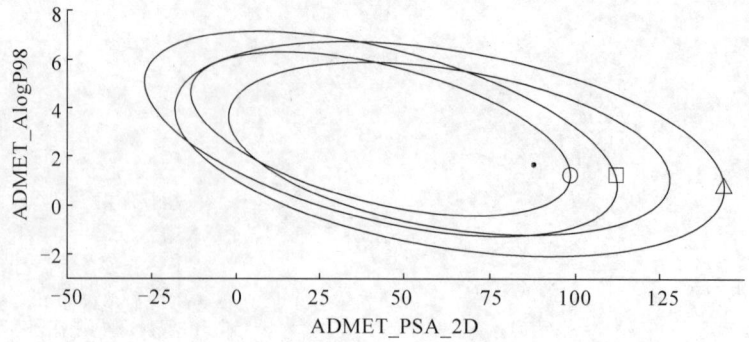

图 7.141 10-甲氧基喜树碱 ADMET 范围图

【毒性】 10-甲氧基喜树碱毒理学概率数据见表 7.212。

表 7.212 10-甲氧基喜树碱毒理学概率表

毒理学性质	发生概率
致突变性	0.934
好氧生物降解性能	0
潜在发育毒性	0.092
皮肤刺激性	0
NTP 致癌性(雄大鼠)	1.000
NTP 致癌性(雌大鼠)	1.000
NTP 致癌性(雄小鼠)	1.000
NTP 致癌性(雌小鼠)	1.000

【药理】 10-甲氧基喜树碱药理模型数据见表 7.213。

表 7.213 10-甲氧基喜树碱药理模型数据表

模型 1	大鼠口服半数致死量
LD_{50}	4.300g/kg
95%的置信限下最小 LD_{50}	515.7mg/kg
95%的置信限下最大 LD_{50}	10.00g/kg
模型 2	大鼠吸入半数致死浓度
LC_{50}	1.000mg/($m^3 \cdot h$)
低于 95%置信限下的限量	14.70μg/($m^3 \cdot h$)
高于 95%置信限下的限量	73.30mg/($m^3 \cdot h$)

【10-甲氧基喜树碱与拓扑异构酶 I 作用的二维图】 10-甲氧基喜树碱与拓扑异构酶 I 作用的二维图见图 7.142。

【药理或临床作用】 本品用于抗肿瘤、抗病毒。

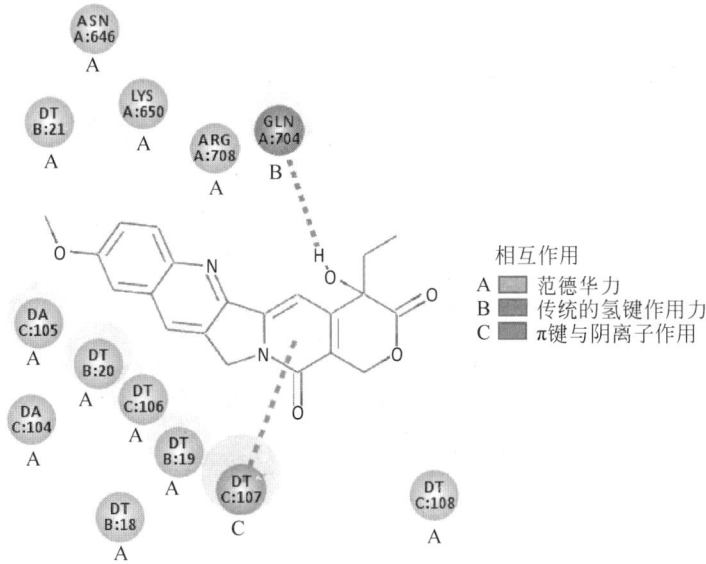

图 7.142　10-甲氧基喜树碱与拓扑异构酶 I 作用的二维图

10-羟基喜树碱　10-Hydroxycamptothecin

【化学结构】

【主要来源】　来源于蓝果树科喜树属喜树(*Camptotheca acuminata* Decne.)的果实。

【理化性质】　本品为淡黄色结晶性粉末,熔点 230.00～237.00℃,溶于稀碱溶液,难溶于甲醇、三氯甲烷、丙酮,不溶于水。

【类药五原则数据】　相对分子质量 364.4,脂水分配系数 1.504,可旋转键数 1,氢键受体数 6,氢键给体数 2。

【药物动力学数据】　10-羟基喜树碱的吸收、分布、代谢、排泄、毒性数据见表 7.214、图 7.143。

表 7.214　10-羟基喜树碱的吸收、分布、代谢、排泄、毒性数据表

25℃下水溶解度水平	3
血脑屏障通透水平	3
人类肠道吸收性水平	0
肝毒性(马氏距离)	14.59
细胞色素 P450 2D6 抑制性(马氏距离)	18.46
血浆蛋白结合率(马氏距离)	15.32

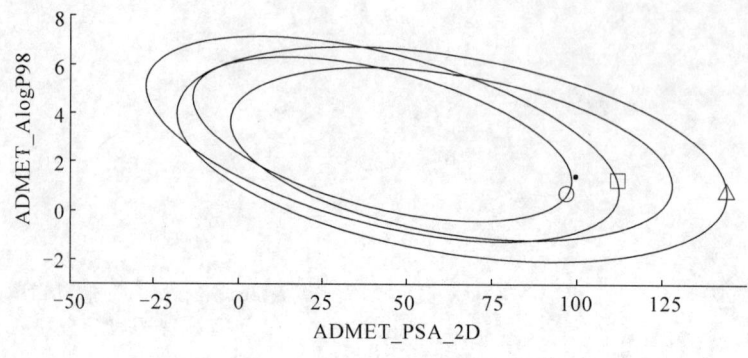

图 7.143　10-羟基喜树碱 ADMET 范围图

【毒性】　10-羟基喜树碱毒理学概率数据见表 7.215。

表 7.215　10-羟基喜树碱毒理学概率表

毒理学性质	发生概率
致突变性	1.000
好氧生物降解性能	0
潜在发育毒性	0.003
皮肤刺激性	0
NTP 致癌性（雄大鼠）	1.000
NTP 致癌性（雌大鼠）	0.827
NTP 致癌性（雄小鼠）	1.000
NTP 致癌性（雌小鼠）	1.000

【药理】　10-羟基喜树碱药理模型数据见表 7.216。

表 7.216　10-羟基喜树碱药理模型数据表

模型 1	大鼠口服半数致死量
LD_{50}	5.500g/kg
95% 的置信限下最小 LD_{50}	652.5mg/kg
95% 的置信限下最大 LD_{50}	10.00g/kg
模型 2	大鼠吸入半数致死浓度
LC_{50}	8.500mg/(m³ · h)
低于 95% 置信限下的限量	113.1μg/(m³ · h)
高于 95% 置信限下的限量	638.6mg/(m³ · h)

【10-羟基喜树碱与拓扑异构酶 I 作用的二维图】　10-羟基喜树碱与拓扑异构酶 I 作用的二维图见图 7.144。

【药理或临床作用】　本品用于胃癌、肝癌、头颈部癌及白血病的治疗。

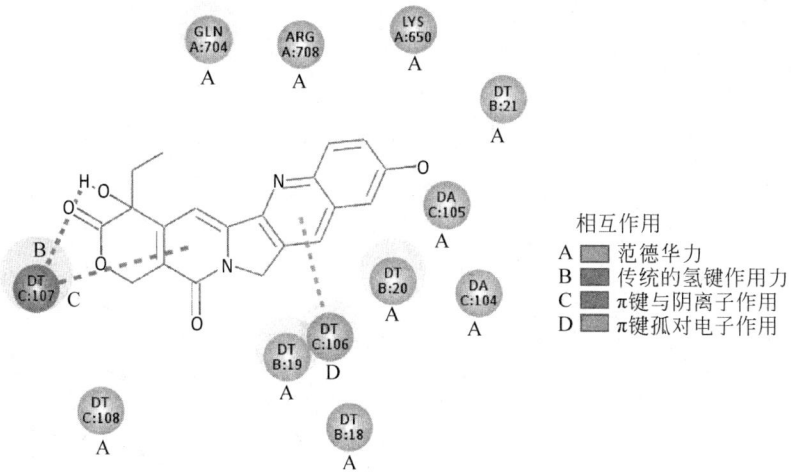

图 7.144　10-羟基喜树碱与拓扑异构酶 I 作用的二维图